Krankheitsverhütung und Früherkennung

Springer
*Berlin*
*Heidelberg*
*New York*
*Barcelona*
*Budapest*
*Hongkong*
*London*
*Mailand*
*Paris*
*Santa Clara*
*Singapur*
*Tokio*

P. Allhoff · G. Flatten · U. Laaser (Hrsg.)

# Krankheitsverhütung und Früherkennung

## Handbuch der Prävention

2., korrigierte und erweiterte Auflage
mit 46 Abbildungen und 76 Tabellen

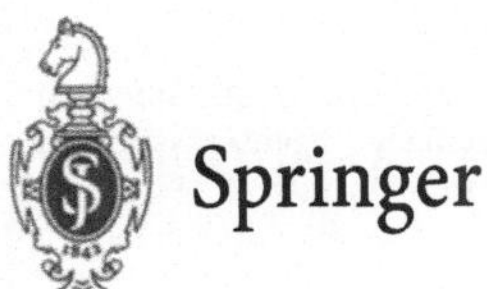

Springer

Dr. P. Allhoff
Bahnbreede 25
33824 Werther

Prof. Dr. G. Flatten
Zentralinstitut für die kassenärztliche Versorgung
in der Bundesrepublik Deutschland
Herbert-Lewin-Straße 5
50931 Köln

Prof. Dr. U. Laaser
Fakultät für Gesundheitswissenschaften
Universität Bielefeld
Postfach 1 01 31
33501 Bielefeld

ISBN-13: 978-3-642-64371-2          e-ISBN-13: 978-3-642-60363-1
DOI: 10.1007/978-3-642-60363-1

Die Deutsche Bibliothek – CIP-Einheitsaufnahme
*Krankheitsverhütung und Früherkennung:* Handbuch der Prävention; mit 76 Tabellen / P. Allhoff ...
(Hrsg.). – 2., korr. und erw. Aufl. – Berlin ; Heidelberg ; New York ; Barcelona ; Budapest ; Hongkong ;
London ; Mailand ; Paris ; Santa Clara ; Singapur ; Tokio : Springer 1997
ISBN-13: 978-3-642-64371-2
NE: Allhoff, Peter [Hrsg.]

# Vorwort zur 2. Auflage

Als das Handbuch der Prävention Ende 1993 erschien, zeichnete sich die Renaissance der Präventivmedizin und der Gesundheitswissenschaften bereits deutlich ab. Inzwischen sind weitere bisher vernachlässigte gesundheitliche Versorgungsbereiche in den Vordergrund gerückt, so die Rehabilitationswissenschaften und die Pflegewissenschaft, demnächst wohl auch Management und Gesundheitsökonomie.

Der Paradigmenwechsel hat sich zum Ende des Jahrhunderts beschleunigt und an Breite wie Tiefe gewonnen. Insofern überrascht es nicht, daß schon nach drei Jahren eine im wesentlichen unveränderte 2. Auflage unseres Handbuchs erscheinen kann. Die breite Akzeptanz der 1. Auflage in der medizinischen und gesundheitswissenschaftlichen Lehre ebenso wie in der klinischen Praxis belegt das große Interesse an Krankheitsverhütung und Früherkennung aus der ärztlichen Sicht.

Wir danken allen Autoren für die Überarbeitung ihrer Beiträge und hoffen, dem in Lehre, Forschung und Praxis Engagierten ein zeitgemäßes Kompendium an die Hand zu geben.

Werther, Köln, Bielefeld,        P. Allhoff, G. Flatten, U. Laaser
im Oktober 1996

# Vorwort zur 1. Auflage

Vor fast 2000 Jahren hieß es: „Nicht die Gesunden brauchen den Arzt, sondern die Kranken" (Matth. 9, 12). Ärzte wie Hippokrates (460–370 v. Chr.) oder Galen (129–199 n. Chr.) hatten zwar schon früh die Bedeutung der Lebensbedingungen und der Lebensführung für die Gesunderhaltung herausgestellt; das Bild des Arztes bestimmte sich aber auch für die folgenden Jahrhunderte wesentlich durch seine therapeutische und weniger durch seine präventive Tätigkeit. Heute wird immer deutlicher, daß mit dem Panoramawandel von infektiösen hin zu chronisch-degenerativen Erkrankungen auch diese Rollenverteilung überprüft werden muß. Dabei hat sich gezeigt, daß die Medizin allein durch die starke soziale Verflechtung der Krankheitsursachen überfordert ist. Über einen grundlegenden präventivmedizinischen Kernbereich hinaus hat sich daher ein breites präventives Umfeld gebildet, das eine Reihe weiterer Gesundheitsberufe, aber auch die gesundheitsbezogene Laienselbsthilfe und diverse Assistenzberufe und Multiplikatoren einschließt (Laaser et al. 1987).

In einem noch weiteren Sinne sind Prävention und erst recht Gesundheitsförderung eingebettet in eine bevölkerungsmedizinische Sicht, die sich mit dem Public-health-Begriff verbindet. In Deutschland hat sich in den letzten Jahren für diesen Bereich der Terminus „Gesundheitswissenschaften" (Laaser u. Hurrelmann 1992) durchgesetzt: Interdisziplinäres, arbeitsteiliges Zusammenwirken der medizinischen, naturwissenschaftlichen und sozialwissenschaftlichen Fächer ist sowohl notwendig, um das Grundlagenwissen über die Bedingungen von Gesundheit und Krankheit zu erweitern, als auch, um die Kompetenz für die Planung und Steuerung des Gesundheitswesens zu verbessern.

Die wissenschaftliche Literatur hat mit dieser Entwicklung nur begrenzt Schritt halten können: Wohl findet sich eine nicht mehr überschaubare Fülle von Spezialpublikationen zu einzelnen, in der Prävention relevanten Fragen und Themen; es fehlt jedoch ein gewichteter und wertender Überblick, vor allem in der Zusammenschau medizinischer, pädagogischer, psychologischer und sozialer Grundlagen des Gesundheitsschutzes und der Gesundheitsvorsorge – es fehlt ein Handbuch der Prävention!

Der Begriff selbst bezieht sich nach dem Verständnis der Herausgeber auf alle drei von der Weltgesundheitsorganisation angesprochenen Ebenen der primären, sekundären und letzlich auch tertiären Prävention. Durch Vorbeugung, Früherkennung und Wiederherstellung bzw. Stabilisierung kann der Krankheitsprozeß vermieden, hinausgeschoben, frühzeitig beeinflußt und abgebremst bzw. in seinen Auswirkungen kompensiert werden, dies um so mehr, als die kurativen Möglichkeiten der klinischen Medizin zumindest derzeit an Grenzen stoßen, die durch die Kosten für diagnostische und therapeutische Hochtechnologie einerseits und humanitäre Defizite wie den „Pflegenotstand" andererseits markiert werden. Der Begriff der Prävention steht für die sachgerechte aber auch unabdingbare Vernetzung zwischen präventivmedizinischen Aufgabenfeldern im engeren Sinne und ihrem sozialen Umfeld: Prävention als Gemeinschaftsaufgabe an der Nahtstelle zwischen Medizin und Gesellschaft.

Die Herausgeber haben sich bemüht, in diesem Handbuch die wichtigsten Felder des vielschichtigen Themas durch fachkompetente Autoren in verständlicher und nachvollziehbarer Form abzuhandeln. Das Handbuch der Prävention soll „quer durch die Professionen" lesbar und benutzbar sein. Für eine Gliederung des komplexen Materials boten sich mehrere Möglichkeiten an. Letztlich haben wir uns für eine an den Präventionsschwerpunkten orientierte, möglichst sachgerechte Mischung entschieden, die wesentliche Krankheiten, Altersstufen, Lebensbereiche und Institutionen gleichermaßen berücksichtigt. Wir hoffen, daß gerade den praktisch Tätigen damit am besten gedient ist.

Leverkusen, Köln, Bielefeld,                    P. Allhoff, G. Flatten, U. Laaser
im August 1992

## Literatur

Laaser U, Sassen G, Murza G, Sabo P (Hrsg) (1987) Prävention und Gesundheitserziehung. Springer, Berlin Heidelberg New York Tokyo
Laaser U, Hurrelmann K (Hrsg) (1992) Gesundheitswissenschaften, Handbuch für Lehre, Forschung und Praxis. Beltz, Weinheim Basel

# Inhaltsverzeichnis

## Teil IV:   Risikofaktoren und Gesundheitsverhalten

Oralprävention
W. Micheelis und T. Schneller . . . . . . . . . . . . . . . . . . . . 394


**Teil V: Institutionelle Prävention**




**Anhang**

# Autorenverzeichnis

Dr. P. Allhoff
Bahnbreede 25
33824 Werther

Prof. Dr. Dr. J. Bengel
Psychologisches Institut
Universität Freiburg
Belfortstraße 18
79098 Freiburg

Prof. Dr. D. Berg
Frauenklinik
Städt. Marienkrankenhaus
92224 Amberg/Opf.

Prof. Dr. M. Berger
Abteilung für Ernährung
und Stoffwechsel
Medizinische Klinik und Poliklinik
Heinrich-Heine-Universität
Moorenstraße 5
40225 Düsseldorf

Dr. U. Bowi
Abteilung Kinder-
und Jugendpsychiatrie
Rheinische Landesklinik
Universitätsklinik Düsseldorf
Bergische Landstraße 2
40629 Düsseldorf

Dr. H. Brand
Landesinstitut für den öffentlichen
Gesundheitsdienst
Westerfeldstraße 37
33611 Bielefeld

J. Breckenkamp
Institut für Bevölkerungsforschung
und Sozialpolitik
Universität Bielefeld
Universitätsstraße 25
33501 Bielefeld

Prof. Dr. Dr. K. Dörner
Westfälisches Landeskrankenhaus
Hermann-Simon-Straße 7
33334 Gütersloh

Prof. Dr. E. Ellwanger
Sozial- und Arbeitsmedizinische
Akademie Baden-Württemberg e.V.
Rotebühlstraße 131
70197 Stuttgart

Prof. Dr. G. Flatten
Zentralinstitut
für die kassenärztliche
Versorgung in der
Bundesrepublik Deutschland
Herbert-Lewin-Straße 5
50931 Köln

Prof. Dr. W. Fuhrmann
Institut für Humangenetik
Justus-Liebig-Universität
Schlangenzahl 14
35392 Gießen

Dr. M. Grüßer
Abteilung für Ernährung
und Stoffwechsel
Medizinische Klinik und Poliklinik
Heinrich-Heine-Universität
Moorenstraße 5
40225 Düsseldorf

Prof. Dr. M.-J. Halhuber
An der Gontardslust 17
57319 Bad Berleburg

Dipl.-Math. W. Hellmeier
Landesinstitut für den öffentlichen
Gesundheitsdienst
Westerfeldstraße 37
33611 Bielefeld

Prof. Dr. W. Hollmann
Deutsche Sporthochschule Köln
Carl-Diem-Weg 6
50933 Köln

Prof. Dr. K. Jork
Institut für Allgemeinmedizin
Johann-Wolfgang-Goethe-
Universität
Theodor-Stern-Kai 7
60596 Frankfurt

Dr. V. Jörgens
Abteilung für Ernährung
und Stoffwechsel
Medizinische Klinik und Poliklinik
Heinrich-Heine-Universität
Moorenstraße 5
40225 Düsseldorf

Prof. Dr. M. Klett
Staatliches Gesundheitsamt Rastatt
Kehler Straße 3
76437 Rastatt

Dipl.-Soz. U. Kontner
Sozial- und Arbeitsmedizinische
Akademie Baden-Württemberg e.V.
Rotebühlstraße 131
70197 Stuttgart

U. Krämer
Medizinisches Institut
für Umwelthygiene
an der Universität Düsseldorf
Auf'm Hennekamp 50
40225 Düsseldorf

Dr. C. Kujat
Neuroradiologische Abteilung
der Universitätsklinik
66424 Homburg/Saar

Prof. Dr. U. Laaser
Fakultät für Gesundheits-
wissenschaften
Universität Bielefeld
Postfach 1 01 31
33501 Bielefeld

Dr. R. Lasek
Arzneimittelkommission
der deutschen Ärzteschaft
Herbert-Lewin-Straße 5
50931 Köln

Dr. J. Leidel
Gesundheitsamt Köln
Neumarkt 15-21
50667 Köln

Prof. Dr. E. Manz
Forschungsinstitut
für Kinderernährung
Heinstück 11
44225 Dortmund

Dr. B. Mathias
Arzneimittelkommission
der deutschen Ärzteschaft
Herbert-Lewin-Straße 5
50931 Köln

Dipl.-Volksw. M.R. Meye
Zentralinstitut
für die kassenärztliche
Versorgung in der
Bundesrepublik Deutschland
Herbert-Lewin-Straße 5
50931 Köln

Dr. W. Micheelis
Institut der Deutschen Zahnärzte
Postfach 41 01 69
50931 Köln

Prof. Dr. M. Myrtek
Institut der
Albert-Ludwigs-Universität
Werthmannplatz
79098 Freiburg

P. Netz
Westfälisches Landeskrankenhaus
Hermann-Simon-Straße 7
33334 Gütersloh

G. Ott-Gerlach MA
Sozial- und Arbeitsmedizinische
Akademie Baden-Württemberg e.V.
Oberer Eselsberg 45
89081 Ulm

Prof. Dr. P. Pfannenstiel
Schilddrüsensprechstunde
Peter-Sander-Straße 15
55252 Mainz-Kastel

Prof. Dr. V. Pudel
Ernährungspsychologische
Forschungsstelle
Universität Göttingen
Von-Siebold-Straße 5
37075 Göttingen

Prof. Dr. B. Rennen-Allhoff
Fachhochschule Bielefeld
Fachbereich 7
Studiengang Pflegepädagogik
Am Stadtholz 24
33609 Bielefeld

Dr. W.O. Richter
Medizinische Klinik II
Klinikum Großhadern
Ludwigs-Maximilians-Universität
Marchioninistraße 15
81377 München

Prof. Dr. H. Schipperges
Institut für Geschichte der Medizin
Universität Heidelberg
Im Neuenheimer Feld 305
69121 Heidelberg

PD Dr. T. Schneller
Institut
für Medizinische Psychologie
Medizinische Hochschule
Hannover
Konstanty-Gutschow-Straße 8
30625 Hannover

Prof. Dr. G. Schöch
Forschungsinstitut
für Kinderernährung
Heinstück 11
44225 Dortmund

Prof. Dr. P. Schwandt
Medizinische Klinik II
Klinikum Großhadern
Ludwigs-Maximilians-Universität
Marchioninistraße 15
81377 München

Dr. U. Stößel
Abt. für medizinische Soziologie
Universität Freiburg
Stefan-Meier-Straße 17
79104 Freiburg

Dr. R. Strittmatter
Psychologisches Institut
Universität Freiburg
Belfortstraße 18
7800 Freiburg

Dr. R. Stuth
Frauenklinik
Städt. Marienkrankenhaus
92224 Amberg/Opf.

Dr. F. Thiel
Otto-Hahn-Straße 49
40591 Düsseldorf

Dr. J.D. Tiaden
Arzneimittelkommission
der deutschen Ärzteschaft
Herbert-Lewin-Straße 5
50931 Köln

Prof. Dr. J. Freiherr von Troschke
Abt. für medizinische Soziologie
Universität Freiburg
Stefan-Meier-Straße 17
79104 Freiburg

Prof. Dr. H. Waller
Arbeitsstelle Gesundheitsförderung
Fachhochschule
Nordostniedersachsen
Munstermannskamp 1
21335 Lüneburg

Prof. Dr. V. Weidtman
Pirolweg 4
50226 Frechen-Königsdorf

Dipl.-Verw.Wiss. H. Wenzel
Boehringer Mannheim GmbH
Sandhofer Straße 116
68305 Mannheim

Dr. J. Westenhöfer
Ernährungspsychologische
Forschungsstelle

Universität Göttingen
Von-Siebold-Straße 5
37075 Göttingen

Prof. Dr. H.E. Wichmann
Institut für Epidemiologie
GSF-Forschungszentrum
85758 Oberschleißheim

Dr. S. Wilm
Institut für Allgemeinmedizin
Johann-Wolfgang-Goethe-
Universität
Theodor-Stern-Kai 7
60596 Frankfurt

Dr. I. Winter
Sozial- und Arbeitsmedizinische
Akademie Baden-Württemberg e.V.
Oberer Eselsberg 45
89081 Ulm

Prof. Dr. G. Zerlett
Wickrather Hofweg 27
50859 Köln

# Teil I

## Einführung

# Verwurzelung und Entfaltung des präventiven Denkens und Handelns

H. Schipperges

## 1 Einführung

„Prae-venire" bedeutet: einer Sache zuvorkommen, im medizinischen Sinne: einer konkreten Erkrankung oder auch nur dem Risiko zu erkranken oder aber einer Verschlimmerung des schon bestehenden Leidens vorbeugen. Nach dieser Rangfolge unterscheidet man sekundäre und tertiäre von der ursprünglichen, der primären Prävention. Präventivmedizin versucht dabei nicht nur, pathologische Veränderungen zu verhindern, sondern auch die bestehende Gesundheit zu erhalten und zu verbessern. Präventive Medizin bedarf daher ihrer Theorie nach einer Lebensordnung, um in der Praxis die Regularien gesunder Lebensführung zu vermitteln.

Präventivmedizin dient nicht nur der Erhaltung der Gesundheit durch Verhütung von Krankheiten, sondern auch der Regulierung und Linderung bei nur noch bedingtem Gesundsein und damit letzten Endes der Verbesserung des physiologischen Habitus. In diesem Sinne stellt die Präventivmedizin kein eigenes Lehrfach im ärztlichen Curriculum dar. Vorsorgendes Denken und Handeln ziehen sich vielmehr durch alle medizinischen Disziplinen.

Eine auch um die vorsorgenden Maßnahmen bemühte Heilkunde wurde bis in die zweite Hälfte des 19. Jahrhunderts von den Disziplinen „Hygiene" und „Diätetik" vertreten. In den 70er Jahren des 19. Jahrhunderts erst zerfiel die Hygiene als „Gesundheitslehre" in die naturwissenschaftlich orientierten Disziplinen der Bakteriologie, Toxikologie und Immunologie. Mit den 70er Jahren des 20. Jahrhunderts nun zeigen sich bislang vergebliche Versuche, das alte Fach – mit den neuen Disziplinen einer Arbeits- und Sozialmedizin, der Umwelthygiene oder auch der Rechtsmedizin – zu einem „ökologischen Stoffgebiet" zu integrieren.

Wir sollten dabei nicht vergessen, daß die Medizin seit Jahrtausenden ganz selbstverständlich „Heil-Kunde" war und damit fachkundiges Wissen um das Gesunde, eine Heilkunde, die sich ihrer Theorie nach als „Gesundheitslehre", als Hygiene, verstand und in der Praxis immer auch zu äußern vermochte als präventive „Lebensführung", als Diätetik. Es ist aber auch kein Zufall, daß der Prävention in der modernen Medizin eine neue Bedeutung zugespielt wird, eine dominierende Rolle im Gesundheitssystem, auch wenn diese heute noch keineswegs theoretisch abgesichert werden konnte.

## 2 Grundlegung einer Präventivmedizin
##   in der klassischen Heilkunde

Ehe wir diesen Prozessen einer Entfaltung der Prävention nachgehen, sollten wir uns kurz auf ihren Verwurzelungsgrund besinnen. Ärztliche Bemühungen um die Gesunderhaltung finden ihren ersten geschlossenen Ausdruck im *Corpus Hippocraticum*. Am Leitfaden des Leibes wird die menschliche Natur („physis") als die Lebenshaltung angesehen, die ständig einen ausgleichenden Erhaltungsprozeß („nomos") nötig macht. Aus beiden Komponenten resultiert ein Lebensstil, der eine tagtägliche kunstvolle Zucht („paideia") zur Voraussetzung hat und der sich im Bezugsrahmen eines Weltganzen („kosmos") realisieren läßt.

Hippokrates hat erstmals versucht, noch vor der Erkrankung eines Menschen festzustellen, nach welcher Seite sich das höchst labile, ungemein komplexe Fließgleichgewicht der Säfte und Kräfte verschoben hat. „Denn die Krankheiten befallen den Menschen nicht sofort, sondern sie sammeln sich allmählich an und brechen dann mit einem Schlage aus. Ich habe nun entdeckt [schließt Hippokrates], was im Menschen vor sich geht, bevor die Gesundheit in ihm von der Krankheit überwältigt wird, und ich habe gefunden, wie man seine Gesundheit in diesem Zustand wieder in Ordnung bringt" (Schriften 1962, S. 231).

Im Mittelpunkt des *Corpus Hippocraticum* steht daher der klassische Satz, den wir auch heute noch zentral in den ärztlichen Aufgabenkatalog setzen würden: „Wohlgetan ist es, die Gesunden zu führen!" „Gesundheit" erscheint hier als eine Gabe, die wir nicht nur als Geschenk annehmen, sondern auch als Auflage zu pflegen haben. Es gehört einfach zu den Grunderfahrungen des Menschen, daß ihm alle Dinge, die da der Befriedigung seiner Bedürfnisse dienen, zwar von Natur aus gegeben sind (= Res naturales), daß er aber in jedem Punkte noch etwas dazu tun muß, um seine Gesundheit zu erhalten und zu bilden (= Res non naturales).

Die wissenschaftlichen Grundlagen für eine solche vorsorgende Heilkunst hat uns Galen, der bedeutende griechische Arzt der römischen Kaiserzeit, gelegt. Auch für ihn ist das Ziel der Heilkunst zunächst die Gesundheit und ihr vornehmster Zweck, dieses Gesundsein zu erhalten und zu bilden. Die vorhandene Gesundheit will erhalten, die geschwundene mit Mitteln der Heilkunst wiedererlangt werden. Galen glaubt nun nachgewiesen zu haben, daß wir in den gleichen Verhältnissen, die unser Leben schädigen können, auch wieder die heilsamen Ursachen zu suchen haben: in der uns umgebenden Luft nämlich, in der Nahrung, im Rhythmus von Bewegung und Ruhe, im Wechsel von Schlafen und Wachen, durch die Ausscheidung und Absonderung des Organismus, nicht zuletzt im bewußten Umgang mit den Affekten und Emotionen.

In seiner hygienischen Grundschrift *De tuenda sanitate* schreibt Galen: „Es gibt nur *eine* Wissenschaft vom menschlichen Körper, aber sie hat *zwei* prinzipielle und besondere Teilgebiete. Das ist einmal die *Gesundheitspflege*, zum anderen die *Heilkunde*. Beide Teilgebiete verhalten sich in ihren Auswirkungen verschieden. Denn das eine bewahrt den bestehenden Zustand des Körpers, während das andere, die Therapie, ihn gerade verändern will. Da nun die Gesundheit der Zeit wie auch dem Wert nach *vor* der Krankheit steht, müssen wir Ärzte zuerst darauf schauen, wie man die Gesundheit bewahren kann."

Mit dieser Theorie von der Gesundheit hat uns Galen aber auch schon die praktischen Anweisungen für eine gesunde Lebensführung gegeben. Jedes Lebensalter und jede Berufsart, die natürliche Anlage des Menschen und sein Geschlecht, alle besonderen Umstände sollten dabei jeweils berücksichtigt werden. Dieses klassische Konzept einer Medizin – als Lehre von Gesundheit, Krankheit, Heilung – konnte für die nächsten Jahrhunderte die Richtschnur einer Lehre von der gesunden Lebensordnung werden.

Eben weil der Arzt sich als der Diener der Natur berufen fühlt, wird er zum Lehrer der Kultur. Erfährt gerade er doch dies Tag für Tag, daß „physis" den „nomos" braucht, Anlage auf Bildung aus ist, „kosmos" erst schön wird durch die „paideia", Natur immer nur die Kultur will, Gesundsein nur möglich ist in Mitte und Maß. Die Welt wäre chaotisch ohne dieses Prinzip einer Lebensführung, dieses „aliquod regitivum", das unsere Existenz lenkt und ordnet, unser Leben führt, den Alltag stilisiert. Eine solche Lebensordnung aber bildet sich vor allem in den kleinen überschaubaren Gemeinschaften aus, im Rahmen der „salus communis", in der Familie, den Hausgemeinschaften, den Gemeinden, in Zünften und Ständen, in der Kirche wie im Staatswesen.

Beim Rückblick auf diese Gesamtentwicklung erst steht uns die Medizin im Ursprung, das alte Haus der Heilkunst mit seinen Gliederungen, deutlicher vor Augen. Es wird gehalten und behütet von göttlicher Autorität: den heilenden Göttern Apollon und Asklepios. Es wird getragen und entwickelt von den beiden apollinischen Töchtern: von Hygieia als der Göttin der Gesundheit und Panakeia, der Göttin der Heilmittel.


# 3  Leitbilder der Präventivmedizin im arabischen und lateinischen Mittelalter


Das System der griechischen Heilkunst wurde seit dem 8. Jahrhundert von den arabischen Arztphilosophen aufgenommen, erweitert und kanonisiert, um schließlich seit dem 12. und 13. Jahrhundert zum allgemeinen Bildungsgut auch der europäischen Universitäten zu werden. Seinen klassischen Ausdruck fand dieses System im *Canon medicinae* des Avicenna (980–1037), wonach sich die Medizin prinzipiell in „Theorie" und „Praxis" gliedert. Zu den theoretischen Fächern zählen Physiologie, Pathologie und Hygiene; die praktischen Disziplinen gliedern sich in Chirurgie, Pharmazie und Diätetik, die wiederum die alten „res non naturales" enthält (Abb. 1).

Die mittelalterlichen Gesundheitbücher leiten sich ab von dem *Tafelwerk der Gesundheit* (Taquim as-sihha) des arabischen Arztes Ibn Butlan (gestorben 1064), der nach galenischen Gesundheitslehren und in Analogie zu astronomischen Lehrtafeln eine tabellarische Übersicht über die Regeln zur gesunden Lebenführung gegeben hatte. Um die Mitte des 13. Jahrhunderts war dieses arabische Tafelwerk, vermutlich am Hofe des Königs Manfred von Sizilien, unter dem Titel *Tacuinum sanitatis* ins Lateinische übersetzt worden; als *Schachtafelen der Gesuntheyt* wurde es 1522 zum ersten Male in Straßburg gedruckt. Das Buch stellt sich vor als *Handbuch der Gesundheit in medizinischen Fragen, das die sechs notwendigen Dinge*

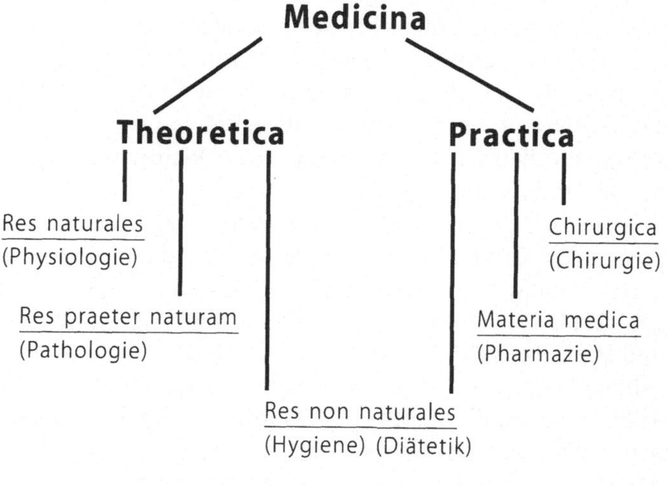



**Abb. 1.** System der Heilkunde

*aufzählt* und beginnt: „Das erste ist die Behandlung der Luft, die ans Herz dringt. Das zweite die rechte Anwendung von Speise und Trank. Das dritte die rechte Anwendung von Bewegung und Ruhe. Das vierte der Schutz des Körpers vor zuviel Schlaf oder Schlaflosigkeit. Das fünfte die rechte Behandlung im Flüssigmachen und im Zurückhalten der Säfte. Das sechste die rechte Ausbildung der eigenen Persönlichkeit durch Maßhalten in Freude, Zorn, Furcht und Angst. In diesen Arten des rechten Gleichgewichtes liegt die Erhaltung der Gesundheit. Und die Entfernung dieser sechs Dinge vom rechten Gleichgewicht bewirkt die Krankheit".

Der Topos von den „sex res non naturales" behandelt im einzelnen: 1. den gebildeten Umgang mit Licht, Luft, Wasser und Wärme und damit das, was schon Hippokrates „Umwelt" nannte; 2. die Kultivierung von Speise und Trank und damit das Fragenfeld eine äquilibrierten Ernährung; 3. den Rhythmus von Bewegung und Ruhe, Arbeit und Muße, Streß und Feierabend, darin eingeschlossen die Humanisierung der Arbeitswelt und die Probleme einer Freizeitgesellschaft; 4. den Wechsel von Schlaf und Wachen und damit auch die Nachtruhe und den Lärmschutz; 5. die Absonderungen und Ausscheidungen, und 6. den Affekthaushalt.

Maßgebend für das lateinische Mittelalter wurden weiterhin die sog. *Epistola Aristotelis ad Alexandrum*, das Vorbild späterer „Fürstenspiegel", wie auch das als Lehrgedicht in der Schule von Salerno verfaßte *Regimen Sanitatis Salernitanum*, auch *Schola Salernitana* genannt. Die spätmittelalterliche „Regimina-Sanitatis"-Literatur ist in ihrer Fülle und Dichte kaum noch zu übersehen, sie ging bald schon in die Volkssprachen über, wobei erwähnt seien: des Heinrich von Laufenberg

(1391–1460) *Versehung des Leibs*, das *Buch der ordnung der gesundtheyt* für Rudolf von Hohenberg (um 1400) oder auch das Gesundheitsregimen des Ortolf von Bayerland.

Zahlreiche lateinische Handschriften führen den Titel „Regimen sanitatis" oder „Tacuinum sanitatis". Sie sind am Ende des 14. oder zu Beginn des 15. Jahrhunderts mit kostbaren Miniaturen illustriert worden, die noch deutlich die arabische Herkunft verraten. Es gab bald schon „Regimina" für Greise, für Frauen, für Kinder, „Regimina" für Reisende zu Wasser und zu Lande, für Schwangere und Säuglinge und ihre Ammen. Wir kennen „Regimina" für Seuchenzeiten und die Pestzüge, für Gichtgeplagte und Nierenkranke und Kreislaufstörungen. Mit seinem *Vetularius* hatte Sigismund Albicus, Leibarzt des Kaisers Wenzel zu Prag, ein spezifisches Regimen für Greise geschaffen. Die *Secreta mulierum*, fälschlicherweise Albertus Magnus zugeschrieben, dienten als weitverbreitete Aufklärungsschrift für Schwangere und Mütter, bis sie abgelöst wurden von der weltbekannten Hebammenschrift des Eucharius Rößlin mit dem Titel *Der schwangeren Frauen Rosengarten* (1513). Ein Handbüchlein der Kinderheilkunde war 1474 bereits von dem Augsburger Arzt Bartholomäus Metlinger verfaßt worden und diente als *Ein regiment der jungen kinder*.

Die Medizin hat unter solchen Kriterien offensichtlich und ganz eindeutig neben der Krankenversorgung eine weitere Aufgabe; nämlich: die Gesundheit zu erhalten („conservatio sanitatis") und damit das Leben zu stilisieren („perfectio vitae"). Daher wird die Medizin als die notwendige Kunst angesehen, die ebenso zur Gesunderhaltung wie zum Schutz des Lebens geschaffen ist. Ziel der Medizin ist nach Arnald von Villanova der Schutz der natürlichen Disposition eines gesunden Lebens („custodia dispositionis naturalis, quae sanitas vel temperamentum naturale vocatur").

Ganz ähnlich lautet das im Sentenzenkommentar des Thomas von Aquin, wo es heißt: „Die Medizin hat zweierlei Aufgaben. Die eine besteht darin, das Krankhafte hin zur Gesundheit zurückzulenken. Dies braucht der Kranke. Die andere Aufgabe richtet sich nach vorwärts, hin auf die vollkommene Gesundheit. Dies gilt nicht für den Kranken, wohl aber für den Gesunden." In diesem zweiten Aspekt erst wäre die Medizin Vorsorge, und diese bietet und bildet – so Thomas – eine Stufenleiter, auf der der relativ Gesunde aufsteigt zu den Grenzen seiner natürlichen Fähigkeit, seiner „virtus", der Tugend als einem Tauglichsein!

Während des ganzen Mittelalters – und bis weit in die Neuzeit hinein – stand neben der Krankenversorgung („restauratio salutis") gleichrangig der Gesundheitsschutz („tuitio corporis"). Beide im Verbund erst – „Defensiva" und „Curativa" – machen die Heilkunde im ganzen aus, bilden das „totum integrum medicinae".

## 4 Zum „Regiment der Gesundheit" bei Paracelsus

Im Übergang vom Mittelalter zur Neuzeit wird die vorsorgende Medizin besonders leidenschaftlich vertreten von Theophrastus von Hohenheim (1493–1541), der sich später nach der Manier der Humanisten Paracelcus nannte. Zum kreatürli-

chen Menschsein gehören für Paracelsus eine natürliche Lebensplanung und die
gebildete Lebensführung. Wir haben keine Wahl, uns dem natürlichen Bildungs-
auftrag zu entziehen. „Denn wenn wir die Ehe nicht wissen zu meistern, so mei-
stert sie uns" (Werke IX, 598).

Der richtig angeleitete Mensch aber „vermag die Sterne wie Rösser und Hunde
zu leiten und so, wie er sie haben will" (Werke IX, 596). Jeder Mensch muß daher
ein „philosophus" sein oder sollte wenigstens einen kundigen Arzt haben, „damit
er wisse, was in seinem Leben seine Gesundheit erhält und bestätigt. Er soll wissen,
was er esse und trinke, was er wirke und trage, und was daraus entspringen mag
zur Verlängerung seines Lebens (...) Denn all unser Ding soll gerichtet sein zum
langen Leben" (Werke XIII, 247).

Zur Praxis der Medizin gehört daher auch, „große Ordnung in den Dingen" zu
halten, die beste Ordnung des „Regiments" zu beachten, wozu in erster Linie die
„moderata diaeta" dient. Der Mensch ist nun einmal ein „Mangelwesen", das einen
ständigen „Treiber" braucht, um die „prima materia" unserer Natur „ad ultimam"
reifen zu lassen. Denn „die Natur gibt nichts an den Tag, das auf seine Statt
vollendet sei, sondern der Mensch muß es vollenden".

## 5  „Eine Medizin von sozusagen vorsorgender Art"

Ein neuzeitliches Vorsorgekonzept besonderer Art verdanken wir dem jungen
Leibniz. Im Winter des Jahres 1669 auf 1670 legte der 24jährige Leibniz eine damals viel beachtete Denkschrift für eine Gesellschaft der Wissenschaften vor, die
später in der Preußischen Akademie der Wissenschaften teilweise realisiert wurde. Das Memorandum, das sehr eindrucksvoll den Geist der Neuzeit spiegelt, trägt
den Titel: *Grundriß eines Bedenkens von Aufrichtung einer Societät in Teutschland
zu Aufnehmen der Künste und Wissenschaften.* Es stellt in seinem Programm bereits eine klare Absage an die Struktur und den Geist der europäischen Universitäten dar, die dann noch einmal in einem klassizistischen Intermezzo von Fich-
te, Humboldt, Schelling gehalten werden konnten, um in unseren Tagen endgültig
zu versanden. Eine neue und nun wirklich universitäre Wissenschaft wird gegen
die alte, die scholastische Hochschule gesetzt.

Aufgabe der kommenden, einer aufgeklärten Gesellschaft ist es, die Natur der
Kunst zu unterwerfen, die menschliche Arbeit leichter und menschliches Leben
genußreicher zu machen. Alle Wissenschaft richtet sich fortan auf den Nutzen, auf
das „gemeinsame Beste". An die Stelle des Seelenheils tritt das „Allgemeine Wohl",
dem insbesondere die Medizin zu dienen hat.

Der Arzt der Zukunft sollte dem aufgeklärten Menschen alle Zeichen des Irdischen in eine verklärte Sprache übersetzen und – wie es später in der romantischen
Medizin heißt – mit Geist sättigen, wo die Natur dürstet. Sehen wir nicht jeden Tag
(fragt Leibniz) neue Entdeckungen, nicht nur in der Technik, sondern auch in der
Medizin? Warum sollte es nicht möglich sein, eines Tages bis zu einer wirklichen
bedeutenden Erleichterung unserer Leiden zu gelangen? Zu einer solchen „wirklichen bedeutenden Erleichterung" aber genügt für ihn keineswegs die antiquierte
kurative Medizin; hier müssen neue Wege gesucht und gefunden werden: „Ohne

Schwierigkeiten könnte in vielen Fällen unseren Leiden abgeholfen werden, wenn nur erst einmal – von anderen Künsten will ich hier schweigen – eine Physik oder Medizin von sozusagen vorsorgender Art begründet ist."

Zu einer solchen „Medizin von vorsorgender Art" hat Leibniz selber in zahlreichen Schriften bedeutende Vorschläge gemacht, die gerade in unseren Tagen erhöhte Beachtung verdienen. Ihm ist immer wieder „die geringe Sorge" aufgefallen, die seine Mitmenschen „für die Gesundheit aufbringen". Der Mensch läßt sich „vom allgemeinen Wirbel der Natur" einfach mitreißen; er sorgt nicht vor und schaut nicht voraus: „Man erwartet solange nichts von der Medizin, als bis man krank ist." Dieser Leichtsinn ist um so auffälliger, als unser Glück doch augenscheinlich auf zwei Punkten allein beruht: 1. „Zufriedenheit des Geistes" und 2. der „Gesundheit des Körpers, die ohne Zweifel das kostbarste aller irdischen Güter ist".

Nicht nur eine neue Lehre von der Gesundheit scheint Leibniz vonnöten, sondern auch eine höhere Form der Gesundheitserziehung und damit einer Gesundheitsplanung und einer -politik. Geht es doch längst nicht mehr allein darum, „die Kennzeichen der Krankheiten und der Heilmethoden, wie bisher die Ärzte getan", systematisch darzustellen, „sondern auch die Stufen der Gesundheit und der Neigungen zu Krankheiten" in Regeln zu bringen. Würde man endlich einmal alle diese Zwischenstufen von Gesundsein und Kranksein systematischer untersuchen, so würde bald schon „ein unglaublicher Apparat wahrer Lehrsätze und Beobachtungen entstehen".

Leibniz schlägt zur Organisation eines solchen Gesundheitswesens (das schon etwas mehr sein müßte als ein Krankenversorgungsystem) die Einrichtung besonderer Orden oder Sozietäten vor, von Krankenhäusern auch, die sich autark erhalten können. Zuvor aber müßten Fragebogen zur diätetischen Lebensführung angelegt werden, in denen man alles, was einem Individuum „vorher an seinem Leben begegnet ist, vergleichen" und „auf das, was ihm hernach begegnet, Achtung geben" könne. Auf diese Weise würde man schließlich für jedermann „eine Naturgeschichte seines Lebens" zur Verfügung haben und „gleichsam ein Journal" über die Lebensführung eines jeden Bürgers. Nur auf solchem Wege eines systematischen Gesundheitsschutzes und einer umfassenden Gesundheitsplanung erreicht man „Gesundheit und Lebensverlängerung" und endlich die „ewige Glückseligkeit".

Mit dem Gesundheitsprogramm von Leibniz stehen wir bereits in einer vom optimistischen Glauben der Aufklärung getragenen Gesundheitserziehung. Und wie nach Kant Aufklärung der „Ausgang des Menschen aus seiner selbstverschuldeten Unmündigkeit" bedeutet, so kann nun auch nur der „mündige Mensch" noch seine Gesundheit erhalten.


## 6 Der Präventions-Gedanke in der Medizinischen Aufklärung


In seinen *Reglen der Gesundheit, Hohen und Niedern / Gelehrten und Ungelehrten zur Erhaltung beständiger Gesundheit wohlmeinend vorgeschrieben* (Ulm 1668) meinte der aufgeklärte Christoph Schorer, Physicus der Reichsstadt Memmingen:

„Die Medici, die Aerzte seyn gleichsam Hüter und Wächter der Gesundheit des Menschen." In diesem Spannungsfeld um Natur und Kultur hat sich im Laufe der Neuzeit ein überraschend geschlossenes und erstaunlich konstantes System herausgebildet: eine Lebensnaturlehre (Res naturales), die über die Lebenskunstlehre (im psychosozialen Kontext) zu einer Lebensordnungslehre (Res non naturales) geführt hat, und dies prinzipiell auf drei Ebenen: 1. einer „medicina privata", die über eine tagtägliche Lebensstilisierung werden konnte zu einer „diaita privata", und hier ist und bleibt jeder der Architekt seines eigenen Leibes; 2. einer „medicina publica", die über die Großräume der ökologischen Gleichgewichte tendiert auf eine „diaita publica", die dann wirklich öffentliche Gesundheitspflege wäre und damit eine politisches Programm; 3. eine „medicina communis", die in konkreter Gruppenarbeit – und hier immer noch exemplarisch wirksam in der Familie – führen sollte zu einer „diaita communis". Auf allen drei Ebenen wurde versucht, die sechs Regelkreise gesunder Lebensführung zu operationalisieren und zu aktualisieren zu einem verbindlichen Modell.

Es kann dabei keine Rede davon sein, daß mit der Aufklärung erst das präventive Denken und Handeln eingesetzt hätte, mit dem *Gesundheits-Katechismus* (1794) von Faust etwa oder mit Hufelands *Makrobiotik* (1797). So trägt *Die Geschichte der Gesundheit* von Jakob Mackenzie (1762) den bezeichnenden Untertitel: *eine Nachricht von dem allen, was die Aerzte und Weltweisen von den ältesten bis auf gegenwärtige Zeiten zur Erhaltung der Gesundheit anpriesen.*

Romantik und Aufklärung sind voll von präventiven Konzepten und oft genug auch Utopien. Carl Wilhelm Ideler, der bekannte Psychiater an der Berliner Charité, hatte schon 1846 gefordert: „Schwerlich dürfen wir die Hoffnung hegen, in den Brasilianischen Urwäldern die noch unentdeckte Pflanze zu finden, welche unsrer reichen Armut an Arzneien zu Hilfe käme; ebensowenig berechtigt uns die Chemie zu der Erwartung, daß die Analyse der Stoffe in ihre Elemente und die Potenzierung ihrer Kräfte unsre Heilbemühungen wesentlich fördern werde. Wir müssen uns daher früher oder später entschließen, die Diätetik zur Grundlage des Heilverfahrens in der schon von Hippokrates bestimmt ausgesprochenen Bedeutung zu machen." Die Aufgabe dieser hippokratischen Diätetik wird darin gesehen, „ein System von Regeln für die Kultur des Lebens aufzustellen, wodurch der Begriff einer vollkommenen Gesundheit möglichst verwirklicht wird". Ihr Ziel kann letztlich nichts anderes sein als die „Kultur des Lebens"!

Gleichwohl wird sich auch eine solch umfassende Heilkunde, die sich als Lebenskultur versteht, mit den übrigen Heilmethoden und Heiltechniken verbinden müssen, um zu einem ausgewogenen und einsatzfähigen therapeutischen Programm zu kommen. Für dieses Programm einer umfassenden Heilkultur liegen wiederum in der Aufklärung zahlreiche Ansätze vor. Die Heilkunde müßte einfach die „Elementarwissenschaft eines jeden Menschen" werden, so schon Novalis, und weiter: „Jetzt suche jeder Einzelne zur beschleunigenden Annäherung dieser glücklichen Zeit das Übel an der Wurzel anzugreifen: Er studiere Medizin und beobachte und forsche – und erwarte mehr gründlichen Nutzen von der Aufklärung seines Kopfs als von allen Tropfen und Extrakten." Jedermann müsse letztlich, meint Novalis, „sein eigener Arzt" sein, jeder von uns auch ein Philosoph, wenn es um die Gestaltung des eigenen Alltags geht. Was eine solche strategisch geplante Kultivierung des Alltags in Szene setzen könnte, das wäre nach Novalis eine Ökonomie, die wir weniger von den Wirtschaftsexperten als von der Naturphilosophie lernen sollten: „Man muß die ganze Erde wie *ein* Gut betrachten – und von ihr Ökonomie lernen."

Was sich mit der Aufklärung geändert hat, ist die Ausweitung der individuellen Gesundheitsfürsorge zu einem gesellschaftspolitischen Programm, wobei die „Hausväterliteratur" als medizinischer wie ökonomischer Wegweiser in allen Lebenslagen eine nicht zu übersehende vermittelnde Rolle gespielt hat. Die ehemals private „Lebensordnung" wird ersetzt durch Prinzipien einer hygienischen Volkserziehung, exemplarisch etwa in den *Grundsätzen der Volksarzneykunde* (1787) von Johann Christian Wilhelm Juncker oder auch in Tissot's *Anleitung für das Landvolk in Absicht auf seine Gesundheit* (1768).

Im Zuge der gesundheitlichen Volksaufklärung erscheint nach 1750 eine Fülle populärmedizinischer Zeitschriften, die sich die „Lebens-Ordnung" im Sinne der klassischen Diätetik zum Gegenstand machen und in der literarischen Form von Almanachen, Katechismen, Breviarien, Enzyklopädien, Hausväter- und auch Hausmütterbüchern, Hausapotheken etc. auf den Markt kommen. Verdrängt wird diese oft recht biedermeierliche Literatur schließlich von den hygienischen Prinzipien eine Staatsarzneikunde, musterhaft vorgestellt in Johann Peter Franks *System einer vollständigen medicinischen Polizey* (1779–1827), das nicht von ungefähr gerichtet ist „an die Vorsteher menschlicher Gesellschaften".

## 7 Gesundheitsplanung im 19. Jahrhundert

Der soziale Impetus dieser medizinischen Aufklärung ist seit Mitte des vorigen Jahrhunderts nicht mehr zur Ruhe gekommen. Auf der Frankfurter Naturforscherversammlung (1867) konnte Rudolf Virchow die Naturforscher – die „Priester der Wissenschaft" – aufrufen, als die „treuen Arbeiter der Natur" beharrlich weiterzuwirken an diesem großen Werk der natürlichen Offenbarung. Werner von Siemens, der bald darauf (1886 in Berlin) sein Jahrhundert als „das naturwissenschaftliche Zeitalter" proklamieren sollte, konnte die Wissenschaft bezeichnen als das Nervennetz im Organismus menschlicher Kultur. Wissenschaft allein führt uns zur höheren Kulturstufe. Das Programm dieser Wissenschaft erscheint bei Siemens in folgenden acht Punkten: 1. Die menschliche Arbeit wird immer leichter werden und letztlich nur noch eine intellektuelle sein. 2. Statt körperlichen Einsatz zu leisten, leisten wir lediglich „die Arbeit der eisernen Arbeiter". 3. Mit eingesparter Arbeitszeit steigt die Effizienz der Arbeit, wobei das Leben des Menschen sich immer genußreicher gestalten wird. 4. Mit steigenden Ernährungsmöglichkeiten wird auch die Zahl der Menschen anwachsen; ihre Zahl wird völlig unabhängig sein von der natürlichen Ertragsfähigkeit, wenn erst die „Chemie im Bunde mit der Elektrotechnik" die Nahrungsmittel künstlich herstellt. 5. Der Mensch wird den Überschuß an Zeit zu seiner geistigen Ausbildung verwenden und seine Lebensgenüsse stetig steigern. 6. Die medizinische und hygienische Basis des Volkes wird zur „gesünderen Entwicklung der künftigen Menschengeschlechter an Körper und Geist führen". 7. Die mechanischen Erzeugnisse tragen Kunst und Wissenschaft bis in die kleinste Hütte, um auch dort das Leben zu verschönern und die Gesittung zu heben. 8. Das „Licht der Wissenschaft" wird unerbittlich jede Form von Aberglauben und Fanatismus tilgen. Und so können wir den „Aufbau des Zeitalters der Naturwissenschaften" ruhig weitertreiben, „in der sicheren Zuversicht, daß es die Menschheit moralischen und materiellen Zuständen zuführen werde, die besser sind als sie je waren und heute noch sind".

Seine aufgeklärte Epoche sah Rudolf Virchow – in seiner *Medicinischen Reform* (1848) – bereits unterwegs auf dem langen Marsch durch die Institutionen zur Emanzipation, auf die hin nur noch die letzten Schritte zu tun sind: „So hat das Christentum die Sklaven, die Reformation die Bürger, die Revolution die Bauern emanzipiert, und eben beschäftigen wir uns damit, die Arbeiter, die Besitzlosen in die große Kulturbewegung aufzunehmen." Auf ihrem Wege zur Kultur erst wird die Medizin wieder zur Natur zurückkehren. Sie wird selbständig werden, so wie sich der Staat und die Schule bereits verselbständigt haben, „bis der Prozeß mit der Emanzipation der Gesellschaft beendigt sein wird. Zunächst müssen dann die Ärzte wieder Priester werden, die Hohenpriester der Natur in der humanen Gesellschaft. Aber mit der Verallgemeinerung der Bildung muß diese Priesterschaft sich wiederum in das Laienregiment auflösen und die Medizin aufhören, eine besondere Wissenschaft zu sein. Ihre letzte Aufgabe als solche ist die Konstituierung der Gesellschaft auf physiologischer Grundlage" (1849).

Im Verlauf des 19. Jahrhunderts sind offensichtlich der private Gesundheitskatechismus wie auch die aufgeklärte Staatsdiätetik mehr und mehr in eine naturwissenschaftliche orientierte und sich notwendig spezialisierende Hygiene übergegangen. Gestützt auf die Entwicklung agrikultureller und industrieller Methoden gerieten sie zeitweilig in das Spannungsfeld zwischen sozialpolitischen Sanierungsmaßnahmen und wissenschaftlicher Detailforschung, um sich in der bakteriologischen Ära mehr und mehr auf Umwelthygiene, Lebensmittelkontrolle, Impfprobleme einzugrenzen.

Eine sich als angewandte Naturwissenschaft verstehende Hygiene mußte aus methodischen Gründen die weitgefaßten Felder der Lebensordnung und präventiven Lebensgestaltung aufgeben und den Außenseitern – der Lebensreformbewegung oder den Naturheilkunden – überlassen, um sich auf mechanistische Modelle der rasch fortschreitenden Heiltechnik zu beschränken. Es ist kein Zufall, daß Wilhelm Ebstein auf der 64. Versammlung der „Gesellschaft Deutscher Naturforscher und Aerzte in Halle" (1891) die Aufgabenstellung einer von wissenschaftlichen Argumenten gestützten Lebensführung als verfehlt beurteilen mußte, um den Ärzten anzuraten, die alten Vorschriften der Makrobiotik nur noch den Erfahrungen einer „sorgsamen Individualisierung" zu überlassen.

## 8 Ansätze zu einer Renaissance der Präventivmedizin

In seinem *System der Hygeine* (1879) hatte Eduard Reich die „Wissenschaft von der Gesundheit" wie folgt definiert: „Die Hygeine umfaßt die ganze physische und moralische Welt und kommuniziert mit allen Wissenschaften, deren Gegenstand die Betrachtung des Menschen und der diesen umgebenden Welt ist." Auf dieser Basis gelang es Alfred Grotjahn in den 20er Jahren erst, seine Konzeption einer Sozialpathologie und Sozialtherapie mit den Bestrebungen der Volksaufklärung und Gesundheitserziehung systematischer zu verbinden und in Berlin einen Lehrstuhl für Sozialpathologie zu begründen. Was Grotjahn bereits in seiner *Sozialhygiene* (1904) vorschwebte, war eine Lehre von den Bedingungen und Maßnahmen, „denen die Verallgemeinerung hygienischer Kultur unter der Gesamtheit von örtlich, zeitlich und gesellschaftlich zusammengehörigen Individuen und deren Nachkommen unterliegt".

Die Bedeutung dieser das Individuum durchformenden Diätetik auch für die sozialen Großräume ist noch nicht in das Gesichtsfeld des Wissenschaftshistorikers, geschweige des Gesundheitspolitikers getreten. Es ist kein Zufall, daß erst in unseren Tagen die auf uns zukommenden Krisenfelder, die noch das dritte Jahrtausend maßgeblich beeinflussen werden, abermals auf das uralte Sechspunkteprogramm ausgerichtet sind, nämlich: 1. die Beherrschung der Lufträume, des Wasserhaushaltes, der Energievorräte und des Energietransportes, der Umwelt also im weiteren Sinn; 2. die Versorgung einer Weltbevölkerung mit Nahrung und die Verhütung von Freßsucht, Trunksucht und Drogensucht; 3. die Humanisierung der Arbeitswelt und die Ordnung einer in Produktion wie Konsum ausgewogenen Freizeitgesellschaft; 4. die Kultivierung der Wachzeiten wie der Nachtruhe und damit auch eine Rhythmisierung des Tagesablaufes und eine Bekämpfung der Lärmstörungen; 5. die Regulierung des innersekretorischen Stoffverkehrs, darin eingeschlossen die Theorie und Praxis einer Sexualhygiene; 6. die Beherrschung des Affekthaushaltes und damit der Einbau der „Psychohygiene" in eine anthropologisch zu begründende allgemeine Gesundheitsbildung.

Eine solche Bildung zu gesunder Lebensführung, zu einer vernünftigen Lebensordnung, beruht letzten Endes auf dem Bild vom Menschen und seiner Welt und damit wiederum auf der so fundamentalen Sinnfrage. Einer solchen Lebensordnung aber liegt die zutiefst physiologische Einsicht zugrunde, daß es immer die gleichen Grundkräfte und Grundbedürfnisse sind (Res naturales), die nun auch die inneren Bedürfnisse und Tugenden (Res non naturales) zu erhalten oder zu zerstören in der Lage sind.

Der erste Aufgabenbereich einer solchen „Präventivmedizin" betrifft jenen Lebenskreis „Umwelt", wie er von Hippokrates schon sehr systematisch in die klassische Heilkunde integriert worden war. Hier geht es um den kultivierten Umgang mit Licht und Luft, Wasser und Wärme, Klima und Boden, mit Landschaft und Wohnräumen, um unseren so ganz natürlichen Lebensraum also, der in einem unmerklichen Fluidum eine Kultur aller Lebenshüllen bedingt, von der Hautpflege über die Kleidung zum Wohngehäuse, von der Kosmetik zum Kosmos, einem wahrhaftig elementaren „Öko-System".

Der zweite Lebenskreis betrifft die Lebensmittel als Mittel zum Leben. Die Frage der Ernährung ist zur Grundfrage jedes privaten wie öffentlichen Haushaltes geworden. Essen und Trinken sind weitaus mehr als ein biologischer Akt, ein Problem der Nutrition oder der Assimilation; Essen und Trinken sind ein eminent soziales Geschehen, gerichtet auf Brauch und Sitte und Kultus, sind das Grundproblem aller Kultur.

Weitaus dramatischer wirkt sich der dritte Lebenskreis aus, der sich mit der Arbeitswelt und der Freizeit befaßt. Arbeit ist nicht nur Mittel zum Leben, sondern – so Karl Marx – „das erste Lebensbedürfnis" überhaupt, ein Lebensmittel, das einer durchgehenden Kultivierung bedarf und zunächst einmal einer „Ökonomie der Zeit". Daß die Humanisierung der Arbeit wie auch der Freizeit zu den großen

Aufgabenbereichen einer kommenden Präventivmedizin rechnen, daran dürfte kein Zweifel sein. Immer mehr wird die Arbeit verkürzt, die freie Zeit ausgeweitet, wobei der alte Topos von einem Gleichgewicht von „motus et quies", von „Arbeit und Muße", eine überraschende Aktualität gewinnen dürfte. Hier geht es um den inneren Rhythmus von Bewegung und Ruhe, ein physiologisches Urphänomen, Grundproblem auch der Präventivmedizin.

Damit stoßen wir auf einen letzten Lebenskreis in unserem Modell einer Alltagskultur, auf den Haushalt der Affekte. Die „affectus animi" der alten Ärzte tragen heute wohlklingende wissenschaftliche Namen und werden als „psychische Grundsituationen" umschrieben oder als Grundrisiken systematisiert, als Angst und Zwang, als Frustration oder Aggression, als Neid oder auch Hoffnung. Leidenschaften schädigen, daran ist kein Zweifel, aber sie stellen auch zweifellos die verlorene Gesundheit wieder her, sind in der Lage, Gesundsein zu erhalten oder gar zu steigern.

Für eine effektive Gesundheitsplanung und eine realistisch denkende Gesundheitspolitik dürfte es dabei von ausschlaggebender Bedeutung sein, daß alle diese Punkte nicht isoliert nebeneinander oder konkurrierend zueinander betrachtet werden, sondern als ein in sich geschlossenes Programm, das – in Theorie wie Praxis – das Konzept einer präventiven Medizin vorzutragen in der Lage wäre: einer Heilkunde und Heilkultur, die sich nicht nur mit den Krankheiten befaßt, sondern auch mit der Gesundheit des Menschen.

## Literatur

Faust B (1794) Gesundheits-Katechismus zum Gebrauche in den Schulen und beym häuslichen Unterrichte. Althaus, Bückeburg
Grotjahn A (1902) Die hygienische Kultur im 19. Jahrhundert. Berlin
Heinimann F (1945) Nomos und Physis. Basel
Hippokrates (1962) Schriften. In: Diller H (Hrsg) Die Anfänge der abendländischen Medizin. Rowohlt, Hamburg
Hufeland CW (1797) Die Kunst das menschliche Leben zu verlängern. Akad. Buchh., Jena
Jaeger W (1944) Die Formung des griechischen Menschen. Bd 2. de Gruyter, Berlin
Juncker JCW (1787) Grundsätze der Volksarzneykunde
Kollath W (1937) Grundlagen, Methoden und Ziele der Hygiene. Thieme, Leipzig
Mackenzie J (1762) Die Geschichte der Gesundheit
Mai FA (1793/94) Medicinische Fastenpredigten. Schwan, Mannheim
Metlinger B (1474) Ein regiment der jungen kinder
Reich E (1870/71) System der Hygeine. 2 Bde. Fleischer, Leipzig
Rößlin E (1513) Der schwangeren Frauen Rosengarten
Schaefer H, Schipperges H, Wagner G (1987) Präventive Medizin. Aspekte und Perspektiven einer vorbeugenden Medizin. Springer, Berlin Heidelberg New York Tokyo
Schär M (1968) Leitfaden der Sozial- und Präventivmedizin. Huber, Bern Stuttgart
Schipperges H (1977) Geschichte und Gliederung der Gesundheitserziehung. In: Blohmke M (Hrsg) Handbuch der Sozialmedizin, Bd 2. Enke, Stuttgart, S 550–567
Schipperges H (1988) Die Entienlehre des Paracelsus. Aufbau und Umriß seiner Theoretischen Pathologie. Springer, Berlin Heidelberg New York Tokyo
Schorer C (1668) Reglen der Gesundheit, Hohen und Niedern, Gelehrten und Ungelehrten zu Erhaltung beständiger Gesundheit wohlmeinend vorgeschrieben. Ulm

Sonderegger JL (1892) Vorposten der Gesundheitspflege, 4. Aufl. Springer, Berlin
Struppius J (1573) Nützliche Reformation zu guter Gesundheit und Christlicher Ordnung. Frankfurt
Tissot (1768) Anleitung für das Landvolk in Absicht auf seine Gesundheit
Virchow R (1848) Medicinische Reform
Wittich J (1590) Praeservator sanitatis

# Teil II

## Grundlagen

# Epidemiologische Grundlagen der Prävention

H. Brand[2], W. Hellmeier[2] und A. Hort[1]

## 1 Definition und Grundlagen

### 1.1 Definition der Epidemiologie und Bezug zur Prävention

Epidemiologie ist das Studium der Verteilung und der Ursachen von Krankheitshäufigkeiten in menschlichen Populationen.

Damit sind die Methoden dieses Wissenschaftszweiges geeignet, wesentliche Erkenntnisse für die Prävention zu liefern und so zur Entwicklung und Steuerung eines Gesundheitssystems beizutragen.

Dies beginnt mit der Beschreibung, welche Krankheiten in welchen Bevölkerungsgruppen in welchem Alter besonders häufig auftreten. Epidemiologische Forschung dient ferner dem Aufspüren der Ursachen der Entstehung und der Identifizierung möglicher Risikofaktoren einer Krankheit. Dieses Wissen ist für die primäre Prävention von großer Wichtigkeit. Schließlich können Maßnahmen der sekundären Prävention durch epidemiologische Methoden evaluiert werden.

Forscher und Praktiker, die im Bereich der Prävention arbeiten, kommen aus den oben aufgeführten Gründen automatisch mit den Methoden der Epidemiologie in Kontakt.

Eine der ältesten epidemiologischen Quellen stammt aus dem 17. Jahrhundert (Graunt 1662) aus London. Dort wurde bereits 1647 eine Todesursachenstatistik geführt, die das Ausmaß der Pest in London innerhalb dieses Jahres sehr eindrucksvoll beschreibt. Weitere epidemiologische Arbeiten sind im 19. Jahrhundert zu finden, wie z.B. die Durchführung einer Studie von Snow (1855). Snow fand 1847 in London Hinweise für das Auftreten der dortigen Choleraepidemie und in Zusammenhang mit der jeweiligen Herkunft des Trinkwassers. Durch die Weiterentwicklung der theoretischen Epidemiologie in den letzten Jahrzehnten können immer komplexere gesundheitliche Sachverhalte evaluiert werden. So sind beispielsweise die Umweltepidemiologie, Arzneimittelepidemiologie und Krebsepidemiologie in den Vordergrund der epidemiologischen Forschung getreten.

---

[1] Behörde für Arbeit, Gesundheit und Soziales, Hamburg.
[2] LÖGD, Bielefeld.

## 1.2 Prinzipielle Grundsätze der Epidemiologie

Epidemiologie lebt vom Vergleich mehrerer, im Grundansatz vom Vergleich zweier Gruppen. Dies gilt für die Darstellung von Krankheitshäufigkeiten, die ihre Einordnung erst aus der Gegenüberstellung mehrerer Teilgruppen bezieht, es gilt auch für Ursachenforschung und Evaluation. In diesem Fall werden Gruppen, in denen die vermutete Krankheitsursache oder die zu evaluierende Maßnahme vorliegt, mit Populationen verglichen, in denen sie nicht vorkommt.

Im einfachsten Fall handelt es sich dabei um zwei Gruppen: „erkrankte" Personen, die mit „nicht erkrankten" Personen, also Gesunden, in bezug auf die interessierende Untersuchungsvariable (Exposition) verglichen werden. Die Darstellung erfolgt in Form von Vierfeldertafeln (Tabelle 1). Durch die Gegenüberstellung der Ausgangszahlen können die interessierenden Kenngrößen berechnet werden.

Es können Unterschiede zwischen exponierten und nicht exponierten Personen quantifiziert werden, indem relative Unterschiede (Relative Risiken und Odds Ratios) oder das einer Exposition spezifisch zuschreibbare Risiko (attributives Risiko) berechnet werden.

# 2 Begriffsdefinitionen

Im folgenden sollen für das weitere Verständnis notwendige Begriffe definiert werden.

*Exposition.* Die Exposition spiegelt die Situation wider, deren Auswirkung beobachtet werden soll. Dies kann im klassischen Sinn eine Belastung durch Schadstoffe (z.B. Rauchen, Asbest) oder Krankheitserreger sein. Der Begriff umfaßt aber auch andere Effekte, z.B. Streß als Risikofaktor für das Auftreten von Herzkrankheiten, Maßnahmen einer Intervention, ein zu testendes Medikament.

*Outcome.* Unter Outcome wird der definierte, beobachtete Effekt einer Studie verstanden. Dies kann das Auftreten oder der Tod an einer Krankheit, aber auch eine Verhaltensänderung aufgrund eines Interventionsprogrammes sein.

*Zielpopulation.* Eine Zielpopulation ist die Bevölkerung, für die eine Aussage getroffen werden soll. Statistiker sprechen auch von der Grundgesamtheit. Im allgemeinen wird nur eine Teilgruppe der Zielpopulation in die Studie einbezogen. Die

**Tabelle 1.** Prinzipielle Darstellung einer Vierfeldertafel. Zwei Gruppen von Personen – von einer Krankheit betroffene und gesunde – werden in bezug auf eine Exposition dargestellt

| Exposition | Krankheit (Outcome) | | Summe |
| --- | --- | --- | --- |
| | Vorhanden | nicht vorhanden | |
| Vorhanden | a | b | a+b |
| Nicht vorhanden | c | d | c+d |
| Summe | a+c | b+d | a+b+c+d |

Bildung der zu beobachtenden Teilgruppe muß berücksichtigen, auf welche Grundgesamtheit verallgemeinert werden soll.

*Studienpopulation.* Die Studienpopulation bezeichnet die Teilgruppe, die in die Studie einbezogen wird.

*Stichprobe.* Unter einer Stichprobe versteht man die repräsentative Teilgruppe aus der Studienpopulation, an der im Rahmen der Studie tatsächlich Untersuchungen vorgenommen werden. Die Unterteilung in Studienpopulation und Stichprobe wird hauptsächlich bei groß angelegten Studien meistens Interventionsstudien vorgenommen.

Eine typische Ausprägung der 3 Gruppen ist z.B. bei der Deutschen Herz-Kreislauf-Präventionstudie (DHP) zu erkennen. Die Zielpopulation bildet die Bevölkerung der BRD, die Studienpopulation besteht aus mehreren Orten, an denen die Präventionsprogramme durchgeführt werden, und für eine Befragung und Untersuchung wurde eine Stichprobe an den Orten gezogen.

*Ursache.* Im umgangssprachlichen Bereich bezeichnet der Begriff Ursache eine feste, deterministische Beziehung zwischen einer auslösenden Situation und einem Effekt. Solche strengen Kausalitäten sind in der Medizin eher selten. Dies ist der Grund für epidemiologische, also statistisch arbeitende Methoden. Schon der Zusammenhang zwischen Rauchen und Lungenkrebs, der deutlich und biologisch erklärbar ist, ist nicht streng deterministisch. Es gibt immer starke Raucher, die bis ins hohe Alter nicht an Lungenkrebs erkranken. Trotzdem spricht man in der Epidemiologie in einem solchen Fall von Ursache und Wirkung, da man beobachtet hat, daß die Häufigkeit des Auftretens von Lungenkrebs bei Nichtrauchern im Vergleich zu Rauchern wesentlich niedriger ist.

*Risikofaktor.* Zwischen Ursache und Risikofaktor gibt es Unterscheidungskriterien. Risikofaktoren sind Charakteristika, die eine Bevölkerung hinsichtlich der Verschiedenheit von Erkrankungen oder Todesfällen in einem bestimmten Zeitraum differenzieren. Diese Charakteristika können potentiell ursächlich oder nur Indikatoren für das Vorliegen von Risiken sein. Der epidemiologisch gefundene Zusammenhang zwischen Risikofaktor und Outcome ist jedoch meist nicht so stark wie bei einer Ursache-Wirkungs-Beziehung. Man spricht z.B. von den Risikofaktoren „Übergewicht" und „Bluthochdruck" für den Herzinfarkt. Auch Alter und Geschlecht werden als Risikofaktoren bestimmter Krankheiten bezeichnet. Ein Risikofaktor verursacht also eine Krankheit nicht direkt. Eine Person mit Risikofaktoren ist jedoch empfänglicher für die Ursachen (Rothman 1986, S.11).

Eine der umfassendsten Studien zur Identifizierung von Risikofaktoren ist die sog. Framingham Studie, die Risikofaktoren der koronaren Herzkrankheit evaluiert (Kannel 1990).

*Indikator.* Von einem Indikator redet man, wenn eine Gruppe durch ein Merkmal besonders gekennzeichnet werden soll, ohne daß irgendeine Wirkungsbeziehung zwischen dem Indikator und dem Outcome gemeint ist. Diese Situation findet sich häufig bei sozialen und sozioökonomischen Variablen.

# 3 Maße von Krankheitshäufigkeiten

Die Häufigkeit und Verteilung einer Krankheit in einer Bevölkerung ändert sich im Zeitverlauf. Die Beschreibung der Häufigkeit kann auf zwei Aspekte abheben:
- den Bestand an Kranken zu einem Zeitpunkt,
- den Neuzugang an Fällen in einem Zeitraum.

## 3.1 Prävalenz

Die Prävalenz (P) ist definiert als:

$$P = \frac{Anzahl\ Fälle\ zu\ einem\ Zeitpunkt\ in\ einer\ Population}{Anzahl\ Personen\ in\ der\ Population\ zu\ diesem\ Zeitpunkt}\ .$$

Sie spiegelt damit den Bestand einer Krankheit in einer Population zu einem bestimmten Zeitpunkt wider. In Stockholm wurden z.B. 1038 Frauen im Alter zwischen 70 und 74 Jahren untersucht (Allander 1970). Bei 70 Frauen wurde eine rheumatische Arthritis diagnostiziert. Die Prävalenz an rheumatischer Arthritis in dieser Population betrug somit $P = 70/1038 = 0,07$ für 70- bis 74jährige Frauen.

## 3.2 Inzidenz

Die Inzidenz beschreibt die Neuerkrankungen in einem bestimmten Zeitraum. Sie soll ein Maß dafür sein, wie schnell sich eine Krankheit ausbreitet bzw. wie groß die Wahrscheinlichkeit für eine Person ist, die Krankheit zu bekommen. Daher bezieht man die Zahl der Neuerkrankungen nur auf die Zahl der Personen, die die Krankheit überhaupt bekommen können (Personen unter Risiko, „at risk").

Die kumulative Inzidenz („cumulative incidence" = CI) beschreibt den Anteil gesunder Personen zu Beginn des Beobachtungszeitraums, der während dieses Zeitraumes erkrankt.

Die kumulative Inzidenz ist dimensionslos und kann nur numerische Werte zwischen 0 und 1 annehmen.

$$CI = \frac{Anzahl\ neuer\ Fälle\ im\ Beobachtungszeitraum}{Anzahl\ Personen\ unter\ Risiko\ (zu\ Beginn\ des\ Zeitraumes)}\ .$$

Die Volkszählung 1960 in Schweden zeigte, daß 3076 Männer im Alter zwischen 20 und 64 Jahren in der Kunststoffindustrie arbeiteten. 11 dieser Männer erkrankten zwischen 1961 und 1973 an Hirntumoren (National Board of Health and Welfare 1980) Die kumulative Inzidenz während des Zeitraumes von 13 Jahren betrug somit $CI = 11/3076 = 0,004$.

Ein Mitglied der beobachteten Population kann aus mehreren Gründen aus der Gruppe „at risk" herausfallen.

*Biologische Gründe.* Männer können keinen Gebärmutterkrebs bekommen. Sie gehören bei Studien über diese Krankheit nicht zu den Personen „at risk".

*Immunität.* An bestimmten Krankheiten, wie z.B. Windpocken, kann man nur einmal erkranken, da danach eine Immunität gegen diese Krankheit einsetzt. Alle Personen, die immun für die zu untersuchende Krankheit sind, sind nicht „at risk".

*Krankheit liegt schon vor.* Bei der Inzidenz sollen Neuerkrankungen berücksichtigt werden. Personen, die zu Beginn des Beobachtungszeitraums bereits erkrankt waren, sind nicht mehr „at risk". Dieser Fall muß besonders bei der Untersuchung chronischer Krankheiten berücksichtigt werden. Die kumulative Inzidenz bezieht die Neuerkrankungen in einem Zeitraum auf alle Personen, die zu Beginn dieses Zeitraums dem Risiko der Erkrankung unterlagen. Dies kann sich aus mehreren Gründen im Laufe der Zeit ändern. Eine Person unterliegt nicht mehr dem Risiko einer Erkrankung, wenn sie
- aus der betrachteten Bevölkerung wegzieht,
- aus Gründen stirbt, die nichts mit der beobachteten Krankheit zu tun haben,
- die Voraussetzung für das Entstehen der Krankheit verliert (durch die Entfernung der Gallenblase entfällt das Risiko, an Gallenblasenkrebs zu erkranken),
- an der zu untersuchenden Krankheit erkrankt.

Je nach Struktur der Population und der Länge des Beobachtungszeitraums kann sich also die Zahl der Personen „at risk" im Verlauf der Studie beträchtlich ändern (Abb. 1).

## 3.3 Inzidenzdichte

Um hier zu eindeutigen Maßzahlen zu kommen, definiert man die Inzidenzdichte. Zu ihrer Berechnung wird im Nenner nicht die Zahl der Personen „at risk" benutzt, sondern die Summe aller Jahre, die alle beteiligten Personen während der Studienzeit „at risk" sind (Personenjahre „at risk").
Inzidenzdichte (ID):

**Abb. 1.** Berechnung von Personenjahren bei einem hypothetischen Studienverlauf. Es ist das Schicksal von 6 Patienten über die Studiendauer von 9 Jahren aufgetragen

| Personen | | | | | | | | | | Ende der Studie |
|---|---|---|---|---|---|---|---|---|---|---|
| P1 | | | | | | | x stirbt | | | |
| P2 | | x zieht weg | | | | | | | | |
| P3 | | | x erkrankt | | | | | | | |
| P4 | | | | | | | | | | |
| P5 | | | | | | | | | | |
| P6 | | | | | | x erkrankt | | | | |
| | 0 | 1 | 2 | 3 | 4 | 5 | 6 | 7 | 8 | 9 (Jahre) |
| | Studiendauer | | | | | | | | | |

$$ID = \frac{\textit{Anzahl der Neuerkrankungen im Beobachtungszeitraum}}{\textit{Personenjahre „at risk“}} .$$

1973 erlitten in Stockholm 29 Männer im Alter zwischen 40 und 45 Jahren einen Herzinfarkt (Ahlbom 1978). Die Anzahl der Personenjahre betrug bei diesen Männern 41532. Die Inzidenzdichte errechnete sich somit als ID = 29/41532 = 0,0007 pro Jahr.

Der Begriff Personenjahre „at risk“ ist analog zu dem Begriff „Mannjahre“ definiert, der aus der Betriebswirtschaft bekannt ist: Wenn eine Arbeit 5 Mannjahre erfordert, so bedeutet dies, daß so viel Arbeitszeit benötigt wird, wie eine Person in 5 Jahren zur Verfügung hat. Diese Zeit kann durch mehrere Personen aufgebracht werden, die dann jede einen Teil zu den 5 Jahren beitragen. Die Inzidenzdichte kann nie kleinere Werte als 0 annehmen. Im Gegensatz zur kumulativen Inzidenz existiert jedoch kein oberer Grenzwert.

In Abb.1 berechnet sich die Inzidenzdichte wie folgt:

| Person | Jahre „at risk“ |
|--------|-----------------|
| P1     | 6               |
| P2     | 1               |
| P3     | 2               |
| P4     | 9               |
| P5     | 9               |
| P6     | 5               |
| Summe  | 32 Personenjahre „at risk“ |

Demnach beträgt die Inzidenzdichte:

$$ID = \frac{2}{32} = 0{,}0625, \textit{ also 6,25 Fälle auf 100 Personenjahre at risk.}$$

Die kumulative Inzidenz für 9 Jahre beträgt:

$$CI = \frac{2}{6} = 0{,}33, \textit{ also 33 Fälle auf 100 Personen in 9 Jahren.}$$

Die kumulative Inzidenz erfordert immer zusätzlich die Angabe des Berechnungszeitraums. Die Inzidenzdichte enthält per definitionem den Zeitfaktor. Eine Inzidenzdichte von 2 Fällen auf 40 Personenjahre „at risk“ ist eindeutig, unabhängig davon, wie lange die Studie gedauert hat. Eine Angabe der Studienzeit ist aus inhaltlichen Gründen dennoch wichtig. Von der Verursachung einer Krankheit durch eine Exposition bis zum Ausbruch der Krankheit vergeht immer eine gewisse Latenzzeit, die von der untersuchten Krankheit abhängt. Die Studiendauer ist so zu wählen, daß sie diese inhaltlichen Zusammenhänge berücksichtigt. So sind Zusammenhänge zwischen Rauchen und Lungenkrebs nicht sinnvoll in einjährigen Studien zu beschreiben.

## 3.4 Zusammenhang zwischen Prävalenz und Inzidenz

Die Prävalenz einer Krankheit, d.h. die Zahl der Kranken zu einem bestimmten Zeitpunkt, wird bestimmt durch Neuerkrankungen, Abgänge durch Heilung oder Tod und durch die Dauer der Krankheit. Der Zusammenhang zwischen diesen 3 Einflußgrößen läßt sich annäherungsweise mathematisch wie folgt beschreiben:

Prävalenz = Inzidenz × Krankheitsdauer.

Diese Gleichung kann dazu dienen, aus zwei Größen die dritte zu berechnen. Ist etwa die Dauer einer Krankheit aus individualmedizinischen Untersuchungen bekannt und liegen Inzidenzdaten aus offiziellen Statistiken vor, kann die Prävalenz und damit die aktuelle Relevanz der Krankheit für die Gesamtbevölkerung geschätzt werden.

Der Zusammenhang ist aber auch bei der Bewertung von Studienergebnissen zu beachten. Er erklärt Ergebnisse, die auf den ersten Blick konträr erscheinen. Nehmen wir an, es wird eine Therapie für eine bis jetzt immer tödlich endende Krankheit entwickelt. Die Therapie heilt nicht, verhindert aber den Tod und führt statt dessen zu einem chronischen Krankheitsverlauf bei guter Lebensqualität. Die Behandlungsmethode ist also als Erfolg der Medizin zu werten.

Was geschieht nun mit den Maßzahlen der Gleichung? Die Inzidenz bleibt konstant, die Dauer der Krankheit erhöht sich. Dadurch wird die Prävalenz der Krankheit stark ansteigen, was bei isolierter Betrachtung dieser Zahl als negativ gewertet würde. In Wirklichkeit hat aber die neue Therapie eine Verbesserung herbeigeführt.

# 4 Studienformen/Studiendesigns

Es gibt verschiedene Studienformen, die sich für epidemiologische Fragen etabliert haben. Die Auswahl des Designs für ein bestimmtes Projekt berücksichtigt:
- die Fragestellung, also das Ziel der Arbeit,
- die finanziellen und zeitlichen Ressourcen,
- die Datenlage bzw. die Möglichkeiten der Datenerhebung,
- Art und Häufigkeit der zu beobachtenden Situation.

Eine Einteilung der Studien nach dem folgenden Schema ist üblich:
1. *Deskriptive Studien:*
   - ökologische Studien,
   - Fallserien,
   - Querschnittstudien.

2. *Analytische Studien:*
   beobachtend:
   - Kohortenstudien,
   - Fall-Kontroll-Studien (Case-Control-Design),

intervenierend:
- klinische Versuche,
- bevölkerungsbezogene Studien.

Als Kriterien für die Güte einer epidemiologischen Studie sind die Validität (Gültigkeit) und die Reliabilität (Zuverlässigkeit) der Ergebnisse anzusehen.


## 4.1 Deskriptive Studien

### 4.1.1 Ökologische Studien

Ökologische Studien beruhen im Gegensatz zu allen anderen Designs nicht auf Individualdaten, sondern auf Aggregatdaten, d.h. die beiden epidemiologischen Größen „Exposition" und „Outcome" sind nur für Gruppen insgesamt bekannt, nicht aber für die Individuen. Man stellt z.B. für verschiedene Gruppen den durchschnittlichen Blutfettspiegel der Inzidenz von Dickdarmkrebs gegenüber. Man stellt dann fest, daß in Gruppen mit hohem Blutfettspiegel häufiger Dickdarmkrebs vorkommt. Eine Aussage für Individuen kann nicht getroffen werden, da nur der durchschnittliche Bluttfettspiegel der Gruppe bekannt ist und auch Personen mit niedrigen Werten zur Gruppe gehören können. Aus den Aggregatdaten ist nicht zu erkennen, ob nicht gerade die Personen an Krebs erkrankt sind, die niedrige Blutfettspiegel haben.

Trotz der schwachen Aussagekraft haben ökologische Studien ihren Stellenwert. Sie sind schnell und preiswert zu erstellen, weil sie fast immer Sekundäranalyse mit schon vorhandenen Daten, z.B. aus statistischen Jahrbüchern, betreiben. Sie werden für exploratives Vorgehen und zur Generierung von Hypothesen benutzt.

### 4.1.2 Fallserien

Diese Studien sind in strengem Sinn nicht epidemiologisch. Sie bilden vielmehr das Bindeglied zwischen Individualmedizin und einer gruppen- bzw. bevölkerungsbezogenen Betrachtungsweise. Fallserien können als Indikator für Auffälligkeiten bzw. Zusammenhänge epidemiologische Arbeiten initiieren.

### 4.1.3 Querschnittstudie

Eine Querschnittstudie ist ein Prävalenzstudie, die Daten bearbeitet, die zu einem einzigen, festen Zeitpunkt erhoben werden. Der Begriff suggeriert einen Schnitt quer zum Zeitverlauf.

Bei einer Querschnittstudie werden Individualdaten erhoben, d.h. Exposition und Outcome werden gleichzeitig an einer Person festgestellt. Es wird z.B. jeder Teilnehmer gefragt, wieviel Alkohol er trinkt und ob er herzkrank ist. Im Gegensatz zur ökologischen Studie kann in der Querschnittstudie für einzelne Personen festgestellt werden, daß unter den Befragten mit geringem Alkoholkonsum weniger Herzkranke sind als unter denen, die viel Alkohol trinken.

Die bisher vorgestellten Designs sind rein deskriptiv. Ursächliche Zusammenhänge sind nicht ableitbar. Um Ursache-Wirkungs-Zusammenhänge aufdecken zu können, benötigt man Studien, die über Zeiträume Auskunft geben und nicht nur Zeitpunkte betreffen. Die Ursache-Wirkungs-Beziehung verlangt, daß die Ursache zeitlich vor der Wirkung vorhanden war. Dies ist aus Querschnittstudien nicht ableitbar. Erfragt eine Querschnittstudie etwa Rauchgewohnheiten und Herz-Kreislauf-Krankheiten, ist nicht feststellbar, ob die Krankheit eine Folge des Rauchens ist oder ob das Rauchverhalten (in diesem Fall das Nichtrauchen) als Folge der Krankheitssymptome entstanden ist.

Ökologische und Querschnittstudien sind in erster Linie zur Formulierung von Hypothesen und für versorgungsepidemiologische Fragestellungen geeignet. Sie sind relativ preiswert durchführbar.

## 4.2 Analytische Studien

### 4.2.1 Beobachtende Studien

Um Zusammenhänge und Ursache-Wirkungs-Beziehungen untersuchen zu können, werden Studienformen benötigt, die die Probanden über einen Zeitraum beobachten. Hier findet sich das Prinzip epidemiologischen Vorgehens, wie es oben beschrieben wurde. Es werden zwei Gruppen beobachtet und die unterschiedlichen Expositionen und Outcomes analysiert. Die zwei Ansätze Kohortenstudie und Fall-Kontroll-Studie unterscheiden sich in der zeitlichen Richtung (prospektiv bzw. retrospektiv), in der Zusammenhänge analysiert werden.

### 4.2.1.1 Kohortenstudie

Die Kohortenstudie analysiert von der Exposition zum Outcome. Der Ausgangspunkt einer Kohorten-Studie besteht typischerweise aus zwei Personengruppen, von denen eine exponiert ist, die andere nicht:
- Raucher/Nichtraucher für die Frage nach Lungenkrebs durch Rauchen;
- Übergewichtige/Normalgewichtige, um zu untersuchen, ob Übergewicht einen Risikofaktor für Herzinfarkt darstellt.

Die Mitglieder der beiden Gruppen werden über den Studienzeitraum beobachtet und die definierten Outcomes registriert. Das Ergebnis kann in einer Vierfeldertafel zusammengefaßt werden. Die Inzidenzen der untersuchten Krankheit für die Gruppen werden berechnet und verglichen. Die Summenzeile ergibt die Krankheitshäufigkeit für die gesamte Studienpopulation, die beiden Zeilen in der Matrix dienen zur Berechnung der Inzidenz unter den Exponierten und in der Vergleichsgruppe.

|  | Outcome (Hypertonie) | | Summe |
|  | + | – |  |
| --- | --- | --- | --- |
| Exposition (Übergewicht) + | 20 | 180 | 200 |
| – | 4 | 96 | 100 |
| Summe | 24 | 276 | 300 |

Nach diesem fiktiven Beispiel einer Kohorten-Studie zu Übergewicht und Hypertonie über 10 Jahre können 3 Inzidenzen berechnet werden.

Die kumulative Inzidenz für alle Probanden, an Hypertonie zu erkranken:

$$CI = \frac{24}{300} = 8\% \ in \ 10 \ Jahren.$$

Die Inzidenz von Hypertonie in der Gruppe der Übergewichtigen (exponiert):

$$CI = \frac{20}{200} = 10\% \ in \ 10 \ Jahren.$$

Die Inzidenz von Hypertonie unter Normalgewichtigen (nicht exponiert):

$$CI = \frac{4}{100} = 4\% \ in \ 10 \ Jahren.$$

Die Wahl der Inzidenz – kumulative Inzidenz oder Inzidenzdichte – hängt vom Studiendesign und von der Datenlage ab. Im Beispiel sind Personenzahlen angegeben, also muß und kann die kumulative Inzidenz berechnet werden.

Bei der Definition der kumulativen Inzidenz werden die Personen „at risk" definiert. Hier bekommt die Definition praktische Bedeutung. Um die Wirkung der Exposition bezüglich der untersuchten Krankheit beurteilen zu können, müssen alle Teilnehmer der Studie zu Anfang des Projekts „at risk" sein, d.h. alle Probanden müssen theoretisch die Krankheit bekommen können. Dies bedeutet insbesondere, daß alle Teilnehmer zu Beginn der Studie die Krankheit noch nicht haben dürfen. Diese Forderung kann bei Krankheiten mit großen Latenzzeiten oder schlecht erfaßbaren Symptomen erhebliche Schwierigkeiten bereiten.

### 4.2.1.2 Fall-Kontroll-Studie

Im Gegensatz zur KohortenStudie geht die Fall-KontrollStudie vom Outcome aus und fragt retrospektiv nach Unterschieden in der vorausgegangenen Exposition. Es werden zwei Gruppen gebildet. Die erste Gruppe besteht aus Fällen (Cases), die erkrankt sind. Die zweite Gruppe rekrutiert sich aus gesunden Kontrollen (Controls) bezüglich des Outcomes. Andere Krankheiten, die nicht in Zusammenhang mit der zu untersuchenden Exposition stehen und bei denen auch keine Beziehung zur untersuchten Exposition vermutet wird, spielen keine Rolle. Die beiden Gruppen der Fälle und Kontrollen werden daraufhin untersucht, wieviele Personen exponiert waren. Das Ergebnis ist wiederum eine Vierfeldertafel, allerdings in anderer Reihenfolge und anders zu interpretieren.

Die folgende Tabelle zeigt fiktive Daten einer Fall-Kontroll-Studie zu Rauchen und Lungenkrebs:

|  |  | Studie 1 Outcome (Lungenkrebs) | | | Studie 2 mehr Kontrollen (identische Situation) | |
|---|---|---|---|---|---|---|
|  |  | + | – |  | + | – |
| Rauchen | + | 30 | 12 | – | 30 | 24 |
| (Exposition) | – | 70 | 188 | + | 70 | 376 |
| Gruppengröße |  | 100 | 200 |  | 100 | 400 |

Die jeweiligen Inzidenzen für Lungenkrebs können in diesem Fall für die Gruppe der Raucher und Nichtraucher nicht direkt berechnet werden. Der Grund ist darin zu suchen, daß in die Berechnung jeweils die Anzahl der Kontrollen eingeht, die frei gewählt werden kann (s. Studie 1 und Studie 2). Mit Hilfe einer Fall-Kontroll-Studie kann aber berechnet werden, wie hoch der Anteil an Exponierten bei den Fällen und bei den Kontrollen ist.

In obigem Beispiel ergibt sich für beide Studien:
- 30% der Fälle waren Raucher,
- 6% der Kontrollen waren Raucher.

### 4.2.2 Wahl des Studiendesigns

Folgende Faktoren bedingen die Wahl des jeweiligen Studiendesigns:

*Prävalenz der Krankheit und der Exposition.* Bei seltenen Krankheiten sind für eine Kohortenstudie eine große Probandenzahl sowie ein langer Beobachtungszeitraum notwendig. In diesem Fall ist es sinnvoller, eine Fall-Kontroll-Studie durchzuführen, bei der gezielt Fälle gesucht und in die Studie einbezogen werden können. Tritt die Exposition dagegen nur sehr selten auf, bietet die Kohortenstudie Vorteile, weil hier die Probanden nach der Exposition ausgesucht werden.

*Ethische Gründe.* Wird z.B. vermutet, daß ein bestimmter Umweltfaktor schädlich ist, ist eine Kohortenstudie nicht zu verantworten, da durch diesen Studientyp Neuerkrankungen auftreten, die es gerade zu vermeiden gilt. Man wird mit vorhandenen Daten und Fällen eine Fall-Kontroll-Studie durchführen.

*Zeit und Geld.* Eine Kohorten-Studie ist teuer, und es dauert oft lange, bis Ergebnisse sichtbar werden.

*Anspruch an die Qualität der Ergebnisse.* Kohortenstudien ergeben die sichersten Ergebnisse. Dies liegt an der Möglichkeit für die Forscher, die Bedingungen aktiv gestalten und überwachen zu können. Das beginnt bei der Festlegung der zu erhebenden Daten und geht über Standardisierung von Untersuchungsverfahren und Kontrolle der Mitarbeiter bis hin zur genauen Beobachtung der Probanden. In Fall-Kontroll-Studien muß man dagegen mit Daten arbeiten, die unter Bedingungen entstanden, die nicht mehr reproduzierbar sind, und die häufig für andere Zwecke erhoben wurden. Dadurch ergeben sich besondere methodische Probleme.

### 4.2.3 Interventionsstudien

Interventionsstudien sind prospektive Studien. Sie enthalten als zusätzliches Element, daß von den Bearbeitern der Studie in den natürlichen Ablauf eingegriffen wird. Normalerweise handelt es sich darum, die Exposition bzw. die vermutete Ursache zu steuern und Auswirkungen auf den Outcome zu prüfen. Es gibt zwei Arten von Interventionsstudien, den klinischen Test und die bevölkerungsbezogene Intervention.

*Klinische Tests.* Diese Studien sollen normalerweise neue Medikamente, Behandlungsmethoden usw. überprüfen. Die Bedingungen ähneln stark denen eines Experiments mit randomisierter Zuordnung. Die (meist relativ kleine) Gruppe von Probanden kann exakt verfolgt und die Versuchsbedingungen können von äußeren, unvorhergesehenen Einflüssen weitgehend freigehalten werden. Auch die Auswahl der Teilnehmer kann gut gesteuert werden, so daß relativ homogene Gruppen entstehen. Moderne Studien werden heute in der „Doppelblindtechnik" durchgeführt. Damit ist gemeint, daß weder die Probanden noch die Untersucher wissen, wer zur Gruppe der Exponierten gehört (bei Medikamenten: Verumgruppe) und wer nicht (Placebogruppe). Damit sollen Fehler durch psychologische Effekte minimiert werden.

*Bevölkerungsbezogene Studien.* Bevölkerungsbezogene Interventionsstudien sind geeignet, die Wirksamkeit von Verfahren, die sich in klinischen Tests und kleineren Studien bewährt haben, in allgemeinen Populationen zu erforschen. Begrenzte Studien haben z.B. ergeben, daß die Einnahme von Fluor gegen Karies schützt (Ast 1965). Die entsprechende Bevölkerungsstudie sollte klären, ob etwa Fluorzusätze im Trinkwasser die Schutzwirkung in der gesamten Bevölkerung bewirken. Die speziellen Problemfelder bei solchen Studien bestehen u. a. darin, daß die Teilnehmer nur schlecht über längere Zeiträume verfolgt werden können, und daß die Probanden sich unterschiedlich verhalten. Durch unterschiedlich hohen Gebrauch von Trinkwasser ist z. B. die Höhe der Fluorexposition für den Einzelnen kaum nachvollziehbar. Außerdem ist durch hohe Fluktuation der Teilnehmer und die sehr unterschiedlichen Ausgangssituationen zu Beginn der Studie der Zusammenhang zwischen Exposition und Outcome schwer darstellbar.

Vor dem Start einer Interventionsstudie muß geklärt werden, ob sie sinnvoll und nützlich ist. Der Aufwand und die Bevölkerungsbelastung großer Interventionsstudien (beispielsweise einer Ernährungskampagne) sollte nur dann in Kauf genommen werden, wenn die Krankheit eine große Bürde für die Bevölkerung darstellt und gute und effektive Interventionsmittel verfügbar sind!

## 5 Assoziationsmaße

Die bisher behandelten Maßzahlen Inzidenz und Prävalenz erlauben eine Beurteilung des Krankheitsvorkommens in der Bevölkerung. Die kumulative Inzidenz ist dabei die Umschreibung dessen, was eine Person in einer Bevölkerung als ihr persönliches Risiko bezeichnen würde.

In diesem Kapitel werden Maßzahlen vorgestellt, die Risiken verschiedener Gruppen (Exponierte und nicht Exponierte) vergleichen.

## 5.1 Relatives Risiko

Unter dem Relativen Risiko (RR) versteht man den Quotienten aus zwei Risiken bzw. Inzidenzen. Es ist ein Maß für die Stärke des Zusammenhangs zwischen Exposition und Krankheit.

$$RR = \frac{I_e}{I_0} = \frac{R_e}{R_0}, \text{ wobei}$$

$I_e$ = Inzidenz der exponierten Gruppe,
$I_0$ = Inzidenz der nicht exponierten Gruppe (Vergleichsgruppe).

Wenn z. B. in einer Studie von den Rauchern 10 % an Lungenkrebs erkranken und von den Nichtrauchern 1 %, so gilt:

$$I_e = 10\%, \qquad I_0 = 1\;\%.$$

Damit ergibt sich für das relative Risiko:

$$RR = \frac{I_e}{I_0} = \frac{10}{1} = 10.$$

Ebenso wie die Inzidenzen läßt sich das relative Risiko aus einer Vierfeldertafel berechnen:

|            | Outcome | | |
|            | + | − | Summe |
|------------|---|---|-------|
| Exposition + | a | b | a+b |
| − | c | d | c+d |

Es gilt:

$$I_e = \frac{a}{a+b}, \quad I_0 = \frac{c}{c+d};$$

$$RR = \frac{I_e}{I_0} = \frac{a/(a+b)}{c/(c+d)}.$$

Ein relatives Risiko von 10 sagt aus, daß das Risiko eines Rauchers, an Lungenkrebs zu erkranken, zehnmal so hoch ist wie das eines Nichtrauchers. Theoretisch kann das relative Risiko nach Definition jeden Wert über O annehmen. Ein relatives Risiko von 1 bedeutet, daß beide Gruppen dasselbe Risiko haben, ein relatives Risiko < 1 bedeutet, daß die Exponierten ein kleineres Risiko haben, und ein relatives Risiko > 1 zeigt ein größeres Risiko der exponierten Gruppe auf.

## 5.2 „Odds Ratio"

Neben dem Begriff des Risikos und dem daraus abgeleiteten relativen Risiko, das in seiner Definition den intuitiven Vorstellungen entspricht, gibt es in der Epidemiologie noch ein anderes Maß, nämlich die „Odds". Sie ermittelt Proportionen von absoluten Häufigkeiten zueinander und entspricht in etwa der „Quote" beim Wetten.

Während Risiko den Anteil der Erkrankten zu der Gesamtheit in Beziehung setzt, ist Odds der Quotient aus Anzahl der Erkrankten und der nicht Erkrankten, d.h. die Odds ist in der Gruppe der Exponierten das Verhältnis von Kranken und nicht Kranken. In der Gruppe der Kranken wäre die Odds hingegen das Verhältnis von Exponierten zu nicht Exponierten.

Beispiel: Eine Gruppe besteht aus 200 Personen. Davon sind 30 erkrankt, 170 sind zur Zeit der Untersuchung gesund. Es ergibt sich:

$$Odds \quad = \frac{Erkrankte}{Gesunde} = \frac{30}{170} = 0{,}18,$$

$$Risiko = \frac{Erkrankte}{Gesamtzahl} \quad = \frac{30}{200} = 0{,}15 = 15\%.$$

Risiko und Odds sind mathematisch direkt auseinander zu berechnen:

$$Odds = \frac{30}{170} = \rightarrow Risiko = \frac{30}{170+30} = \frac{30}{200}.$$

Oder umgekehrt:

$$Risiko = \frac{30}{200} = \rightarrow Odds = \frac{30}{200-30} = \frac{30}{170}.$$

Es wird also derselbe Sachverhalt betrachtet, nur die Darstellung ist anders. Wenn sachliche Vorausetzungen erfüllt sind, können auch Odds zueinander in Beziehung gesetzt werden.

Analog zur Definition des relativen Risikos gibt es den Begriff der relativen Odds, häufiger als Odds Ratio (OR) bezeichnet. Auch sie beschreibt die Stärke des Zusammenhangs von Exposition und Outcome und ist ein Quotient aus zwei Odds. Sie ist definiert als:

$$OR = \frac{Odds_e}{Odds_o} = \frac{a \times d}{b \times c},$$

wobei die übliche Benennung der Vierfeldertafel benutzt wird.
Beispiele:

|  |  | Outcome | | |
|---|---|---|---|---|
|  |  | + | − | Summe |
| Exposition | + | 10 | 90 | 100 |
|  | − | 5 | 95 | 100 |

$$RR = \frac{10}{100} \times \frac{100}{5} = 2{,}0, \qquad OR = \frac{10}{90} \times \frac{95}{5} = 2{,}11.$$

|  | Outcome | | Summe |
|  | + | – |  |
| Exposition + | 40 | 60 | 100 |
| – | 5 | 95 | 100 |

$$RR = \frac{40}{100} \times \frac{100}{5} = 8{,}0, \qquad OR = \frac{40}{60} \times \frac{95}{5} = 12{,}7.$$

Die relativen Werte RR und *OR* unterscheiden sich um so weniger, je seltener die beobachtete Krankheit auftritt. Für die meisten Studien können *OR* und *RR* gleichwertig benutzt werden.

In der Epidemiologie wird in letzter Zeit vermehrt die Odds Ratio neben dem relativem Risiko angegeben. Dies geschieht aus folgenden Gründen:
- Odds Ratios ergeben kompatible Ergebnisse, wenn bei einer gegebenen Situation die komplementären Outcomes betrachtet werden (z.B. Überleben versus Sterben).
- Für Fall-Kontroll-Studien kann kein relatives Risiko berechnet werden, die Berechnung einer Odds Ratio ist jedoch möglich.
- Die Odds Ratio ist mit höheren mathematischen Verfahren besser zu behandeln als das relative Risiko.

Die ersten beiden aufgeführten Gründe sollen kurz hergeleitet werden.

Im Abschnitt über Studiendesigns wurde darauf hingewiesen, daß für Fall-Kontroll-Studien keine Inzidenzen berechnet werden können. Der Grund ist, daß die Anzahl der Kontrollpersonen frei wählbar ist, diese Zahl aber zur Berechnung der Inzidenz benutzt wird. Daher ist ein relatives Risiko direkt nicht ableitbar. Auch eine Odds Ratio nach den obigen Definitionen ist für Fall-Kontroll-Studien sinnlos.

Von der inhaltlichen Definition her löst auch der Übergang zu Odds Ratios das Problem nicht. Odds von Erkrankten zu nicht Erkrankten ändern sich auch mit der Anzahl der Kontrollpersonen. Man kann in Fall-Kontroll-Studien jedoch analoge Größen berechnen, wie $R_{Fall}$, $Odds_{Fall}$, $R_{Kontr}$, $Odds_{Kontr}$.

Dabei meint z.B. der $R_{Fall}$ den Anteil Exponierter an der Gruppe der Erkrankten bzw. der Fälle. Daraus ergibt sich:

$$RR_{Fall/Kontr.} = \frac{a}{(a+c)} \times \frac{(b+d)}{b},$$

$$OR_{Fall/Kontr.} = \frac{a}{c} \times \frac{d}{b}.$$

D.h., der Wert der Odds Ratio bleibt gleich, egal ob man das Erkrankungsrisiko von Exponierten/nicht Exponierten oder die Expositionshäufigkeit von Kranken/Gesunden als Ausgangspunkt nimmt. Es gilt:

$$OR_{Fall/Kontr.} = \frac{a}{c} \times \frac{d}{b} = \frac{a}{b} \times \frac{d}{c} = OR_{Exp/nicht\ exponiert}.$$

Die Odds Ratio einer Vierfeldertafel ist also eindeutig, unabhängig vom Studiendesign. Für das relative Risiko gilt diese Gleichheit nicht. Dadurch ist die Odds Ratio in einer Fall-Kontroll-Studie unabhängig von der Zahl der Kontrollen und liefert damit einen Wert, der als Maß für das relative Risiko in Fall-Kontroll-Studien eingesetzt werden kann.

In einer Kohortenstudie zur Beurteilung einer neuen Operationsmethode gegenüber herkömmlichen Verfahren sind zwei Sichtweisen denkbar: Entweder werden die Sterberisiken der beiden Methoden oder die Überlebenschancen verglichen. In diesem Beispiel ist der zweite Weg üblich. In die epidemiologische Terminologie übersetzt, ist der Outcome eimal der Tod, einmal das Überleben bis zum Ende der Studie. Je nach Sichtweise ergeben sich unterschiedliche Inzidenzen für den beobachteten Outcome.

Die beiden Ergebnisse aus den alternativen Sichtweisen sollten zusammen passen, d.h., wenn ein Ansatz für die neue Methode eine Halbierung des Sterberisikos ergibt, so sollte dem die Verdopplung der Überlebenschance entsprechen.

Das folgende Beispiel zeigt, daß nur die Odds Ratio diese Bedingung erfüllt:

| Outcome =<br>Sterben | | Outcome | | |
| --- | --- | --- | --- | --- |
| | | sterben<br>+ | nicht sterben<br>− | Summe |
| Exposition | | | | |
| neue Methode | + | 5 | 40 | 45 |
| alte Methode | − | 30 | 50 | 80 |

$$RR = \frac{5}{45} \times \frac{80}{30} = 0,3, \qquad OR = \frac{5}{40} \times \frac{50}{30} = 0,21.$$

| Outcome =<br>Überleben | | Outcome | | |
| --- | --- | --- | --- | --- |
| | | überleben<br>+ | nicht überleben<br>− | Summe |
| Exposition | | | | |
| neue Methode | + | 40 | 5 | 45 |
| alte Methode | − | 50 | 30 | 80 |

$$RR = \frac{40}{45} \times \frac{80}{50} = 1,42, \text{ nicht identisch mit } \frac{1}{0,3} = 3,3.$$

$$OR = \frac{40}{5} \times \frac{30}{50} = 4,8 = \frac{1}{0,21}.$$

Die beiden letzten Gründe bewirken, daß häufig auch in Kohortenstudien mit Odds Ratios statt mit relativen Risiken gearbeitet wird.


## 5.3 Attributives Risiko

Das relative Risiko und die Odds Ratio messen die Stärke des Zusammenhangs zwischen Exposition und Outcome. Damit sind relatives Risiko und Odds Ratio geeignete Maßzahlen für Ursachenforschung. Sie erlauben jedoch keine Aussage zur Beurteilung der Relevanz einer Exposition und ihrer Auswirkungen in einer Bevölkerung. Um diese Aspekte berücksichtigen zu können, benötigt man zum einen die Prävalenz der Exposition, zum anderen die Zahl der Erkrankungen oder Sterbefälle, die durch die Exposition verursacht sind. Das relative Risiko hilft hier nicht weiter, da ein relatives Risiko von 10 z. B. entstanden sein kann aus $I_0 = 0{,}1\%$ und $I_e = 1\%$ oder aus $I_0 = 3\%$ und $I_e = 30\%$. Die Relevanz für die Bevölkerung ist aber eine andere. Es soll der quantitative Effekt einer spezifischen Exposition zur Gesamtheit der Fälle erfaßt werden als Maß für zu erwartende Präventionseffekte bei Elimination des spezifischen Risikofaktors. Dieser Effekt wird durch das attributive Risiko beschrieben, das sich aus der Differenz der Inzidenz in der exponierten Gruppe ($I_0$) und der Inzidenz in der nicht exponierten Gruppe ($I_e$) berechnet:

$$AR = I_e - I_0$$

Für die obigen Beispiele ergibt sich

$$AR = 1 - 0{,}1 = 0{,}9,$$

und entsprechend

$$AR = 30 - 3 = 27.$$

Die Inzidenz unter den nicht Exponierten ($I_0$) bezeichnet also das Erkrankungsrisiko, das ohne die untersuchte Exposition vorhanden ist. (Auch Nichtraucher erkranken an Lungenkrebs.)

Ein $I_0 = 3\%$ bedeutet, daß ohne die Exposition 3 % der Bevölkerung erkranken. Bei einem $I_e = 30\%$ erkranken 30 % der Exponierten. Es sind jedoch nicht alle 30 Erkrankungen auf 100 Personen der Exposition anzulasten, da auch ohne Exposition 3 von 100 Personen erkranken. Die Exposition verursacht nur die Differenz der Inzidenzen, nämlich:

$$30 - 3 = I_e - I_0 = AR = 27.$$

Mit dieser Maßzahl und mit Kenntnis der Prävalenz der Exposition kann berechnet werden, wieviele Sterbe oder Krankheitsfälle durch Verhütung der Exposition verhindert werden könnten.

Beispiel: Ergebnis einer Kohortenstudie:

|  |  | Outcome | | |
| --- | --- | + | – | Summe |
| Exposition | + | 4 | 96 | 100 |
|  | – | 3 | 197 | 200 |

Die Prävalenz der Exposition betrage 30 %. Es ergeben sich folgende Werte:

$I_0 = 3/200 = 15$ Fälle auf 1.000 Personen, die nicht exponiert sind.
$I_e = 4/100 = 40$ Fälle auf 1.000 Personen, die exponiert sind.

Das attributive Risiko berechnet sich nach:

$$AR = I_e - I_0 = 40 - 15 = 25 \text{ Fälle auf 1.000 Personen.}$$

Damit werden 25 Fälle auf 1.000 Personen verhütet, wenn 1.000 Personen nicht mehr exponiert sind, die vorher exponiert waren. Die Prävalenz der Exposition von 30% bedeutet, daß von 1000 Personen der Gesamtbevölkerung 300 exponiert sind. Eine Elimination der Exposition betrifft nur die 300 Personen und kann nur bei diesen Personen Todesfälle vermeiden. Auf 1000 Mitglieder der Population sind also 7,5 Todesfälle vermeidbar. Da das attributive Risiko die Inzidenzen in den beiden beobachteten Gruppen benutzt, ist es nur für Kohortenstudien berechenbar.

## 5.4 Prozentuales attributives Risiko

Es stellt sich die Frage, wie groß der Anteil der Sterbe- oder Erkrankungsfälle ist, die in einer exponierten Bevölkerung durch Elimination der Exposition verhütet werden kann. Oder anders formuliert: Wieviel Prozent aller Todesfälle in der exponierten Gruppe sind auf die Exposition zurückzuführen? Diese gesundheitspolitisch äußerst wichtigen Fragestellungen beantwortet das prozentuale attributive Risiko (AR%):

$$AR\% = \frac{AR}{I_e} \times 100 = \frac{(I_e - I_o)}{I_e} \times 100.$$

Beispiel: Aus einer Kohortenstudie ergab sich

$$I_e = 40/1.000, \qquad I_o = 15/1.000, \qquad AR = 25/1.000.$$

$$AR\% = \frac{25/1000}{40/1000} \times 100 = 0,625 \times 100 = 62,5\%.$$

Die Exposition verursacht demnach 62,5 % aller Todesfälle in der exponierten Gruppe.

## 5.5 Prozentuales attributives Risiko für Fall-Kontroll-Studien

Da bei Fall-Kontroll-Studien normalerweise die Inzidenzen des Outcomes nicht bekannt sind, können attributive Risiken in diesem Fall nicht berechnet werden. Prozentuale attributive Risiken sind jedoch möglich, da AR% durch das relative Risiko und damit in Näherung durch eine Odds Ratio dargestellt werden kann.

$$AR\% = \frac{(I_e - I_o)}{I_e} = 100 \; \textit{erweitern mit } 1/I_o, \textit{d.h.Nenner durch } I_o \textit{ teilen.}$$

$$AR\% = \frac{(I_e - I_o)/I_o}{I_e/I_o} \times 100,$$

$$AR\% = \frac{I_e/I_o - I_o/I_o}{I_e/I_o} \times 100, \qquad \frac{I_e}{I_o} \textit{ per Def. } = RR,$$

$$AR\% = \frac{RR - 1}{RR} \times 100, \qquad\qquad RR\ per\ Def. = OR,$$

$$AR\% = \frac{OR - 1}{OR} \times 100.$$

OR ist für Fall-Kontroll-Studien berechenbar.
Berechnet man AR% nach den letzten beiden Formeln, dann ergibt sich:

|  | Outcome | | |
|---|---|---|---|
|  | + | – | Summe |
| Exposition | 4 | 96 | 100 |
|  | 3 | 197 | 200 |

$$RR = \frac{4 \times 200}{100 \times 3} = \frac{8}{3} \rightarrow AR\% = \frac{2{,}67\text{-}1}{2{,}67} \times 100 = 62{,}5\%,$$

$$OR = \frac{4 \times 197}{96 \times 3} = \rightarrow AR\% = \frac{2{,}74\text{-}1}{2{,}74} \times 100 = 63{,}5\%.$$

Die Ergebnisse liegen eng beieinander. Berücksichtigt man, daß bei Studien auch statistische Schwankungen auftreten, so ist die Differenz zwischen 62,9 und 63,5 nahezu unbedeutend.

## 5.6 Attributives Risiko für die Gesamtbevölkerung (PAR)

Inwieweit die Elimination einer Exposition sich auf die gesamte Bevölkerung auswirkt, hängt auch davon ab, wie stark die Exposition in der Bevölkerung verbreitet ist. Es seien zwei Risikofaktoren A und B für Herzinfarkt vorhanden, die beide ein attributives Risiko von 25/100.000 Sterbefällen haben. Wenn 40% der Bevölkerung den Risikofaktor A besitzen, aber nur 10% den Faktor B, so wirkt sich die Elimination des Faktors A auf die gesamte Bevölkerung stärker aus. Das attributive Risiko der Gesamtbevölkerung (PAR, „population attributable risk") beträgt:

$$PAR = I_t - I_0 \ (t = total),$$

$$PAR\% = \frac{I_t\text{-}I_0}{I_0},$$

wobei $I_t$ die Inzidenz der Krankheit in der Gesamtpopulation bezeichnet, der sowohl exponierte als auch nicht exponierte Personen angehören.

Ebenso wie das prozentuale attributive Risiko für die Exponierten kann auch das prozentuale attributive Risiko für die Gesamtbevölkerung durch das relative Risiko ausgedrückt werden. Tabelle 2 stellt die unterschiedlichen Prozentsätze vermeidbarer Krankheiten oder Todesfälle in Abhängigkeit von der Prävalenz des Risikofaktors und vom relativen Risiko der Exposition dar.

**Tabelle 2.** Prozentsatz der vermeidbaren Krankheitsfälle in einer Bevölkerung in Abhängigkeit von relativem Risiko und Prävalenz des Risikofaktors in der Bevölkerung (modifiziert nach Lilienfeld 1980 und Frentzel-Beyme 1982).

| | | relatives Risiko | | | | |
| | | 2 | 3 | 4 | 10 | 12 |
|---|---|---|---|---|---|---|
| Prävalenz des | 10 | 9 | 17 | 23 | 47 | 52 |
| Risikofaktors | 30 | 23 | 38 | 47 | 73 | 77 |
| in der Bevölkerung | 50 | 33 | 50 | 60 | 82 | 84 |
| in % | 70 | 41 | 58 | 67 | 86 | 89 |
| | 90 | 47 | 64 | 73 | 89 | 91 |
| | 95 | 49 | 66 | 74 | 90 | 92 |
| | | Prozentsatz der vermeidbaren Krankheitsfälle | | | | |

Wenn z.B. 50% einer Bevölkerungsgruppe rauchen (Prävalenz des Risikofaktors) und Raucher gegenüber Nichtrauchern ein 10fach erhöhtes Lungenkrebsrisiko haben (RR=10), können durch Elimination des Rauchens 82% aller Lungenkrebsfälle in der gesamten Gruppe vermieden werden.

Die Zusammenhänge zwischen der Prävalenz des Risikofaktors, dem relativen Risiko und dem prozentualen attributiven Risiko der Gesamtbevölkerung klären einen Sachverhalt, der als „Präventionsparadoxon" bezeichnet wird (Rose 1981): Bei der Entscheidung zwischen mehreren Präventionsmaßnahmen wird man sich intuitiv dafür aussprechen, die Exposition mit dem höchsten Risiko vorrangig zu bekämpfen; „je größer die Gefahr, um so wichtiger die Prävention". Da Prävention aber bevölkerungsgerichtet ist, kann es sinnvoller sein, eine Exposition zu bearbeiten, die zwar nur ein geringes zusätzliches Risiko beinhaltet, aber sehr verbreitet ist.

## Literatur

Ahlbom A (1978) Acute myocardial infarction in Stockholm - A medical information system as an epidemiological tool. Inter J Epidemiol7:271–276

Allander E (1970) A population survey of rheumatoid arthritis. Acta Rheumatol Scand Suppl 15

Ast DB (1965) Dental public health. In: Sartwell PE (ed), Preventive medicine and public health, 9th edn. Meredith, New York

Barker DJP, Rose G (1984) Epidemiology in medical practice, 3rd edn. Churchill Livingston, Edinburgh London New York

Frentzel-Beyme RF (1978) Methoden der Epidemiologie. In: Funkkolleg Umwelt und Gesundheit. Beltz, Weinheim Basel

Graunt J (1662) Natural and political observations made upon the bills of mortality. [Reprinted by: Willcox E (ed). The Johns Hopkins Press, Baltimore, Maryland (1939)]

Heinemann L, Heine H et al. (1989) Epidemiologie und Gesundheitsforschung. Infratest, München

Hennekens CH, Buring JE (1987) Epidemiology in medicine. Little, Brown, Boston Toronto

Kahn HA (1989) Statistical methods in epidemiology. Oxford University Press, New York Oxford Toronto

Kannel WB (1990) Risk factors, A Framingham Study Update. Hosp Practise 25 (7):93–104
Kelsey JL (1986) Methods in observational epidemiology. Oxford University Press, New York Oxford Toronto
Last JM (1988) A dictionary of epidemiology. Oxford University Press, New York Oxford Toronto
Lilienfeld AM, Lilienfeld DE (1980) Foundations of epidemiology. Oxford University Press, New York Oxford Toronto
National Board of Health and Welfare (1980) Committee for the Cancer Environment Registry in Collaboration with the National Bureau of Statistics and the Swedish Work Environmental Fund: The Swedish Cancer-Registry 1961–1973, Stockholm
Pflanz M (1973) Allgemeine Epidemiologie. Thieme, Stuttgart
Rose G (1981) Strategy of prevention: lessons from cardiovascular disease. Br Med J 282:18471851
Rothman KJ (1986) Modern Epidemiology. Little, Brown, Boston Toronto
Snow J (1855) On the mode of communication of cholera. In: Snow on cholera. Commonwealth Fund 1936. (Reprinted by Hafner Press 1965)

# Evaluation und Forschung in der Prävention

J. Bengel

Der vorliegende Beitrag versucht, einen Einblick in Ziele und Funktion der Evaluationsforschung zu geben, indem Fragen und Probleme einer Evaluation in der Prävention besonders betont werden. Die Ausführungen können nur wesentliche Problemfelder nennen und die in der Evaluation präventiver Programme auftretenden Fragen anreißen. Dabei wird der Schwerpunkt auf primärpräventive Maßnahmen gelegt, die im Rahmen kommunaler Gesundheitserziehung zunehmend eine wissenschaftlich evaluative Begleitung erfahren.

## 1 Allgemeines zur Evaluationsforschung

Evaluationsforschung wird verstanden als die systematische Anwendung von sozial- und wirtschaftswissenschaftlichen Forschungsstrategien zur Unterstützung von Entscheidungsprozessen im Hinblick auf bestehende bzw. bei der Planung und Durchführung von neuen Programmen in Ausbildungs-, Sozial-, Gesundheits- und anderen Bereichen (Wittmann 1985; Bengel u. Koch 1988). Insbesondere in der Präventionsforschung sind epidemiologische Methoden zu ergänzen. Steigende Kosten, begrenzte Finanzmittel und Kritik, insbesondere auch an der kurativen Medizin, haben zur Forderung geführt, verstärkt Maßnahmen in der medizinischen Versorgung zu evaluieren; dies gilt vor allem für neu einzuführende Maßnahmen im präventiven Bereich. Bisher fehlt in Deutschland eine allgemeine Konzept-, Theorien- und Methodendiskussion zur Evaluationsforschung im Gesundheitswesen, vergleichbar mit der Entwicklung in den USA (Cook u. Shadish 1986). Allerdings gilt auch hier, daß in der Evaluationsforschung nicht grundsätzlich neue methodische Konzepte angewandt werden; vielmehr gilt es, die Fragestellungen und forschungsmethodischen Designs den Möglichkeiten der Praxisbedingungen und Interventionsvorgaben anzupassen.

Die Evaluationsforschung oder Programmevaluation legt das Hauptaugenmerk nicht ausschließlich auf die Effekte der durchgeführten Maßnahmen, sondern erweitert den Katalog der Bewertungskriterien (Biefang 1980; Bengel u. Koch 1988):
- Bedarf und Bedürfnisse,
- Aufwand und Voraussetzungen,
- Zielsetzungen und Indikationen,
- Akzeptanz und Inanspruchnahme,
- Auswirkungen und Effekte,

– Effizienz,
– Qualität und Angemessenheit.

Vergleicht man diese Bewertungskriterien mit den traditionellen Qualitätskriterien der medizinischen Versorgung (Wirksamkeit, Kosteneffektivität und Risiko bzw. Nebenwirkungen), so legt die Evaluationsforschung den Schwerpunkt auch auf die Ziel- und Bedarfsanalyse; insbesondere in der Präventivmedizin spielen daneben die Akzeptanz und Inanspruchnahme eines Angebots eine zentrale Rolle.

Zu Beginn einer Evaluationsstudie sind einige Leitfragen zu beantworten, die Art und Funktion der Evaluation sowie die Rolle des Forschers klären helfen sollen:

1. Was sind die Ziele der Evaluation?
2. Wer führt die Evaluation durch?
3. Für wen geschieht die Evaluation?
4. Was wird evaluiert?
5. Wann wird evaluiert?
6. Was bedingt den Erfolg?

Die Standards der Evaluation Research Society bieten eine Orientierungshilfe für die Durchführung von Evaluationsstudien (Rossi 1982; dt. in Bengel u. Koch 1988).

Wichtige Einteilungsmerkmale sind summative (Wirkung und Effektivität) versus formative (Planung, Entwicklung und Optimierung), interne versus externe und Teil- versus umfassende Evaluation (s. dazu Rossi u. Freeman 1985). Posavac u. Carey (1980) unterscheiden nach der Zielsetzung: Planungsevaluierung (Bedarf und Gestaltung), Prozeßevaluierung, Ergebnisevaluierung und Nutzenevaluierung (Effizienz und Adäquatheit). Methodisch stellen sich die klassischen Probleme sozialwissenschaftlicher Forschung; die Ergebnisse variieren in Abhängigkeit von den definierten unabhängigen Variablen und den verwendeten Meßinstrumenten. Stichprobengröße und Teststärke sind die entscheidenden Bedingungen für den Nachweis von Effekten. Stärker als in der Grundlagenforschung bestimmen die institutionellen und organisatorischen Rahmenbedingungen, die Kosten, die zur Verfügung stehende Zeit und ethische Probleme die Auswahl der Forschungsmethodik.

Wichtige Aufgaben der Evaluation sind die Deskription unerwarteter Nebenwirkungen des Programms. Auf jeden Fall muß der Prozeß der Implementierung des Programms in die Versorgung erfaßt und dokumentiert werden; die Praxisroutine kann eine Veränderung der Programmkonzeption und einen Verlust an Effektivität zur Folge haben (Roberts-Gray 1985). Nur eine einzige Evaluationsstudie ist oft nicht ausreichend, Sekundäranalysen und Metaevaluationen sind wünschenswert (Bengel u. Wittmann 1982; Lösel et al. 1987).

Die dynamische Entwicklung der Evaluationsforschung erlaubt heute keinen umfassenden Überblick mehr. Lehrbuchcharakter hat der Band von Rossi u. Freeman (1985, dt. Rossi et al. 1988), über wichtige theoretische und methodische Entwicklungen sowie einzelne Evaluationsstudien berichten die *Annual Reviews of Evaluation Studies*, eine Zusammenfassung amerikanischer Erfahrungen gibt Shadish (1990).

## 2 Evaluation von Präventionsmaßnahmen

In der Evaluation von Präventionsprogrammen stellen sich ähnliche Probleme wie in der Programmevaluation generell, einige davon werden hier jedoch spezifisch akzentuiert; Tabelle 1 faßt wesentliche Probleme zusammen.

Die Auswahl von Zielen macht deutlich, welche heterogenen Zielsetzungen in der Prävention insgesamt bzw. sogar mit einem Programm verfolgt werden können (Tabelle 2). Die in Tabelle 2 genannten Ziele finden sich in der Literatur für Gesundheitserziehung und Präventionsprogramme, aber auch bei Befragungen von Experten im Gesundheitswesen (z.B. Karpf u. Henkelmann 1982; Laaser et al. 1987; Bengel 1989). Analysiert man die verschiedenen Dimensionen solcher Zieldefinitionen, so lassen sich eine Vielzahl von Gliederungspunkten unterscheiden (Tabelle 3).

Die Zielsetzungen präventivmedizinischer Maßnahmen liegen langfristig in der Senkung von Morbiditäts- und Mortalitätsziffern bestimmter Erkrankungen (Gewinn an Lebensjahren); daneben geht es beispielsweise um die Reduktion der Arbeitsfehltage, der Arztbesuche und Krankenhausaufenthalte und um die Vermeidung einer vorzeitigen Berentung. Wichtige subjektive Kriterien bestehen in einer Verbesserung der Lebensqualität und des Wohlbefindens. Heller et al. (1981) unterscheiden dabei proximale Zielsetzungen und distale Endziele. Sie beklagen die oftmals nur auf globale Endzustände gerichteten Ziele präventiver Maßnahmen (Resultatziele), die methodisch kaum faßbar und nicht nachweisbar sind. Unabhängig vom notwendigen Beobachtungszeitraum ist die Frage nach den relevanten Gesundheitsindikatoren sowie nach deren Messung Gegenstand kontroverser Dis-

**Tabelle 1.** Probleme der Forschung in der Prävention

---

Einigung über Ziele der Programme bzw. der Intervention
Auswahl und Definition der Erfolgskriterien
Operationalisierung der Erfolgskriterien und Entwicklung
angemessener Meßinstrumente
Beobachtungszeitraum und Erfassung langfristiger Effekte
Vergleichsgrößen und Kontrollgruppen
Isolierung von Wirkmechanismen und Kontrolle der Randbedingungen

---

**Tabelle 2.** Beispiele für Ziele präventiver Programme

---

Motivation zu gesundheitsbewußtem Verhalten
Weckung von Problembewußtsein für Gesundheitsrisiken
Stärkung der Eigenverantwortung („Hilfe zur Selbsthilfe")
Aufbau von gesundheitlichen Netzwerken
Entwicklung von positivem Gesundheitsverhalten
Klinisch relevante Reduzierung von Risikofaktoren
Steigerung der Inanspruchnahme von Vorsorgemaßnahmen
Senkung von Mortalität und Morbidität
Kostenersparnis im Gesundheitswesen
Verbesserung des Wissens über Gesundheit und Krankheit
Abbau gesundheitshemmender Strukturen
Verbesserung der Lebensqualität

---

**Tabelle 3.** Dimensionen der Zieldefinition

Konkrete, verhaltensnahe und symptomorientierte versus komplexe, konstrukt-
orientierte und polythetische Ziele
Individuelle versus strukturelle Ziele
Implizite versus explizite Ziele
Kognitive, emotionale und handlungsbezogene Ziele
Resultatsziele versus Prozeßziele
Unmittelbare, einstweilige und endgültige Ziele
Kurz-, mittel- und langfristige Ziele
Hierarchie und Priorität der Ziele
Eindeutigkeit und Abgrenzung der Ziele

kussionen (Noack 1988). Prozeßziele erfordern eine kontinuierliche, begleitende
Evaluation mit Mehrfachmessungen. Ein Resultatziel kann z.B. in der Verminderung von Mortalitätsraten oder in einer konkreten Gewichtsabnahme liegen, ein
Prozeßziel beispielsweise in der Verbesserung der Kompetenz in Gesundheitsfragen. Gerade die oft nur geringen Effekte von Präventionsprogrammen erfordern
sensitive und interventionsbezogene Maße.

Die Forderung nach eindeutigen, spezifischen und meßbaren Zielen stößt gerade in der Präventivmedizin auf enge Grenzen. Operationalisierbare und konsens-
fähige Zielsetzungen existieren im Gesundheitswesen bisher nicht. Potthoff (1983)
fordert die Berücksichtigung klinischer, subjektiver und behavioraler Erfolgskriterien in der Gesundheitsforschung. Die bisher vernachlässigte Betrachtung subjektiver und auch behavioraler Kriterien erscheint im Hinblick auf Akzeptanz und
Nutzen von Vorsorgemaßnahmen besonders wichtig. Jedoch sind gerade diese
Kriterien notwendige Voraussetzung für die Durchführung von Kosten-Effektivi-
täts-Analysen (Yates u. Newman 1980; Laaser in diesem Band). Die Akzeptanz
einer Maßnahme (z.B. zur Krebsfrüherkennung, Kirschner 1984) läßt sich neben
den reinen Inanspruchnahmequoten auch über den Bekanntheitsgrad, das Image
und dem Wissen um Zielsetzungen dokumentieren (z.B. Hornung 1986) (Tabelle
4).

Die Bewertung festgestellter Inanspruchnahmequoten erfordert Kriterien oder
Vergleichsgrößen. Sind diese nicht vorgegeben, muß versucht werden, Quoten
alternativer Modelle für einen Vergleich heranzuziehen. Das Verhältnis von Be-
dürfnis und Interventionsangebot bzw. Durchführung der Maßnahmen wurde eingangs bereits als Angemessenheit oder Adäquatheit einer Maßnahme bezeichnet.
Hinzu kommen bei der Beurteilung der Akzeptanz die Dokumentation der von den
Nutzern gemachten konkreten Erfahrungen mit dem Angebot.

Faßt man die Fragestellungen, die sich aus den Zielsetzungen einzelner Präventionsprogramme ergeben, zusammen, so ergeben sich die in Tabelle 5 genannten
Themen.

Der Autraggeber bzw. die Evaluatoren müssen hier vorab eine Auswahl treffen
bzw. entscheiden, welche der genannten Fragestellungen in der Evaluation schwerpunktmäßig untersucht werden bzw. inwieweit sich die Fragestellungen überhaupt
im Rahmen der Begleitforschung untersuchen lassen.

Eine Programmevaluation teilt viele methodischen Probleme mit der klassischen sozialwissenschaftlichen Forschung, insbesondere die Kriterienfrage sowie
die Gefährdungen der internen und externen Validität (Cook u. Campbell 1979;

**Tabelle 4.** Akzeptanz von Vorsorgemaßnahmen

Bekanntheitsgrad der Aktion
Image der Aktion
Kenntnis der Zielsetzungen und Angebote
Angemessenheit (Nutzer, Nichtnutzer)
Beurteilung konkreter Erfahrungen

**Tabelle 5.** Fragestellungen bei der Evaluation kommunaler Präventionsprogrammen

Bedarf an Gesundheitsförderung und präventiven Angeboten
Beteiligung der Bevölkerung an Planung und Bedarfsmeldung
Ausschöpfung aller vorhandenen Ressourcen,
Einbeziehung aller gesundheitsfördernden Aktivitäten
Information über Aktion und Angebot
Erreichen der Zielgruppen und Akzeptanz des Angebots
Durchführung, Implementierung und Qualitätssicherung des Angebots
Dokumentation organisatorischer Probleme und Zusammenarbeit
mit bestehenden Versorgungsstrukturen
Beurteilung der Umsetzbarkeit in anderen Gemeinden
und Frage der Programmkontinuität

Lorion 1983). Neben den methodischen Problemen der statistischen Regression, der Selektion (selektive Rückantwort) und der Dropouts in den Stichproben sind bei langen Beobachtungszeiträumen vor allem das zwischenzeitliche Geschehen und Reifungsprozesse sowie bei wiederholten Messungen Testeffekte schwer zu kontrollieren.

Ein weiteres Problem der Evaluationsforschung besteht in der Isolierung von Wirkfaktoren eines Programms. Bei mehreren oder zeitlich versetzt eingeführten Interventionen sind die Einzeleffekte oft nicht mehr nachweisbar. Die über einen längeren Beobachtungszeitraum kaum kontrollierbaren Einflüsse (intermittierende Variablen) lassen eindeutige Interpretationen der Wirkung spezifischer Programmelemente nicht zu; sowohl Zielgruppe als auch Intervention können sich in der Programmlaufzeit verändern (s. dazu Flay 1986). Durch eine mögliche Latenz im Auftreten der Effekte können sie im Untersuchungszeitraum nicht mehr erfaßt werden („sleeper"-Effekt), in ihrer Abhängigkeit von der Intervention nicht mehr analysiert werden oder aber je nach Meßzeitpunkt variieren. Beim sog. historischen Effekt treten die Auswirkungen unabhängig von der Intervention im zeitlichen Verlauf auf; beim „trigger"-Effekt wird durch die Intervention eine Veränderung ausgelöst, die aber nicht notwendigerweise kausal auf die Maßnahmen zurückgeführt werden kann. Die gesundheitlichen Veränderungen oder Risikominderungen einer Population werden in der Regel als Mittelwerte ausgedrückt, die den Nutzen für einzelne Betroffene nivellieren bzw. deutliche Effekte bei nur wenigen Personen zu einer insgesamt geringen Besserung verwischen. Eine Intervention bei Hochrisikogruppen zeigt im Hinblick auf die Gesamtsterblichkeit kaum Auswirkungen, während ein bevölkerungsorientiertes Vorgehen u.U. differentielle Effekte in bestimmten Gruppen setzt, die als Mittelwerte ausgedrückt keine signifikante Veränderung anzeigen.

Bei den Überlegungen zur Datenerhebung im Rahmen der Evaluation sollten nicht allein die klassischen sozialwissenschaftlichen Instrumente, wie Fragebogen und Interview, bzw. die epidemiologischen Methoden, wie Mortalitätsstatistiken u.a., zur Anwendung kommen (Tabelle 6).

Genauso wichtige und oft einzig durchführbare Erhebungsmöglichkeiten stellen Gespräche und Diskussionen mit Zielgruppen, Betroffenen und Gesundheitsexperten dar, aber auch Einzelfallanalysen der Inanspruchnahme oder Nichtinanspruchnahme von Angeboten. Gerade bei gemeindeorientierten Präventionsprogrammen ist die Beteiligung aller relevanten Interessengruppen zentrale Aufgabe der Evaluation (Tabelle 7); hilfreich ist dabei die exakte Dokumentation von Gesprächen mit Betroffenen, Zeitungsberichten u.ä. im Verlauf eines Programms. Eine institutionelle oder strukturelle Analyse sollte zu verschiedenen Zeitpunkten die Angebotsstruktur, die Zugänglichkeit bzw. die Barrieren des Angebots aufzeigen und so belegen, inwieweit sich die gesteckten Ziele in einem entsprechenden Angebot niedergeschlagen haben. Nicht jede Evaluationsstudie muß hohen wissenschaftlichen und forschungsmethodischen Standards genügen, um die bei primärpräventiven Programmen wichtigen Fragen zu beantworten:

- Welcher Bedarf besteht bei der Zielgruppe?
- Welche Maßnahmen werden geplant und welche durchgeführt?
- Welche Personen werden erreicht?
- Wie sind die Effekte der Maßnahmen?
- Welche zusätzlichen Bedingungen fördern oder hemmen die Durchführung und den Erfolg?

**Tabelle 6.** Möglichkeiten der Datenerhebung

---

Klassische sozialwissenschaftliche Zugänge: Fragebogen, Interview, Beobachtung
Epidemiologische und sozialmedizinische Analysen: Mortalitäts- und Morbiditäts-
statistiken, Arbeitsfehltage usw.
Gruppendiskussionen mit Zielgruppen, Gesamtbevölkerung, Gesundheitsexperten usw.
Einzelfallanalysen: Ausführliche Betrachtung eines oder mehrerer Nutzer
und Nichtnutzer
Prozeßanalyse des Programms: Protokolle, Gespräche, Reaktionen, Zeitungsberichte usw.
Institutionelle und strukturelle Analyse: Angebotsstruktur, Wartezeit, Zugänglichkeit,
Barrieren usw.

---

**Tabelle 7.** Ziel- und Interessengruppen der Primärprävention

---

Zielgruppen
-     Gesamtbevölkerung
-     gesundheitliche Risikogruppen
-     gesundheitlich vernachlässigte Gruppe

Interessengruppen
-     Veranstalter
-     Vereine
-     Volkshochschulen
-     Krankenkassen,
-     Betriebe, Geschäfte
-     Ämter, Kreis, Magistrat
-     Kirchen, Caritas, Diakonie
-     Ärzte, Apotheker
-     Krankenhäuser
-     Selbsthilfegruppen
-     Kindergärten usw.

---

Eine vollständige und präzise Programmbeschreibung ist dabei die Grundlage für alle evaluativen Aussagen und weitergehenden Analysen. Die Evaluation von präventiven Einzelmaßnahmen ist oft sinnvoller als eine forschungsmethodisch nicht leistbare Gesamtbewertung eines komplexen Programms.

Abschließend seien hier einige evaluierte präventive Programme genannt. Die Deutsche Herz-Kreislauf-Präventionsstudie (DHP) versucht, über 3 Interventionsebenen (strukturell, medizinisch, psychologisch) die Risikofaktoren der Herz-Kreislauf-Erkrankungen bei 26- bis 60jährigen Männern und Frauen zu reduzieren (EJC 1984; v. Troschke et al. 1985). In der Evaluation dieser multizentrischen Studie werden soziostrukturelle Begleitforschung, maßnahmenbegleitende Prozeßevaluation sowie Untersuchungssurveys unterschieden. Die Komplexität der parallel in einer Gemeinde ablaufenden gesundheitsbezogenen Prozesse und die Heterogenität der einzelnen Interventionen in den Studiengemeinden erschweren die Evaluation. Daneben werden zunehmend bundesweite und regionale Präventionsprojekte evaluiert. Eine Bedarfsanalyse für Maßnahmen zur Prävention der Herz- und Kreislauferkrankungen und die Evaluation einzelner Bausteine werden von Kessler u. Wengle (1979), Reye u. Burkhardt (1982) sowie Wengle (1984) vorgelegt. Beispiele für die deskriptive interne begleitende Evaluation eines kommunalen Präventionsangebots geben v. Troschke u. Füller (1981) sowie Augstein (1988). Die nationale Aids-Aufklärungskampagne der Schweiz wird von Dubois-Arber et al. (1988) evaluativ begleitet. Eine ziel- und effektorientierte Evaluation eines ambulanten ärztlichen Gesundheitsberatungsmodells findet sich bei Bengel et al. (1988). Eine Zusammenstellung europäischer Projekte zur kommunalen Prävention nach dem Risikofaktorenkonzept geben Nüssel u. Lamm (1983).

Diese Interventionsstudien sind häufig nicht vergleichbar, da sie nach Zielgruppe, Zielgröße, Art und Stärke der Intervention, strukturellen Rahmenbedingungen, gemessenen Variablen und Beobachtungszeitraum oft erheblich variieren (Abholz et al. 1982, Mannebach et al. 1982). Inwieweit die in jüngster Zeit häufiger angewandte Technik der Metaanalyse hier Fortschritte erbringen könnte, ist noch offen. Die Auswirkungen einzelner Interventionen auf mittlere Effektstärken erlauben allgemeine Aussagen zur Wirksamkeit, vernachlässigen jedoch bisher noch unterschiedliche Behandlungsstärken und Fragen der differentiellen Indikation. Nicht allein aufgrund der geschilderten Probleme in der Analyse von Effekten über längere Beobachtungszeiträume halten wir neben der Ergebnisqualität die Evaluation der Strukturqualität (Angebot, Einrichtungen) und der Prozeßqualität (Leistungen, Programme) für gleichbedeutend. Eine Evaluation darf nicht ausschließlich Effekte eines Programms untersuchen, sondern muß apriori die Bewertung der Zielgrößen – Wichtigkeit der Erkrankung, Eignung der Maßnahmen, Breite der Angebote, Funktionsfähigkeit der Einrichtung, Benutzerbarrieren, theoretische Fundierung – vornehmen. Die Veränderung der ursprünglichen Zielsetzung aufgrund von Zwischenergebnissen, Praxiserfahrung, anderen Forschungsergebnissen und politischen Rahmenbedingungen muß ebenfalls dokumentiert werden.

## Literatur


Abholz H-H, Borgers D, Karmaus W, Korporal J (Hrsg) (1982) Risikofaktorenmedizin – Konzept und Kontroverse. de Gruyter, Berlin

Augstein A (1988) Möglichkeiten der Evaluation von gemeindegetragenen Präventionsprojekten. Med. Diss., Frankfurt

Bengel J (1989) Zielanalyse ärztlicher Gesundheitsberatung. Münch Med Wochenschr 136:625–628

Bengel J, Koch U, Brühne-Scharlau C (Hrsg) (1988) Gesundheitsberatung durch Ärzte. Ergebnisse eines Modellversuchs in Hamburg und in der Pfalz. Deutscher Ärzte-Verlag, Köln

Bengel J, Koch U (1988) Evaluationsforschung im Gesundheitswesen. In: Koch U, Lucius-Hoene G, Stegie R (Hrsg) Handbuch der Rehabilitationspsychologie. Springer, Berlin Heidelberg New York Tokyo, S 321–347

Bengel J, Wittmann WW (1982) Bedeutung von Sekundäranalysen in der psychologischen Forschung. Psychol Rundschau 37:19–36

Biefang S (1980) Evaluationsforschung in Medizin und Gesundheitswesen. In: Biefang S (Hrsg) Evaluationsforschung in der Psychiatrie. Fragestellung und Methoden. Enke, Stuttgart, S 7–53

Cook TD, Campbell D T (1979) Quasi-experimentation – design and analysis issues for field setting. Rand McNally, Chicago

Cook TD, Shadish W R (1986) Program evaluation. The worldly science. Ann Rev Psychol 37:193–232

Dubois-Arber F, Lehmann P, Hausser D, Gutzwiller F (Hrsg) (1988) Evaluation der AIDS-Präventionskampagnen in der Schweiz. 2. Bericht. Dezember 1988. Institut universitaire de médecine sociale et préventive, Lausanne

Flay BR (1986) Efficacy and effectiveness trials (and other phases of research) in the development of health promotion programs. Prev Med 15:451–474

EJC (1984) Studienhandbuch der Deutschen Herz-Kreislauf-Präventionsstudie. WIAD, Bonn

Heller K, Price RH, Sher KJ (1981) Research and evaluation in primary prevention. In: Freeman HE, Solomon MA (eds) Evaluation studies review annual, vol 6. Sage, Beverly Hills, p 527–555

Hornung R (1986) Krebs: Wissen, Einstellungen und präventives Verhalten der Bevölkerung. Huber, Bern

Karpf D, Henkelmann T (1982) Gesundheitserziehung – gestern und heute. Gentner, Stuttgart

Kessler A, Wengle E (1979) Bedarfsanalysen für ein Projekt zur Prävention von Herz- und Kreislauferkrankungen. Ergebnisse der Bevölkerungsbefragung 1978 im Kreis Mettmann. IFT-Berichte, Bd 14. München

Kirschner W (1984) Krebsfrüherkennungsuntersuchungen in der BRD – Gründe der Nichtinanspruchnahme und Möglichkeiten zur Erhöhung der Beteiligung. Deutsche Forschungs- und Versuchsanstalt für Luft- und Raumfahrt e.V., Köln

Laaser U, Sassen G, Murza G, Sabo P (Hrsg.) (1987) Prävention und Gesundheitserziehung. Springer, Berlin Heidelberg New York Tokyo

Lösel F, Köferl P, Weber F (1987) Meta-Evaluation der Sozialtherapie. Enke, Stuttgart

Lorion RP (1983) Evaluating preventive intervention. Guidelines for the serious social change agent. In: Felner RD et al. (eds) Preventive psychology. Theory, research and practice. Pergamon, New York, p 251–268

Mannebach H, Gleichmann S, Gleichmann U (1982) Risikofaktoren-Modifikation: Stand der Interventionsforschung. Prävention 5:72–79

Noack H (1988) Measuring health behaviour and health: towards new health promotion indicators. Health Promotion 3:5–12

Nüssel E, Lamm G (Hrsg) (1983) Prävention im Gemeinderahmen. Zuckschwerdt, München

Posavac EM, Carey RG (1980) Program evaluation: Methods and case studies. Prentice Hall, Englewood Cliffs NJ

Potthoff P (1983) Anwendungsmöglichkeiten medizinischer Erfolgsmessung. Med Mensch Gesellschaft 8:10–17

Reye I, Burkhardt P (1982) Modellversuch „Gesundheitsberatung und Gesundheitsförderung". Erste Ergebnisse. IFT-Berichte, Bd 25. IFT, München

Roberts-Gray C (1985) Managing the implementation of innovation. Eval Program Planning 8:261–269

Rossi PH (ed) (1982) Standards of evaluation practice. New directions for program evaluation, vol 15. Jossey-Bass, San Francisco

Rossi PH, Freeman HE (1985) Evaluation. A systematic approach. Sage, Beverly Hills

Rossi PH, Freeman HE, Hofmann G (1988) Programm-Evaluation. Enke, Stuttgart

Shadish WR (1990) Amerikanische Erfahrungen mit der Evaluation von Sozial- und Gesundheitsprogrammen. In: Koch U, Wittmann WW (Hrsg) Evaluation. Bewertungsgrundlage von Sozial- und Gesundheitsprogrammen. Springer, Berlin Heidelberg New York Tokyo, S 159–181

Troschke J v, Füller A (1981) Gesundheitswochen in Emmendingen. Gesomed, Freiburg

Troschke J v, Kupke R, Gutjahr O, Kluge M, Stünzner W v, Wich EE (1985) Die soziostrukturelle Prozeßevaluation der Deutschen Herz-Kreislauf-Präventionsstudie (DHP) Teil I und II. Prävention 8:35–41, 67–72

Wengle E (1984) Modellversuch Gesundheitsberatungsstellen bei der AOK für den Kreis Mettmann (AOK-Projekt) – Abschlußbericht. Wissenschaftliche Vorbereitung und Begleitung des Modells Gesundheitsberatung in der gesetzlichen Krankenversicherung am Beispiel der AOK Mettmann, Bd 1. Bundesministerium für Arbeit und Sozialordnung, Bonn

Wittmann WW (1985) Evaluationsforschung. Springer, Berlin

Yates BT, Newman FL (1980) Approaches to cost-effectiveness analysis and cost-benefit analysis of psychotherapy. In: Vandenbos GR (ed) Psychotherapy, practice, research, policy. Sage, Beverly Hills, p 103–162

# Effektivität und Effizienz in der Prävention

U. Laaser und H. Wenzel

## 1 Medizinische Ethik und Ökonomie: Ein unvereinbarer Gegensatz?

Krankheit und ärztliches Handeln sind eng verknüpft mit ethischen Normen. Vielfach werden deshalb ökonomische Analysen im Zusammenhang mit medizinischen Leistungen von Medizinern und Laien immer noch argwöhnisch betrachtet. Gilt es doch geradezu als kulturelle Errungenschaft, daß das Individuum ein Anrecht auf Hilfe im Krankheitsfall hat, und zwar unabhängig von ökonomischen Überlegungen. Trotz dieser Vorbehalte ist im gesundheitspolitischen Bereich international eine vermehrte Forderung nach Effizienzanalysen festzustellen, in der Hoffnung, damit die steigenden Ausgaben im Gesundheitswesen in den Griff zu bekommen. Bedeutet dies nun zwangsläufig eine Abkehr von moralischen und ethischen Normen? Handelt es sich hier um unvereinbare Sichtweisen? Dies scheint nur auf den ersten Blick so.

Während das ethische Prinzip aus medizinischer Sicht auf der Verletzlichkeit des Menschen und der damit verbundenen Hilfsbedürftigkeit beruht, ist es aus ökonomischer Sicht eine Frage der Moral, wie die Verteilung und die Verteilungsgerechtigkeit von Ressourcen aussieht (ten Have 1988). Gleichzeitig ist das professionelle Verhalten durch ärztliche Standesnormen geregelt. Auch hier geht es nicht um den Aufwand der Hilfe, sondern um deren Qualität. Die ärztliche Aufgabe ist geradezu dadurch definiert, daß alles nur mögliche getan wird, um den Kranken zu helfen. Dies gilt natürlich nicht nur für die Behandlung, sondern eher noch mehr für die Gesundheitsvorsorge bzw. für präventiv-medizinische Maßnahmen im engeren Sinn. Denn wenn präventive Maßnahmen geeignet sind, Krankheiten und damit Leiden, Schmerzen oder frühen Tod zu verhindern, müssen sie dann nicht aus humanitären Gründen auch um jeden Preis angewandt werden? Geht man davon aus, daß generell mehr Vorstellungen über die Verwendung von finanziellen und personellen Mitteln existieren als tatsächlich Mittel vorhanden sind, so wird der rationale Mitteleinsatz – und dessen laufende Überprüfung – selbst zum moralischen Postulat, das eben gerade die Gewähr humaner Prinzipien gewährleistet.

Die medizinische Versorgung steht daher im Spannungsfeld zwischen individuellen und sozialen Rechten und konkurriert damit nicht nur mit dem Anrecht auf Nahrung, Arbeit etc., sondern auch mit den verschiedenen medizinischen Prinzipien. Auf diese Weise stellt sich dann auch die Frage, wann Präventionsmaßnahmen und wann kurative Maßnahmen sinnvoll bzw. wieviel Prävention und wieviel

Kuration machbar sind. Nur eine ausgewogene Berücksichtigung beider Prinzipien garantiert ein humanes medizinisches System.

Konkret bedeutet dies, daß die ökonomische Betrachtungsweise über den sinnvollen Einsatz von Ressourcen noch keinen Widerspruch zum humanitären Prinzip darstellt. Im Gegenteil, verschiedene Autoren verweisen auf die Probleme und Konsequenzen, die schlecht eingesetzte Ressourcen für die Sicherstellung einer adäquaten medizinischen Versorgung verursachen. Unter sozialmedizinischen Gesichtspunkten wäre auch zu prüfen, ob es soziale bzw. schichtspezifische Disparitäten in der Versorgung gibt. Konflikte können sich jedoch wegen methodischer Schwächen oder fehlerhafter Interpretation von Effizienzergebnissen ergeben. Die Frage ist daher nicht, Effizienzanalysen ja oder nein, sondern: Wie sollten sie beschaffen sein, um Entscheidungshilfen sein zu können?

## 2  Ansätze und Probleme bei Effizienz-Analysen

Im Einzelfall müssen aus medizinischer und individueller Sicht alle medizinischen Möglichkeiten ausgeschöpft werden, solange die Nachteile – dazu gehören zunehmend auch humanitäre Aspekte – den wahrscheinlich erreichbaren Nutzen nicht überwiegen („primum nil nocere"). Im Gegensatz zum Einzelnen, wenn er versichert ist, kann sich die Gesellschaft als Ganzes diese Haltung nur leisten, wenn die zur Verfügung stehenden Mittel den möglichen Bedarf deutlich übersteigen. Für die medizinische Versorgung ist dies erkennbar nicht der Fall, vielmehr sind die Ressourcen so knapp, daß der Gesetzgeber in der Vergangenheit eine Reihe von sog. Kostendämpfungsmaßnahmen beschlossen hat. Daher geht es bei der Leistungserbringung durch das Gesundheitssystem immer um die Verteilung knapper Ressourcen, zugunsten der einen bzw. zuungunsten der anderen. Die Gesellschaft – das können in diesem Sinne sowohl alle Personen als auch nur die Krankenversicherten sein, je nachdem wie die Finanzierung erfolgt – kann beim besten Willen nicht alle wünschbaren Einrichtungen und apparativen Ausstattungen finanzieren, ohne in anderen Bereichen zurückzustecken. Dies war – bisher zumindest – häufig für das Verhältnis zwischen kurativen und präventiven Aufwendungen gegeben. So haben wir in der Bundesrepublik zumeist eine technologisch sehr hochstehende Versorgung, aber vielfach unzureichende Durchimpfungsraten im Schulalter, etwa gegen Poliomyelitis oder Röteln. Oft sind diese faktischen Alternativentscheidungen den Verantwortlichen gar nicht bewußt. Sie treffen ihre Allokationsentscheidungen implizit, d.h. weil ein unmittelbarer Bedarf abgedeckt werden muß. Andere Bedarfe, die nun nicht mehr zum Zuge kommen können, werden nicht gesehen oder auch verdrängt. Es ist die Aufgabe einer intelligenten Betrachtung von Kosten und Nutzen, solche Allokationentscheidungen auf eine rationale Grundlage zu stellen und die jeweiligen Beweggründe explizit und damit nachvollziehbar bzw. überprüfbar zu machen. Zwangsläufig führen solche Überlegungen zu einer öffentlichen Diskussion über prioritäre Gesundheitsziele, wie sie in der Bundesrepublik, angeregt durch die Ziele der Weltgesundheitsorganisation für das Jahr 2000, gerade begonnen hat. Methodisch fehlen allerdings wissenschaftlich solide Grundlagen, vor allem auch, weil ohne weiteres verwertbare, umfassende Gesundheitsstatistiken in der Bundesrepublik nur sehr begrenzt zur Verfügung stehen. So ist etwa die extrem umfangreiche Abrechnungsdokumentation der gesetzlichen Krankenversicherung noch kaum für Planungszwecke erschlossen. Bestrebungen, die unter dem Begriff der Gesundheitsberichterstattung zusammengefaßt werden, sind allerdings auch hier in Gang gekommen.

Wenn auch die unzureichende Datenlage rationale Allokationsentscheidungen einschränkt, so können doch heute Präferenzen für bestimmte Investitionen in der gesundheitlichen Versorgung explizit begründet werden; man versucht, erforderliche Kosten und zuschreibbare Nutzen wenigstens näherungsweise zu bestimmen und zwischen denkbaren Alternativen zu vergleichen. In einem ersten Schritt könnten die Nutzen derart festgestellt werden, daß sie in „natürlichen" Einheiten erfaßt werden. Es kann sich um die antihypertensive Wirkung bestimmter Pharmaka handeln, um erreichte Durchimpfungsquoten in einem Präventionsprogramm oder um Verkürzungen der stationären Behandlungsdauer. Für Kosten-Nutzen-Überlegungen in der Prävention haben sich zunehmend sog. gewonnene Lebensjahre eingebürgert. Oft wird dieser Indikator noch je nach der Lebensqualität gewichtet, die während der zusätzlichen Lebensjahre erreicht wird („quality adjusted life years"). Letztlich geht es bei allen medizinischen Maßnahmen um ein längeres und gesünderes Leben mit möglichst wenigen Funktionseinschränkungen. Diese Art der Analyse wird als Kosten-Wirksamkeits-Analyse (KWA) bezeichnet. Sie erlaubt den Vergleich zwischen verschiedenen Maßnahmen (z.B. verschiedenen Therapien), die alle das gleiche Ziel anstreben (etwa eine Blutdrucksenkung). Der Quotient aus Kosten und Wirkungseinheit ist dann ein Maß für die Kostenwirksamkeit einer bestimmten therapeutischen oder präventiven Maßnahme. Ein Vergleich der Quotienten ergibt eine Rangfolge der verschiedenen Alternativen nach ihrer relativen Effizienz. Ein abschließendes Urteil ist jedoch nur auf der Grundlage einer Marginalkostenanalyse (sog. Grenznutzen) sinnvoll. Dabei wird festgestellt, um wieviele Einheiten pro „letzter" eingesetzter DM sich der Nutzen noch steigern läßt. Bei bestimmten Alternativen lautet daher die Entscheidung nicht Maßnahme A oder B, sondern eine Verteilung des Budgets auf A und B in einem bestimmten Verhältnis.

Schwieriger wird es, wenn die Wirtschaftlichkeit verschiedener Versorgungsziele miteinander verglichen werden soll, etwa eine antihypertensive Therapie mit einem zytostatischen Behandlungsschema. Eine Berücksichtigung geretteter Lebensjahre als Wirkungsgröße ohne Qualitätsgewichtung dieser Lebensjahre würde zu Verzerrungen führen. Für viele Kostenanalytiker ist es daher attraktiv, die erzielten Effekte monetär bewerten zu wollen und den aufgewendeten Kosten gegenüberzustellen. Durch Subtraktion erhält man den verbleibenden Gewinn oder Nutzen als Maß der Effizienz. Nur so kann allerdings auch geprüft werde, ob der Nutzen einer vielleicht teuren Behandlung den Aufwand überhaupt übersteigt: Diese Subtraktion könnte ja auch zu einem negativen Ergebnis führen und einen Verlust ausweisen. Manche sicher überzogenen Investitionen in der medizinischen High-tech-Versorgung würde dann wohl zugunsten verhältnismäßig einfacher humanitärer oder z.B. pflegerischer Maßnahmen unterbleiben. Die Bestimmung der Effizienz als Summe aus Kosten und monetär bewerteten Effekten wird als Kosten-Nutzen-Analyse (KNA) bezeichnet. Gelegentlich findet sich auch die Formulierung „Nutzen-Kosten-Analyse", um zu unterstreichen, daß der eigentliche Sinn all dieser Überlegungen in einer Maximierung des Nutzens für die Menschen und nicht etwa in einer Reduktion von Kosten durch Vorenthaltung sinnvoller medizinischer Maßnahmen liegt.

Während die Bestimmung der relativen Effizienz durch Kosten-Wirksamkeits-Analysen heute weit verbreitet ist, macht die eigentlich anspruchsvollere und aussagekräftigere Bestimmung der absoluten Effizienz im Rahmen von Kosten-Nutzen-Analysen wegen der Notwendigkeit, die Wirkungen medizinischer Maßnahmen und damit letztendlich menschliches Leben monetär bewerten zu müssen, große Schwierigkeiten. In der KNA gibt es 2 Konzepte zur monetären Nutzenbewertung: den Humankapitalansatz und die maximale Zahlungsbereitschaft („willingness-to-pay-approach"). Beim Humankapitalansatz wird der Wert eines geretteten Lebens am verbleibenden produktiven Beitrag zum Bruttosozialprodukt (BSP) gemessen. Es bestehen aber ethische Bedenken, weil neben anderen Bewertungsschwierigkeiten vor allem die Einschätzung des Beitrages einer Bevölkerungsmehrheit von Kindern, Hausfrauen und Rentnern zum BSP nicht in annehmbarer Weise gelöst werden kann.

Theoretisch bilden die Veränderungen im Produktivitätsergebnis, wie sie Grundlage des Humankapitalansatzes ist, nur einen Teil der möglichen Effekte ab, die durch Maßnahmen oder Programme im Gesundheitsbereich hervorgerufen werden können und bei Bewertungsstudien im Prinzip berücksichtigt werden müssen (Wenzel et al. 1985). So lassen sich die Nutzen- und Kostenelemente zu evaluierender Investitionen bzw. Maßnahmen im Gesundheitswesen nach Drummond (1987) in 3 Gruppen einteilen:
- Veränderungen im Ressourcenverbrauch,
- Veränderungen im Produktivitätsergebnis und
- Veränderungen im Gesundheitszustand.

Zur monetären Bewertung der über Produktivitätsveränderungen hinausgehenden Effekte gilt die oben schon erwähnte maximale Zahlungsbereitschaft (MZB) als adäquates Bewertungsinstrument. Diese liegt allerdings nicht in beobachtbaren Marktgrößen vor und muß deshalb im Prinzip von den Betroffenen erfragt werden. Dabei wird versucht, das monetäre Äquivalent aus dem subjektiven Präferenzsystem des Individuums für den Erhalt oder die Verbesserung von Gesundheit, gemessen an Wirksamkeitsindikatoren (wie zusätzlichen Lebensjahren) zu erfassen. Da Konzeption und Durchführung solcher Befragungen ziemlich aufwendig sein können, findet man in der Praxis wenig Beispiele für KNA im Gesundheitswesen, in denen mit der MZB als zentralem Bewertungsinstrument gearbeitet wurde.

Hilfsweise könnten evtl. auch Experten, z.B. behandelnde Ärzte zur Präferenzbildung bei bestimmten Patientengruppen konsultiert werden (z.B. im Rahmen einer sog. Delphi-Befragung); dies ist aber sicher keine Ideallösung. Eine andere Vereinfachung ist von Thompson als synthetische Zahlungsbereitschaft (Thompson 1986) vorgeschlagen worden. Dabei wird der Grad der Funktionsfähigkeit oder im weiteren Sinne der Lebensqualität durch einschlägige medizinische Experten bzw. Untersuchungen festgelegt und über geeignete Algorithmen („utility function") mit dem verfügbaren Einkommen und der generellen Risikobereitschaft einer Zielgruppe oder Bevölkerung in Verbindung gesetzt. Die Stärke, mit der man in der Zielgruppe geneigt ist, Risiken zu akzeptieren oder möglichst zu vermeiden

(„risk aversion") muß allerdings auch wieder durch entsprechende Erhebungen in den interessierenden Zielgruppen bestimmt werden.

Die Frage, ob der Nutzen der einzelnen Maßnahmen größer ist als der Aufwand, ist nicht leicht zu beantworten. Da bisher nur sehr wenige Untersuchungen auf der Basis der Zahlungsbereitschaft vorliegen, wird hier auf ein Bespiel aus der Behandlung rheumatischer Erkrankungen zurückgegriffen. Thompson (1986) befragte 247 Rheumapatienten, welchen Betrag sie für eine – zugegebenermaßen hypothetische – Heilung ihrer Krankheit auszugeben bereit wären. Die Befragten waren zwischen 21 und 66 Jahren alt und seit mindestens 6 Monaten an Rheuma erkrankt. Seit mindestens 3 Monaten wurden sie konservativ behandelt. Der Anteil der Frauen lag bei 73%. Gemessen am verfügbaren Haushaltseinkommen waren die Kranken bereit, durchschnittlich 22% für den Fall aufzuwenden, daß es eine Heilung gäbe. Das Ausbildungsniveau spielte bei diesem Ergebnis praktisch keine Rolle. Dagegen beeinflußten Alter, Schweregrad der Krankheit und Grad der Behinderung deutlich die Mehrzahlungsbereitschaft. So waren Personen, die keine Schwierigkeiten beim Treppensteigen hatten, „nur" bereit 19% des Haushaltseinkommens auszugeben, dies entsprach $ 5160 pro Jahr, während Personen, die nicht mehr Treppensteigen konnten, 35% aufwenden wollten. Personen mit den höchsten Werten auf der sog. McGill-Schmerzskala wollten 32% des Haushaltseinkommens aufwenden.

Neben Zweifeln an der Validität solcher Befragungen werden von Kritikern auch mögliche soziale Disparitäten als Argumente gegen die Verwendung der MZB ins Feld geführt. Thompson weist deshalb ausdrücklich darauf hin, daß durch die Frage nach einer prozentualen Mehrzahlungsbereitschaft die Gefahr, daß Personen mit höherem Einkommen die Entscheidung stärker beeinflußten, zumindest gemildert würde.

# 3 Effizienzanalysen und Prävention

Prävention gilt nicht nur aus humanitären Gründen als vorzugswürdig, sondern wird auch als kostendämpfend angesehen. Als prominentes Beispiel für diese Einschätzung sei hier der frühere US-Präsident Carter erwähnt, der diese Annahme in einem Vorwort genauso formulierte (Russell 1986). Prävention ist aber nicht per se lohnenswert, wie vielleicht verschiedene Alltagserfahrungen glauben machen, sondern bedarf, dies zeigen viele Beispiele, der sorgfältigen Überprüfung. Dabei ist es für die Effektivität und die Effizienz von großer Bedeutung, ob es sich z.B. um ansteckende Krankheiten (mit einem Schwellenwert in Form einer Mindestdurchimpfungsrate) oder um ernährungsbedingte Zivilisationskrankheiten handelt. Die Frage, was „lohnenswert" heißt und wie dies zu messen wäre, hängt von den verschiedenen Zielen und Motiven der Beteiligten ab. Die Motive für eine Prävention sind bei den einzelnen Beteiligten unterschiedlich. Aus diesen unterschiedlichen Motiven ergeben sich jedoch auch unterschiedliche Perspektiven und Erfolgsgrößen, die es im Rahmen einer Effizienzanalyse zu berücksichtigen gilt. Als unvollständige Beispiele seien hier nur angeführt:

Der Arzt möchte dem Patienten Leid und Schmerz ersparen. Gleichzeitig ist er Unternehmer, der außerdem durch verschiedene gesetzliche Regelungen gehalten ist, „wirtschaftlich" zu handeln.

Der *Risikoträger* ist ambivalent. Einmal möchte er ein langes und gesundes Leben, gleichzeitig möchte er jedoch Genußmöglichkeiten, die er heute hat, nicht aufgeben. Als Folge einer immer größer werdenden Selbstbeteiligung im Zuge verschiedener gesetzlicher Maßnahmen im Gesundheitswesen werden für den Patienten bzw. Risikoträger aber auch zunehmend Kosteneinsparungen wichtig. Das jüngste Beispiel in dieser Richtung ist die gestaffelte Kostenübernahme der Kassen in Abhängigkeit von einer durchgeführten Zahnprophylaxe.

Der *Finanzierungsträger* (z.B. Krankenkasse) erwartet primär eine Einsparung von Ausgaben.

Der *Staat* als Garant des Sozialversicherungssystems möchte sowohl den Anspruch an eine umfassende Versorgung einlösen als auch das Funktionieren des Systems gewährleisten. Also sind auch hier Einsparungen ein wichtiges Motiv.

Diese verschiedenen Sichtweisen machen auch unterschiedliche analytische Ansätze notwendig. Wichtig in diesem Zusammenhang ist auch, daß Nutznießer und Belasteter (Finanzier) nicht zusammenfallen müssen.

Bei der Anwendung von Kosten-Nutzen-Überlegungen in der Prävention, insbesondere bei Krankheiten, die nicht auf Ansteckung beruhen, muß ein weiteres Problem gelöst werden. Während wir es bei der Behandlung klinischer Krankheit im allgemeinen mit Klassifikationen in krank und gesund (mit den entsprechenden Übergängen) und therapeutischen Effekten zu tun haben, die in übersehbarer Zeit festzustellen sind, kann bei der Wirkungsbeurteilung präventiver Maßnahmen nur von Wahrscheinlichkeiten gesprochen werden. Das Vorliegen bestimmter kardiovaskulärer Risikofaktoren etwa macht das Eintreten eines Herzinfarktereignisses mehr oder weniger wahrscheinlich; für den Einzelnen läßt sich aber – glücklicherweise – nicht sicher voraussagen, ob und wann überhaupt ein Herzinfarkt tatsächlich eintreten wird.

Die Kosten der Prävention fallen dabei mehr oder weniger in der Gegenwart an, während irgendwann in der Zukunft mit einer bestimmten Wahrscheinlichkeit das Krankheitsgeschehen verhindert werden wird. Diese verschiedenen Zeithorizonte sind nicht nur für den Risikopatienten ein Problem (er muß heute etwas aufgeben, d.h. z.B. sein Verhalten ändern, ohne sicher zu sein, daß der Erfolg in der Zukunft bei ihm auch eintritt), sondern sie stellen auch den Kostenanalytiker vor verschiedene Probleme: Welche Zeitpräferenz (ausgedrückt durch den Diskontsatz) soll über die zu betrachtende Zeit angesetzt werden? Gegen welche therapeutischen Alternativen muß die Prävention sinnvollerweise und ehrlich geprüft werden? Welche therapeutischen Entwicklungen sind in dem betrachteten Zeitraum zu erwarten (z.B. neue Möglichkeiten bei Bypass-Operationen)?

Analog stellt sich bei sekundär präventiven Früherkennungsuntersuchungen das Problem, mit welcher Sicherheit ein positives Testergebnis das spätere Eintreten der voll ausgeprägten klinischen Krankheitsmanifestation voraussagt (prädiktive Kraft des Tests). Für diese Angaben sind umfangreiche epidemiologische Untersuchungen in der Bevölkerung notwendig, wie sie bisher nur für wenige Krankheiten bzw. Gesundheitsrisiken vorliegen. Genau genommen kann eigentlich nur für die allerdings mit Abstand wichtigste Volkskrankheit, die kardiovaskuläre Krankheitsgruppe, eine wissenschaftlich ausreichend begründete Risikoabschätzung vorgenommen werden.

# 4 Effizienz der Prävention kardiovaskulärer Krankheiten

Auf der Basis der wichtigsten kardiovaskulären Risikofaktoren, wie Hypertonie, Hypercholesterinämie und Rauchen, stehen Risikowahrscheinlichkeiten für das Eintreten von Herzinfarkt und Schlaganfall nach Alter und Geschlecht über beliebig lange Zeiträume differenziert zur Verfügung (u. a. Framingham-Studie, Pooling-Project). Daher ist es einleuchtend, daß im Zusammenhang mit der Einrichtung des National High Blood Pressure Education Program (NHBPEP) in den USA 1972 erstmals eine umfassende Effektivitätsanalyse für bevölkerungsweit angelegte Präventionsmaßnahmen, hier die Hypertoniekontrolle, publiziert werden konnte (Weinstein u. Stason 1976). Stason und Weinstein versuchten, mit ihrer Modellrechnung zu klären, ob die Hypertoniebekämpfung aus der Sicht der Gesellschaft lohnend sei. Gleichzeitig untersuchten sie anhand ihres Modells, wie im Prozeß von der Erkennung der Hypertonie bis zur Kontrolle des angestrebten Blutdruckniveaus die Mittel verteilt werden müssen, um eine effiziente Nutzung der verfügbaren Budgets zu erreichen.

Die Wirksamkeit des Programms wurde in den erwähnten qualitätsbereinigten Lebensjahren erfaßt (Tabelle 1).

Der Erfolg der Blutdruckkontrolle wurde auf der Grundlage der Framingham-Daten bestimmt. Das Ergebnis in Form einer erhöhten Lebenserwartung zeigt Tabelle 2. Es kann allerdings nicht angenommen werden, daß das durch die Blutdrucksenkung verminderte Exzeßrisiko für eine Reduktion von Mortalität und Morbidität voll wirksam wird („full benefit"). Der wahrscheinliche Nutzen einer Blutdrucksenkung hängt auch entscheidend davon ab, wie lange die Exposition mit dem erhöhten Risiko gedauert hat und in welchem Alter die Blutdrucksenkung erfolgte (Expositionszeit). Es muß angenommen werden, daß das Risiko eines langjährigen Hypertonikers mit jetzt normalisierten Werten nicht identisch ist mit dem Risiko eines langjährigen Normotonikers gleichen Alters. Das tatsächliche Risiko kann irgendwo dazwischen vermutet werden („fraction of benefit" oder Teilnutzen). So ist bei einer dauerhaften Senkung des diastolischen Blutdruckes von 110 mmHg auf unter 90 mmHg eine Verlängerung der Lebenserwartung (in qualitätsbereinigten Lebensjahren) von 5,4 Jahren bei Frauen im Alter von 20 Jahren und von 2,6 Jahren im Alter von 60 Jahren zu erwarten, wenn gleichzeitig volle Nutzenübertragung (FB) und vollständige Behandlungsbereitschaft (Compliance) angenommen werden. Bei Männern variiert unter diesen Bedingungen der Zuwachs an qualitätsbereinigten Lebensjahren zwischen 8,2 bei 20jährigen und 1,5 bei 60jährigen. Geht man jedoch von der oben erwähnten altersabhängigen Teilübertragung des Nutzens einer Blutdrucksenkung aus (AVPB), so sind bei Frauen Werte zwischen 5 und 1,2 Jahren und bei Männern zwischen 7,1 und 0,4 Jahren zu erwarten. Während Stason und Weinstein verschiedene Ansatzpunkte für eine Optimierung ihres multiphasischen Modells zeigen (Tabelle 3) oder Be-

**Tabelle 1.** Kosten- und Wirksamkeitselemente (nach Stason u. Weinstein 1977)

| | | |
|---|---|---|
| E | = | $\Delta y + \Delta y_{Mohr} - \Delta y_{SE}$ |
| $\Delta y$ | = | Anzahl der zusätzlichen Lebensjahre |
| $\Delta y_{Mohr}$ | = | Verbesserung der Lebensqualität der zusätzlichen Lebensjahre durch Vermeidung nicht tödlicher kardiovaskulärer Krankheiten |
| $\Delta y_{SE}$ | = | Nebenwirkungen durch antihypertensive Behandlung |

Als Kosten (C) werden erfaßt:

| | | |
|---|---|---|
| $\Delta C_{Rx}$ | = | Kosten für Arzneimittel und ärztliche Leistungen, die durch eine lebenslange  Therapie entstehen |
| $\Delta C_{SE}$ | = | Kosten, die durch die Behandlung von Nebenwirkungen antihypertensiver Medikamente entstehen |
| $\Delta C_{Mohr}$ | = | verhinderte Behandlungskosten (Ersparnisse), die auf eine Reduktion kardiovaskulärer  Krankheiten zurückzuführen sind |
| $\Delta C_{RxDAE}$ | = | Kosten für die Behandlung anderer Krankheiten, die infolge des verlängerten Lebens auftreten können. Wird kritisch diskutiert (vgl. Kriedel 1980) |

Das Kosten-Wirksamkeits-Verhältnis hat folgende Form:

$$\frac{C}{E} = \frac{\Delta C_{Rx} - \Delta C_{Morb} + \Delta C_{SE} + \Delta C_{RxALE}}{\Delta y + \Delta y_{Morb} - \Delta y_{SE}}$$

**Tabelle 2.** Zunahme an Lebenserwartung und qualitätsgewichteter Lebenserwartung nach Alter und Geschlecht. Die Schätzungen gelten für eine Senkung des diastolischen Blutdruckes von 110 mmHg auf 90 mmHg unter der Annahme einer vollen Nutzenübertragung (FB) bzw. eines altersabhängigen Teilnutzens (AVPB) und einer vollständigen Compliance. Keine Diskontierung. (Aus Stason u.Weinstein 1977)

| Alter (Jahre) | Lebens-erwartung (Jahre) | Zunahme an Lebenserwartung (Jahre) | | Zunahme an qualitäts-bereinigter Lebenserwartung (Jahre) | |
|---|---|---|---|---|---|
| | | FB | AVPB | FB | AVPB |
| Frauen: | | | | | |
| 20 | 53,2 | 5,0 | 4,7 | 5,4 | 5,0 |
| 30 | 43,9 | 4,4 | 3,8 | 4,8 | 4,1 |
| 40 | 34,8 | 3,7 | 2,6 | 4,0 | 2,8 |
| 50 | 26,4 | 2,8 | 1,7 | 3,1 | 1,9 |
| 60 | 18,5 | 2,3 | 1,0 | 2,6 | 1,2 |
| Männer: | | | | | |
| 20 | 46,5 | 8,1 | 6,9 | 8,2 | 7,1 |
| 30 | 38,2 | 5,8 | 4,1 | 5,9 | 4,2 |
| 40 | 29,7 | 3,9 | 2,2 | 4,0 | 2,3 |
| 50 | 21,7 | 2,5 | 1,0 | 2,6 | 1,1 |
| 60 | 14,5 | 1,4 | 0,3 | 1,5 | 0,4 |

handlungsuntergrenzen unter Effizienzgesichtspunkten festlegen, ist die Frage, ob es sich bei der Hypertoniebekämpfung überhaupt um eine effiziente Nutzung von Ressourcen handelt, anhand einer solchen Kosten-Wirksamkeits-Analyse nicht zu beantworten.

**Tabelle 3.** Auswirkungen verschiedener Strategien zur Verbesserung des Screenings und der Compliance auf die optimale Nutzung des verfügbaren Budgets. (Aus Stason u. Weinstein 1977)

| Stufe nach Tabelle 2 | MSS[b] Personen | Kosten ($)[a] | PS (20%) Personen | Kosten ($)[a] | PS (50%) Personen | Kosten ($)[a] |
|---|---|---|---|---|---|---|
| S$_1$ (Ziel-Population) | 11715 | 12000 | 7911 | 8000 | 5749 | 6000 |
| S$_2$ (Screening) | 11715 | 59000 | 7911 | 40000 | 5749 | 29000 |
| S$_3$ (vermutete Hypertonie) | 1757 | 0 | 1187 | 12000 | 862 | 9000 |
| S$_4$ (2. Screening) | 879 | 13000 | 712 | 11000 | 646 | 10000 |
| S$_5$ (bestätigte Hypertonie) | 589 | 0 | 477 | 0 | 433 | 0 |
| S$_6$ (Beginn der Behandlung) | 411 | 88000 | 358 | 107000 | 325 | 897000 |
| S$_7$ (Fortsetzung der Behandlung) | 296 | 828000 | 261 | 822000 | 270 | 851000 |
| S$_8$ (Blutdruck unter Kontrolle) | 148 | 1000000 | 157 | 1000000 | 202 | 1000000 |

[a] Auf Tausend aufgerundet. Das angenommene verfügbare Budget beträgt $ 1000000.
[b] MSS = Maximumscreening-Strategie mit dem Ziel, das Screening-Verfahren zu optimieren, PS = Proadherence-Strategie mit dem Ziel, die Behandlungsbereitschaft zu verbessern.

Wenzel u. Laaser (1987) haben den amerikanischen Ansatz auf die Verhältnisse in der Bundesrepublik übertragen, nachdem seit einigen Jahren auch hier epidemiologische Daten zur Hypertonie vorliegen (Hoffmeister et al. 1988; Tuomiletoh et al. 1987). Allerdings wurden mangels ausreichender Langzeitbeobachtungen in der Bundesrepublik weiterhin die amerikanischen Risikokoeffizienten aus der Framingham-Studie zugrundegelegt. Zur Abschätzung des ärztlichen Aufwandes einer medikamentösen Therapie wurden die Empfehlungen zur Basisdiagnostik der deutschen Liga zur Bekämpfung des hohen Blutdruckes herangezogen und durch Empfehlungen einer Expertenrunde (Delphi-Modell) ergänzt. Die Bewertung dieses Aufwandes erfolgte anhand des damals gültigen BMÄ. Abb. 1 zeigt die geschätzten Kosten pro gerettetem Lebensjahr für 3 Altersgruppen in der Gesamtbevölkerung, wobei die Randbedingungen nach Prävalenz, Behandlungsrate und effektiver Behandlungsrate (Compliance) variiert werden. Im Mittel ergeben sich bei einem Gesamtaufwand von knapp 1000 Mio. DM ca. 100 000 DM pro gerettetem Lebensjahr (82 000 DM bei Männern, 122000 DM bei Frauen). Abb. 2 weist noch einmal explizit auf die extreme Abhängigkeit der Behandlungseffektivität vom Grad der Compliance hin.

Analoge Berechnungen kann man bei der heutigen Datenlage auch für den zweiten wichtigen kardiovaskulären Risikofaktor, die Hypercholesterinämie, durchführen (Wenzel 1990). Abb. 3a, b zeigt die mit dem Alter ansteigenden Kosten für jedes statistisch gerettete Lebensjahr bei diätetischer plus medikamentöser Behandlung (unter der Annahme unterschiedlicher Diskontierungsraten von 5 und 10%). Deutlich wird vor allem der extreme Kostenanstieg oberhalb der Altersgrenze von 60 Jahren sowohl für Männer wie für Frauen. Am kostengünstigsten ist für beide Geschlechter eine Behandlung in den mittleren Altersgruppen. Dieser Effekt

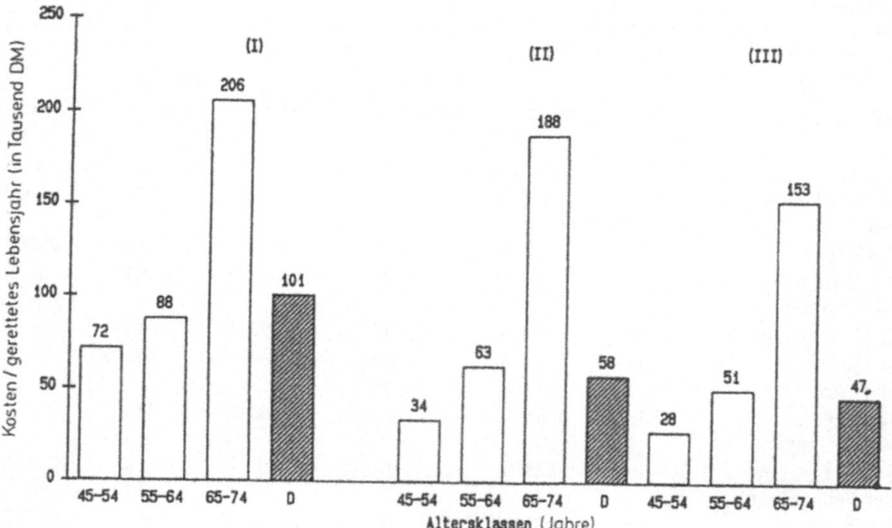



**Abb. 1.** Kostenwirksamkeit der Blutdrucksenkung auf die Gesamtmortalität. Männer und Frauen im ersten Jahr

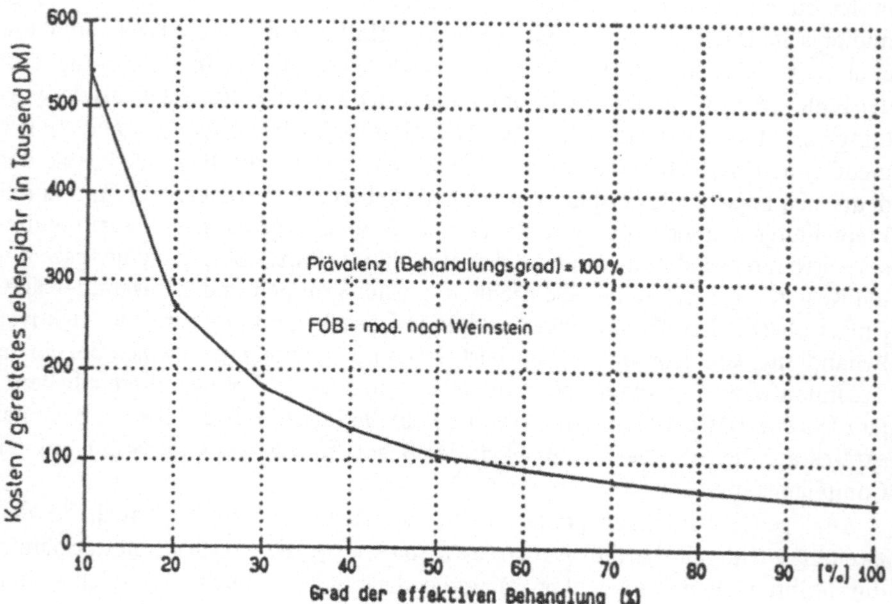



**Abb. 2.** Kostenwirksamkeit der Blutdrucksenkung in Abhängigkeit vom Grad der effektiven Behandlung, Männer

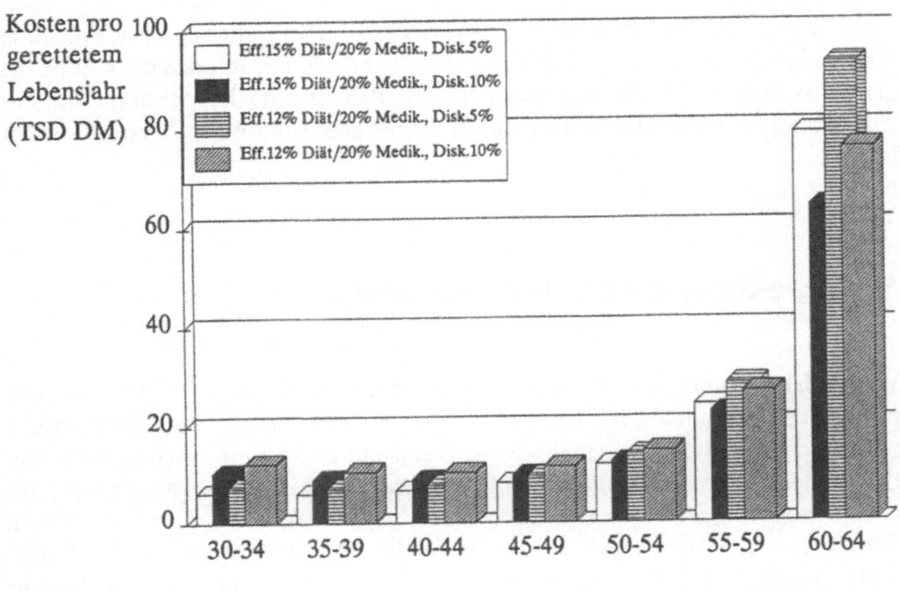


**Abb. 3a.** Kosten pro gerettetem Lebensjahr bei Männern

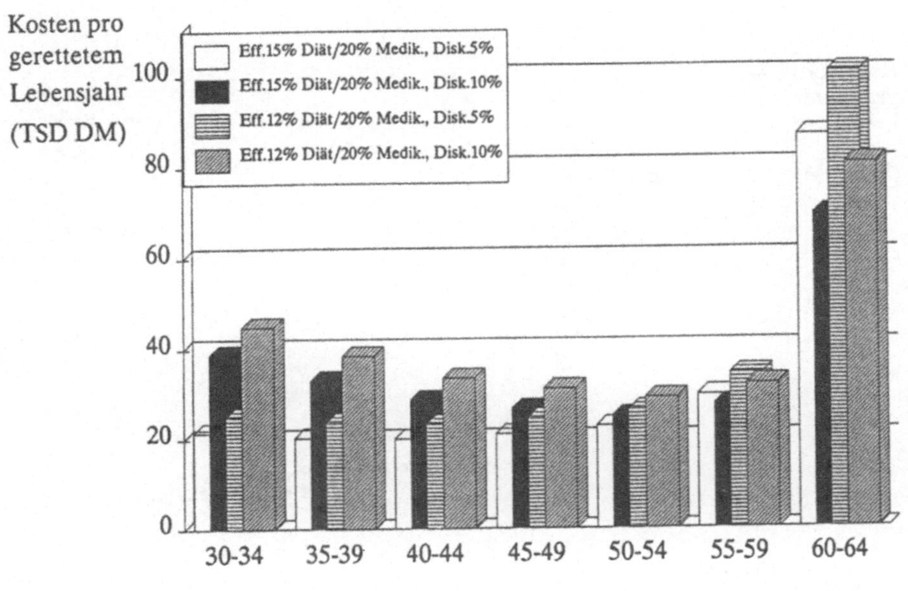


**Abb. 3b.** Kosten pro gerettetem Lebensjahr bei Frauen

ist allerdings bei den Männern nur ganz geringfügig ausgeprägt. Dies hängt auch damit zusammen, daß die Kosten pro gerettetem Lebensjahr rapide absinken, je länger eine Behandlung durchgehalten wird (Abb. 4). Ein interessantes Ergebnis zeigt eine Analyse, bei der angenommen wird, daß eine medikamentöse Cholesterinsenkung zunehmend durch eine kostengünstigere Diät (Abb. 5) ersetzt werden könnte.

## 5 Vergleichbarkeit von Effizienzanalysen

Wesentliche Schlußfolgerungen lassen sich jedoch erst ziehen, wenn verschiedene präventive Maßnahmen zur Lebensverlängerung miteinander verglichen werden, z.B. die dargestellte Kostenanalyse von Weinstein und Stason, verschiedene Methoden der Cholesterinreduktion und der Einsatz von Nikotinkaugummi zur Raucherentwöhnung (Abb. 6). Verschiedentlich werden solche Vergleiche bereits in Form von sog. „league tables" zusammengefaßt. Bei der Interpretation der Ergebnisse muß jedoch berücksichtigt werden, daß diese Tabellen zum einen sehr zeitabhängig sein können – jedes neue Therapieprinzip kann die Reihenfolge ändern – zum andern Probleme in der Vergleichbarkeit bestehen können – insbesondere bei internationalen Studien. Tabelle 4 zeigt eine Aufstellung verschiedener Problembereiche, die selbst bei gleicher Analysemethode – also Kosten-Nut-

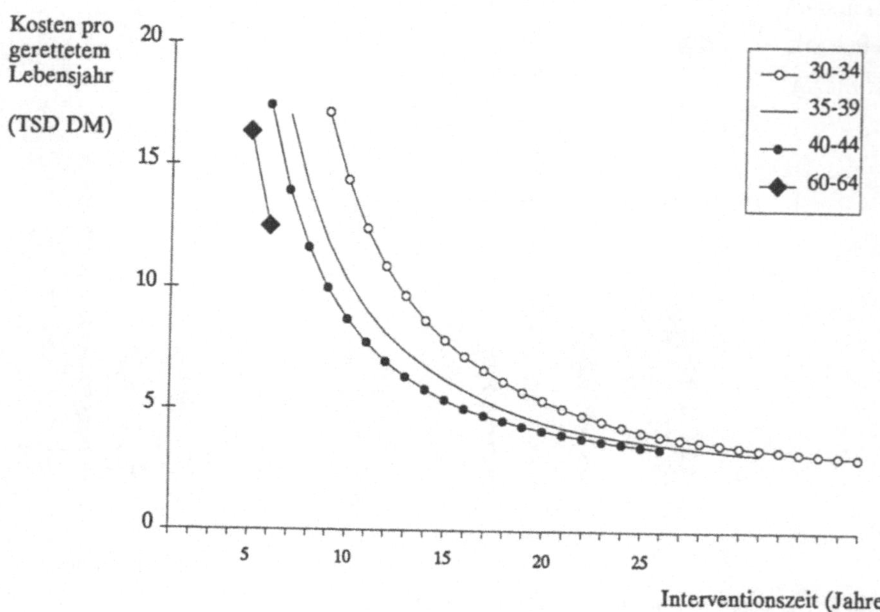



**Abb. 4.** Abnahme der Kosten pro gerettetem Lebensjahre in Abhängigkeit von der Interventionsdauer. Männer mit Chol. 250 mg/dl und mehr, 5% Diskont

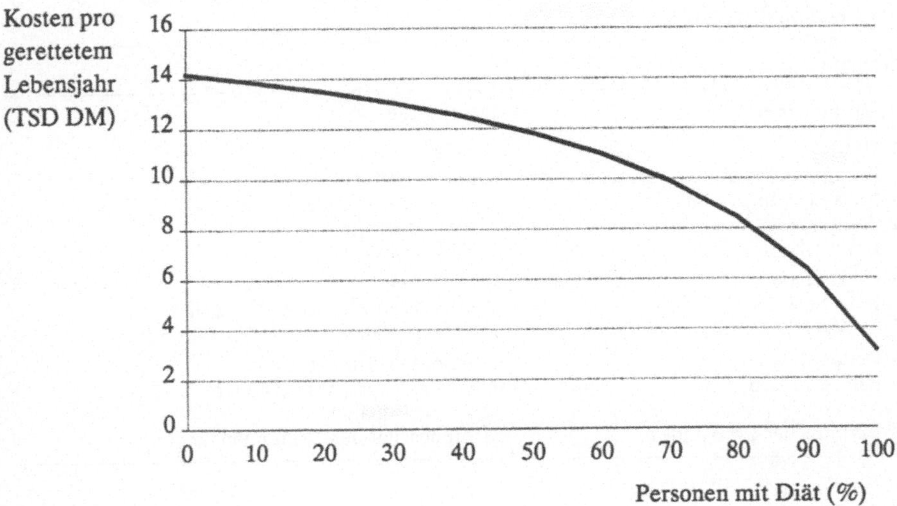



**Abb. 5.** Kosten pro gerettetem Lebensjahr in Abhängigkeit vom Anteil der diätetisch Behandelten

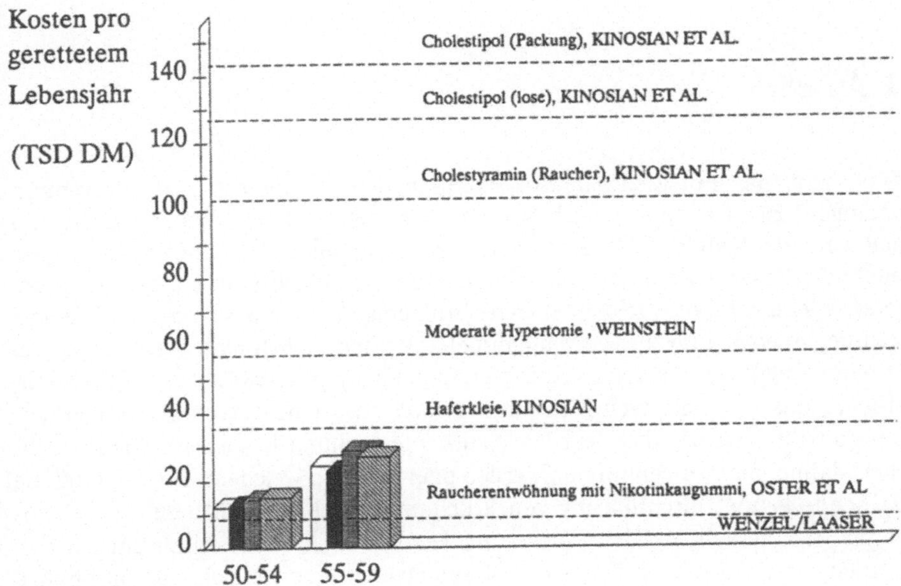



**Abb. 6.** Kosten pro gerettetem Lebensjahr. Vergleich verschiedener Studien. Die Angaben gelten für 55-jährige Männer

**Tabelle 4.** Problembereiche für eine Vergleichbarkeit internationaler Kosten-Nutzen- oder Kosten-Wirksamkeits-Analysen

| Kosten | Effekte |
| --- | --- |
| 1. Administrierte Preise: | 1. Datenbogen: |
| – Höhe | – Zugänglichkeit |
| – Zusammensetzung | – Validität |
| – Preis-Leistungsverhältnis | – Strukturunterschiede |
| 2. Indirekte Kosten: | 2. Übertragbarkeit: |
| – Lebensarbeitszeit | – Risikofunktionen |
| – Lebenserwartung | – Testkriterien |
| – Zurechenbarkeit | – Effektivität in klinischen Versuchen |
| 3. Paritäten: | 3. Lebensqualität: |
| – Dollar–Referenz | – Funktionseinschränkungen |
| – Löhne, Zinsen | – Gewichtung vers. Dimensionen von Lebensqualität |
| – Verbraucher-Preis-Index | – Nichtlinearität der Zusammenhänge |

zen- bzw. Kosten-Wirksamkeits-Analyse – einen Vergleich erschweren. Erschwerend kommt hinzu, daß aus diesen Zusammenstellungen nicht die erforderlichen Aussagen zum Grenznutzen gemacht werden können. In diesem Bereich ist also noch viel Entwicklungs- und Standardisierungsarbeit notwendig.

## 6 Ausblick

Was kann man mit gesundheitsökonomischen Bewertungen in der Prävention anfangen? Es ist wie mit dem bekannten halb gefüllten Glas Wasser: Ist es nun halb voll oder halb leer? Mit Sicherheit ist es nicht voll! Dafür fehlen noch zu viele methodische Grundlagen etwa für die in Tabelle 4 aufgelisteten Probleme. Andererseits leitet uns eine solche einfache Problemauflistung auch an, verschiedene wichtige Aspekte präventiver Maßnahmen integriert zu betrachten. Dies spielt bei oft eher kollektiven Präventionsprogrammen eine größere Rolle als bei individual-medizinischen kurativen Maßnahmen: Soll etwa eine bestimmte Früherkennungsmaßnahme wie die Herz-Kreislauf-Untersuchung in den Katalog gesetzlicher Maßnahmen aufgenommen werden oder nicht, in welchem Umfang muß die flächendeckende Durchführung von Rötelnimpfungen bei Mädchen vor der Pubertät sichergestellt werden? Dies kann letztlich nicht rechnerisch entschieden werden, aber die Kosten-Nutzen-Analyse erzwingt eine weitgehend vollständige Problemdarstellung, deckt Informationslücken auf und ermöglicht zumindest die Abschätzung von Größenordnungen für den Vergleich zwischen alternativen Maßnahmen sowie zwischen Aufwand und Wirkung. Zumindest eine ungefähre Vorstellung davon sollte Allokationsentscheidungen über die Verwendung knapper Mittel im Gesundheitswesen zugrundgelegt werden.

## Literatur


Drummond M (1987) Methods for the economic evaluation of health care programmes. Oxford University Press, Oxford New York Toronto

Henk ten Have (1988) Ethics and economics in health care: a medical philosopher's view. In: Mooney C, McGuire A (eds) Medical ethics and economics in health care. Oxford University Press, Oxford New York Tokyo, S. 23–35

Hoffmeister H, Hoeltz J, Schön D, Schröder E, Günther B (1988) Nationaler Untersuchungs-Survey und regionale Untersuchungs-Surveys der DHP. DHP-Forum 1/88

Pooling Project Research Group (1978) Relationship of blood pressure, serum cholesterol, smoking habit, relative weight and ECG abnormalities to incidence of major coronary events: final report of the pooling project. J Chron Dis 31:201–306

Russell LB (1986) Is Prevention better than cure. The Brookings Institution, Washington

Thompson MS (1986) Willingness to pay and accept risks to cure chronic disease. Am J Public Health 76:392–396

Tuomilehto J, Kuulasmaa K, Torppa J (1987) WHO Monica project: geographic variation in mortality from cardiovascular diseases. World Health Stat Q 40:71–184

Weinstein MC, Stason BS (1976) Hypertension. A policy perspective. Harvard University Press, Cambridge , London

Wenzel H (1990) Prevention of cardiovascular diseases: cholesterol and ischemic heart disease. A cost-effectiveness analysis. In: Abshagen U, Münnich F (eds) Costs of illness and benefits of drug treatment. Zuckschwerdt, München, pp 74–81

Wenzel H, Laaser U (1987) Kosteneffektivität in der Hypertoniebehandlung: eine Modellanalyse. In: Laaser U, Sassen G, Murza G, Sabo P (Hrsg) Prävention und Gesundheitserziehung, Springer, Berlin Heidelberg New York Tokyo

Wenzel H, Schäfer Th, Laaser U (1985) Kosten-Nutzen-Untersuchungen. In: Ganten D, Ritz E (Hrsg) Lehrbuch der Hypertonie. Schattauer, Stuttgart New York, S 784–794

# Gesundheitsverhalten und Compliance

J. Bengel und R. Strittmatter

Die Motivierung des Patienten zum Aufbau gesundheitsförderlichen Verhaltens, zur Reduktion gesundheitlichen Risikoverhaltens und zum Befolgen ärztlicher Verordnungen sind zentrale präventivmedizinische Aufgaben des Arztes. Interventionen im Rahmen ärztlicher Gesundheitsberatung, die nur kognitiv Informationen in Form von Ratschlägen und Verordnungen vermitteln, sind nicht hinreichend effektiv (Bengel & Stößel 1988). Gerade in der Gesundheitserziehung werden die ärztlichen Bemühungen durch den oft fehlenden Leidensdruck der Patienten erschwert (Ballstaedt & Koch 1987). Die historisch unter der Bezeichnung Compliance begonnene Forschung bezog sich zunächst nahezu ausschließlich auf die Medikamenteneinnahme bzw. das Befolgen ärztlicher Anordnungen, später auch auf die Inanspruchnahme präventiver Angebote des Arztes. Heute wird Compliance aus medizinpsychologischer Perspektive nicht als alleiniges Problem des Patienten, sondern als Funktion der Arzt-Patient-Beziehung betrachtet.

Motivation und Compliance als medizinpsychologische Konzepte sollen hier im Gesamtrahmen einer ganzheitlich-psychosomatischen Betrachtungsweise der Allgemeinmedizin verstanden werden, die ihre besondere Bedeutung im Rahmen präventivmedizinischer Tätigkeit erhalten. Die Neugestaltung der ärztlichen Gebührenordnung zugunsten einer besseren Honorierung sog. zuwendungsintensiver Leistung trägt auch den präventivmedizinischen Forderungen Rechnung und fördert die Einbeziehung gesundheitserzieherischer Konzepte und klinisch-psychologischer Methoden in die allgemeinärztliche Versorgung (Bengel 1988).

In diesem Beitrag werden zunächst die Begriffe Gesundheitsverhalten und Compliance näher bestimmt. Danach werden wichtige Determinanten der Patientencompliance zusammengestellt und nach Faktoren in der Person des Patienten, in der Umwelt und in der Arzt-Patient-Interaktion gegliedert. Dabei werden psychologische Erklärungsansätze und Theorien referiert, die für Gesundheitserziehung und Präventivmedizin Handlungsrelevanz haben.

# 1 Definitionen und Forschungsstand

Der Arzt kann das Gesundheits- und Risikoverhalten seiner Patienten nicht direkt beobachten oder überprüfen. Er kann die Lebensgewohnheiten und -bedingungen bei einem Arztkontakt explorieren oder bei einem Hausbesuch vor Ort erfragen. Daneben beurteilt er in der Regel das gesundheitsfördernde, krankheitsverhütende oder krankheitsvorbeugende Verhalten über das (Nicht-) Vorliegen von sog. Risikofaktoren, wie Bewegungsmangel, erhöhte Blutfette, Übergewicht, Bluthochdruck u.a., oder über die Nachfrage nach einem „check-up" bzw. einer Früherkennungsuntersuchung. Dabei macht der Arzt häufig die Erfahrung, daß Patienten sich ärztliche Ratschläge und Verordnungen zwar anhören, jedoch nicht befolgen. Diese Noncompliance ist ein zentrales Problem der kurativen und präventiven Medizin (Heim 1986). Nach der klassischen Definition versteht man unter Compliance nach Haynes et al. (1982, S.12) „... den Grad, in dem das Verhalten einer Person in Bezug auf die Einnahme eines Medikaments, das Befolgen einer Diät oder die Veränderung des Lebensstils mit dem ärztlichen oder gesundheitlichen Rat korrespondiert."

Obwohl Noncompliance negative Konsequenzen haben kann, möchte Haynes (1982) durch die Definition keine Bewertung des Fehlverhaltens ausdrücken. Bei der *kurativen Compliance* geht es um die Inanspruchnahme ärztlicher Leistungen, das Befolgen und Nichtbefolgen ärztlicher Verordnungen (u.a. Medikamentencompliance) und Therapievorschläge (Wilker 1988; Siegrist 1988):
- Fehlende Inanspruchnahme trotz Bedarf,
- ineffektive Inanspruchnahme ärztlicher Leistungen,
- mangelnde Erreichbarkeit trotz Bedarf,
- Inanspruchnahme ohne Bedarf,
- Nichteinnehmen von Medikamenten oder Nichtbefolgen von Therapieplänen,
- falsches Einnehmen von Medikamenten,
- Einnehmen von Medikamenten ohne Berücksichtigung der verordneten Dosis,
- Einnehmen nicht verordneter Medikamente.

Als Forschungsparadigma für Compliance galt lange Zeit die medikamentöse Behandlung der Hypertonie. Der Patient verspürt keinen Leidensdruck, im Gegenteil bedingen höhere Druckwerte häufig bessere Befindlichkeit, die Therapie hat unangenehme Nebenwirkungen, ein unmittelbares Feedback über den Erfolg der Therapie ist nicht spürbar und die Nichtbehandlung hat langfristig negative Konsequenzen.

Die *präventive Compliance* bezieht sich auf Gesundheitsverhalten, Lebensgewohnheiten und Inanspruchnahme präventiver Angebote einzelner Personen (Schoberger u. Kunze 1984). Unter Gesundheitsverhalten oder gesundheitsrelevantem Verhalten können verschiedene Aspekte subsummiert werden. Nach Kasl u. Cobb (1966) versteht man darunter alle Verhaltensweisen einer Person, die von sich glaubt, gesund zu sein, mit denen sie bewußt oder unbewußt das Auftreten einer bestimmten Krankheit, von der bisher keine Anzeichen vorlagen, verhindert oder frühzeitig aufdeckt. Zu diesen Verhaltensweisen zählen neben zielgerichteten Handlungen wie Vorsorgeverhalten (z.B. Teilnahme an einer Früherkennungsuntersuchung, Reduktion des Kochsalzkonsums) auch Lebensweisen und -gewohnheiten als Teil des Alltagsverhaltens. Dabei ist gleichgültig, ob die Maßnahmen aus medizinischer Sicht tatsächlich wirksam sind oder ob sie nur vom Laien so eingeschätzt werden (Hendel-Kramer u. Siegrist 1979). Gesundheitsverhalten im weiteren Sinne umfaßt daneben auch gesundheitliches Risikoverhalten. Abb. 1 zeigt schematisch die Zusammenhänge zwischen den Begriffen Gesundheitsverhalten und Compliance und verdeutlicht, daß eine strikte Trennung der Begriffe nicht möglich ist; sie können in verschiedenen Situationen für ein und dieselbe Handlung des Patienten verwendet werden.

Aus Expertensicht zeigt ein Patient Vorsorgeverhalten, wenn er z.B. einen Arzt aufsucht und den Wunsch nach einer gesundheitlichen Beratung äußert. Dieses Vorsorgeverhalten wird dann auch als präventive Compliance bezeichnet. Durch die Beratung des Arztes kann beim Patienten die Motivation zu einer Verhaltensänderung entstehen. Diese Bereitschaft zur Verhaltensänderung kann, muß aber nicht in eine Handlung umgesetzt werden. Im ersten Fall verhält er sich compliant und zeigt gleichzeitig wieder Vorsorgeverhalten (z.B. der Patient gibt das Rauchen auf). Im zweiten Fall ist er noncompliant (er raucht trotz gegenteiliger Ratschläge des Arztes weiter).

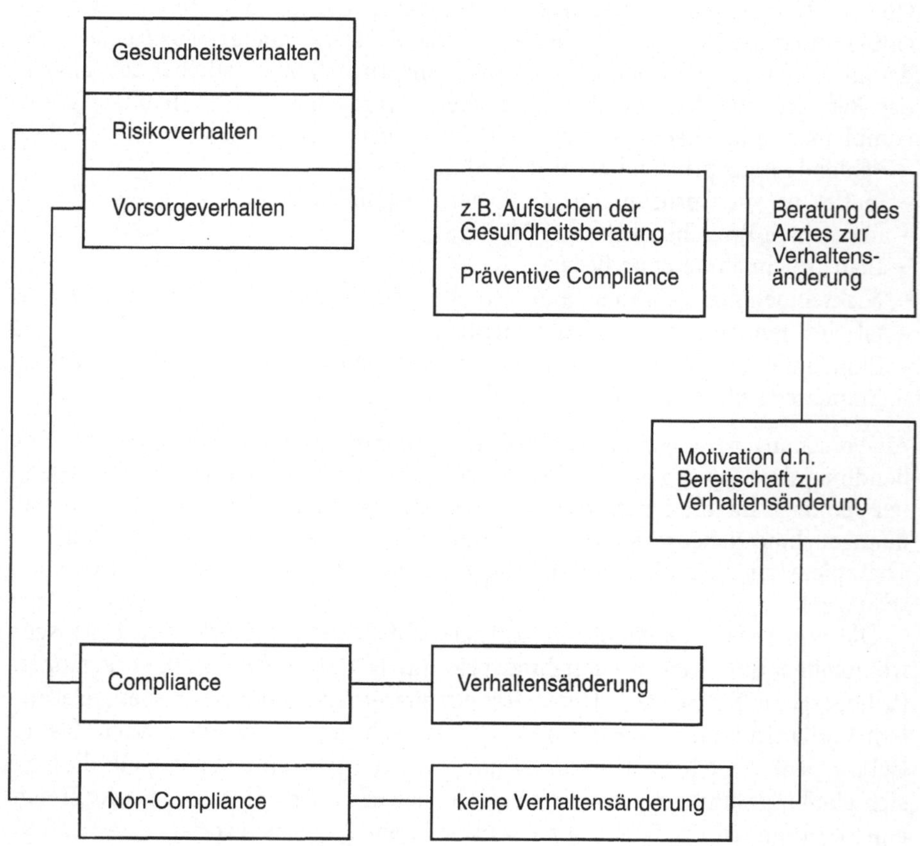


**Abb. 1.** Gesundheitsverhalten, Compliance und Motivation in der Gesundheitsberatung

Die medizinpsychologische Forschung hat sich bisher allerdings meist nur mit den von Expertenseite als Gesundheitsverhalten definierten Aktivitäten (im Sinne von „Risikoverhalten") beschäftigt und laientheoretische Vorstellungen zur Gesunderhaltung und Vorsorge vernachlässigt (Bengel u. Belz-Merk 1990). Dabei wurde anfangs eine einseitige Sichtweise von Compliance und Noncompliance vertreten: Non-Compliance wurde in erster Linie zum Problem des Patienten gemacht. Man suchte nach überdauernden Persönlichkeitseigenschaften des Patienten, die in negativer oder sogar pathogener Form Einfluß auf das Gesundheitsverhalten nehmen. Empirisch konsistent konnten jedoch keine Persönlichkeitsmerkmale isoliert werden, in denen sich Noncomplier und Complier voneinander unterscheiden (Haynes 1976; Leventhal u. Cameron 1987). Dagegen wird Compliance durch spezifische Merkmale der Krankheit (u.a. Art der Krankheit, Dauer, Schwere, Symptomatik, präventive Möglichkeiten) und des Behandlungsplans (u.a Komplexität der Intervention, Transparenz und Verstehbarkeit, Nebenwirkungen, Einschränkung der Lebensqualität) beeinflußt. Die Suche nach Determinanten von Compliance weitete sich auf Situationsvariablen, auf die kognitive Verarbeitung und auf die Arzt-Patient-Interaktion aus. Tabelle 1 gibt einen Überblick über wichtige Theorieansätze zur Erklärung individuellen Gesundheitsverhaltens und präventiver Compliance.

Unterscheidet man die Determinanten des Gesundheitsverhaltens nach Faktoren in der Person des Patienten, Faktoren der Umwelt, Schichtzugehörigkeit und soziales Bezugssystem und Faktoren der Arzt-Patient-Interaktion, so setzen sozialpsychologische und verhaltenstheoretische Ansätze primär beim Patienten an, soziologische Theorien bei schichtspezifischen Variablen, Lebensstilen und sozialen Unterstützungssystemen, während Kommunikationstheorien die Arzt-Patient-Interaktion in den Mittelpunkt stellen.

**Tabelle 1.** Theorien zur Erklärung von Gesundheitsverhalten und Compliance

| | |
|---|---|
| Soziologische Ansätze | Schichtspezifische Variablen<br>Life-Style<br>Social-Support |
| Verhaltenstheoretische Ansätze | Operantes Lernen<br>Sozialkognitive Lerntheorie |
| Kommunikationstheorien | Informationsvermittlung<br>Arzt-Patient-Interaktion |
| Sozialpsychologische Theorien | Dissonanz- und Reaktanztheorien<br>Erwartungs-Werttheorien<br>Attributionstheorien |

## 2 Faktoren in der Person des Patienten

Das wohl bekannteste Modell zur Beschreibung von Gesundheitsverhalten ist das „Health Belief Model" (Becker 1974; Janz u. Becker 1984). Gesundheitsverhalten wird danach als individueller Entscheidungsprozeß aufgrund einer rational-kognitiven Analyse aufgefaßt. Das Individuum wägt dabei Erwartungen und Nutzen an eine Gesundheitsberatung gegen Kosten und Barrieren ab. Vier verschiedene Gesundheitsüberzeugungen lassen sich unterscheiden:
- die wahrgenommene Gefährlichkeit, d.h. die Einschätzung des Schweregrades und der psychosozialen und/oder organischen Auswirkungen einer Krankheit.
- Die wahrgenommene Gefährdung, d.h. die Einschätzung des eigenen Erkrankungsrisikos (Vulnerabilität);
- der wahrgenommene Nutzen oder die erwartete Wirksamkeit eines präventiven Verhaltens;
- die wahrgenommenen Kosten und Barrieren in Form von physischen, psychosozialen, finanziellen und anderen Aufwendungen, die für das präventive Verhalten erforderlich sind.

Dem Health Belief Model zufolge wird gesundheitsrelevantes Verhalten dann ausgeführt, wenn Krankheitsfurcht (zusammengesetzt aus wahrgenommener Gefährlichkeit und Gefährdung) und die erwartete Reduktion dieser Furcht durch ein spezifisches gesundheitsbezogenes Verhalten (zusammengesetzt aus dem Nutzen abzüglich der Barrieren) gegeben sind. In diesem Modell wird die Bedeutung von Motivation, Arzt-Patient-Beziehung, sozialen Einflüssen und soziodemographischen Merkmalen postuliert, die das Gesundheitsverhalten allerdings nur indirekt beeinflussen; situative Bedingungen können präventives Verhalten auflösen.

In der Vorsorge kommen diese Gesundheitsüberzeugungen nicht immer zum Tragen, da in der Regel Krankheitsanzeichen fehlen und die unmittelbaren Folgen eines Risikoverhaltens nicht negativ sind, sondern oft sogar angenehm. Der Zusammenhang zwischen eigenem präventiven Verhalten und späterem Gesundheitszustand wird nicht wahrgenommen. Eine Reihe von Studien hat zeigen können, daß die genannten Gesundheitsüberzeugungen das Vorsorge- und Gesundheitsverhalten nur zu einem Teil erklären können. Je nach aktueller Bedürfnislage und emotionalem Zustand können sie außer Kraft gesetzt werden und haben dann keine Konsequenz mehr für das Verhalten. Der Patient nimmt neben der Bewertung des Risikos und der Vorsorgemaßnahmen auch eine Bewertung seiner Bewältigungsmöglichkeiten vor. Daraus folgt, daß - vereinfacht formuliert - zwei Formen des Umgangs mit dem wahrgenommenen Risiko möglich sind: Will der Patient die Gefahr abwehren, so heißt dies, der Patient befolgt Maßnahmen, von denen er weiß, daß sie zur Verringerung des Risikos führen (z.B. fettarm essen, weniger rauchen, mehr Sport treiben). Wehrt er die Angst ab, so muß dies nicht unbedingt zu gesundheitsrelevantem Verhalten führen. Gedanken wie „lieber 5 Jahre früher sterben, dafür gut leben" führen zu einer Umbewertung bzw. zu einer Verringerung der Angstwahrnehmung. Diese letzte Form des Umgangs mit dem Risiko bzw. mit der Angst erfolgt insbesondere dann, wenn zu starke Angst erzeugt wurde und keine ausreichend einfachen Handlungsalternativen vorliegen.

Auch wenn die präventive Compliance nicht nur auf eine rationale Entscheidungsfindung des Individuums rückführbar ist, zeigt das Health Belief Model wichtige Implikationen für die vorbeugende ärztliche Tätigkeit auf. Der Arzt sollte auf die individuellen Gesundheitsüberzeugungen und Laientheorien des Patienten über Krankheitsentstehung und -verhütung gezielt eingehen. Von Patienten wird häufig vor allem die eigene Gefährdung nicht adäquat eingeschätzt und der individuelle Nutzen von Vorsorgemaßnahmen unterschätzt. Eine konkrete Frage des Arztes nach Hindernissen, die ein Vorsorgeverhalten des Patienten erschweren, kann dazu führen, daß Mittel gefunden werden, diese aus dem Weg zu räumen.

Eine weitere Voraussetzung für präventives Verhalten liegt darin, inwieweit der Patient seinen Gesundheitszustand als abhängig von seinem eigenen Verhalten auffaßt. Diese sog. Kontrollattributionen des Patienten sind relevant für die Compliance. Internal, d.h. auf eigene Fähigkeiten und Anstrengungen attribuierende Personen sind überzeugt, daß sie ihre Gesundheit aktiv und in entscheidender Weise beeinflussen können. Eine Motivation zur aktiven Mitarbeit in der Behandlung ist hier eher zu erwarten; internal attribuierende Patienten sind wißbegieriger, besser über ihren Gesundheitszustand informiert und zeigen eine höhere Compliance (Becker 1979). Dagegen glauben external attribuierende Personen häufiger, keinen Einfluß auf pathogene Faktoren zu besitzen. Ihrer Meinung nach genügen die eigenen Anstrengungen nicht, um sich gesund zu erhalten (Basler 1980). Die Erkenntnis, daß der Patient mit spezifischen Erwartungen und Meinungen an den Arzt herantritt, die Analyse dieser Attributionsmuster (Linden 1980) und gezielte, am Vorwissen und den Überzeugungen des Patienten ansetzende Informationsvermittlung, können Veränderungen bewirken. Demgegenüber können wahrgenommene interne Verhaltenskontrollen aber auch Kognitionen verändern. Daher sollten Veränderungen von Risikoverhaltensweisen vom Patienten als eigenbestimmte Handlungen wahrgenommen werden. In diesem Kontext können Medikamente (z.B. Appetitzügler zur Erleichterung einer Diät) die externale Attributionstendenz des Patienten verstärken. Der Patient attribuiert dann eine Veränderung primär auf die eingenommenen Medikamente und nicht auf seine eigenen Anstrengungen und Fähigkeiten. Verhaltenstheoretische Selbstkontrollansätze dagegen versuchen die Fähigkeiten und Selbsthilfepotentiale des Patienten zu unterstützen und vermitteln ihm das Gefühl, etwas aus eigenem Antrieb erreichen zu können (Kanfer u. Gaelick 1986; s.u.).

Die Theorie der kognitiven Dissonanz versucht zu erklären, warum sich Individuen trotz ausreichender Aufklärung gesundheitsschädigend verhalten und sogar soweit gehen, Tatsachen zu leugnen und abzuwerten. So wird der Arzt in der Gesundheitsberatung immer wieder damit konfrontiert, daß z.B. rauchende Patienten nur solche Informationen aufnehmen und wiedergeben, die die Harmlosigkeit des Rauchens bezeugen. Dazu gehören Äußerungen wie „Mein Großvater hat auch sein Leben lang geraucht und ist 80 geworden" oder Berichte von Sportlern, die trotz ihres Rauchens gute Resultate erzielen. Frey (1984) erklärt dieses Phänomen folgendermaßen: Individuelle Meinungen, Glaubensannahmen, Werte und internalisierte Normen, die sich widersprechen, sind dissonant. Dissonanz ist für das Individuum ein unangenehmer Zustand, den es so schnell wie möglich zu beenden sucht. Je wichtiger ihm die Kognitionen sind („*nur* mit einer Zigarette kann ich mich richtig entspannen"), und je mehr Kognitionen dissonant sind, desto größer ist die Motivation, den aversiven Zustand zu beenden. Der Patient besitzt mehrere Möglichkeiten, die Dissonanz zu reduzieren:

- Er ändert sein Verhalten und hört auf zu rauchen (Compliance).
- Er sucht nach Belegen, daß Rauchen doch gar nicht so schädlich ist, braucht also sein Verhalten nicht zu ändern (Noncompliance).
- Er vermeidet Kognitionen, die dissonant sind – geht beispielsweise nicht mehr zu dem Arzt, der ihm vom Rauchen abrät (Noncompliance).

Der Patient wird so lange keine neuen Verhaltensweisen zeigen, als seine Kognitionen über eigenes Handeln im Einklang zu seinen Einstellungen sind. Der Arzt sollte in der Gesundheitsberatung die Kognitionen des Patienten minimal aus dem Gleichgewicht bringen. Neue Informationen dürfen nicht zu stark von den Kognitionen und Überzeugungen des Patienten abweichen, da sonst die dabei entstehende Dissonanz nach dem Prinzip des geringsten Widerstandes reduziert wird, und das ist meist nicht die Änderung der riskanten Lebensgewohnheiten (Haisch 1987).

## 3 Faktoren der Umwelt, der Schichtzugehörigkeit und des sozialen Bezugssystems

Neben Einstellungen, Attributionen und Kognitionen des Patienten wird Gesundheitsverhalten durch soziale und gesellschaftliche Faktoren beeinflußt. Neben demographischen Variablen wie Schichtzugehörigkeit und Alter spielen Angebote und Erreichbarkeit präventiver Maßnahmen, Normen und Werte der jeweiligen sozialen Gruppe und ihre Lebensweise eine Rolle (Hendel-Kramer u. Siegrist 1979). Soziale Gruppen (Familie, Peer group, Religionsgemeinschaften) beeinflussen in entscheidendem Maße die Regeln und Einstellungen, die wiederum gesundheitsrelevante Verhaltensweisen beeinflussen (Katz u. Lazarsfeld 1966). Die Sozialisation bewirkt, daß gerade Patienten aus unteren Sozialschichten längerfristige Zielsetzungen, präventives Handeln und Symptomaufmerksamkeit als weniger relevant bewerten. Als eher passive Rezipienten der Gesundheitsdienste gehen sie meist nur dann zum Arzt, wenn Krankheitssymptome die Arbeitsfähigkeit in Frage stellen (Cockerham et al. 1986). Darüber hinaus scheinen sich Angehörige der Mittel- und Oberschicht selbstverantwortlicher für ihre Gesundheit zu fühlen. Gesundheit wird von ihnen als persönlicher Wert und als Grundlage der allgemeinen Lebensfreude empfunden (Bengel u. Belz-Merk 1990). Die schichtspezifische Wahrnehmung der Verantwortlichkeit für die eigene Gesundheit hängt auch mit der Wahrnehmung der eigenen Kontrollmöglichkeiten zusammen. Patienten aus unteren Schichten sehen weniger Möglichkeiten der eigenen Einflußnahme, was wiederum Einfluß auf aktive Bewältigungsversuche und Informationsstand hat (Cockerham et al. 1986).

Der Arzt kann keinen Einfluß auf die Schichtzugehörigkeit der Patienten nehmen, kann jedoch auf die spezifischen Attribuierungen seines Patienten eingehen und ihm angemessene Wege aufzeigen, wie er Kontrolle über gesundheitliche Zusammenhänge bekommen kann. Vielen Patienten wird es anfänglich schwerfallen, die Initiative für die Gesundheit selbst zu übernehmen, genauso wie viele Ärzte davor zurückschrecken, dem Patienten mehr Eigeninitiative und Selbstkontrolle zuzutrauen.

Die gesundheitsbezogenen Einstellungen und Normen der Patienten, der Einfluß der Familie und des sozialen Umfelds sollten genau exploriert werden. Mangelnde Compliance ist oft auch eine Folge negativer Reaktionen der Umwelt auf eine angestrebte Verhaltensänderung. Hilfreich kann es sein, den Patienten zu motivieren, die soziale Unterstützung eines Bekannten oder Verwandten zu suchen. Sucht der Patient den Arzt erst auf, wenn eine Erkrankung vorliegt, kann er diese Möglichkeit nutzen, präventiv tätig zu werden, den Patienten auf bestimmte Risiken (die nicht im Zusammenhang mit der Erkrankung stehen müssen, die der Grund für den Arztbesuch ist), aufmerksam zu machen und Beratung anzubieten. Der Arzt sollte außerdem verstärkt auf Gruppen und Kurse hinweisen und zur Teilnahme auffordern oder auch in seiner Praxis eigene Patientengruppen anbieten. Gruppenarbeit verbindet soziale Unterstützung, Modellernen und die Einbettung in das alltägliche soziale Umfeld des Patienten am besten miteinander (Deter u. Schüffel 1988; Basler 1989).

# 4 Faktoren in der Arzt-Patient-Interaktion

Der Kommunikation zwischen Arzt und Patient kommt in der ärztlichen Gesundheitsberatung in zweierlei Hinsicht große Bedeutung zu. Zum einen sind Wissen und Informationen über Zusammenhänge zwischen Verhalten und Gesundheit notwendige, jedoch meist nicht hinreichende Voraussetzungen für Compliance, andererseits beeinflussen sie das emotionale Klima zwischen Arzt und Patient und damit die Motivation zur Zusammenarbeit in entscheidendem Maße (Waitzkin 1985). Die Aufnahme von Informationen ist ein komplexer Vorgang, der Prozesse des Verstehens, kognitiven Verarbeitens und Behaltens einschließt. Viele Patienten verstehen nicht, was ihnen Ärzte über die Behandlung mitteilen, erinnern sich nur ungenau an Empfehlungen und vergessen schon nach kurzer Zeit relevante Informationen des Arztes (Ley 1977). Informationen müssen verständlich und anschaulich sein sowie am Kenntnisstand des Patienten anknüpfen, Fachworte müssen vermieden werden. Weiß der Patient etwas über die Zusammenhänge zwischen Verhaltensweisen und Gesundheit, kann er dieses Wissen in die Tat umsetzen, wenn er genügend motiviert ist. Fehlt dieses Wissen, kann auch vorhandene Motivation gesundheitsschädigendes Verhalten nicht verhindern (King 1983).

Der Inhalt der ärztlichen Botschaften muß den Laientheorien und Gesundheitsüberzeugungen angepaßt werden und die momentanen Verarbeitungsmöglichkeiten des Patienten berücksichtigen (Tuckett et al. 1985). Viele Ärzte glauben, durch angsterzeugende Informationen Patienten zu Verhaltensänderungen bewegen zu können. Wie bereits erwähnt, bewirkt Angstreduktion häufig Abwehr, d.h. Flucht in Form von Abwertungen des Informanten oder der empfohlenen Maßnahme und führt nicht zu Verhaltensänderungen (Verres 1978; Basler 1980).

Unzufriedenheit mit der Arzt-Patient-Beziehung und emotionale Spannungen in der Beratungssituation können Gründe für mangelnde Compliance sein. Noncompliance kann durch verständnisloses Verhalten des Arztes mit provoziert werden (Miltner 1986; Heim 1986). Dagegen erhöhen Freundlichkeit, Wärme, Empathie und Interesse die Zufriedenheit mit dem Arzt und damit auch die Compliance (Leventhal u. Cameron 1987). Haisch et al. (1989) sehen ebenfalls keinen direkten, wohl aber einen indirekten Zusammenhang zwischen Arztverhalten und Patientencompliance. Patientenzentriertes Arztverhalten (im Sinne der Gesprächspsychotherapie nach Rogers) beeinflußt die Einschätzung der Arztkompetenz und die Sympathie durch den Patienten positiv; diese Einschätzungen scheinen wiederum die Compliance zu beeinflussen (s. z.B. Franke et al. 1988). Das Beratungsziel – der selbstverantwortliche Umgang mit Gesundheit und die Reduzierung gesundheitlichen Risikoverhaltens – kann nur über nondirektive Gesprächsführung erreicht werden; diese beinhaltet ein offenes Nachfragen, das Ansprechen von Empfindungen und Gefühlen und eine Vermeidung von Wertungen. Gerade durch die Bereitschaft des Arztes zu einem Gespräch, das nicht nur einer Diagnosefindung dient, wird die Motivation des Patienten gesteigert, mit dem Arzt auch über gesundheitsrelevantes Verhalten im Alltag zu sprechen und den Arzt nicht nur kurativ handelnd zu erleben.

Die Darstellung der Theorien zum Gesundheitsverhalten zeigt die Komplexität und Heterogenität des Themenkomplexes Compliance. Eine umfassende medizinpsychologische Theorie des Gesundheitsverhaltens liegt bisher nicht vor; Abb. 2 stellt daher relevante Determinanten ohne eindeutige Verknüpfungen nebeneinander.

Deutlich wird die Notwendigkeit, Noncompliance nicht als böswillige oder unüberlegte Entscheidung des Patienten gegen die ärztlichen Anordnungen zu ver-

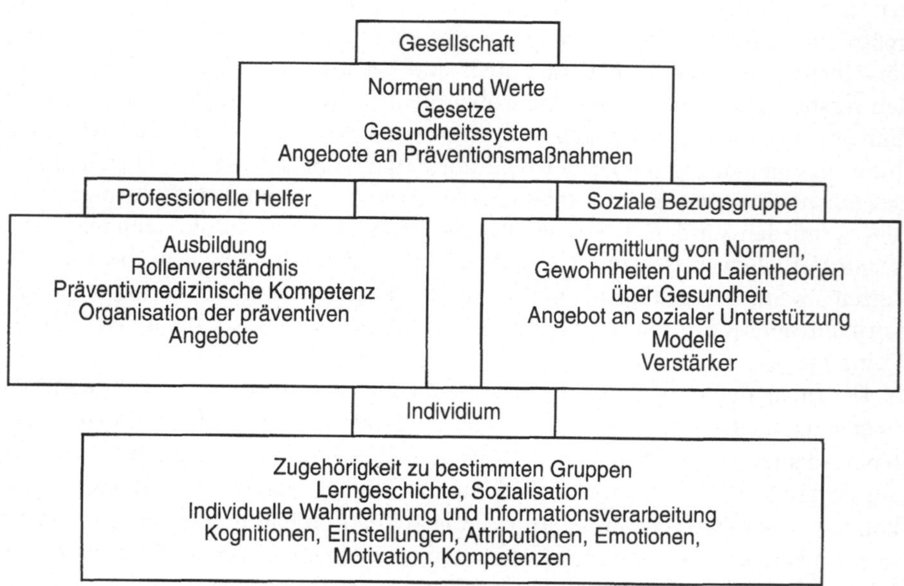


**Abb. 2.** Determinanten der Gesundheitsverhaltens

stehen, sondern die vielfältigen Aspekte der Interaktion in der Gesundheitsberatung zu beachten. Der Arzt wird sich dabei auch eingestehen müssen, nicht immer zu wissen, was für den Patienten am besten ist; er muß das Recht des Einzelnen auf Noncompliance akzeptieren. Die Einflußfaktoren auf das Gesundheitsverhalten machen deutlich, daß jeder Patient individuelle Beweggründe für gesundheitlich riskantes oder protektives Verhalten hat, die nur in einer individuellen Analyse verstanden werden können. Selbstkontrollansätze können dem Patienten helfen, seine Änderungsabsichten in konkrete Handlungen umzusetzen. Der Arzt behandelt und therapiert nicht, sondern stellt sein Wissen über Möglichkeiten der Verhaltensmodifikation zur Verfügung und steht dem Patienten so lange hilfreich zur Seite, bis dieser über genügend Kompetenzen verfügt, sich selbst zu helfen. Der Patient übernimmt eigene Verantwortung für die Verhaltensänderung und den Erfolg und beteiligt sich aktiv. Im Selbstkontrollansatz wird das Verhalten schrittweise unter bewußte Kontrolle gebracht. Mit Hilfe der Selbstbeobachtungstechnik (d.h. der Patient kontrolliert und protokolliert zu Hause das Auftreten und die Bedingungen des Problemverhaltens) bekommen Arzt und Patient ein objektiveres Bild des Problemverhaltens. Gemeinsam wird nach auslösenden Reizen und aufrechterhaltenden Bedingungen für das Verhalten gesucht, und es werden angemessene Veränderungsziele festgelegt. Es ist in vielen Fällen unrealistisch, jahrelang automatisiertes Verhalten und Lebensgewohnheiten in kurzer Zeit ändern zu wollen. Nach dem Prinzip der kleinen Schritte werden erreichte Zwischenziele vom Arzt und vom Patienten selbst verstärkt und mögliche Mißerfolge gedanklich vorweggenommen (Basler 1987; Franke et al. 1988).

Die Integration solcher medizinpsychologischer Konzepte und Strategien in die Praxisroutine sind nicht ohne weiteres möglich und erfordern eine intensive psychologische Fortbildung des Arztes (Bengel et al. 1988). Die seit 1989 im Leistungskatalog der gesetzlichen Krankenkassen verankerte „Gesundheitsuntersuchung" beinhaltet neben dem Ganzkörperstatus und der Feststellung von Risikofaktoren eine Beratung zur Vermeidung und zum Abbau gesundheitsschädigender Verhaltensweisen. Dazu sind dem niedergelassenen Arzt verstärkt Fortbildungsangebote zu machen, die klinisch-psychologische Beratungskompetenzen vermitteln.

## Literatur

Badura B (1984) Life-style and health: Some remarks on different view points. Soc Sci Med 19:341–347
Ballstaedt C, Koch U (1987) Gesundheitsberatung durch den niedergelassenen Arzt. In: Krasemann EO, Laaser U, Schach E (Hrsg) Sozialmedizin. Schwerpunkte Rheuma und Krebs. Springer, Berlin Heidelberg New York Tokyo, S 269–276
Basler HD (1980) Medizin-psychologische Interventionsmöglichkeiten im präventiven Bereich. In: Schneller T et al. (Hrsg) Medizinische Psychologie III – Die Integration psychologischer Konzepte in die Medizin. Kohlhammer, Stuttgart, S 38–65
Basler HD (1987) Beratung als Hilfe während der Verhaltensänderung. In: Jork, K (Hrsg) Gesundheitsberatung. Springer, Berlin, S 120–136
Basler HD (Hrsg) (1989) Gruppenarbeit in der Allgemeinpraxis. Springer, Berlin

Becker MH (1974) The health belief model and personal health behavior. Health Educ
    Monogr 2:409-419
Becker MH (1979) Understanding patient compliance. The contributions of attitudes and
    other psychosocial factors. In: Cohen SJ (ed) New directions in patient compliance.
    Lexington Books, Lexington
Bengel J (1988) Ärztliche Gesundheitsberatung im Rahmen der Präventivmedizin. In: Ben-
    gel J, Koch U, Brühne-Scharlau C (Hrsg) Gesundheitsberatung durch Ärzte. Ergebnisse
    eines Modellversuchs in Hamburg und in der Pfalz. Deutscher Ärzte-Verlag, Köln, S
    47-88
Bengel J, Belz-Merk M (1990) Subjektive Gesundheitskonzepte. In: Schwarzer E (Hrsg)
    Einführung in die Gesundheitspsychologie. Verlag für Psychologie, Göttingen, S 105-116
Bengel J, Stößel U (1988) Gesundheitserziehung. In: Koch, U. Lucius-Hoene G, Stegie R
    (Hrsg) Handbuch der Rehabilitationspsychologie. Springer, Berlin Heidelberg New York
    Tokyo, S 298-320
Bengel J, Koch U, Brühne-Scharlau C (Hrsg) (1988) Gesundheitsberatung durch Ärzte.
    Ergebnisse eines Modellversuchs in Hamburg und in der Pfalz. Deutscher Ärzte-Verlag,
    Köln
Cockerham WC, Lueschen G, Kunz G, Spaeth JL (1986) Social stratification and self-man-
    agement of health. J Health Soc Behav 27:1-14
Deter H-C, Schüffel W (Hrsg) (1988) Gruppen mit körperlich Kranken. Springer, Berlin
    Heidelberg New York Tokyo
Franke B, Brühne-Scharlau C, Zielke M (1988) Manual der ärztlichen Fortbildung zum
    Modellversuch. In: Bengel J, Koch U, Brühne-Scharlau C (Hrsg) Gesundheitsberatung
    durch Ärzte. Ergebnisse eines Modellversuchs in Hamburg und in der Pfalz. Deutscher
    Ärzte-Verlag, Köln, S 257-455
Frey D (1984) Die Theorie der kognitiven Dissonanz. In: Frey D, Irle M (Hrsg) Kognitive
    Theorien. Huber, Bern, S 243-292
Haisch J (1987) Motivierung und Beratung von Patienten. Zeitschrift für Allgemeinmedizin
    63:1029-1033
Haisch J, Gundlach G, John M, Stulik A, Reuter T (1989) Zuwendung des Allgemeinarztes
    und Bewertungen des Patienten: Aspekte der Compliance-Bereitschaft? Psychother Psy-
    chosom Med Psychol 39:476-479
Haynes RB (1976) A critical review of the „determinants" of patient compliance with the-
    rapeutic regimens. In: Sackett DL, Haynes RB (eds) Compliance with therapeutic regi-
    mens. John Hopkins University Press, Baltimore, pp 61-76
Haynes RB (1982) Determinanten der Compliance: Die Krankheit und die Mechanismen
    der Behandlung. In: Haynes RB, Taylor DW, Sakett DL (Hrsg) Compliance Handbuch.
    Oldenbourg, München, S 61-76
Haynes RB, Taylor DW, Sakett DL (Hrsg) (1982) Compliance Handbuch. Oldenbourg,
    München
Heim E (1986) Die Arzt-Patient-Beziehung. In: Heim E, Willi J (Hrsg) Psychosoziale Me-
    dizin, Bd 2: Klinik und Praxis. Springer, Berlin Heidelberg New York Tokyo, S 444-501
Hendel-Kramer A, Siegrist J (1979) Soziale und psychische Determinanten des Krankheits-
    verhaltens. In: Siegrist J, Hendel-Kramer A (Hrsg) Wege zum Arzt. Urban & Schwar-
    zenberg, München, S 24-55
Janz N, Becker M (1984) The Health Belief Model. A decade later. Health Educ Q 11:1-47
Kanfer FH, Gaelick L (1986) Self-management methods. In: Kanfer FH, Goldstein AP (eds)
    Helping people change. Pergamon, New York, pp 283-345
Kasl SV, Cobb S (1966) Health behavior, illness behavior, and sick role behavior. Arch
    Environ Health 12:246-266, 531-541
Katz E, Lazarsfeld PF (1966) Personal influence. The Free Press, New York
King NJ (1983) The behavioral management of asthma and asthma related problems in
    children: A critical review of the literature. J Behav Med 3:169-189

Krasemann ED, Lewerenz J (1982) Modellvorhaben zur Primär-Prävention von Krankheiten über die Veränderung von Einstellungs- und Verhaltensweisen – Bericht über die Vorstudie. Bundesgesundheitsblatt 25:173–180

Leventhal H, Cameron L (1987) Behavioral theories and the problem of compliance. Patient Educ Couns 10:117–138

Ley P (1977) Communicating with the patients. In: Coleman C (ed) Introductory psychology. Routledge & Kegan Paul, London, pp 321–343

Linden M (1980) Compliance und Compliance-Modifikation. In: Brengelmann JC (Hg) Entwicklungen der Verhaltenstherapie in der Praxis. IFT-Texte 3. Röttger, München, S 281–306

Miltner W (1986) Befolgung therapeutischer Maßnahmen (compliance). In: Miltner W, Birbaumer N, Gerber WD (Hrsg) Verhaltensmedizin. Springer, Berlin, S 477–494

Schoberger R, Kunze M (1984) Empfehlungen zur Compliance-Verbesserung – Health Beliefs und Compliance-Faktoren. Internist 25:694–700

Siegrist J (1988) Medizinische Soziologie. Urban & Schwarzenberg, München

Tuckett DA, Boulton M., Olson C (1985) A new approach to the measurement of patients understanding of what they are told in medical consultations. J Health Soc Behav 26:27–38

Verres R (1978) Psychologische Gesichtspunkte bei der Planung medizinischer Vorsorgeaktionen. Öff Gesundheitswesen 40:119–127

Waitzkin H (1985) Information giving in medical care. J Health Soc Behav 26:81– 101

Wilker FW (1988) Compliance. In: Huppmann G, Wilker FW (Hrsg) Medizinische Psychologie – Medizinische Soziologie. Urban & Schwarzenberg, München, S 270–275

# Ethische Fragen in der Prävention

U. Laaser

Vielfach werden ethische Fragen im Zusammenhang mit präventiven Maßnahmen nicht gesehen oder schlichtweg verneint. Prävention wird per se für ethisch gerechtfertigt gehalten, weil ihre Intentionen gut seien und ihre möglichen Ergebnisse ausschließlich wünschenswert. Diese Vorstellung galt ursprünglich wohl auch für die kurative Medizin. Sie ist heute erschüttert und wird sich im Hinblick auf präventive Aktivitäten ebensowenig halten lassen.

In einer Medizin der Armut (King 1966), wie sie für den weitaus größten Teil der Weltbevölkerung Alltag ist, stellen sich solche Fragen krasser und damit deutlicher als in Mitteleuropa. Ein reales Beispiel aus einem afrikanischen Land, der Sahelzone – Masern sind dort eine häufig tödliche, schwere Kinderkrankheit: Die Direktion der mobilen Impfgruppen hat genügend Impfstoff, um die Kinder in ihrem Einzugsbereich (700 000 Einwohner auf 100 000 km$^2$) zu schützen, aber nicht genügend Benzin, um alle zu erreichen. Die Entscheidung fällt für die dichter besiedelten südlichen Gebiete der Haoussas und gegen die nördlichen Touareg-Gebiete mit ihrer geringen Bevölkerungsdichte, weil dort die Quote der mit einem Liter Benzin durchführbaren Impfungen sehr viel niedriger liegt. Im nächsten Jahr stirbt ein großer Teil der Kinder bei den Touaregs an Masern, die Haoussas bleiben weitgehend verschont. An der Entscheidung für eine Beschränkung der Impfaktionen auf den Süden war niemand außer dem Direktor der mobilen Impfgruppen beteiligt.

An diesem Extrembeispiel wird deutlich, daß es auch in der oft für harmlos gehaltenen Prävention um ethische Fragen gehen mag und daß die Problematik nicht auf medizinische Kategorien beschränkt bleiben kann. Zudem sind nicht nur Einzelindividuen, sondern meist ganze Bevölkerungsgruppen betroffen, deren Mitwirkung am Entscheidungsprozeß zu fordern wäre. Noch schwieriger wird es, wenn – wie etwa in der prädiktiven Medizin – zukünftige Generationen betroffen sind. Eine geschlossene Ethik der Prävention wird sich erst allmählich entwickeln, parallel mit der zunehmenden Bedeutung präventiver Maßnahmen in unserem Gesundheitssystem. Vorerst können nur Einzelaspekte aufgelistet und in sehr vorläufiger Weise behandelt werden.

# 1 Entwicklung der ärztlichen Ethik

Die Geschichte der Medizin beginnt aber nicht mit der Verhütung von Krankheiten, sondern mit ihrer Heilung. Die unmittelbare Not stellt die erste unmittelbare ethische Anforderung.

Mitleiden und Trösten sind selbst da wichtig, wo Hilfe nicht möglich ist. Tröstung durch unmittelbare, emotionale Nähe und durch Einordnen des Leidens in eine göttliche Weltordnung. So entwickelt sich der Berufsstand des Arztes aus dem des Priesters, die ethische Verpflichtung aus der religiösen. Jedoch beschränkt sich die Reichweite ethischer Verbindlichkeit vom Eid des Hippokrates bis zu den Deklarationen von Helsinki und Tokyo (1975) auf die Beziehung zwischen Arzt und Patient, im wesentlichen aus der Sicht des Arztes. Es handelt sich um die Festlegung eines in erster Linie professionellen Kodex, der sich in seinen spezifischen Ausformungen im Lauf der Jahrhunderte zunehmend stärker auf die Gestaltung der Beziehungen zwischen Kollegen richtet und dem Patienten wenig mehr als die Wahl läßt, zu der Beziehung als solcher ja oder nein zu sagen. Dies geht so weit, daß in einer zunehmend nach Interessen geordneten Gesellschaft ärztliche Standesorganisationen für sich in Anspruch nehmen, legitime Verteidiger von Patienteninteressen zu sein. Dieses ausgesprochen paternalistische Verständnis der Arzt-Patienten-Beziehung erfährt im kurativen Bereich aus der unmittelbaren Notlage und Hilflosigkeit des Patienten eine gewisse Berechtigung, zumindest bei schwerer und akuter Erkrankung. Es erlegt dem Arzt allerdings auch besondere Verpflichtungen auf, die er unter Zurückstellung seiner Eigeninteressen erfüllen muß, soll der Stand als ganzer seine essentielle Autonomie behalten; denn Autonomie ohne den Nomos, die ethische Verbindlichkeit, führt zur ungebremsten, bindungsfreien Verfolgung von Eigen-, von Partikularinteressen.

# 2 Entwicklung der Prävention

Dies stellt sich im Bereich der Präventivmedizin teilweise anders dar. Präventive Ansätze, die über das religiöse Verständnis der Vermeidbarkeit von Krankheit als Folge von Sünde hinausgehen, finden sich erstmals in der Schrift von der Umwelt des Hippokrates (1955). Neben nicht beeinflußbare, vor allem klimatische Umweltfaktoren tritt bei der Verursachung von Krankheit die Lebensführung im Sinne von Ausgleich und Maß. Allerdings ist dies wohl als eine Empfehlung zu verstehen, die sich generell aus der klassischen griechischen Philosophie ableitet, ohne spezifischen Bezug einzelner Elemente des Lebensstils zu bestimmten vermeidbaren Erkrankungen. Ein präventiv-medizinisches System, aus dem Handlungsanweisungen schlüssig abgeleitet werden können, findet sich erst im 18. Jahrhundert.

Auch heute beziehen die Empfehlungen und Maßnahmen ihre Begründung nicht aus dem engeren medizinischen Bereich, vielleicht mit Ausnahme der von Jenner eingeführten Pockenschutzimpfung. Zwei Hauptströmungen lassen sich unterscheiden, deren Wechselspiel auch heute die Entwicklung der Prävention kennzeichnet: Die auf eine gesündere Lebensführung abzielenden Anweisungen und Belehrungen, etwa repräsentiert durch Hufeland (1798), und die auf eine Verbesserung der Umwelt- und Lebensbedingungen gerichteten Anstrengungen, wie sie etwa durch Pettenkofer (1882) hervorgehoben wurden. Eine dritte Entwicklungslinie wurde durch die Einbeziehung sozialer Umstände von Virchow (1848) eingeleitet, der die Ausweitung der Typhusepidemie in Oberschlesien 1848 mit der sozialen Benachteiligung und Unterdrückung der dortigen polnischen Bevölkerung in Zusammenhang brachte.

Im allgemeinen blieb aber die Gewichtung dieser drei Einflußkomplexe – Umweltbedingungen, soziale Bedingungen und individuelle Lebensführung – unklar, weil die wesentlichen Infektionserkrankungen jener Zeit erst gegen Ende des Jahrhunderts in ihrer Pathogenese aufgeklärt werden konnten. Wirksam war offenbar während des gesamten 19. Jahrhunderts eine stetige Veränderung der Lebensbedingungen, als deren Folge etwa die Tuberkolose kontinuierlich zurückging, wie dies von McKeown (1976) beschrieben wird. Dabei spielte wahrscheinlich die Verbesserung der Ernährungslage und der Wohnbedingungen die entscheidende Rolle. In dem Maße, wie im 20. Jahrhundert – vor der Einführung der Antibiotika und multipler Schutzimpfungen – die Infektionskrankheiten gegenüber den chronisch-degenerativen zurücktreten, gewinnen medizinische Empfehlungen zur gesunden Lebensführung an Stellenwert. Die epidemiologische Abgrenzung von Risikoverhaltensweisen (Framingham) nach dem Zweiten Weltkrieg gibt diesen Lehrsätzen eine Substanz und allgemeine Verbindlichkeit, die erstmals auch die Frage nach ethischen Implikationen aufwirft.

## 3  Die Wahrscheinlichkeitsdimension in einer präventivmedizinischen Ethik

Dabei muß man sich darüber im klaren sein, daß es sich hier nicht um eine dem Arzt-Patienten-Verhältnis analoge Beziehung zwischen Gesundheitserzieher (Arzt) und Laien handelt, sondern um Aussagen, die im wesentlichen auf Wahrscheinlichkeitsannahmen beruhen und letztlich statistischer Natur sind; d. h. daß die frühe Krankheitsvorbeugung, die sich aus säkularisierten religiösen Prinzipien einer grundsätzlich und allgemein richtigen Lebensführung ableitete, abgelöst wird von einer wissenschaftlich begründeten Prävention. Diese kann jedoch aufgrund ihres inhärenten Wahrscheinlichkeitscharakters nur beschränkt Gültigkeit beanspruchen, insofern individuelle Konstellationen das prinzipiell Richtige im Einzelfall aufheben. Dem wird analog in der individuellen Ethik der kurativen Medizin durch die erforderliche Einwilligung des Patienten in die Behandlung Rechnung getragen.

Der grundsätzliche Unterschied besteht darin, daß einerseits aufgrund wissenschaftlich nicht vollständig analysierbarer Determinanten die Verweigerung des einzelnen auch objektiv richtig sein kann und andererseits Maßnahmen der allgemeinen Prävention aufgrund überwiegender Wahrscheinlichkeiten eingeleitet werden müssen, die den einzelnen, dessen Situation durch solche Wahrscheinlichkeitsannahmen nicht zutreffend abgedeckt ist, benachteiligen können. Dazu kommt auch eine partielle Ablösung vom ärztlichen Berufsstand insofern, als die Durchsetzung und Verbreitung medizinisch begründeter Empfehlungen die berufsständigen Potentiale weit überfordert und auf die Mitarbeit anderer Berufe und von Laien angewiesen ist. Je bedeutungsvoller und wirksamer diese Mitarbeit ist, um so mehr wird sie sich der unmittelbaren ärztlichen Kontrolle entziehen und ist damit letztlich auch gefordert, eine eigene Ethik zu entwickeln.

# 4 Ethische Fragen bei der Früherkennung

Die bisherigen Ausführungen beziehen sich besonders eindeutig auf Fragen einer primären oder im engeren Sinne primordialen Prävention, nämlich auf die Maßnahmen, die sich auf die noch gesunde Bevölkerung und deren Alltagsleben – d.h. außerhalb des engeren medizinischen Bereichs – richten. Maßnahmen, die sich spezifisch auf Krankheitsfrühstadien, etwa des Krebses, oder auf die Träger bestimmter Risikofaktoren, etwa des erhöhten Blutdrucks, beziehen, gehören in dieser Hinsicht eher in den Bereich einer sekundären Prävention. Jedoch soll des weiteren, einem Vorschlag der Weltgesundheitsorganisation folgend, für diesen Indikationsbereich der Krankheitsfrüherkennung die Bezeichnung primäre Prävention beibehalten werden. Die im Hinblick auf eine bestimmte Krankheit gesunde, auch nicht durch Risikofaktoren belastete Bevölkerung bzw. die dort anzuwendenden Interventionsmaßnahmen, wären dann als primordiale Prävention zu kennzeichnen.

Auch wenn die wesentlichen Fragen einer neuen Ethik der Prävention sich erst bei der Durchführung primordialer Maßnahmen ergeben, sind einige typische Probleme auch schon bei der Früherkennung erkennbar. In Tabelle 1 sind die bekannten Kriterien von Wilson u. Jungner (1968) aufgeführt, die auch gesetzlich (§ 25 S 6 SGB V, früher RVO 181a) Grundlage für die Einführung von Früherkennungsuntersuchungen waren. Die Kriterien wären hier um die Forderung zu ergänzen, daß eine Frühbehandlung den therapeutischen Möglichkeiten nach Ausbruch der Krankheit überlegen sein sollte.

Mit wenigen Ausnahmen – etwa für die Hypertonie – konnten diese Kriterien bisher wissenschaftlich nicht erfüllt werden. Dennoch sind eine Reihe von Früherkennungsuntersuchungen, vor allem für bestimmte Krebsformen in der Bundesrepublik und in anderen Ländern, gesetzlich verankert. Es bleibt die Frage, ob diese Kriterien nicht prinzipiell zu hohe und teilweise grundsätzlich unerfüllbare Anforderungen stellen. Dies gilt vor allem für die folgenden 3 Dimensionen:
– unsichere Vorteile,
– mögliche Nachteile,
– gleicher Zugang für alle.

Da die empfohlenen Maßnahmen in einem notwendigerweise unvollkommenen Gesundheitssystem zur Anwendung gelangen, und die durch sie induzierten, diagnostischen und therapeutischen Verfahren nur teilweise wirksam werden, andererseits auch ohne Früherkennungsmaßnahmen im Einzelfall eingesetzt werden, erscheint eine umfassende wissenschaftliche Bewertung grundsätzlich kaum mög-

**Tabelle 1.** Kriterien der Früherkennung. (Nach Wilson u. Jungner 1968)

---

- Die gesuchte Störung sollte ein wichtiges Gesundheitsproblem sein.
- Es sollte eine anerkannte Therapie für die gefundenen Patienten geben.
- Einrichtungen für Diagnostik und Therapie sollten vorhanden sein.
- Es sollte ein erkennbares, latentes oder Frühstadium geben.
- Es sollte einen geeigneten Test oder eine geeignete Untersuchung geben.
- Der Test sollte für die Zielgruppe zumutbar sein.
- Der natürliche Verlauf der Störung einschließlich der Entwicklung vom latenten zum manifesten Stadium sollte hinreichend bekannt sein.
- Es sollte unstrittig sein, wer als Patient zu behandeln ist.
- Die Kosten der Maßnahmen (einschließlich Diagnostik und Behandlung der gefundenen Patienten) sollten in einem vernünftigen Verhältnis zu den Ausgabemöglichkeiten für das Gesundheitswesen stehen.
- Die Maßnahmen sollten kontinuierlich angeboten werden und nicht als einmaliges Projekt.

---

lich. Darüber hinaus sind die zur Verfügung stehenden therapeutischen Verfahren für die häufigen sog. Volkskrankheiten (Laaser 1982) nur in einem Falle, nämlich bei der Hypertonie ausreichend, bei der Hypercholesterinämie teilweise belegt. Darüber hinaus muß unter sozialen Gesichtspunkten bei begrenzten Ressourcen auch eine gesellschaftliche Priorität im Sinne überlegener Kosten-Nutzen-Relationen berücksichtigt werden. All dies scheint mit dem gegenwärtig zur Verfügung stehenden methodischen Instrumentarium kaum möglich.

Noch weniger scheint es möglich, bei langfristig und unterschwellig wirksamen Noxen, mögliche Schäden durch die präventiven Gegenmaßnahmen für bestimmte Gruppen auf Dauer auszuschließen. Dies gilt nicht nur für medikamentöse Vorbeugung mit der Möglichkeit einer langfristigen genetischen Schädigung, die erst in den nächsten Generationen erkennbar wäre, sondern gilt – vielfach noch gar nicht erkannt – auch für Maßnahmen der Gesundheitserziehung, wo etwa der Zusammenhang zwischen wiederholter Raucherentwöhnung und Gewichtzunahme über mehrere Jahre zu einem exzessiv erhöhten Risiko für übergewichtige Raucher führen kann. Wenn aber bestimmte Maßnahmen, wie z. B. die Fluoridierung des Trinkwassers, eingeführt worden sind, dann betreffen sie auf der einen Seite zwangsweise nahezu alle, auch diejenigen, die dies für sich selbst nicht akzeptieren wollen; andererseits gilt für viele Maßnahmen, daß die Zugangsmöglichkeiten durch bestimmte Lebenslagen (Erfahrungs-, Kommunikations-, Dispositions-, Einkommens- und Regenerationsspielräume) eingeschränkt sind, was sich typischerweise in sozialen Schichtgradienten darstellen läßt (etwa Häufigkeit des Rauchverhaltens).

## 5 Die Dimension der Bevölkerung

Die bisherigen Ausführungen machen deutlich, daß neben dem Wahrscheinlichkeitscharakter der Indikationsstellung für Präventivmaßnahmen und in Zusammenhang damit, der Bevölkerungsbezug eine wesentliche Rolle spielt.

Wenn der betroffene Einzelne nicht eindeutig identifiziert werden kann, müssen sich Vorgaben und Überlegungen von einer möglichst repräsentativen Bezugsbevölkerung ableiten. Damit ist die epidemiologische Grundlage präventivmedizinischer Ansätze angesprochen. Die häufige Gleichsetzung von Epidemiologie und Biometrie beruht auf dem Übersehen dieser Abgrenzung. Schlußfolgerungen sind daher eo ipso immer nur auf die Bezugsbevölkerung möglich; allgemeine Schlußfolgerungen erfordern den Bezug auf eine allgemeine oder besser die Gesamtbevölkerung. Deshalb spielt die Suche nach verzerrenden Einflußvariablen in der Epidemiologie eine so große Rolle. Diese Überlegungen erhalten einen entscheidenden Stellenwert, wenn man sich vor Augen hält, daß gerade im medizinischen Bereich epidemiologische Ergebnisse, die kollektive Gültigkeit für ihre Bezugspopulationen haben, unmittelbar in individuelle Empfehlungen für den einzelnen Patienten umgesetzt werden. Mit anderen Worten: die Determinanten, die die Höhe des Gesamtcholesterins in einer spezifischen Bevölkerung bestimmen, müssen nicht notwendigerweise die gleichen sein, die für die individuelle Variation des Cholesterinspiegels entscheidend sind. Ebensowenig muß der Beitrag, den erhöhte Cholesterinspiegel auf Bevölkerungsebene zum Gesamtrisiko leisten, für das Individuum im Rahmen seiner spezifischen Lebensbedingungen von gleichem Wert sein.

Noch deutlicher wird eine Diskrepanz zwischen der Gewichtung von Einflußvariablen auf Bevölkerungs- und Individualebene, wenn man sich die Zugriffsmöglichkeiten vor Augen hält. Die Ausschöpfung von Verhaltensspielräumen durch das Individuum ist eine Sache, die Festlegung von Verhaltensspielräumen durch Rahmenbedingungen, die die gesamte Bevölkerung betreffen, eine andere. Ausgehend von der Möglichkeit, individuelle Risikoverhaltensweisen abzubauen, läßt sich eine präventive Individualethik ableiten, etwa im Sinne der Verpflichtung, der Gemeinschaft nicht durch Mitverschulden an eigener Krankheit unnötig zur Last zu fallen. Aus der epidemiologischen und soziologischen Analyse von Determinanten, die im Sinne einer physikalischen oder sozialen Umwelt die Bandbreite von Gesundheit und Krankheit und die Wahrscheinlichkeitsverteilung innerhalb dieser Bandbreite festlegen, leitet sich die Perspektive einer ökologischen Dimension der Prävention ab. In diesem Zusammenhang ergeben sich ethische Fragen, die bisher noch kaum durchdacht sind.

## 6 Ökologische Prävention

Neben der Notwendigkeit, im Sinne einer medizinischen Prävention bestimmte, epidemiologisch begründete Empfehlungen in individuelle Verhaltensänderungen umzusetzen (Gesundheitserziehung), müssen auch die Lebensbedingungen überprüft werden, unter denen eine Veränderung individueller Verhaltensweisen überhaupt möglich oder zumindest erleichtert wird. Dies bezieht sich auf so naheliegende Dinge wie die Substitution nicht verfügbarer Räumlichkeiten für Gruppentreffen und auf so komplexe Aspekte wie die Entwicklung von Selbstvertrauen und sozialer Kompetenz in benachteiligten und deklassierten Bevölkerungsgruppen.

Über das „Was" (die Senkung der Risikofaktoren und damit hoffentlich der Erkrankungshäufigkeit) sind sich ja die meisten einig, vor allem wenn es nicht um eine Lebensverlängerung ad infinitum geht, sondern um die Verhinderung vorzeitiger Invalidität und Sterblichkeit wie bei einem Gutteil der einschlägigen gefäßbedingten Herz- und Gehirnkrankheiten. Um das „Wie" jedoch streiten sich nicht nur die Experten, sondern es liegt möglicherweise auch bei vielen einzelnen jeweils anders. Es ist doch interessant, wieviele verschiedene Methoden der Raucherentwöhnung entwickelt und versucht worden sind, offenbar alle mit mehr oder weniger gleich großem, aber begrenztem Erfolg. Sicher kann jemand eine noch bessere Methode entwickeln, die unter bestimmten günstigen Umständen einen noch größeren „kleinen Erfolg" erzielen kann. Warum nicht einfach den einzelnen fragen, welche Methode ihm zusagt, sie für ihn zugänglich machen und seinen Bewertungen folgen? Kann er das wirklich soviel schlechter beurteilen als der Experte? Wenn aber soziale Determinanten den einzelnen in seinen Entscheidungen bestimmen, dann braucht es auch das Engagement des einzelnen, um sie zu verändern. Kraft zur Veränderung kann nicht von den beteiligten Wissenschaftlern kommen, die politisch eine Quantité négligeable sind, sondern durch „soziale Coping-Prozesse", die über ein partizipatives Organisationsmodell in Gang gesetzt werden. Nicht umsonst hat die Konferenz der WHO in Alma Ata 1978 unter Beteiligung praktisch aller Nationen der Ersten wie der Dritten Welt von Gesundheitsförderung durch „more equal participation" gesprochen und postuliert, daß Veränderungen nur zu erwarten seien, wenn „the healthier choice is made the easier choice" (1983). Prävention kann nicht nur als Analyse und Informationsangebot gedacht werden, sondern ist dem sozialen Auftrag zur Veränderung verpflichtet. In diesem Sinne bedeutet „offene Prävention" Berücksichtigung von Betroffenheit, Beteiligung und subjektiver Wahrnehmung von Krankheit und Gesundheit.

## 7 Ethische Grundannahmen

### 7.1 Das Bild vom Menschen: Unabhängigkeit

Jede Ethik muß sich auf Grundannahmen stützen, die nicht weiter ableitbar sind. Zweifellos können Menschen nicht nur negativ, sondern auch positiv manipuliert werden, wobei diese Bewertung der Einflußnahme bei den Manipulatoren liegt. Manche Schulprogramme gegen das Rauchen mit Video- und Peer-Einsatz liegen zweifellos zumindest in der Nähe positiver Manipulationstechniken. Die klassische Prävention stützt sich auf gesetzliche Maßnahmen (Pockenimpfpflicht); die präventive Gesundheitserziehung nutzt suggestive Techniken oft mit großer Unbedenklichkeit, eingeschränkt allenfalls durch die begrenzte Verfügbarkeit von finanziellen Mitteln.

Andererseits können Einflußnahmen auf die Entscheidung des einzelnen nicht ausgeschlossen werden, ja, sie sind im Rahmen seiner Auseinandersetzung mit dem jeweiligen Problem existenzieller Bestandteil seiner Meinungsbildung. Die entscheidende Frage geht dahin, ob Einflußfaktoren seiner sozialen Kontrolle mit unterliegen oder ob sie extern veranlaßt sind (etwa durch zentral gesteuerte Institutionen der Gesundheitserziehung). Insofern sich Nachbarschaft und Stadtgemeinde unter Zulassung individueller Mitwirkung organisieren und Programmangebote auch im Sinne einer aktiven Einflußnahme zur Verfügung stellen, wäre nicht von extremer Manipulation, sondern von interner Auseinandersetzung mit Problemen der Prävention zu sprechen. Wesentlich erscheint, daß der einzelne nicht als passives Objekt extern definierter Programme, sondern als Mitwirkender gesehen wird, d.h. ihm wird eine autonome Entscheidung zugetraut, aber auch die Befähigung zu der für ihn richtigen Entscheidung zugemutet. Dies steht den vielfach noch vertretenen paternalistischen Vorstellungen entgegen. Es leitet sich aber nicht nur der höhere Anspruch an den einzelnen daraus ab, sondern auch die Verpflichtung der Gemeinschaft, soweit möglich gleiche Ausgangsbedingungen für alle sicherzustellen.

## 7.2 Das Bild vom Menschen: Chancengleichheit

Dies betrifft die zweite Grundannahme für eine präventive Ethik, die nicht weiter begründet werden kann. Unterschiedliche Lebenslagen (vgl. oben) bedingen unterschiedliche Chancen, auch für die Gesundheit.

Interventionsmaßnahmen können das durchschnittliche Krankheitsniveau in der Gesamtbevölkerung senken und dennoch den Abstand zwischen bestimmten Gruppen bzw. Schichten vergrößern, so wie dies heute für die Einkommensentwicklung in der Bundesrepublik gilt. Dies kann im Rahmen der Diffusionstheorie akzeptiert werden, nach der es am einfachsten ist, das Gesundheitsverhalten in der Mittel- und Oberschicht zu ändern, um unter Nutzbarmachung der Mittelschichtorientierung benachteiligter Gruppen letztlich auch deren Verhalten günstig zu beeinflussen. Ein Beispiel dafür wäre der Profilwandel des Herzinfarktes als Managerkrankheit vor 20 oder 30 Jahren zur „Vormannkrankheit" heute. Insofern aber die benachteiligten Bevölkerungsgruppen auch die hilflosesten sind, reicht die Propagierung von Selbsthilfe hier nicht aus; vielmehr ist die Bereitstellung zusätzlicher personaler und materieller Hilfen erforderlich, wenn ein Ausgleich hergestellt werden soll.

Um die mit der Gewöhnung an Hilflosigkeit verbundene Passivität zu durchbrechen, ist es notwendig, diese Ressourcen in die Verfügungsgewalt der Betroffenen möglichst weitgehend zu überstellen – ein Gedanke, der für Wissenschaftler und Entscheidungsträger kaum akzeptabel ist, weil damit von ihnen verlangt wird, vermeintliche oder tatsächliche Irrtümer in der Handhabung der zur Verfügung gestellten Mittel zuzulassen. Nicht nur gesundheitsfördernde Angebote und die Möglichkeit ihrer Inanspruchnahme, sondern auch die Abhängigkeit von Vorgaben und die autonome Entscheidungsfähigkeit, kurz die Manipulierbarkeit, sind in der Gesamtbevölkerung unterschiedlich verteilt, etwa nach den klassischen Kategorien sozialer Schichtung. Hilfestellung ohne Beteiligung würde diese Tendenz fördern statt ihr entgegenzuwirken. Der Black-Report (1982) hat für Großbritannien überzeugend die Benachteiligung unterer sozialer Gruppen anhand der verfügbaren Indikatoren der Mortalität und Morbidität nachgezeichnet. Es ist eine ethische Grundsatzentscheidung, ob dies akzeptiert werden kann oder nicht.

### 7.3 Das Bild vom Menschen: Fürsorge

Die beiden Primärpostulate der Unabhängigkeit und Chancengleichheit werden implizit ergänzt durch das Postulat der Fürsorge und Hilfe für Benachteiligte: auch im Sinne des sie zur Aufhebung ihrer Benachteiligung Befähigens. Unschwer lassen sich in diesen Überlegungen die unverwirklichten Forderungen der Französischen Revolution 1789 nach Freiheit, Gleichheit und Brüderlichkeit wiedererkennen, oder in der Terminologie der WHO: „respect for others, justice, beneficence."

## 8 Die Rolle der Wissenschaft

Es wurde schon ausgeführt, daß die persönlichen Lebensumstände oft eine andere Gewichtung von Einflußfaktoren erfordern, als dies bei Betrachtung einer Gesamtpopulation der Fall ist: Neben die wissenschaftliche Wahrheit tritt eine persönliche Wahrheit, deren Relevanz sich aus der Betroffenheit des einzelnen ableitet. Die Schädlichkeit des Zigarettenrauchens z.B. ist für die Bevölkerung insgesamt unstrittig, für die Entscheidung des einzelnen treten daneben noch weitere Kriterien, etwa das einer möglichen Reduktion sozialer Beziehungen.

Die wissenschaftliche Gültigkeit therapeutischer Vorgaben beruht auf der experimentellen Rigidität randomisierter Doppelblindstudien. Für eindeutig pathologische bzw. klinisch relevant erhöhte Risikoparameter wirft dies wenig Probleme auf. Jedoch betrifft diese Situation nur einen kleinen Teil der Bevölkerung, den äussersten Bereich der Risikoverteilung. Bei der primären Prävention von Volkskrankheiten geht es im allgemeinen nicht um exzessiv erhöhte pathologische Werte, sondern um sog. Grenzrisiken, wie etwa die milde Hypertonie oder das leichte Übergewicht. Grenzrisiken betreffen viele und tragen deshalb trotz eines individuell niedrigen, relativen Risikos zur Häufigkeit der betreffenden Erkrankungen insgesamt entscheidend bei. Klinisch kontrollierte Versuche sind jedoch im Bereich von Grenzrisiken selten unter Berücksichtigung aller klassischen Anforderungen durchführbar. Aus statistischen Gründen ist bei geringem Einzelfallrisiko eine große Zahl von Teilnehmern erforderlich, vielfach stehen in diesem Ausmaß nur Freiwillige zur Verfügung. Damit ist von vornherein eine gewisse Atypizität gegeben.

Darüber hinaus machen die großen logistischen und finanziellen Schwierigkeiten eine Wiederholung fast unmöglich, zumindest bei positivem Ausgang des Versuchs. Eine Mehrfachbestätigung wäre aber nach den üblichen Gepflogenheiten angesichts der statistischen Möglichkeiten eines irrtümlich positiven Versuchsausgangs notwendig. Doppeltblinde Versuchsanordnungen erfordern die Gabe eines Plazebos, was prinzipiell nur bei medikamentösen Behandlungsformen möglich scheint. Diese wiederum implizieren bei leichten Langzeitrisiken das Erfordernis, mögliche genetische Schädigungen und individuelle Langzeitintoxikationen durch die therapeutische Substanz zu bestimmen, um eine Abwägung von Vor- und Nachteilen der Behandlung zu ermöglichen (bei klinisch relevanten Krankheitszuständen tritt dieser Aspekt hinter der unmittelbaren Notwendigkeit zurück). Andererseits liefert die klassische Epidemiologie Ergebnisse mehr oder minder großer Plausibilität aus Beobachtungsstudien und ist nur in Ausnahmesituationen in der Lage, experimentelle Designs zu operationalisieren. Selbst die gängigsten Empfehlungen zur Lebensführung sind daher im Lauf der Jahre immer wieder umstritten. Erinnert sei an die schon bald jahrzehntelange Diskussion um die relativen Vor- und Nachteile von Butter und Margarine, oder – kürzlich – die Frage des Passivrauchens.

Die Berücksichtigung persönlicher Umstände in Verbindung mit der prinzipiellen Schwäche wissenschaftlicher Argumentation gerade in dem für die Prävention chronischer Erkrankungen wichtigen Bereich der Grenzrisiken spricht für die Notwendigkeit, dem einzelnen die letzte Entscheidung zu überlassen, ihn aber auch – sofern dies nicht der Fall ist – dazu zu befähigen.

## 9  Zusammenfassung

Die bisher verhältnismäßig begrenzten Erfolge präventiver Maßahmen und Ansätze sind bedingt durch begrenzte Motivierbarkeit, geringe Kapazitäten und unzureichendes politisches Gewicht der wissenschaftlichen Position. Alle 3 Restriktionen lassen sich nur durch eine weitgehende Beteiligung der Bevölkerung, durchaus auch im Sinne der Laienmedizin, mildern.

In der Summe ergibt sich als vorläufiges ethisches Postulat für die Präventivmedizin: Verbesserung des Gesundheitszustandes durch mehr Beteiligung an den Entscheidungsprozessen und durch mehr Befähigung/Kompetenz der betroffenen Patienten und Laien. Insofern wissenschaftliche Vorgaben in einem absoluten Sinne richtig sind, ließe sich das Ziel einer verbesserten Gesundheit auch und gerade durch weniger Beteiligung der weniger Wissenden, durch Einschränkung der zum Teil auch gesundheitsschädlichen Wahlmöglichkeiten und durch Verminderung der autonomen Entscheidungskompetenz erreichen. Eine Entscheidung darüber ist weniger argumentativ als axiomatisch zu treffen, ausgerichtet an dem Menschenbild, dem sich die Gesellschaft und der einzelne verpflichtet fühlen.

## Literatur

Die XXIX. Generalversammlung des Weltärztebundes vom 6.–10. Oktober 1975 in Tokio. Dtsch Ärztebl 75:3161–3170
Hippokrates (1955) Fünf auserlesene Schriften. Artemis, Zürich
Hufeland CW (1798) Die Kunst, das menschliche Leben zu verlängern. Makrobiotik. 2. verm. Aufl. Th. 1.2. Jena, Akademische Buchhandlung Herrmann, Frankfurt. (Neudruck der Ausgabe von 1823 Hippokrates-Verlag, Stuttgart)
King M (1966) Medical care in developing countries. Oxford University Press, Nairobi
Laaser U (1985) Lay involvement in the primary prevention of cardiovascular disease: The Rhein Neckar community study (GRN). In: Laaser U, Senault R, Viefhues H (eds) Primary health care in the making. Springer, Berlin Heidelberg New York

Laaser U (1982) Volkskrankheiten. In: Schaefer H et al. (Hrsg) Funk-Kolleg Umwelt und Gesundheit – Aspekte einer sozialen Medizin. Fischer, Frankfurt
McKeownThomas (1976) The role of medicine. Nuffield Provincial Hospitals Trust, London
Pettenkofer M v., Ziemssen HC v (Hrsg) (1882) Handbuch der Hygiene und Gewerbekrankheiten. Leipzig
Townsend P, Davidson N (1982) Inequalities in health. The black report. Pelican, London
Virchow R (1848) Mitteilungen über die in Oberschlesien herrschende Typhus-Epidemie. Berlin
Weltgesundheitsorganisation (1983) Deklaration von Alma Ata. Weltgesundheit 11:3–5
Wilson JMG, Jungner G (1968) Principles and Practice of Screening for Disease. WHO, Genf

# Teil III

# Gesundheitsvorsorge im Kindesalter

# Genetische Beratung

W. Fuhrmann

## 1 Definition

Der heutige Wissenstand der Humangenetik und die Entwicklung neuer diagnostischer Methoden machen es in vielen Fällen möglich, die besondere Gefährdung eines Menschen, seiner Nachkommen oder der Nachkommen eines Paares durch Erbleiden, Chromosomenanomalien oder Entwicklungsstörungen zu erkennen, einzugrenzen oder auszuschließen. Die Vermittlung dieser Kenntnisse, ihre Anwendung auf den Einzelfall und die Information über mögliche Handlungsalternativen sind Aufgabe der humangenetischen Beratung. Sie informiert über die verfügbaren Methoden der Vorbeugung und der Früherkennung, evtl. auch der Therapie, ebenso wie über besondere Gefährdungen. Vielfach führt sie zum Abbau unbegründeter Ängste oder ersetzt übertriebene Befürchtungen durch ein überschaubares und berechenbares Risiko.

Da für die Beurteilung häufig die Abgrenzung genetisch bedingter Entwicklungsstörungen von solchen notwendig ist, die durch äußere Faktoren bedingt sind, z.B. Geburtstrauma, Virusinfektion in der Schwangerschaft, Strahlen-, Medikamenten- oder Chemikalienbelastung, sind oft auch diese Gegenstand der Beratung.

Schließlich hat die Entwicklung der pränatalen Diagnostik die Möglichkeiten, aber auch die Probleme der genetischen Beratung wesentlich erweitert.

## 2 Der Ablauf der humangenetischen Beratung

Bei Laien und Ärzten besteht oft noch Unklarheit über Inhalt und Ablauf einer humangenetischen Beratung. Sie besteht aus mehreren, relativ gut voneinander abgrenzbaren Schritten:

In einem offenen Gespräch muß zunächst ein Vertrauensverhältnis zwischen Ratsuchenden und dem Berater geschaffen werden. Der Ratsuchende muß sicher sein, daß seine eigenen Interessen vorrangig sind, daß alle Entscheidungen nach voller Information von ihm selbst getroffen werden und nicht von irgendwelchen Instanzen und daß alle anfallenden Informationen und Untersuchungsergebnisse einer strengen ärztlichen Schweigepflicht unterliegen. Werden weitere Verwandte mit deren Einverständnis in die Untersuchung einbezogen, so gilt für sie die gleiche Zusicherung.

Auf der Basis dieses Vertrauens erfragt der Berater die notwendigen Informationen über den Ratsuchenden und die näheren Verwandten. Wie weit diese Suche auszudehnen ist, ergibt sich aus der jeweiligen Fragestellung. In der Regel wird ein Stammbaum bis zu den Verwandten 3. Grades (d.h.: Vettern und Cousinen) erstellt. Wichtige Krankheitsbefunde werden durch Untersuchungen der betroffenen Personen oder Arztbriefe und dergleichen ergänzt und gesichert. Soweit möglich und erforderlich sind spezielle Untersuchungen zu veranlassen. Sie können allgemein medizinischer Art sein oder spezielle genetische Untersuchungen (Zytogenetik, DNA-Analyse) umfassen. Aus diesen Daten und Befunden muß der Berater seine diagnostische und genetische Beurteilung gewinnen, die Prognose abschätzen und ggf. das Erkrankungsrisiko für Nachkommen errechnen.

Genauso wichtig ist dann der nächste Schritt: die Vermittlung der Ergebnisse in einer für den Ratsuchenden verständlichen Form, die ihn in die Lage versetzt, nun zu einer eigenen Entscheidung zu gelangen und rational begründete Konsequenzen zu ziehen. Die Schwierigkeit der Informationsvermittlung wird oft unterschätzt. Ein Versagen an dieser Stelle macht aber den gesamten Erfolg zunichte. Nicht selten ist der Ratsuchende nicht in der Lage, die Fülle der für ihn fremden Informationen in einem einzigen Gespräch zu verarbeiten, daher wird generell die Festlegung in einem abschließenden zusammenfassenden Brief an den Patienten gefordert. Häufig sind mehrere Gespräche notwendig, vor allem wenn schwierigere Entscheidungen anstehen.

Der Berater soll zu keiner Entscheidung drängen, die Beratung soll in diesem Sinne „nicht-direktiv" sein. Dennoch wird es oft unvermeidlich sein, daß der Ratsuchende aus der Art der Darstellung die Meinung des Beraters erkennt. Auch soll ein Berater sich einer direkten Stellungnnahme nicht verschließen, wenn diese erbeten wird. Er wird aber klarmachen, daß er dem Ratsuchenden die Entscheidung weder abnehmen kann noch will. Er sollte auch betonen, daß er auch eine von seiner persönlichen Meinung abweichende Entscheidung der Betroffenen akzeptiert.

Wo immer nötig und möglich sollte eine begleitende und nachgehende Unterstützung angeboten werden. Eine solche begleitende psychologische Betreuung ist besonders wichtig, wenn sich aus der Beratung neue belastende Erkenntnisse ergeben. Leider gibt es dafür nur bei wenigen Beratungsstellen Personalmittel für Psychologen und Sozialarbeiter.

Manche Patienten wünschen Kontakte mit in ähnlicher Weise betroffenen Menschen, die der Berater im gegenseitigen Einverständnis vermitteln kann. Mitunter nützen hier auch Selbsthilfegruppen, deren Eignung und Zusammensetzung man aber genau kennen sollte.

Probleme der humangenetischen Beratung umfassen die gesamte Medizin. Daher sind häufig Konsultationen anderer Fachärzte erforderlich. Für die ergänzenden Untersuchungen werden oft Biologen oder Biochemiker einbezogen. Die humangenetische Beratung ist in komplizierten Fällen am besten im Rahmen einer Institution zu leisten, die über ein entsprechendes Team verfügt. Die eigentliche Beratung aber ist eine *ärztliche* Aufgabe.

# 3 Humangenetische Beratung für wen?

Eine humangenetische Beratung des geschilderten Umfangs kann nicht jedem Paar mit Kinderwunsch angeboten werden. Das wäre auch wenig ergiebig. Sie sollte aber jedem zur Verfügung stehen, der sich ernsthafte Sorgen über ein erhöhtes genetisches Risiko macht. Darüber hinaus kann die Diagnose oder die von jedem Arzt zu erhebende Eigen- und Familienanamnese objektive Indikationen für eine spezialisierte humangenetische Beratung erbringen und sollte dann zur Überweisung an einen entsprechend qualifizierten Arzt führen. Die genetische Beratung ist in den einschlägigen ärztlichen Gebührenordnungen – auch als Leistung der gesetzlichen Krankenkassen – vorgesehen und speziell in den Richtlinien des Bundesausschusses der Ärzte und Krankenkassen über die ärztliche Betreuung während der Schwangerschaft und nach der Entbindung (Mutterschaftsrichtlinien) enthalten. Absatz A 3 dieser Richtlinie bestimmt: „Ergeben sich im Rahmen der Mutterschaftsvorsorge Anhaltspunkte für ein genetisch bedingtes Risiko, so ist der Arzt gehalten, die Schwangere über die Möglichkeit einer humangenetischen Beratung und/oder humangenetischen Untersuchung aufzuklären."

Eine Orientierungshilfe über allgemeine Indikationen zur humangenetischen Beratung gibt Tabelle 1.

***Erläuterungen zum Indikationenkatalog***

***zur humangenetischen Beratung*** (s. Tabelle 1)
Zu A 1) Bei Krankheiten mit einfachem Mendel'schen Erbgang sind Erkrankungen und Wiederholungsrisiken formalgenetisch exakt errechenbar. Methoden der

**Tabelle 1.** Indikationen zur humangenetischen Beratung

*A) Allgemein:*
1) Erbleiden beim Ratsuchenden oder in der Familie,
   besonders bei näheren Verwandten
2) Wiederholtes Auftreten gleichartiger Krankheiten in der Familie,
   multifaktoriell genetische Krankheiten
3) Fehlbildungen bei näheren Verwandten
4) Verwandtenehe
5) Chromosomenanomalien oder unklare Entwicklungsstörungen bei Verwandten
6) Zwei oder mehr Fehl- oder Totgeburten ohne bekannte gynäkologische Ursache
7) Kinderwunsch oder Schwangerschaft bei erhöhtem Alter, insbesondere der Frau von
   35 Jahren oder darüber oder – mit Einschränkung – des Ehemannes über 45 Jahre

*B) In oder kurz vor einer Schwangerschaft zusätzlich:*
1) Exposition gegenüber ionisierender Strahlung, teratogenen oder mutagenen
   Medikamenten und Chemikalien
2) Viruserkrankungen (bzw. Exposition) einer Graviden
3) Auffällige Befunde bei Ultraschalluntersuchung der Schwangeren
   (Polyhydamnion, Oligohydramnion, Wachstumsretardierung,
   auffälliges fetales Bewegungsmuster)
4) Deutlich erhöhtes (über dem Doppelten des Medianwertes) oder stark vermindertes
   (gleich oder weniger als 0,4 des Medianwertes) Alpha-Fetoprotein im mütterlichen
   Serum in der 14. – 20. Schwangerschaftswoche. Erhöhtes Risiko für ein
   Down-Syndrom des Feten nach dem „Triple Test".

Frühdiagnostik wurden entwickelt. Früher als einheitlich beurteilte Krankheiten werden zunehmend als heterogen mit entsprechend differenzierter Prognose erkannt.

Für immer mehr Krankheiten mit einfachem Erbgang werden molelulargenetische Nachweismethoden verfügbar. Sie können nicht nur zur pränatalen Diagnostik eingesetzt werden, sondern gestatten auch bei Gefährdeten eine Gendiagnostik mancher spät auftretender Erbleiden, lange bevor erste klinische Zeichen auftreten (prädiktive Diagnostik), oder erlauben den Nachweis oder Ausschluß der Genträgerschaft bei gesunden möglichen Überträgern. Sie vermitteln damit für die genetische Beratung sehr wichtige, für den Ratsuchenden aber eventuell sehr belastende Kenntnisse. Sehr kraß zeigt sich diese Problematik am Beispiel der Chorea Huntington. Dieses schwere und bis heute therapeutisch nicht entscheidend beeinflußbare Leiden tritt im Mittel erst am Ende des vierten Jahrzehnts klinisch in Erscheinung und schreitet dann unaufhaltbar bis zu völliger Hilflosigkeit und Persönlichkeitsverfall fort. Der Erbgang ist autosomal-dominant, das veränderte Gen konnte auf dem Ende des kurzen Arms des Chromosoms 4 lokalisiert werden.

Das Gen ist inzwischen auch sequenziert worden. Die Chorea Huntington gehört zu den bisher 10 bekannten Erbleiden, bei denen eine sog. Expansion oder Amplifikation vorliegt. Darunter versteht man eine Vervielfachung eines Nukleotids, bei der Chorea Huntington eines CAG-triplets. Dieser erst in jüngerer Zeit entdeckte Mutationstyp findet sich v.a. bei neurodegenerativen Krankheiten, auch bei der Dystrophia myotonica. Beim fragilen X-Syndrom findet sich dagegen eine CCG-Expansion.

Typisch für diese Krankheiten sind dominante Vererbung und häufig Antizipation. Darunter versteht man ein immer früheres Auftreten in aufeinanderfolgenden Generationen, wie das bei der Dystrophia myotonica eine lange Zeit unerklärtes Phänomen war.

Die Expansion kann einige wenige bis zu mehreren tausend Triplets umfassen. Die Zahl der Wiederholungen kann darüber entscheiden, ob und wann es zur klinischen Manifestation kommt. Das ist aber nicht immer der Fall, wie auch der Schweregrad der Manifestation nicht vom Ausmaß der Expansion abhängen muß. Die Entwicklung von einer „normalen" Zahl der wiederholten Triplets zu einer zur Krankheit führenden Expansion kann über Zwischenschritte gehen. Man spricht deshalb von einer dynamischen Mutation. Bei der Weitergabe des Gens in einer Familie kann es wahrscheinlich auch zu einer Reduzierung der Zahl der wiederholten Triplets kommen. Offenbar spielt das Geschlecht des übertragenden Elternteils eine wichtige Rolle. Mechanismen der phänotypischen Ausprägung sind im einzelnen noch nicht aufgeklärt. Mit molekulargenetischen Methoden ist es heute bei der Chorea Huntington möglich, einem gefährdeten Patienten mit Sicherheit zu sagen, ob er Genträger ist oder nicht.

Eine solche Information kann für die Familien- und Lebensplanung von größter Bedeutung sein, kann zur Befreiung von großer Angst, aber auch zu kaum erträglicher Belastung führen. Dieses Beispiel zeigt die große Verantwortung, die mit einer genetischen Beratung verbunden sein kann. Eine Beratung dieser Art kann nur mit sorgfältiger psychiatrischer und psychologischer Langzeitbetreuung verantwortet werden.

Zu A 2) und A 3): Vor allem wiederholtes Auftreten ähnlicher Krankheitszeichen in einer Familie kann auf Erblichkeit hinweisen. Für viele multifaktoriell genetische Krankheiten stehen aus größeren Untersuchungsreihen Zahlen zur empirischen Erbprognose zur Verfügung.

Zu A 4): Bei Verwandtenehen ist eine besonders sorgfältige Familienanamnese angezeigt. Das genetische Risiko der Verwandtenehe liegt in der höheren Wahrscheinlichkeit der Homozygotie, d.h. dem Zusammentreffen gleicher ungünstiger Gene von gemeinsamen Vorfahren bei Kindern aus einer derartigen Verbindung.

Zu A 5): Chromosomenanomalien oder darauf verdächtige Entwicklungsstörungen bei einem Kind oder bei Verwandten sollten zytogenetisch geklärt werden, da bei strukturellen Umbauten und Stückverlagerung (z.B. Translokation) auch für weitere Verwandte ein erhöhtes Erkrankungsrisiko bzw. Risiko für Kinder gegeben sein kann.

Zu A 6): Wiederholte Tot- oder Fehlgeburten können neben anderen Ursachen darauf zurückzuführen sein, daß ein Elternteil Träger eines balancierten Chromosomenumbaus (Translokation) ist. Ein solcher Befund wird bei 4 – 6 Prozent der betroffenen Paare registriert und kann dann in späteren Schwangerschaften Anlaß zur pränatalen Diagnostik sein.

Zu A 7): Mit zunehmendem Alter einer Frau werden Chromosomenfehlverteilungen beim Kind häufiger beobachtet. Während z.B. das Down-Syndrom, die Trisomie 21, bei Neugeborenen von Müttern Anfang 20 nur etwa einmal unter 1500 Lebendgeborenen gefunden wurde, sind die entsprechenden Zahlen für Mütter um 30 Jahre etwa 1:900, bei 35jährigen etwa 1:300 und bei 40jährigen über 1%. Bei Einschluß auch anderer numerischer Chromosomenanomalien verdoppeln sich diese Zahlen in etwa. Schwangere ab dem 35. Lebensjahr sind deshalb über die Möglichkeit der pränatalen Diagnostik von Chromosomenanomalien beim Kind zu unterrichten. Ob und inwieweit das Alter des Kindsvaters in dieser Hinsicht eine Rolle spielt, ist noch Gegenstand einer akademischen Kontroverse. Nach vorherrschender Ansicht ist dieser Effekt, falls überhaupt vorhanden, erst jenseits von 40 Jahren erkennbar und eher gering.

Zu B 1): Ionisierende Strahlen und manche Medikamente und Chemikalien können Mutationen (Erbänderungen) auslösen. Im Experiment konnte gezeigt werden, daß eine solche Einwirkung kurz vor oder zum Zeitpunkt der Konzeption auch zu Chromosomenverteilungsstörungen führen kann. Belege dafür, daß dies unter normalen Verhältnissen beim Menschen eine Rolle spielt, fehlen. Immerhin wurde daraus von einigen Autoren eine Indikation zur pränatalen zytogenetischen Diagnostik abgeleitet. Wichtiger ist die *teratogene* (mißbildungsauslösende) Wirkung von Strahlen und einigen Medikamenten. Hier ist die Art der Einwirkung und die Dosis im Einzelfall zu prüfen. Gerade hier bestehen viele übertriebene Ängste.

Zu B 2): Das klassische Beispiel für die Schädigung des menschlichen Embryo und Feten durch eine Virusinfektion der Mutter ist die 1941 von Gregg beschriebene Rötelnembryopathie. Inzwischen ist gesichert, daß auch eine Reihe weiterer Viruskrankheiten schwere Schäden machen können. Art und Zeitpunkt der Infektion sind entscheidend. Die Beurteilung erfordert meist spezielle serologische und immunologische Untersuchungen, auch kann der Virusnachweis im Fruchtwasser oder Nabelschnurblut in Betracht kommen.

Zu B 3): Auffällige Befunde bei der Ultraschalluntersuchung legen häufig eine ergänzende zytogenetische Untersuchung (z.B. nach Plazentapunktion) und biochemische Untersuchung des Fruchtwassers nahe (Alpha-Fetoprotein, Acetylcholinesterase). Bei Verdacht auf spezielle Syndrome wird häufig der Humangenetiker zugezogen.

Zu B 4): Die Alpha-Fetoprotein-(AFP-)Untersuchung im Fruchtwasser dient vor allem der Erfassung von Neuralrohrdefekten des Feten (Anenzephalie, Spina bifida aperta). Die Bestimmung der AFP-Konzentration im mütterlichem Serum (Blut), vorzugsweise in der 16. bis 18. Schwangerschaftswoche, ist geeignet, Schwangerschaften mit erhöhtem Risiko für eine solche Anomalie zu erfassen (erhöhte AFP-Konzentration) oder auch eine Gruppe von Schwangeren mit erhöhtem Risiko für ein Kind mit Down-Syndrom zu identifizieren (stark erniedrigte AFP-Konzentration) und für diese weitere spezielle Untersuchungen zu ermöglichen.

Als Indikatior für ein erhöhtes Risiko für ein Down-Syndrom des Feten oder dessen Ausschluß hat sich die kombinierte Auswertung der Konzentration des Alphafetoproteins im maternalen Serum, des HCG und des Östriol (E 3), vielfach als Triple-Test bezeichnet, eingebürgert. Häufige Interpretationsschwierigkeiten stehen seiner allgemeinen Einführung im Wege.

## 4 Prävention durch genetische Beratung?

Das zunehmend bessere Verständis der Grundlagen erblicher Krankheiten eröffnet verschiedene Wege der Prävention. Bei einigen Erbleiden kann eine Frühtherapie die Ausprägung des Leidens verhindern. Ein klassisches Beispiel ist die Phenylketonurie, der erbliche Schwachsinn mit Brenztraubensäureausscheidung im Urin. Setzt hier die Behandlung mit einer speziellen Diät schon im frühen Säuglingsalter ein und wird sie konsequent durchgeführt, so entwickeln sich die betroffenen Kinder praktisch normal. Eine solche Frühtherapie kann durch ein einfaches Screening aller Neugeborenen ermöglicht werden. Es gibt auch Krankheiten, bei denen ein allgemeines Screening nicht durchführbar oder wegen der Seltenheit der Krankheit unpraktikabel ist. Hier eröffnet die humangenetische Beratung die Möglichkeit, gefährdete Familien zu erkennen und ggf. einer dann auch aufwendigeren Untersuchung und Behandlung zuführen. Das Ergebnis ist eine Prävention auf der Ebene des Erscheinungsbildes, des Phänotyps. Die Erbanlage, der Genotyp, bleibt unverändert, nur seine Ausprägung wird unterdrückt.

Die genetische Beratung macht aber auch eine Prävention auf der Ebene des Genotyps möglich: Ergibt sich etwa in der Beratung ein hohes Risiko der Kinder für ein schweres und unbehandelbares Erbleiden, so werden manche Betroffenen oder betroffene Eltern auf (weitere) Kinder ganz verzichten. Praktische Beispiele sind Chorea Huntington, die Neurofibromatose (Recklinghausen-Krankheit) oder die infantile spinale Muskelatrophie Werdnig-Hoffmann. Hier wird das Auftreten des kranken Gens in der Kindergeneration vermieden. Wir können von einer primären Prävention auf der Ebene des Genotyps sprechen.

Dem steht die Gruppe der Krankheiten gegenüber, die heute der pränatalen Diagnostik zugänglich sind. Diese vorgeburtliche Erkennung kann in einer kleinen Zahl von Fällen bereits heute die Möglichkeit einer intrauterinen Behandlung eröffnen oder durch Früherkennung und -therapie die Überlebens- und Entwicklungschancen eines betroffenen Feten verbessern. Das trifft vor allem für die Diagnostik in der späteren Schwangerschaft zu. Im engeren Sinne spricht man von pränataler Diagnostik im Hinblick auf Methoden der Krankheits- oder Fehlbildungserkennung in der ersten Hälfte der Schwangerschaft, d.h. zu einem Zeitpunkt, zu dem bei Nachweis einer schweren, nicht aussichtsreich behandelbaren Entwicklungsstörung oder Krankheit des Feten ein Abbruch der Schwangerschaft gesetzlich noch zulässig ist. Die in dem heute geltenden Gesetz festgelegte Frist (§ 218 a) endet in Deutschland mit der 22. Woche der Fetalentwicklung, entsprechend etwa der 24. Schwangerschaftswoche nach dem 1. Tag der letzten Regel.

Die wichtigsten Methoden der pränatalen Diagnostik sind:

- Die zytogenetische Untersuchung fetaler Zellen aus dem Fruchtwasser (nach Amniozentese) oder aus dem Gewebe des Mutterkuchens (Chorionzottenbiopsie, Plazentapunktion).
- Die biochemische Untersuchung von fetalen Zellen nach Kultur zur Erkennung von Stoffwechselleiden.
- Die DNA-Analyse aus fetalen Zellen zum Nachweis oder Ausschluß bestimmter Gene (molekulargenetische Methoden).
- Nachweis oder Ausschluß von Neuralrohrdefekten des Feten durch Messung des Alpha-Fetoproteins (AFP) und der Acetylcholinesterase (ACHE) im Fruchtwasser).
- Die Ultraschalluntersuchung des Feten.
- Virus- oder Antikörpernachweis zur Klärung einer Infektion.

Die biochemischen Untersuchungen und die DNA-Analyse können nur gezielt eingesetzt werden, wenn in einer Familie Hinweise für eine bestimmte Krankheit vorliegen.

Auch hier ist das Wunschziel, wenigstens in einem Teil der Fälle zu einer wirksamen intrauterinen Therapie zu gelangen. Leider führt die Diagnostik heute eher dazu, daß bei einer entsprechend schweren Entwicklungsstörung des Feten die Schwangerschaft abgebrochen wird. Man kann hier von einer sekundären Prävention sprechen: Nicht das Auftreten der Anomalie wird verhindert, sondern lediglich die Geburt eines Kindes mit einer solchen genetisch oder exogen bedingten Entwicklungsstörung.

Die Indikationsstellung zur pränatalen Diagnostik und die Aufklärung vor dem Eingriff fallen größtenteils der genetischen Beratung zu. Der Humangenetiker muß sich dann ebenso wie der Geburtshelfer mit der ethischen Kontroverse der Indikationsstellung zum Schwangerschaftsabbruch auseinandersetzen. Darüber besteht in unserer Bevölkerung kein Konsens. Bei Erfüllung der Voraussetzungen des § 218 a steht in unserer pluralistischen Gesellschaft die Entscheidung der Schwangeren zu. Zur Zeit nimmt etwa die Hälfte aller Schwangeren über 35 Jahre die pränatale Diagnostik in Anspruch, mit dem Einvernehmen, daß bei Feststellung einer schweren Chromosomenanomalie ein Schwangerschaftsabbruch gewünscht wird. Bei besserer Aufklärung dürfte die Inanspruchnahme sicher noch höher liegen, wie das z.B. die schon jetzt weit höheren Zahlen aus Dänemark und Großbritannien vermuten lassen.

## 5 Humangenetische Beratung und „Eugenik"

Steht die humangenetische Beratung in der Tradition der eugenischen Bewegung und hat sie einen eugenischen Effekt? Angriffe der jüngeren Zeit unterstellen, daß die humangenetische Beratung und die pränatale Diagnostik ein Wiederaufleben der eugenischen Bewegung mit neuen Methoden darstellten. Das Wort „Eugenik" kennzeichnet das Ziel der Verbesserung des Erbguts der menschlichen Art oder einer Bevölkerung. Dies ist an sich kein schlechtes Ziel, aber eines, das nicht erreichbar ist und durch die vorgeschlagenen und zum Teil zeitweilig sogar eingesetzten Methoden diskreditiert wurde. Man hat eine positive Eugenik und eine negative Eugenik unterschieden. Unter positiver Eugenik versteht man die Förderung der Vermehrung von Trägern guter Anlagen durch geburtenfördernde Maßnahmen für positiv bewertete Paare bis hin zu zuchtähnlichen Utopien. Negative Eugenik dagegen bedeutet die Verhinderung der Weitergabe ungünstiger Gene durch Verhinderung der Fortpflanzung ihrer Träger. Wichtiges Element dieser Richtung waren die Verwehrung der Eheerlaubnis und die Zwangssterilisierung. Historische Versuche, derartiges durchzusetzen, gab es nicht nur in Deutschland, sondern auch in anderen europäischen Ländern und Staaten der USA. Sie führten zu schweren Leiden, blieben aber eugenisch sowohl wegen der begrenzten Zahlen wie noch mangelnder Grundlagenkenntnis und auch aus prinzipiellen Gründen ineffektiv.

Der entscheidende Unterschied zwischen der klassischen Eugenik und der modernen humangenetischen Beratung und pränatalen Diagnostik liegt darin, daß alle eugenischen Methoden von übergeordneten Instanzen getroffene Entscheidungen bis zu Zwangsmaßnahmen beinhalten und benötigen, wohingegen die humangenetische Beratung nur Information und Grundlage zur eigenverantwortlichen Entscheidung des Ratsuchenden bzw. Betroffenen selbst gibt und ihm gleichzeitig den Schutz einer strikten ärztlichen Schweigepflicht bietet. Sie ist patienten- und familienorientiert und richtet sich nicht nach vermeintlichen Interessen der Gesellschaft. Ihrem Ansatz nach kann sie eine positive Eugenik keinesfalls leisten, Vorstellungen einer positiven Eugenik sind ohnehin eher Gegenstand von Utopien.

Inwieweit kann die genetische Beratung zur Verhütung von Erbleiden beitragen? Offensichtlich kann sie das sehr wirksam im Bereich der einzelnen belasteten Familie, des einzelnen Ratsuchenden. Verzicht auf Kinder von Genträgern oder gefährdeten Paaren wäre ggf. ein Weg, ein anderer die Verhütung der Geburt Betroffener durch pränatale Diagnostik. Bei weit verbreitetem Einsatz könnte das auch auf der Bevölkerungsebene zu einem meßbaren Rückgang z.B. von Geburten von Kindern mit Down-Syndrom oder Spina bifida führen. Das ist auch bereits der Fall. Ein eugenischer Effekt ist damit nicht verbunden, da das Auftreten des Down-Syndroms, von Ausnahmen abgesehen, auf einer zufälligen Verteilungsstörung der

Chromosomen und nicht auf Erbfaktoren beruht und auch die Spina bifida nur zum geringen Teil genetisch bestimmt ist. Zudem haben Patienten mit beiden Leiden in der Regel ohnehin keine Nachkommen. Ein Einfluß auf die genetische Zusammensetzung des Genpools künftiger Generationen tritt nicht ein. Der Effekt gehört zur sekundären Prävention, aber nicht zur Eugenik.

Bei einem schweren dominant vererbten Leiden wie der Neurofibromatose könnte der Verzicht eines größeren Teils der Kranken auf Kinder die Weitergabe des Gens in die nächste Generation drosseln. Bei der Chorea Huntington wäre dies möglich, wenn die molekulargenetische Diagnostik in größerem Umfang eingesetzt würde und ein größerer Anteil der Genträger auf Kinder verzichtete. In manchen Bevölkerungen ist das auch eingetreten. Die neuen Möglichkeiten der Molekulargenetik wurden bereits diskutiert.

Bei autosomal-rezessiven Krankheiten hat die Beratung auch günstigstenfalls langfristig nur äußerst geringe Auswirkungen auf den Genpool, da hier jedem homozygot Kranken und seiner Familie sehr viel mehr gesunde Genträger gegenüberstehen, die von ihrer Genträgerschaft nichts wissen. Bei der Phenylketonurie zum Beispiel, einem der häufigsten autosomal-rezessiv vererbten Leiden, stehen jedem Kranken, d.h. jedem Homozygoten, 200 klinisch unauffällige Genträger (Heterozygote) gegenüber. Bei selteneren Krankheiten sind die Genträger relativ zu den Kranken noch viel häufiger.

Daß das Ziel der genetischen Beratung nicht die Eugenik ist, geht auch daraus hervor, daß manche Ratschläge tatsächlich dysgenisch wirken, d.h. die Ausbreitung ungünstiger Gene sogar erleichtern. Der generell erteilte Rat z.B., möglichst keine Ehe unter nahen Verwandten einzugehen, vermindert zwar die Zahl der an einem autosomal-rezessiven Erbleiden Erkrankten, er begünstigt gleichzeitig aber die unerkannte Weitergabe ungünstiger Gene durch heterozygote Genträger. Die pränatale Diagnostik homozygoter Kranker und der Abbruch solcher Schwangerschaften erleichtert es Eltern, ihre gewünschte Kinderzahl durch weitere Schwangerschaften zu erreichen, unter denen dann wiederum klinisch gesunde Genträger sein werden. Auch hier wird der Selektionsdruck gegen das betreffende Gen verringert oder aufgehoben. Noch deutlicher ist das vielleicht bei geschlechtsgebundenen (X-chromosomal) rezessiv vererbten Leiden, wo die Möglichkeit der pränatalen Diagnostik kranker Söhne die Frau ermutigt, weitere Kinder zu haben, darunter dann wieder Töchter, die Genträgerinnen sind.

Der genetische Berater wird durch solche Überlegungen kaum in Konflikte gebracht, da diese theoretischen Auswirkungen gering sind und für seinen Rat im Einzelfall nicht ins Gewicht fallen. Die Auswirkung auf den Genpool ist auch vergleichsweise gering, wenn wir andere Faktoren bedenken, die durch unsere Lebensform bedingt sind, wie z.B. die allgemeine Heraufsetzung des Fortpflanzungsalters und die mögliche Belastung mit Chemikalien und ionisierenden Strahlen, Faktoren, die für den Einzelfall wenig Gewicht haben, für eine gesamte Bevölkerung aber bedeutsam sein könnten, da sie zu einer Vermehrung von Neumutationen führen.

## 6 Praktische Hinweise

Genetische Beratungsstellen finden sich bei den humangenetischen Instituten fast aller Universitäten, zusätzlich bei einigen Kliniken oder als selbständige, vom Land getragene Einrichtungen. Die Anschriften niedergelassener Ärzte mit der Zusatzqualifikation „Medizinische Genetik" oder Facharzt für Humangenetik sind bei Ärztekammern und Kassenärztlichen Vereinigungen erhältlich.

Wegen des Zeitaufwandes der genetischen Beratung ist im allgemeinen eine Terminvereinbarung erforderlich. Es erleichtert die Zusammenarbeit mit dem behandelnden Arzt, wenn dieser mit der Anmeldung bereits die notwendigen Informationen gibt und Kopien vorhandener Unterlagen zur Verfügung stellt.

Die genetische Beratung sollte möglichst früh erfolgen. Ist ein familiäres Problem bekannt, sollte sie möglichst durchgeführt werden, bevor eine bestehende Schwangerschaft den Entscheidungsspielraum einengt. Auch im Hinblick auf eine pränatale Diagnostik ist eine frühzeitige Beratung anzustreben, da z.B. die Chorionzottenbiopsie bereits in der 10.–12. Schwangerschaftswoche durchgeführt werden kann. Sie ermöglicht nicht nur eine frühzeitige zytogenetische Diagnose, sondern ist auch die Methode der Wahl, wenn es um biochemische oder molekulargenetische Methoden geht. Diese erfordern häufig auch zeitraubende Untersuchungen bei weiteren Verwandten.

## Literatur

Brock DJH, Rodeck CHH, Ferguson-Smith MA (eds) (1992) Prenatal diagnosis and screening. Churchill Livingstone, Edinburgh London Madrid Melbourn New York Tokyo

Connor JM, Ferguson-Smith MA (1987) Leitfaden der medizinischen Genetik. Steinkopff, Darmstadt

Emery AEH, Rimoin DL (eds) (1983) Principles and practice of medical genetics. Churchill Livingstone, London Melbourne New York

Fuhrmann W, Vogel F (1982) Genetische Familienberatung. 3. Aufl. Springer, Berlin Heidelberg

Harper P (1984) Practical genetic counselling, 3rd edn. Wright, Bristol

Kevles DJ (1985) In the name of eugenics. Penguin, Harmondsworth

Klein D (1988) Genetik in der medizinischen Praxis. Thieme, Stuttgart

Lenz W (1983) Medizinische Genetik. Thieme, Stuttgart

McKusick VA (1994) Mendelian inheritance in man, 11th edn. Johns Hopkins University Press, Baltimore London

Murken J, Cleve H (1993) Humangenetik, 5. Aufl. Enke, Stuttgart

Murken J (Hrsg) (1987) Pränatale Diagnostik, 2. Aufl. Enke, Stuttgart

Schinzel A (1984) Catalogue of unbalanced chromosome abberrations in man. de Gruyter, Berlin New York

Witkowsky R, Prokop O (1983) Genetik erblicher Sydrome und Mißbildungen – Wörterbuch für die Familienberatung. Fischer, Stuttgart

Weingart P, Kroll J, Bayer ZK (1988) Rasse, Blut und Gene. Geschichte der Eugenik und Rassenhygiene in Deutschland. Suhrkamp, Frankfurt

# Mutterschaftsvorsorge

R. Stuth und D. Berg

## 1 Allgemeines

Schwangerschaftsüberwachung und Schwangerenberatung sind feste Bestandteile der modernen Präventivmedizin, deren Effektivität meßbar ist. Auch wenn eine Schwangerschaft per se keinen Krankheitszustand im Sinne der alten Reichsversicherungsordnung darstellt, so beinhaltet sie nicht nur eine extrem hohe Belastung für die physische und psychische Integrität der werdenden Mutter, sondern umfaßt einen Zeitraum großer Fragilität des Kindes gegenüber inneren und äußeren Noxen. Die Prophylaxe und die Früherkennung sowohl maternaler als auch fetaler Gefahrenmomente und die Behandlung und Bewältigung manifester Erkrankungen oder geburtsmechanischer Probleme sind die wichtigsten Aufgaben der modernen Schwangerschaftsbetreuung und Geburtshilfe.

Das Konzept einer optimalen pränatalen Vorsorge basiert auf einer ausgewogenen Gesundheitspolitik, die neben medizinischen Leistungen auch paramedizinische Hilfen vermittelt und bereitstellt. Diese sozialen Leistungen umfassen neben der Schwangerenberatung im engeren Sinne unter anderem die Beratung bei der Familienplanung, arbeits- und versicherungsrechtliche Hilfen als auch eine generelle psychologische Unterstützung in allen mit Schwangerschaft und Geburt zusammenhängenden Fragen. Parallel zur medizinischen Betreuung sollten diese Themen in die Kurse der „Psychologischen Geburtsvorbereitung" oder „Schwangerengymnastik" integriert werden. Hier besteht sicherlich für Ärzte und Hebammen noch ein erheblicher Handlungsbedarf.

Die WHO definiert folgende Ziele der Schwangerenbetreuung :

| | |
|---|---|
| Primärprävention | Krebsvorsorge, Ernährungsberatung, Ausschluß von primären Noxen wie Drogen, Nikotin, Alkohol etc., evtl. genetische Beratung |
| Sekundärprävention | Prophylaxe und Früherkennung von Risikofaktoren während der Schwangerschaft |
| Verhütung, Vermeidung, Früherkennung | intrapartaler Komplikationen |

Die Analyse von Risikofaktoren und die ständige Interpretation der während der Schwangerschaft erhobenen Befunde ermöglicht es, drei Gefährdungsgruppen zu differenzieren:
- Risikofaktoren anamnestischer Art durch Erkrankungen, die bereits vor der Schwangerschaft bestanden,

- schwangerschaftsbedingte Risikofaktoren aufgrund von Befunden, die durch
  die Schwangerenvorsorgeuntersuchungen entdeckt werden, und
- Risikofaktoren für die Schwangerschaft, die durch Erkrankungen auftreten,
  welche während der Schwangerschaft entstehen, aber nicht durch die
  Schwangerschaft hervorgerufen werden.

Die Abb. 1 kennzeichnet Aufgaben und Ziel der Mutterschaftsvorsorge und läßt
deutlich das Prinzip der Risikoselektion mit der Aufteilung in eine Risikogruppe
und in eine risikofreie Gruppe erkennen (Berg 1988). Die Unterscheidung ist
wichtig, weil Diagnostik und Therapie sowie Anforderung an die Qualifikation
von Arzt oder Krankenhaus von der Eingruppierung der Schwangeren abhängen.

## 2  Mortalitätsstatistiken

Bereits der Nachweis eines einzigen Schwangerschaftsrisikos hebt die perinatale
Mortalität um das 5fache gegenüber risikofreien Schwangerschaften an, und das
Vorliegen von 2 Befundrisiken steigert das Sterblichkeitsrisiko um den Faktor 12.

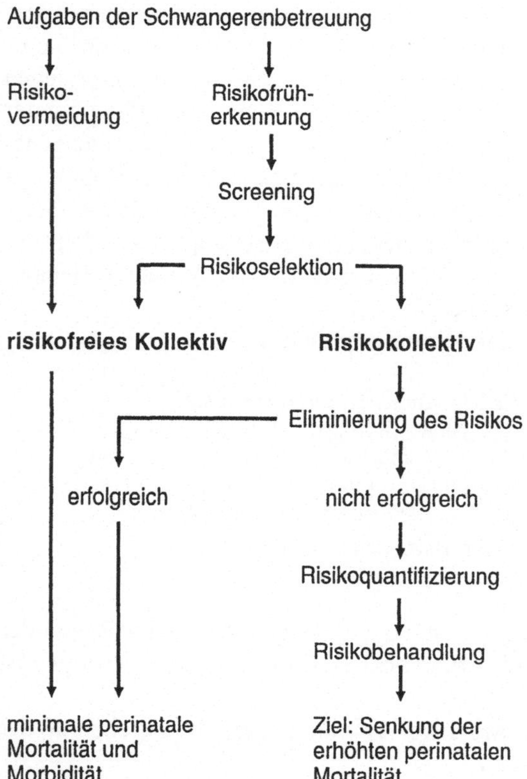


**Abb. 1.** Aufgabe und Ziele der Mutterschaftsvorsorge

Mehr als die Hälfte aller Schwangerschaften sind aber durch anamnestische oder befundete Risiken belastet .

Nach der Bayerischen Perinatalerhebung von 1994 betrug der Durchschnittswert an risikofreien Schwangerschaften nur 37,4 %, bei jeder 4. Schwangeren konnten im Verlauf der Schwangerschaft spezielle Befundrisiken dokumentiert werden (26,8 %).

Nach der Auswertung der Perinatalerhebungen des Jahres 1990 in der Bundesrepublik (nur alte Bundesländer) (Allhoff u. Selbmann 1994) waren
- 36,7 % aller Schwangerschaften risikofrei,
- 46,3 % aller Schwangerschaften anamnestisch belastet,
- 34,2 % aller Schwangerschaften mit befundeten Risiken belastet.

Bei rund 63 % aller Schwangerschaften lag mindestens ein Risiko vor. Die Zahl der Risikoschwangerschaften nimmt seit Jahren zu, wahrscheinlich weniger wegen einer Zunahme der echten Risiken, als wegen einer zunehmenden Sensibilität von Patientin und Arzt.

Eine sinnvolle präventive Risikominderung setzt eine Risikoerkennung voraus. 90 % aller Risiken können bei einer gewissenhaften Mutterschaftsvorsorge während der Schwangerschaft erkannt werden. In etwa 1/3 der Fälle mit vermeidbarer perinataler Mortalität entwickeln sich während der Schwangerschaft erkennbare Risiken. So erhöht sich alleine durch den Verzicht auf die präventiven Maßnahmen der Schwangerschaftsvorsorge das Mortalitätsrisiko für das Kind um den Faktor 2 bis 8 (Weitzel 1990).

## 2.1 Perinatale Mortalität

In den letzten Jahrzehnten konnten mit der Intensivierung der Schwangerschaftsvorsorge und der Geburtsüberwachung die Sterblichkeitsraten kontinuierlich verbessert werden.

Schwangerschaft und Geburt waren für Mutter und Kind noch nie so sicher wie heute. Seit 1983 reduzierte sich die perinatale Mortalität (Totgeborene und bis zum 7. Lebenstag verstorbene Lebendgeborene) in der Bundesrepublik Deutschland um mehr als 31 % (Allhoff u. Selbmann 1994). Sie betrug 1993 in Deutschland 5,4 o/oo. Die Trendentwicklung zeigt, daß Deutschland und Finnland die niedrigste perinatale Mortalität der Welt aufweisen (Abb.2).

Während die postnatale Mortalität vor allem durch die untergewichtigen Kinder, also die Frühgeburten, belastet ist, betrifft die pränatale Mortalität fast zu zwei Drittel die Kinder mit einem Geburtsgewicht über 2000 g.

Eine interessante Auswertung der bayerischen Perinatalerhebung im Zeitraum von 1982 bis 1991 (Thieme 1992) ergab eine deutliche Zunahme von unreifen (Geburtsgewicht von 1000 g bis 2499 g) und sehr unreifen (Geburtsgewicht unter 1000 g) Neugeborenen, wobei der Anstieg insbesondere bei extremen Frühgeborenen zu verzeichnen war (Abb.3).

Obwohl die Rate der Kinder mit einem Geburtsgewicht unter 1000 Gramm zunimmt, tragen diese heute zur gesamten Mortalität nicht mehr, sondern weniger bei als vor 10 Jahren.

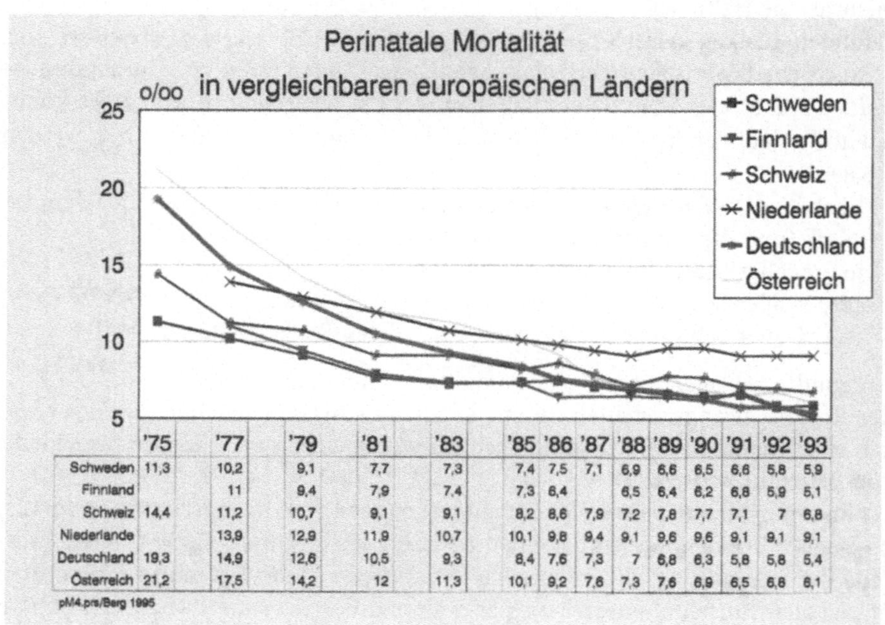


| | '75 | '77 | '79 | '81 | '83 | '85 | '86 | '87 | '88 | '89 | '90 | '91 | '92 | '93 |
|---|---|---|---|---|---|---|---|---|---|---|---|---|---|---|
| Schweden | 11,3 | 10,2 | 9,1 | 7,7 | 7,3 | 7,4 | 7,5 | 7,1 | 6,9 | 6,6 | 6,5 | 6,6 | 5,8 | 5,9 |
| Finnland | | 11 | 9,4 | 7,9 | 7,4 | 7,3 | 6,4 | | 6,5 | 6,4 | 6,2 | 6,8 | 5,9 | 5,1 |
| Schweiz | 14,4 | 11,2 | 10,7 | 9,1 | 9,1 | 8,2 | 8,6 | 7,9 | 7,2 | 7,8 | 7,7 | 7,1 | 7 | 6,8 |
| Niederlande | | 13,9 | 12,9 | 11,9 | 10,7 | 10,1 | 9,8 | 9,4 | 9,1 | 9,6 | 9,6 | 9,1 | 9,1 | 9,1 |
| Deutschland | 19,3 | 14,9 | 12,6 | 10,5 | 9,3 | 8,4 | 7,6 | 7,3 | 7 | 6,8 | 6,3 | 5,8 | 5,8 | 5,4 |
| Österreich | 21,2 | 17,5 | 14,2 | 12 | 11,3 | 10,1 | 9,2 | 7,6 | 7,3 | 7,6 | 6,9 | 6,5 | 6,8 | 6,1 |



**Abb. 2.** Perinatale Mortalität in vergleichbaren europäischen Ländern

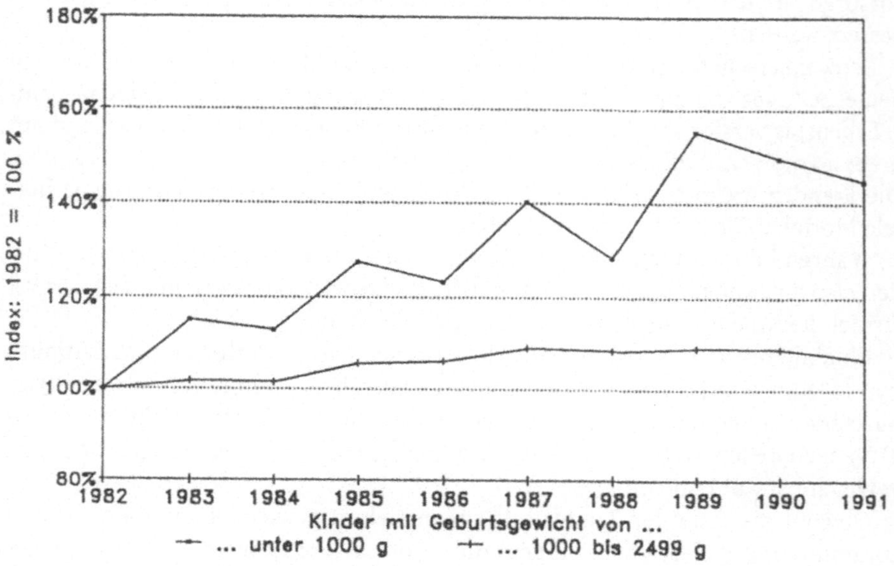


**Abb. 3.** Zunahme des Anteils von unreifen und sehr unreifen Kindern in der Bayerischen Perinatalerhebung (BPE)

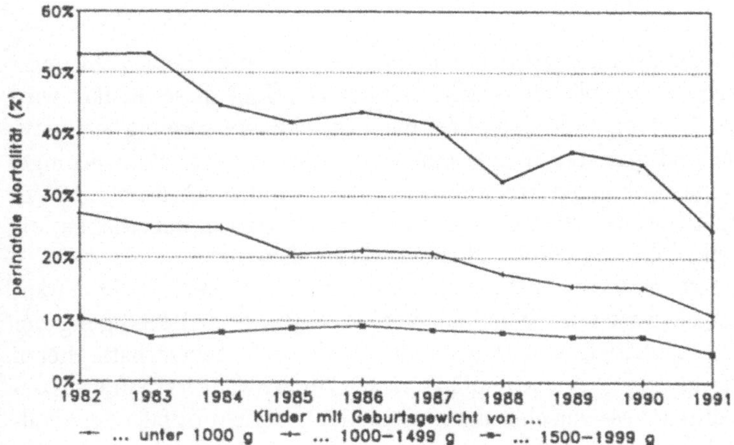


**Abb. 4.** Rückgang der perinatalen Mortalität von unreifen und sehr unreifen Kindern in der Bayerischen Perinatalerhebung (BPE)

Die Abb. 4 erklärt dieses paradoxe Ergebnis: Im Einzelnen ist die Entwicklung der perinatalen Mortalität für Kinder unter 1000 g (ohne Totgeburten), für Kinder von 1000 – 1500 g und schließlich von 1500 g – 2000 g wiedergegeben. Man erkennt, daß sich die Mortalität in allen 3 Gruppen seit 1982 mehr als halbiert hat. Trotz der Häufigkeitszunahme bei den sehr unreifen Kindern läßt sich eine deutliche Prognoseverbesserung nachweisen (Thieme 1992).

## 2.2 Säuglingssterblichkeit

Ein ähnlicher steiler Abfall (seit 1983 um mehr als 30 %) wie bei der perinatalen Mortalität läßt sich bei der Säuglingssterblichkeit (im 1. Jahr verstorbene Lebendgeborene) feststellen (Allhoff u. Selbmann 1994). Sie lag in Deutschland 1993 bei 5,8 o/oo. Auch hier ist in allen europäischen Ländern im letzten Jahrzehnt ein erfreulicher Rückgang zu verzeichnen, wobei die Bundesrepublik Deutschland einen Spitzenplatz unter den 12 EG-Staaten einnimmt (Abb. 5).

Die Neonatalmortalität findet ihre Kausalität nicht nur in geburtstraumatischen Ereignissen und im kritischen Übergang vom intrauterinen in das extrauterine Leben, sondern spiegelt darüber hinaus auch Schädigungen während des intrauterinen Lebens wider. Die postneonatale Sterblichkeit wird insbesondere durch Infektionskrankheiten (z.B. Pneumonie, Dysenterie) und durch den plötzlichen Kindstod geprägt (Tietze 1992).

Die Verbesserung der Säuglingssterblichkeit ist vor allem auf eine signifikante Abnahme der Frühsterblichkeit (1. bis 7. Lebenstag) zurückzuführen, dagegen haben sich die Spätsterblichkeit (8. bid 28. Lebenstag) und Nachsterblichkeit (28. Lebenstag bis Ende des 1. Lebensjahres) im letzten Jahrzehnt kaum verändert. Diese Analyse läßt vermuten, daß Risikoneugeborene, insbesondere Frühgeborene, zwar lebend geboren werden, vielfach auch die Neugeborenenzeit überstehen, dann aber doch als Säuglinge versterben.

## 2.3 Maternale Mortalität

Schwangerschaft, Geburt und Wochenbett sind ebenfalls mit einem nicht uner-
heblichen mütterlichen Sterblichkeitsrisiko belastet. Die Höhe dieses Risikos wird
in erster Linie von Umfang und Qualität der medizinischen Versorgung bestimmt.
Während die hochindustrierten Länder eine extrem niedrige gestationsbedingte
maternale Mortalitätsrate aufweisen, sterben in der 3. Welt nach Schätzung der
WHO heute jährlich immer noch etwa 500 000 Frauen an Komplikationen, die
mit Schwangerschaft, Geburt und Wochenbett verbunden sind.

Unter Muttersterbefall bezeichnet man in Deutschland den Tod jeder Frau während der Schwangerschaft oder innerhalb von 42 Tagen nach Beendigung der
Schwangerschaft, unabhängig von Dauer und Sitz der Schwangerschaft. Hierzu
gehört jeder Todesfall durch eine Komplikation, die zur Schwangerschaft in Beziehung steht oder durch diese verschlimmert wird, nicht aber ein Unfall oder zufäl-
lige Ereignisse. Die maternale Mortalitätsrate wird mit der Anzahl der Todesfälle
pro 100 000 Geborene angegeben (Welsch 1992).

Im Jahre 1900 wurden in Deutschland 323 Muttersterbefälle pro 100 000 Geborene registriert. In der Bundesrepublik Deutschland konnte die Muttersterblichkeit
in den vergangenen 40 Jahren drastisch gesenkt werden. In der amtlichen Statistik
wurden 1951 erstmals 200, 1961 erstmals 100, 1972 erstmals 50 und 1986 erstmals 10
Muttertodesfälle pro 100 000 Geborenen unterschritten.

Tabelle 2 zeigt die amtlichen Zahlen von 1983 bis 1993. 1993 verstarben 44 Frau-
en, dies entspricht einer maternalen Mortalität von 5,5 pro 100 000 Geburten. 1975
noch lag diese Zahl etwa sechsmal so hoch.

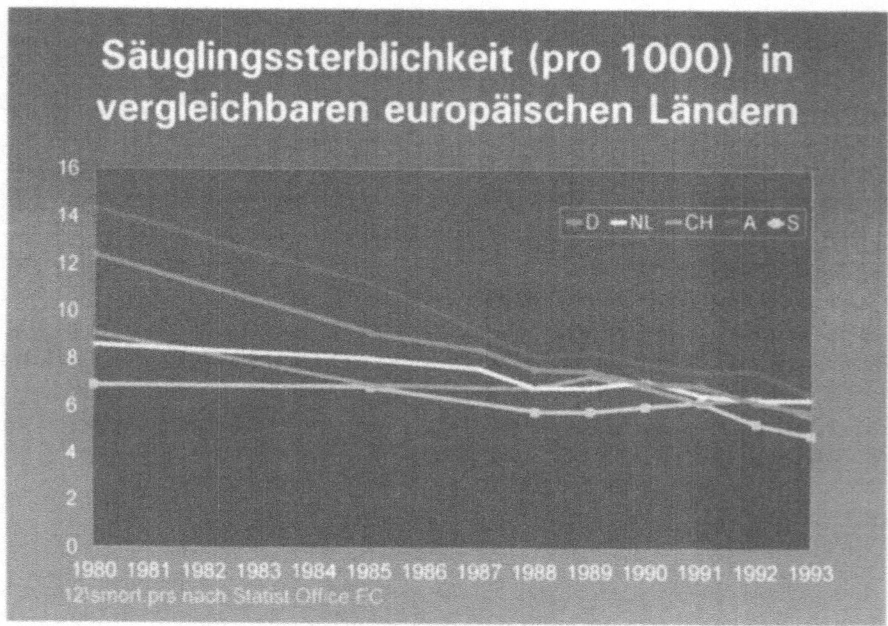


**Abb. 5.** Säuglingssterblichkeit (‰) in den EG-Ländern

Im Zeitraum von 1983 bis 1991 wurden allein in Bayern 138 Fälle von Muttersterblichkeit registriert. Die Todesursachen sind in der Tabelle 3 aufgelistet.

Dieser eindrucksvolle Rückgang der Müttersterblichkeit ist nicht nur auf den Ausbau und die Intensivierung der Schwangerenvorsorge sowie die Verbesserungen der Geburtsüberwachung und des Geburtsmanagements zurückzuführen, sondern auch auf die flächendeckenden Einrichtungen geburtshilflich-gynäkologischer Fachabteilungen und den Übergang von der Haus- zur Klinikgeburtshilfe. Auch die Anhebung des allgemeinmedizinischen Standards, die Sensibilisierung der Bevölkerung gegenüber Hygiene und Ernährung und die erhebliche Steigerung der sog. Volksgesundheit, ausgedrückt in der Zahl der Schwangeren mit latenten Allgemeinerkrankungen, haben einen wichtigen Beitrag geleistet.

**Tabelle 2.** Müttersterblichkeit 1983-1990 in der BRD

| Müttersterblichkeit in Deutschland (Fälle auf 100 000 Geburten) | |
| --- | --- |
| 1983 | 11.4* |
| 1984 | 10,8* |
| 1985 | 10,7* |
| 1986 | 8* |
| 1987 | 8,7* |
| 1988 | 8,9* |
| 1989 | 5,3* |
| 1990 | 7* |
| 1991 | 8,7 |
| 1992 | 6,7 |
| 1992 | 5,5 |

(* = alte Bundesländer)

**Tabelle 3.** Müttersterblichkeit in Bayern 1983-1991: Todesursachen

| | | |
| --- | --- | --- |
| Thrombo-Embolien | 25 | 18,1% |
| Fruchtwasser-Embolien | 9 | 6,5% |
| Haemorrhagischer Schock bzw. Folgezustände | 24 | 17,4% |
| Infektionen (primäre) | 22 | 15,9% |
| Spät-Gestosen | 13 | 9,4% |
| Anaesthesie-Komplikationen | 7 | 5,1% |
| Sonstige | 29 | 21,1% |
| Ungeklärt | 9 | 6,5% |
| Gesamtzahl der Müttersterbefälle | 138 | 100% |

## 3 Wert und Effizienz der Schwangerenbetreuung

Die Frühzeitigkeit der Erstuntersuchung und die engmaschig durchgeführten, der Risikolage entsprechend flexibel angebrachten Vorsorgeuntersuchungen sind die Kernpunkte einer optimalen Schwangerschaftsüberwachung. Es ist daher zu fragen, welche Effekte Durchführung bzw. Nichtdurchführung der Mutterschaftsrichtlinien haben.

Um den Zusammenhang zwischen Intensität der Schwangerenvorsorge und dem „Fetal outcome" zu analysieren, hat WULF 1993, gestützt auf die Daten der Bayerischen Perinatalerhebung (BPE), 1987 folgende Prognosekriterien ausgewertet:
- Verlegungsrate in die Kinderklinik (%),
- Frühgeburtenrate (Geburtsgewicht unter 2500 g) (%),
- Totgeburtenfrequenz (%),
- Neugeborenensterblichkeit (%).

Während die Frühgeburtenrate und die Verlegungsrate als Morbiditätsparameter anzusehen sind, gelten Totgeburten und Neugeborenensterblichkeit als Mortalitätsparameter.

Korreliert wurden diese Kriterien zum Zeitpunkt der Erstuntersuchung (Abbildung 6), zur Anzahl der Untersuchungen (Abbildung 7) und zu der Intensität, dem Standard bzw. Unter- und Überstandard (Abbildung 8).

Frauen, bei denen die Erstuntersuchung erst nach der 21. Schwangerschaftswoche erfolgte, wiesen signifikant höhere Frühgeburtsraten (7,4%) und damit höhere Verlegungsraten im Vergleich zu einem Normalkollektiv mit einer Erstuntersuchung zwischen der 9. und 12. Schwangerschaftswoche (4,92%) auf.

Alarmierend sind ebenfalls die Mortalitätsdaten: Bei Patienten mit später Erstuntersuchung war die Totgeburtenrate doppelt so hoch (0,65%) wie im Normkollektiv (0,31%) (Abb. 6).

Signifikante Resultate ergab die Auswertung der Morbiditäts- und Mortalitätsparameter hinsichtlich der Anzahl der Schwangerschaftsuntersuchungen zwischen einem Normalkollektiv mit mehr als 10 Untersuchungen und einem Vergleichskollektiv mit weniger als 4 Untersuchungen während der Schwangerschaft (Abbildung 7). Patientinnen mit weniger als 4 Untersuchungen hatten einen 19,8%igen Anteil an untergewichtigen Kindern unter 2500 g, verglichen zu dem 2,6%igen Anteil des Kollektives mit intensiverer Vorsorge. Dementsprechend hoch war auch der Unterschied in der Verlegungsrate (23,85:7,3%).

Die Totgeburtenrate war 10mal höher in der Vergleichsgruppe mit minimaler Versorgung (1,3%) im Vergleich zum Normkollektiv (0,16%). Das Kollektiv mit minimaler Schwangerschaftsvorsorge imponierte ebenfalls durch einen hohen Prozentsatz an neonataler Todesrate (2,5%). Patientinnen mit mehr als 10 Untersuchungen hingegen wiesen einen Prozentsatz von 0,10% auf.

Unter Berücksichtigung der genannten Intensitätskriterien, Untersuchungsdichte und Zeitpunkt der Erstuntersuchung lassen sich drei Güteklassen der Schwangerenvorsorge differenzieren: Unterstandard, Standard und Überstandard.

Eine Schwangerschaft gilt als standardüberwacht, wenn die Erstuntersuchung spätestens in der 12. Schwangerschaftswoche erfolgte und mehr als 10 Untersu-

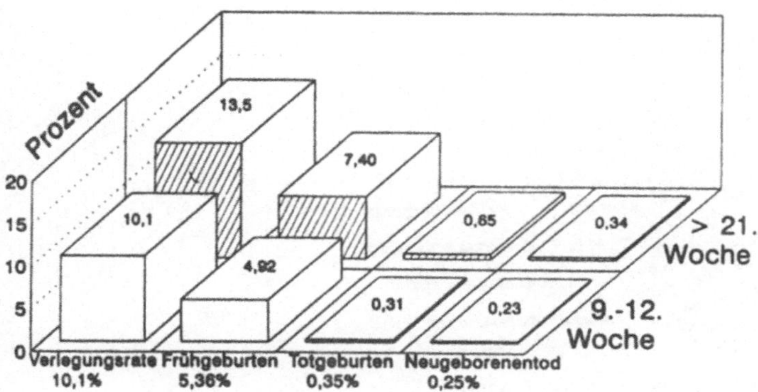



**Abb. 6.** Schwangerenvorsorge. Erstuntersuchung/Prognose

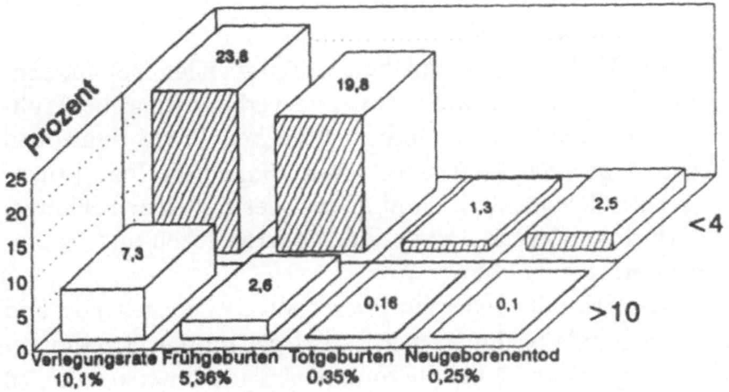



**Abb. 7.** Schwangerenvorsorge. Anzahl der Untersuchungen/Prognose

chungen vorgenommen wurden. Es zeigte sich eine deutliche Abhängigkeit des
"Fetal outcome" von der Güte der Schwangerenvorsorge sowohl für die Morbidität
als auch für die Mortalität (Abb. 8). Die Zahlen weisen darauf hin, daß durch eine
eventuelle Überstandardvorsorge bei Risikopatientinnen die bisherigen Ergebnisse
noch verbessert werden können.

Es konnte gezeigt werden, daß die Totgeburtlichkeit in allen Risikogruppen
durch Intensivierung der Schwangerenvorsorge günstig beeinflußt werden kann.
Dagegen weist die Neugeborenensterblichkeit keine so systematische Abhängigkeit
von dem Ausmaß der Betreuung und des Risikostatus auf.

Frühgeburten und untergewichtige Kinder stellen das Kollektiv mit dem
größten Sterblichkeitsrisiko dar. Durch eine engmaschige und intensive Betreuung
können Frühgeburtszeichen und Mangelentwicklungen des Kindes meistens frühzeitig genug erkannt und einer geeigneten Behandlung zugeführt werden.

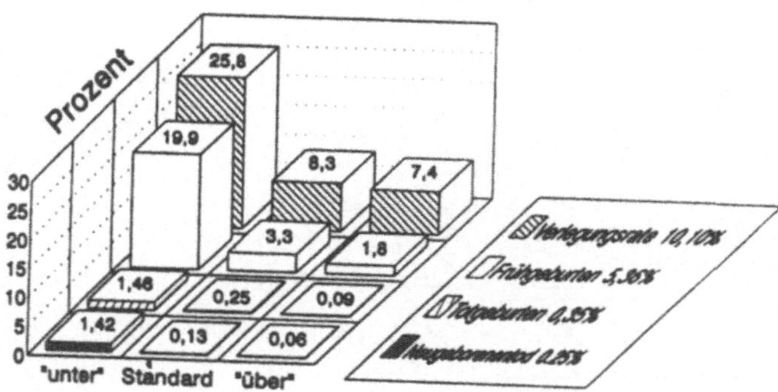


**Abb. 8.** Schwangerenvorsorge. Intensität/Prognose

# 4 Compliance der Schwangerenbetreuung

Die Inanspruchnahme oder Nichtinanspruchnahme der pränatalen Vorsorgeuntersuchungen ist eng mit dem Schwangerschaft-Outcome verbunden, wobei Frühzeitigkeit und Intensität die Eckpfeiler der geburtshilflichen Präventivmedizin darstellen. Sowohl negative als auch positive Faktoren können die Inanspruchnahme der Schwangerschaftsüberwachung unmittelbar oder mittelbar beeinflussen. Die „Negativliste" wird vorwiegend von soziodemographischen und ökonomischen Faktoren bestimmt.

Ausländerinnen, Schwangere mit niedrigem Sozialstatus, Alleinstehende und nicht berufstätige Mehrgebärende beginnen meist sehr spät mit der Schwangerschaftsüberwachung und versäumen häufig die routinemäßigen Untersuchungen. Mit zunehmender Kinderzahl sinkt die Bereitschaft zur Frauen zur Wahrnehmung der angebotenen Schwangerschaftsuntersuchungen. Das gleiche trifft für Erstgebärende unter 16 Jahren und Mehrgebärende über 40 Jahren zu.

Die Zunahme der Teenagergeburtenrate und die gleichzeitige inadäquate Inanspruchnahme der Vorsorgeuntersuchung in dieser Altersgruppe erklären, warum die Jugendlichen 26% aller untergewichtigen Babies „produzieren", obwohl sie nur 19% der Schwangerenpopulation ausmachen. Schwangere Frauen aus städtischen Gegenden besuchen anscheinend intensiver und regelmäßiger die Vorsorgemöglichkeiten als Frauen auf dem Lande.

Am besten hingegen überwacht werden schwangere Frauen nach einer Sterilitätsbehandlung, wobei durch die langersehnte Erfüllung ihres Kinderwunsches die Motivation zu einer engmaschigen Überwachung gestärkt ist. Frauen, die Frühgeburtsrisiken wie Blutungen, vorzeitige Wehen oder Zervixinsuffizienz aufweisen, sind eher von einer intensiveren Vorsorge zu überzeugen.

# 5 Schwerpunkte der Risikoerfassung und -betreuung

Bei einem ungünstigen Schwangerschaftsausgang finden sich zahlenmäßig am häufigsten folgende Probleme :
- kongenitale Abnormitäten,
- Frühgeburtlichkeit,
- intrauteriner Fruchttod,
- mütterliche Morbidität bzw. Mortalität.

Ihnen muß besondere Aufmerksamkeit geschenkt werden.

1. Kongenitale Abnormitäten finden sich gehäuft bei
- mütterlichem Alter über 35 Jahre,
- insulinpflichtigem Diabetes mellitus,
- anamnestisch bekannter chromosomaler Abnormität der Familie, des Elternpaares oder eines zuvor geborenen Kindes,
- transplazentaren Infektionen (Röteln, TORCH),
- teratogenen Medikamenten (z.B. Contergan),
- ionisierenden Strahlungen.

Das Thema der Vermeidung und Früherkennung von fetalen Fehlbildungen und Erkrankungen spielt jetzt schon in der Schwangerenbetreuung eine außerordentlich große Rolle, die in naher Zukunft noch zunehmen wird. Impliziert sind hier neben gesundheitlichen und psychischen Aspekten auch ethische und forensische:
- Dem Bemühen des Geburtshelfers um eine zuverlässige Aussage zu einem immer früheren Zeitpunkt folgt der Garantieanspruch der Schwangeren und ihres Partners auf ein absolut gesundes Kind. Nachweisbare „fehlerhafte" Feten werden um so weniger toleriert, je jünger die Schwangerschaft ist. Je früher die Diagnose gestellt wird, desto leichter fällt der Entschluß zur Abruptio auch in Fällen „leichterer" Behinderung.
- In Fällen schwerer Anomalie kommt andererseits die Abruptio häufig dem Spontanabort zuvor.
- Welche Konsequenzen hat eine (fehlerhaft ?) verspätete Erkennung einer Fetalerkrankung ?
- War sie vermeidbar (z.B. Vermeidung einer Rötelnexposition oder Folsäuremedikation bei früherer Geburt eines Kindes mit Neuralrohrdefekt) ?
- Läßt sich das altersbedingte Risiko einer kindlichen chromosomalen Fehlbildung gegen das Abortrisiko aufwiegen und stellt das erhöhte mütterliche Alter noch eine Indikation für eine genetische Untersuchung dar ?
- Welche Bedeutung haben pränatale Screeningverfahren (AFP, PAPP-A, $\beta$-HCG, Triple-Test)?

Eine eingehende Würdigung dieser Probleme übersteigt den Rahmen dieses Kapitels. Die Bundesärztekammer bereitet derzeit Leitlinien zur präpartalen Diagnostik vor.

Der Nachweis der oben genannten Risikopotentiale erfordert eine gezielte Betreuung der Patientin durch ihren Frauenarzt, evtl. durch einen Humangenetiker, wobei der Beratung entsprechende genetische Untersuchungen (Chorionzottenbiopsie, Amniocentese) und evtl. therapeutische Maßnahmen (intrauterine Therapie) folgen können.

2. Die Frühgeburtsfrüherkennung darf sich nicht nur auf die Beurteilung einer evtl. vorzeitigen Wehentätigkeit, einer Zervixeröffnung und eines vorzeitigen Blasensprunges beschränken, sondern muß die zahlreichen mit der Frühgeburtlichkeit assoziierten Faktoren einbeziehen. Ihre Kenntnis und Gewichtung sind unentbehrliche Voraussetzungen zur Prophylaxe.

Tabelle 4 nennt verschiedene Merkmale, die mit Frühgeburtlichkeit assoziiert sind (Berg 1988).

Wegen ihrer epidemiologischen Häufigkeit und der damit verbundenen statistischen Relevanz sollen die Faktoren des sozioökonomischen Umfeldes kurz kommentiert werden. Sie umfassen eine Reihe negativ miteinander verknüpfter Faktoren:

| | | |
|---|---|---|
| Niedriger Sozialstatus | Schlechte Mutterschaftsvorsorge | Eingeschränkte Möglichkeiten körperlicherSchonung |
| Geringe mütterliche Motivation erhöhte Rate alleinstehender Mütter | Hohe körperliche Belastung häufiger Nikotin-, Alkohol- und Drogenabusus | Erhöhte psycho-soziale Belastungen |

Die Berufstätigkeit als solche erhöht die Gefahr einer Frühgeburt nicht. Vom Sozialstatus unabhängige psychosomatische Faktoren beeinflussen ebenfalls die Frühgeburtenrate:
- Akute Streßsituationen
- chronische Konfliktsituationen
- primär negative Einstellung der Schwangeren zur Sexualität zum Partner oder
        zum anderen Geschlecht
- emotionale Ichschwäche

Psychosoziale, vor allem aber psychosomatische Faktoren haben einen erheblichen Einfluß auf die Frühgeburtenrate. Wenn auch nicht alle der genannten Risikomerkmale der ärztlichen Beeinflußbarkeit unterliegen, so kann eine intensivere ärztliche Betreuung dieser Patientengruppen doch helfen, negative Belastungen durch das psychosoziale Umfeld zu kompensieren.

3. Der intrauterine Fruchttod kann bei folgenden Krankheitsbildern eintreten:
- Rhesusinkompatibilität,
- insulinpflichtigem Diabetes mellitus,
- schwangerschaftsbedingter Hypertonie (SIH), HELLP-Syndrom,
- chronischen Nierenerkrankungen,
- Hämoglobinopathien,
- kongenitalen / chromosomalen Abnormitäten,
- SIDS (plötzlichem Kindstod),
- unbekannter Ursache

**Tabelle 4.** Bedeutung verschiedener Risiken für die Frühgeburtenrate (aus Daten der Perinatalerhebungen Bayerns, Niedersachsens und Finnlands)

| Risikomerkmal | Risikofaktor |
| --- | --- |
| Sozioökonomisches Umfeld | |
| niedriger Sozialstatus | 1,2–2,0 |
| alleinstehende Schwangere | 1,9 |
| psychosoziale und psychosomatische Belastung | (erhöht) |
| schlechte Schwangerenvorsorge | 1,6 |
| Mütterliche Erkrankungen | |
| Herzerkrankungen | 1,8 |
| Anämie (<7/<10g/dl) | 4,2/1,8 |
| Harnwegsinfekte | 1,1–1,7 |
| Glomerulonephritis | 4,8 |
| Lungenerkrankungen | 1,6–2,0 |
| Diabetes | 4,1 |
| Hyperthyreoidismus | 1,2 |
| Myome | 1,6 |
| Genitalmißbildungen | 1,9 |
| Geburtshilfliche Anamnese | |
| Sterilitätsbehandlung | 1,1–2,2 |
| Zustand nach Frühgeburt | 2,2–4,9 |
| Zustand nach Abort/Abruptio | 1,2–2,2 |
| Zustand nach Totgeburt | 1,9–3,8 |
| Schwangerschaftskomplikationen | |
| Hyperemesis | 4,1 |
| Blutungen in der Schwangerschaft | 3,0–7,4 |
| Hypertonia in graviditate | 1,4–1,9 |
| Hypotonie | 2,0 |
| Hydramnion | 2,6 |
| Mehrlinsschwangerschaft | 5,5–6,3 |
| Langeanomalie | 2,7–3,5 |
| Placenta praevia | 6,0 |

Die perinatale Mortalität kann im Rahmen der engmaschig durchgeführten pränatalen Überwachung durch entsprechendes medizinisches Management des spezifischen Krankheitsprozesses und durch eine evtl. vorzeitige Beendigung der Schwangerschaft vor Eintreten von ernsthaften Komplikationen reduziert werden. Die fehlbildungsbedingte Sterberate kann jedoch bisher ebenso wenig beeinflußt werden wie durch den plötzlichen Kindstod (SIDS), dessen Vorkommen auch antepartal sehr wahrscheinlich ist, aber wissenschaftlich noch nicht untersucht wurde.

4. Anamnestisch bekannte maternale Erkrankungen können während der Schwangerschaft ein erhöhtes mütterliches und auch fetales Risiko darstellen:
– kardiale, renale und chronisch pulmonale Erkrankungen,
– Thrombophlebitis, Thrombose, Status nach Embolie,
– Endokrinopathien,
– Hypertonie,
– Anämie und Hämoglobinopathien,
– Adipositas permagna etc.

Durch die Präventivmedizin können diese Faktoren rechtzeitig diagnostiziert und damit sowohl die mütterliche als auch die fetale Morbidität und Mortalität verringert werden.

## Literatur

Allhoff P und Selbmann HK (1994), Institut für Med. Forschungsberatung, im Auftrag der Kassenärztlichen Bundesvereinigung: Dokumentation über Mutterschaftsvorsorge und Entbindungen 1990. Frauenarzt, 35:910–917

Berg D (1988) Schwangerschaftsberatung und Perinatologie. Thieme, Stuttgart

Thieme Ch (1992) Geburtshilfe in Bayern – Frühgeburt: Ergebnisse der Bayerischen Perinatalerhebung. Frauenarzt, 33, 8:877–882

Tietze K.W (1992) Gesetzliche und soziale Grundlagen der Schwangerenvorsorge. Qualitätskontrolle. Klinik der Frauenheilkunde und Geburtshilfe, Bd 4: Schwangerschaft I, 3. Aufl. 1992, Urban & Schwarzenberg, München

Weitzel H (1992) Mutterschaftsvorsorge in der Praxis. Praxis der Vorsorge Umwelt & Medizin, Frankfurt/Main

Welsch H (1992) Das gestationsbedingte materne Mortalitätsrisiko – gestern und heute. Frauenarzt 33, 7:727–737

Wulf KH (1993) Effizienz und Inanspruchnahme der Schwangerenvorsorge. Perinat Med 5:73–77

# Präventive Untersuchungen im Säuglings- und Kindesalter

P. Allhoff und V. Weidtman

## 1 Krankheitsfrüherkennungsprogramm für Kinder

### 1.1 Rechtliche Grundlagen

Mit dem 2. Krankenversicherungsänderungsgesetz vom 21.12.1970 wurde die Aufnahme von Maßnahmen zur Früherkennung von Krankheiten in den Leistungskatalog der gesetzlichen Krankenkassen begründet. Der Gesetzgeber hat den Bundesausschuß der Ärzte und Krankenkassen ermächtigt, diese Maßnahmen zu präzisieren. Am ersten Juli 1971 traten diese ersten Richtlinien des Bundesausschusses in Kraft, die die Maßnahmen zur Krankheitsfrüherkennung für Kinder, die Anwendung von Verfahren und die Durchführungsvoraussetzung näher regeln. Durch Beschluß vom 26.4.1976 mit Wirkung zum 1. Januar 1977 wurden die Kinder-Richtlinien neu gefaßt:
- Das Programm wurde um eine auf 8 Untersuchungen im 6.–7. Lebensmonat erweitert.
- Der Diagnosenkatalog wurde systematisiert und erweitert.
- Die Dokumentationsseiten im „gelben" Heft wurden im Hinblick auf eine verbesserte Auswertung der Daten umgestaltet.

Am 31.10.1979 wurde eine weitere Änderung vorgenommen, die am 1. Januar 1980 in Kraft trat. Das Programm wurde damit um ein Screening zur Früherkennung der angeborenen Hypothyreose (TSH-Test) erweitert.

Am 1. Januar 1982 trat das Krankenversicherungs-Kostendämpfungs-Ergänzungsgesetz in Kraft. Danach zählen die Maßnahmen zur Früherkennung von Krankheiten bei Kindern dann nicht mehr zur kassenärztlichen Versorgung, wenn diese bei einem Aufenthalt im Krankenhaus oder in einer Entbindungsanstalt durchgeführt werden. Von dieser Gesetzesänderung sind die Einsendequoten der U1- und U2-Dokumentationsscheine betroffen. Ab 1982 wurden nur noch etwa 50% der zu erwartenden Scheine eingesandt (Allhoff u. Schwartz 1983). Die Daten dieser Untersuchungen sind aufgrund der unsystematisch verringerten Zahlen und der damit verbundenen Verzerrungen für epidemiologische Berechnungen nur noch eingeschränkt brauchbar.

Im August 1987 wurde mit der erneuten Modifikation der Richtlinien ein neues „gelbes Heft" eingeführt. Neben neuen Wachstumskurven und einigen Änderungen im Kennziffernkatalog und auf den Befundseiten wurden völlig überarbeitete

Dokumentationsseiten integriert, die zum einen die Validität der Eintragungen erhöhen, zum anderen die Dokumentation erleichtern sollten. Durch eine Paginierung der Dokumentationsseiten im „gelben Heft" wurde außerdem die Möglichkeit geschaffen, eine längsschnittliche Auswertung aller Bögen von U3 bis U8 pro Kind vorzunehmen. Darüberhinaus wurde der U1-Bogen mit relevanten Daten aus dem Mutterpaß erweitert.

Im Zusammenhang mit dem Gesundheitsreform-Gesetz (GRG) wurde das Krankheitsfrüherkennungsprogramm für Kinder mit Wirkung zum 1.10.1989 um eine weitere Untersuchung im Alter von 5 Jahren (U9) erweitert.

## 1.2 Untersuchungsprogramm

Die Art und die Zeitpunkte der Screening-Untersuchungen werden durch die sog. Kinder-Richtlinien gesetzlich geregelt. Es beginnt mit 2 Untersuchungen des Neugeborenen direkt nach der Geburt und zwischen dem 3. und 10. Tag, es setzt sich fort mit Terminen im 1., 3. und 6. Lebensmonat. Weitere Untersuchungen finden nach 1, nach 2, nach 4 und nach 5 Jahren statt.

Im Gesetz enthalten sind die Voraussetzungen für die Aufnahme von Krankheiten in das Screening-Programm:

1. Es muß sich um Krankheiten handeln, die wirksam behandelt werden können.
2. Das Vor- oder Frühstadium dieser Krankheiten muß durch diagnostische Methoden erfaßbar sein.
3. Die Krankheitszeichen müssen medizinisch-technisch genügend eindeutig zu erfassen sein.
4. Es müssen genügend Ärzte und Einrichtungen vorhanden sein, um die aufgefundenen Verdachtsfälle eingehend zu diagnostizieren und zu behandeln.

Unter diesen Voraussetzungen wurde der Leitsatz formuliert, daß das Screening-Programm die ärztlichen Maßnahmen umfassen soll, die der Früherkennung von Krankheiten dienen, die eine normale körperliche und geistige Entwicklung des Kindes in besonderem Maße gefährden. Daran orientiert wurde je nach Untersuchungstermin eine Reihe von Krankheiten ausgewählt, die vor allem für Dokumentationszwecke in einem Diagnosenkatalog, der in Abb. 1 dargestellt ist, festgehalten sind. Enthalten sind neben den Störungen und Krankheiten der Neugeborenenperiode folgende Bereiche:
- Stoffwechselkrankheiten,
- endokrine Störungen,
- Entwicklungs- und Verhaltensstörungen,
- Krankheiten des Nervensystems und der Sinnesorgane,
- Fehlbildungen oder Krankheiten der Atmungs-, Verdauungs-, Geschlechtsorgane sowie des Skeletts und der Muskulatur, der Haut und des Herzens.

Wie die Untersuchungen im einzelnen vorzunehmen sind, wird außer beim Stoffwechsel-Screening nicht in den Richtlinien beschrieben. Als Gedankenstütze sind in dem gelben Untersuchungsheft kurze Befundungsschemata (Abb. 2) enthalten, deren Beachtung allerdings nicht zwingend vorgeschrieben ist. Letztlich bleibt die Qualität der Untersuchungen von der Kompetenz und vom Engagement des untersuchenden Arztes abhängig.

# Kennziffernkatalog

**Eintragungen nach diesem Kennziffernkatalog sind vorzunehmen, wenn die normale körperliche oder geistige Entwicklung des Kindes in besonderem Maße gefährdet ist.**

### Störungen in der Neugeborenenperiode
(nur U 1 oder U 2)

01 Früh-, Mangelgeburt, Übertragung

02 Asphyxie

03 Schwere Hyperbilirubinämie

04 Andere, die Entwicklung in besonderem Maße gefährdende Störungen in der Neugeborenenperiode (z. B. Krämpfe, Sepsis, andere intrauterin/perinatal erworbene Infektionen)

### Angeborene Stoffwechsel-Störungen

05 Mukoviszidose

06 Phenylketonurie

07 Andere, die Entwicklung in besonderem Maße gefährdende angeborene Stoffwechselstörungen (z. B. Galaktosämie)

### Endokrine Störungen, Vitaminosen

08 Hypo- oder Hypervitaminosen (z. B. Rachitis, D-Hypervitaminose)

09 Diabetes mellitus des Kindes

10 Hypothyreose

11 Andere, die Entwicklung in besonderem Maße gefährdende endokrine Störungen (z. B. AGS)

### 12 Blutkrankheiten
(z. B. Hämophilien, Antikörpermangelsyndrome)

### Entwicklungs- und Verhaltensstörungen

13 Somatische Entwicklungsstörungen (z. B. Dystrophie, Minderwuchs, Fettsucht)

14 Kognitiver Entwicklungsrückstand

15 Störungen der emotionellen oder sozialen Entwicklung (z. B. Verhaltensstörungen)

16 Störungen der motorischen Entwicklung oder andere, die Entwicklung in besonderem Maße gefährdende funktionelle Störungen

### Nervensystem

17 Cerebrale Bewegungsstörungen (zentrale Tonus- und Koordinationsstörungen, Cerebralparesen)

18 Fehlbildungen des Zentralnervensystems (z. B. Spina bifida und Hydrocephalus)

19 Anfallsleiden

20 Andere, die Entwicklung in besonderem Maße gefährdende Erkrankungen des Nervensystems (z. B. neuromuskuläre Erkrankungen, periphere Lähmungen)

### Sinnesorgane

21 Hochgradige Sehbehinderung, Blindheit

22 Schielkrankheit

23 Andere, die Entwicklung in besonderem Maße gefährdende Fehlbildungen oder Erkrankungen der Augen

24 Hochgradige Hörbehinderung, Gehörlosigkeit

25 Andere, die Entwicklung in besonderem Maße gefährdende Fehlbildungen oder Erkrankungen der Ohren

### 26 Sprachstörungen oder Sprechstörungen
(z. B. verzögerte Sprachentwicklung, Artikulationsstörungen, Stottern)

### 27 Zähne, Kiefer, Mundhöhle
Fehlbildungen oder Erkrankungen

### Herz / Kreislauf
28 Fehlbildungen des Herzens oder der herznahen Gefäße

### 29 Atmungsorgane
Fehlbildungen oder Erkrankungen

### 30 Verdauungsorgane
Fehlbildungen oder Erkrankungen

### 31 Nieren und Harnwege
Fehlbildungen oder Erkrankungen

### 32 Geschlechtsorgane
Fehlbildungen oder Erkrankungen

### Skelett u. Muskulatur

33 Hüftgelenksanomalien

34 Andere, die Entwicklung in besonderem Maße gefährdende Fehlbildungen oder Erkrankungen des Skelettsystems

35 Myopathien (z. B. progressive Muskeldystrophie)

### 36 Haut
Fehlbildungen oder Erkrankungen

### 37 Multiple Fehlbildungen, einschl. chromosomaler Aberrationen
(z. B. Down-Syndrom)

**Abb. 1.** Diagnosenkatalog

Bitte — **falls zutreffend** — die auffälligen Befunde bzw. Angaben **ankreuzen** **U5**

## Ⓐ Erfragte Befunde

- ☐ Krampfanfälle
- ☐ Schwierigkeiten beim Trinken und Füttern, Erbrechen, Schluckstörungen
- ☐ abnorme Stühle
- ☐ Blickkontakt fehlt
- ☐ stimmhaftes Lachen fehlt
- ☐ Reaktion auf Klingel/ Telefon/ Zuruf der Eltern fehlt
- ☐ Interesse für angebotenes Spielzeug fehlt
- ☐ aktives Drehen v. Rücken in Seiten- oder Bauchlage fehlt

## Ⓑ Erhobene Befunde

### Körpermaße
(**bitte** in das Somatogramm **eintragen**)

- ☐ Untergewicht
- ☐ Übergewicht

### Haut

- ☐ auffällige Blässe
- ☐ Cyanose
- ☐ Pigmentanomalie
- ☐ Hämatom
- ☐ ernste Verletzungsfolge
- ☐ chron. entzündliche Hautveränderung

### Brustorgane
#### Hals/Herz

- ☐ Stridor
- ☐ Struma
- ☐ Herzgeräusch
- ☐ Herzaktion beschleunigt, verlangsamt, unregelmäßig
- ☐ Femoralispuls fehlt

#### Lunge

- ☐ path. Auskultationsbefund
- ☐ Dyspnoezeichen (z. B. thorakale Einziehungen)

### Bauchorgane

- ☐ Hernie re/li
- ☐ Lebervergrößerung
- ☐ Milzvergrößerung
- ☐ anderer path. Befund

**Abb. 2.** Befundungsschema

## Geschlechtsorgane

- ☐ Hodenhochstand re/li
- ☐ andere Anomalie (z. B. Hydrocele, Hypospadie, Klitorishypertrophie, Hymenalatresie)

### Skelettsystem

- ☐ Rachitische Zeichen (z. B. Kraniotabes, Epiphysenauftreibung, „Rosenkranz")

#### Schädel
(**bitte** Schädelumfang in Diagramm **eintragen**)

- ☐ Mikrocephalie
- ☐ Makrocephalie
- ☐ auffällige Kopfform
- ☐ Fontanelle geschlossen

#### Brustkorb/Wirbelsäule

- ☐ Fehlhaltung
- ☐ Deformierung

#### Hüftgelenke

- ☐ Dysplasie- oder Luxationszeichen re/li (z. B. Längendiff. d. Oberschenk. bei in Knie und Hüfte gebeugten Beinen, Öffnungswinkel bei beids. Abspreizen < 120°)

#### Gliedmaßen

- ☐ abn. Gelenkbeweglichkeit
- ☐ Fehlbildung oder Fehlhaltung

### Sinnesorgane
#### Augen

- ☐ Fixieren und/oder Blickverfolgung fehlt
- ☐ Motilitätsstörung
- ☐ Pupillenreflexe fehlen
- ☐ konstantes Schielen re/li
- ☐ Anomalie (z. B. Katarakt, Mikro-/ Makro-Ophthalmie — oberer Grenzwert für Hornhautdurchmesser 11 mm, Kolobom, Hinweis auf Tränen-Nasengangstenose)

#### Ohren

- ☐ Hörreaktion fehlt re/li (keine Kopfwendung zur Geräuschquelle seitlich hinter dem Kopf)

## Motorik und Nervensystem

- ☐ Hypotonie (z. B. geringer Widerstand gegen passive Bewegungen, Froschhaltung der unteren Extremitäten, auffälliger Schulterzugreflex, evtl. fehlende oder schwache Muskeleigenreflexe)
- ☐ Hypertonie (z. B. stark ausgeprägte Streck- oder Beugehaltung. Aufrecht gehalten: steife Streckstellung der Beine mit und ohne Überkreuzen. Im Sitzen: Tendenz zu Streckspasmus mit Fallneigung nach hinten. Evtl. gesteigerte Muskelreflexe, anhaltende Kloni)
- ☐ Bewegungsarmut (auch einzelner Extremitäten, z. B. nur der Beine)
- ☐ Bewegungsunruhe (einschließlich Tremor, auffälliger Tonuswechsel, auffällige Schreckhaftigkeit)
- ☐ konstante Asymmetrie von Tonus, Bewegungen, Reflexen
- ☐ Kopfkontrolle bei Änderung der Körperhaltung fehlt
- ☐ Abstützen mit geöffneten Händen bei aufrechter Kopfhaltung in Bauchlage fehlt
- ☐ gezieltes Greifen mit der ganzen Hand fehlt re/li

## Ⓒ Ergänzende Angaben

- ☐ keine altersgem. Ernährung
- ☐ Rachitis/Fluoridprophyl. nicht fortgeführt
- ☐ Eltern unzufrieden mit Entwicklung und Verhalten des Kindes, weil:

___________________

- ☐ seit letzter Früherkennungsuntersuchung entwicklungsgefährdende Erkrankung oder Operation, welche:

___________________

Die für die effiziente Durchführung der Untersuchungen notwendigen Strategien unterscheiden sich wesentlich von denen, die der Arzt bei der kurativen Betreuung einsetzen muß. Effizientes Vorgehen beim Screening verlangt den disziplinierten und zurückhaltenden Einsatz diagnostischer Methoden, die ihre Nützlichkeit als Screeninginstrument nachgewiesen haben. Die Einsicht in diese Zusammenhänge ist den Beteiligten nur schwer zu vermitteln. Den Ärzten werden deshalb Untersuchungsanleitungen angeboten, die den oben beschrieben Anforderungen genügen (Allhoff et al. 1991).

## 1.3 Dokumentation

Die Dokumentation der Untersuchungsbefunde wird ebenfalls in den Kinder-Richtlinien geregelt. Diese Dokumentation dient zum einen der Information des untersuchenden Arztes in den weiteren U-Stufen, zum anderen sind die rechten Durchschlagseiten, die von den Ärzten an die Kassenärztlichen Vereinigungen gesandt werden, Basis für statistische Auswertungen zur Qualitätskontrolle des Früherkennungsprogramms und zur epidemiologischen Deskription kindlicher Störungen.

Die statistischen Analysen beruhen auf Eintragungen der Ärzte in die „gelben Untersuchungshefte" für alle Untersuchungsstufen (U3 – U9). Die U1- und die U2-Blätter werden wegen der bereits erwähnten Einschränkungen in der Auswertung nicht berücksichtigt. Abb. 3 zeigt das Dokumentationsblatt für die U1-Untersuchung, Abb. 4 das Blatt für die U5-Untersuchung als Beispiel für die Blätter U2 bis U8. Von den Blättern der U3- bis U8-Untersuchungen wurden vor allem die Angaben zur Rubrik 6 analysiert, die die Diagnosen enthalten. Dabei wurde programmtechnisch sichergestellt, daß in jeder Untersuchungsstufe nur die erstmalige Eintragung einer Diagnose (Inzidenz) berücksichtigt wird.

Die Ergebnisse geben bis auf wenige Ausnahmen ein Bild der kindlichen Morbidität in der Bundesrepublik Deutschland, dargestellt durch die Befunde aus den Früherkennungsuntersuchungen. Unterrepräsentiert sind jedoch Angaben von Kindern nicht gesetzlich Krankenversicherter, z.B. Selbständige, höhere Angestellte und Beamte sowie auch Sozialhilfeempfänger. Ferner scheinen unreife Kinder nicht vollständig erfaßt zu werden (Allhoff u. Weidtman 1985). Dies wird dann plausibel, wenn Kinder mit schweren Erkrankungen aus dem Programm ausscheren bzw. kurz nach der Geburt versterben. Ebenso fehlen die Ergebnisse von Kindern, die die Untersuchungen nicht in Anspruch genommen haben. Diese Kinder zeigen nach Untersuchungen von Collatz et al. (1979) eine vergleichsweise hohe Zahl von Störungen. Dadurch ist zumindest mit einer im Vergleich zu der hohen Zahl erreichter Kinder überproportionalen Untererfassung von schweren Schäden zu rechnen.

Die Teilnahme an den angebotenen Untersuchungen ist freiwillig. Sie liegt mit durchschnittlich über 90% weit über allen vergleichbaren gesundheitspolitischen Vorsorgemaßnahmen und ist somit derzeit die Erfolgreichste. Eine unmittelbare Erfassung der Inanspruchnahme der Neugeborenenerstuntersuchung (U1) und der sog. Basisuntersuchung der Neugeborenen (U2) gibt es nicht mehr. Hinreichend zuverlässige Indizien lassen jedoch die Vermutung zu, daß diese Untersuchungen in den geburtshilflichen Abteilungen fast ausnahmslos bei allen Kindern durchge-

① 

| AOK | LKK | BKK | IKK | VdAK | AEV | Knapp-schaft | Sonstige |
|-----|-----|-----|-----|------|-----|-----------|----------|
|     |     |     |     |      |     |           |          |

**U 1**

**Neugeborenen-Erstuntersuchung**

Serie  1

**② Schwangerschaft**

Geburtsjahr  19 ☐☐

Schwangerschaften (mit dieser) ☐☐  Geburten (mit dieser) ☐☐  Nationalität[1] ☐  Erst-Untersuchung in SSW ☐☐

Anzahl der Vorsorge-Untersuchungen ☐☐  vor Entbindung in Klinik vorgestellt ☐  stat. Aufenthalt ante partum in Wochen ☐☐

Nach Katalog A/B dokumentierte wichtigste Risikonummern[2]  ☐☐ ☐☐ ☐☐ ☐☐ ☐☐ ☐☐

**③ Geburt**

Geburts-datum ☐☐☐☐☐☐  vollendete SSW ☐☐  extern entbunden  ja

Geschlecht  m  w  ☐ Mehrling

Geburtsmodus  sp. | S | vag. Op.

Kindslage  SL | BEL | QL

Gewicht  g

Länge  cm

Apgar-Zahl 5'/10'

pH-Wert (Nabelarterie)

auffällige Fehlbildung Besonderheiten  ja  nein

Sonstige Bemerkungen:

Vitamin-K-Prophylaxe  ☐ ja  ☐ nein

Datum  19

Stempel/Unterschrift

**Bitte Kohlepapier einlegen**

**Abb. 3.** Dokumentationsseite U1

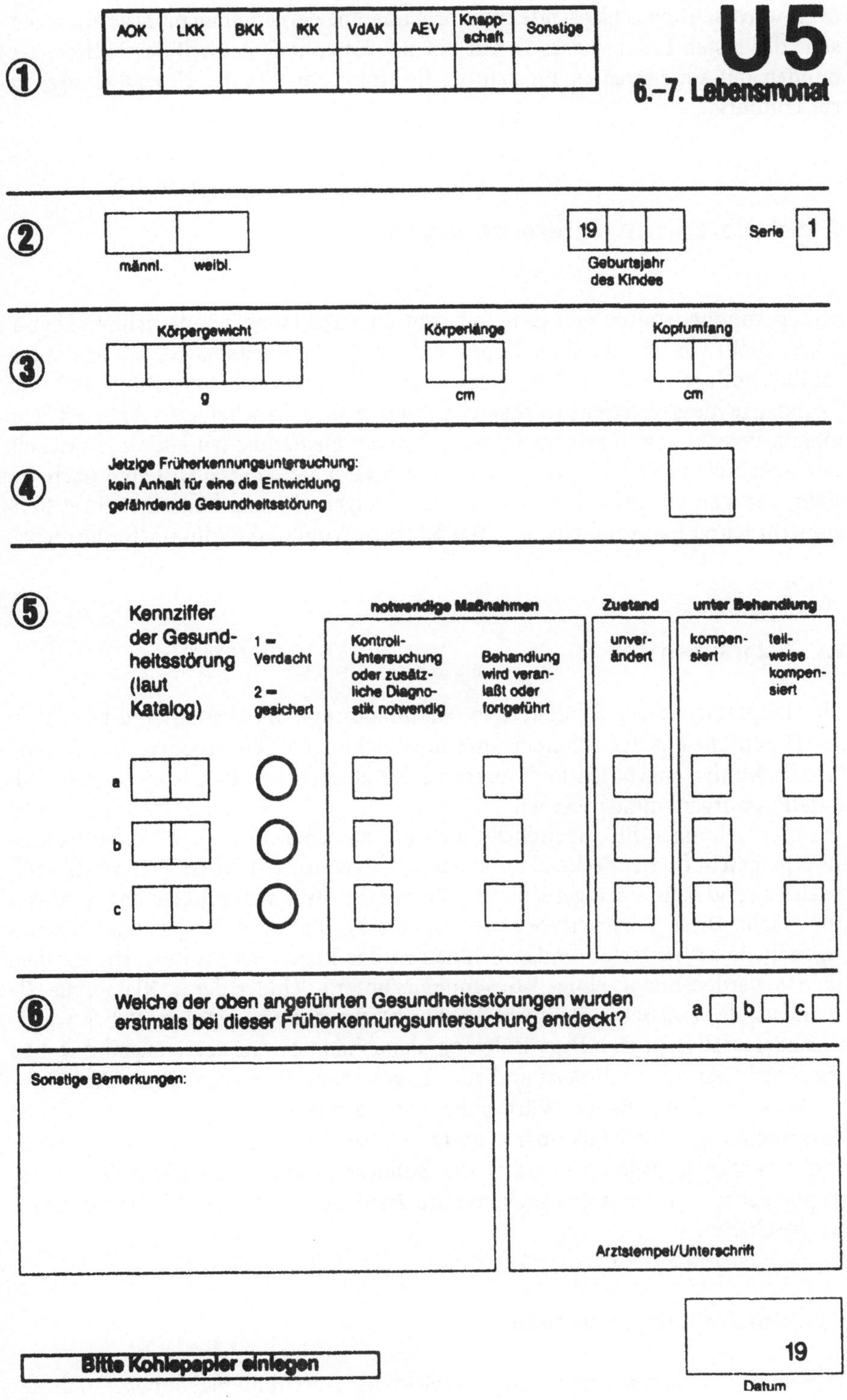

U5
6.–7. Lebensmonat

①

| AOK | LKK | BKK | IKK | VdAK | AEV | Knapp-schaft | Sonstige |
|---|---|---|---|---|---|---|---|
| | | | | | | | |

② männl. weibl.

19 Geburtsjahr des Kindes

Serie 1

③ Körpergewicht g — Körperlänge cm — Kopfumfang cm

④ Jetzige Früherkennungsuntersuchung: kein Anhalt für eine die Entwicklung gefährdende Gesundheitsstörung

⑤

| | Kennziffer der Gesundheitsstörung (laut Katalog) | 1 = Verdacht 2 = gesichert | notwendige Maßnahmen: Kontroll-Untersuchung oder zusätzliche Diagnostik notwendig | notwendige Maßnahmen: Behandlung wird veranlaßt oder fortgeführt | Zustand: unverändert | unter Behandlung: kompensiert | unter Behandlung: teilweise kompensiert |
|---|---|---|---|---|---|---|---|
| a | | | | | | | |
| b | | | | | | | |
| c | | | | | | | |

⑥ Welche der oben angeführten Gesundheitsstörungen wurden erstmals bei dieser Früherkennungsuntersuchung entdeckt? a b c

Sonstige Bemerkungen:

Arztstempel/Unterschrift

Bitte Kohlepapier einlegen

19
Datum

**Abb. 4.** Dokumentationsseite U5

führt werden. Die nachlassende Inanspruchnahme der Untersuchungstermine jenseits des ersten Lebensjahres ist auf die zunehmende Sicherheit der Mütter, verbunden mit abnehmender Einsicht in die Notwendigkeit der Untersuchung, zurückzuführen.

## 2 Schulärztliche Untersuchungen

Schulgesundheitspflege gibt es bereits seit über 150 Jahren. So berichtete Leubuscher (1908) vor dem Berliner Verein für Schulgesundheitspflege, daß es die Gesundheitspflege für die Schule „erst" seit etwas mehr als 100 Jahren gibt. Die Grundzüge dieses Bereichs wurden allerdings, wie Leubuscher schrieb, bereits von Johann Peter Frank in seinem Werk *System der medizinischen Polizei* entwickelt. Der Abschnitt zur Schulhygiene begann mit dem Satz, der auch heute noch vor allem bezogen auf primärpräventive Bemühungen Geltung hat: „Ihr lehret Religion, Ihr lehret Bürgerpflicht, auf ihres Körpers Wohl und Bildung seht Ihr nicht".

### 2.1 Zielgruppen

Die Hauptaufgabe der Schulärzte in der Bundesrepublik Deutschland besteht in der Durchführung der Schuleingangsuntersuchungen, die in jedem Bundesland für alle Kinder angeboten und aufgrund der gesetzlichen Regelung nahezu vollständig wahrgenommen werden.

Untersuchungen für Jugendliche im Alter zwischen 10 und 19 Jahren werden hingegen nicht flächendeckend durchgeführt. In Nordrhein-Westfalen werden beispielsweise gemäß einer gesetzlichen Vorschrift die Entlaßschüler der 9. Klasse untersucht. Diese Vorschrift bezieht sich allerdings nur auf Hauptschüler, so daß Jugendliche an weiterführenden Schulen in der Regel nicht untersucht werden. Ebenso werden nur in einigen Gesundheitsämtern Schüler der 4. Klasse, die die Grundschule verlassen, untersucht. Diese Untersuchung ist nicht gesetzlich vorgeschrieben; daher ist ihre Durchführung u.a. abhängig vom Personalstand in den jeweiligen Gesundheitsämtern und vom Engagement der zuständigen Ärzte.

Ebenso werden in Baden-Württemberg die nach dem Schulgesetz vorgesehenen Untersuchungen der Schüler der 4. und 8. Klassen nur in einigen Gesundheitsämtern durchführt. Insgesamt wird in der Bundesrepublik Deutschland der Altersgruppe der 10- bis 19jährigen auch im schulärztlichen Bereich wenig Aufmerksamkeit geschenkt.

### 2.2 Ziele der Untersuchungen

Abgesehen von dem nur geringen und selektiven Durchuntersuchungsgrad dieser Altersgruppe muß ein sehr heterogener Untersuchungumfang sowie eine ebenso heterogene Untersuchungsqualität angenommen werden. Es existieren zwar Untersuchungskataloge und entsprechende Anleitungen, diese sind allerdings in der Regel nicht obligatorisch, ihre Befolgung ist abhängig von der Entscheidung in den einzelnen Gesundheitsämtern. So gibt es neben dem „Bielefelder Modell", das noch nicht einmal in Nordrhein-Westfalen flächendeckend eingesetzt wird, weitere Untersuchungskataloge mit entsprechenden Dokumentationsrichtlinien. Zu nennen sind die „Hessischen Arbeitsrichtlinien", die vom „Bielefelder Modell" abgeleitet sind und die für die Hessischen Gesundheitsämter obligatorisch sind. In Niedersachsen wird in nur 4 Gesundheitsämtern das Projekt „SOPHIA" befristet durchgeführt. In Hamburg wird ein ähnliches Vorgehen in einem Projekt erprobt, wobei wie in Niedersachsen umfangreiche Sozialdaten mit erhoben werden. In Berlin wird nach den bereits aus den sechziger Jahren stammenden „Funktionsdiagnostischen Tabellen" untersucht, die in enger Anlehnung auch in Bayern Verwendung finden. Baden-Württemberg hat seit 1987 ein neues Verfahren eingeführt. Erste Ergebnisse stehen noch aus, wie auch aus Rheinland-Pfalz, wo ebenfalls ein neues Verfahren erprobt wird.

Als Ziele der schulärztlichen Untersuchungen werden alle nur möglichen Punkte angegeben, die offensichtlich nicht von einer Untersuchung, die außerdem zumindest im Jugendalter bei weitem nicht alle Personen erreicht, abgedeckt werden können:
- Untersuchung im Hinblick auf Einschränkungen für den Schulbesuch, z.B. Schulartwahl, Fördermaßnahmen,
- „arbeitsmedizinische" Untersuchung der Schüler,
- individuelle Vorsorgeuntersuchung einschließlich Screening,
- Gesundheitsberatung der Schüler und Eltern, Gesundheitserziehung,
- epidemiologische Berichterstattung zum Gesundheitszustand,
- Kontrolle von vorhergehenden Früherkennungsuntersuchungen,
- Leistungsstatistik des öffentlichen Gesundheitsdienstes.

Wissenschaftliche Untersuchungen zu diesen Fragen stehen in einem wünschenswerten Umfang bisher noch aus. Es dürfte z.Zt. im Gegenteil damit zu rechnen sein, daß diese Ziele nicht erreicht werden. So fehlt bei dem Ziel, Einschränkungen für den Schulbesuch zu entdecken, eine Prozeßkontrolle für falsch-negative und falsch-positive Befunde. Dies gilt in gleicher Weise für das Ziel einer individuellen Vorsorgeuntersuchung, deren Wert auch deshalb nicht eingeschätzt werden kann, da eine Überweisungskontrolle fehlt.

Gesundheitserziehung und Gesundheitsberatung durch den öffentlichen Gesundheitsdienst wird nur sporadisch durchgeführt. Weit entfernt ist die Einbindung solcher Aktivitäten in den Schulbetrieb, wie bereits von Frank in seinem *System der medizinischen Polizei* gefordert. Völlig unbekannt sind entsprechende, evaluierte Programme.

Epidemiologische Berichterstattung muß, bezogen auf Jugendliche, vor allem an der Unvollständigkeit, aber auch an der Heterogenität aufgrund fehlender obligatorischer Untersuchungskataloge, unterschiedlicher Untersuchungsqualität, insgesamt an der eingeschränkten Datenqualität, scheitern. Die Leistungsstatistik der Gesundheitsämter ist gleichermaßen betroffen.

Insgesamt ist die Forschungslage nicht nur in der Bundesrepublik Deutschland erheblich verbesserungsbedürftig. Berichte zur Umstrukturierung des Öffentlichen Gesundheitsdienstes, wie sie z.B. für Baden-Württemberg vorliegen (Ministerium für Arbeit, Gesundheit, Familie und Sozialordnung 1989), können daher nicht auf forschungsgestützte Fakten zurückgreifen, sondern basieren in der Regel auf Expertenmeinungen.

## 2.3 Schuluntersuchungen im Ausland

Im Ausland wird zum Teil ein ähnlich hoher Anspruch mit schulärztlichen Untersuchungen verbunden, zum Teil dienen diese abgegrenzten und leidlich gut definierten Zwecken. In der Schweiz wird ähnlich der Bundesrepublik Deutschland ein relativ heterogenes Programm durchgeführt. Von einer Vereinheitlichung sind auch die Schweizer weit entfernt, da hier ebenfalls die einzelnen Kantone für die schulärztliche Tätigkeit verantwortlich sind.

Im Kanton Bern ist die schulärztliche Tätigkeit durch eine Verordnung des Regierungsrates des Kantons Bern (1985) geregelt. Danach sind folgende obligatorische Untersuchungen im Jugendalter vorzunehmen:
- Schüler des 4. und des letzten oder vorletzten obligatorischen Schuljahres,
- Schüler von Diplommittelschulen, Handelsmittelschulen, Gymnasien und Seminaren nach den für diese Schulen geltenden besonderen Vorschriften; wo solche fehlen, in der Regel im Lauf des zweitletzten Schuljahrs,
- Lehrlinge in der Regel im Lauf des zweiten Lehrjahrs,
- Schüler der übrigen Schulen und Institutionen einmal während der Ausbildung.

Der grobe Untersuchungsumfang und das Ziel der Untersuchung sind durch eine Weisung der Gesundheitsdirektion (1987) bestimmt. Danach sollen bei Schülern des 4. Schuljahrs krankhafte Störungen aller Art erfaßt werden, die über den künftigen schulischen Werdegang des Kindes entscheiden. Die Untersuchungen vor der Schulentlassung zielen zum einen auf die Erfassung krankhafter Störungen aller Art im Pubertätsalter, zum anderen dienen sie als Beratungsgrundlage im Hinblick auf die Berufswahl. Das Untersuchungsprogramm soll umfassen: Anamnese, Gesamtstatus, Untersuchung der Sinnesorgane, Urinuntersuchung und Kontrolle des Impfstatus.

Insgesamt scheint, wenn man die weiteren Erläuterungen dieser Weisung betrachtet, zum einen der Anspruch einer „arbeitsmedizinischen" Untersuchung damit verbunden zu sein, zum anderen aber werden nur einfache Verfahren erwähnt, wie sie eher bei einem Screening zum Einsatz kommen dürften. Eine Leistungsstatistik bzw. eine epidemiologische Auswertung der dokumentierten Daten wird für die Routine nicht gefordert und hängt daher vom wissenschaftlichen Interesse des Untersuchenden und/oder von der Kapazität des jeweiligen Schularztamtes ab. Solche Untersuchungen liegen zum Teil für das Kindesalter, aber nicht für die Altergruppe der 10- bis 19jährigen vor.

Unterricht in Gesundheitspflege wird erwähnt, beschränkt sich nach der Weisung aber nur auf die Beratung der Lehrerschaft und der Schulbehörden. Gesundheitserziehung in der Schule ist bei weitem nicht flächendeckend implementiert. Vereinzelt ist Gesundheitsvorsorge als Unterrichtsfach eingeführt, z.B. in Lausanne. Wirksamkeitsuntersuchungen im weitesten Sinn wurden bisher zumindest nicht publiziert.

In den Niederlanden werden über 90% der Schüler in weiterführenden Schulen im Alter zwischen 11 und 15 Jahren untersucht (van der Meeren u. Verbrugge 1981). Die Untersuchung dieser Altersgruppe umfaßt neben einer Befragung der Lehrer Anamnese, Hör- und Sehtests, Gewichts- und Größenmessungen sowie eine allgemeine Untersuchung. Auffällige Schüler werden zur Abklärung und Therapie zum größten Teil an Allgemeinmediziner überwiesen.

Durchgeführt werden diese Schuluntersuchungen z. T. vom öffentlichen Gesundheitsdienst, z. T. von entsprechenden Vereinen. Standardisierte Untersuchungsrichtlinien und Anleitungen werden zur Zeit erprobt und sollen danach obligatorisch für alle, die solche Untersuchungen durchführen, eingeführt werden. Dabei wird versucht, dem Rechnung zu tragen, daß aufgrund ärztlichen Personalmangels für diese Schuluntersuchungen zunehmend paramedizinisches Personal eingesetzt wird. Außerdem sollen entwicklungspsychologische Aspekte im Rahmen von Fortbildungsmaßnahmen eine deutlich stärkere Rolle spielen, da nach Ansicht der Aufsichtsbehörde besonders hier die notwendige Kompetenz des Personals noch zu wünschen übrig läßt (Geneeskundige Hoofinspectie van de Volksgezondheid 1988).

Die Dokumentation der Untersuchungen wird bewußt nicht routinemäßig ausgewertet, da nach Ansicht der Aufsichtsbehörde die daraus resultierenden Daten qualitativ nicht den erforderlichen Ansprüchen genügen. Um einen epidemiologischen Überblick u.a. im Sinne einer Gesundheitsberichterstatung zu erhalten, werden seit kurzer Zeit Meldeschulgesundheitsteams („Peilstations") eingesetzt, die anhand vorgegebener Kriterien nur über einige wenige Diagnosen in ihrem (repräsentativen) Klientel periodisch berichten. Dabei werden je nach Fragestellung zum Teil aufwendigere Verfahren und/oder zusätzliche Fragebögen eingesetzt. Mittlerweile dürften erste Ergebnisse der Peilstations vorliegen.

Gesundheitserziehung in der Schule gehört zum offiziellen Aufgabenkatalog der schulärztlichen Teams. Es beschränkt sich allerdings wie auch in der Schweiz auf die Information der Lehrer und z. T. der Eltern. Routinemäßiger Einsatz im Schulunterricht wird gewünscht, eine Verwirklichung ist allerdings auch hier (noch) nicht in Sicht.

## Literatur

Allhoff P, Schwartz TW (1983) Auswirkungen gesetzlicher Eingriffe auf das Krankheitsfrüherkennungsprogramm bei Kindern. Kinderarzt 14:705–707

Allhoff P, Weidtman V (1985) Die Neugeborenen-Erstuntersuchung. Dtsch Med Wochenschr 109:91–96

Allhoff P, Bachmann KD, Collatz J, Flatten G, Gey W, Irle U, Karch D, Klebe D, Lajosi F, Seimer S, Schirm H, Weidtman V (1991) Hinweise zur Durchführung der Früherkennungsuntersuchungen im Kindesalter. Deutscher Ärzte-Verlag, Köln

Collatz J, Malzahn P, Schmidt E (1979) Erreichen die gesetzlichen Früherkennungsuntersuchungen für Säuglinge und Kleinkinder ihre Zielgruppe? Öff Gesundheitswesen 41:173–190

Gesundheitsdirektion des Kantons Bern (1987) Die Gesundheitsdirektion des Kantons Bern: Weisungen vom 1. Juli 1987 über die obligatorischen Untersuchungen der Kindergärtnerinnen und Kindergärtner, der Lehrerinnen und Lehrer sowie des Schulpersonals. Bern

Lajosi F, Weidtman V (1983) Die Bedeutung der Längsschnittauswertung für die Evaluation der Früherkennungsuntersuchungen im Kindesalter. Monatsschr Kinderheilkd 131:594–598

Leubuscher G (1908) Ziele und Grenzen der schulärztlichen Tätigkeit. Z Pädagog Psychol Pathol Hygiene 10:217–235

Ministerium für Arbeit, Gesundheit, Familie und Sozialordnung (1989) Zukunftsperspektiven des öffentlichen Gesundheitswesen. Stuttgart

Regierungsrat des Kantons Bern (oJ) Der Regierungsrat des Kantons Bern: Schulärztlicher Dienst. Verordnung vom 3. Juli 1985 über den schulärztlichen Dienst (VSD). Bern

van der Meeren WBJM, Verbrugge HP (1981) Youth health care in the Netherlands, 0–19 years. Leidschendam

Weidtman V (1985) Das Früherkennungsprogramm für Kinder in der Bundesrepublik Deutschland. Sozial Präventivmed 6:322–329

# Prävention durch Impfung

V. Weidtman

## 1 Einführung

### 1.1 Allgemeines

Zu den unbestritten relevanten Maßnahmen zur Verhütungen von Krankheiten und deren Folgen gehört die Impfung. Der erfolgreiche Versuch, das natürliche Abwehrsystem des Menschen gegenüber eindringenden Erregern zu stärken, um die manifeste Erkrankung des Organismus zu verhindern, wird zu Recht der primären Prävention zugeordnet. Nicht nur der geimpfte Proband profitiert von diesem Schutz: Die Verbreitung der Infektionskrankheiten wird behindert und im Idealfall bei hinreichend großer Durchimpfungsrate unmöglich, wenn andere dem Überleben der Erreger dienende ökologische Nischen fehlen. Die Seuche wird ausgerottet. Erstmals wurde dies durch eine weltweite Impfaktion der WHO für die Pocken (Variola vera) im Jahre 1977 erreicht, so daß auf weitere Impfungen gegen Pocken verzichtet werden kann. Bei anderen Krankheiten gelang bisher lediglich die *Eindämmung* („containment"), d.h. die regionale Verbreitung zu vermindern.

Mit dem Begriff „Impfung" wird vor allem die *aktive Immunisierung* des Menschen durch Antigen enthaltende Impfstoffe verbunden. Aktive Immunisierung wird durch das Überstehen der spezifischen Krankheit, durch unterschwellige, stumme Immunisierung bei Kontakt mit dem Erreger oder durch Impfung erreicht. Sie hinterläßt eine zeitlich begrenzte oder lebenslange *Immunität*, die den Organismus bei erneuten Kontakten mit dem Krankheitserreger vor dem Erkranken bewahrt.

Die Bezeichnung „Impfung" wird auch für die sog. *passive Immunisierung* des Organismus verwendet, obgleich es sich um einen anderen protektiven Vorgang handelt. Dem Organismus werden parenteral oder diaplazentar Antikörper enthaltende Substanzen zugeführt. Der nicht ausreichende Bestand oder die nicht rasch genug einsetzende oder unzureichende Produktion körpereigener Abwehrstoffe wird ergänzt; das körpereigene Abwehrsystem wird nicht angeregt, es bleibt passiv. So ist die Substitution körpereigener Abwehr durch einen mehr oder weniger raschen Abfall der Konzentration dieser Abwehrstoffe im Organismus gekennzeichnet. Es besteht nur eine kurzzeitige Immunität. Vorteilhaft ist jedoch der unmittelbar nach der Injektion einsetzende Schutz, der bei der aktiven Impfung nur bei einigen wenigen Krankheiten erreicht werden kann.

## 2 Einfluß der Impfung auf Morbidität und Mortalität

Im Deutschen Reich mit 56 Millionen Einwohnern starben um die Jahrhundertwende jährlich 64000 Kinder an Diphtherie, Masern, Scharlach und Keuchhusten. Von 100000 Einwohnern wurden 259 durch eine tödlich verlaufende Tuberkulose dahingerafft. Wenn auch eine deutliche Verbesserung der hygienischen Verhältnisse, des sozialen Umfelds und der Therapie den Wandel positiv beeinflußte, so gilt dies nicht für alle Infektionskrankheiten. Während Typhus, Cholera und Tuberkulose unter dem Einfluß der genannten Faktoren beispielhaft reduziert werden konnten, häuften sich unter dem Einfluß der Zivilisation die mit schweren Lähmungen verbundenen Fälle von Poliomyelitis. Noch im Jahre 1961 vor Einführung der Schluckimpfung nach Sabin erkrankten in der Bundesrepublik 4661 Menschen. Nach Einführung der Impfung im Winter 1961 wurden 1962 nur noch 234 und im folgenden Jahr ganze 16 Fälle von Kinderlähmung registriert. Bis zur Einführung der Masernschutzimpfung beobachtete man eine wachsende Tendenz zentralnervöser Komplikationen bei Masern, die mit einer zivilisationsbedingten Verschiebung des Infektionstermins und damit des Erkrankungsalters erklärt werden. Bezogen auf die Fläche der Bundesrepublik erkrankten 1916 145000 Menschen an Diphtherie. Demgegenüber registrierte man 1971 nur 38 Diphtherieerkrankungen mit 3 tödlichen Verläufen.

## 3 Impfstrategien

Entsprechend der zu erwartenden Gefährdung des Einzelnen, einer Gruppe oder einer ganzen Population werden unterschiedliche Impfstrategien angewendet.

### 3.1 Öffentlich empfohlene Impfungen

Die Impfempfehlungen richten sich nach der epidemischen Situation der Region, der Gefährdung der dort lebenden Bevölkerung und den gegen die Krankheit zur Verfügung stehenden Impfstoffen. Da wie bei allen wirksamen Medikationen unterschiedlich schwere Nebenwirkungen auftreten können, gehen Überlegungen über Nutzen und Risiko der Impfmaßnahme der Entscheidung voran. In der Bundesrepublik drücken die §§ 14, 51 und 52 des Bundesseuchengesetzes das öffentliche Interesse aus und regeln die Übernahme der Kosten für Heilbehandlung und Rehabilitation von Impfschäden durch den Staat. Der Katalog der empfohlenen Impfungen wird von den Bundesländern aufgrund der beratenden Tätigkeit der „Ständigen Impfkommission des Bundesgesundheitsamtes (STIKO)" erstellt.

Empfohlen werden in allen Bundesländern (1988) die Impfungen gegen Tuberkulose, Diphtherie, Wundstarrkrampf, Keuchhusten, Kinderlähmung, Röteln, Masern und Mumps.

In den meisten Bundesländern werden darüber hinaus die Impfungen gegen Grippe, Frühsommermeningoenzephalitis und Tollwut empfohlen. Alle Impfungen in der Bundesrepublik sind freiwillig. Die im Katalog enthaltenen *Standardimpfungen* sind Grundlage für altersabhängige Impfpläne, wie z.B. den vom „Impfausschuß der Deutschen Gesellschaft für Sozialpädiatrie" aufgestellten Impfkalender für Kinder (Tabelle 1).

Dieser Kalender beruht auf Überlegungen, die eine ganze Reihe wichtiger Faktoren berücksichtigen. Berücksichtigt werden u.a. der sog. maternofetale Nestschutz, z.B. bei Masern, Mumps, Poliomyelitis, Tetanus, Diphtherie und Varizellen, wenn die Mutter immunisiert war. Lebendimpfstoffe bleiben unwirksam, solange der entsprechende maternofetale Nestschutz besteht. Wirkungsweise des Impfstoffes, Reife des kindlichen Immunsystems und voraussichtliche Exposition des Kindes bestimmen gleichfalls die Termine.

*Sonderimpfungen* sind Immunisierungen, die durch ein nicht alltägliches Infektionsrisiko veranlaßt werden (Tollwut, zentraleuropäische Frühsommerenzephalitis, Hepatitis B). Dazu gehören auch die Impfungen gegen Meningokokken, Pneumokokken und Varizellen bei Patienten unter immunsuppressiver Behandlung. Auf bestimmte Gruppen beschränkte Impfaktionen, sog. *Umgebungsimpfungen*, können auch durch eingeschleppte, im betroffenen Gebiet nicht endemische Krankheiten ausgelöst werden, um deren weitere Verbreitung zu verhindern. Empfohlen wird auch die Impfung bestimmter Berufsgruppen, wie der Veterinäre, ihrer Mitarbeiter, Waldarbeiter und Jäger, gegen Tollwut. Durch Immunisierung vor der Frühsommerenzephalitis sollten Waldarbeiter und Jäger, in Endemiegebieten sowie dort im Freien Kampierende geschützt werden. Mitarbeiter von Krankenhäusern, Zahnärzten und medizinischen Laboratorien, die mit durch Blut kontami-

**Tabelle 1.** Impfplan für Kinder

| Alter | Impfung |
| --- | --- |
| Ab 3. Lebensmonat | Diphterie-Pertussis-Tetanus<br>3mal im Abstand von 4 Wochen<br>Haemophilus influenzae, Typ b<br>2 Impfungen im Abstand von mindestens<br>6 Wochen Poliomyelitis 2mal trivalente<br>Schluckimpfung im Abstand von<br>mindestens 6 Wochen |
| 2. Lebensjahr | Diphtherie-Pertussis-Tetanus (4. Impfung),<br>Haemophilus influenzae, Typ b<br>(3. Impfung)<br>Poliomyelitis 3. trivalente Schluckimpfung<br>Masern, Mumps und Röteln 1. Impfung |
| Ab 6. Lebensjahr | Masern, Mumps und Röteln, 2. Impfung<br>Tetanus-Diphtherie Auffrischimpfung |
| Ab 10. Lebensjahr | Poliomyelitis<br>Widerimpfung mit trivalentem<br>Schluckimpfstoff |
| 11. bis 15. Lebensjahr | Röteln (nur Mädchen)<br>Tetanus-Diphtherie Auffrischimpfung<br>(vor Eintritt der Pubertät) |

nierte Gegenstände in Berührung kommen, sind gegen Hepatitis B zu impfen. Das US Department of Health and Human Services empfielt darüber hinaus die Immunisierung von Homosexuellen und Drogensüchtigen gegen Hepatitis B, weil bei beiden Gruppen der Anteil der HBV-Positiven erheblich höher liegt als in der übrigen Population – ein klares Indiz ihrer erhöhten Gefährdung. Aus ähnlichen Erwägungen wird die Impfung der Insassen von Haft- und Irrenanstalten vorgeschlagen.

Von *Reiseimpfungen* spricht man, wenn die Immunisierung dem Schutz bei der Einreise in Regionen dient, in denen andere Infektionskrankheiten endemisch sind (Tabelle 2).

Nicht immer dient die Impfung unmittelbar dem Schutz des Geimpften. Krankheiten, wie z.B. die Röteln, die wegen ihrer Harmlosigkeit eine Immunisierung durch Impfung überflüssig erscheinen lassen, können dem Feten erheblichen Schaden zufügen, wenn die bis dahin nicht immunisierte Mutter während der Schwangerschaft erkrankt. Rechtzeitige Immunisierung junger Mädchen vor oder passive Immunisierung während der Schwangerschaft bei erhöhtem Erkrankungsrisiko können die Rötelnerkrankung der Mutter und eine möglicherweise mit ihr verbundene Schädigung des Keimes verhindern. Stickl spricht in diesem Zusammenhang von „sozialer Impfung".

Allgemeine präventive *Impfprogramme* betreffen vor allem das frühe Kindesalter, da die Wahrscheinlichkeit, sehr früh mit hochinfektiösen Krankheiten in Berührung zu kommen, groß ist. Impfungen sollten deshalb früh erfolgen. Diese Absicht wird allerdings durch unterschiedliche, bei der Vorstellung der einzelnen Impfungen näher zu erläuternde Ursachen eingeschränkt. Bei einer Reihe von

**Tabelle 2.** Schutzimpfungen bei Fernreisen (Nach Beck 1988)

| Impfungen gegen | Indikation bzw. Reiseziel |
|---|---|
| Cholera | Südostasien, Afrika südlich der Sahara; andere Gebiete nach WHO-Report |
| Gelbfieber | Mittel- und Südamerika, Afrika zwischen 15. Grad nördlicher und 15. Grad südlicher Breite; andere Gebiete nach WHO-Report |
| Hepatitis A | Immunisierung muß Reisenden in warme Länder prinzipiell empfohlen werden |
| Hepatitis B | Exponierte Personen, Vielreisende, längere Auslandstätigkeit |
| Meningokokkenmeningitis | Exponierte Personen im Meningitisgürtel Afrikas, Brasilien |
| Poliomyelitis | Reisende jeden Alters in warme Länder, wenn letzte Impfung länger als 5 Jahre zurückliegt |
| Tetanus | Personen 10 Jahre nach der letzten Tetanusimpfung |
| Typhus | Reisende jeden Alters in tropische Länder, besonders in Entwicklungsländer |

Impfstoffen genügt eine einmalige Gabe nicht, um einen Schutz des Geimpften zu erreichen. Es werden mehrere in kurzen Zeitabständen aufeinander folgende Gaben notwendig, bis der volle Schutz erreicht ist. *Wiederauffrischungsimpfungen* werden in Abhängigkeit vom Impfstoff nach unterschiedlich langen zeitlichen Intervallen notwendig, um den weiteren Schutz zu garantieren. Impfprogramme berücksichtigen dies.

# 4 Problematik der Akzeptanz von Impfprogrammen

Impfungen sind in der Bundesrepublik freiwillig. Es wird im Gegensatz zu anderen Ländern (z.B. Österreich) weder direkter noch indirekter Druck auf die Population ausgeübt, z.B. durch bestimmte Vergünstigungen, die nur diejenigen erhalten, die die regelmäßige Teilnahme am Impfprogramm nachweisen können. Probleme der Akzeptanz der Impfung und *Compliance* stehen deshalb in der Bundesrepublik Deutschland im Vordergrund aller Überlegungen bei der Ein- und Fortführung von Impfprogrammen. Nachdem die Epidemien mit ihren für alle sichtbaren Schäden und tödlichen Folgen durch die bestehenden Impfprogramme weitgehend verschwunden sind, ließ auch das Gefühl des Bedrohtseins durch die Krankheiten nach. Die sog. *Impfmüdigkeit* breitet sich aus und führt zu stetig breiter werdenden Lücken der Immunisierung. Solange die Impfdichte der Bevölkerung das epidemische Ausbreiten der Krankheit verhindert, profitieren zunächst auch die Ungeimpften von den Immunisierten, da das Aufflammen einer Epidemie weitgehend von der Häufigkeit der Ungeimpften in der Population abhängt. In der Folge wird immer häufiger die Frage gestellt, ob die Impfung überhaupt noch erforderlich sei. Fragliche oder echte Impfschäden geraten in den Vordergrund der Überlegungen und bestimmen die Entscheidung des einzelnen für oder gegen die Impfung. Erst wenn durch nachlassenden Impfschutz eine lokale Epidemie ausbricht, kommt es zu einer plötzlichen Wiederbelebung der Impfbereitschaft.

Die Hauptursachen der Impfmüdigkeit sind Unkenntnis, fehlendes Interesse, Trägheit und Angst vor den mit der Impfung möglicherweise verbundenen Komplikationen und Schmerzen. Sie liefern die gedanklichen Ansätze für Interventionsstrategien. So sind in erster Linie die folgenden Gesichtspunkte zu berücksichtigen:
- Aufklärung der Bevölkerung unter Einsatz von Medien, die vor allem auch Menschen mit Bildungsmängeln erreichen;
- Entwicklung von Taktiken zur gesonderten Erfassung und Betreuung derjenigen, bei denen Trägheit oder Schwellenangst die Teilnahme an Impfprogrammen verhindert;
- Bindung und Durchführung der Impfung an Termine, bei denen auch andere für den Impfling wichtige ärztliche Verrichtungen vorgesehen sind (z.B. Früherkennungsuntersuchung bei Kindern, gynäkologische Untersuchungen);
- Fortbildung der Ärzte, die die zur Gruppe der zu Schützenden gehörenden Patienten betreuen. Alte Argumente, die die Impfungen begründen, müssen immer wieder im Gedächtnis – auch der Ärzte – aufgefrischt werden. Mehr als

bisher geschehen, sind neue wissenschaftliche Erkenntnisse verständlich und
in ihrer Relevanz für die Impfpraxis darzustellen. Auch nebensächlich Erschei-
nendes, wie Organisationshilfen zur Fixierung von Impfterminen im Rahmen
der sekundären Prävention und der kurativen Praxis, können die Durchimpfungsrate verbessern;
– alle mit der Entwicklung von Impfstoffen und der Impftechnik Befaßten dürfen
das Ziel einer möglichst schmerzfreien Impfung nicht aus dem Auge verlieren.

Die Bereitschaft, sich selbst oder seine Kinder impfen zu lassen, wird gelegentlich
auch durch andere Überlegungen beeinflußt. So sind eigene, folgenlos überstan-
dene Infektionskrankheiten – verharmlosend auch als „Kinderkrankheiten" bezeichnet – Anlaß, die Impfung abzulehnen. Unter dem Einfluß der von den Medien verbreiteten Meinungen werden gesundheitliche Risiken in Kauf genommen,
die in anderen Zusammenhängen als unerträglich empfunden werden.

In der Vergangenheit traf man nur selten auf weltanschaulich begründete Ablehnung bei bestimmten religiösen Splittergruppen (z.B. Zeugen Jehovas). In letzter Zeit beeinflussen neoprimitive Bewegungen zunehmend und nicht unerheblich
die Impfbereitschaft. Beide Gruppen sind rationaler Argumentation nicht zugänglich. Im Gegensatz zu den ökonomisch unterentwickelten Ländern, in denen Impfmaßnahmen akzeptiert werden und vorwiegend das fehlende Angebot kostenloser
Impfungen und eine unzureichende Infrastruktur eine ausreichende Durchimpfung der Bevölkerung verhindern, stößt man in den hochentwickelten, wohlhaben-
den Ländern auf Schwierigkeiten der genannten Art. Solange die durch die Folgen
der Infektionskrankheiten unmittelbar erlebte Not Betroffenheit erzeugt, wird die
Bedrohung durch die Infektion adäquat eingeschätzt. Fehlt sie, so wird eine mehr
abstrakte, rationale Beurteilung der Risiken gefordert. Dazu sind entweder gründ-
liche Kenntnisse und hinreichende Intelligenz oder Vertrauen in die fachliche
Kompetenz anderer notwendig.

## 5 Bewertung der Effektivität und Effizienz von Impfungen

Impfungen unterscheiden sich sowohl in ihrer Wirksamkeit als auch bezüglich
der Dauer des Schutzes. Um ein Maß für die Schutzwirkung zu erhalten, bestimmt
man im allgemeinen zunächst die relative Häufigkeit $H(iv)$ der *Impfdurchbrüche*
oder *Impfversager*, d.h. die Häufigkeit von Erkrankungen bei regulär Geimpften.
Aus ihr wird die Wahrscheinlichkeit $e = [1 - H(iv)]$ der Wirksamkeit geschätzt.
Der Begriff muß nicht unbedingt mit der *Konversionsrate*, d.h. der Häufigkeit
einer nachweisbaren Immunantwort des Organismus auf die Impfung, übereinstimmen. Angaben über die Wirksamkeit einzelner Impfungen sind bei der Beschreibung der einzelnen Impfungen zu finden.

Neben der mit der Aktivimpfung verbundenen Bildung spezifischer Antikörper
lassen sich nach einigen Impfungen auch nützliche unspezifische Veränderungen
am Immunsystem des Geimpften nachweisen. Unerwünschte Nebenwirkungen
werden allgemein unter dem Begriff „Impfschäden" subsumiert. Impfungen sind

nicht nur und unter allen Bedingungen nützlich für den Geimpften, weil sie mit unterschiedlich hohen gesundheitlichen Risiken und Kosten verbunden sind.

Steht ein Impfstoff zum Schutz gegen eine bestimmte Erkrankung zur Verfügung, so wird der Entscheidungsprozeß im wesentlichen durch die folgenden Parameter beeinflußt:
- das Risiko, an der Krankheit zu erkranken (Morbidität);
- das Risiko, durch die Krankheit zu sterben oder einen bleibenden Schaden zu erleiden (Mortalität und Invalidität);
- die protektive Wirkung der Impfung;
- die Dauer der protektiven Wirkung der Impfung;
- die Kosten der Erst- und Wiederholungsimpfungen;
- der individuelle und gesellschaftliche Schaden durch die Krankheitsfolgen;
- die Einschätzung der Nützlichkeit der Impfung durch die Öffentlichkeit.

Einige der genannten Parameter können vor Einführung der Impfung mit hinreichender Genauigkeit geschätzt werden. Unter dem Einfluß der sozialen Situation der Bevölkerung, der Ernährung, der Qualität des Wohnens und der allgemeinen Hygiene verändern sich die Parameter. Hier gibt die Entwicklung eines verbesserten Impfstoffes oder einer wirksameren Therapie Anlaß, die Indikation einer Impfung zu überprüfen.

Wie bereits ausgeführt, muß man zwischen dem individuellen und dem kollektiven Interesse an einer Impfung unterscheiden. In Abhängigkeit von der Art und Weise, wie sich eine Infektion ausbreitet, und von der Verbreitung des Impfschutzes in der Bevölkerung können selbst objektive Entscheidungsstrategien zur unterschiedlichen Einschätzung der Indikation führen. Fine u. Clarkson (1986) haben dies in überzeugender Weise nachgewiesen. Sie stellen 3 Modelle vor, die beispielhaft das kumulierte Risiko der Nichtgeimpften in Abhängigkeit von der bereits bestehenden Durchimpfungsrate vorstellen. Modell A geht von der Annahme aus, daß die Durchimpfungsrate keinen Einfluß auf die Erkrankungswahrscheinlichkeit des Ungeimpften hat (Beispiel: Tetanus). Das kumulierte Risiko unter den Nichtgeimpften wird von der Durchimpfungsrate nicht beeinflußt (Abb. 1). Modell C repräsentiert das andere Extrem. Das kumulierte Risiko nimmt proportional zum Durchimpfungsgrad der Bevölkerung ab. Das Verhalten des Modells B ist gewissermaßen ein Kompromiß zwischen den beiden Extremen. Eine niedrige Durch-impfungsrate vermindert das Risiko kaum, während eine hohe Durchimpfungsrate das kumulierte individuelle Risiko gegen Null schrumpfen läßt. Dieses Verhalten ist plausibel für Krankheiten mit einem kumulierten Infektionsrisiko von 100% für Ungeimpfte, wie z.B. Masern, Varizellen, Röteln und Poliomyelitis. Andere, weniger ansteckende Krankheiten verlangen eine etwas andere Skalierung. Um die Bedeutung dieser Modelle für die unterschiedliche Einschätzung des individuellen Impfrisikos gegenüber dem Risiko der Gemeinschaft verstehen zu können, muß man zunächst das Erkrankungsrisiko des Ungeimpften dem Impfrisiko gegenüberstellen. Das relative Risiko d errechnet sich dann nach der Formel:

$$x = \frac{Erkrankungsrisiko\ d}{Impfrisiko\ a}\ .$$

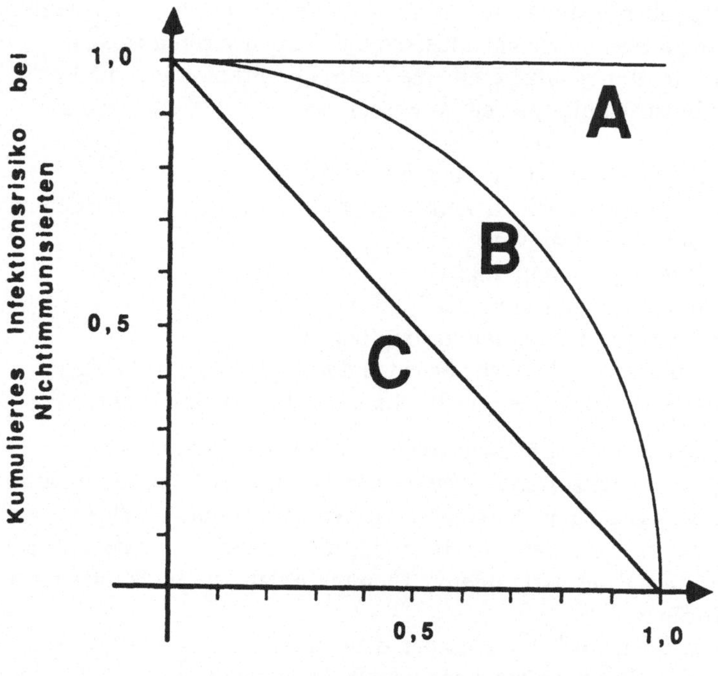


**Abb. 1.** Mögliche Beziehungen zwischen dem kumulierten Infektionsrisiko bei Nichtimmunisierten und dem Anteil der erfolgreich Immunisierten in der Population. (Nach Fine u. Clarkson 1986)

Die Größe x gibt an, um das Wievielfache das Risiko, an der natürlichen Infektion zu erkranken, größer ist, als das Risiko, durch die Impfung geschädigt zu werden. So ist die Impfung abzulehnen, wenn x > 1,0.

Es wird sofort deutlich, daß das individuelle Risiko unter den Modellannahmen B und C – für bestimmte Gruppen von Impfungen – mit wachsender Durchimpfungsrate und dem damit verbundenen sinkenden Erkrankungsrisiko steigt. In einer derartigen Situation können optimale Entscheidungen aus der Sicht des Einzelnen und der Gemeinschaft differieren. In Tabelle 3 sind für die Modelle A bis C Formeln zusammengestellt, mit deren Hilfe eine objektivere Beurteilung der Effizienz erreicht werden kann. Sie dienen zur Entscheidungshilfe sowohl aus der Sicht der Gemeinschaft als auch der des Individuums und erleichtern das Verständnis für den Unterschied der Aspekte.

**Tabelle 3.** Grenzwerte für die allgemeinen und individuellen Impfempfehlungen unter Annahme unterschiedlicher indirekter protektiver Wirkmechanismen der Impfung. (Nach Fine u. Clarkson 1986)

| Angenommene Beziehung zwischen effektiver Immunisierung (v*e) und Infektionsrisiko bei Nichtimmunisierten (s) | Für Population<br><br>Impfung empfohlen, wenn | Für Einzelperson<br><br>Impfung empfohlen wenn |
|---|---|---|
| Keine (Abb. 1, Modell A) | $x > 1/e$ | $x \; 1/e$ |
| hyperbolisch (Abb. 1, Modell B) | $x > \dfrac{[w - (2w-1)\, e]}{e(1-e)w\,[2w - (2w-1)\,(1+e)]}$ | $x >^1 \dfrac{w - (2w-1)\, e}{e(1-e)\; w}$ |
| linear | $x > 1/2e$ | $x > \dfrac{1}{e\,(1-e)}$ |

$e$ Wirksamkeit der Impfung, *(1-e)* Anteil der Impfversager, $x$ d/a, $D$ mit der Krankheit verbundenes Risiko, $a$ mit der Impfung verbundenes Risiko, $w$ Konstante der hyperbolischen Beziehung, um einen Durchgang durch die Koordinaten (0,1) und (1,0) zu erreichen

# 6 Impfstoffe

## 6.1 Wirkungsweise

Bei der aktiven Impfung werden im Organismus Prozesse in Gang gesetzt, wie sie auch zur Abwehr der Krankheit selbst ablaufen. Um dies zu erreichen, werden sog. *Antigene* benötigt, die natürliche Bestandteile der Krankheitserreger sind und das Immunsystem des betroffenen Organismus veranlassen, Abwehrstoffe *(Antikörper)* zu bilden. Diese binden die in den Organismus eindringenden Krankheitserreger und verhindern den Ausbruch der eigentlichen Krankheit oder mitigieren den Verlauf. Die anfangs hohe Antigenkonzentration sinkt bald wieder ab, doch sorgt das *Immungedächtnis* bei erneutem Kontakt mit dem Antigen für eine beschleunigte Produktion von schützenden Antikörpern.

Um zu einer möglichst optimalen Relation zwischen erwünschter und toxischer Wirkung des Impfstoffes zu kommen, werden erregerabhängig Bestandteile abgetöteter oder attenuierte Krankheitserreger als Antigen zur Herstellung des Impfstoffes verwendet. Bisher hat die Erfahrung gezeigt, daß der sog. *Lebendimpfstoff* aus vermehrungsfähigen, attenuierten, also nicht mehr pathogenen Erregern die eindrucksvollste und nachhaltigste Wirksamkeit hat. Aus unterschiedlichen Gründen blieb die Entwicklung derartiger Impfstoffe nur gegen einige Krankheiten erfolgreich.

Die erzielte Schutzwirkung hängt nicht nur vom Impfstoff, sondern auch von der Fähigkeit des Immunsystems ab, *Antikörper* zu bilden. Fehlende Reife, angeborene Mängel und bestimmte, das Immunsystem unterdrückende Medikationen können eine adäquate Bildung von Antikörpern verhindern. Die Dauer der durch den Impfstoff erreichten Umstimmung des Immunsystems, die sog. *Immunität,* hängt von der Art des Impfstoffs und des Erregers ab. Sie bestimmt Abstand und

Häufigkeit der Wiederholungsimpfungen der Impfprogramme, die einen dauerhaften und ausreichenden Schutz beabsichtigen.

Die für die *passive Immunisierung* benötigten Seren erhält man durch Injektion von Antigen in gesunde Menschen oder Tiere. Es provoziert in diesen die Produktion von Antikörpern. Zur Herstellung der Impfstoffe wird die die Antikörper enthaltende Globulinfraktion des Serums verwendet. Mit ihr läßt sich das Antikörperreservoir der Patienten auffüllen.

Das (vom Tier stammende) heterologe Serum ist nicht immer vollkommen frei von Stoffen, die unerwünschte Immunantworten provozieren. Die Verträglichkeit der passiven Impfung hängt deshalb weitgehend davon ab, ob kostspieliger und nur begrenzt verfügbarer homologer oder heterologer Impfstoff verwendet werden kann. Die passive Impfung bleibt jedoch ohne Wirkung auf die patienteneigene Abwehr, und der künstlich erhöhte Antikörperspiegel sinkt deshalb nach kurzer Zeit wieder auf das Ausgangsniveau zurück. So erreicht man eine zwar sehr schnell einsetzende, jedoch nur kurze Zeit anhaltende Schutzwirkung.

Die Herstellung der für die passive Impfung erforderlichen Seren ist auf diejenigen Erreger beschränkt, deren Antigene im Organismus eine überwiegend humorale Immunantwort erzeugen.

## 6.2 Typisierung und Applikationsform

Man unterscheidet zwischen *Lebendimpfstoff* aus vermehrungsfähigen und *Totimpfstoff* aus nicht mehr vermehrungsfähigen Erregern oder deren Bestandteilen.

Entsprechend ihrer Applikationsform spricht man von *oraler* und *parenteraler Impfung.* Ist eine unerwünschte gegenseitige Beeinflussung der Immunisierungsprozesse ausgeschlossen, sind *Kombinationsimpfstoffe* mit 2 oder mehr Antigenen erwünscht, weil die Belastung des Patienten und der zeitliche Aufwand auch für den Impfenden geringer wird. Ihre Anwendung ist praktikabel und indiziert, wenn der Impfkalender gleiche Termine für die einzelnen Komponenten vorsieht.

Der gewünschte Schutz, die sog. *Grundimmunisierung,* kann durch eine einzige oder erst nach mehreren Impfungen („boostern") erreicht werden. Da nur wenige Impfungen einen vermutlich lebenslangen Schutz vermitteln, wird die Schutzwirkung durch die *Auffrischimpfung* erneuert.

# 7 Infektionskrankheiten und Impfungen

## 7.1 Standardimpfungen

### Impfprophylaxe gegen Diphtherie

*Individuelle und soziale Bedeutung der Erkrankung.* Die durch das Corynebacterium diphtheriae (Klebs u. Löffler 1884) verursachte Krankheit befällt bevorzugt die Schleimhäute der oberen Luftwege. Sekundär werden weitere Organe, insbesondere Herz, Nerven und Nieren betroffen, die nachhaltig geschädigt werden können. Bei schweren Verläufen fühlt sich der Kranke nicht nur subjektiv, sondern ist auch objektiv bedroht. Er muß isoliert, Kontaktpersonen müssen untersucht und ggf. behandelt werden. Wegen der z.Z. geringen Morbidität und Mortalität an Diphtherie ist das Bewußtsein der Gefährdung durch die Krankheit in der Bevölkerung gering. Ein Nachlassen der Immunisierung könnte auch heute noch schwerwiegende Folgen haben.

*Epidemiologie.* Die Ausbreitung der Krankheit wird durch die allgemeine Hygiene und den Lebensstandard erheblich beeinflußt. Die Ansteckung erfolgt vorwiegend von Mensch zu Mensch durch Tröpfcheninfektion. Der Erreger kann jedoch unter für ihn günstigen Bedingungen auch außerhalb des menschlichen Organismus längere Zeit überleben, so daß auch kontaminierte Gegenstände und Lebensmittel die Infektion verbreiten. Epidemien treten wellenförmig und mit unterschiedlich schweren Verlaufsformen und Höhepunkten alle 25 – 30 Jahre auf. Ende des vergangenen Jahrhunderts vor der Entwicklung des Heilserums durch Behring starben 1893 im Deutschen Reich 75000 Menschen an dieser Krankheit. Während die Zahl der Erkrankten bis zur Einführung der aktiven Diphtherieimpfung hoch blieb, sank die Letalität unter dem Einfluß der von Behring entdeckten Therapie, doch starben Ende der 20er Jahre noch jährlich 15000 Menschen an dieser Krankheit. Mit der Einführung der obligaten Schutzimpfung machte der Schweizer Kanton Genf den Anfang, gefolgt von Frankreich und Ungarn 1938, Italien 1939. Trotz überzeugender Resultate kam es im Deutschen Reich vor dem Krieg nur in einzelnen Gebieten zu allgemeinen Impfaktionen. 1946 führte Südwürttemberg–Baden die obligate Impfung ein. In der Bundesrepublik Deutschland wurden 1950 noch 40584 Diphtheriefälle gemeldet. Obgleich keine zuverlässigen Zahlen über die Durchimpfungsrate vorliegen, schätzten Stickl u. Weber (1988), daß nach 1960 über 75% der Kinder gegen Diphtherie geimpft worden sind. Zweifellos unter diesem Einfluß sank die Zahl der Diphtheriefälle auf etwas über 100 Fälle mit toxischem Verlauf insgesamt zwischen 1975 und 1982 (Enders 1987). Die Letalität war mit 22% auffallend hoch. Nach Stickl u. Weber (1988) führte die Übernahme der Kosten für empfohlene Schutzimpfungen im Kindesalter seit 1980 zu einer Steigerung der Durchimpfungsrate in Nordbayern von 76 auf 98% im Jahre 1982.

*Impfstoff.* Durch Formalin entgiftetes, aus Bakterienkulturen isoliertes, gereinigtes Diphtherietoxin (Ramon 1923).

*Applikationsweise.* Intramuskuläre Injektion.

*Wirksamkeit.* Nach Grundimmunisierung 98% der Geimpften.

*Schutzdauer.* 5–7 Jahre.

*Komplikationen.* Keine ernsthaften. Bei 2–3% der Säuglinge Temperaturanstieg. Selten Lokalreaktionen. Mit zunehmendem Lebensalter wird die Impfung schlechter vertragen. Neue Impfstoffangebote berücksichtigen dies durch niedrige Konzentration.

*Indikation.* Das Ausbrechen lokaler Epidemien mit hoher Letalität in Heimen, in denen zahlreiche ungeimpfte Kinder untergebracht waren, hat in dramatischer Weise die Bedeutung der aktiven Impfung erneut unter Beweis gestellt. Es sollten deshalb alle Kinder als Säuglinge die Grundimmunisierung und eine Auffrischungsimpfung vor Eintritt in die Grundschule erhalten. Inkubierte, bislang nicht Immunisierte wird man durch passive Impfung vorübergehend schützen können. Die bisher zur Verfügung stehende Therapie reicht jedoch nicht aus, um in jedem Fall den tödlichen Ausgang zu verhindern.

*Aufwand.* Wird die Impfung im Rahmen der Früherkennungsuntersuchung durchgeführt, so besteht der zusätzliche Aufwand aus der Bereitstellung des Impfstoffes, der Injektion sowie aus der Eintragung in den Impfpaß und aus der vom Arzt geführten Dokumentation.

### Impfprophylaxe gegen Tetanus

*Individuelle und soziale Bedeutung der Erkrankung.* Der Erreger, das Clostridium tetani, wird im Erdboden, im Kot von Tieren und an Gegenständen, die mit infiziertem Staub in Berührung kamen, gefunden. Die Bedeutung der Impfung liegt in der Möglichkeit, den Geimpften vor Tetanus (Wundstarrkrampf) zu schützen. Das Tetanustoxin gelangt vom infizierten Gewebe über den Blutstrom sowie über die Nervenbahnen in das Zentralnervensystem und entfaltet dort das eigentliche Krankheitsbild mit schwersten, schmerzhaften Krämpfen der willkürlichen Muskulatur, das in etwa 45% der Fälle zum Tode des Erkrankten führt. Tiefe und verschmutzte Wunden, aber auch Bagatellverletzungen sind im allgemeinen die Eintrittspforte für den Erreger. Da eine Ansteckung von Mensch zu Mensch ganz unwahrscheinlich ist, tritt die soziale Bedeutung der Erkrankung gegenüber der tödlichen Bedrohung des einzelnen, der anläßlich einer Verletzung infiziert wurde, ganz zurück. Die Ausrottung der Krankheit durch Impfung ist aus den genannten Gründen nicht möglich.

*Epidemiologie.* Im Gegensatz zu tropischen Gebieten mit mangelhafter Hygiene, wo jährlich Hunderttausende erkranken, ist die Häufigkeit in der Bundesrepublik – 1981 waren es 14, von denen 8 starben – gering. Die deutlich gesenkte Letalität im Ersten Weltkrieg bewies die Wirksamkeit der 1892 von Behring und Kitasato entwickelten passiven Impfung. Erst 1930 gelang die Herstellung einer für die aktive Impfung geeigneten Toxinaufbereitung, deren Schutzwirkung im Zweiten Weltkrieg durch Vergleich der Erkrankungsraten der geimpften US-Armee mit der ausschließlich nach Verwundung passiv geimpften Deutschen Armee eindrucksvoll nachgewiesen werden konnte. Nach allgemeiner Einführung der aktiven Impfung der Säuglinge und konsequentem Einsatz von aktiver und passiver Impfung von Verletzten in Abhängigkeit von ihrer Impfanamnese sank die Morbidität in der Bundesrepublik Deutschland von 143 im Jahre 1968 auf 14 im Jahre 1981 bei unverändert hoher Letalität von etwa 50%. Nach Enders besitzen in Abhängigkeit vom Alter zwischen 68 und 88% der Bevölkerung einen guten und 87 – 98% einen noch nachweisbaren Impfschutz. Bei kritischer Wertung des Impferfolges ist zu berücksichtigen, daß er nicht nur auf die aktive Impfung, sondern auch auf den konsequenten Einsatz der passiven Immunisierung in Kombination mit der aktiven Impfung bei Verletzten mit unzureichendem Impfschutz zurückzuführen ist.

*Impfstoff.* Durch Formol entgiftetes reines Toxin der Tetanusbazillen.

*Applikationsweise.* Intramuskuläre Injektion.

*Wirksamkeit.* Nach Grundimmunisierung und regulärer Auffrischungsimpfung sind über 99% der Geimpften zuverlässig geschützt.

*Schutzdauer.* 10–20 Jahre. Der Schutz wird diaplazentar auf das Neugeborene übertragen und hält im günstigen Fall 3 – 4 Monate an.

*Komplikationen.* Häufige Impfungen bei bestehender Immunität können Unverträglichkeitserscheinungen auslösen. Sie lassen sich durch sorgfältige Impfanamnese vor erneuter Impfung vermeiden.

*Indikation.* Da bereits im Kindesalter Verletzungsgefahr besteht und bei der Versorgung von sog. Bagatellverletzungen die Gefahr einer Tetanusinfektion nicht immer berücksichtigt wird, ist eine 2malige Impfung im 1. und eine Auffrischungsimpfung im 10. Lebensjahr für alle Kinder, von seltenen Ausnahmen abgesehen, angezeigt. Nach Abklingen des Impfschutzes wird die erneute Auffrischung empfohlen. Auch bei fehlendem oder unzureichendem Impfschutz können Verletzte nach bestimmten Regeln aktiv oder kombiniert aktiv und passiv vor der manifesten Erkrankung geschützt werden, wenn die Maßnahmen rechtzeitig erfolgten.

*Aufwand.* Bei gleichem Aufwand und Termin wie bei der Diphtherieimpfung kann sie mit dieser kombiniert verabreicht werden. Impfstoffkombinationen stehen zur Verfügung.

### Impfprophylaxe gegen Pertussis

*Individuelle und soziale Bedeutung der Erkrankung.* Der Keuchhusten (Pertussis), wird von der 1906 von Bordet und Gengou entdeckten Bordetella pertussis ausgelöst. Die quälende und vor allem bei Säuglingen gelegentlich schwer verlaufende Erkrankung ist durch die mehrere Wochen lang auftretenden typischen Hustenanfälle mit Atemnot gekennzeichnet. Die Krankheit trifft vor allem das Kindesalter mit lebensbedrohlichen Verläufen bei Säuglingen in den ersten Lebensmonaten. Diese sind aber bei den derzeitigen Epidemien und nach Einführung der Antibiotikatherapie selten geworden.

*Epidemiologie.* Die Ansteckung erfolgt durch direktes Anhusten von Mensch zu Mensch. Für in engen Wohnverhältnissen untergebrachte kinderreiche Familien ist deshalb die Wahrscheinlichkeit relativ groß, daß ältere Geschwister oder Erwachsene mit atypischer Symptomatik jüngere Geschwister mit der von außen eingeschleppten Krankheit infizieren. Vorwiegend in ungeimpften Populationen beobachtet man wellenförmige epidemieartige Häufungen der Erkrankung. Die Krankheit hinterläßt im allgemeinen eine lebenslängliche Immunität.

*Impfstoff.* Abgetötete Pertussisbakterien.

*Applikationsweise.* Intramuskuläre Injektion.

*Wirksamkeit.* Nach 3maliger Impfung im Intervall von 4 – 6 Wochen wird bei etwa 85% der Geimpften eine gute Schutzwirkung erreicht.

*Schutzdauer.* 5–8 Jahre.

*Komplikationen.* Lokale Reaktionen an der Impfstelle werden bei etwa der Hälfte der Kinder beobachtet. Sie klingen ohne Folgen ab. Nicht selten kommt es auch zu einer unterschiedlichen, den Impfling belastenden, einige Tage anhaltenden Reaktion. Die seltene, aber schwerwiegende Komplikation eines Hirnschadens wurde in der Vergangenheit sehr ernst genommen und führte zur vorübergehenden Einstellung der Impfung. In den letzten Jahren wird die Interpretation älterer epidemiologischer Untersuchungen angezweifelt, so daß jetzt die umstrittene Impfung auch wegen der Weiterentwicklung der Impfstoffe von der STIKO empfohlen wird.

*Aufwand.* Wie bei der Diphtherie- und Tetanusimpfung, mit der sie kombiniert durchzuführen ist.

### Impfprophylaxe gegen Haemophilus-influenzae-Infektion (Typ b)

*Individuelle und soziale Bedeutung der Erkrankung.* Der Erreger wurde von R.F. Pfeiffer im vergangenen Jahrhundert entdeckt und gehört zu einer Gruppe gramnegativer aerober Bakterien. Das Krankheitsbild tritt in sehr unterschiedlicher Form auf. Etwa 50% der Kinder erkranken an einer Hirnhautentzündung. Die Infektion kann jedoch auch Kehldeckel, Lunge, Herz sowie Knochen und Gelenke befallen. Die schwer verlaufende meningitische Form trifft vor allem Säuglinge und hat eine Sterblichkeit von ca. 5%, 19–45% der überlebenden Kinder erleiden schwere neurologische Folgeschäden.

*Epidemiologie.* Die Übertragung der Erkrankung erfolgt fast ausschließlich durch Tröpfcheninfektion von Mensch zu Mensch. Keimträger erkranken nicht unbedingt selbst oder zeigen nur geringfügige katharrhalische Erscheinungen. Nach Stickl u. Weber (1988) rechnet man in der BRD bei steigender Tendenz mit 1600 – 2000 Erkrankungen pro Jahr.

*Impfstoff.* Totimpfstoff aus Polysaccharid der Bakterienkapsel, konjugiert mit Proteinen des Diphtherietoxoids (HIB-Vakzinol).

*Applikationsweise.* Intramuskuläre Injektion.

*Wirksamkeit.* Wird mit 83 – 94% angegeben und erreicht nach der 3. Impfung fast 100%. Die Verträglichkeit ist gut. Die Impfung kann und sollte mit anderen Impfungen kombiniert werden.

*Schutzdauer.* Vermutlich lebenslang. Wegen der verhältnismäßig kurzen Zeit seit Einführung der Impfung liegen noch keine präzisen Angaben vor.

*Komplikationen.* In seltenen Fällen Reaktionen an der Injektionsstelle und Temperaturerhöhung.

*Indikation.* Alle Säuglinge sollten geschützt werden.

*Aufwand.* Der Impfstoff ist derzeit noch recht teuer. Durch die Möglichkeit der Kombination mit anderen Impfungen geringer Zeitaufwand. Die Impfung wird auch unter Kosten-Nutzen-Gesichtspunkten empfohlen.

### Impfprophylaxe gegen Kinderlähmung (Poliomyelitis)

*Individuelle und soziale Bedeutung der Erkrankung.* Die Infektion erfolgt durch orale Aufnahme der Polioviren. In günstig verlaufenden Fällen bleibt es bei der katharrhalischen Phase der Krankheit („minor illness") mit Erwerb der Immunität. Vor allem in Epidemiezeiten kommt es anschließend zu einer Beteiligung des Zentralnervensystems, verbunden mit mehr oder weniger ausgedehnten irreparablen Lähmungen der Muskulatur. Die lebensbedrohlichen Folgen der Lähmung der Atemmuskulatur können durch künstliche Beatmung kompensiert werden. Die derzeit verfügbare Therapie kann die Lähmungen nicht verhindern. Maßnahmen der Rehabilitation versuchen, durch Aktivierung der noch funktionstüchtigen Muskulatur den Betroffenen soweit wie möglich zu helfen, um ihn unabhängig von der Hilfe Dritter zu machen. In Epidemiezeiten kommt es zu Engpässen bei der aufwendigen Pflege der Atemgelähmten und später bei der orthopädischen Versorgung.

*Epidemiologie.* Der Mensch ist der einzige Wirt des Erregers. In Abhängigkeit von der hygienischen Situation der Bevölkerung wird ein Teil der Säuglinge, die noch durch von der Mutter übertragene Antikörper geschützt sind, infiziert. Dieser natürlich erworbene Schutz fehlt in den hochzivilisierten Ländern. So erkrankten in der Bundesrepublik Deutschland in den letzten Jahren vor Einführung der Impfung etwa 4000 Personen, von denen zwischen 600 – 800 verstarben. Außerdem mußte man mit 50% schweren Lähmungen rechnen, die zur Invalidisierung führten. Während die Krankheit früher das Kindesalter bevorzugte, beobachtete man während der letzten Epidemien einen wachsenden Anteil Erwachsener. Der zunächst zur Verfügung stehende Injektionsimpfstoff von Salk konnte einzelne Geimpfte schützen, führte jedoch nicht zu dem erhofften Rückgang der Polioepidemien. Dies lag u.a. an der unzureichenden Durchimpfung der Bevölkerung aufgrund mangelnder Akzeptanz. Nachdem Salk 1960 einen oralen Impfstoff (Schluckimpfstoff) entwickelt hatte, der die Vermehrung des Erregers im Darm einschränkt, kam es nach rascher Durchimpfung eines großen Teils der Bevölkerung zu einem unerwarteten und drastischen Rückgang der Poliomyelitisfälle. In den letzten 10 Jahren blieb die Morbidität unter 10 Fällen pro Jahr. Mit einem Einschleppen der Erreger durch Einreisende aus Ländern mit unzureichender Immunisierung muß gerechnet werden.

*Impfstoff.* Totimpfstoff nach Salk, oraler Lebendimpfstoff nach Sabin.

*Applikationsweise.* Intramuskulär (Salk) bzw. oral (Sabin).

*Wirksamkeit.* Nach der Grundimmunisierung nach Salk sind 94–96% der Geimpften geschützt. Nach Grundimmunisierung (3 Impftermine ) sind 98% der Geimpften geschützt.

*Schutzdauer.* 4–6 Jahre nach Immunisierung mit dem Totimpfstoff, und mindestens 10 Jahre, wahrscheinlich lebenslang, mit dem oralen Lebendimpfstoff.

*Komplikationen.* Beim Lebendimpfstoff kann es in seltenen Fällen (ein Fall auf 2 – 3 Mio. Impfungen) zu einer Imitation der Poliomyelitiserkrankung mit und ohne Lähmungen kommen.

*Indikation.* Alle gesunden Kinder und ungeimpften Erwachsenen sollten an der Schluckimpfung teilnehmen. Kinder mit Immunschwächen werden mit Todtimpfstoff geimpft.

*Aufwand.* Die Durchführung der oralen Impfung bereitet nur den üblichen Aufwand zur Beschaffung des Impfstoffes und zur Dokumentation. Erfolgt die Impfung nicht anläßlich einer Früherkennungsuntersuchung, so ist eine Anamnese und ggf. eine Untersuchung des Kindes vor der Impfung erforderlich.

### Masernimpfung

*Individuelle und soziale Bedeutung der Erkrankung.* Das durch Ansteckung mit dem Masernvirus hervorgerufene Krankheitsbild verläuft in seiner Schwere sehr unterschiedlich. Während junge, unmittelbar nach dem 1. Lebensjahr Erkrankende wahrscheinlich unter dem Schutz der von der Mutter übertragenen Antikörper zu einem komplikationsarmen Verlauf neigen, berichten Stickl u. Weber (1988) über Enzephalitisfälle in einer Häufigkeit von 1 auf 2200 Masernerkrankungen in den Jahren nach 1965 bei Verlegung des Erkrankungsalters in Richtung Pubertät. Seitdem häufige, durch die Krankheit ausgelöste Veränderungen des EEG bekannt geworden sind, konnten nicht selten Konzentrationsschwäche und Wesensveränderungen mit der überstandenen Masernerkrankung in ursächliche Verbindung gebracht werden. Obgleich die Letalität heute gering ist, muß man bei einem nicht geringen Teil der Erkrankten mit dauerhaften Folgeschäden rechnen. Günstige soziale Verhältnisse haben einerseits die mit den Masern verbundenen Gefahren bei unterernährten und chronisch Kranken verringert, andererseits verschob sich durch eine geringere Ansteckungswahrscheinlichkeit das Erkrankungsalter und verursachte die damit verbundenen oben geschilderten Risiken.

*Epidemiologie.* Die alleinige Übertragung der Krankheit von Mensch zu Mensch bei sehr hoher Kontagiosität läßt fast alle nicht in der Isolation lebenden Personen zu irgendeinem Zeitpunkt ihres Lebens, im allgemeinen im Kindesalter, erkranken, wenn sie nicht immunisiert waren.

*Impfstoff.* Masernlebendimpfstoff.

*Applikationsweise.* Subkutane oder intramuskuläre Injektion.

*Wirksamkeit.* 97–99% der Geimpften sind geschützt.

*Schutzdauer.* Langanhaltend, vielleicht lebenslang.

*Komplikationen.* Bei 3 – 5% der Geimpften kann es zu einer leichten masernähnlichen Reaktion kommen. Impfenzephalitiden als ernste Komplikation werden weniger als 1 Fall auf 1 Mio. Impfungen gesehen.

*Indikation.* Wegen der keineswegs seltenen gravierenden Krankheitsfolgen und der extrem seltenen Schäden durch die Impfung sollten alle gesunden Kinder den Impfschutz erhalten.

*Aufwand.* Vorbereitung, Durchführung und Dokumentation wie bei der Diphtherieimpfung. Die Impfung kann in Kombination mit der Impfung gegen Mumps durchgeführt werden.

### Impfung gegen Mumps (Parotitis epidemica)

*Individuelle und soziale Bedeutung der Erkrankung.* Die durch die Infektion mit dem von Johnson und Goodpasture 1934 entdeckten Mumpsvirus hervorgerufene Erkrankung führt zu einer Entzündung der Ohrspeicheldrüse, verbunden mit Fieber und allgemeinem Krankheitsgefühl. Der Krankheitsverlauf ist sehr unterschiedlich. Während einerseits die Infektion in vielen Fällen so leicht verlaufen kann, daß ohne erkennbare Krankheitszeichen lebenslange Immunität erworben wird, kommt es andererseits nicht selten zu schweren Verläufen mit Beteiligung der Hirnhäute und der Bauchspeicheldrüse. Bei Erkrankung nach Beginn der Pubertät beobachtet man in 10–14% der Fälle eine Epididymitis, die zur Sterilität führen kann. Die Häufigkeit einer in den meisten Fällen einseitigen Taubheit wird auf 1/15000 manifester Krankheitsfälle geschätzt. Auch ein Zusammenhang zwischen Pankreatitis und später auftretendem Typ-I-Diabetes wird angenommen. Die Spätfolgen der Komplikationen werden oft erst nach längerer Zeit bemerkt. Damit wird der Zusammenhang zwischen der Krankheit und ihren Folgen häufig übersehen, so daß die soziale Belastung durch diese Infektion schwer abschätzbar ist. Sie dürfte, gemessen an anderen Krankheiten, jedoch gering sein.

*Epidemiologie.* In Gebieten mit enger Besiedlung ist die durch Tröpfcheninfektion von Mensch zu Mensch sich weiterverbreitende Krankheit endemisch. Im Gegensatz zu den Masern gilt die Krankheit als nicht sehr ansteckend. Die klinisch symptomlos verlaufenden Infektionen hinterlassen einerseits lebenslange Immunität, können andererseits die Infektion vorübergehend weiter verbreiten. Dadurch ist das Auffinden der Infektionsquelle oft nicht möglich. Während die urbane Bevölkerung im allgemeinen vor Pubertätsbeginn Immunität erwirbt, ist das Erkrankungsalter in ländlichen Regionen höher. Allerdings nimmt man heute an, daß die sozioökonomischen Verhältnisse – dazu gehört auch die Impfung eines Teiles der Kinder – das Erkrankungsalter erhöhen, so daß man in Zukunft relativ häufig mit schwerwiegenden Komplikationen und deren Spätfolgen rechnen muß. Am Beispiel der USA und der DDR kann gezeigt werden, daß Masern und Mumps durch konsequente Durchführung der Impfung prinzipiell ausrottbar sind.

*Impfstoff.* Attenuierte, vermehrungsfähige Mumpsviren.

*Applikationsweise.* Subkutane oder intramuskuläre Injektion.

*Wirksamkeit.* Es werden etwa 97% der Geimpften immunisiert.

*Schutzdauer.* Wahrscheinlich lebenslang.

*Komplikationen.* Bei Berücksichtigung der seltenen Kontraindikationen keine nennenswerten Komplikationen. Es wird ein Zusammenhang zwischen der Impfung und dem Auftreten eines Typ-I-Diabetes diskutiert.

*Indikation.* Seit 1984 wird mit einer jährlichen Impfrate von deutlich über 90% gerechnet, nachdem seit 1976 die anfangs bei 50% liegende Beteiligung deutlich anstieg. Der individuelle Nutzen der Impfung dürfte demzufolge durch das Herabsetzen des Erkrankungsrisikos gesunken sein, der Nutzen für die Gemeinschaft ist jedoch unverändert hoch. Alle gesunden Kinder sollten deshalb geimpft werden, da der Schutz vor Schäden durch die Krankheit das Risiko der Impfung eindeutig überwiegt.

*Aufwand.* Wie bei der Masernimpfung, mit der sie kombiniert werden kann. Entsprechende Impfstoffkombinationen stehen zur Verfügung.

### Prävention der Rötelnembryopathie durch Impfung gegen Röteln

*Individuelle und soziale Bedeutung der Erkrankung.* Die Röteln (Rubellae), eine durch Infektion mit dem Rötelnvirus verursachte leicht verlaufende Krankheit, galt in der Vergangenheit als eine vergleichsweise harmlose Kinderkrankheit. Es ist nicht bekannt, zu welchem Zeitpunkt sozioökonomische oder andere Faktoren die Durchseuchung der Kinderpopulation verhinderten, so daß eine wachsende Zahl von Patienten erst im Erwachsenenalter erkrankten. Diese Verschiebung blieb unbeachtet, bis der australische Augenarzt Gregg anläßlich einer Epidemie den Zusammenhang zwischen Rötelnerkrankung bei Schwangeren und typischen Schäden bei den Neugeborenen mit angeborenen Veränderungen an Herz, Augen, Ohren und ausgeprägten Störungen der psychomotorischen Entwicklung entdeckte. Einem Teil der betroffenen Kinder kann derzeit mit Hilfe aufwendiger ärztlicher Eingriffe geholfen werden, doch bleibt in vielen Fällen eine schwere, lebenslange und mit erhöhter Pflegebedürftigkeit verbundene Behinderung zurück.

*Epidemiologie.* Ende der 60er Jahre schätzte man die Zahl der Neugeborenen mit Rötelnembryopathie in der Bundesrepublik Deutschland auf 2000 Fälle pro Jahr. Seither ist diese Zahl erheblich zurückgegangen. Stickl u. Weber (1988) warnen vor der Annahme, dies sei allein auf die Impfung zurückzuführen, da schätzungsweise immer noch 10 – 30% der jungen Frauen ohne Impfschutz gefunden werden. Da die Krankheit sich in größeren Abständen epidemieartig ausbreitet, muß auch heute noch mit einem Wiederanstieg der Zahl der Rötelnembryopathien gerechnet werden. Da die Krankheit nur beim Menschen auftritt und ausschließlich durch Tröpfcheninfektion von Mensch zu Mensch übertragen wird, ist sie zumindest theoretisch prinzipiell ausrottbar. Praktische Erfahrungen in Schweden lassen den Schluß zu, daß die konsequente Durchimpfung der Population im frühen Kindesalter und erneut vor der Pubertät nicht nur die Fetopathien verhindern kann, sondern auch die Ausrottung der Krankheit möglich macht.

*Impfstoff.* Attenuierte Rötelnviren („Lebendimpfstoff"); Rötelnimmunglobulin für die passive Impfung (nur intramuskulär).

*Applikationsweise.* Subkutane oder intramuskuläre Injektion.

*Wirksamkeit.* Etwa 99% der aktiv Geimpften werden immunisiert. Die passive Impfung schützt etwa 60% der Geimpften.

*Schutzdauer.* Die genaue Dauer der Schutzwirkung der aktiv Geimpften ist noch nicht bekannt, doch erwartet man eine lebenslange Schutzwirkung. Nach passiver

Impfung hält der Schutz etwa 4–6 Wochen an. Gegebenenfalls ist die Injektion danach erneut erforderlich.

*Komplikationen.* Gering. Gelegentlich Gelenkschmerzen.

*Indikation.* Im Gegensatz zu allen bisher aufgeführten präventiven Impfmaßnahmen dient diese Impfung primär nicht dem Geimpften, sondern dem Schutz des Feten vor Infektion durch die zufällig während der ersten Wochen der Schwangerschaft mit Röteln infizierte Mutter. Es muß daher sichergestellt werden, daß Frauen vor Eintritt der Schwangerschaft einen hinreichenden Immunschutz haben. Aus naheliegenden Gründen wird man deshalb alle Kinder gegen Röteln möglichst zu einem Termin impfen, an dem auch andere, für den Impfling als bedeutsam erkannte Impfungen anstehen. Es besteht sonst die Gefahr, daß die Impfung – weil kein akuter Anlaß zu sehen ist – immer weiter hinausgeschoben wird und einfach unterbleibt. Obgleich bisher Schäden beim Feten durch Impfung während der Schwangerschaft nicht nachgewiesen wurden, wird man die Aktivimpfung nicht durchführen, solange eine Schwangerschaft nicht sicher auszuschließen ist. Es liegt deshalb nahe, Impfaktionen vor der Pubertät zu organisieren. Da noch über längere Zeit mit einer unzureichenden Durchimpfungsrate gerechnet wird, sollten auch Knaben in das Impfprogramm eingeschlossen werden, weil so die Wahrscheinlichkeit der epidemischen Verbreitung der Krankheit und damit die Gefährdung ungeschützter Schwangerschaften verringert wird. Allen Frauen, die durch häufige Kontakte mit vielen Kindern besonders infektionsgefährdet sind und bei denen erst während der Schwangerschaft das Fehlen der Röteln-immunität festgestellt wird, können durch Injektionen mit Rötelnimmunglobulin vorübergehend geschützt werden.

*Aufwand.* Aktivimpfung wie bei Masernimpfung. Die Kosten der Aktivimpfung zur Passivimpfung verhalten sich etwa 1:20.

# 8 Sonderimpfungen

Sonderimpfungen gehören zu den Präventivmaßnahmen, die dem Schutz einzelner Personen oder definierter Gruppen dienen. Sie sind im folgenden nach der Ursache des veränderten Risikos gruppiert, obgleich eine eindeutige Zuordnung nicht immer gelingt. Ursachen sind:
- Beruf, Reise oder Erkrankung während der Schwangerschaft,
- Alter,
- akute, unerwartete Exposition (Biß durch vermutlich krankes Tier, Unfall verbunden mit akuter Infektionsgefahr).

## 8.1 Beruf, Reise und Schwangerschaft

### *Prävention der Europäischen Frühsommermeningoenzephalitis*

*Allgemeine und individuelle Bedeutung.* Die akut verlaufende Krankheit wird durch ein in der Bundesrepublik etwa südlich der Donau bei Wild und kleinen

Nagern vorkommendes Virus ausgelöst. Durch Biß infizierter Zecken (Ixodes ricinus) wird es auf den Menschen übertragen, doch ist in Endemiegebieten auch die Infektion durch Trinken von Milch infizierter Ziegen beobachtet worden. Die Krankheit verläuft im frühen Kindesalter meist leicht und bleibt oft unerkannt. Im fortgeschrittenen Lebensalter häufen sich die schweren Verlaufsformen, die gelegentlich bleibende Schäden, vorwiegend in Form von Lähmungen, hinterlassen. Die Letalität betrifft vorwiegend ältere Menschen und wird auf 1% geschätzt.

*Epidemiologie.* In zahlreichen Regionen Europas, vor allem auch in Österreich, tritt die FSME gehäuft auf, so daß großangelegte Impfaktionen erforderlich wurden. Demgegenüber wird sie in der Bundesrepublik Deutschland nur selten diagnostiziert. Zuverlässige Inzidenzschätzungen liegen nicht vor. *Impfstoff.* Aktive Impfung mit formalinaktivierten Erregern, passive Immunisierung mit FSME-Immunglobulin.

*Applikationsweise.* Subkutane oder intramuskuläre Injektion.

*Wirksamkeit.* Immunität wird bei 98% der Geimpften erreicht.

*Schutzdauer.* Mehr als 3 Jahre, danach Wiederimpfung empfohlen.

*Komplikationen.* Unwesentliche Lokalreaktionen.

*Indikation.* Veterinäre, Förster, Waldarbeiter und andere Personen, die sich im Endemiegebiet längere Zeit im Wald aufhalten oder mit Wild in Berührung kommen, sind besonders gefährdet und sollten deshalb aktiv geimpft werden. Bei kurzdauernder Exposition oder nach Zeckenbiß ist eine passive Impfung indiziert. *Aufwand.* Allgemeine Untersuchung auf Impftauglichkeit mit Injektion und Dokumentation.

### Impfung gegen Hepatitis B

*Allgemeine und individuelle Bedeutung.* Die durch das Hepatitis-B-Virus hervorgerufene Leberentzündung erzeugt eine mehr oder minder starke Gelbsucht und ein erhebliches Krankheitsgefühl. Die Übertragung von Mensch zu Mensch kommt vor allem durch mit Blut kontaminierte Geräten, aber auch durch intimen Kontakt zustande. Jenseits des Kindesalters muß man in 10% der Fälle mit Komplikationen rechnen, die die Betroffenen dauerhaft belasten können. Die Letalität wird auf 0,2% geschätzt. In den letzten Jahren wurde der Infektion der Neugeborenen durch die Mutter große Aufmerksamkeit geschenkt, weil man den chronischen Verbleib der Viren im Organismus und die hohe, auf 8 – 12% geschätzte Letalität fürchtet.

*Epidemiologie.* Sehr unterschiedlicher Durchseuchungsgrad in der Weltbevölkerung. Große Verbreitung in tropischen und subtropischen Ländern. Demgegenüber wird die Durchseuchung in der Bundesrepublik Deutschland mit 0,5% angegeben. Hier ist der Durchseuchungsgrad charakteristisch abhängig von Expositionsrisiko. So findet man Hepatitis-B-Marker bei medizinischem Personal, das mit Patienten oder mit Blut kontaminierten Gegenständen in Berührung kommt in einer 10- bis 40fachen Häufigkeit. Personen, die aus Endemieländern einreisen, sind entsprechend häufig positiv. Nach Stickl u. Weber (1988) muß man in der Bundesrepublik jährlich mit 4000 – 5000 von der Mutter infizierten Neugeborenen rechnen. Besonders gefährdet sind auch Homosexuelle und Drogenabhängige.

*Impfstoff.* Hepatitis-B-Impfstoff für die aktive Impfung; Hepatitis-B-Immunglobulin für die passive Immunisierung.

*Applikationsweise.* Intramuskuläre Injektion.

*Wirksamkeit.* Nach 3maliger Injektion in den Oberarm sind über 90% der aktiv Geimpften immunisiert. Die Konversionsrate sinkt im höheren Lebensalter. Bei kombinierter Aktiv- und Passivimpfung des Neugeborenen HBsAg-positiver Mütter wird bei 96% der Kinder ein chronisches HBsAg-Trägertum vermieden.

*Schutzdauer.* Derzeit liegen keine zuverlässigen Untersuchungsergebnisse vor.

*Komplikationen.* Keine schwerwiegenden bekannt.

*Indikation.* Personen, die in Gebiete mit hoher Infektionsrate einreisen; Neugeborene HBsAg-positiver Mütter; Angehörige medizinischer Berufsgruppen, die mit Patientenblut oder mit kontaminierten Gegenständen in Berührung kommen; Personal von Bestattungsinstituten; Patienten mit häufigen Fremdbluttransfusionen, Häftlinge, Drogensüchtige, Personen mit häufigem Wechsel des Intimpartners.

*Aufwand.* Untersuchung des Impflings, intramuskuläre Injektion und Impfdokumentation. Die Impfstoffe sind sehr teuer.

### Impfprophylaxe gegen Cholera

*Individuelle Bedeutung.* Geringer Einfluß auf das Erkrankungsrisiko, vielleicht Mitigierung der schweren, unbehandelt auch lebensbedrohlichen Diarrhöen.

*Epidemiologie.* Die Krankheit ist in den meisten Ländern der Dritten Welt endemisch.

*Impfstoff.* Totimpfstoff aus inaktivierten Choleravibrionen.

*Applikationsweise.* Subkutane Injektion.

*Schutzdauer.* Etwa 6 Monate.

*Komplikationen.* Vorübergehend Beeinträchtigung des Allgemeinzustandes wie bei Grippe. Entzündungsherde können aktiviert werden.

*Indikation.* Reisen in Endemiegebiete unter erschwerten Bedingungen und herabgesetzten allgemeinen hygienischen Bedingungen.

*Aufwand.* Zwei subkutane oder intramuskuläre Injektionen nach gründlicher Anamnese, Dokumentation der Impfung.

### Impfung gegen Gelbfieber

*Individuelle Bedeutung.* Gegen die von der Stechmücke Aedes aegypti übertragene, durch das Gelbfiebervirus verursachte akute, lebensbedrohliche Erkrankung gibt es keine spezifisch wirksame Therapie.

*Epidemiologie.* Endemisch in afrikanischen Ländern zwischen dem 15. Grad nördlicher und dem 15. Grad südlicher Breite sowie in Südamerika im Flußgebiet des Amazonas.

*Impfstoff.* Lebendimpfstoff aus attenuierten Gelbfieberviren.

*Applikationsweise.* Intramuskuläre Injektion.

*Wirksamkeit.* Konversionsrate etwa 98%.

*Schutzdauer.* Mindestens 10 Jahre.

*Komplikationen.* Nur bei Personen mit Immundefekten.

*Indikation.* Reise in Endemiegebiet.

*Aufwand.* Injektion und Dokumentation nur in staatlich autorisierten Institutionen.

### Impfung gegen Typhus abdominalis

*Individuelle Bedeutung.* Die durch die Salmonella typhi verursachte hochfieberhafte, unbehandelt auch das Leben bedrohende Erkrankung kann mit Hilfe von Antibiotika wirksam behandelt werden.

*Epidemiologie.* Vorwiegend noch in Nord- und Zentralafrika. Weniger häufig in Ostasien. Vereinzelt auch in Europa.

*Applikationsweise.:* Oraler Lebendimpfstoff.

*Wirksamkeit.* Die Konversionsrate liegt bei 90%.

*Schutzdauer.* Etwa 2 Jahre.

*Komplikationen.* Nebenwirkungen sind bisher nicht bekannt geworden.

*Indikation.* Reisende, die außerhalb der Touristenrouten oder aus anderen Gründen im Endemiegebiet auf hygienisch nicht einwandfrei behandelte Lebensmittel und Getränke angewiesen sind.

*Aufwand.* Rezeptur, Einnahme der Kapseln und Dokumentation.

Der Katalog der Reiseimpfungen ist nur dann vollständig, wenn man voraussetzt, daß vor Antritt der Reise noch ein durch die Standardimpfungen erworbener wirksamer Schutz vorliegt. In den meisten nichteuropäischen Länder gefährden nicht nur neue, andersartige Krankheiten. Es besteht auch ein mehr oder weniger erhöhtes Ansteckungsrisiko durch Infektionskrankheiten, die auch in der Bundesrepublik Deutschland endemisch sind. Ein wenn auch nur vorübergehenden Schutz gegen Infektion mit Hepatitis-A-Virus kann durch Passivimpfung mit humanem Immunglobulin G erreicht werden. Dies ist bei vorübergehenden Reiseaufenthalten in warmen Ländern angezeigt.

# 9  Alter

## Impfung gegen Influenza (Grippeimpfung)

*Allgemeine und individuelle Bedeutung.* Die in jedem Jahr die Welt überziehenden Grippeepidemien werden durch Influenzaviren hervorgerufen. Die bekannten Krankheitserscheinungen verschwinden nach kurzer Zeit und hinterlassen bei jüngeren Menschen in Abhängigkeit von der Virulenz der Erreger im allgemeinen keine bleibenden Schäden. Ältere und durch andere Erkrankungen vorgeschädigte Personen erleben nicht selten einen schweren Verlauf mit tödlichem Ausgang. In manchen Jahren können Grippeepidemien zu massenhaften Arbeits- und dadurch zu erheblichen Produktionsausfällen führen.

*Epidemiologie.* Epidemieartiges Auftreten durch Ansteckung von Mensch zu Mensch.

*Impfstoff.* Aktuelles inaktiviertes Virusantigen.

*Applikationsweise.* Subkutane oder intramuskuläre Injektion.

*Wirksamkeit.* Immunisierung und Schutz sind bei dieser Impfung nicht identisch, da die antigenen Eigenschaften des Virus von Epidemie zu Epidemie unterschiedlich sind. Obgleich durch organisatorische Maßnahmen der WHO und der Herstellerfirmen der Versuch unternommen wird, den jeweiligen Subtyp so rechtzeitig zu erfassen, daß hinreichende Mengen eines angepaßten Impfstoffes zur Verfügung stehen, kommt es auch während der Epidemien zu Veränderungen der antigenen Eigenschaften des Virus, so daß die durch Impfung erworbene Immunität keinen Schutz mehr bietet.

*Schutzdauer.* Aufgrund des genannten Verhaltens der Viren kann man nur mit einer Schutzdauer von etwa 1 Jahr rechnen.

*Komplikationen.* Lokale sowie nicht wesentliche Störungen des Allgemeinbefindens.

*Indikation.* Kinder und Erwachsene mit chronisch belastenden Krankheiten, Personen jenseits des 60. Lebensjahres und Personengruppen, die auch eine kurzzeitige Unterbrechung ihrer Arbeitsfähigkeit nicht tolerieren wollen, sollten sich impfen lassen.

*Aufwand.* Subkutane Injektion mit Dokumentation.

# 10  Akute Exposition und erhöhtes Risiko

## Impfprophylaxe gegen Tuberkulose

*Individuelle und soziale Bedeutung der Erkrankung.* Symptomatik und Verlauf der Tuberkulose sind sehr unterschiedlich. Alle Organe können betroffen sein. Eine Primärtuberkulose kann spontan ohne klinische Erscheinungen ausheilen. Schwere Verläufe führen zu dauernden Schäden oder Tod. Die heute zur Verfügung stehende Therapie ist bei konsequenter Anwendung nach frühzeitiger Diagnose wirksam. Ansteckende und schwere Verlaufsformen machen Unterbringung in Klinik oder Heilstätte erforderlich. Angst vor der Ansteckung und die in der Vergangenheit eindeutige Häufung der Erkrankung in den unteren Bevölkerungsschichten bewirken nach wie vor eine Stigmatisierung der Erkrankten, gefolgt von gesellschaftlicher Isolation. Nicht immer kann der bisherige Beruf nach Stillstand der Erkrankung weiter ausgeübt werden.

*Epidemiologie.* Die Ausbreitung der Tuberkulose hängt weitgehend von den hygienischen Bedingungen ab, unter denen die Menschen leben. obgleich die Disposition zu erkranken von Bedeutung ist, tritt diese doch gegenüber der Exposition und dem Einfluß der allgemeinen Lebensbedingungen zurück. Hygienische einwandfreie Wohnungen, ausreichende Ernährung und das Ausschalten bestimmter Übertragungswege sowie eine wirksame Therapie haben nicht nur in den entwickelten Ländern zu einem deutlichen Rückgang der Erkrankungshäufigkeit geführt. Die Neuerkrankungsrate lag 1986 im Bundesgebiet noch bei 23,0/100 000 Einwohnern. Die Gesamtbevölkerung war 1986 zu ca. 33% Tbc-infiziert.

*Impfstoff.* BCG (Bacille Calmette-Guérin 1908). Attenuierter bakterieller Lebendimpfstoff.

*Applikationsweise.* Streng intrakutane Injektion.

*Wirksamkeit.* Bei ca. 97% der Geimpften wird nach 6–8 Wochen eine Immunreaktion nachweisbar. Bis Schutzwirkung nach 6–8 Wochen eintritt, Infektionsexposition vermeiden. Bei etwa 92% der Geimpften wird der angestrebte Schutz erreicht.

*Schutzdauer.* 7–10 Jahre.

*Komplikationen.* Bei einigen Kindern beobachtet man einen Impfulkus, der im allgemeine spontan abheilt. Behandlungsbedürftige regionale Lymphknotenschwellungen sind selten. Ihre Häufigkeit wird zwischen 1:2000 und 1:20 000 angegeben.

*Indikation.* Im Frühjahr 1930 kam es, nachdem 249 Säuglinge geimpft worden waren, zu 73 Todesfällen. Obgleich die gerichtlichen Untersuchungen eindeutig eine Kontamination des Impfstoffes als Ursache ergaben, verzögerte sich die Einführung der Impfung bis 1945 nach dem Zweiten Weltkrieg. Bei keiner anderen Standardimpfung ist die Indikation so kontrovers diskutiert worden. Wegen der günstigen epidemiologischen Situation in der Bundesrepublik Deutschland wird die BCG-Impfung nicht mehr in allen Ländern uneingeschränkt empfohlen (nach § 14 BSeuchG). Aus der Überzeugung, daß eine Verbesserung der epidemiologischen Situation unter den zur Zeit günstigen Bedingungen durch die Impfung nicht zu erreichen sei, beschränkt man die Empfehlung zur Impfung auf Einzelpersonen und Gruppen, bei denen das Ansteckungsrisiko deutlich über dem der Durchschnittsbevölkerung liegt. Dies gilt ganz allgemein für solche Familien, in denen mindestens ein Mitglied an einer noch behandlungsbedürftigen Tuberkulose leidet. In der Praxis macht die Realisation dieser Indikationsstellung jedoch erhebliche Schwierigkeiten. Die zu Impfenden dürfen nicht bereits mit Tuberkulose infiziert sein, da sonst mit einer unerwünschten Reaktion gerechnet werden muß (Koch-Phänomen). Weil diese Bedingung beim Neugeborenen immer erfüllt ist, sehen Impfpläne des Neugeborenen oder jungen Säugling vor. Zeitaufwand, Sprachschwierigkeiten und die noch immer verbreitete Tabuisierung der Tuberkulose macht die auf Grund erfaßbarer Risiken vorzunehmende Selektion der zu Impfenden praktisch unmöglich. Außerdem zeigt eine Untersuchung von Schopen (1986), daß bei einer ganzen Reihe schwerer Säuglings- und Kleinkindtuberkulosen vor Beginn der Erkrankung kein Risiko bekannt war. Säuglingstuberkulosen werden nicht zuletzt wegen ihres schleichenden Beginns, der uncharakteristischen Symptomatik und ihrer Seltenheit häufig spät erkannt, so daß sich durch die dann erst einsetzende spezifische Behandlung bleibende Schäden oder der Tod der Kinder nicht mehr verhindern lassen. Es sind diese Gründe, die viele Pädiater bestimmen, die allgemeine BCG-Impfung der Neugeborenen nach wie vor zu empfehlen. Sie nehmen in Kauf, daß die Tuberkulinreaktion als einfaches Werkzeug der Tuberkulosediagnostik nicht mehr zur Verfügung steht, weil diese auch bei erfolgreich geimpften Kindern in der Regel positiv ausfällt. Die Impfung aller Neugeborenen gibt es trotz niedriger Tuberkuloseinzidenz in Schweden und Finnland. In Frankreich wird sie empfohlen. Im Schulalter wird sie in Dänemark, Norwegen und in der Schweiz durchgeführt.

*Aufwand.* Die Impfung wird auf den geburtshilflichen Abteilungen von den dort tätigen Ärzten vorgenommen. In NRW wird eine Aufwandsentschädigung von DM 1,– pro Kind durch das zuständige Gesundheitsamt vergütet, das auch den Impfstoff kostenlos zur Verfügung stellt. Der Zeitaufwand ist nicht unerheblich (Ausgabe der Impfkarten mit Erläuterung und Hilfe beim Ausfüllen durch Schwester, Einsammeln der Impfkarten; Eintragung der Impflinge in ein Register; Bereitstellen von Impfstoff und Instrumenten; Transport und Halten der Kinder während der Impfung durch erfahrene Schwester wegen Gefahr einer subkutanen Impfung bei nicht fixiertem Kind; Injektion; Rücksenden der Impfkarten an Gesundheitsamt).

*Kontraindikation.* Neugeborenenimpfung: angeborener Immundefekt (sehr selten) und behandlungsbedürftige Frühgeborene. Nach der Neugeborenenperiode: erworbenen Immundefekte, akute und bestimmte chronische Krankheiten sowie positive Tuberkulinreaktion.

### Tollwutimpfung

*Allgemeine und individuelle Bedeutung.* Bricht bei einem mit dem Tollwutvirus infizierten, nicht immunisierten Patienten die Krankheit aus, so ist der tödliche Ausgang gewiß, da eine wirksame Therapie fehlt. Wird die Infektion rechtzeitig bemerkt, so kann durch simultane aktive und passive Impfung der Ausbruch der Krankheit verhindert werden. Wegen ihres ständig erhöhten Infektionsrisikos wird man bestimmte Berufsgruppen (Veterinäre, Förster, Waldarbeiter) präexpositionell impfen.

*Epidemiologie.* Reservoir des Erregers sind wild lebende Warmblüter. Die Krankheit ist auf allen Kontinenten, d.h. auch in den kontinentalen europäischen Ländern, verbreitet. Übertragung der Infektion durch Bißverletzung, Berühren von infizierten, an der Krankheit verendeten Tiere.

*Impfstoff.* Aktiv mit HDC-Impfstoff. Passiv mit Tollwutimmunglobulin.

*Applikationsweise.* Intramuskuläre Injektion.

*Wirksamkeit.* Hohe Konversionsrate.

*Schutzdauer.* Aktive Impfung etwa 5 Jahre. Nach akuter Exposition Wiederauffrischungsimpfung angezeigt.

*Komplikationen.* Der nicht überall erhältliche HDC-Impfstoff wird sehr gut vertragen.

*Indikation.* Wegen der Ausweglosigkeit der Erkrankung und der Unsicherheit bezüglich des Eintritts einer Infektion ist in jedem Verdachtsfall die Impfung indiziert. Da hochwirksamer und gut verträglicher Impfstoff in vielen Entwicklungsländern derzeit nicht zur Verfügung steht, ist eine vorsorgliche präexpositionelle Impfung vor Antritt einer Reise in diese Länder ratsam.

*Aufwand.* Präexpositionell 4 intramuskuläre Injektionen. Postexpositionell 7 intramuskuläre Injektionen. In Anbetracht der lebensrettenden Wirkung ist der hohe Preis des Impfstoffes belanglos.

## 11 Zentrale Probleme der Prävention und Lösungsansätze

Impfprogramme, die vermeidbare Risiken scheuen, müssen die individuelle Situation des Impflings berücksichtigen. Die Entscheidung über das Vorliegen einer vorübergehenden oder dauerhaften Kontraindikation bedarf der Analyse durch den Arzt und läßt sich nicht durch formale Operationalisierung ersetzen. Demgegenüber bietet die technische Durchführung der Impfung keine Probleme. Sie ist leicht zu erlernen.

Der vorgestellte Katalog wünschenswerter, durch Impfung realisierbarer Prävention läßt nicht die Vielfalt der mit ihrer Durchsetzung verbundenen Schwierigkeiten erkennen.

Im Abschnitt über die Bewertung der Effektivität und Effizienz konnte gezeigt werden, daß individuelle und allgemeine Aspekte bei einer Reihe von Impfungen nicht übereinstimmen müssen. Im Einzelfall können allgemeines und privates Interesse divergieren. Hier taucht ein rechtliches, mit der Aufklärungspflicht des Arztes verbundenes Problem auf. Bei hinreichender Durchimpfungsrate können selbst Impfungen, die nur mit geringem Risiko verbunden sind, vom beratenden Arzt nicht mehr vorbehaltlos empfohlen werden, wenn er ausschließlich die Interessen des Impflings zu vertreten hat. Bei konsequenter egozentrischer Einstellung bleibt die Ablehnung der Impfung so lange eine objektiv richtige Entscheidung, bis der daraus folgende Rückgang der Durchimpfungsrate das Risiko entscheidend ansteigen läßt. Die seinerzeit zu beobachtende zunehmende Verweigerung der Pockenschutzimpfung hat dies deutlich gezeigt. Dazu gehört auch die Beobachtung, daß Ärzte in Einzelfällen bestimmte Impfungen für ihre Angehörigen ablehnen. Der Erfolg von Impfaktionen, die sich das ehrgeizige Ziel gesetzt haben, Krankheit durch Impfprogramme auszurotten, dürfte somit auch entscheidend von dem in der Bevölkerung vorhandenen Gemeinsinn abhängen. Angesichts dieser Hindernisse müssen verfügbare Ressourcen intensiv ausgeschöpft und der Einsatz neuer Methoden geprüft werden. Als Mittler von Information bietet sich im Kindesalter vor allem der regelmäßige Kontakt zwischen Eltern und Arzt anläßlich der Früherkennungsuntersuchungen an. Einfache organisatorische Maßnahmen, wie die regelmäßige Nachfrage nach dem Impfpaß, gestatten unter Einschaltung der Hilfskräfte in der Arztpraxis das regelmäßige Erinnern der Eltern an anstehende Impftermine. Fragen zur Impfung können dann anschließend während der Untersuchung mit dem Arzt besprochen werden. Voraussetzung ist das einmalige Überzeugen der Ärzte von der Notwendigkeit des Impfens als wichtiger Präventionsmaßnahme und das folgende regelmäßige Erinnern. Angesichts der derzeit günstigen epidemiologischen Situation besteht sonst die Gefahr, daß die Überzeugung von der Notwendigkeit der Impfaktionen verloren geht. Sicher genügt es nicht allein, mit Hilfe der Ärzte Einfluß auf die Bevölkerung zu nehmen. Es bleibt unverändert und unverzichtbar Aufgabe des öffentlichen Gesundheitswesens, immer wieder durch Aufklärungsaktionen sachlich und wirksam über die Gefahren der Impfmüdigkeit zu informieren. Da die Wirksamkeit derartiger Aktionen in einer von den Medien beeinflußten, sich rasch wandelnden Gesellschaft unsicher bleibt, bedarf es eines ständigen Monitorings der Akzeptanz, verbunden mit einer Analyse der Ursachen, wenn der Erfolg nicht befriedigt. Nur so läßt sich die präventive Potenz des Impfens im Interesse der Gesunderhaltung der Bevölkerung voll ausschöpfen.

## Literatur

Beck EG (1988) Infektionsschutz bei Ferienreisen. Die gelben Hefte 28/1:1–11
Bytchenko DB, Dittmann S (1986) Elimination of diseases from Europe through use of
    vaccines. Z Klin Med 41:1693–1698
Enders G (1987) Masern, Mumps, Röteln. In: Impfen nützt – Impfen schützt. Bundesver-
    einigung für Gesundheitserziehung e.V., Bonn
Fine PEM, Clarkson JA (1986) Individual versus public priorities in the determination of
    optimal vaccination policies. Am J Epidemiol 124:1012–1020
Just M (1995) Die Pertussis und ihre Verhütung durch Impfungen. Der Kinderarzt 26:482–
    487
Schopen M (1986) Allgemeine oder gezielte BCG-Impfung der Neugeborenen. Eul, Ber-
    gisch-Gladbach Köln
Stickl H, Weber H-G (1988) Schutzimpfungen. Hippokrates, Stuttgart

# Vitamin-D-Prophylaxe im Kindesalter

E. Manz, M. Klett und G. Schöch

## 1 Wirkungsweise von Vitamin D

Unter der Bezeichnung Vitamin D wird eine für die Gesundheit des Menschen essentielle Gruppe von Wirkstoffen zusammengefaßt. Vitamin-D-Metabolite haben zwei Wirkungsbereiche (Fraser 1995). Erstens nehmen sie eine zentrale Rolle in der Regulation des Kalzium- und Phosphorstoffwechsels ein und beeinflussen die Mineralisation des Knochens in entscheidender Weise. Zweitens haben sie ihrem Charakter als Steroidhormone entsprechend eine zentrale Bedeutung für die Regulation des Zellstoffwechsels. Auf die Zellen des Immunsystems und der Haut wirken sie z.B. proliferationshemmend und differenzierend. Seit einigen Jahren werden z.B. deshalb synthetische Seitenkettenanaloge des $1,25(OH)_2$-Vitamin D, des wichtigsten physiologischen Metaboliten des Vitamin D, die mit diesem um die zellulären $1,25(OH)_2$-Vitamin-D-Rezeptoren konkurrieren und eine sehr schwache Wirkung auf den Kalziumstoffwechsel und eine ausgeprägte proliferationshemmende und keratinisierende Wirkung auf die Haut haben, zur topischen Behandlung der Psoriasis erfolgreich eingesetzt.

Die bekanntesten Vorstufen des Vitamin D sind Ergokalziferol (Vitamin $D_2$) und Cholikalziferol (Vitamin $D_3$). Alle Landsäugetiere decken ihren täglichen Bedarf an Vitamin-D-Metaboliten durch die Synthese von Vitamin $D_3$ aus 7-Dehydrocholesterol in der Haut unter der Einwirkung von UV-Licht (300–320 nm). Einzelne Menschen sind allerdings aufgrund des modernen Lebenstils und besonderer physilogischer Umstände während besonderer Altersphasen wie dem Säuglingsalter sowie der Schwangerschaft und Stillzeit auf die Zufuhr von Vitamin-D-Vorstufen durch die Nahrung angewiesen.

Die Vitamin-D-Vorstufen werden in der Leber gespeichert und zu dem Metaboliten 25-OH-Vitamin-D umgebildet. Schließlich entsteht in der Niere in einem 2. Stoffwechselschritt das eigentliche stoffwechselaktive Hormon $1,25(OH)_2$-Vitamin-D. Beide Stoffwechselvorgänge unterliegen einer vielfältigen hormonellen Steuerung.

# 2  Vitamin D-Versorgung der Bevölkerung

Die Versorgung einer Bevölkerungsgruppe mit Vitamin D ergibt sich aus dem
Verhältnis von Vitamin D-Angebot und Vitamin D-Bedarf. Das Angebot wird
bestimmt durch die unter Sonneneinstrahlung in der Haut gebildete und die
durch Nahrung zugeführte Menge an Vitamin D. Dabei sind jahreszeitlich und
geographisch unterschiedliche UV-Strahlendosen zu berücksichtigen. Daneben
beeinflussen die durch Pigmentierung bestimmte Filterwirkung der Haut, die Be-
kleidung und die Lebensweise der Bevölkerung die Menge des in der Haut gebildeten Vitamin D. Die Zufuhr mit der Nahrung wird durch die Lebensmittelaus-
wahl bzw. die Verwendung von Vitamin-D-haltigen Medikamenten bestimmt.

## 2.2  Ursachen von Vitamin D-Mangel

Der Vitamin-D-Bedarf ist besonders groß in bestimmten Lebensabschnitten. Wegen des starken Wachstums ist er im Säuglingsalter, in der Schwangerschaft und
während der Stillzeit erhöht. Bei Erkrankungen des Darms können Fettstühle zu
einem erhöhten Verlust an fettlösendem Vitamin D führen. Erkrankungen der
Leber und Niere, aber auch bestimmte Medikamente (z.B. Antikonvulsiva) können durch einen veränderten Vitamin-D-Stoffwechsel einen Mangel an dem aktiven Vitamin D-Metaboliten 1,25(OH)2-Vitamin-D nach sich ziehen.
   Die klassische Vitamin-D-Mangelerkrankung ist die Rachitis. Vor der Entdeckung von Vitamin D in den 20er Jahren war die Rachitis der Säuglinge in
Deutschland eine sehr häufig auftretende Erkrankung, die nicht selten zum Tode
führte. In vielen anderen Fällen waren bleibenden Schäden die Folge und betrafen
insbesondere Deformierungen des Skeletts.
   Durch Aufklärung und prophylaktische Verabreichung von Vitamin D ist ein
deutlicher Rückgang vor allem der schweren Formen der Erkrankung erreicht
worden. Dennoch sieht auch heute noch jeder Kinderarzt Fälle von florider Rachitis, die nicht selten eine längere stationäre Behandlung erforderlich machen. Die
Gründe dafür sind vielfältig und reichen von mangelnder Akzeptanz der Vitamin-
D-Prophylaxe oder fehlender Compliance bei ihrer Durchführung bis hin zu Situationen, die durch einen erhöhten Vitamin-D-Bedarf des Kindes gekennzeichnet
sind.

# 3  Vitamin-D-Bedarf im Kindesalter

## 3.1  Vitamin-D-Bedarf im ersten Lebensjahr

Der tägliche Mindestbedarf eines Säuglings wird auf 100–200 IE Vitamin D geschätzt. Bei einer relativ kleinen Zahl von Säuglingen, die unter günstigen Umge-
bungsbedingungen aufwuchsen, wurde bei täglicher Vitamin-D-Zufuhr in dieser

Größenordnung keine Rachitis beobachtet (Hövels 1980, 1987). Am geringsten ist das Rachitisrisiko bei vollgestillten Säuglingen, deren Mütter eine ausgeglichene Vitamin-D-Bilanz aufweisen. Aber auch unter solch günstigen Bedingungen werden einzelne Säuglinge infolge Vitamin-D-Unterversorgung auffällig (Hövels 1987; Markestad 1983).

Da die Gesamtheit aller Säuglinge auch unter ungünstigen Bedingungen (z.B. häufige Infekte, Ernährung mit selbstgefertigter Vitamin-D-armer Säuglingsmilch, ungenügende UV-Exposition) sicher vor einer Rachitis geschützt werden muß, wird die Dosis für die prophylaktische Zufuhr von Vitamin D so ermittelt, daß zum geschätzten Mindestbedarf von 200 IE ein Sicherheitszuschlag in gleicher Höhe addiert wird. Diese von der Deutschen Gesellschaft für Ernährung ausgesprochene Empfehlung sieht eine tägliche Zufuhr von 400 IE Vitamin D vor (Deutsche Gesellschaft für Ernährung 1985). Sie ist heute allgemein akzeptiert und entspricht dem international gebräuchlichen Standard. Die kommerziell hergestellten Präparate enthalten gewöhnlich 500 IE Vitamin D und decken somit den angegebenen Bedarf.


## 3.2 Zusätzlicher Vitamin-D-Bedarf

Zahlreiche Säuglinge weisen unter bestimmten Voraussetzungen einen zusätzlichen Vitamin-D-Bedarf auf. Dazu zählen Frühgeborene, Mangelgeborene und Mehrlinge, aber auch Säuglinge mit chronischen Erkrankungen des Darms, der Leber und der Nieren. Durch Behandlung mit Antikonvulsiva entsteht ebenfalls ein zusätzlicher Bedarf an Vitamin D.

Bedarfserhöhungen spielen auch dort eine Rolle, wo durch ungünstige äußere Umstände die Zufuhr von Vitamin D aus der Nahrung reduziert ist oder die körpereigene Produktion infolge verminderter UV-Exposition eingeschränkt ist. Dies gilt z.B. für Säuglinge, die in schlechten Wohnverhältnissen leben. Bei dunkelhäutigen Kindern, deren Pigmentierung einen Teil der UV-Strahlung absorbiert, ergeben sich ähnliche Probleme.

Der geringe Vitamin-D-Gehalt der Muttermilch sich vegetarisch ernährender Frauen verlangt beim Stillen ebenfalls eine Erhöhung der Substitutionsdosis.

Für all jene Kinder, die während der Wintermonate geboren wurden, wird – in Ergänzung zum Vorgehen im 1. Lebensjahr – auch für die Wintermonate im 2. Lebensjahr die Weiterführung der Vitamin-D-Prophylaxe mit 500 IE täglich empfohlen. Unter Berücksichtigung der in der Nahrung enthaltenen Vitamin-D-Zufuhr von ca. 300–500 IE errechnet sich dann eine Gesamtmenge von täglich 800–1000 IE Vitamin D.

Nach umfangreichen Erfahrungen, die mittlerweile aus der Bundesrepublik Deutschland und aus vergleichbaren Ländern vorliegen, besteht kein Zweifel, daß die heute empfohlene Gesamtzufuhr von täglich 400–1000 IE Vitamin D sowohl der Vorbeugung der Mangelrachitis dient als auch eine Überdosierung und damit etwaige toxische Nebenwirkungen vermeidet.

## 4 Vitamin-D-Resistenz

Unter den sog. Vitamin-D-restistenten Rachitisformen versteht man hereditäre oder erworbene Erkrankungen des Vitamin-D-, Kalzium- und Phosphatstoffwechsels. Sie alle führen zu einer der Rachitis identischen oder sehr ähnlichen Mineralisationsstörung des Skeletts. In vielen Fällen kann die Erkrankung durch eine sehr hohe Vitamin-D-Zufuhr gebessert oder geheilt werden. Wegen den Nebenwirkungen, die unter hoher Dosierung auftreten können, ist im Einzelfall vor Beginn der Therapie eine sorgfältige Diagnostik des vorliegenden Krankheitsbildes angezeigt. Die Überwachung der Behandlung sollte in den Händen eines erfahrenen Therapeuten liegen.

## 5 Vor- und Nachteile
## einer generellen Vitamin-D-Prophylaxe

Die Indikation zur Behandlung und damit auch zur Vitamin-D-Prophylaxe hat sich stets am Verhältnis von Nutzen und Lasten der Maßnahme zu orientieren. Die von der Deutschen Gesellschaft für Sozialpädiatrie für Säuglinge im 1. Lebensjahr generell empfohlene Substitutionsdosis von 500 IE Vitamin D pro Tag ist zur Verhütung der Mangelrachitis sicher wirksam und birgt keine unerwünschten Nebeneffekte und Risiken (Deutsche Gesellschaft für Sozialpädiatrie 1982; Hövels 1980). Die Prophylaxe kann während der lichtarmen Wintermonate im 2. Lebensjahr unverändert fortgeführt werden.

Auch wenn ohne Vitamin-D-Substitution nur ein Teil der Säuglinge an einer Mangelrachitis erkranken würden, so wären die dann erforderlichen und relativ teuren labordiagnostischen Maßnahmen für die Betroffenen sowohl unangenehm als auch im Vergleich zur generellen Vitamin D-Prophylaxe unangemessen kostspielig. Die Prophylaxe mit Vitamin D besitzt daher neben einem hohen materiellen Nutzeffekt auch die unstreitig humanitären Vorteile der sicheren Krankheitsverhütung.

Die vielerorts empfohlene Kombination von Vitamin-D- und Fluorid-Prophylaxe wurde in den vergangenen Jahren mehrfach kontrovers diskutiert. Dabei stand die gesundheitliche Unbedenklichkeit der Fluoridprophylaxe im Vordergrund des Interesses. Die recht ausufernde Diskussion wird in treffender Weise durch die nachstehend wiedergegebene Äußerung von Bergmann (1989) charakterisiert: „Wie es Gegner von Impfungen oder von Krankheitprävention gibt, so haben sich auch Fluoridgegner gefunden. Sie behaupten, die Wirksamkeit der Fluoriprophylaxe sei statistisch nicht gesichert und Fluorid verursache Mongolismus, Nierenschäden, Allergien, Krebs, Leberzirrhose und andere Krankheiten. Unabhängige fachliche Überprüfung derartiger Behauptungen etwa durch die Centers for Disease Control, das National Cancer Institute, durch internationale Fachgesellschaften, die Royal Statistical Society, das Bundesgesundheitsamt, die Weltgesundheitsorganisation oder die Deutsche Gesellschaft für Kinderheilkunde, werden von den Ablehnern nicht zur Kenntnis genommen. Die Datenlage zu diesen Fragen ist insgesamt so gut, daß an der Wirksamkeit und gesundheitlichen Verträglichkeit der Fluoridprophylaxe wissenschaftlich kein Zweifel besteht" (Bergmann 1989; Ernährungskommission der Deutschen Gesellschaft für Kinderheilkunde 1986).

## Literatur

Bergmann KE (1989) Fluorid. In: Bachmann KD, Ewerbeck H, Kleihauer E, Rosse E, Stalder G (Hrsg) Pädiatrie in Praxis und Klinik, Bd 1. Fischer-Thieme, Stuttgart New York, S 476–478

Deutsche Gesellschaft für Ernährung (1985) Empfehlung für die Nährstoffzufuhr. Umschau, Frankfurt

Deutsche Gesellschaft für Sozialpädiatrie (1982) Rachitisprophylaxe. Sozialpädiatrie 4:517–518

Ernährungskommission der Deutschen Gesellschaft für Kinderheilkunde (1986) Kariesprophylaxe mit Fluorid. Kinderarzt 17:52–53

Fraser DR (1995) Vitamin D. Lancet 345:104–107

Hövels O (1980) Die empfohlene prophylaktische Vitamin D-Zufuhr. Pädiatr Prax 23: 20–22

Hövels O (1987) Zusätzliche Vitamin D-Gabe an vollgestillte Säuglinge im Sommer. Pädiatr Prax 34:178–179

Markestad T (1983) Plasma concentration of vitamin D metabolites in unsupplemented breast-fed infants. Eur J Pediatr 141:77–80

# Kindliche Hörstörungen

P. Allhoff und F. Thiel

## 1 Epidemiologie

Kindliche Hörstörungen stellen für die Präventivmedizin eine Herausforderung dar, denn immer noch wird die Krankheit in vielen Fällen erst in einem Stadium entdeckt, in dem bereits irreversible Folgeschäden eingetreten sind, die zu verhindern gewesen wären. Die gesundheitspolitische Bedeutung einer Krankheit wird durch ihre Häufigkeit sowie durch die Krankheitslast für den betroffenen Patienten und die Gesellschaft bestimmt. Zur Charakterisierung der Krankheitshäufigkeit werden in der Regel 2 Parameter verwendet: die Prävalenz (Anzahl der an dieser Krankheit Erkrankten in der Bevölkerung zu einem bestimmten Zeitpunkt) und die Inzidenz (Anzahl der neu aufgetretenen Fälle in der Bevölkerung zu einem bestimmten Zeitpunkt bzw. in einem bestimmten Zeitintervall). Beide Parameter sind über die Krankheitsdauer miteinander verbunden (Prävalenz = Inzidenz × Krankheitsdauer).

Für beidseitige frühkindliche Hörstörungen im ersten Lebensjahr liegt die Prävalenz bei ungefähr 1:1000. Die Literaturangaben schwanken zwischen 0,4 und 5 pro 1000 (Altmann u. Shehhav 1971; Mencher 1974; Borkowska-Gaertig 1976; Feinmesser u. Tell 1976; Carell 1977, zit. nach Niemeyer 1981; Northern u. Downs 1977; Barr et al. 1978; Colclasure et al. 1980; Barr 1980; Mc Farland et al. 1980; Trenque 1980; Uttenweiler 1982; Parving 1983; jeweils n=5000). In der ehemaligen DDR wurden sogar Prävalenzen von 4–9:1000 gefunden (Dietzel 1971, zit. nach Kessler 1977).

Mit zunehmendem Alter läßt sich eine Prävalenzzunahme erkennen. Hörstörungen kommen bei Jungen etwas häufiger als bei Mädchen vor (etwa 1.1–1.3 : 1 CEC-Report 1979). Schalleitungsstörungen überwiegen gegenüber Schallempfindungsstörungen etwa im Verhältnis 10:1.

Für den einzelnen Betroffenen sind neben der Letalität vor allem die Lebensqualität und die Prognose der Krankheit von Bedeutung. Die Lebensqualität ist durch frühkindliche Hörstörungen in weitaus größerem Maße eingeschränkt, als es bei Hörstörungen im Erwachsenenalter der Fall ist (Biesalski 1979a). Wenn die spontane Sprachentwicklung ausbleibt, kann sich auch die geistige und emotionale Entwicklung des Kindes nicht normal vollziehen, so daß es ohne Therapie in den ersten Lebensjahren zu irreversiblen Folgeschäden kommt. Häufige seelische Auswirkungen zeigen sich in Isolation, Mißtrauen und Aggression. Sozial wird das hörgeschädigte Kind oft deklassiert; seine soziale Stellung entspricht oft nicht seiner Begabung.

Als Aufwand für die Gesellschaft fallen im Hinblick auf Hörstörungen neben den Betreuungs- auch soziale Kosten an. Die Familie eines hörgeschädigten Kindes muß sich in der Regel intensiv um das Kind kümmern, wenn es nicht durch frühzeitige Therapie eine größere Selbständigkeit erwerben konnte. Viele Schulen und Sonderbetreuungseinrichtungen werden benötigt (Bölling-Bechinger 1982; Blumenstein 1980). In Sonderschulen für Gehörlose oder Schwerhörige werden z.Z. 0.3% aller Kinder eines Geburtsjahrganges eingewiesen (Engelbrecht 1980).

Auf dem Arbeitsmarkt scheinen Hörgeschädigte mit einem prälingual erworbenen Schaden nur für einfache Tätigkeiten ausgewählt zu werden; zumindest liegt ihr Durchschnittseinkommen im Vergleich zu postlingual Hörgeschädigten deutlich niedriger (Schein, zit. nach Downs 1978b). Ähnliche Unterschiede zeigen sich zwischen Patienten, die trotz ihrer Hörstörung eine verständliche Lautsprache erlernt haben und Hörgeschädigten mit rein nonverbaler Kommunikation (CEC-Report 1979; Van Uden 1980).

# 2  Krankheitsverlauf

## 2.1  Ursachen

Es gibt eine Vielzahl möglicher Ursachen für Hörstörungen, die zu unterschiedlichen Zeitpunkten auf das Kind einwirken. Nach Biesalski (1982b) läßt sich folgende Einteilung möglicher Ursachen treffen:

1. vererbte (hereditäre) Hörstörungen:
a) schon bei der Geburt ausgeprägt (konnatal),
b) erst im Laufe der Zeit zunehmend (progredient),

2. erworbene Hörstörungen:
a) vor der Geburt (pränatal)
– Röteln der Mutter (2.–4. Schwangerschaftsmonat, überwiegend hochgradige Hörstörungen),
– Infektionen mit Toxoplasmose, Listeriose, Lues, Herpes, Mumps, Zytomegalie,
– Sauerstoffmangel mit Embryopathien, Blutungen,
– seltene Ursachen: Diabetes, Röntgenbestrahlung, Mangelernährung, Alkoholismus,
b) bei der Geburt (paranatal):
– Frühgeburt unter 1500g,
– Asphyxie (Apgar 1–3),
– Mechanische Geburtsschäden, lang dauernde Geburt,
– Hyperbilirubinämie (Icterus gravis),
c) nach der Geburt (postnatal):
– meningogen: Meningitis,
– hämatogen, neurogen: ototoxische Medikamente, Masern, Keuchhusten, Mumps,
– tympanogen: Otitis media, Labyrinthitis,
– traumatogen: meistens einseitig.

Vor allem im Hinblick auf therapeutische Konsequenzen werden Schalleitungsstörungen und Schallempfindungsstörungen unterschieden. Unter Schalleitungsstörungen (SLS) werden die Störungen der Leitung des Schalls über das Trommelfell und die Kette der Hörknochen auf das Innenohr subsummiert; bei den
Schallempfindungsstörungen (SES) liegt die Schädigung im Innenohr oder in den
nachgeschalteten Hörzentren. Im Gegensatz zur Schalleitungsstörung findet hier
nicht nur eine Verminderung der Lautstärke verschiedener Frequenzen, sondern
auch eine Verzerrung des Lautbildes statt. Schalleitungsstörungen sind daher im
allgemeinen therapeutisch leichter zu beeinflussen als Schallempfindungsstörungen. Sie treten auch 10 mal häufiger auf. Bei den Schallempfindungsstörungen
läßt sich zum Zeitpunkt der Diagnosestellung in 20–50% der Fälle die genaue
Ursache nicht mehr klären (Biesalski 1979b; Wong 1979). Bei den Fällen mit bekannter Ursache sind etwa doppelt soviele Hörstörungen erworben wie ererbt. Sie
verteilen sich auf prä-, peri- und postnatale Schädigungen etwa im Verhältnis 1:2:1
(Kessler 1977).

Die meisten vererbten Hörstörungen sind als Schallempfindungsstörungen zu
klassifizieren. Bei vererbten Schalleitungsstörungen handelt es sich in der Regel um
Mißbildungen des Schalleitungsapparates, die meistens mit Schallempfindungsstörungen kombiniert auftreten. Die genannten Schädigungsursachen vor und
während der Geburt führen zu Schallempfindungsstörungen. Nach der Geburt ist
die häufigste Ursache für eine Hörstörung die Otitis media. Sie führt zu einer
Schalleitungsstörung. Die anderen genannten postnatalen Faktoren verursachen
eher Schallempfindungsstörungen. Bei rund 30% der Kinder mit Hörstörungen
treten gleichzeitig noch andere Störungen auf, die Diagnosestellung und Therapie
erschweren können (Böhme 1976; CEC-Report 1979).

Etwa 90% der betroffenen Kinder verfügen über einen elektroakustisch nutzba-
ren Hörrest, so daß in den meisten Fällen mit Hilfe eines Hörgerätes und gezielter
Sprachschulung gearbeitet werden kann. Artikulationsstörungen können bereits
ab einer Hörminderung von 25 dB auftreten (Biesalski u. Frank 1982), ab einem
Hörverlust von 30–40 dB sind Hörgeräte erforderlich (Biesalski u. Frank 1982), und
ab 60 dB ist das spontane Sprechenlernen nicht mehr möglich (Böhme 1976). So
läßt sich recht eindeutig die Hörminderung definieren, ab der zur Verhinderung
von Folgeschäden eine Therapie eingeleitet werden sollte.


## 2.2 Entwicklung


Bei der Geburt sind Mittel- und Innenohr anatomisch ausgereift, es besteht jedoch
noch eine physiologische Schalleitungsstörung bis zum 2. Lebensmonat. Sie
kommt zustande durch einen schlitzförmigen und mit Epidermisschuppen gefüllten äußeren Gehörgang sowie ein noch verdicktes schräg stehendes Trommelfell
und ein schlecht belüftetes Mittelohr, das z.T. noch fetales Gewebe enthält. Diese
Leitungsstörung ist für Neugeborene durchaus sinnvoll, da sie das noch unreife
zentrale Hörsystem vor allzu lauten Geräuschen schützt, denn die Reifung der
Hörbahn und der nachgeschalteten Zentren findet in stärkerem Maße erst ab dem
6. Lebensmonat statt. Diese Phase der Myelinisierung und Dendritenbildung endet ungefähr mit Ende des 2. Lebensjahres (Böhme 1976; Webster u. Webster
1977).

Die anatomischen Veränderungen spiegeln sich auch im Verhalten des Kindes. So fällt ein Neugeborenes mit Hörstörungen im normalen Umgang nicht auf, auch wenn es im ersten Lebenshalbjahr bereits basale akustische Wahrnehmungsfähigkeiten erwirbt, die zum Beispiel Tonhöhendifferenzierung, Erkennen akustischer Zeitmuster und Richtungshören umfassen. Bis zum 7. Lebensmonat schreit und lallt es wie alle anderen Säuglinge. Nach dieser Zeit zeigen normale Kinder eine physiologische Echolalie, indem sie die Laute imitieren, die sie gehört haben. Bei hörgeschädigten Kindern bleibt das aus oder ist nur in Ansätzen erkennbar. Das anatomische Korrelat dieser Phase ist in der verstärkten Reifung und Myelinisierung des zentralen Hörsystems zu sehen.

Es handelt sich dabei um eine auditorisch sensible Phase, in der das akustische System noch eine große Kompensationsfähigkeit besitzt (Colclasure et al. 1980). Werden in diesem Zeitraum nicht die notwendigen Reize angeboten, so orientieren sich die Nervenzellen anderweitig, und ein Erlernen der Reizverarbeitung ist zu einem späteren Zeitpunkt auch unter optimalen Reizbedingungen nur noch sehr eingeschränkt möglich. Im Falle der Hörstörungen sind die Folgen jedoch noch weitreichender, denn aufgrund der fehlenden sprachlichen Information wird das Kind auch intellektuell unterfordert bzw. nur beschränkt angeregt, was zu geistiger Retardierung und zu Verhaltensstörungen führen kann (Böhme 1976).

Um diese Folgeschäden zu verhindern, sollte schon die Phase der Echolalie für die Therapie genutzt werden. Deshalb wird ein Therapiebeginn vor dem 8. (Löwe 1976) bzw. im 6. Lebensmonat (AAP 1982; Biesalski u. Frank 1982) empfohlen. Zu diesem Zeitpunkt sind die Kinder im normalen Umgang jedoch noch unauffällig. Daher bedarf es gezielter Untersuchungen, um die Hörstörungen in dem Stadium zu entdecken, in dem die Therapie beginnen sollte.

# 3 Untersuchungsverfahren

Die zum frühzeitigen Erkennen der Hörstörungen durchgeführten Screening-Tests (Aussonderungsuntersuchungen) sollten möglichst keinen Kranken übersehen und einfach und kostengünstig durchzuführen sein. Dabei wird zugunsten einer vollständigen Erfassungsrate in Kauf genommen, daß einige Probanden als verdächtig deklariert werden, die sich bei Nachuntersuchungen als gesund erweisen. Damit die Eltern dieser Kinder möglichst schnell ein endgültiges Ergebnis erhalten – die Eltern-Kind-Beziehung kann durch eine Stigmatisierung des Kindes aufgrund einer falschen-positiven Verdachtsdiagnose nachhaltig gestört wird –, ist es erforderlich, die Verdachtsdiagnose unverzüglich durch eine eingehendere Untersuchung mit einer zuverlässigen Diagnosemethode abzuklären. Diese Methode sollte das Hörvermögen präziser bestimmen und den Anstoß zur Therapie liefern.

Im folgenden werden verschiedene für eine Hörprüfung zur Verfügung stehenden Verfahren exemplarisch dargestellt und in Tabelle 1 im Hinblick auf bestimmte Effektivitätsmerkmale miteinander verglichen. Unter dem praktisch relevanten Aspekt des Anwendungsalters werden sie in Gruppen zusammengefaßt. Abgesehen von den Möglichkeiten der vorgeburtlichen Diagnostik lassen sich 3 Phasen

**Tabelle 1.** Hörverhalten von Säuglingen und Kleinkindern bei Verhaltensbeobachtungsaudiometrie in schallgedämpften Hörprüfräumen. (Nach: Northern u. Downs 1977)

| Alter | Reaktion auf Klanginstrumente bei (dB SPL) | Reaktion auf gewobbelte Sinustöne bei (dB HL | Reaktion auf Stimmreize bei (dB HL) | Zu erwartende Reaktion |
|---|---|---|---|---|
| 0–6 Wochen | 50–70 | 78 (±6) | 40–60 | Augenöffnen, Blinzeln Auswecken aus dem Schlaf, Erschrecken |
| 6 Wochen-4 Monate | 50–60 | 70 (±10) | 47 (±2) | Augenöffnen, Blinzeln Beruhigen, rudimentäre Kopfbewegungen mit 4 Monate |
| 4–7 Monate | 40–50 | 51(±9) | 21(±8) | Seitliche Kopfbewegungen zur Schallquelle, Lauschen |
| 7–9 Monate | 30–40 | 45(±15) | 15(±7) | Direkte Lokalisation seitlicher Schallreize; indirekte Lokalisation von Schallreizen unterhalb der Ohren |
| 9–13 Monate | 25–35 | 38(±8) | 8(±7) | Direkte Lokalisation von Schallreizen seitlich und unterhalb der Ohren; indirekte Lokalisation von Schallreizen oberhalb der Ohren |
| 13–16 Monate | 25–30 | 32(±10) | 5(±5) | Direkte Lokalisation von Schallreizen auf allen Ebenen |
| 16–21 Monate | 25 | 25(±10) | | Ebenso |
| 21–24 Monate | 25 | 26(±10) | | Ebenso |

der kindlichen Entwicklung unterscheiden, in denen aufgrund der zunehmenden Reife unterschiedliche Parameter gemessen werden können.

Die erste Phase reicht von der Geburt bis zum Ende des 6. Lebensmonats. Während dieser Zeit reagiert das Kind auf akustische Reize mit Blinzeln, Veränderungen der Atemfrequenz und der Muskelspontanaktivität. Das zuverlässige Erkennen dieses reflektorischen Verhaltens erfordert jedoch einen erfahrenen Untersucher.

Mit 6 Monaten kann der Säugling normalerweise sitzen und sich dem Ursprungsort eines Schallreizes zuwenden. Er richtet Kopf und Augen auf die Schallquelle, wenn sich das von ihr erzeugte Geräusch ausreichend aus anderen Geräuschen heraushebt und er sonst nicht abgelenkt wird.

Die dritte Phase beginnt ungefähr mit 2,5 Jahren, sobald das Kind an der Messung bewußt mitwirken kann. Spielerisch werden kleinere Aufträge erteilt, die es auszuführen gilt, sobald ein Schallreiz wahrgenommen wird.

Zu Hörmessungen, wie sie bei Erwachsenen durchgeführt werden, ist das Kind erst ab dem Grundschulalter fähig. Dabei werden Töne in unterschiedlichen Lautstärken und Frequenzen angeboten. Der Proband reagiert darauf mit einem verabredeten Zeichen, sobald er diese Töne hört.

In allen Entwicklungsphasen lassen sich auch physiologische Parameter wie elektrische Potentiale oder Durchlässigkeit des Trommelfells messen. Diese Parameter sind von der Mitarbeit des Prüflings unabhängig, also nicht „subjektiv". Wenn eine weitere Bedingung, die Auswertungs- und Interpretationsobjektivität, erfüllt wird, handelt es sich um objektive, sonst um semiobjektive Verfahren (Löwe 1985).

## 3.1 Reflexaudiometrie (0–6 Monate)

In den ersten Lebenswochen reagiert das Kind reflektorisch auf akustische Reize. Diese Reaktionen kann der geschulte Beobachter zum Testen des Hörvermögens nutzen. Relke u. Frey (1966) unterscheiden 6 Reflextypen:
- Atmungsreflex: Zunächst kommt es zu einem stark vertieften Atemzug (Ausdruck einer starken Erregung), dem ein Atemstillstand (Ausdruck einer starken Hemmung) folgt. Nach 5 – 10 Sekunden folgt wieder normale Atmung.
- Auropalpebralreflex (APR): Die geöffneten Lider werden schnell und deutlich geschlossen.
- Bewegungsreflex: Das ruhig liegende Kind führt plötzlich ruckartige Bewegungen der Extremitäten aus.
- Schreireflex: Zunächst Gesichtsausdruck des Unbehagens (herabgezogene Mundwinkel, vertikale Stirnfalten); unmittelbar danach setzt kräftiges Schreien ein.
- Überraschungsreflex: Es kommt zu einem kurzzeitigen Aufhören von Schreien und Körperbewegungen. Der Beobachter gewinnt den Eindruck, als würde das Kind fragen: „Was ist denn los?"
- Weckreflex: Die Atmung wird schneller und flacher, das Kind bewegt sich. Es erwacht und öffnet die Augen.

Eine ähnliche Einteilung nimmt auch Murphy (1968) vor; Downs (1967) bezieht in stärkerem Maße die Intensität der Reaktion mit ein.

Der Rückschluß von diesen Reflexen auf das Hörvermögen ist jedoch für unerfahrene Untersucher schwierig, denn Fehler können in beiden Richtungen unterlaufen. Die Spontanaktivität des Kindes kann eine Reaktion auf den Reiz vortäuschen, obwohl das Kind nichts gehört hat (Bench 1970). Andererseits reagiert ein hörender Säugling nicht notwendigerweise klar erkennbar. Die Art der Reaktion hängt von dem Aktivitätszustand des Kindes vor dem Stimulus ab (Wilder 1958). War das Kind vorher ruhig, wird es durch den Reiz aktiviert. War es aktiv, wird es gehemmt. Zwischen diesen Reaktionsarten gibt es ein Ausgangsaktivitätsniveau, bei dem keine Veränderungen erkennbar sind. Dieses Problem macht nicht nur dem menschlichen Beobachter, sondern auch der automatischen Auswertung zu schaffen.

Für Aussonderungsuntersuchungen stimuliert man über ein Mikrophon mit 90 dB, da normale Säuglinge auf diese Lautstärke eindeutige Reaktionen zeigen. Die Frequenzen liegen zwischen 2800 und 3200 Hz, da in diesem höheren Bereich die stärksten Hörbeeinträchtigungen zu erwarten sind. Erbliche Hörstörungen, die tiefere Fequenzbereiche betreffen, zeigen sich erst in höherem Lebensalter (Biesalski & Frank 1982).

Dieser Stimulierung über die Luftleitung stehen Stimulierungen über Knochenleitung gegenüber (Uttenweiler 1981), die den anatomischen und physiologischen

Gegebenheiten des Neugeborenen besser gerecht werden. Da die physiologischen Schalleitungsminderungen bei den einzelnen Kindern unterschiedlich stark ausgeprägt sind, ist es besser, die Schallreizung direkt über den Knochen vorzunehmen. Im Gegensatz zur Luftleitung, bei der die Hörschwelle bei 60 dB liegt, sind bei der Knochenleitung bereits bei 40dB Hörreaktionen auszulösen (Uttenweiler 1981). Geringere Lautstärken, wie sie bei der Knochenleitung eingesetzt werden, haben außerdem den Vorteil, daß mit ihnen auch Hörstörungen gefunden werden, die nur im leisen Bereich auftreten. Bei den 90 dB der Luftleitung werden nicht nur die äußeren, sondern auch die inneren Haarzellen gereizt („recruitment"). So wäre es möglich, recruitmentpositive Hörstörungen mit Ausfall der äußeren Haarzellen zu übersehen (Uttenweiler 1982).

Aufgrund dieser Fehlerquellen und der Möglichkeit, daß sich Hörstörungen erst langsam ausbilden, ist es nach diesen frühzeitigen Untersuchungen in jedem Fall notwendig, auch die unauffälligen Kinder nach Ablauf des 6. Lebensmonats zu untersuchen (Löwe 1985).

Neben den oben genannten Schemata von Relke u. Frey (1966), Downs (1967) sowie Murphy (1968) wurden weitere Standardisierungen der Reflexaudiometrie vorgelegt, die auch automatische Untersuchungsverfahren umfassen. Elektronisch werden z.B. Veränderungen der Saugaktivität, Atmung und Blickrichtung sowie Muskelaktivität oder Druckschwankungen auf der Unterlage registriert.

Zum Beispiel wird bei der Crib-o-Gram-Methode ein flaches Registriergerät unter oder auf die Matratze des Säuglings gelegt, das auf Druckschwankungen reagiert. So werden die kindlichen Bewegungen mit einem Schreiber registriert. Ein automatischer Zeitschalter schaltet die Registrierung in bestimmten Zeitintervallen ein. Jedes Testintervall beginnt mit einer Registrierung der Spontanaktivität über 10 s. Dann wird 2 s lang ein Testreiz von 2000–4000 Hz und 90–92 dB abgegeben. Nach weiteren 6 s Registrierung schaltet sich das Gerät wieder ab. Eine Serie solcher Tests kann je nach Einstellung des automatischen Zeitschalters bis zu 24 h dauern.

Biesalski benutzt ein Kinderbett, an dessen Gitterstäben beiderseits der Ohren Lautsprecher angebracht sind (Biesalski 1964). Zwei bewegliche Arme, an denen je eine Glühbirne befestigt ist, werden in die Bettmitte geschwenkt. Der Untersucher beobachtet den Säugling von diesem unbemerkt über einen Spiegel. Mit Hilfe der beiden Glühbirnen kann er den Blick des Kindes in die Mitte lenken, so daß beide Ohren frei liegen. Dann kann er über die Lautsprecher verschiedene Töne aussenden und die Reaktionen des Kindes beobachten. Auf diese Weise erstellt er ein Audiogramm. Als auffällig gelten dabei Kinder, deren Reaktionsschwelle über 60 dB liegt. Sie sollten eingehender untersucht werden.

## 3.2 Verhaltensaudiometrie (0,5–2,5 Jahre)

Mit 6–7 Lebensmonaten kann das normale Kind sitzen und Schallquellen lokalisieren. Diese Fähigkeiten eröffnen der Hörprüfung ganz andere Möglichkeiten. Prüfungen in diesem Alter haben außerdem den Vorteil, daß hereditäre, progrediente sowie im 1. Lebenshalbjahr durch Infektionen erworbene Hörstörungen miterfaßt werden. In diesem Alter wird außerdem die Untersuchung U5 des gesetzlichen Krankheitsfrüherkennungsprogramms durchgeführt wird, zu der nahezu alle Kinder vorgestellt werden (1985 waren es 95,93% mit steigender Tendenz, Allhoff 1988). Zu diesem Zeitpunkt sollten alle Hörstörungen erkannt werden, da ein Therapiebeginn vor dem 8. Lebensmonat als besonders erfolgversprechend gilt (Griffiths 1967; Griffiths u. Ebbin 1978; Götze 1980).

Als Testreize können Audiometertöne verwendet werden (Murphy 1964) oder Geräusche, die der kindlichen Erfahrungswelt entspringen (s. unten). Dabei stellten Rabson (1970) und Miller (1963) fest, daß Kinder besser auf bekannte als auf unbekannte Geräusche reagieren.

Ein weit verbreiteter Test mit hoher Zuverlässigkeit ist der von der EG-Kommission empfohlene Ewing-Test (Ewing u. Ewing 1971). Er läßt sich mit nur geringem Zeit- und Kostenaufwand durchführen. Dabei arbeitet ein Untersucher mit einem Assistenten zusammen. Das Kind sitzt auf dem Schoß der Mutter, so daß es in alle Richtungen frei blicken kann. Vor ihm sitzt der Assistent an einem Spieltisch und zeigt ihm nacheinander verschiedene Spielsachen, die er unter dem Tisch hervorholt und wieder verschwinden läßt. Der Augenblick größter Aufmerksamkeit und geringster visueller Ablenkung ist dann erreicht, wenn ein Spielzeug, das das Interesse des Kindes gefunden hat, gerade unter dem Tisch verschwunden ist. Diesen Augenblick nutzt der Untersucher, um ein akustisches Signal etwa in Ohrhöhe des Kindes abzugeben. Er steht dabei von dem Kind unbemerkt einmal rechts und einmal links etwa in einem Abstand von 1 m neben ihm. Das Kind soll nur durch das akustische Signal auf den Untersucher aufmerksam werden, so daß alle sonstigen Faktoren, wie Schatten, Luftzug, Geräusche wie Quietschen der Schuhe, Schmuckklappern etc. und Straßenlärm, sorgfältig vermieden werden müssen. Als Testreize dienen dabei kleine Sätze, „buh"- und „s"-Laute sowie eine Hochtonrassel. Eine genauere Beschreibung des Tests und seiner Durchführung findet sich bei Ewing u. Ewing (1971) sowie Löwe (1985).

Analog zu diesem Screeningverfahren entwickelten Ewing u. Ewing (1958) einen Abklärungstest zum genaueren Diagnostizieren der Hörstörungen. Mit ihm kann auch die Hörschwelle festgestellt werden kann, indem der Untersucher Töne und Geräusche unterschiedlicher Lautstärke erzeugt.

Auf einem ähnlichen Prinzip beruht der in Dänemark verbreitete BOEL-Test, der mit tongebenden Ringen an den Fingern des Untersuchers arbeitet.

Eine Vielzahl von Abklärungsmethoden wurde aus dem COR-Verfahren abgeleitet. Dabei wird ein bedingter Reflex hervorgerufen, indem kurz nach einem Ton ein Dia projiziert wird. Es erscheint jeweils auf der Seite, von der auch der Ton ausging. Diese Konditionierungsphase ist abgeschlossen, wenn das Kind bereits aufgrund des Schallreizes eine Blickwendung zeigt. In der nachfolgenden Testphase dient diese Reaktion als Indikator für die Hörwahrnehmung. So kann die Lautstärke des Tones bis zur Hörschwelle gesenkt und trotzdem Orientierungsreaktionen ausgelöst werden. Auf diese Weise wird dann die Hörschwelle bestimmt.

Trotz all dieser Untersuchungsmöglichkeiten kommt den Eltern nach wie vor eine besondere Rolle zu, aufgrund der Langzeitbeobachtung in der alltäglichen Umgebung und im alltäglichen Umgang im Gegensatz zum kurzen, oft vom Kind als bedrohlich empfundenen Besuch beim Arzt. Sie sind es, die in der Mehrzahl der Fälle (64%) als erste den Verdacht auf eine Hörstörung äußern (Wedel et al. 1989). Sehr viel seltener geben Kinderärzte (12%) oder HNO-Ärzte (8%) den Anstoß zur weiteren Diagnostik und Therapie.

### 3.3 Spielaudiometrie (ab 2,5 Jahre)

Bei älteren Kindern wird es möglich, eine Audiometrie durchzuführen, die der für Erwachsene ähnelt. Die Schwierigkeit besteht nur darin, das Kind zu motivieren und ihm zu erklären, welche Handlungsabfolge erwartet wird. Dies gelingt am besten im Rahmen von Spielhandlungen.

Da in diesem Alter eine Prävention der Folgeschäden und eine optimale Therapie nicht mehr möglich ist, sollen die Untersuchungsmethoden nur kurz erwähnt werden. Ein einfaches Verfahren ist der Spielzeugtest, bei dem der Untersucher das Kind auffordert, Spielsachen in Behälter zu legen. Dabei spricht er zunehmend leiser und entfernt sich langsam. Bei einem anderen Test bittet der das Kind, auf bestimmte Bilder eines Bilderbuches zu zeigen. Außerdem gibt es auch einige definierte Zusammenstellungen von Testwörtern, die gezielt bestimmte Laute oder Frequenzen prüfen sollen. Sie können sogar über das Telefon abgerufen werden.

### 3.4 Physiologische Messungen

In jeder Altersstufe können die Impedanz oder evozierte elektrische Potentiale gemessen werden. Unter Impedanz wird die Durchlässigkeit des Trommelfells für Töne (Compliance) verstanden. Ein gesundes Trommelfell läßt sich durch ankommende Druckschwankungen in Form von Tönen leicht bewegen. Auf diese Weise überträgt es die Töne auf Mittel- und Innenohr. Ist seine Bewegungsfähigkeit aber durch einen krankhaften Prozeß eingeschränkt, so leitet es Töne weniger gut weiter bzw. reflektiert das, was nicht weitergeleitet wird. Diese reflektierten Töne lassen sich messen; ihre Lautstärke ist ein Maß für die Bewegungseinschränkung des Trommelfells. Eine solche Bewegungseinschränkung kann auf Mittelohrentzündungen Mißbildungen oder Verwachsungen nach abgelaufenen Infektionen hinweisen.

Bei der Tympanometrie werden mehrere Impedanzmessungen bei unterschiedlichen Druckverhältnissen durchgeführt, um genauere Befunde über die Schalleitung und den Zustand der Gehörknöchelchen zu erhalten. Der äußere Gehörgang wird abgedichtet und der Luftdruck im Gang verändert, so daß das Trommelfell einmal mehr und einmal weniger Bewegungsfreiheit bekommt. Eine Sonde, die im Gehörgang liegt, sendet den Prüfton aus und mißt die Reflektion.

Die Impedanz kann außerdem auch reflektorisch verändert werden. Um bei besonders lauten Tönen die Weiterleitung zu erschweren, wird der Stapediusreflex ausgelöst. Der M. stapedius wird vom N. facialis innerviert und hebelt den Steigbügel aus dem Vorhoffenster, was zu einer veringerten Weiterleitung führt. Die Stapediusreflexmessung erfolgt wie bei der Tympanometrie mit dem Unterschied, daß zusätzlich auf das gerade nicht untersuchte Ohr ein lauter Ton gegeben wird, der in beiden Ohren den Reflex auslöst. Es wird also nicht nur das Mittelohr getestet, sondern auch die Hörbahn bis zum Mittelhirn (Nucleus medialis olivae superiorae).

Noch mehr Zentren des Hörsystems kann man durch die Aufzeichnung elektrischer Potentiale erfassen, indem man die durch akustische Stimulation hervorgerufene (evozierte) Aktivität der Nervenzellen an der Kopfoberfläche ableitet. Im Gegensatz zum Stapediusreflex werden diese Potentiale jedoch nicht nur durch sehr laute Töne hervorgerufen, sondern durch alle Lautstärken, die das Kind hören kann. Diese direkte Ableitung der Nervenzellaktivität erlaubt also eine Bestimmung der Hörschwelle.

Ein weiterer Unterschied zur Stapediusreflexmessung besteht darin, daß zur Hörmessung über elektrische Potentiale ein größerer technischer Aufwand erforderlich ist. Dabei ist das akustisch evozierte Potential aus einer Fülle anderer Potentiale herauszufiltern. Dazu werden eine Reihe von Stimulationen und Registrierungen durchgeführt, die zur Ergebnisdarstellung gemittelt werden. Bei den so gewonnenen Durchschnittsreaktionen muß vom Untersucher – auch mit Computerunterstützung – entschieden werden, ob es sich dabei mit großer Wahrscheinlichkeit um eine Antwort auf den Stimulus handelt.

Die Potentiale können vom Innenohr, dem Hirnstamm oder der Hirnrinde abgeleitet werden. Dabei wird insbesondere bei kleinen Kindern die Hirnstammableitung bevorzugt, weil sie mehrere relevante Zentren des Hörsystems erfaßt und andererseits zuverlässigere Ergebnisse liefert als die Hirnrindenableitung.

Auf Grund des großen technischen Aufwandes lassen sich die elektrischen Potentiale jedoch nicht routinemäßig bei allen Säuglingen ableiten, so daß man diese Methoden nur Kindern mit erhöhtem Risiko zugute kommen läßt. Bei dieser Vorauswahl besteht die Gefahr, viele Hörstörungen zu übersehen, wie Tabelle 2 zeigt.

## 3.5 Methodenvergleich

Um alle Kinder frühzeitig zu untersuchen und dabei möglichst keine Hörstörungen zu übersehen, ist die Verhaltensaudiometrie besonders gut geeignet. Sie untersucht die Kinder zu einem Zeitpunkt, zu dem einerseits im Gegensatz zur Spielaudiometrie noch die Folgeschäden vermieden werden können, und andererseits das Hörsystem schon weiter ausgereift ist als bei der Reflexaudiometrie. Außerdem ist sie kostengünstiger als die Ableitung evozierter Potentiale.

Unter den Methoden der Verhaltensaudiometrie erwies sich der Ewing-Test als besonders effektiv, weil er einfach durchzuführen ist und zuverlässige Aussagen liefert (s. Tabelle 2).

## 4 Therapiemöglichkeiten

## 4.1 Therapieverfahren

Zur Therapie kindlicher Hörstörungen gibt es eine Vielzahl von Ansätzen mit unterschiedlichen therapeutischen Zielen. Das höchste anstrebbare Ziel ist bei jeder Erkrankung die Rückbildung (Restitution) der Krankheit oder Verhinderung (Prävention) von Folgeschäden. Ist das nicht zu erreichen, weil es sich um irreversible Prozesse handelt oder die Krankheit so spät entdeckt wurde, daß bereits Folgeschäden aufgetreten sind, so kann man anstreben, die Prognose der Krankheit oder der Folgeschäden zu verbessern. Wenn auch das nicht mehr möglich ist, können die therapeutischen Maßnahmen nur noch die Symptome erleich-

**Tabelle 2.** Qualitätskriterien

| Screening-methode | Reliabilität | Sensitivität (in %) | Spezifität (in %) | Positive Prädik-torén (in%) | Positive Erst-befunde (in %) | Quellen und Kollektiv-größe |
|---|---|---|---|---|---|---|
| Risiko-merk-malsbe-stimmung | | 16–72 | 72–94 | 0,3–0,7 | 6,2–28 | a,c,e,j,k,n,o n > 10000 |
| Reflex audiometrie konventio-nell Freifeld | gering | 24–84 | 89–98 | 1,5–2,1 | 3,3–10,7 l,n,on> | a,b,c,e,f,h,i 4300 |
| automatisch Crib-o-gram | | 91/98–100 | 77/90–92 | 0,8 | 10,1 | g,o n > 1300 |
| Verhaltens-audiometrie | mittel | 80 | 99 | 4,4 | 1,5 n = 30000 | d |
| BOEL-Test EWING-Test | | 95 | 97 | 7,1 | 2,8 | a n = 10000 |
| Physiolo-gische Messungen | hoch | Die Validität ist nicht ausreichend genau bestimmbar, da nicht genügend Daten zum follow up der Testunauffälligen vorliegen. | | | | |

*a* Altman u. Shehhav 1971,
*b* Mencher 1974,
*c* Feinmesser u. Tell 1976,
*d* Baryy u. Junker 1978,
*e* Downs 1978,
*f* Barr 1980,
*g* McFarlane u. Simons 1980 (inklusive Untersuchungen auf der Intensivstation),
*h* Simonovic 1980,
*i* Bentzen u. Jensen 1981,
*j* Kankkunen u. Liden 1981,
*l* Parving 1983,
*m* Murray et al. 1985,
*n* Parving 1985,
*o* Parving u. Salomon 1987.

tern. Bei kindlichen Hörstörungen versucht man vor allem eine möglichst normale geistige und seelische Entwicklung und eine weitgehend ungehinderte Kommunikation zu erreichen. Dabei kann die Aufnahme von Sprachinformation durch gezielte Schulung verschiedener Sinnesfunktionen unterstützt und das aktive, verständliche Sprechen bewußt trainiert werden (Schmid-Giovannini 1982). Ob es dabei sinnvoll ist, gleichzeitig eine Zeichensprache zu erlernen oder ob dadurch eher das Erlernen der verbalen Sprache beeinträchtigt wird, wird in der Literatur kontrovers diskutiert; entsprechende Studien liegen nicht vor (Botting 1982; Ling 1981; Jordan et al. 1976; Freeman 1976).

Die Therapie der frühkindlichen Hörstörungen ist abhängig von deren Ursachen, die sich jedoch in den meisten Fällen zum Entdeckungszeitpunkt nicht mehr eliminieren lassen. Insgesamt stehen 4 Therapieansätze zur Verfügung:

– Medikamente,
– Operationen,
– Hörgeräte,
– Hör- und Spracherziehung (mono- oder polysensorisch).

Sie können in den verschiedenen Entwicklungsstadien in unterschiedlichem Maße eingesetzt werden:

Biesalski (1981a, b, c) sowie Biesalski u. Frank (1982) schlugen bereits ab dem 2. Lebensmonat bei dringendem Verdacht auf eine Hörstörung die Durchführung der sog. „akustischen Erweckung" vor. Dies geschieht mit lauter Sprache und kindgemäßen Geräuschen, evtl. auch mit vorsichtigem Gebrauch elektroakustischer Verstärkung über Lautsprecher. Eine Effektivitätsüberprüfung liegt dazu nicht vor.

Ab dem 6. Lebensmonat können neben den pädagogischen Therapieansätzen Hörgeräte angepaßt werden, wenn die Hörschwelle unter 30–40 dB abgesunken ist. Eine Hörgeräteanpassung zu einem früheren Zeitpunkt erscheint nicht sinnvoll, da zum einen die Übertragungsverhältnisse im Gehörgang und im Mittelohr zumeist noch ungeeignet sind und zum anderen das Hörsystem noch nicht ausreichend ausgereift ist, um das Hörgerät so anzupassen, daß kein Schaden entsteht. Ein solcher Schaden für das Gehör kann durch eine zu hohe Schallintensität hervorgerufen werden, die die Haarzellen des Innenohres und die nachgeschalteten Zentren überbeansprucht. Außerdem ist die Pflege und die auditive Betreuung jüngerer Kinder besonders schwierig.

Erst ab dem 5. Lebensjahr ist eine operative Rekonstruktion von Mißbildungen des äußeren und mittleren Ohres möglich. Vorher sollte jedoch die Schalleitungsstörung mit Hilfe eines Knochenleitungshörers umgangen werden, um die Sprachentwicklung nicht zu gefährden.

Ergänzend seien hier noch Sanierungen von Tubenbelüftungsstörungen und Drainagen bei Ergüssen erwähnt.


## 4.2 Therapieerfolge

Die Bedeutung des frühen Therapiebeginns zeigt sich, wenn man den Erfolg der zum frühest möglichen Zeitpunkt einsetzenden Therapie mit einer Therapie vergleicht, die erst in dem Stadium einsetzt, in dem die hörgeschädigten Kinder unter normalen Umständen auffallen. Einer bundesweiten Umfrage aus dem Jahre 1984 zufolge werden kindliche Hörstörungen durchschnittlich erst mit 2,5 Jahren entdeckt. Die Versorgung mit Hörgeräten erfolgt durchschnittlich sogar erst mit 3,4 Jahren (Hartmann 1986). Da die verschiedenen Störungen zu unterschiedlichen Zeitpunkten auffällig werden und unterschiedliche Heilungschancen bestehen, sollen sie hier gesondert besprochen werden.


### 4.2.1 Kongenitale Schallempfindungsstörungen

Kongenitale Schallempfindungsstörungen werden im Durchschnitt im Alter von 3,3 Jahren entdeckt mit der Folge, daß die Ersttherapie mit 4 Jahren einsetzt (Hartmann 1981). In diesem Alter sind die wesentlichsten Phasen der Hörentwicklung bereits abgeschlossen (auditive Erweckung, akustische Engrammbildung, aktiver und passiver Spracherwerb). Daher dürften zu diesem Zeitpunkt bereits Folgeschäden aufgetreten sein (Verhaltensstörungen, Verstummung, Gebärdensprache und andere). So ist mit der zu diesem Zeitpunkt einsetzenden Therapie nur noch eine geringe Prognoseverbesserung zu erreichen.

Wenn die Therapie jedoch vor dem 8. Lebensmonat beginnt, sind die sensiblen Phasen noch therapeutisch nutzbar. Bei 90% der Kinder läßt sich ein Resthören apparativ verbessern. Diese günstigen Bedingungen lassen Möglichkeiten zum annähernd normalen Spracherwerb erwarten. Er wäre gleichzusetzen mit einer Restitution, wie verschiedene empirische Untersuchungen bestätigen (Griffith u. Ebbin 1978; Götze 1980). Dabei spielt die große Plastizität des jungen Gehirns eine entscheidende Rolle. In diesem Alter können die Kinder noch erstaunliche Kompensationsleistungen erlernen: Schmid-Giovannini begann bei tauben und schwer hörgeschädigten Säuglingen im 1. Lebensjahr mit der Therapie. Sie erreichten ein gleichwertiges Formulierungsvermögen, spontane Konversation und den Besuch von Normalschulen mit ausreichend verständlicher Lautsprache ab der 3. Klasse (Löwe 1982a, b) oder sogar ab der 1. Klasse. Im Vergleich zu Kindern, die erst ab dem 2. oder 3. Lebensjahr therapiert wurden, führte der Therapiebeginn im 1. Lebensjahr zur deutlich besseren Sprachaufnahme über das Ohr und einer größeren Vielfalt sprachlichen Ausdrucksvermögens, besseren Satzformen und früherem Leseverständnis. Die frühzeitige Therapie kann also eine Prognoseverbesserung bis zur Restitution erreichen.

### 4.2.2 Progrediente Schallempfindungsstörungen

Progrediente Schallempfindungsstörungen werden meistens erst mit 4 Jahren therapiert. Eine Ursache dafür ist, daß die Kinder zumindest teilweise den aktiven und passiven Sprachgebrauch erlernen, bevor die Hörstörungen deutlich auffällig werden. Einerseits bleiben zumindest bei einem Teil der Fälle die Folgeschäden kleiner als bei den kongenitalen Störungen, andererseits fallen die Störungen normalerweise später auf. So kann zu diesem Zeitpunkt im allgemeinen nur die Prognose geringfügig verbessert werden. Bei frühzeitiger Diagnosestellung ist jedoch auch bei progredienten Hörstörungen eine Prävention von Folgeschäden für den Spracherwerb zu erwarten.

### 4.2.3 Schalleitungsstörungen vor Ende des 2. Lebensjahres

Entwickeln sich die Schalleitungsstörungen vor Ende des 2. Lebensjahres, so ist mit den gleichen Folgeerscheinungen zu rechnen wie bei den kongenitalen Schallempfindungsstörungen. Sie können jedoch unter Umständen weniger stark ausgeprägt sein, denn bei einer Leitungsstörung wird der Schall abgeschwächt, wohingegen es bei Empfindungsstörungen zusätzlich zu Verzerrungen kommen kann.

Im Hinblick auf den Sprachgebrauch ergibt sich auf Grund der Folgeschäden auch hier zum durchschnittlichen Entdeckungszeitpunkt nur noch die Möglichkeit einer Prognoseverbesserung. Die Leitungsstörung selbst kann dabei oftmals operativ (Mißbildungen) oder medikamentös (Otitis media) beseitigt werden. Bei frühzeitiger Therapie ist jedoch wie bei den Schalleitungsstörungen eine Restitution mit normalem Spracherwerb erreichbar.

### 4.2.4 Schalleitungsstörungen nach Ende des 2. Lebensjahres

Da nach dem Ende des 2. Lebensjahres die wesentlichen Phasen des Spracherwerbs abgeschlossen sind, kommen als Folgeerscheinungen nur noch leichte Sprechstörungen und Lernstörungen in Betracht. So ist abhängig vom Hörausfall und dem therapeutischen Zeitverlust eine Prognoseverbesserung bis zur vollständigen Restitution (Heilung) möglich. Da die Schalleitungsstörung in diesem Alter meistens durch eine Otitis media hervorgerufen wird, läßt auch sie sich vollständig heilen.

# 5 Zusammenfassung

Kindliche Hörstörungen sind insbesondere wegen der schwerwiegenden Folgen für das betroffene Kind und seine soziale Umgebung von großer Bedeutung. Dabei stehen die Folgeschäden im Vordergrund in Form unzureichenden oder fehlenden aktiven und passiven Spracherwerbs und dadurch bedingter mangelnder geistiger und sozialer Entwicklung. Diese Folgeschäden können nur dann verhindert werden, wenn die Hörstörung vor dem 8. Lebensmonat erkannt wird.

Als besonders geeignetes Verfahren zum frühzeitigen Erfassen der Störungen hat sich der Ewing-Test erwiesen. Er ist schnell und kostengünstig durchzuführen und von hoher Aussagekraft. Zusätzlich zu diesen Aussonderungsuntersuchungen ist auch die Einbeziehung der Eltern von Bedeutung, da sie oftmals als erste den Verdacht auf eine Hörstörung äußern.

Für die Therapie gibt es eine Vielzahl von Ansatzpunkten und Maßnahmen, deren Erfolg entscheidend von dem frühzeitigen Therapiebeginn abhängt. Unter optimalen Bedingungen kann eine ungehinderte verbale Kommunikation, der Besuch von Normalschulen und eine normale geistige Reife erreicht werden.

# Literatur

Allhoff P (1988) Krankheitsfrüherkennungsprogramm für Kinder. Aufbereitung und Interpretation der Untersuchungsergebnisse aus den gesetzlichen Früherkennungmaßnahmen 1978–1985. Zentralinstitut für die kassenärztliche Versorgung in der Bundesrepublik Deutschland. Deutscher Ärzte-Verlag, Köln

Altman MM, Shehhav R (1971) Methods of early detection of hearing loss in infants. J Laryngol Otol 85:32–42

American Academy of Pediatrics (1982) Joint commitee on infant hearing. Position statement 1982. Pediatrics 70:496–497

Barr B (1980) Early identification of hearing impairment. In: Taylor IG, Markides A (eds) Disorders of auditory function III. Academic Press, London

Barr B, Stensland Junker K, Svaerd M (1978) Early discovery of hearing impairment: a critical evaluation to the Boel test. Audiology 17:62–67

Bench J (1970) Infant audiometry. Sound 4:72–74

Bentzen O, Jensen JH (1981) Early detection and treatment of deaf children: a European concept. In: Gerber SE, Mencher GT (eds) Early management of hearing loss. Grune & Stratton, San Francisco

Biesalski P (1964) Gesichtspunkte und neu entwickelte Verfahren der Audiometrie im Säuglings- und Kindesalter. Z Laryngologie, Rhinologie, Otologie 43:494–501

Biesalski P (1979a) Pädaudiologie. 29. Phoniatrisch-Pädaudiologischer Brief. Kinderarzt 10:1490

Biesalski P (1979b) Ursachen von Hörstörungen im Kindesalter. 30. Phoniatrisch-Pädaudiologischer Brief. Kinderarzt 10:1664

Biesalski P (1981a) Zur Therapie bei Hörstörungen. 39. Phoniatrisch-Pädaudiologischer Brief. Kinderarzt 12:1032

Biesalski P (1981b) Zur Auswahl von Hörgeräten bei hörgestörten Kindern. 41. Phoniatrisch-Pädaudiologischer Brief. Kinderarzt 12:1670

Biesalski P (1981c) Zukunftsperspektiven: 1. Aus medizinischer Sicht. In: Bundesgemeinschaft der Eltern und Freunde schwerhöriger Kinder e.V. (Hrsg) Früherkennung? Memorandum zum Stand der Erkennung und Förderung schwerhöriger Kleinkinder in der Bundesrepublik Deutschland. Hamburg

Biesalski P (1982) Frühdiagnostik hörgeschädigter Kinder. Kinderarzt 13:247–248

Biesalski P, Frank F (1982) Phoniatrie – Pädaudiologie. Physiologie, Pathologie, Klinik, Rehabilitation. Thieme Verlag, Stuttgart

Blumenstein A, von (1980) Frühförderung und was dann? Hörgeschädigte Kinder 17:64–67

Böhme G (1976) Hör- und Sprachstörungen bei Mehrfachschädigungen im Kindesalter. Stuttgart

Bölling-Bechinger H (1982) Früherziehung und Frühförderung hörgeschädigter Kinder. Bedeutung für die Eltern-Kind-Beziehung. Kinderarzt 13:864–868

Borkowska-Gaertig D, Urbanska I, Sobieszozanska-Radoszewska L et al. (1986) Evaluation of the three-stage hearing testing program of the Nova Scotia Conference on early identification of hearing loss. Halifax, Nova Scotia, Sept. 8–11

Botting PJ (1982) Communication patterns and parents guidance. In: Proceedings of the international congress on education of the deaf, vol II, Hamburg 1980

Colclasure JB, Bailex HA, Graham SS et al. (1980) Arkansas' high risk registry, early identification of infant deafness. J Arkansas Med Soc 77:129–131

Commission of the European Communities (ed) (1979) Childhood deafness in the European Community. CEC report EUR 6413 medicine Luxembourg. Office for official publications of the European Communities. Luxembourg

Downs MP (1967) Organisation and procedures of a newborn infant screening program. Hearing and Speech News:26–36

Downs MP (1978a) Return to the basics of infant screening. In: Gerber SE, Mencher GT (eds) Early diagnosis of hearing loss. Proceedings of the Sascatoon Conference on early diagnosis of hearing loss. Sascatoon, Saskatchewan, May 7–9, 1978

Downs MP (1978b) Auditory screening. Otolaryng Clin North Am 11:611–629

Engelbrecht R (1980) Vorsorgeuntersuchungen im Kindesalter. Münch Med Wochenschr 122:909–912

Ewing A, Ewing E (1971) Hearing impaired children under five. Manchester 1971

Ewing A, Ewing E (1958) New opportunities for deaf children. London

Feinmesser M, Tell L (1976) Neonatal screening for detection of deafness. Arch Otolaryngol 102:297–299

Freeman RD (1976) The deaf child: controversy over teaching methods. J Child Psychol Psychiat 17:229–232

Götze A (1980) Frühe Rehabilitation und wirkliche Habilitation hörgestörter Kinder. Unveröffentlichtes Manuskript, Budapest 1980.

Griffiths C (1967) Conquering childhood deafness. New York 1967

Griffiths C, Ebbin JE (1978) Effectiveness of early detection and auditory stimulation on the speech and language of hearing impaired children. A final program report to department of health education and welfare public health services, health services administration Washington DC. Hear Center Pasadena, XIV

Hartmann H (1981) Früherkennung von Hörstörungen aus der Sicht der Eltern. Kinderarzt 12:1667–1668

Hartmann K (1986) Memorandum zum Stand der Erkennung und Förderung schwerhöriger Kleinkinder in der Bundesrepublik Deutschland. Bundesgemeinschaft der Eltern und Freunde schwerhöriger Kinder e.V.

Hausmann G, Lange O, Lehmann WG (1981) Interdisziplinäre Zusammenarbeit zur Rehabilitation hörgeschädigter Kinder – Erfahrungsbericht über 10 Jahre. Deutsches Gesundheitswesen 36:1506–1510

Jordan JK, Gustason G, Rosen R (1976) Current communication trends at programs for the deaf. Am Ann Deaf 121:527–532

Kankkunen A, Liden G (1981) Wie effektiv ist das high-risk Register in der Früherkennung schwerhöriger Kinder? Sprache Stimme Gehör 5:39–41

Kessler L (1977) Hörstörungen im Kindesalter. In: Kessler Lm Tymnik G, Braun H-St (Hrsg) Hereditäre Hörstörungen. Hals-Nasen-Ohrenheilkunde 26:26–52

Ling D (1981) Early speech development. In: Mencher GT, Gerber SE (eds) Early management of hearing loss. Proceedings of the Winnipeg conference on early management of hearing loss. Winnipeg, Manitoba, April 26–29

Löwe A (1976) Früherfassung, Früherkennung, Frühbetreuung hörgeschädigter Kinder. 2. Neubearb. u. erw. Aufl.

Löwe A (1981) Hörgeschädigte Kinder im europäischen Vergleich. Hörgeschädigte Kinder 18:67–71

Löwe A (1982a) Gehörlose Kinder in einer Regelschule. Eine vorläufige Schlussbilanz nach mehr als sechs Schuljahren. Hörgeschädigtenpädagogik 36:88–89

Löwe A (1982b) Die Frühförderung hörgeschädigter Kinder muß bereits im ersten Lebensjahr beginnen. Frühförderung Interdisziplinär 1:11–20

Löwe A (1985) Hörmessungen bei Kindern. Schindele, Heidelberg

Mc Farland WH, Simmons FB, Jones FR (1980) An automated hearing screening technique for newborns. J Speech Hear Dis 45:495–503

Mencher GT (1974) (ed) Early identification of hearing loss. Proceedings of the Nova Scotia Conference on early identification of hearing loss. Halifax, Nova Scotia, Sept. 8–11

Murphy K (1968) Hörreaktionen bei Säuglingen und Kleinkindern. HBfT 22:6–13

Murray AD, Javel E, Watson CS (1985) Prognostic validity of auditory brainstem evoked response screening in newborn infants. Am J Otolaryngol 6:120–130

Niemeyer W (1981) Früherkennung, -erfassung und -förderung hör- und sprachbehinderter Kinder und Jugendlicher aus medizinischer Sicht. In: Clauss A (Hrsg) Beiträge zur Sozialmedizin, Bd 1

Nothern J, Downs MP (1977) Hearing in children. Baltimore

Parving A (1983) Epidemiology of hearing loss in Goldenhar's syndrome. Scand Audiol 7:101–103

Parving A (1985) Hearing disorders in childhood, some procedures for detection, identification and diagnostic evaluation. Int J Pediat Otorhinolaryngol 9:31–51

Parving A, Salomon G (1987) Detection of the hearing-impaired infant and child. In: Ruben RJ, Alberti PW (eds) Otologie Medicine and Surgery.

Relke W, Frey H (1966) Höruntersuchungen bei Neugeborenen mittels Hörreflexprobe. Z Laryngol Rhinol 45:706–721

Schmid-Giovannini S (1982) Auswirkungen einer aural-oralen Frühtherapie auf die Persönlichkeitsentwicklung und den Lernerfolg hörgeschädigter Kinder. Sozialpädiatrie 12:627–629

Trenque P (1980) Erfahrungen des französischen Gesundheitsministeriums mit einem Pilotprojekt zur Früherkennung der Schwerhörigkeit. In: Stange G (Hrsg) Früherfassung hör- und sprachentwicklungsgestörter Kinder. Symposium der Sektion „Gutes Hören" im Deutschen Grünen Kreuz, 9. Nov. 1979 in Karlsruhe

Uden A van (1980) Das gehörlose Kind. Fragen nach seiner Entwicklung und Förderung. Hörgeschädigtenpädagogik [Beih 5]
Uttenweiler V (1981) Hörprüfungen bei Neugeborenen über Knochenleitung. 1. Mitteilung. Sprache Stimme Gehör 5:86–87
Uttenweiler V (1982) Neugeborenenaudiometrie. Übersicht und neuere Erfahrungen. Laryng Rhinol Otol 61:138–145
Webster DB, Webster M (1977) Neonatal sound deprivation affects brain stem auditory nuclei. Arch Otolaryngol 103:392–396
Wedel H von, Schauseil-Zipf U, Wedel U-C von (1989) Grenzen und Möglichkeiten der Ableitung akustisch evozierter Hirnstammpotentiale zum Hörscreening bei Neugeborenen und Säuglingen. Sprache Stimme Gehör 13:76–79
Wilder J (1958) Modern psychophysiology and the law of initial value. Am J Psychotherapy 12:199–221
Wong D, Shah CP (1979) Identification of impaired hearing in early childhood. Can Med Assoc J 121:529–532, 535–536, 538

# Prävention von Entwicklungsstörungen bei Kindern

B. Rennen-Allhoff und U. Bowi

## 1  „Entwicklungsstörung" und „psychologische Prävention"

Der Begriff „Entwicklungsstörung" hat bisher keine befriedigende Definition erfahren (vgl. Gräser u. Reinert 1980). Hier soll eine solche Definition auch gar nicht versucht werden; der Begriff wird als Sammelbezeichnung für umfassende und umgrenzte Abweichungen in der Entwicklung von Kindern verwendet. Neben klinisch-psychiatrischen Syndromen werden spezifische und generalisierte Lern- und Leistungsstörungen, also die ersten 3 Achsen des mehrdimensionalen Klassifikationsschemas von Rutter et al. (1976a; deutsche Bearbeitung Remschmidt u. Schmidt 1977, 1994), betrachtet.

Mit „psychologischer Prävention" sind unterschiedliche psychologische oder psychologiebezogene Tätigkeiten gemeint, deren gemeinsames Merkmal darin liegt, daß sie nicht – wie therapeutische Interventionen – auf die Beseitigung von bereits manifesten Störungen oder Problemen, sondern explizit auf deren Verhinderung gerichtet sind (Brandtstädter u. von Eye 1982, S. 9).

Nach Caplan (1964) kann man 3 Arten präventiver Tätigkeit unterscheiden:

- Primäre Prävention: Hier geht es darum, durch Beeinflussung von Risiko- und Schutzfaktoren das Auftreten von Krankheiten oder Störungen zu verhindern, so daß es zu einer Verringerung der Inzidenzraten kommt.
- Sekundäre Prävention: Damit ist der Versuch gemeint, eingetretene Störungen möglichst früh zu erkennen, in der Hoffnung, durch frühe Behandlung eine Verkürzung der Erkrankungs- und Behandlungsdauer erreichen zu können. Dies würde zwar nicht wie bei der primären Prävention zu einer Verringerung der Neuerkrankungsraten, wohl aber zu einer Reduzierung der Zahl der zu einem bestimmten Zeitpunkt erkrankten oder gestörten Personen, also der Prävalenzraten, führen.
- Tertiäre Prävention: Ziel ist hier die Reduzierung von Krankheits- oder Störungsfolgen wie Rückfällen, sekundären Störungen oder anhaltenden Beeinträchtigungen.

Diese Unterscheidung ist wegen der Einbeziehung traditionell als kurativ betrachteter Tätigkeiten nicht unproblematisch, auch können einzelne Maßnahmen nicht immer eindeutig eingeordnet werden (Brandtstädter 1982), doch vermag sie immerhin einen ersten Überblick über Ansatzpunkte vorbeugender Tätigkeit zu liefern.

## 2 Gesichtspunkte für die Auswahl von Präventionszielen

Chamberlin (1984) nennt hier folgende Aspekte:
– Kosten: Hier sind einerseits jene Kosten zu berücksichtigen, die sich ohne Intervention durch Behandlungs- und Rehabilitationsaufwendungen sowie durch Verminderung von Steuer- und Sozialabgaben oder durch Rentenbezug ergeben. Dem sind die Kosten für Präventionsmaßnahmen und die nach Prävention verbleibenden Krankheitskosten gegenüberzustellen. Dabei handelt es sich allerdings wohl eher um einen Aspekt, der bei der Planung von Präventionsmaßnahmen mitbedacht werden sollte, als um einen denkbaren Beleg für den Nutzen von Präventionsmaßnahmen. So weist Rutter (1982) darauf hin, daß die Verringerung der Säuglingssterblichkeit, an der auch eine Verbesserung von Vorsorgemaßnahmen beteiligt gewesen sein dürfte, schließlich von einem erheblichen Anstieg der Ausgaben für Alterskrankheiten begleitet ist, und verweist das Argument der Kostenersparnis in den Bereich des Mythos.
– Häufigkeit: Bei häufigen Störungen sind breit angelegte Präventionsmaßnahmen effektiver als bei seltenen.
– Beeinträchtigung: Lebensbedrohende oder mit massiver Behinderung verbundene Störungen werden eher als präventive Bemühungen verdienend betrachtet als Befindlichkeitsstörungen.

Als weitere Gesichtspunkte sind hier zu nennen:
– Beeinflußbarkeit durch präventive Maßnahmen,
– Nutzen präventiver gegenüber kurativen bzw. therapeutischen Interventionen zu berücksichtigen.

Mit Beeinflußbarkeit sind die grundsätzliche oder für eine bestimmte Institution geltende Zugänglichkeit von Risiko- und Schutzfaktoren und die nachgewiesene Effektivität von Präventionsprogrammen gemeint. Diese Programme müssen dann schließlich hinsichtlich Effektivität und Effizienz mit entsprechenden therapeutischen Maßnahmen verglichen werden.

Diese Gesichtspunkte überlappen einander zum Teil, andererseits kann man unter verschiedenen Gesichtspunkten aber auch zu unterschiedlichen Schlüssen gelangen. So ist eine Krankheit wie Phenylketonurie zwar recht selten, sie führt aber unbehandelt zu massiven Entwicklungsstörungen, während gute Screeningmöglichkeiten existieren und eine effektive (Tertiär-)Prävention durch strenge Diät möglich ist.

Bei vielen Störungen fehlen jedoch auch Informationen zu den genannten Aspekten. Empirisch untersucht wurde vor allem die Häufigkeit einzelner Störungen.

# 3  Häufigkeit von Entwicklungsstörungen

## 3.1  Vorbemerkungen

Empirische Studien können sich in der Regel nicht darauf beschränken, insgesamt oder im Hinblick auf bestimmte Störungsbilder die Klienten entsprechender Kliniken und Beratungsstellen, niedergelassener Psychologen und Ärzte oder der Schüler von Sonderschulen zu registrieren und deren Anteil an der Bevölkerung zu errechnen, denn es muß bei den meisten psychischen Störungen davon ausgegangen werden, daß sich vergleichbare Auffälligkeiten auch bei Nicht-Klienten finden lassen.

Epidemiologische Studien müssen so selbst definieren, bei Vorliegen welcher Merkmale jemand als „Fall" betrachtet werden soll. Dabei muß entschieden werden, welche Symptome im Hinblick auf eine bestimmte Störung als einschlägig betrachtet werden, wieviele und welche Symptome zusammenkommen müssen, ehe von einer Störung gesprochen wird, ob diese Symptome kontextübergreifend sein müssen, also etwa sowohl im Elternhaus als auch in der Schule auftreten müssen, wie lange die Auffälligkeiten bestanden haben müssen und wie die Auskünfte unterschiedlicher Referenzpersonen gewichtet werden. Wie Rutter u. Sandberg (1985) betonen, sollten solche Entscheidungen nicht willkürlich – oder rein aus praktischen Erwägungen heraus – getroffen werden, sondern sich an empirischen Ergebnissen zur prognostischen Wertigkeit einzelner Verhaltensmerkmale, zu Symptommustern und zu psychosozialen Korrelaten orientieren.

Angesichts der Vielzahl der zu treffenden Entscheidungen kann es aber nicht verwundern, daß sich Vorgehen und Ergebnisse verschiedener Untersuchungen unterscheiden.

## 3.2  Säuglings- und Kleinkindalter

In diesem Alter sind nur verhältnismäßig wenige der klassisch-psychiatrischen Syndrome diagnostizierbar, und diese treten zudem recht selten auf. Dazu gehören das – spätestens – bei der Geburt feststellbare Down-Syndrom, aber auch der frühkindliche Autismus oder das mitunter schon bei 2jährigen Kindern beobachtbare Gilles-de-la-Tourette-Syndrom. Die beiden letztgenannten Störungen werden oft jedoch erst nach Jahren richtig diagnostiziert (King u. Ollendick 1984; Prior 1984).

Die Diagnostik sollte deshalb in diesem Alter in der Regel beschreibend und mehrdimensional (Verhaltensgewohnheiten, Entwicklungsstand in verschiedenen Bereichen, Lebensbedingungen) angelegt sein, eine Klassifikation nur recht global erfolgen (Emde 1985; Rutter u. Shaffer 1980).

In der wohl umfangreichsten epidemiologischen Studie bei Kleinkindern unterschieden Richman et al. (1982) nur zwischen verhaltensmäßig auffälligen und unauffälligen Kindern und beurteilten ggf. die Schwere der Verhaltensauffälligkeit. Bei rund 7% der erfaßten 3jährigen Kinder eines Londoner Außenbezirks wurden auf diese Weise mäßige bis schwere Verhaltensprobleme ermittelt, bei 15% weiteren leichte Auffälligkeiten. Verhaltensauffällige Kinder wiesen gegenüber einer Vergleichsgruppe vor allem mehr Eß- und Schlafprobleme auf, waren unruhiger, konzentrierten sich schlechter, waren weniger unabhängig, gehorchten schlechter, hatten mehr Wutausbrüche und waren häufiger niedergeschlagen und ängstlich, auch kamen sie im Durchschnitt schlechter mit Geschwistern und anderen Kindern aus. Keine Unterschiede traten in diesem Alter hinsichtlich Einnässen und Einkoten, Daumenlutschen, Nägelkauen und spezifischen Ängsten (wie Furcht vor Dunkelheit oder Fremden) auf.

Solche Ängste weisen offenbar einen charakteristischen Entwicklungsverlauf auf und haben, wenn sie isoliert vorkommen, kaum klinische Bedeutung bei Kindern dieses Alters (Hersov 1985; Strunk 1985). Bei Mädchen finden sich im Durchschnitt mehr Ängste als bei Jungen (Richman et al. 1982; Earls 1980).

Earls (1980, 1982) verwendete das von Richman et al. verwendete Untersuchungsinstrument bei einer nordamerikanischen Stichprobe und fand dort ähnliche Raten auffälliger Kinder. Auch die Ergebnisse einer dänischen Studie von Kastrup (1977) fielen vergleichbar aus.

In der Londoner Studie wurde auch Entwicklungsrückständen nachgegangen. Verzögerungen in der Entwicklung des Sprechens fanden sich je nach Kriterium bei 2,3–3,1% der Kinder; zwischen Verhaltensauffälligkeit und Sprachentwicklung gab es dabei Zusammenhänge. Eine allgemeine geistige Retardierung, wie sie einem Intelligenzquotienten von weniger als 50 entspricht, wurde bei 4,2 Promille diagnostiziert.

Im bundesdeutschen Früherkennungsprogramm für Kinder bis zu 4 Jahren liegt der Anteil der Kinder, bei denen Sprach- und Sprechstörungen festgestellt werden, noch deutlich niedriger; hier wie in der englischen Untersuchung wurde diese Diagnose bei Jungen jedoch etwa doppelt so häufig gestellt wie bei Mädchen (Rennen-Allhoff u. Allhoff 1988). Entsprechendes fand sich in diesem Früherkennungsprogramm auch für die Diagnose „intellektuelle Minderentwicklung" (Jungen rund 7 auf 10000, Mädchen 4–5 auf 10000 im Jahre 1986). Andere Erhebungen über die Häufigkeit geistiger Behinderung führten zu deutlich höheren Zahlen bei ähnlichem Geschlechterverhältnis (Belmont 1986; Dingman u. Tarjan 1960; Liepmann u. Marker 1978; Scheerenberger 1964; Zigler 1967); offenbar sind die behandelnden Ärzte mit der Mitteilung einer so schwerwiegenden Diagnose sehr zurückhaltend.

Die Gruppe der geistig Behinderten mit einem IQ unter 50 repräsentiert nur den kleineren Teil geistig Behinderter, der meist zentralnervöse Schädigungen aufweist. Die Mehrzahl der Personen mit geistigem Entwicklungsrückstand ist – bei einem IQ zwischen 50 und 69 – leichter beeinträchtigt, hirnorganische Schädigungen sind hier sehr viel seltener, häufig finden sich dagegen hier Verwandte mit ähnlich niedriger Intelligenz. Diese letztere Gruppe wird in der Zweigruppentheorie von Zigler deshalb auch als familial retardiert bezeichnet und soll den unteren Abschnitt der Normalverteilung der Intelligenz darstellen (Nichols 1984; Zigler 1967; Zigler u. Hodapp 1986). Von deutschsprachigen Autoren wird der Begriff „geistige Behinderung" oft für Personen mit einem IQ unterhalb von 3 Standardabweichungen vom Mittelwert reserviert (z.B. Wendeler 1993); die familialen Retardierungen werden dabei also ausgeschlossen.

Sowohl geistige Behinderung als auch Teilleistungsstörungen werden im Schulalter sehr viel häufiger diagnostiziert als zuvor oder auch später (Kiely 1987; Spreen 1978).

## 3.3 Schulkindalter

Epidemiologische Studien über die Häufigkeit psychischer Beeinträchtigungen im Schulkindalter lassen darauf schließen, daß bei etwa 6–30% der Schulkinder Auffälligkeiten vorliegen. Grundsätzlich liegt der Anteil auffälliger Jungen über dem der Mädchen.

In der Mannheimer Längsschnittstudie (Esser u. Schmidt 1986) waren im Alter von 8 Jahren etwa 16% der untersuchten Kinder psychiatrisch auffällig, etwas mehr als 8% wiesen ausgeprägte Symptome auf, die eine Behandlung erforderlich machten. Im Alter von 13 Jahren lag bei derselben Stichprobe der Anteil schwerer Störungen bei etwas mehr als 9%. Fügt man den Anteil mäßig auffälliger Jugendlicher hinzu, ergibt sich eine Gesamtprävalenz von 18%. Lag die Relation auffälliger Jungen zu Mädchen bei den 8jährigen noch bei etwa 2:1, ergab sich bei der älteren Altersgruppe ein Verhältnis Jungen zu Mädchen von 1,6:1.

In der Isle-of-Wight-Studie fand sich bei den 10- bis 11jährigen eine Prävalenzrate für psychiatrische Störungen zwischen 6 und 7% (Rutter u. Graham 1966). Bei einer Nachuntersuchung im Alter von 14–15 Jahren (Graham u. Rutter 1973) wiesen etwa 7,7% psychiatrische Störungen aufgrund der Screeningtests auf. Die Gesamtprävalenz erhöhte sich jedoch auf 21%, da eine große Anzahl von Kindern nicht durch die Screeningtests identifiziert wurde. Bei beiden Studien waren etwa doppelt so viele Jungen wie Mädchen betroffen.

Eine von Rutter et al. (1975) mit einer Londoner Vergleichsstichprobe durchgeführte Untersuchung erbrachte deutlich höhere Prävalenzraten als bei den Isle-of-Wight-Studien. Die Gesamtstörungsrate lag hier bei etwas mehr als 25%, wobei hier ausnahmsweise die Mädchen stärker vertreten waren. Dies hängt mit der Verteilung einzelner Störungen (s. unten) zusammen.

In einer englischen Industriestadt fand Leslie (1974) bei 13–14 Jahre alten Schülern eine Gesamtprävalenz von etwas mehr als 17%, wobei etwa anderthalbmal mehr Jungen als Mädchen betroffen waren.

Bei einer neuseeländischen Stichprobe 7jähriger Kinder (McGhee et al. 1984) ergaben sich Prävalenzraten zwischen 9% – dabei handelt es sich um schwere, langandauernde Störungen – und 30%. Die Relation Jungen zu Mädchen betrug hier je nach Informationsquelle (Eltern, Lehrer und Kombination beider) 1–2:1.

Für eine französische Stichprobe 8- bis 11jähriger Kinder berichtet Fombonne (1994) eine Gesamtprävalenz von 12,4% (Jungen: 15%, Mädchen: 9,5%); schwerere Störungen fanden sich hier bei 5,9% der Kinder. Diese Gesamtprävalenz stimmt recht gut mit dem von Verhulst u. Koot (1991) bei einer Analyse von 38 Studien ermittelten Median von 13% überein.

Betrachtet man einzelne psychiatrische Störungsgruppen, so wird bei dieser Altersgruppe häufig zwischen emotionalen/neurotischen Störungen (zu denen Phobien, Ängste, Zwangssyndrome und Depressionen gerechnet werden) und Störungen des Sozialverhaltens unterschieden.

In der Mannheimer Längsschnittstudie (Esser u. Schmidt 1986) wiesen etwa 6% der 8jährigen und 5,8% der 14jährigen neurotische/kindheitsspezifische Störungen (ICD 300, 313) auf. In der Isle-of-Wight-Studie ergab sich bei den 10jährigen eine Prävalenzrate von 3,2%. In der neuseeländischen Studie von McGhee et al. (1984) wies fast 1/3 aller auffälligen Kinder und 1/4 der schwer gestörten Kinder neurotische Störungen auf. Mädchen sind in der Regel häufiger betroffen als Jungen. Der hohe Anteil der Mädchen mit psychischen Störungen in der Londoner Untersuchung von Rutter et al. (1975) läßt sich auf einen hohen Anteil emotionaler Störungen in dieser Gruppe zurückführen.

Im Gegensatz zu den emotionalen Störungen überwiegt bei den Störungen des Sozialverhaltens der Anteil der Jungen. Nach Steinhausen (1988) sind Jungen bis zu 3mal häufiger betroffen als Mädchen. Er geht davon aus, daß etwa bei 4–8% der Jungen im Alter zwischen 10 und 12 Jahren aggressive und dissoziale Verhaltensweisen vorliegen. In der Mannheimer Längsschnittstudie (Esser u. Schmidt 1986) werden für die 8- und 13jährigen Kinder Prävalenzraten von 1,8 und 8,4% angegeben. In der Isle-of-Wight-Studie ergab sich bei den 14jährigen eine Prävalenzrate von etwa 2%, bei den 10jährigen eine ähnliche Zahl. Jungen waren hier 3- bis 4mal häufiger gestört als Mädchen. In der Studie von McGhee et al. (1984) ergab sich für die Gesamtgruppe eine Rate von über 18% mit einer Relation Jungen zu Mädchen von 1,6:1.

Angaben zur Häufigkeit von Aufmerksamkeits- und Hyperaktivitätsstörungen schwanken deutlich. Dies dürfte mit der unterschiedlichen Definition dieser Störung zusammenhängen. So verlangt die ICD-10 (WHO 1993), daß sowohl Aufmerksamkeit als auch Aktivität, und zwar in mehr als einem Lebensbereich, betroffen sind, während das DSM-III-R (Wittchen et al. 1989) weit weniger strenge Kriterien verwendet (vgl. auch Doepfner 1995). Steinhausen (1988) gibt für verschiedene Regionen der USA Prävalenzraten zwischen 3 und 15% an. In den Isle-of-Wight-Studien liegen sie dagegen sowohl für die 10- bis 11jährigen als auch für die 14- bis 15jährigen bei unter 1%. Esser u. Schmidt (1986) berichten Prävalenzraten für entwicklungsabhängige Störungen – neben dem hyperkinetischen Syndrom (ICD 314) werden hier allerdings noch monosymptomatische Störungsbilder (ICD 307) zusammengefaßt – von 8,4% für die 8jährigen und 3,7% für die 13jährigen. Nach Steinhausen (1988) sind Jungen 3- bis 9mal häufiger betroffen als Mädchen; ähnliche Relationen nennt auch Minde (1985).

Sehr viel stärker konvergieren die Angaben aus verschiedenen Quellen bezüglich der isolierten Lese-Rechtschreib-Schwäche: Zwischen 3,5 und 6% variieren hier die Raten, wobei die Jungen wieder deutlich überwiegen (Gjessing u. Karlsen 1989; Rutter et al. 1976b; Schmidt 1985; Steinhausen 1988). Spezifische Rechenschwäche scheint sehr viel seltener aufzutreten; genaue epidemiologische Angaben fehlen dazu jedoch (Schmidt 1985).

Glidewell u. Swallow (1968) kommen in ihrer Zusammenfassung verschiedener älterer Studien zu dem Schluß, daß bei etwa 30% der Schüler mit allgemeinen und spezifischen Schulschwierigkeiten zu rechnen sei und bei ca. 10% mit klinischen Verhaltensauffälligkeiten. Zu ähnlichen Resultaten kam auch Thalmann (1971). Werner et al. (1971) fanden in ihrer Längsschnittstudie bei den 10jährigen eine Prävalenzrate von Schulschwierigkeiten von 44%, 21% wiesen dabei längerfristige Probleme auf. Die Relation Jungen zu Mädchen betrug hier etwa 1,4:1.

In der Isle-of-Wight-Studie (Rutter et al. 1976b) ergab sich bei etwa 2,5% der Kinder eine leichte geistige Behinderung. Geistige Behinderungen mit einem IQ unter 50 treten deutlich seltener auf. Die Raten bewegen sich zwischen 0,3 und 0,5%. So berichtet Bernsen (1977) in einer dänischen Studie für Kinder zwischen 5 und 14 Jahren Prävalenzraten von 0,34 und 0,45%, Liepmann (1979) bei einer bundesdeutschen Population Prävalenzraten von 0,42% bei der Altersgruppe der 7- bis 16jährigen. Vergleichbare Angaben finden sich auch in der Isle-of-Wight-Studie (Rutter et al. 1970a) und der Camberwell-Studie (Wing 1971). Jungen sind auch hier häufiger betroffen als Mädchen.

# 4  Risiko- und Schutzfaktoren

Bedingungen, die die Wahrscheinlichkeit des Auftretens einer psychischen Störung erhöhen, werden als Risikofaktoren bezeichnet (Becker u. Minsel 1982). Solche Risikofaktoren lassen sich grob danach gruppieren, ob sie Merkmale des Individuums oder solche seiner Umgebung betreffen.

Risikofaktoren, die sich eher dem Individuum zuordnen lassen, werden auch als Vulnerabilitäten bezeichnet (Becker 1990). Dazu zählen z. B. genetische Faktoren, chronische oder vorübergehende Krankheiten, Persönlichkeitsmerkmale wie Aktivitätsniveau, Ablenkbarkeit, Interesse an sozialen Kontakten, Intelligenz und bestimmte Fähigkeiten oder kognitive Stile.

Risikofaktoren, die sich eher der Umgebungsseite zuordnen lassen, werden als Stressoren bezeichnet (Becker 1990). Sie können kurzfristig oder langfristig wirksam sein, aktuelle oder in der Vergangenheit liegende Lebensumstände betreffen. Beispiele sind sozioökonomische Faktoren, wie geringes Einkommen, niedriger Bildungsstand, Lagerleben, familiäre Belastungen wie disharmonische oder instabile Familienverhältnisse, Tod eines Elternteils, Kriminalität der Eltern, psychische Erkrankungen der Mutter, sexueller Mißbrauch oder auch Verlust des Arbeitsplatzes. Auf der Umgebungsseite sind außerdem die Gelegenheiten anzuführen. So erhöht die Zugänglichkeit von Alkohol das Risiko der Ausbildung einer entsprechenden Sucht, und in schlechtem Zustand befindliche Gebäude und Einrichtungen laden eher zu Vandalismus ein als gepflegte (Rutter 1982).

Die Einordnung eines Faktors als Vulnerabilität oder Stressor ist in der Regel nicht eindeutig möglich, da einerseits Personmerkmale sich immer im Kontext ausgebildet haben und andererseits Personen ihre Umgebung auswählen und beeinflussen. Damit geht einher, daß Risikofaktoren nicht unabhängig voneinander sind. Das gilt auch jeweils innerhalb der Gruppe der Person- und der der Umgebungsmerkmale. So kann eine Ehescheidung zu ungünstigen wirtschaftlichen Verhältnissen führen, und ein bestimmtes Temperamentsmerkmal kann je nach Alter einen völlig anderen Stellenwert haben.

Mehrere Risikofaktoren können in Wechselwirkung zueinander treten. So stellte Werner (1985) in ihrer Untersuchung auf der Hawai-Insel Kauai fest, daß Schwangerschafts- und Geburtskomplikationen besonders dann die körperliche und psychische Entwicklung von Kindern beeinträchtigen, wenn diese in ungünstigen Lebensumständen wie chronischer Armut, familiärer Instabilität oder bei einer psychisch kranken Mutter aufwachsen, während günstige Lebensumstände die schlechten biologischen Startbedingungen weitgehend auszugleichen vermochten. Ähnliche Ergebnisse fanden sich auch in Untersuchungen in der ehemaligen DDR (Eggers et al. 1981; Meyer-Probst u. Teichmann 1984).

Hier wird ein Aspekt deutlich, dem in den letzten Jahren verstärkte Aufmerksamkeit galt: Auch bei massiven Stressoren entwickelt jeweils nur ein Teil der Kinder eine psychische Störung, die anderen besitzen offenbar eine gewisse Resistenz, die man sich als das Vorhandensein von Schutzfaktoren vorstellt (Ulich 1988).

Analog zu den Risikofaktoren unterscheidet man Schutzfaktoren auf Person- und auf Umgebungsseite. Auf der Personseite werden neben konstitutionellen Faktoren soziale und kognitive Merkmale sowie sog. Streßbewältigungskompeten- zen angeführt (Becker u. Minsel 1982). Rutter (1985b) spricht hier von einem „ko- gnitiven Set", einem Gefühl von Selbstvertrauen und persönlicher Effektivität, das eine erfolgreiche Streßbewältigung begünstigt. Das Bewältigungspotential einer Person stellt dabei natürlich keine konstante Größe dar, sondern ändert sich in Abhängigkeit von zeitlichen und situativen Einflüssen (Rutter 1985b).

Auf der Umgebungsseite werden als protektive Faktoren ganz allgemein positive Lebensereignisse angeführt, außerdem günstige familiäre Bedingungen und das Vorhandensein sozialer informeller oder institutioneller Unterstützungssysteme, zu denen auch die Schule gehören kann.


# 5 Präventionsmodelle

Präventionsmaßnahmen lassen sich einmal danach unterscheiden, in welcher Phase des menschlichen Lebenslaufs sie ansetzen, zum anderen danach, welchem Modell sie folgen, d.h. ob sie sich auf Risikogruppen konzentrieren (Risikogrup- penansatz) oder bestimmte Person-Umwelt-Interaktionen zum Ausgangspunkt nehmen (ökologisches Modell).


## 5.1 Risikogruppenmodell

Hier wird von den oben dargestellten Risikofaktoren ausgegangen, und es wird angenommen, daß sich eine verhältnismäßig kleine Zahl von Risikokindern bzw. -familien identifizieren läßt, die – ohne Intervention – die Mehrheit der Kinder mit psychosozialen Problemen repräsentieren wird. Knappe Ressourcen werden dann auf diese Gruppe konzentriert.

Ganz abgesehen von der Frage, ob überhaupt funktionierende Präventions- maßnahmen existieren, gibt es spezifische Probleme bei diesem Ansatz, die sich als das Grundratenproblem und das Stabilitätsproblem charakterisieren lassen.


### 5.1.1 Das Grundratenproblem

Dieses Problem läßt sich an den Ergebnissen der Kauai-Studie, in die (fast) alle 1955 auf der Hawai-Insel Kauai geborenen Kinder einbezogen waren, illustrieren. Als die Kinder 10 Jahre alt waren, stellte sich heraus, daß Kinder mit ungünstigem Schwangerschafts- und Geburtsverlauf deutlich häufiger Schulschwierigkeiten hatten als prä- und perinatal unbelastete Kinder. Schulprobleme waren aber ins- gesamt recht häufig, und die Kinder mit hohen prä- und perinatalen Risikowerten machten nur den kleineren Teil der Gruppe von Kindern mit Schulschwierigkei- ten aus. Hätte man Präventionsmaßnahmen für belastete Kinder reserviert, hätte man also den überwiegenden Teil der Kinder mit späteren Schulschwierigkeiten verfehlt. Außerdem ist zu berücksichtigen, daß die meisten Risikokinder später auch ohne spezielle Intervention gar keine Schulschwierigkeiten aufwiesen, Präventionsmaßnahmen bei ihnen also überflüssig durchgeführt worden wären. Auch wenn zahlreiche weitere Variablen einbezogen wurden, genügte die Trefferquote bei der Unterscheidung von Kindern mit Problemen und solchen ohne nicht den Ansprüchen, die in anderen Bereichen an Screeningverfahren gestellt werden (Werner et al. 1971; Werner u. Smith 1982).

Dieses Problem ergibt sich grundsätzlich unabhängig davon, ob das Kriterium – in diesem Falle die Schulschwierigkeiten – gleichzeitig mit den Risikomerkmalen erhoben werden kann oder erst später. Verstreicht zwischen Risikofaktor und Kriterium nun aber ein erheblicher Zeitraum, so stellt sich zusätzlich die Frage nach der Stabilität des Kriteriums, d.h. der Stabilität von Schwierigkeiten oder Störungen, insbesondere dann, wenn eine Phase rascher Entwicklungsveränderungen betrachtet wird.

### 5.1.2 Das Stabilitätsproblem

Kohlberg et al. (1984) machen auf eine Passage bei Freud aufmerksam, in der die Situation gut zusammengefaßt wird: „Solange wir die Entwicklung von ihrem Endergebnis aus nach rückwärts verfolgen, stellt sich uns ein lückenloser Zusammenhang her, und wir halten unsere Einsicht für vollkommen befriedigend, vielleicht für erschöpfend. Nehmen wir aber den umgekehrten Weg, gehen wir von den durch die Analyse gefundenen Voraussetzungen aus und suchen diese bis zum Resultat zu verfolgen, so kommt uns der Eindruck einer notwendigen und auf keine andere Weise zu bestimmenden Verkettung ganz abhanden. Wir merken sofort, es hätte sich auch etwas anderes ergeben können, und dies andere Ergebnis hätten wir ebensogut verstanden und aufklären können ... mit anderen Worten, wir wären nicht imstande, aus der Kenntnis der Voraussetzungen die Natur des Ereignisses vorherzusagen."

Längsschnittuntersuchungen finden in der Regel folgendes Zusammenhangsmuster: Je weiter 2 Untersuchungen zeitlich auseinanderliegen und je früher die erste dieser Untersuchungen im Verlauf des Lebens vorgenommen wird, desto geringer die Übereinstimmung. So haben sowohl Intelligenz- als auch Temperamentmaße, die in den beiden ersten Lebensjahren erhoben werden, so gut wie keinen Vorhersagewert im Hinblick auf Intelligenz bzw. Temperament der Kinder im Schulalter (Bayley 1949; Escalona u. Moriarty 1961; Fischer 1960; Hindley 1965; Hindley u. Owen 1978; Klackenberg-Larsson u. Stensson 1968; Thomas u. Chess 1977; Thorndike 1940; Wilson 1974; Wittenborn 1956).

Etwas günstiger stellt sich dann der prognostische Wert von Erhebungen im Vorschulalter dar; hier zeigen sich vielfach statistisch signifikante Korrelationen mit entsprechenden Messungen im Schulalter, und die Gruppe der Kinder, die im Vorschulalter auffällig waren, unterscheidet sich im Schulalter im Durchschnitt von einer Vergleichsgruppe früher unauffälliger Kinder (Aronen 1988; Fischer 1984; Richman et al. 1982). Für individuelle Prognosen reicht die Höhe dieser Zusammenhänge jedoch nicht aus.

Hinsichtlich des prognostischen Wertes der geistigen und schulischen, emotionalen und psychosexuellen sowie der sozialen Entwicklung in der Kindheit für psychische Auffälligkeiten im Erwachsenenalter gelangten Kohlberg et al. (1984) nach einer umfassenden Literaturübersicht zu folgendem Schluß: „Insgesamt stützt die Forschung nicht die Kontinuitätsannahme, so werden etwa aus emotional gestörten Kindern nicht notwendigerweise psychisch kranke Erwachsene. Dabei sind jedoch 2 Ausnahmen festzustellen: Schizophrene und soziopathische Störungen sind aus einer Mischung von genetischen Faktoren, Umgebungsfaktoren und kindlichen Verhaltensmerkmalen vorhersagbar."

Trotz der erwähnten Probleme liegt das Risikogruppenmodell den meisten Präventionsversuchen zugrunde. Alexander u. Malouf (1983) setzen es sogar mit Primärprävention gleich. In entsprechendem Sinne verwenden diese Autoren auch den Begriff „Gemeindeansatz", den andere gerade für jene präventiven Ansätze reservieren, die sich nicht auf Risikogruppen konzentrieren und die auch als ökologische oder systembezogene Ansätze oder als „psychoeducational" (Kohlberg et al. 1984) bezeichnet werden.

## 5.2  Ökologisches Modell

Hier geht es nicht um eine Verbesserung der Entwicklungschancen einzelner Risikopersonen, sondern um soziale Systeme. Es wird davon ausgegangen, daß solche Systeme spezifische Züge aufweisen, die sich nicht aus der Summe der Merkmale der sie konstituierenden Individuen ergeben, und daß Interventionen die Wechselwirkungen zwischen Person und Umgebung berücksichtigen müssen (Rutter 1982).

Während Chamberlin (1984) grundsätzlich die Gemeinde als jene soziale Einheit ansieht, an der Prävention im Rahmen eines derartigen Modells anzusetzen hat, halten Gerlicher (1989) und Rutter (1982) dies für eine Modeerscheinung, deren Wert erst noch zu belegen ist.

Weniger anspruchsvoll sind Präventionsversuche, die sich auf kleinere soziale Einheiten wie Familie oder Schule beschränken. Schulen erfreuen sich dabei nicht zuletzt wegen des verhältnismäßig einfachen Zugangs zu vielen Kindern besonderer Beliebtheit (Alexander u. Malouf 1983).

## 6  Präventionsansätze nach Lebensphasen

Manche Präventionsvorschläge beinhalten sozialpolitische Maßnahmen wie eine Verbesserung der Lebensqualität allgemein oder für bestimmte Bevölkerungsgruppen, ökonomische Verbesserungen für Familien oder eine Verbesserung von Wohn- und Spielmöglichkeiten u.ä. Als Präventionsmaßnahmen sind entsprechende Initiativen insofern unspezifisch (Brandtstädter 1982), als sie nicht auf bestimmte Störungen abzielen und die bezüglich dieser Störung relevanten Entwicklungsfaktoren berücksichtigen, sondern eher global psychisches Wohlbefinden bzw. die Vermeidung von Störungen und Delinquenz betreffen. Eine Evaluation des präventiven Nutzens derartiger Maßnahmen erfolgt in der Regel nicht. Werden diese Maßnahmen auch unabhängig von eventuellen Präventionseffekten als wünschenswert angesehen, hat ein solcher Nachweis auch kein entscheidendes Gewicht.

Im folgenden Kapitel wird nur auf spezifischere Ansätze näher eingegangen; diese lassen sich grob nach den Lebensphasen, die sie betreffen, gruppieren.

## 6.1 Bis zur Geburt

Hier sind zunächst alle Maßnahmen zu nennen, die geeignet sind, Schädigungen des Kindes vor, während und kurz nach der Geburt, die in der Regel auch Auswirkungen auf die Verhaltensentwicklung haben können, zu vermeiden. Dazu gehören Rötelnimmunisierung, genetische Beratung, Schwangerenbetreuung, geburtshilfliche Verbesserungen oder die Früherkennung von Stoffwechselstörungen; auf diese Fragen wird an anderer Stelle in diesem Band näher eingegangen (vgl. auch Magrab et al. 1984).

Manche Autoren nennen in diesem Zusammenhang auch wie selbstverständlich eine Früherkennung von pränatal bestehenden Abweichungen, vor allem Chromosomenaberrationen, mit dem Ziel eines Abortes, ohne die damit verbundenen ethischen Probleme zu berühren.

Elterntrainings zielen kurzfristig darauf ab, Wissens- und Verhaltenskompetenz zukünftiger Eltern zu verbessern oder eine positivere Einstellung zum Kind zu bewirken. Mittelfristig soll das Verhalten der Eltern gegenüber dem Kind positiv beeinflußt werden, langfristig wird oft eine Vermeidung psychischer Störungen erhofft. In der Regel erfolgen solche Trainings jedoch nicht im Rahmen kontrollierter Studien, so daß noch recht wenig darüber bekannt ist, wie effektiv solche Programme sein können und ggf. wann welche Programme bei welchen Personen den größten Nutzen im Hinblick auf welches Kriterium haben (Richman 1985) und unter welchen Umständen evtl. auch negative Nebenwirkungen auftreten können.

## 6.2 Säuglings- und Kleinkindalter

Es wurde erwähnt, daß Kinder, die in sehr instabilen Familienverhältnissen aufwachsen, in häufig wechselnden Pflegestellen untergebracht sind oder in Heimen mit stark fluktuierendem Personal leben, schlechtere Entwicklungschancen haben als vergleichbare Kinder, die adoptiert oder langfristig in eine Pflegefamilie vermittelt wurden. Rutter (1982) leitet daraus die Forderung ab, möglichst bald für klare Betreuungsverhältnisse zu sorgen.

Eine vorübergehende Streßsituation, die insbesondere dann das Risiko einer Entwicklungsstörung erhöht, wenn sie wiederholt erlebt wird und mit ungünstigen häuslichen Bedingungen einhergeht, ist bei Kindern in diesem Alter ein Krankenhausaufenthalt (Rennen-Allhoff 1991). Diese Situation kann offenbar in vielen Fällen für Kinder und Eltern durch eine gezielte Vorbereitung durch das Krankenhauspersonal erleichtert werden (Ferguson 1979; Peterson u. Brownlee-Duffeck 1984; Wolfer u. Visintainer 1979).

Im Mittelpunkt präventiver Bemühungen bei Säuglingen und Kleinkindern stehen die geistige Entwickung und die Schaffung günstiger Voraussetzungen für späteren Schulerfolg. Dabei lassen sich zwei große Gruppen von Ansätzen unterscheiden: solche, die allgemein die geistige Leistungsfähigkeit und schuladäquates Verhalten fördern wollen, und solche, die speziell an der Wahrnehmungsentwicklung ansetzen. Hinzu kommen Programme, die auf eine Verbesserung schulrelevanter sozialer Fertigkeiten abzielen (vgl. z.B. Rickel et al. 1984). Da diese jedoch oft in der Schule durchgeführt wurden, werden sie im Abschnitt über das Schulkindalter behandelt.

### 6.2.1 Wahrnehmungstraining

In diesem Zusammenhang sind mit „Wahrnehmung" in der Regel solche Prozesse des Zentralnervensystems gemeint, bei denen es um die Interpretation und Organisation physikalischer Reizelemente geht. Es geht also um das Erfassen von Reizmerkmalen wie Form, Größe, Farbe, Distanz oder Raumlage, nicht jedoch um Prozesse des Denkens, des Problemlösens oder der sinnhaften Sprache (Hammill 1982, S. 381). Daneben spielen je nach Programm in mehr oder minder starkem Maße motorische Komponenten eine Rolle.

Es wird angenommen, daß Lernvorgänge wie Schreiben, Lesen und Rechnen, die ein Verständnis von Symbolen erfordern, erst dann erfolgreich stattfinden können, wenn die genannten Wahrnehmungsleistungen erbracht werden (z.B. Cruickshank 1963). Schulschwierigkeiten werden also vor allem auf mangelnde Wahrnehmungsentwicklung zurückgeführt, wobei je nach speziellem Ansatz stärker die Körperwahrnehmung oder die visuelle Wahrnehmung im Vordergrund steht. Zur Verbesserung der späteren schulischen Chancen werden entsprechend solche Wahrnehmungsleistungen mit unausgelesenen Gruppen, Risikokindern oder Kindern mit diagnostizierten Minderleistungen in diesem Bereich trainiert.

Entsprechende Programme stammen von Delacato (1959, 1963, 1966), Frostig (Frostig u. Horne 1964; Frostig et al. 1977), Getman (1952, 1963) sowie Kephart (1960, 1964). Bei Unterschieden in den Einzelheiten des theoretischen Konzeptes ähneln sich die vorgesehenen Übungen vielfach. In der Bundesrepublik ist vor allem das Trainingsverfahren von Frostig bekannt geworden, das auch in deutscher Version vorliegt. Es handelt sich hier um ein stark durchstrukturiertes Programm, das parallel zu dem von derselben Autorin entwickelten Entwicklungstest der visuellen Wahrnehmung (1961; dt. Lockowandt 1974) aufgebaut ist und Aufgabenreihen zu den Bereichen visuomotorische Koordination, Figur-Grund-Wahrnehmung, Wahrnehmungskonstanz, Wahrnehmung der Lage im Raum und Wahrnehmung räumlicher Beziehungen enthält.

Solche Trainingsprogramme scheinen nach wie vor recht verbreitet zu sein, haben in der Fachliteratur jedoch erhebliche Kritik erfahren. Dabei geht es einmal um Unverträglichkeiten der theoretischen Annahmen mit den Ergebnissen der neurophysiologischen, allgemeinpsychologischen und entwicklungspsychologischen Forschung (Cratt 1970; Mann 1970, 1971), zum anderen konnten empirische Studien nicht die Effektivität solcher Trainings belegen (Hammill et al. 1974; Kavale u. Mattson 1983; Rennen-Allhoff 1989).

Bereits im Hinblick auf die trainierten Wahrnehmungsdimensionen fielen die Ergebnisse kontrollierter Studien keineswegs einhellig positiv aus, noch ungünstiger waren die Ergebnisse bezüglich des erhofften Effekts der Vermeidung von Schulschwierigkeiten. Das schließt nicht aus, daß etwa bei einem besonders unruhigen, unkonzentrierten Kind die geduldige individuelle Anleitung durch einen Erwachsenen zu einer Verbesserung der Arbeitshaltung und damit verbunden zu einer Verbesserung der schulischen Chancen führen kann, doch ist ein solcher Effekt nicht programmspezifisch, und bei der Planung sind – wie bei jeder Intervention – mögliche negative Nebenwirkungen zu bedenken (Alexander u. Malouf 1983). Solche Nebenwirkungen sind z.B. bei dem Programm von Delacato, bei dem die Kinder notfalls unter Zwang zum Krabbeln oder Kriechen gebracht werden, nicht unwahrscheinlich.

### 6.2.2 Frühförderung geistiger Leistungsfähigkeit

Die Ziele sind bei diesen Ansätzen vor allem eine Anhebung des Intelligenzniveaus und eine Verbesserung späterer schulischer Chancen. Adressaten sind vor allem Kinder mit Entwicklungsrückständen oder prä- und perinatalen Risikofaktoren sowie Kinder aus ungünstigen Lebensverhältnissen; den Ausgangspunkt bildet also das bereits beschriebene Risikogruppenmodell. Inhaltlich und in der Art der Durchführung variieren diese Programme erheblich: So gibt es kindergartenähnliche Angebote, Hausbesuche, bei denen den Eltern der Einsatz von Spielzeug erläutert wird, oder verhaltensmodifikatorische Ansätze; manche Programme sind vor Durchführungsbeginn bis in die Einzelheiten hinein schriftlich fixiert, andere geben nur einen losen Rahmen vor und lassen dem jeweiligen Pädagogen bzw. Therapeuten weitgehende Gestaltungsfreiheit. Auch das Ausmaß, in dem die Eltern in die Förderung einbezogen werden und/oder in dem eine medizinische und fürsorgerische Betreuung der Familien Programmbestandteil ist, unterscheidet die Ansätze voneinander.

Zur Effektivität liegen Hunderte von vor allem amerikanischen Studien vor. Zigler faßte vor 10 Jahren (1979, S. 506) die Ergebnisse zahlreicher Studien im Rahmen des großangelegten amerikanischen Head-Start-Programms folgendermaßen zusammen: „Was wir aus den Ergebnissen gelernt haben, ist das, was wir zu Beginn schon hätten voraussagen können – nämlich daß intellektuelle Verbesserungen, die man am Ende eines Sommers oder eines Jahres in einem kompensatorischen Programm beobachten kann, oft verschwinden, wenn nach Abschluß des Programms nichts mehr für das Kind getan wird. Jedoch haben einige ausgezeichnete oder auch nur leidlich gute Programme dauerhaftere IQ- und Schulleistungsverbesserungen berichtet, deren Größe im wesentlichen von zwei Faktoren bestimmt wurde: Erstens ob die Eltern das Förderprogramm durch eigene Bemühungen auf den häuslichen Bereich ausdehnen konnten, und zweitens ob auf das vorschulische Programm weitere spezielle Erziehungsbemühungen folgten, wenn das Kind das Grundschulalter erreicht hatte." In ähnlicher Weise äußerten sich auch Clarke u. Clarke (1984).

Auch neuere Studien mit noch jüngeren Kindern führten zu ähnlichen Ergebnissen. Die zusätzliche Förderung zeigte bei Risikokindern vielfach durchaus kurzfristige Effekte, langfristige IQ- und Schulleistungsgewinne waren aufgrund einer Förderung im Kleinkind- und Vorschulalter nicht zu erwarten, bei manchen gut geplanten, umfassenden Projekten deuteten sich jedoch positive Effekte hinsichtlich Leistungsmotivation, schulischer Plazierung, Schulabbruch und sozialer Anpassung an (Berrueta-Clementi et al. 1984; Lazar u. Darlington 1982). Die Möglichkeiten, mit derartigen Programmen geistige Retardierungen zu verhindern, müssen jedoch skeptisch gesehen werden (Spitz 1986).

## 6.3 Schulkindalter

Präventionsmaßnahmen im Schulkindalter konzentrieren sich – nicht zuletzt wegen des verhältnismäßig leichten Zugangs zu vielen Kindern – auf den Bereich
der Schule. Der Einfluß der Schule auf die soziale und kognitive Entwicklung von
Kindern wird insbesondere in den Arbeiten von Rutter (Rutter et al. 1970b; Rutter
1985a) hervorgehoben. Gelfland u. Hartmann (1977) sehen zumindest teilweise die
Möglichkeit eines Ausgleichs ungünstiger familiärer Bedingungen durch die
Schule.

Schulbezogene Präventionsprogramme liegen in zahlreicher Form vor (Übersichten bieten z.B. Alexander u. Malouf 1983; Brandtstädter 1982; Durlak u. Jason
1984; Jason et al. 1984; Levine u. Graziano 1972; Minsel u. Hinz 1978; Zax u. Cowen
1976). Unterscheiden kann man hier einmal zwischen Maßnahmen, die sich direkt
an die Schüler richten, und Maßnahmen, die über eine Modifikation der Schulumwelt Lern- und Entwicklungsdefizite verhindern wollen. Zum Teil ergeben sich
dabei Überschneidungen.

### 6.3.1 Schülerbezogene Präventionsmaßnahmen

Schülerbezogene Präventionsprogramme können sich auf die Früherkennung und
Behandlung von Lern- und Entwicklungsdefiziten konzentrieren (sekundärpräventiver Ansatz) oder sich allgemein um die Förderung sozialer und kognitiver
Problemlösekompetenzen bemühen (primärpräventive Maßnahmen).

Bei der Früherkennung und Behandlung von Entwicklungsdefiziten oder Lern-
und Leistungsproblemen steht zu Beginn die Identifizierung von Kindern, die mit
bestimmten Risikofaktoren, wie z.B. Beeinträchtigungen kognitiver Funktionen
oder ungünstigen familiären Bedingungen, belastet sind. Dies geschieht in der
Regel mit Screeningverfahren. Problem ist hier, die Vorläuferindikatoren zu finden, mit denen sich spätere Beeinträchtigungen vorhersagen lassen. So versucht
man z.B., zur Prävention von Lese-Rechtschreib-Schwächen schon bei Kindern im
Vorschulalter Prädiktoren zu finden, die mit Problemen des Lesenlernens in der
Schule in Zusammenhang stehen. Im Mittelpunkt stehen dabei sprachliche Fertigkeiten wie phonologische Bewußtheit, perzeptiv-motorische Variablen und visuelle Aufmerksamkeits-leistungen (Beck u. Jansen 1986; Skowronek u. Marx 1989).

Teilweise versucht auch die Schuleingangsdiagnostik, solche Indikatorengruppen zu berücksichtigen. Diese Verfahren sind jedoch aufgrund ihrer geringen
prognostischen Validität vielfach kritisiert worden (Zielinski 1980) und als Selektionskriterien offenbar nicht befriedigend. Sie können jedoch Hinweisfunktion auf
solche Schüler haben, bei denen eine deutlich erhöhte Wahrscheinlichkeit für
spätere Lern- und Leistungsprobleme besteht, um diesen Schülern eine frühzeitige
Förderung zukommen zu lassen (Zielinski 1980; Brandtstädter 1982).

Unabhängig vom inhaltlichen Schwerpunkt der Präventionsmaßnahme erfolgt nach der Identifizierung von Risikokindern oft eine genauere differentialdiagnostische Abklärung zur Planung der weiteren Schritte. Die Durchführung wird in der Regel individuell abgestimmt, oft unter Einbeziehung von Eltern, Lehrern, Fachpersonal und Laienhelfern. Meist bemüht man sich um eine empirische Abklärung der Interventionseffekte.

Es handelt sich um Maßnahmen, die entweder allgemein Anpassungsprobleme verhindern wollen, oder um Programme zur Prävention spezifischer Störungen, wie z.B. sozialem Rückzug (Conger u. Keane 1981; Wanlass u. Prinz 1982), Hyperaktivität (Camp et al. 1977; Kendell u. Zapan 1978) oder der Lese-Rechtschreib-Schwäche (Beck 1988). Vor allem während der 60er Jahre sind in den USA zahlreiche Präventionsprogramme entwickelt worden (z.B. Newton u. Brown 1967; Brownbridge u. Van Vleet 1969; Bower 1965, 1969).

Eines der bekanntesten Programme zur Prävention schulischer und emotionaler Anpassungsprobleme ist das Rochester Primary Mental Health Project (PMHP Cowen 1971; Cowen u. Lorion 1975; Zax u. Cowen 1976). Verfolgt wurden 2 Ziele: eine zuverlässige Identifizierung von Risikokindern und die Entwicklung geeigneter Präventionsmaßnahmen. Das Programm ist für Grundschüler konzipiert worden und umfaßte die ersten 3 Schuljahre. Zu Beginn des 1. Schuljahres wurden die Kinder auf ihren Risikostatus untersucht. Herangezogen wurden Lehrerbeurteilungen, Interviews mit den Müttern, psychologische Testverfahren und Verhaltensbeobachtungen. Etwa 30% der Schüler erwiesen sich als auffällig („red-tags", Cowen et al. 1966). In Zusammenarbeit mit einem Sozialarbeiter, einem Psychologen, den Lehrern und paraprofessionellen Helfern, wurden Interventionsmaßnahmen festgelegt. Wenn notwendig wurden zusätzliche Fallkonferenzen angesetzt. Für Eltern und Lehrer wurden zudem noch Diskussionsrunden angeboten. Alle Schüler wurden in die Präventionsmaßnahme einbezogen.

Zur Effektivitätskontrolle wurde einmal die Experimentalschule mit 2 Kontrollschulen verglichen, zum anderen wurden innerhalb der Experimentalschule auffällige („red-tags") mit nicht-auffälligen Schülern („nonred-tags") verglichen. Im Vergleich zu den Kontrollschulen ergaben sich bei den Schülern der Experimentalschule positive Effekte (bei 7 von 20 Kriteriumsvariablen) am Ende des 3. Schuljahres. Sie hatten weniger Kontakte mit der Schulschwester, bessere Zensuren, bessere Leseleistungen, erzielten bessere Leistungen in Relation zu ihren Fähigkeiten, zeigten weniger Angst, hatten niedrigere Werte auf einer Lügenskala und erhielten im Lehrerurteil höhere Anpassungswerte (Cowen et al. 1966). Bei Vergleichen zwischen auffälligen und nicht-auffälligen Experimentalschülern nach dem 3. (Cowen et al. 1966) und 7. Schuljahr (Zax et al. 1968) schnitten die Risikoschüler bei zahlreichen Kriteriumsvariablen schlechter ab. Sie tendierten dazu, weiterhin auffällig zu bleiben und schlechtere Resultate als unauffällige Schüler zu erzielen. Da auf seiten der Kontrollschulen eine entsprechende Kontrollgruppe mit auffälligen Schülern nicht vorhanden war, kann die Effektivität des Programms nicht gänzlich geklärt werden (s.auch Levine u. Graziano 1972; Brandtstädter 1982). Das Primary Mental Health Project hat breite Verwendung gefunden (Durlak u. Jason 1984) und auch die Entwicklung weiterer Präventionsmaßnahmen beeinflußt (Butler et al. 1980; Maher u. Barbrack 1982). Über ein entsprechendes Programm für Vorschulkinder berichten Rickel et al. (1984).

Im Gegensatz zu den bisher dargestellten Programmen, die für Risikogruppen entwickelt wurden, sind problemlösungsorientierte Ansätze grundsätzlich für alle Schüler gedacht. Durlak (1983) unterscheidet hier zwischen Maßnahmen, die in erster Linie kognitive Problemlösungskompetenzen fördern (z.B. Spivack u. Shure 1974), eher entwicklungsbezogenen Programmen, die soziokognitive Faktoren betonen, wie Perspektivenübernahme (z.B. Ianotti 1978), und Programmen, die die Aufgaben- und Situationsabhängigkeit von Problemlöseprozessen hervorheben (z.B. Hurd et al. 1980). Allen Ansätzen gemeinsam ist die Grundannahme, daß Problemlösungskompetenzen die soziale und kognitive Anpassung beeinflussen und daß eine Verbesserung dieser Kompetenzen auch zu einer verbesserten Anpassung führt (s. auch Durlak 1983).

Ojemann und Mitarbeiter (Ojemann 1961; Ojemann u. Snider 1964; Ojemann 1967) entwickelten z.B. ein Präventionsprogramm zur Förderung des kausalen Denkens („causal thinking"). Im Mittelpunkt stand die Förderung von Denkprozessen, es ging um das Vermeiden voreiliger Schlußfolgerungen und Verallgemeinerungen, und um ein Abschätzen von eigenem Verhalten und dessen Konsequenzen für sich und andere. Es wurde angenommen, daß solche Kompetenzen Empathie fördern, zum Abbau aggressiven Verhaltens beitragen und eine angemessene Krisenbewältigung ermöglichen. Aufgebaut werden sollten diese Kompetenzen durch Diskussionen, Rollenspiele und spezielle Lernmaterialien für Kinder im Kindergarten- und Schulalter. Zusätzlich wurde mit den Lehrern noch ein 4wöchiges Training durchgeführt. Sie sollten versuchen, die Trainingsinhalte auf alle Unterrichtsbereiche zu übertragen. Obwohl verschiedene Evaluationsstudien positive Effekte berichten (Levitt 1955; Ojemann u. Snider 1964; Griggs u. Bonney 1970), stehen empirische Belege für die postulierten langfristigen präventionspsychologischen Wirkungen aus (vgl. auch Brandtstädter 1982).

Eines der bekanntesten Problemlösungsprogramme ist das am Hahnemann Medical College entwickelte Interpersonal Cognitive Problem Solving Program (Spivack u. Shure 1974; Spivack et al. 1976; Shure u. Spivack 1979). Ursprünglich wurde es für Kinder im Vorschulalter entwickelt, dann aber auf den gesamten Grundschulbereich übertragen. Gefördert werden sollen Fähigkeiten wie alternatives Denken, Antizipation der Konsequenzen eigenen Verhaltens für sich und andere sowie die Entwicklung schrittweiser Lösungsstrategien in Abhängigkeit von unterschiedlichen situativen Anforderungen. Die Maßnahme erstreckt sich über 2–4 Monate und umfaßt mehrere Sitzungen von 20- bis 30minütiger Dauer. Ausführliche Curricula stehen zur Verfügung. Das Programm kann von Eltern oder Lehrern durchgeführt werden. Zu Beginn werden grundlegende kognitive und linguistische Konzepte vermittelt, wie „gleich – ungleich" oder „wenn – dann". Weiter geht es um die Identifizierung bestimmter emotionaler Zustände wie „traurig", „glücklich" oder „ärgerlich". Andere Programmteile beinhalten die Entwicklung alternativer Lösungsstrategien und die Berücksichtigung eigener Handlungsfolgen für sich und andere. Die Umsetzung dieser Inhalte erfolgt durch Gruppendiskussionen, Rollen- und Puppenspiele sowie durch den Einsatz visueller Medien.

Für Kinder im Schulalter sind zahlreiche ähnliche Programme entwickelt worden, die sich voneinander vor allem durch die Vermittlungsmethoden unterscheiden; Übersichten finden sich z. B. bei Durlak (1983) und Urbain u. Kendall (1980). Auch hinsichtlich der Effektivität dieser Maßnahmen lassen sich keine eindeutigen Schlüsse ziehen. Bei dem Präventionsprogramm von Spivack u. Shure (1974; Shure

u. Spivack 1979) deuteten sich positive Effekte im Hinblick auf den Anpassungs-
status der Kinder, auch noch nach 2 Jahren, an. Durlak (1983) kommt jedoch, neben
grundsätzlichen methodischen Einwänden, zu der Schlußfolgerung, daß ähnliche
Maßnahmen Effekte der Trainingsinhalte auf die kindliche Anpassung entweder
nicht erfaßten (Poitras-Martin u. Stone 1977), positive Effekte sich nicht zeigen
ließen (z.B. McClure et al. 1978) oder daß Verbesserungen im interpersonalen
Verhalten nicht gleichzeitig auch zu Verbesserungen der Problemlösungskompetenzen führten (z.B. Weissberg et al. 1981).

### 6.3.2 Änderung der Schulumwelt

Dabei handelt es sich um Maßnahmen, die über eine Veränderung schulischer
Organisations- und Interaktionsmuster eine Veränderung des gesamten Schulkli-
mas anstreben (Brandtstädter 1982). Cowen (1971) spricht hier auch von „engi-
neering the school environment".

Rutter und Mitarbeiter (Rutter 1985a; Rutter et al. 1979) konnten zeigen, daß die
Schule offenbar einen Einfluß auf die kognitive und soziale Entwicklung von Kindern hat. Unabhängig von unterschiedlichen Eingangsvoraussetzungen der Schüler erwiesen sich folgende Variablen als günstig:
1. Betonung von Leistungsprozessen und Umsetzung dieser im Unterricht durch
   einen festen Unterrichtsrahmen, Aufgeben und Kontrollieren von Hausaufga-
   ben, einen hohen Anteil an eigentlichem Unterricht einschließlich Stillarbeit
   (im Gegensatz zu organisatorischen Dingen, Aufbau von Geräten, Befassung
   mit Disziplinproblemen u.ä.), gemeinsame Unterrichtsplanung/Koordination;
2. Einfluß bestimmter Classroom-Management-Techniken, wie pünktliches Beginnen und Abschließen der Unterrichtsstunden, klares und eindeutiges Feedback und nur geringe disziplinatorische Unterbrechungen;
3. Variablen, die die „Moral" und Motivation der Schüler unterstützen (angemessenes Lob und Anerkennung, klare, klassenübergreifende Disziplinstandards,
   Modellverhalten der Lehrer, gepflegte schulische Anlagen und gute Nutzungs-
   möglichkeiten für die Schüler;
4. Charakteristika, die der Festlegung schulischer Normen dienen, wie ausgewogene Klassenzusammensetzung und angemessene Lehrererwartungen;
5. Maßnahmen, die Engagement bei den Schülern hervorrufen, wie Möglichkeiten, Verantwortung zu übernehmen, gemeinsames Planen und Durchführen
   schulischer und außerschulischer Aktivitäten.

Diese Punkte bieten sich auch als Ansatzpunkte für Präventionsmaßnahmen an,
eine systematische Umsetzung in Interventionsprogramme steht jedoch aus. Vorhandene Programme konzentrieren sich auf einzelne Punkte oder setzen auch,
mit einer Betonung affektiver und sozialer Ziele, ganz andere Schwerpunkte. Es
geht z. B. um eine Verbesserung der Lehrer-Schüler-Interaktion (DeCharms 1976),
um die Förderung von Lehrerkompetenzen (z.B. Jürgens 1986), den Abbau von
Mißerfolgsängsten zur Steigerung der Leistungsmotivation (Heckhausen u. Krug
1982) oder die Betonung von Classroom-Management-Techniken (Brophy 1979).
Gemeinsames Ziel ist es, eine adäquate Passung zwischen schulischen Gegebenheiten und individuellen Voraussetzungen der Schüler zu erreichen.

Auf 3 Beispiele soll etwas näher eingegangen werden; bei dem ersten geht es um eine Veränderung schulklimatischer Variablen, bei dem zweiten darum, die Aussonderung von lernschwachen und verhaltensauffälligen Schülern zu verhindern, und beim dritten wird eine Reduzierung aggressiven Verhaltens angestrebt.

Das Schools and Mental Health Project von Biber und Mitarbeitern ist ein relativ aufwendiges Programm, das eine Veränderung der gesamten schulischen Umwelt anstrebt. Beeinflußt von einer liberal-humanistischen und psychoanalytischen Ausrichtung wurden Maßnahmen zur Veränderung der Schulatmosphäre entwickelt. Lernumwelt und individuelle Fähigkeiten und Interessen der Schüler sollten in Übereinstimmung gebracht werden. Ziel war eine harmonische, von gegenseitigem Verständnis geprägte Lernatmosphäre. Programmziele waren die Entwicklung eines positiven, realistischen Selbstbildes, die Förderung von Neugier, Kreativität und Unabhängigkeit; auch sollten die Schüler lernen, positive soziale Kontakte aufzubauen und psychosoziale Krisensituationen angemessen zu bewältigen. Es wurden individuelle Beratungen, Unterrichtsbeobachtungen und Lehrerschulungen durchgeführt. Die Effektivität dieser Maßnahmen wurde überprüft durch den Vergleich von Versuchsschulen mit traditionellen Schulen, die den Schwerpunkt auf reine Wissenvermittlung legten. Die Programminitiatoren gehen von positiven Effekten aus (Minuchin et al. 1969), diese Schlußfolgerungen sind von anderer Seite jedoch stark kritisiert worden (z.B. Wallach 1971) und stehen auch in einem gewissen Widerspruch zu den beschriebenen Ergebnissen Rutters.

Bei dem 2. Beispiel handelt es sich um integrative Schulkonzepte, die in den 70er Jahren in der Bundesrepublik entwickelt worden sind. Ziel ist, eine Ausgliederung von Schülern mit Lernschwierigkeiten an Sonderschulen zu verhindern. Diesen Projekten liegt die Annahme zugrunde, daß Kinder, die von Leistungsversagen bedroht sind, durch eine Kombination sonderschulpädagogischer und regelschulpädagogischer Maßnahmen wirkungsvoll gefördert werden können (Bach 1992, 1994; Hurrelmann u. Jaumann 1986; Petermann und Umann 1994). Dies kann auf verschiedene Weise geschehen, z.B. mit Hilfe von Sonderschullehrern als Kontaktlehrern, speziellen Förderzentren oder durch ein Zweilehrersystem.

Oelhafen (1981) berichtet von einem Kooperationsversuch zwischen Sonderschulen für Lernbehinderte und Grundschulen. Sonderschullehrer stellten sich freiwillig als Kontaktlehrer jeweils 2 Wochenstunden verschiedenen Grundschulen zur Verfügung. Obwohl eine endgültige Absicherung der Befunde nicht vorliegt, geht Oelhafen grundsätzlich von positiven Effekten aus. Durch die Kooperation konnten nach seinem Bericht Lernschwierigkeiten frühzeitig erkannt und geeignete Fördermaßnahmen entwickelt werden. Eine Rückschulung lernbehinderter Schüler wurde eher gewagt, und den Sonderschullehrern blieb mehr Zeit für die Erstellung ihrer Gutachten.

In Anlehnung an die Schulklinikidee in Schweden wurde in einem weiteren Modellversuch einer Grundschule mit sozial schwierigem Einzugsgebiet ein Förderzentrum angegliedert (Springer 1982). Für 6 – 8 Schüler wurde 4mal wöchentlich Förderunterricht in den Fächern Mathematik und Sprache durchgeführt. Zusätzlich wurden noch spieltherapeutische und, wenn erforderlich, einzeltherapeutische Maßnahmen angeboten. Die Überweisung der Kinder an das Förderzentrum erfolgte durch den Klassenlehrer. Für die Jahre des Modellversuchs ergaben sich niedrigere Überweisungsraten an Lernbehindertenschulen, und weniger Schüler mußten eine Klasse wiederholen. Da jedoch Vergleichsschulen ohne Modellmaßnahme einen ähnlichen Rückgang berichten, können diese Effekte nicht ohne weiteres dem Modellversuch zugeschrieben werden. Zudem ergaben sich Schwierigkeiten beim Transfer der Fördereffekte in den normalen Unterricht. Die Klassenlehrer standen dem Modellversuch vorwiegend kritisch, zum Teil sogar ablehnend gegenüber (Springer 1981, 1982). Sie hatten nicht den Eindruck, daß sie von dem Förderzentrum profitieren könnten, da die schulschwachen Kinder immer noch besondere Aufmerksamkeit brauchten und die Lehrer immer noch Mißerfolge hinnehmen mußten. Die schulschwachen Kinder erhielten zudem durch die Durchführung des Förderunterrichts außerhalb des Klassenverbandes eine Sonderrolle, so daß sich auch Stigmatisierungseffekte eingestellt haben könnten. Springer (1982) hebt selbst kritisch hervor, daß man zwar versucht habe, daß Problem der Schulschwäche über eine organisatorische Korrektur zu reduzieren, daß sich tatsächlich an der organisatorischen und inhaltlichen Struktur der Grundschule jedoch nichts geändert habe.

Erfolgversprechender scheinen Fördermaßnahmen, die innerhalb des Klassenverbandes gemeinsam mit dem Klassenlehrer durchgeführt werden. Jaumann (1986) berichtet von einem Modellversuch, bei dem nach dem Zweilehrersystem unterrichtet wurde. Der Unterricht wurde 4mal wöchentlich von einer Grundschul- und einer Sonderschullehrerin gemeinsam durchgeführt. Die Unterrichtsplanung wurde ebenfalls gemeinsam festgelegt. Kein Kind wurde während des Versuchs ausgesondert oder zurückgestellt. Über ähnliche Modellprojekte wird auch von Reiser et al. (1984), Speck et al. (1978) und Schlund (1981) berichtet. Nach den Angaben von Schlund (1981) verringerte sich hierbei die Rate der Sonderschulzuweisungen um die Hälfte. Auch hier ist jedoch der generelle Rückgang an Sonderschulüberweisungen in Rechnung zu stellen.

Einige Studien verglichen die Effekte einer integrativen Schulform mit denen einer Sonderschulbeschulung. In einer Studie von Haeberlin (1989) scheint eine integrative Beschulung in Regelklassen in der Leistungsförderung von Schülern mit Lernschwierigkeiten erfolgreicher zu sein. Dagegen scheinen Schüler in Sonderschulklassen sozial, emotional und motivational besser integriert zu sein. In bezug auf die Leistungsmotivation kommt Randoll (1991), der die Wirkung einer integrativen Maßnahme in einer 4. Jahrgangsstufe untersuchte, zu einem vergleichbaren Resultat. Tent et al. (1991) verglichen die Effekte von Sonderschulförderung und integrativer Förderung in verschiedenen Bereichen. Auch hier fanden sich im Hinblick auf die Schulleistung (Rechtschreibung) bessere Resultate bei den Integrationsschülern, während die Sonderschüler niedrigere Prüfungsangst angaben.

Götze (1990), der sich mit der integrativen Beschulung verhaltensauffälliger Schüler beschäftigte, kam nach Durchsicht amerikanischer Studien zu dem Schluß, daß die Integration solcher Schüler in Regelschulen offenbar schwierig ist. Sie sind häufig von sozialer Ablehnung betroffen, schätzen ihre sozialen und leistungsbezogenen Fähigkeiten eher niedrig ein und scheinen negativ auf das Unterischtsgeschehen einzuwirken.

Um auffälliges Verhalten geht es auch im 3. Beispiel zur Änderung der Schulumwelt. Im Mittelpunkt stehen hiert nicht verhaltensauffällige Kinder, sondern es geht um die häufigkeit aggressiver, schikanierender Verhaltensweisen in der Schule.

Mit „Schikanieren" („bullying") sind fortgesetzte Aggressionen eines oder mehrerer Schüler gegen einen anderen Schüler gemeint. Durch diese zeitliche Dauer und durch ein Ungleichgewicht der Kräfte läßt sich das Schikanieren von spielerischen Kämpfen abheben (Olweus 1991). Schikanieren ist offenbar ein verbreitetes Phänomen (Boulton u. Underwood 1992; Oweus 1978, 1991; Rivers u. Smith 1994); es kann offene (körperliche oder verbale) und verdeckte Formen (z.B. Verbreiten von Gerüchten) annehmen (Björkqvist et al. 1992; Lagerspetz et al. 1988) und ist für diejenigen Kinder, die Opfer solcher Aggressionen sind, oft sehr belastend (Elliott 1991).

Interventionsversuch gehen von folgenden Annahmen aus:
- Aggressivität ist ein vom Kindergartenalter an bemerkenswertes stabiles Merkmal (Oweus 1979),
- therapeutische Bemühungen bei aggressiven Schulkindern und Jugendlichen sind oft wenig erfolgreich (Gagnon 1991)
- dies ist u. a. durch die geringe Motivation der betreffenden Kinder zu einer Änderung ihres Verhaltens bedingt (Coie et al. 1991),
- es gibt aber durchaus eine gewisse Situationsabhängigkeit aggressiven Verhaltens.

Die schulischen Rahmenbedingungen sollen so gestaltet werden, daß Schikanen möglichst selten vorkommen.

Ein entsprechendes großangelegtes Programm wurde von Olweus (1991) durchgeführt und evaluiert. Es bestand aus einer Informationsbroschüre über das Schikanieren und seine Prävention für Lehrpersonal, einem entsprechenden Faltblatt für alle Eltern, einer Videokassete mit Fallbeispielen und einem Fragebogen zum Schikanieren und Schikaniertwerden, der anonym von den Schülerinnen und Schülern ausgefüllt wurde und dessen Ergebnisse den Ausgangspunkt für die konkreten Maßnahmen der Lehrer und Eltern einer Schule bildeten. Die Ergenisse fielen bemerkenswert positiv aus. Das Ziel einer Reduzierung von Schikanen wurde offenbar erreicht (Olweus 1991).

Inwieweit mit solchen maßnahmen auch eine Prävention von Aggressivität und expansiven Störungen des Sozialverhaltens erreicht werden kann, ist offen, da eine individuelle Diagnostik nicht Bestandteil der Evaluation war.


# 7 Schlußbemerkungen


Es wurde deutlich, daß bei psychologischen Präventionsmaßnahmen in der Regel nicht mit so durchschlagenden Effekten zu rechnen ist wie etwa bei der medizinischen (Tertiär-)Prävention der Phenylketonurie oder der Hypo-thyreose. Dies hängt mit der Komplexität der Entstehungsgeschichte der meisten psychischen Auffälligkeiten oder Störungen zusammen. Entsprechend besteht die Intervention meist auch nicht in einer einzelnen klar abgrenzbaren Rezeptur (wie einer ganz bestimmten Diät), sondern eher in einer Verbesserung vorhandener Aktivitäten oder Institutionen. Dies bedeutet auch, daß die Legitimationsmuster für die Planung von Präventionsmaßnahmen bei komplexen Entwicklungsprozessen andere sind als bei Einzelgenmutationen.

# Literatur


Alexander JF, Malouf RE (1983) Intervention with children experiencing problems in personality and social development. In: Hetherington EM (ed) Carmichael's manual of child psychology, vol 4: Social and personality development. Wiley, New York, pp 913–891

Aronen E (1988) Die Beständigkeit von psychischen Störungen bei Kindern im Alter von 5–6 Jahren bis zum Alter von 10–11 Jahren – Eine Longitudinaluntersuchung. Z Kinder Jugendpsychiat 16:67–73

Bach H (1992) Von der ambulanter zur integrierten Förderarbeit für beeinträchtigte Kinder in Regelschulen. Z Heilpäd 43:524–548

Bach H (1994) Bilanz eines Schulversuchs. Z Heilpäd 45:544–551

Bayley N (1949) Consistency and variability in the growth of intelligence from birth to eighteen years. J Genet Psychol 75:165–196

Beck M (Hrsg) (1988) Schriftspracherwerb – Lese-Rechtschreibschwäche. Tübinger Reihe 10. DGVT, Tübingen

Beck M, Jansen H (1986) Prävention von Lese-Rechtschreibschwäche unter besonderer Berücksichtigung der phonologischen Bewußtheit. In: Beck M, Mannhaupt G (Hrsg) Prävention und Intervention bei Schulschwierigkeiten. Tübinger Reihe 7. DGVT, Tübingen, S 31–46

Becker DP (1990) Prävention. In: Schwarzer R (Hrsg) Gesundheitspsychologie. S 429–438 Hogrefe, Göttingen

Becker P, Minsel B (1982) Primäre Prävention schizophrener, neurotischer und psychosomatischer Störungen. In: Brandtstädter J, Eye v A (Hrsg) Psychologische Prävention – Grundlagen, Programme, Methoden. Huber, Bern, S 119–154

Belmont L (1986) Screening for severe mental retardation in developing countries. The International Pilot Study of Severe Childhood Disability. In: Berg JM (ed) Science and service in mental retardation. Methuen, London, pp 389–395

Bernsen, A.H. (1977). Severe mental retardation among children in a Danish urban area. Prevalence and provision of services. In: Mittler P(ed) Research to practice in mental retardation,.Vol 1: Care and intervention. UPP, Baltimore, pp 81–88

Berrueta-Clement JR, Schweinhart LJ, Barnett WS, Epstein AS, Weikart DP (1984) Changed lives – The effects of the Perry Preschool Program on youths through age 19. High/-Scope, Ypsilanti/MI

Biber B (1955) Schooling as an influence in developing healthy personality. In: Kotinsky R, Witmer HL (eds) Community programs for mental health Harvard University Press.Cambridge/MA, pp 158–221

Biber B (1961) Integration of mental health principles in the school setting. In: Caplan C (ed) Prevention of mental disorders in children. Basic Books, New York, pp 323–352

Björkqvist K, Lagerspetz KMJ, Kaukiainen A (1992) Do girls manipulate and boys fight? Aggr Behav 18:117–128

Boulton MJ, Underwood K (1992) Bully/victim problems among middle school children. Br J Educ Psychol 62:73–87

Bower EM (1965) Primary prevention of mental and emotional disorders. In Lambert NM (ed) The protection and promotion of mental health in schools. U.S. Dept. of Health Education and Welfare, Public Health Service Publication Nor. 1226, Bethesda, pp 1–9

Bower EM (1969) Early identification of emotionally handicapped children in school, 2nd edn. Thomas, Springfield/IL

Brandtstädter J (1982a) Methodologische Grundfragen psychologischer Prävention. In: Brandtstädter J, Eye v A (Hrsg) Psychologische Prävention – Grundlagen, Programme, Methoden. Huber, Bern, S 37–79

Brandtstädter J (1982b) Prävention von Lern- und Entwicklungsstörungen im schulischen Bereich. In: Brandtstädter J, Eye A v (Hrsg) Psychologische Prävention – Grundlagen, Programme, Methoden. Huber, Bern, S 275–302

Brandtstädter J, Eye A v (1982) Einleitung und Vorwort. In: Brandtstädter J, Eye A v (Hrsg), Psychologische Prävention – Grundlagen, Programme, Methoden. Huber, Bern, S 9–11

Brophy JE (1979) Teacher behavior and its effects. J Educ Psychol 71:733–750

Brownbridge R, Van Vleet P (eds) (1969) Investments in prevention: The prevention of learning and behavior problems in young children. Pace ID Center, San Fransisco

Butler L, Miezitis S, Friedman R, Cole E (1980) The effect of two school-based programs on depressive symptoms of preadolescents. Am Educ Res J 17:111–119

Camp BW, Blom GE, Herbert F, van Doorninck WJ (1977) „Think aloud": A program for developing self-control in young aggressive boys. J Abnorm Child Psychol 5:157–169

Caplan G (1964) Principles of preventive psychiatry. Basic Books, New York

Chamberlin RW (1984) Strategies for disease prevention and health promotion in maternal and child health: The „ecologic" versus the „high risk" approach. J Public Health Policy 5:185–197

Clarke ADB, Clarke AM (1984) Constancy and change in the growth of human characteristics. J Child Psychol Psychiat 25:191–210

Coie JD, Underwood M, Lochman JE (1991) Programmatic intervention with aggressive children in the school setting. In: Pepler DJ, Rubin KH (des) The deverlopment and treatment of childhood aggression. Hillsdale NJ, Erlbaum , pp 389–410

Conger JC, Keane SP (1981) Social skills interventions in the treatment of isolated and withdrawn children. Psychol Bull 90:478–495

Cowen EL (1971) Emergent directions in school mental health: The development and evaluation of a program for the early detection and prevention of ineffective school behavior. Am Scientist 59:722–733

Cowen EL, Lorion RP (1975) New directions in school mental health: A secondary prevention program. In: Barten HH, Bellak L (eds) Progress in community mental health, vol 3. Brunner/Mazel, New York, pp 197–130

Cowen EL, Zax M, Izzo LD, Trost MA (1966) Prevention of emotional disorders in the school setting: A further investigation. J Consult Clin Psychol 30:381–387

Cratty BJ (1970) Perceptual and motor development in infants and children. Macmillan, London

Cruickshank W (1963) Psychology of exceptional children. Prentice-Hall, New Jersey

DeCharms R (1976) Enhancing motivation: Change in the classroom. Irvington, New York

Delacato CH (1959) Treatment and prevention of reading problems. Thomas, Springfield/IL

Delacato CH (1963) The diagnosis and treatment of speech and reading problems. Thomas, Springfield/Il

Delacato CH (1966) Neurological organization and reading. Thomas, Springfield/Il

Dingman HF, Tarjan G (1960) Mental retardation and the normal distribution curve. Am J Ment Defic 64:991–994

Döpfner M (1995) Hyperkinetische Störungen. In: Petermann F (Hrsg) Lehrbuch der Klinischen Kinderpsychologie. Göttingen, Hogrefe, S 165–217

Durlak JA (1983) Social problem-solving as a primary prevention strategy. In: Felner RD, Jason LA, Moritsugu JN, Faber SS (eds) Preventive psychology: Theory, research and practice. Pergamon, New York, pp 31–48

Durlak JA, Jason LA (1984) Preventive programs for school-aged children and adolescents. In: Roberts MC, Peterson L (eds) Prevention of problems in childhood. Wiley, New York, pp 103–132

Earls F (1980) Prevalence of behavior problems in 3-year-old children. A cross-national replication. Arch Gen Psychiat 37:1153–1157

Earls F (1982) Cultural and national differences in the epidemiology of behavior problems of preschool chidlren. Culture Med Psychiat 6:45–56

Eggers H, Wagner K-D, Wigger M (1981) Bedingungen und Störfaktoren der frühkindlichen Entwicklung, 2. Aufl. Enke, Stuttgart

Elliott M (ed) (1991) Bllying – apractical guide for schools. Longman, Harlow

Emde RN (1985) Assessment of infancy disorders. In: Rutter M, Hersov L (eds) Child and adolescent psychiatry, 2nd edn. Blackwell, Oxford, pp 325–335

Escalona S, Moriarty A (1961) Prediction of school-age intelligence from infant tests. Child Dev 32:597–605

Esser G, Schmidt MH (1986) Prognose und Verlauf kinderpsychiatrischer Störungen im Längsschnitt von 8 bis 13 Jahren. In M.H. Schmidt u. S. Drömann (Hrsg), Langzeitverlauf kinder- und jugendpsychiatrischer Erkrankungen. Enke, Stuttgart, S 79– 90

Ferguson BF (1979) Preparing young children for hospitalization: A comparison of two methods. Pediatrics 64:656–664

Filipp S-H, Gräser H (1982) Psychologische Prävention im Umfeld kritischer Lebensereignisse. In: Brandtstädter J, Eye A v (Hrsg) Psychologische Prävention – Grundlagen, Programme, Methoden. Huber, Bern, S 155–195

Fischer H (1960) Längsschnittuntersuchungen an Kleinkindern mit den Entwicklungstests von O. Brunet und J. Lézine. Schweiz Z Psychol 19:325–332

Fischer M (1984) Follow-up of a preschool epidemiological sample: Developmental continuities in internalizing and externalizing dimensions of behavior. Philosophical dissertation, University of Vermont and State Agricultural College

Fombonne E (1994) The Chartres Study: I. Prevalence of psychiatric disorders among French school-aged children. Br J Psychiatry 164:69–79

Freud S (1972) Über die Psychogenesis eines Falles von weiblicher Homosexualität. GW XII. Fischer, Frankfurt, S 269–302

Frostig M (1961) Developmental test of visual perception, 3rd edn. Marianne Frostig School for Educational Therapy, Los Angeles

Frostig M, Horne D (1964) The Frostig program for the development of visual perception. Follett, Chicago

Frostig M, Horne D, Miller A-M (1977) Wahrnehmungstraining, 2. Aufl. Crüwell, Dortmund

Gagnon C (1991) School-based interventions for aggressive children: possibilities, limitations, and future directions. In: pepler DJ, Rubin KH (eds) The development and treatment of childhood aggression. Hillsdale, NJ, Erlbaum, pp 449–455

Gelfand DM, Hartmann DP (1978) The prevention of childhood behavior disorders. In: Lahey BB, Kazdin AE (eds) Advances in clinical and child psychology, vol 1. Plenum, New York, pp 361–395

Gerlicher K (1989) Prävention – erfolgversprechendes Ziel oder illusionäre Aufgabe für die institutionelle Erziehungs-, Jugend- und Familienberatung. Prax Kinderpsychol Kinderpsychiat 38:53–57

Getman GN (1952) How to develop your child' s intelligence. A research publication. Getman, Luverne/MI

Getman GN (1963) The physiology of readiness experiment. PASS, Minneapolis

Gjessing H-J, Karlsen B (1989) A longitudinal study of dyslexia – Bergen's multivariate study of children's learning disabilities. Springer, Berlin Heidelberg New York Tokyo

Glidewell JC, Swallow CS (1968) The prevalence of maladjustment in elementary schools. Chicago University Press, Chicago

Goetze H (1990) Verhaltensgestörte in Integrationsklassen – Fiktionen und Fakten. Z Heilpäd 41:832–840

Gräser H, Reinert G (1980) Entwicklungsstörungen. In W. Wittling (Hrsg.), Handbuch der klinischen Psychologie, Bd 4: Ätiologie gestörten Verhaltens. Hoffmann u. Campe, Hamburg, S 15–75

Graham P, Rutter M (1973) Psychiatric disorder in the young adolescent: A follow-up study. Proc R Soc Med 66:1226–1229

Griggs JW, Bonney ME (1970) Relationship between causal orientation and acceptance of others, self-ideal, self-congruency and mental health danger for fourth and fifth grade children. J Educ Res 63:471–477

Haeberlin U (1989) Die Integration von lernbehinderten Schülern: Ergebnisse des Freiburger INTSEO-Projekts. Vierteljahresz Heilpäd Nachbargeb 58:354–361

Hammill DD (1982) Assessing and training perceptual-motor skills. In: Hammill DD, Bartel NR (eds) Teaching children with learning and behavior problems, 3rd edn. Allyn u. Bacon, Boston, pp 379–408

Hammill DD, Goodman L, Wiederholt JL (1974). Visual-motor processes: Can we train them? Reading Teacher 27:469–478

Heckhausen H, Krug S (1982) Motive modification. In: Stewart AJ (ed) Motivation and society. Jossey-Bass, San Francisco, pp 274–318

Hersov L (1985) Emotional disorders. In: Rutter M, Hersov L (eds) Child and adolescent psychiatry, 2nd edn. Blackwell, Oxford, pp 368–381

Hindley CB (1965) Stability and change in abilities up to 5 years: Group trends. J Child Psychol Psychiat 6:85–99

Hindley CB, Owen CF (1978) The extent of individual changes in IQ for ages between 6 months and 17 years in a British longitudinal sample. J Child Psychol Psychiat 19:329–350

Hurd PD, Johnson CA, Pechacek T, Bast LP, Jacobs DR, Luepker RV (1980) Prevention of cigarette smoking in seventh grade students. J Behav Med 3:15–28

Hurrelmann K, Jaumann O (1986) Zur pädagogischen Prävention von frühem Schulversagen. Ein Überblick zum Stand der Forschung und Modellentwicklung. Bildung und Erziehung 39:91–104

Ianotti RJ (1978) Effect of role-taking experiences on role-taking, empathy, altruism and aggression. Dev Psychol 14:119–124

Jason LA, Durlak JA, Holton-Walker E (1984) Prevention of child problems in the schools. In: Roberts MC, Peterson L (eds) Prevention of problems in childhood. Wiley, New York, pp 311–341

Jaumann O (1986) Zur Wirkungsweise präventiver sonderpädagogischer Maßnahmen in der Grundschule. In: Beck M, Mannhaupt G (Hrsg) Prävention und Intervention bei Schulschwierigkeiten. Tübinger Reihe 7. DGVT, Tübingen, S 58–69

Jost I (1989) Versuch einer Beschreibung alternativer Ansätze schlupsychologischer Arbeit in einer Gemeinschaftgrundschule. Schulpsychologischer Dienst der Stadt Köln, unveröffentlichtes Manuskript

Jürgens B (1986) Erhöhung der sozialen und beruflichen Kompetenzen von Lehrern als präventive Maßnahme? In: Beck M, Mannhaupt G (Hrsg) Prävention und Intervention bei Schulschwierigkeiten. Tübinger Reihe 7. DGVT, Tübingen, S 47–57

Kastrup M (1977) Urban-rural differences in 6-year olds. In: Graham PJ (ed) Epidemiological approaches in child psychiatry. Academic Press, London, pp 181–194

Kavale K, Mattson PD (1983) „One jumped of the balance beam": Meta-analysis of perceptual-motor training. J Learning Disabilities 16:165–173

Kendall PC, Zupan BA (1981) Individual versus group application of cognitive-behavioral self-control procedures with children. Behav Ther 12:344–359

Kephart NC (1960) The slow learner in the classroom. Merrill, Columbus/OH

Kephart NC (1964) Perceptual-motor aspects of learning disabilities. Exceptional Child 31:201–206

Kiely M (1987) The prevalence of mental retardation. Epidemiol Rev 9:194–218

King AC, Ollendick TH (1984) Gilles da la Tourette disorder: A review. J Clin Child Psychol 13:2–9

Klackenberg-Larsson I, Stensson J (1968) The development of children in a Swedish urban community. A prespective longitudinal study. IV. Data on mental development during the first five years. Acta Paediatr Scand [Suppl 187]:67–93

Kohlberg L, Ricks D, Snarey J (1984) Childhood development as a predictor of adaptation in adulthood. Genet Psychol Monogr 110:91–172

Krug S (1983) Motivförderungsprogramme: Möglichkeiten und Grenzen. Z Entwicklungspsychol Pädag Psychol 15:317–346

Lagerspetz KMJ, Björkqvist K, Peltonen T (1988) Is indirect aggression typical of females?
     Aggr Behav 14:403–414
Lazar I, Darlington R (1982) Lasting effects of early education: A report from the consor-
     tium for longitudinal studies. Monogr Soc Res Child Dev 47:2–3
Leslie S (1974) Psychiatric disorder in the young adolescents of an industrial town. Br J
     Psychiat 125:113–124
Levine M, Graziano AM (1972) Intervention programs in elementary schools. In: Golann
     SE, Eisdorfer C (eds) Handbook of community mental health. Appleton-Century-Crofts,
     New York, pp 541–573
Levitt EE (1955) Effect of a „causal" teacher training program on authoritarianism and
     responsibility in grade school children. Psychol Rep 1:449–458
Liepmann MC (1979) Geistig behinderte Kinder und Jugendliche. Eine epidemiologische,
     klinische und sozialpsychologische Studie in Mannheim. Huber, Bern
Liepmann MC, Marker KR (1978) Zur Epidemiologie der geistigen Behinderung. Vorläufige
     Ergebnisse einer Felderhebung in Mannheim. In: Häfner H (Hrsg) Psychiatrische Epi-
     demiologie – Geschichte, Einführung und ausgewählte Forschungsergebnisse. Springer,
     Berlin Heidelberg New York, S 163–191
Lockowandt O (1974) Frostigs Entwickungstest der visuellen Wahrnehmung (FEW). Beltz,
     Weinheim
McClure LF, Chinsky JM, Larcen SW (1978) Enhancing social problem-solving in an ele-
     mentary school setting. J Educ Psychol 70:504–513
McGhee R, Silva PA, Williams S (1984) Behaviour problems in a population of 7-year-old
     children: Prevalence, stability and types of disorder – a research report. J Child Psychol
     Psychiat 25:251–259
Magrab PR, Sostek AM, Powell BA (1984) Prevention in the perinatal period. In: Roberts
     MC, Peterson L (eds) Prevention of problems in childhood. Wiley, New York, pp 43–73
Maher CA, Barbrack CR (1982) Preventing high-school maladjustment: Effectiveness of
     professional and cross-age behavioral group counseling. Behav Ther 13:259–270
Mann L (1970) Perceptual training: Misdirections and redirections. Am J Orthopsychiat
     40:30–38
Mann L (1971) Perceptual training revisited: The training of nothing at all. Rehab Lit
     32:322–327
Meyer-Probst B, Teichmann H (1984) Risiken für die Persönlichkeitsentwicklung im Kin-
     desalter. Thieme, Leipzig
Minde K (1985) Hyperaktives Syndrom (hyperkinetisches, hypermotorisches Syndrom). In:
     Remschmidt H, Schmidt MH (Hrsg) Kinder- und Jugendpsychiatrie in Klinik und Pra-
     xis, Bd 3: Alterstypische, reaktive und neurotische Störungen. Thieme, Stuttgart, S 2–18
Minsel W-R, Hinz I (1978) Therapeutische Interventionen im Bereich der Schule. In: Pon-
     gratz LJ (Hrsg) Handbuch der Psychologie, Bd 8: Klinische Psychologie. Hogrefe, Göt-
     tingen, S 2873–2912
Minuchin P, Biber B, Shapiro E, Zimiles H (1969) The psychological impact of school
     experience: A comparative study of nine-year-old children in contrasting schools. Basic
     Books, New York
Newton MR, Brown RD (1967) A preventive approach to developmental problems in school
     children. In: Bower EM, Hollister WG (eds) Behavioral science frontiers in education.
     Wiley, New York, pp 500–527
Nichols PL (1984) Familial mental retardation. Behav Genet 14:161–170
Nickel H (1989) Das Problem der Schulreife – Eine systemische Analyse und ihre prakti-
     schen Konsequenzen. In: Karch D, Michaelis R, Rennen-Allhoff B, HG Schlack (Hrsg)
     Normale und gestörte Entwicklung. Springer, Berlin Heidelberg New York Tokyo, S
     51–67
Oelhafen K v (1981) Kooperation einer Berliner Schule für Lernbehinderte mit verschiede-
     nen Grundschulen mit Hilfe von Kontaktlehrern. Z Heilpädag 32:28–30

Ojemann RH (1961) Investigations on the effects of teaching and understanding and appreciation of behavior dynamics. In Caplan C (ed), Prevention of mental disorders in children. Basic Books, New York, pp 378–397

Ojemann RH (1967) Incorporating psychological concepts in the school curriculum. J School Psychol 5:195–204

Ojemann RH, Snider BC (1964) The effect of a teaching program in behavioral science on changes in causal behavior scores. J Educ Res 57:255–260

Olweus D (1978) Aggression in the schools – bullies and whippinkg boys. Wiley, New York

Olweus D (1979) Stability of aggressive reaction patterns in males: a review. Psychol Bull 86:852–875

Olweus D (1991) Bully/victim problems among schoolchildren: Basic facts and effects of a school based intervention program. In: Pepler DJ, Rubin KH (eds) The development and treatment of childhood aggression. Erlbaum, Hillsdale, NJ, pp 411–448

Petermann U, Umann D (1994) Schulen für Lernbehinderte: Eine empirische Bestandsaufnahme. Z Heilpäd 45:145–158

Peterson L, Brownlee-Duffeck M (1984) Prevention of anxiety and pain due to medical and dental procedures. In: Roberts MC, Peterson L (eds) Prevention of problems in childhood . Wiley, New York, pp 266–308

Poitras-Martin D, Stone GL (1977) Psychological education: A skill oriented approach. J Counseling Psychol 24:153–157

Prior M (1984) Developing concepts of childhood autism: The influence of experimental cognitive research. J Consult Clin Psychol 52:4–16

Randoll D (1991) Wirkungen der integrativen Beschulung im Urteil Lernbehinderter und ihrer Lehrer: Ergebnisse einer empirischen Untersuchung in verschiedenen Ländern der Bundesrepublik zu ausgewählten Aspekten der Integration. Vierteljahresz Heilpäd Nachbargeb 60:18–29

Reiser H, Gutberlet M, Klein G, Kreie G, Kron M (1984) Sonderschullehrer in Grundschulen. Beltz, Weinheim

Remschmidt H, Schmidt MH (Hrsg) (1977) Multiaxiales Klassifikationsschema für psychiatrische Erkrankungen im Kindes- und Jugendalter nach Rutter, Shaffer und Sturge. Huber, Bern

Remschmidt H, Schmidt MH (1994) Multiaxiales Klassifikationsschema für psychische Störungen des Kindes- und Jugendalters nach ICD-10 der WHO, 3. rev Aufl. Huber, Bern

Rennen-Allhoff B (1989) Kognitive Frühförderung. In: Karch D, Michaelis R, Rennen-Allhoff B, Schlack HG (Hrsg) Normale und gestörte Entwicklung. Springer, Berlin Heidelberg New York Tokyo, S 69–78

Rennen-Allhoff B (1991) Trennung in der frühen Kindheit: aktuelle Wirkungen und langfristige Folgen. Acta Paedopsychiat 54:68–75

Rennen-Allhoff B, Allhoff P (1988) Inzidenz psychischer Störungen – Ergebnisse aus dem gesetzlichen Früherkennungsprogramm für Kinder. Zweites Drei-Länder-Symposium für Biologische Psychiatrie, Innsbruck, 22.–24. September (Posterbeitrag)

Rennen-Allhoff B, Bowi U, Reinhard HG (1989) Verhaltensbezogene Störungen – Präventionsmöglichkeiten in der Schule. Zeitschrift für Präventivmedizin und Gesundheitsförderung 1:31–40

Richman N (1985) Disorders in pre-school children. In: Rutter M, Hersov L (eds) Child and adolescent psychiatry, 2nd edn. Blackwell, Oxford, pp 336–350·

Richman N, Stevenson J, Graham PJ (1982) Pre-school to school: A behavioral study. Academic Press, London

Rickel AU, Dyhdalo LL, Smith RL (1984) Prevention with preschoolers. In: Roberts MC, Peterson L (eds) Prevention of problems in childhood. Wiley, New York, pp 74–102

Rivers I, Smith PK (1994) Types of bullying behaviour and their correlates. Aggr Behav 20:359–368

Rutter M (1982) Prevention of children's psychosocial disorders: Myth and substance. Pediatrics 70:883–894

Rutter M (1985a) Family and school influences on cognitive development. J Child Psychol Psychiat 26:683–704
Rutter M (1985b) Resilience in the face of adversity. Protective factors and resistence to psychiatric disorder. Br J Psychiat 147:598–611
Rutter M, Graham P (1966) Psychiatric disorder in 10- and 11-year-old children. Proc R Soc Med 59:382–387
Rutter M, Sandberg S (1985) Epidemiology of child psychiatric disorder: Methodological issues and some substantive findings. Child Psychiatry Hum Dev 15:209–233
Rutter M, Shaffer D (1980) DSM-III: A step forward or back in terms of the classification of child psychiatric disorders. J Am Acad Child Psychiat 19:371–394
Rutter M, Graham P, Yule W (1970a). A neuropsychiatric study in childhood. Heinemann, London
Rutter M, Tizard J, Whitmore K (1970b) Education, health and behaviour. Longmans, London
Rutter M, Cox A, Tulping C, Berger M, Yule W (1975) Attainment and adjustment in two geographical areas. I: The prevalence of psychiatric disorder. Br J Psychiat 126:493–509
Rutter M, Shaffer D, Sturge C (1976a). A guide to a multiaxial classification scheme for psychiatric disorders in childhood and adolescents. Institute of Psychiatry, London
Rutter M, Tizard J, Yule W, Graham P, Whitmore K (1976b) Isle of Wight Studies, 1964–1974. Psycholog Med 6:313–332
Rutter M, Maugham B, Mortimore P, Ouston J (1979) Fifteen thousand hours. Secondary schools and their effects on children. Open Books, London
Scheerenberger RC (1964) Mental retardation: definition, classification and prevalence. Ment Retardation Abstr 1:432–441
Schlund H-K (1981) Schulversuche mit differenzierter Grundschule in Bayern. Z Heilpädag 32:30–37
Schmidt MH (1985) Umschriebene Entwicklungsrückstände und Teilleistungsstörungen. In: Remschmidt H, Schmidt MH (Hrsg) Kinder- und Jugendpsychiatrie in Klinik und Praxis, Bd 2: Entwickungsstörungen, organisch bedingte Störungen, Psychosen und Begutachtung. Thieme, Stuttgart, S 248–267
Shure MB, Spivack G (1979) Interpersonal cognitive problem solving and primary prevention: Programming for preschool and kindergarten children. J Clin Child Psychol 8:89–94
Skowronek H, Marx H (1989) Die Bielefelder Längsschnittstudie zur Früherkennung von Risiken der Lese-Rechtschreibschwäche: Theoretischer Hintergrund und erste Befunde. Heilpädag Forsch 15:38–49
Speck O, Gottwald P, Havers N, Innerhofer P (1978) Schulische Integration lern- und verhaltensgestörter Kinder. Bericht über ein Forschungsprogramm. Reinhardt, München
Spitz HH (1986) Preventing and curing mental retardation by behavioral intervention: An evaluation of some claims. Intelligence 10:197–207
Spivack G, Shure MB (1974) Social adjustment of young children: A cognitive approach to solving real-life problems. Jossey-Bass, San Francisco
Spivack G, Platt JJ, Shure MB (1976) The problem-solving approach to adjustment. Jossey-Bass, San Francisco
Spreen O (1978) Geistige Behinderung. Springer, Berlin Heidelberg New York
Springer M (1981) Was bringt eine Mini-Sonderschule an der Grundschule? Ergebnisse und Erfahrungen aus einem Schulversuch „Pädagogische Stationen in der Grundschule". Z Heilpädag 3:241–244
Springer M (1982) Die pädagogische Kompetenz von Lehrern. Was leisten Förderzentren an Grundschulen? Beltz, Weinheim
Steinhausen H-C (1988) Psychische Störungen bei Kindern und Jugendlichen. Urban u. Schwarzenberg, München

Strunk P (1985) Angst- und Affektsyndrome. In: Remschmidt H, Schmidt MH (Hrsg) Kinder- und Jugendpsychiatrie in Klinik und Praxis, Bd 3: Alterstypische, reaktive und neurotische Störungen. Thieme, Stuttgart, S 107–118

Tent L, Witt M, Bürger W, Zsosche-Lieberum C (1991) Ist die Schule für Lernbehinderte überholt? Heilpäd Forsch 17:3–13

Thalmann H-C (1971) Verhaltensstörungen bei Kindern im Grundschulalter. Klett, Stuttgart

Thomas A, Chess S (1977) Temperament and development. Brunner/Mazel, New York

Thorndike RL (1940) „Constancy" of the IQ. Psychol Bull 37:167–186

Ulich M (1988) Risiko- und Schutzfaktoren in der Entwicklung von Kindern und Jugendlichen. Z Entwicklungspsychol Pädag Psychol 20:146–166

Urbain ES, Kendell PC (1980) Review of social-cognitive problem-solving interventions with children. Psychol Bull 88:109–143

Verhulst FC, Koot HM (1991) Child psychiatric epidemilogy: concepts, methods and findings. Sage, London

Wallach MA (1971) Essay Review. The psychological impact of school experience. Harvard Educ Rev 41:230–239

Wanless RL, Prinz RJ (1982) Methodological issues in conceptualizing and treating childhood social isolation. Psychol Bull 92:39–55

Weissberg RP, Gesten EL, Rapkin BD, Cowen EL, Davidson E, de Apodaca RF, McKim BJ (1981) The evaluation of social problem-solving training for suburban and inner-city third grade children. J Consult Clinical Psychol 49:251–261

Wendeler J (1993) Geistige Behinderung. Beltz, Weinheim

Werner EE (1985) Stress and protective factors in children's lives. In: Nicol AR (ed) Longitudinal studies in child psychology and psychiatry. Wiley, New York, pp 335–355

Werner EE, Smith RS (1982) Vulnerable but invincible. A longitudinal study of resilient children and youth. McGraw-Hill, New York

Werner EE, Bierman JM, French FE (1971) The children of Kauai: A longitudinal study from the prenatal period to age ten. University of Hawaii Press, Honolulu

Wilson RS (1974) Twins: Mental development in the preschool years. Dev Psychol 10:580–588

Wing L (1971) Severely retarded children in a London area: prevalence and provision of services. Psychol Med 1:405–415

Wittchen HU, Saß H, Zaudig M, Koehler K (Hrsg) (1989) Diagnostisches und Statistisches Manual psychischer Störungen, DSM-III-R. Beltz, Weinheim

Wittenborn JR (1956) A study of adoptive children: II. The predictive validity of the Yale developmental examination of infant behavior. Psychol Monogr 70:59–92

Wolfer JA, Visintainer MA (1979) Prehospital psychological preparation for tonsillectomy patients: Effects on children' s and parents' adjustment. Pediatric, 64:646–655

Word Health Organization (1993) the ICD-10 classification of mental and behavioral disorders. Diagnostic criteria for research. Word Health Organisation, Genf

Zax M, Cowen EL (1976) Abnormal Psychology, 2nd edn. Holt, Rinehart u. Winston, New York

Zax M, Cowen EL, Rapaport J, Beach DR, Laird JD (1968) Follow-up study of children identified early as emotionally disturbed. J Consult Clin Psychol 32:369–374

Zielinski W (1980) Lernschwierigkeiten: Verursachungsbedingungen, Diagnose und Behandlungsansätze. Kohlhammer, Stuttgart

Zigler E (1967) Familial mental retardation: a continuing dilemma. Science 155:292–298

Zigler E (1979) Project head start: success of failure? In: Zigler E, Valentine J (eds) Project head start: a legacy of the war on poverty. Free Press, New York, pp 495–507

Zigler E, Hodapp RM (1986) Understanding mental retardation. Cambridge University Press, Cambridge

# Schulische Gesundheitserziehung

M. KLETT

Kardiovaskuläre Erkrankungen sind heute die Hauptursache vorzeitiger Todesfälle in der westlichen Gesellschaft (WHO 1982). Dieses Ergebnis sorgfältiger epidemiologischer Untersuchungen wird ergänzt durch die Erkenntnis, daß die Entstehung kardiovaskulärer Erkrankungen bis in das Kindes- und Jugendalter zurückverfolgt werden kann. Als typische pathophysiologische Veränderung gilt das Auftreten fettiger Streifen in den Koronararterien junger Menschen (McGill et al. 1963; Strasser 1982). Einer Veränderung, die in ihrer Verteilung den bei Erwachsenen beobachteten fibroesen Plaques entspricht (McGill 1968). Die multifaktorielle Genese kardiovaskulärer Erkrankungen war Gegenstand zahlreicher Veröffentlichungen und dient als wissenschaftliche Grundlage für die Ausrichtung zeitgemäßer Interventionsprogramme (Botvin et al. 1982, ODPHP 1986).

Die Ergebnisse verhaltenswissenschaftlicher Untersuchungen weisen auf einen Zusammenhang zwischen Gesundheitsverhalten und Lebensstil hin (ODPHP 1986; Wiley u. Camacho 1980) und begründen so den heute gewählten Ansatz einer auf Verhaltensänderung ausgerichteten Interventionsstrategie. Nachweise über die Wirksamkeit von Maßnahmen, die eine Änderung von Lebensstil und Sozialverhalten zum Ziel haben, liegen vor (Belloc 1973; Botvin u. Eng 1982; Cohen et al. 1986). Die Einflußfaktoren aus Familie, Schule und sonstigem sozialem Umfeld sind nicht bekannt und sollten die multifaktorielle Ausrichtung zeitgemäßer Interventionsprogramme bestimmen.

## 1 Gegenwärtiger Stand

Das heutige Wissen um den Wert von Interventionsprogrammen basiert auf den Erfahrungen einer großen Zahl von Studien, die während der letzten 20 Jahre durchgeführt wurden. Eine vom US Department of Health and Human Services in Auftrag gegebene Analyse läßt die Schlußfolgerung zu, daß eine mäßige Verbesserung mehrerer Risikofaktoren im Hinblick auf einen Rückgang der Mortalität mehr Erfolg verspricht als der starke Rückgang eines einzelnen Risikofaktors (ODPHP 1986). Die Bekämpfung einzelner Risikofaktoren ist nur in betroffenen Subpopulationen erfolgversprechend.

Daher hat sich allgemein die Auffassung durchgesetzt, daß in unselektierten Populationen nur eine integrierte bzw. multiple Risikofaktorenintervention sinnvoll ist (Hoffmeister 1985; ODPHP 1986). Es besteht heute Einigkeit darüber, daß die überwiegend von Einstellung und Verhalten bestimmten Risiken bereits im Kindes- und Schulalter einer Intervention zugänglich sein sollten. Daher wurde international eine große Zahl schulischer Interventionsprogramme in Gang gesetzt. Allein in den USA werden etwa 20 Schulprogramme in ihrer Durchführung vom National Heart, Lung and Blood Institute unterstützt (Stone 1985).

Die in der Bundesrepublik vorhandenen Erfahrungen sind vergleichsweise bescheiden. Insbesondere fehlen systematische Untersuchungen über Langzeiteffekte. Bemerkenswert ist dabei die trotz vieler örtlicher Initiativen fehlende Koordinierung, die für den späteren Vergleich der Ergebnisse unerläßlich erscheint. Diese unbefriedigende Situation sollte mit den vorhandenen Ressourcen auf Bundes- und Länderebene möglichst bald nachhaltig verbessert werden. Auf die Besonderheiten schulischer Interventionsprogramme soll im folgenden näher eingegangen werden.

# 2 Interventionsprogramme in Schulen

In den vergangenen Jahren wurde insbesondere in den USA eine Reihe von Interventionsprogrammen für den Gebrauch in Schulen ausgearbeitet. Diesw befinden sich qualitiv und quantitativ in unterschiedlichen Phasen des Erprobungsstadiums. Die große Zahl der Studien läßt eine Einzeldarstellung nicht zu. Unter Berücksichtigung der vorrangig angepeilten Zielgruppen und der Zahl der dabei einbezogenen Risikofaktoren lassen sich drei übergeordnete Programmtypen abgrenzen, die nachfolgend im folgenden näher beschrieben werden.

## 2.1 Programmtyp „multiple Risikofaktoren"

Hinter dem Begriff „multiple Risikofaktoren" verbergen sich Konzepte, die eine Beeinflußung mehrere Risikofaktoren herbeiführen wollen. Gewöhnlich werden Verhaltensänderungen angestrebt, die im Unterricht kognitiv und emotional vorbereitet werden.

### 2.1.1 „Know Your Body" (KYB)

Das KYB-Programm wurde von der American Health Foundation als schulisches Erziehungsprogramm für die Klassenstufen 1–8 ausgearbeitet. Es handelt sich um ein Multikomponentenprogramm, das für jede Klassenstufe besondere Curricula beinhaltet. Das Programm wird durch Lehrer vermittelt und soll Wissen, Einstellung und Verhalten der Schüler im Sinne positiver Gesundheitsentscheidungen beeinflussen (Walter et al. 1988). Neben der klassischen Wissensvermittlung setzt das Programm überwiegend auf praktische Lehrinhalte, die durch Aktivitäten der Schüler bei der Anwendung neuen Wissens und bei der Bewältigung typischer Situationen geprägt werden.

Wesentliche Merkmale des Programms liegen in den für die Schüler vorbereiteten Arbeitsheften und Gesundheitspässen. Individuelle Merkmale, wie Größe,

Gewicht, Blutdruck und Cholesterinwert, werden dort festgehalten und können vom Schüler jährlich selbst eingetragen werden.

Eine Bestimmung des Gesamtcholesterins ist auf freiwilliger Basis in jährlichen Intervallen vorgesehen.

Neben den für Herz-Kreislauf-Erkrankungen typischen Risikofaktoren schließt das Programm alle generellen gesundheitlich relevanten Aspekte ein, wie z.B. Körperpflege, Sicherheit, Sexualerziehung, Drogenprävention u.a.

Die jährliche Evaluation erfolgt mit Hilfe von Fragebogenerhebungen bei den Schülern.

An Begleitmaterialien stehen spezielle Anleitungen für Lehrer zur Verfügung. Die Eltern werden mit Hilfe regelmäßig erscheinender Rundbriefe informiert und in das Geschehen einbezogen.

Die Information und Vorbereitung der Lehrer erfolgt in der Regel im Rahmen eintägiger Einführungsseminare, die von speziell geschulten Fachkräften abgehalten werden. Erste Erfahrungsberichte liegen vor (Healthy City Project 1987; Healthy Toronto 2000 1988). Signifikante Änderungen zwischen Interventions-und Kontrollgruppe konnten bislang nur für das Gesamtcholesterin nachgewiesen werden (Walter et al. 1988).

### 2.1.2 „Michigan Model for Comprehensive School Health Education"

Das „Michigan Model" basiert inhaltlich auf dem „Know-Your-Body"-Programm. Die Lehrmaterialien wurden jedoch überarbeitet und stehen in einer für Schüler und Lehrer einheitlich gestalteten Form zur Verfügung. Das Modell wird staatlich subventioniert. So stehen für alle am Programm beteiligten Lehrer Trainingsprogramme von insgesamt 30 h Dauer zur Verfügung. Die Koordinierung der Beteiligten besorgt pro Schulbezirk ein Koordinator, der auch für die Durchführung des Schulungs- und Evaluationsprogramms verantwortlich ist (Michigan Modell for Comprehensive School Health Education 1988).

Das Michigan Model zeichnet sich hinsichtlich seiner Konzeption vor allem durch die konsequente Einbeziehung aller an der Gesundheitserziehung beteiligten Behörden aus. Die stufenweise Einführung führte bis Ende 1988 zu einer Beteiligung von 250 der 350 Schulbezirke in Michigan. Mit einer flächendeckenden Beteiligung aller Schulbezirke wird bis 1990 nach einer dann 5jährigen Einführungsphase gerechnet.

Ein Projektbericht liegt vor; Erfahrungsberichte wurden noch nicht publiziert.

### 2.1.3 „Child and Adolescent Trial for Cardiovascular Health" (CATCH)

Das National Heart, Lung and Blood Institute (Bethesda/ML) fördert u.a. die Durchführung spezifischer, auf die Risikofaktoren kardiovaskulärer Erkrankungen ausgerichteter Präventionsprogramme in Schulen. Die ausschließlich nach epidemiologischen Kriterien geplante Studie CATCH dient der Erfassung und dem Vergleich spezifischer Meßwerte und Effekte, die im Rahmen schulischer Intervention erzielbar sind. An der auf 4 Zentren begrenzten Studie sollen insgesamt 12 – 18000 Schüler teilnehmen. Die randomisierte Studie umfaßt eine Kontrollgruppe, eine Interventionsgruppe mit Umgebungsbeeinflussung und eine Interventionsgruppe mit Umgebungs- und Elternbeeinflussung. Die Studie begann

1988 und hat eine Laufzeit von 8 Jahren (Child and Adolescent Trial for Cardiovascular Health 1988).

### 2.1.4  „Mein Körper – meine Gesundheit"

Das Programm „Mein Körper – meine Gesundheit" steht als deutschsprachige
Version des „Know-Your-Body"-Programms zur Verfügung. Es handelt sich um
eine deutlich gekürzte und sehr freie Form der Übertragung der ursprünglichen,
auf amerikanische Lebensweisen zugeschnittenen Fassung (De Paulis 1984).

In Berlin, Hamburg, Heidelberg und München laufende Pilotprojekte führten
zu ersten Erfahrungen, die bislang nur z.T. veröffentlicht sind (Lopez et al. 1988).
Die wichtigsten Ergebnisse werden deshalb hier kurz zusammengefaßt.
- Bei der Einführung des Programms muß zunächst Überzeugungsarbeit geleistet
  werden. Dies gilt für Lehrer und Eltern gleichermaßen.
- Die Resonanz von Schülern und Eltern auf das neue Unterrichtsfach ist in der
  Regel gut. Ein fachübergreifender Unterricht wird jedoch angeregt.
- Das Meß- und Wiegeprogramm stößt im allgemeinen auf Zustimmung, wäh-
  rend die Bestimmung des Gesamtcholesterins nur von einem Teil der Eltern
  akzeptiert wird (Beteiligungsrate 40% bis 80%).
- Bei 15 – 20% der Schüler waren Cholesterinwerte über 200 mg% Anlaß für eine
  Kontrolluntersuchung.
- Die Materialien für Schüler bedürfen der didaktischen Überarbeitung.
- Spezielle Anleitungen und Trainingsprogramme für Lehrer sind erforderlich.

Eine Koordinierung der Pilotprogramme wird angestrebt und von der Deutschen
Gesellschaft für Gesundheit und Vorsorge (Hamburg) unterstützt.

### 2.1.5  G & H – Curriculum der Bundeszentrale
### für gesundheitliche Aufklärung

Bereits in den 70ger Jahren hat die Bundeszentrale für gesundheitliche Aufklärung
(BZgA) in Köln umfangreiche Curricula zu allen gesundheitsrelevanten Themen
entwickelt (Garcia et al. 1988). Das Programm wurde allen Schulen unentgeltlich
zur Verfügung gestellt. Die auf freiwilliger Basis angestrebte Beteiligung der Schulen an diesem Programm führte zu einem sehr unbefriedigenden Ergebnis.

Das didaktisch gut ausgearbeitete mehrbändige Werk erscheint als Begleitma-
terial für die Gesundheitserziehung geeignet, wird allerdings wegen seines Umfangs  von vielen Pädagogen abgelehnt. Spezielle Schülerhefte wurden nicht entwickelt. Eine Evaluation liegt nicht vor.

### 2.2  Programmtyp „einzelne Risikofaktoren"

Klassische Beispiele für die Bekämpfung einzelner Risikofaktoren sind die Programme zur Drogenprävention, zur Verhütung des Rauchens und zur Aids-Pro-
phylaxe. Daneben existiert eine Reihe von Einzelprogrammen zu den Themen
„Ernährung", „Sport und Bewegung", „Sicherheit im Verkehr" u.a. Die Program-

me verfolgen das Ziel, Verhaltensänderungen herbeizuführen und Techniken zur Konfliktbewältigung einzuüben.

Gegen Einzelrisiken gerichtete Programme haben dort ihre Berechtigung, wo integrierte Gesundheitserziehungsprogramme noch nicht zur Verfügung stehen. In bestimmten Fällen können Voraussetzungen vorliegen, die eine Verstärkung einzelner Themenbereiche durch den Einsatz von Einzelprogrammen nahelegen. Dazu kann auf eine Reihe bewährter Materialien der Bundeszentrale für gesundheitliche Aufklärung, der Deutschen Hauptstelle gegen Suchtgefahren, den in der Aids-Prävention engagierten Institutionen, den Krankenkassen und einer Reihe anderer Institutionen zurückgegriffen werden. Beachtung verdienen in diesem Zusammenhang auch Programme, die sich eine Verbesserung des Umweltschutzes zum Ziel gesetzt haben. Die meisten integrierten Gesundheitserziehungsprogramme weisen zu diesem Thema nur relativ bescheidene Beiträge vor, die eine entsprechende Ergänzung nahelegen.

## 2.3 Programmtyp „kommunale Prävention"

An die zahlenmäßige wohl umfangreichste Zielgruppe wenden sich Programme, die sich der Prävention auf Gemeindeebene zuwenden. Die wohl umfangreichste Initiative beinhaltet das „Healthy-City"-Programm. Im Rahmen dieser Initiative werden weltweit Strategien entwickelt mit dem Ziel, urbanes Leben im Hinblick auf eine bessere Gesundheit zu optimieren (Healthy City Project 1987; Healthy Toronto 2000 1988).

Dabei werden alle kommunalen Einrichtungen, die Einfluß auf die Lebensverhältnisse, Wohnungen, Nahrungsmittel, Arbeit, Erziehung und Sicherheit ausüben, in das Projekt einbezogen. Bei der Aufstellung und Verwirklichung des Programms spielt das Bewußtsein, an einem internationalen Wettbewerb teilzunehmen, eine verstärkende Rolle. In der Bundesrepublik haben sich z.B. Düsseldorf, Berlin, Stuttgart u.a. beteiligt.

Inzwischen gibt es auf kommunaler Ebene auch eine große Zahl von Einzelinitiativen, die sich häufig mit Alkohol und Drogen, mit Umweltproblemen und sozialen Aktivitäten befassen. Verschiedenste Trägerorganisationen sind beteiligt. Zu den wohl bekanntesten Projekten zählt das Programm der Deutschen Herz-Kreislauf-Prävention (Hoffmeister 1985) und das WHO-Projekt zur kommunalen Prävention an der Universität Heidelberg (WHO 1977). Daneben spielen Projekte des öffentlichen Gesundheitsdienstes, der Krankenkassen und der Ärzteschaft eine zunehmend bedeutsame Rolle (Grosse-Ruyken 1988; Hoffmeister 1985).

Wenn schulische Gesundheitserziehung als generationenwirksames Basiskonzept aufgefaßt werden kann, dann stellt die kommunale Prävention eine hervorragende Ergänzung dar, die geeignet ist, die im Schulprogramm enthaltenen Leitsätze an die Welt der Erwachsenen weiterzugeben. Die Ausbildung neuen Bewußtseins kann auf diese Weise nachhaltig unterstützt werden. Gleichzeitig erfüllt ein Gemeindeprogramm eine „Monitorfunktion", die zur Erhaltung in der Schule eingeübter Verhaltensweisen beiträgt.

So ist z.B. aus Erfahrungen bei der Raucherprävention bekannt, daß nach Abschluß einschlägiger Intervention der Anteil der Raucher aus zuvor erfolgreichen Gruppen einen Anstieg aufweist (Garcia et al. 1988). Diese Erfahrung kann sicher als Hinweis auf die relative Kurzlebigkeit eingeübter, aber noch nicht „eingefleischter" Verhaltensweisen verstanden werden. In welchem Umfang Monitorprogramme zur Erhaltung eingeübter Verhaltensweisen erforderlich sein werden, läßt sich auf der Grundlage der heute verfügbaren Erfahrungen noch nicht sagen.

# 3 Vorgehen bei der Implementierung schulischer Interventionsprogramme

Die Fokussierung auf dauerhafte Verhaltensänderungen ist eigentliches Ziel schulischer Gesundheitserziehung. Die wohl umfangreichsten Erfahrungen liegen aus Studien vor, die sich mit der Verhütung des Rauchens bei Schülern und Jugendlichen auseinandersetzen. Die dort erzielten Ergebnisse lassen die Schlußfolgerung zu, daß Verhaltensänderungen nur herbeigeführt und beibehalten werden, wenn kognitive und emotionale Inhalte wiederholt vermittelt werden (Best et al. 1988; Flay 1985; Garcia et al. 1988). Kurzfristig erzielte Erfolge sind dabei zunächst nur eingeschränkt verwertbar und bedürfen generell der langfristigen Pflege und Kontrolle. Sie allein gestatten eine sichere Beurteilung der Erfolge.

Eine effektive schulische Gesundheitserziehung ist daher nur denkbar, wenn kognitives Wissen und praktische Anwendung in den Lehrplan einbezogen und miteinander verzahnt werden. Umfassende Gesundheitserziehung bedeutet neben langfristiger Planung auch Multidisziplinarität. Die adäquate Einbeziehung der hier beteiligten Berufsgruppen in die Ausarbeitung der Curricula und die Einführung obligater Trainingsprogramme für Lehrer sind Voraussetzung für eine wirksame Umsetzung des Programms.

Die Implementierung ist ein individuell und regional unterschiedlicher Prozeß. Sie muß die vorstehend benannten Voraussetzungen berücksichtigen und gleichzeitig lokalspezifische Besonderheiten beachten und in den Vorgang einbeziehen. Die im folgenden aufgezeigten Hinweise sind daher nur als allgemeine Handlungsprinzipien zu verstehen.

## 3.1 Koordinierung der Beteiligten

Der multidisziplinäre Ansatz der Gesundheitserziehung erfordert die Einbeziehung von Experten in Planung und Ausarbeitung des Programms sowie der Trainingsmaßnahmen für Lehrer. Die erforderlichen Entscheidungen können z.B. durch einen Planungsausschuß vorbereitet werden.

Örtliche Koordinierungsstellen können Fachbeziehungen vermitteln und Verbindungen zu außerschulischen Interventionsprogrammen herstellen. Aktivitäten in der Schule, auf Gemeindeebene und im Betrieb können so aufeinander abgestimmt werden.

## 3.2 Planungsschritte und Festlegung der Prioritäten

Zur Vorbereitung eines Interventionsprogrammes bedarf es verschiedener Planungsschritte, die sich an inhaltlichen methodischen und organisatorischen Erfordernissen orientieren. Das nachstehend genannte Vorgehen wurde nach Vorschlägen anerkannter Arbeitsgruppen unter Einbeziehung eigener Erfahrungen modifiziert (Green et al. 1980; Green u. Lewis 1986; Terris 1988). Die Festschreibung von Interventionszielen erfordert dabei zunächst eine Untersuchung folgender Kriterien:
- die Identifikation von Gesundheitsproblemen (Analyse von Morbiditäts- und Mortalitätsstatistiken);
- die Erschließung regionaler Besonderheiten;
- die Erhebung eines regionalen Meinungsbildes innerhalb des Interventionsbereichs;
- die Benennung verhaltensabhängiger und verhaltensunabhängiger Risikofaktoren;
- die Aufdeckung risikofördernder Umgebungsfaktoren;
- die zusammenfassende Aufstellung der Haupttodesursachen und deren assoziierter Risikofaktoren.

Die Bewertung der nach vorgenannten Kriterien gewonnen Ergebnisse erlaubt:
- die Festlegung der auf regionalen Bedarf abgestimmten Interventionsziele,
- die Planung von Interventionsstrategien,
- die Festlegung einzelner Interventionsschritte,
- die Planung von Maßnahmen zur Erfolgssicherung,
- die Vorbereitung der Evaluation.


## 3.3 Festlegung der Interventionsziele

Die Interventionsziele sollten mit allen beteiligten Arbeitsgruppen abgestimmt werden. Sie bilden die Basis für die Ausrichtung der Strategien und Art und Umfang der Evaluation.


## 3.4 Interventionsstrategien

Der Begriff Interventionsstrategie umfaßt alle Instrumente und Aktivitäten, die eine Beeinflussung und Änderung von Wissen, Einstellung, Bewältigungskompetenz und Verhalten erwarten lassen. Die Strategien lassen sich aufgliedern in Instrumente:
- der Erziehung,
- der Beeinflussung von Politik und Legislative,
- der Veränderung von Umgebungseinflüssen.

### 3.4.1 Erziehung

Zu den Erziehungsinstrumenten zählen:
- Kommunikationsmethoden (z.B. Print- und audiovisuelle Medien, programmiertes Lernen u.a.),
- Trainingsmethoden (z.B. Simulations- und Planspiele, Gruppenarbeit, Verhaltenstraining),
- Organisationsmethoden (z.B. Interessengruppen, Aktionsgemeinschaften u.a.).

### 3.4.2 Politik und Legislative

Veränderungen nicht adäquater Regelungen und Vorschläge für Gesetzesinitiativen unter Einbeziehung politischer Verantwortungsträger (z.B. durch öffentliche Anfragen, Bewußtseinsbildung über Medien und andere politisch wirksame Maßnahmen).

### 3.4.3 Umgebungseinflüsse

Dabei handelt es sich um Aufdeckung, Substitution oder Entfernung potentiell gesundheitsschädigender Umgebungsfaktoren (z.B. kariesfördernde Pausenangebote in Schulen, Entfernung von Zigarettenautomaten in der Umgebung von Schulen, Sicherheit auf dem Schulweg).

## 3.5 Festlegung der Interventionsschritte

Zur Festlegung der einzelnen Interventionsschritte bedarf es einer vorherigen Überprüfung der praktischen Voraussetzungen. Dazu ist neben dem Raumbedarf auch die Ausstattung mit Lehrmaterialien und Lehrinstrumenten zu untersuchen. Die Qualität des Unterrichts und der begleitenden Maßnahmen muß durch Bereitstellung einschlägiger Fortbildungsangebote abgesichert werden.

### 3.5.1 Art und Umfang der Lehrmaterialien

Erfolgreiche Wissensvermittlung reicht nicht aus, um Einstellung und Verhalten der Schüler zu erreichen. Die Lehrmaterialien müssen daher einerseits anschaulich sein, andererseits aber auch eine hohe Identifikation des Schülers mit den angebotenen Themen auslösen. Der Einsatz individueller Schülerhefte hat zu guten Ergebnissen geführt und wird daher empfohlen (Michigan Model for Comprehensive School Health Education 1988; Williams et al. 1980).

Für Lehrer sind Anleitungen unverzichtbar. Die Vermittlung praktischer Fähigkeiten im Umgang mit dem eigenen Körper und die Vermittlung von Fertigkeiten und Kompetenzen für die vielfältigen gesundheitsrelevanten Entscheidungen des täglichen Lebens machen die Vorbereitung von Hilfestellungen erforderlich.

### 3.5.2 Trainingsprogramm für Lehrer

Spezielle Trainingsprogramme für Lehrer sind eine wichtige Voraussetzung dafür, spezielles medizinisches Wissen zu vermitteln und dessen Auswirkungen auf Einstellung und Verhalten im Zusammenhang mit den Zielsetzungen des Programms zu diskutieren. Die Erstellung eines persönlichen Risikoprofils erleichtert dabei die persönliche Identifizierung des Lehrers mit multiplen Risikofaktoren.

Der Erwerb von Kenntnissen und ein praktisches Training für den Umgang mit verhaltenwirksamen Methoden sind ebenfalls essentielle Bestandteile spezifischer Trainingsmaßnahmen.

### 3.5.3 Einbeziehung der Eltern

Schulische Gesundheitserziehung kann langfristig nur erfolgreich sein, wenn auch die Eltern in das Erziehungsprogramm einbezogen werden. Dies kann durch Informationsvermittlung (Printmedien, Elternabende), aber auch durch eine möglichst aktive Einbeziehung in Gesundheitsprogramme anläßlich von Schulfesten geschehen.

### 3.5.4 Mandat für politische Verantwortungsträger

Ohne politische Unterstützung wird die gesellschaftliche Bedeutung der gesundheitsorientierte Lebensweisen keine Durchschlagskraft entwickeln. Politische Verantwortungsträger müssen daher für Gesundheitsprogramme interessiert werden und frühzeitig in den Prozeß der Implementierung einbezogen werden.

### 3.5.5 Öffentlichkeitsarbeit

Die Unterstützung schulischer Gesundheitserziehungsprogramme durch gezielte Öffentlichkeitsarbeit auf Schul- und Gemeindeebene führt von Anfang an zu deutlich höherer Akzeptanz und zwar sowohl bei Lehrern als auch unter der Elternschaft.

### 3.5.6 Regionale Koordinierungsstelle

Erfahrungen aus verschiedenen Programmen haben gezeigt, daß gezielten Koordinierungsmaßnahmen eine entscheidene Bedeutung zukommt. Dies gilt insbesondere für den Zeitraum der Implementierungsphase, es spielt aber auch für die Bereitstellung und Vermittlung laufender Trainingsmaßnahmen und bei der Verknüpfung mit anderen örtlichen Gesundheitsprogrammen (z.B. auf kommunaler Ebene) eine bedeutsame Rolle.

## 3.6 Evaluation

Eine sorgfältige Evaluation schulischer Gesundheitserziehung ist so lange erforderlich, wie Unsicherheiten über ihre Effektivität die Diskussion bestimmen. Ziele der Evaluation sind darüber hinaus die Entwicklung übertragbarer Programme und schließlich die interne Monitorfunktion, die einer Qualitätskontrolle vergleichbar ist. Die Evaluation bezieht sich auf die Qualität des Unterrichts, der dafür angewandten Trainingsprogramme und der Übertragbarkeit der Methode (Green & Lewis 1986).

### 3.7  Sicherstellung langfristiger Erfolge

Das Ergebnis von Interventionsprogrammen bemißt sich am erzielten Erfolg. Auch wenn kurzfristig Erfolge erzielbar sind, erlaubt dies noch keine Aussage über die langfristige Wirksamkeit. Bei der Planung von Interventionsprogrammen müssen daher langfristig wirksame Maßnahmen zur Erfolgssicherung eingeplant werden. Besonders geeignet scheint daher eine konzeptionelle Kopplung mit kommunalen Gesundheitsprogrammen, deren Zielsetzung mit den laufenden Programmen zur schulischen Gesundheitserziehung abgestimmt sein sollte. Der erforderliche Aufwand erscheint denkbar gering.

## 4  Schlußfolgerungen

Gesundheitserziehung in der Schule setzt die Basis für ein neues und besseres Verständnis von Gesundheit und Krankheit. Sie zeigt Wege auf, sich vor Krankheiten zu schützen, und ist geeignet, Erkenntnisse aus der Epidemiologie in präventive Maßnahmen umzusetzen. Die multifaktorielle Genese der Zivilisationskrankheiten ist dabei wegweisend für die Ausrichtung moderner Interventionsprogramme. Die häufig durch Verhaltensänderungen beeinflußbaren Risiken verlangen dabei ein multidisziplinäres Vorgehen, das kognitive und emotionale Ansprüche befriedigen kann. Ohne begleitende Maßnahmen, die eine Veränderung des sozialen Umfeldes vorbereiten, sind langfristige Erfolge kaum denkbar. Schulische Gesundheitserziehung sollte daher durch kommunale und betriebliche Aufklärungs- und Beratungsprogramme begleitet und unterstützt werden.

## Literatur

Belloc NB (1973) Relationship of health practices and mortality. Prev Med 2:67–81
Best JA, Brown KS, Thomson SJ, Smith EA, Santi S (1988) Preventing cigarette smoking onset on school children. In: Breslow L, Fielding JE, Lane LB (eds) Annual review of public health, vol 9. Mayfield, Palo Alto
Botvin GJ, Eng A (1982) The efficacy of a multicomponent approach to the prevention of cigarette smoking. Prev Med 11:199–211
Bundeszentrale für gesundheitliche Aufklärung (Hrsg) (1976) Gesundheitserzeihung in der Schule, Curricula Grund- und Hauptschule, Bd 1–5. Klett, Stuttgart
Cohen RY, Stunkard A, Felix MR (1986) Measuring community change in disease prevention and health promotion. Prev Med 15:411–421

De Paulis G (1984) Das „Know-Your-Body"-Programm der American Health Foundation. Sozialpädiatrie 6:99–101

Flay BR (1985) What we know about the social influences approach to smoking prevention – Review and recommendations. In: US Department of Health and Human Services (ed) Deterring drug abuse among children and adolescents. National Institute on Drug Abuse Research Monograph Series, Monograph 63, pp 3–36

Garcia J, d'Avernas JR, Best JA (1988) Smoking prevention for Ontario school children: we know what works, now let's make it happen. Can J Publ Health 79:55–60

Glück LJ (1986) Pediatric prevention of atherosclerosis. N Engl J Med 314:175–177

Green LW, Lewis FM (1986) Measurement and evaluation in health education and promotion. Mayfield, Palo Alto

Green L, Kreuter MW, Deed S, Partridge K (1980) Health education planning: a diagnostic approach. Mayfield, Palo Alto

Grosse-Ruyken FJ (1988) Landesweit integriertes Aktionsprojekt gegen Zivilisationskrankheiten „7 gegen 7" in Baden-Württemberg. In: Gesundheit in Baden-Württemberg, Handbuch für Regionale Arbeitsgemeinschaften. Landesarbeitsgemeinschaft für Gesundheitserziehung Baden-Württemberg e.V., Stuttgart, S 44–46

Healthy City Projekt (1987) Akademie für öffentliches Gesundheitswesen, Düsseldorf

Healthy Toronto 2000 (1988) Board of Health, Toronto

Hoffmeister H (1985) Deutsche Herz-Kreislauf-Präventionsstudie – Idee, Ziele und Stand. Kassenarzt 45:41–45

Klett M (1988) Projektbegleitende Erfolgskontrolle. In: Gesundheit in Baden-Württemberg, Handbuch für Regionale Arbeitsgemeinschaften für Gesundheitserziehung. Landesarbeitsgemeinschaft für Gesundheitserziehung Baden-Württemberg e.V., Stuttgart, S 66–68

Lopez H, Wagner I, Lüth A (1988) Lerne Deinen Körper Kennen. Prävention 10:118–121

McGill HC Jr. (1968) Fatty streaks in the coronary arteries and aorta. Lab Invest 18:560–564

McGill HC Jr., Greer JC, Strong JP (1963) Natural history of humanatherosclerotic lesions. In: Sandler M, Bärne GH (eds) Atherosclerosis and its origin. Academic Press, New York, p 39–65

Michigan model for comprehensive school health education (1988) Implementation Plan FY88. Department of Education, State of Michigan

National Heart, Lung and Blood Institute (1988) Child and adolescent trial for cardiovascular health „CATCH". NIH, Bethesda

ODPHP Office of Disease Prevention and Health Promotion (1986) Integration of risk faktor interventions. US Department of Health and Human Services (ed) ODPHP Monograph Series. Washington/DC

Stamler J (1980) Improved life styles: their potential for the primary prevention of atherosclerosis and hypertension in childhood. In: Lauer RM, Shekell RB (eds) Childhood prevention of atherosclerosis and hypertension. Raven Press, New York, pp 3–36

Strasser Th (1982) Erforschung und Bekämpfung der Arteriosklerose im Kindesalter. Monatsschr Kinderheilkd 130:740–742

Stone EJ (1985) School-based health research founded by the National Heart, Lung and Blood Institute. J School Health 55:168–174

Terris M (1988) The revolution in health planning: From inputs and outcomes, from resources to results. Can J Public Health 79:189–193

Walter HJ, Hofmann A, Vaughan R, Wynder EL (1988) Modification of risk factors for coronary heart disease: Five-year results of a school-based intervention trial. N Engl J Med 318:1093–1100

Wiley JA, Camacho TC (1980) Life-style and future health: evidence from the Atlanta county study. Prev Med 9:1–21

Williams CL, Carter BJ, Eng A (1980) The „Know Your Body"-Programm: A developmental approach to health education and disease prevention. Prev Med 9:371–383

World Health Organisation (1977) WHO Public Health in Europe: Myocardial infarction community registers – results of a WHO international collaborative study, coordinated by the Regional Office for Europe. WHO-Regional Office for Europe, Kopenhagen
World Health Organisation (1982) Prevention of coronary heart disease. Report of a WHO Expert Committee. Technical Report Series 678, WHO, Genf

# Teil IV

## Risikofaktoren und Gesundheitsverhalten

# Präventivkardiologie
# am Beispiel der koronaren Herzkrankheit

M.-J. Halhuber

Im folgenden wird Prävention am Beispiel der koronaren Herzkrankheit (KHK) abgehandelt, weil sie sozialmedizinisch im Vordergrund steht, was aber nicht bedeutet, daß nicht viele der Einzelfragen und Vorschläge zur Prävention auch für andere chronische Krankheiten als Herz-Kreislauf-Krankheiten gelten. Um Kritik bemüht, wird das Thema in 3 übergeordneten Fragen abgehandelt.
- Meinen wir alle dasselbe, wenn von Notwendigkeit und Problematik von Definitionen die Rede ist?
- Wie kontrovers wird das Risiko- und Schutzfaktorenkonzept der KHK heute diskutiert?
- Wie kann kardiologische Prävention zur Jahrtausendwende praktiziert werden?

## 1 Meinen wir alle dasselbe?
## Über Notwendigkeit und Problematik von Definitionen

### 1.1 Zur Geschichte der „preventive cardiology"

Wenn ich die erste internationale Konferenz über Präventivkardiologie im August 1964 an der Universität von Vermont/USA als wichtiges Datum in der Geschichte der kardiologischen Prävention und Rehabilitation nenne, so hat das sicher auch persönliche Gründe. Ich verdanke nämlich Wilhelm Raab und jener Tagung entscheidende Impulse für meine eigene Zuwendung zu dieser nun volljährig gewordenen Tochter der Kardiologie. Rückschauend darf ich feststellen, daß damals fast alle, die auf der Farm der Trapp-Familie in den grünen Bergen nahe der kanadischen Grenze versammelt waren, heute als Väter und Großväter der Präventivkardiologie zu bezeichnen sind. Der Ausdruck „preventive cardiology" war erstmals im Januar 1958 von Willi Raab im *Maine State Medical Journal* verwendet worden. Er ist dann durch Jeremiah Stamlers Buch *Lectures on Preventive Cardiology* (1967) in den medizinischen Sprachgebrauch aufgenommen und heute selbstverständlich geworden.

Es war also ein Epidemiologe, der diesem Begriff zum Durchbruch geholfen hat, und auch 1996 werden Tagungen der Präventivkardiologen und Epidemiologen gemeinsam abgehalten. Jene Konferenz unter Vorsitz von Willi Raab, dem emeritierten Professor der Experimentalmedizin an der Universität von Vermont in Burlington, hat ihren Niederschlag gefunden in dem Buch *Prevention of Ischemic Heart Disease, Principles and Practice* (1966). Die Kardiologen jener Konferenz im August 1964 waren zusammengekommen, weil sie der Überzeugung waren, daß das traditionelle Kardiologiekonzept interdisziplinär erweitert werden müsse, da eine überwiegend auf Hämodynamik und Diagnostik eingeengte und vor allem technisch orientierte Kardiologie den heute von den Herz- und Gefäßkranken und von der Gesellschaft an sie gestellten Ansprüchen nicht mehr befriedigend gerecht wird, und zwar weder in der Praxis noch in Forschung oder Lehre. Sogar in den vorsichtigen Formulierungen der offiziellen Statements der Second National Conference on Cardiovascular Diseases in Washington im November 1964 wird schon festgestellt, daß in der kardiologischen Forschung die höheren nervösen Funktionen viel weniger Aufmerksamkeit gefunden haben, als es ihrer Bedeutung entspricht. Seit damals hat sich viel geändert, und ich darf an dieser Stelle voraussagen, daß eine humanökologisch orientierte, anthroprologische Kardiologie im Kommen ist.

## 1.2 Primär-, Sekundär- und Tertiärprävention

Eine gute Philosophie der kardiologischen Prävention ist heute unter Theoretikern, Praktikern und Politikern auch gerade im Hinblick auf das „Gesundheits-Reformgesetz" aktuell, weil noch kein Konsens bezüglich vieler Begriffe und deren Anwendung besteht. Als Beispiel erwähne ich die Schwierigkeiten mit der Definition der primären, sekundären und tertiären Prävention. Primärprävention meint doch das Verhüten einer Krankheit, bevor sie entstanden ist, z.B. durch Impfung oder Vermeidung von Risikofaktoren (krankmachende Lebensbedingungen), etwa durch Nichtrauchen. Sekundärprävention meint meist Früherkennung einer Krankheit, weil die Information über die Befunde ein Teil der Motivation zur Änderung schädlicher Verhaltensmuster ist. Tertiärprävention (ein Begriff, der mehr im Deutschen verwendet wird, während die Angelsachsen ihn unter Sekundärprävention einbeziehen) ist auf eine Verlangsamung oder gar Verhinderung des Fortschreitens einer chronischen Krankheitsentwicklung ausgerichtet. Nicht erst seit den Untersuchungen von Campeau et al. in Kanada (1984) wissen wir, daß Bypassoperierte, die ihre individuellen Risikofaktoren nicht beherrschen können, die also zu wenig Tertiärprävention betreiben, bei Kontrollangiographien 10 Jahre nach dem Eingriff mehr Bypassverschlüsse und mehr allgemeine Koronarveränderungen als gesundheitsbewußte Patienten aufweisen.

Mit diesen Definitionen ist auch ausgesagt, daß Sekundär- oder Tertiärprävention immer auch ein unabdingbarer Bestandteil jeder Rehabilitation sein muß (Rehabilitation: „Leben lernen mit einer Behinderung oder chronischen Krankheit"). Die Übergänge zwischen Primär-, Sekundär- und Tertiärprävention sind also fließend, und es ist berechtigt, wenn sich der Präventivkardiologe in gleicher Weise an den Gesunden und den schon Kranken wendet.

## 1.3 Brauchen wir einen neuen Gesundheitsbegriff als Voraussetzung einer neuen Gesundheitsmentalität?

Der Erziehungswissenschaftler Gerhard Schaefer von der Universität Hamburg hat die These aufgestellt, daß Gesundheitsbildung davon abhängt, welche Begriffe und Vorstellungen von Gesundheit die Auszubildenden haben. Befragungen in der Bundesrepublik und in der Dritten Welt haben ergeben, daß in den sog. Entwicklungsländern junge Menschen mit dem Begriff Gesundheit sehr positiv den Begriff „Lebenskraft" verbinden, während sie in Europa bei Gesundheit nur negativ an „Abwesenheit von Krankheit" denken: „Der Gesundheitsbegriff in Mitteleuropa ist offensichtlich stark von unserem technisierten Gesundheitswesen geprägt, das von seiner Akzentsetzung her ja eher ein Krankheitswesen ist." Schaefer folgert daraus, daß eine Begriffskorrektur dringlich ist. Gerade auch im Zusammenhang mit der Philosophie jeder Prävention scheint mir diese Fragestellung auch praktisch sehr aktuell, denn von unserem Gesundheitsbegriff hängt auch unsere Gesundheitsmentalität ab, d.h. jene Geisteshaltung, die unser ganzes Leben durchzieht: „Nur wenn diese Geisteshaltung mit dem Gefühl der Freude verbunden ist, dann muß es auch gelingen, die Menschen von den Zielen ihrer Gesundheitserziehung zu überzeugen und ihnen zu zeigen, daß Gesundheit nicht eine verbissene Mühe und Qual ist, sondern die Erfüllung des Lebens selbst, sozusagen ein Sieg des einen großen Spaßes über die vielen kleinen Späße des Lebens" (Schaefer 1987).

Wer beim Wort Gesundheit nur an „frei von Krankheit" denkt, wird unvermeidlich in Versuchung kommen, auch einmal von Krankheitsgewinn zu träumen, „krank zu feiern" und schließlich seine Krankenkasse zu mißbrauchen (vielleicht läßt sich die Krankenkasse deshalb gern „Gesundheitskasse" nennen).

Nun muß natürlich ein Gesundheitsbegriff angeboten werden, der die genannten Gefahren vermeidet, positiv ist und einleuchtend. Schaefer schlägt einen Gesundheitsbegriff vor, der übrigens nicht nur für den Menschen, sondern auch für jedes Ökosystem, also auch für den Wald, gilt. Seine Definition, die im Umkreis der eigenen Forschungsarbeiten entstanden ist, wurde auch von der Kommission der biologischen Erziehung der internationalen Union biologischer Wissenschaften übernommen: Gesundheit als erfolgreiche Beseitigung oder Kompensation von Störungen in Biosystemen.

Diese sehr allgemeine Definition ist so weit gefaßt, weil Schaefer bei seinen Untersuchungen festgestellt hat, daß der Begriff Gesundheit in verschiedenen Kulturkreisen nicht nur auf den Menschen angewandt wird, sondern auf ganze Gesellschaften und auch Ökosysteme. Man spricht von gesunden oder kranken Landschaften. Dabei ist der Begriff der Kompensation, also des Ausgleichs, sehr wichtig. Je mehr unsere Lebenserwartung steigt – in den USA ist die Altersgruppe der 85jährigen derzeit der am raschesten wachsende Bevölkerungsanteil –, um so mehr wird es mehrfach chronisch „Kranke" geben, die sehr wohl einen Teil der Störungen in ihrem Organismus ausgleichen, kompensieren können, wenn sie es eben gelernt haben.

Wer aus dem Fernsehen Bilder von Behindertenolympiaden in Erinnerung hat, kann doch nur staunen, wieviele Menschen auch zur Überkompensation fähig sind. Ich wage sogar zu behaupten, daß auch die Lebensarbeitszeit, die Problematik der Ruhestandsregelung, ja sogar die Pflegebedürftigkeit im Alter indirekt mit unserem Gesundheitsbegriff und unserer Gesundheitsmentalität zu tun haben, also auch mit Primär-, Sekundär- und Tertiärprävention.

## 2 Wie kontrovers wird das Risiko- und Schutzfaktorenkonzept der koronaren Herzkrankheit diskutiert?

In diesem Abschnitt kann schon aus Platzgründen nicht die gesamte Problematik des Konzepts diskutiert werden, aber auf einige Gründe für „das Dilemma mit den koronaren Risikofaktoren", wie es in einem lesenswerten Editorial von Michel (1989) heißt, muß ich mit natürlich auch persönlich gefärbten Argumenten hinweisen. Wird nicht zu wenig berücksichtigt, daß bei allen Problemen der Prävention emotionale Einstellungen (Zuwendung und Abwehr) stärker beteiligt sind als in anderen Bereichen der Medizin?

„Es wäre schlimm, wenn sich die koronaren Risikofaktoren als medizinischen Quixoterie des ausgehenden 20. Jahrhunderts erwiesen. Entsprechende Befürchtungen dürften unberechtigt sein, wenn man von den konventionellen Risikofaktoren ausgeht. Selbst wenn es sich bloß um Risikoindikatoren handeln sollte, wären dadurch veranlaßte therapeutische und wohl auch prophylaktische Maßnahmen gerechtfertigt" (Michel 1989).

Die in diesem Editorial genannten kritischen epidemiologischen Arbeiten seien aber auch hier erwähnt, damit Skeptiker sich selber aus den Originalbeiträgen ein Bild machen können: McCormick u. Skrabanek (1988), Hopkins u. Williams (1981), Lee (1988), Stewart (1988).

Aus meiner Sicht werden einerseits die methodologischen Probleme der Interventionsstudien zu wenig berücksichtigt (Halhuber 1989), andererseits die Verschiebung der koronaren und Gesamtmortalität in höhere Lebensalter (Weiss et al. 1982, 1983a, b, 1987) und schließlich auch die Einsicht, daß „Lebenserwartung" heute neben der Lebensverlängerung auch die Lebensqualität umfassen muß.

### 2.1 Zigarettenrauchen

Von allen Risikofaktoren am wenigsten kontrovers wird heute wohl in allen Ärztekreisen der Schaden des Rauchens diskutiert. Nach den Angaben der Weltgesundheitsorganisation ist anerkannt, daß an den Folgen des Tabakmißbrauchs in Europa jährlich etwa 50000 Menschen sterben, weltweit sind es etwa 2,5 Mio. Menschen, d.h. daß alle 13 Sekunden ein Mensch an nikotinbedingten Krankheiten stirbt. Das Risiko, an Lungenkrebs, chronischer Bronchitis sowie Herz- und Kreislauferkrankungen zu sterben, ist übrigens für Raucher und Raucherinnen gleich groß. Hingegen beunruhigt die Tatsache, daß immer mehr Frauen zur Zigarette greifen. Dafür macht die Weltgesundheitsorganisation die Zigarettenwerbung verantwortlich. Besorgniserregend ist auch, daß Jugendliche immer früher mit dem Rauchen anfangen, meist zwischen dem 11. und 13. Lebensjahr. Anläßlich des 2. Weltnichtrauchertags am 31. Mai 1989 hat der Generaldirektor der Weltgesundheitsorganisation, Hiroshi Nakajima, den Wunsch ausgedrückt, daß dieser

Tag der erste Schritt zur tabakfreien Gesellschaft wäre. Mit der Prävention durch Nichtrauchen müsse bereits früh begonnen werden, denn ab dem 12. Lebensjahr hätten bereits über 60% der Jugendlichen mit Zigaretten herumexperimentiert, und rund 30% seien vermutlich bis zu ihrem 18. Geburtstag abhängig.

Kontrovers diskutiert wird nicht die Bedeutung des Rauchens, sondern eher die Methode der Raucherentwöhnung. Es stellt sich sicher auch die Frage, wo heute die Grenzen zwischen noch erlaubtem Gruppendruck der Öffentlichkeit und nicht mehr wünschenswerter Manipulation durch die öffentlichen Maßnahmen anzusetzen sind.

Allgemein anerkannt ist heute, daß das Rauchen proportional zur Zahl der gerauchten Zigaretten pro Tag ansteigt und daß die Inhalation von Zigaretten-, Zigarren- und Pfeifenrauch gleich schädlich ist. Beim Konsum von 40 Zigaretten und mehr steigt das kardiovaskuläre Risiko um das 3- bis 4fache an. Weitgehend anerkannt ist auch, daß Passivraucher ebenfalls gefährdet sind.


## 2.2 Bluthochdruck

Auch hier gibt es relativ wenig kontroverse Diskussionen, vielleicht mit Ausnahme der Behandlungsbedürftigkeit der „Grenzwerthypertonie" oder der sog. „milden" Hypertonie. Aufgrund der Ergebnisse mehrerer Interventionsstudien, auf die hier nicht im einzelnen eingegangen werden soll, sind aber auch die Erfolge der Hypertoniebehandlung bei milder Hypertonie überzeugend, wenn auch die Anwendung von Medikamenten meistens überflüssig ist. Die Gesamtmortalität kann innerhalb von 4–5 Jahren Behandlungsdauer um 29% gesenkt werden, die kardiovaskuläre Mortalität um 37%, die koronare Herzkrankheit um 12% und zerebrovaskuläre Insulte um 57%.


## 2.3 Hyperlipämie

Erstaunlicherweise werden die Fettstoffwechselstörungen sowohl in ihrer Bedeutung als auch bezüglich der anzustrebenden Richtwerte von Cholesterin, HDL, LDL und Triglyzeriden unter Kardiologen, Lipidologen und Allgemeinärzten kontrovers diskutiert. Eine allgemeine Anerkennung der Forderungen des „National Cholesterol Education Program" in den Vereinigten Staaten ist bei den Ärzten der Bundesrepublik noch nicht erreicht worden. Auch als Teilnehmer diesbezüglicher Streitgespräche auf hohem Niveau sind mir die Begründungen der Skepsis nicht verständlich geworden. Natürlich gibt es in der Medizin unterschiedliche Grade der wissenschaftlichen Sicherheit, aber die ernstzunehmenden Studien bis 1996 scheinen mir genügend Hinweise zu bringen, daß die Hyperlipämiebekämpfung als wichtige Aufgabe der kardiologischen Primär-, Sekundär- und Tertiärprävention anzuerkennen ist.

Auf Einzelheiten kann hier nicht eingegangen werden. Für praktische Zwecke scheint mir die Übertragung des *Report of the Expert Panel for Detection Evaluation and Treatment of High Blood Cholesterol in Adults* auf mitteleuropäische Verhältnisse angezeigt (National Cholesterol Education Program 1988). Hier sei auch besonders auf das Strategiepapier der Nationalen Cholesterininitiative hingewiesen, das 1996 noch gilt (Assmann u. Schettler 1987), ebenso auf die sog. 4S-Studie.

Durch die 4S-Studie (Scandinavian Simvastatin Survival Study) konnte an 4444 Ptienten mit einer Lipidoptimierung das folgende vierfach Ziel errecht werden: Eine 30%ige Absenkung der Gesamtmortalität, eine 42%ige Senkung der Koronarmortalität, eine 35%ige Senkung der nichttödlichen Herzinfarkte und eine 35%ige Senkung der Notwendigkeit zu einer Bypasschirurgie. Diese positiven Ergebnisse galten für alle Ausgangsbereiche ab 212 mg/dl Gesamtcholesterin-Einschlußgrenze und für alle Alterstufen bis zum 70. Lebensjahr, ohne daß eine negative Auswirkung auf die Krebs- oder Suizidhäufigkeit befürchtet werden muß.

## 2.4 „Streß" und mangelnder mitmenschlicher Rückhalt

Weil dieser Risikofaktor noch besonders kontrovers diskutiert wird, scheint es mir angebracht, ausführlicher Argumente aus der Literatur beizutragen. Persönlich wage ich sogar die Hypothese, daß oft auch die traditionellen, bisher genannten Risikofaktoren einen gemeinsamen psychosozialen „Nenner" haben: Ein ungelernter Arbeiter, der um seinen Arbeitsplatz fürchtet, neigt zu erhöhtem Blutdruck und tröstet sich mit Rauchen, Essen und Trinken.

Kulbertus schreibt im Schlußwort des Buchs *The First Year After a Myocardial Infarction* (1983): „Unsere Unwissenheit bezüglich der Faktoren, welche an der Entwicklung der koronaren Herzkrankheit beteiligt sind, bleibt beunruhigend. Zugegeben, es konnten Risikofaktoren identifiziert werden. Aber der Grund, warum so viele Patienten, die alle Risikofaktoren haben, keine Arteriosklerose entwickeln, während so viele ohne erkennbare Risikofaktoren einen Herzinfarkt bekommen, bleibt völlig im Dunkeln."

Stehen wir wirklich völlig im Dunkeln? Legen die Beobachtungen über „Ausreißer" und „paradoxe Verläufe" nicht die Hypothese nahe, daß außer noch unbekannten Risikofaktoren auch das Vorhandensein oder Fehlen von Schutzfaktoren eine Rolle spielen könnte?

Im somatischen Bereich sind solche protektiven Faktoren, zum Beispiel ein hoher HDL-Anteil im Gesamtcholesterin, weitgehend anerkannt. Ich will fragen, ob es solche Schutzfaktoren auch im psychosozialen Bereich gibt, die über das Zentralnervensystem und das Neuroendokrinium wirksam werden.

In den heute vorliegenden Studien werden im allgemeinen folgende Hypothesen überprüft:

- Selbstisolation ist – ähnlich wie bestimmte Arbeitsbelastungen – mit einem erhöhten KHK-Risiko verbunden;
- mitmenschlicher Rückhalt – die Chance, im Bedarfsfall angemessene emotionale, kognitive und praktische Hilfe zu bekommen – verringert die Belastungswirkung verschiedener sozialer Stressoren.

Während im ersten Fall ein direkter Effekt postuliert wird, geht es im zweiten um einen sog. „Moderator-" oder „Puffereffekt". Die erste Studie, über die ich kurz berichten möchte, betrifft vor allem die soziale Isolation.

Ruberman et al. (1984) führten mit 2320 männlichen Überlebenden eines akuten Myokardinfarkts zweieinhalb Monate nach dem akuten Ereignis psychosoziale

Interviews. Die Patienten waren Teilnehmer des „beta-blocker heart attack trail". Über eine Dreijahresperiode ist die allgemeine Absterberate am höchsten für die Überlebenden, die weniger als 10 Jahre Schulbildung hatten, am niedrigsten für diejenigen mit mehr als 12 Jahren. Relativ hohes Niveau sowohl für „Lebensstreß" und „soziale Isolation" war verbunden mit einem etwa doppelten Risiko gegenüber Patienten mit niedrigem Streß oder niedriger sozialer Isolation. Waren Lebensstreß und soziale Isolation kombiniert, dann wurde ein 4,5mal so großes Mortalitätsrisiko festgestellt.

Andere Studien weisen in dieselbe Richtung. Berkman u. Syme (1979) wiesen im Rahmen der Alameda-County-Studie prospektiv einen negativen Zusammenhang zwischen dem Ausmaß sozialer Einbindung und der Mortalität nach 9 Jahren nach, unabhängig vom initialen Gesundheitszustand. Das altersangepaßte relative Risiko lag für die sozial Isolierten 2,3mal höher bei den Männern und 2,8mal höher bei den Frauen, wenn man zum Vergleich jeweils die Gruppe der am besten Integrierten heranzog. Dieser Zusammenhang blieb auch bestehen, wenn gesundheitsbezogene Verhaltensweisen kontrolliert waren. Der Index „sozialer Rückhalt" sagte nicht nur die allgemeine Mortalität, sondern spezifischer ischämische Herzkrankheiten voraus. Ganz ähnliche Ergebnisse erbrachte der ebenfalls prospektive Tecumseh Health Survey (House et al. 1982).

Diese Studie ist für die Abschätzung des Gewichts psychosozialer Faktoren noch aussagekräftiger, da sie sehr genau die Entwicklung der traditionellen medizinischen Risikofaktoren dokumentiert. Auch in einer von der Marburger Arbeitsgruppe (Siegrist et al. 1980) durchgeführten Fallkontrollstudie an Patienten mit erstem Myokardinfarkt im Vergleich mit Herz-Kreislauf-Gesunden (380 Patienten, 190 gesunde Männer zwischen 25 und 55 Jahren, nach beruflichem Status gruppiert), fand sich in der Infarktgruppe ein signifikant höherer Anteil an sozial wenig Eingebundenen als in der Kontrollgruppe. Die Bedeutung sozialer Unterstützung ist besonders bei Personengruppen hoch zu veranschlagen, die aufgrund von Erziehung, Ausbildung und aktueller Situation nur relativ geringe Kompetenz entwickeln konnten. Neuere, methodisch anspruchsvolle Untersuchungen legen nahe, daß insbesondere Angehörige unterer Schichten angesichts starker Belastungssitutationen in hohem Maß auf sozialen Rückhalt angewiesen sind, wenn die psychischen und physischen Kosten von Stressoren gering gehalten werden sollen. Badura u. Waltz (1984) befragten in einer repräsentativen Untersuchung in der Bundesrepublik Deutschland über 1000 Infarktpatienten und deren Lebenspartner innerhalb eines Jahres 3mal. Sie konnten anhand der Bradburn-Skalen für positive und negative Affekte einen Puffereffekt durch sozialen Rückhalt vor allem innerhalb der Familie eindeutig nachweisen.

Schließlich muß auf die vermutlich entscheidende Bedeutung der Verhaltensstrukturierung sowie Sinnstiftung durch religiöse, kulturelle und soziale Traditionen hingewiesen werden. Orthodoxe Israelis haben weniger Infarkte als Nichtgläubige (Groen 1984), und Japaner, die ihren japanischen Sozialisationsstil in den USA leben, haben weniger Infarkte als solche, die sich amerikanisieren lassen (Marmot 1982).

## 2.5 Körperliche Inaktivität

Die Rate koronarer Herzkrankheiten liegt bei Personen, die durch Ausdauersport einen wöchentlichen Energieverbrauch von 2000 Kilokalorien (8370 Kilojoule) oder mehr haben, um 39% unter jener der übrigen. Selbst mäßige Belastungen, wie regelmäßiges Treppensteigen oder Spazierengehen, können die Inzidenz der koronaren Herzerkrankungen senken (Paffenbarger et al. 1978).

Ein regelmäßiges, möglichst tägliches Training scheint aus ärztlicher Sicht am besten zur Verringerung des Koronarrisikos geeignet. Empfehlenswert sind alle Sportarten, die ein Ausdauertraining mit überwiegend dynamischer Muskelbeanspruchung bewirken.

### *Das Fünfpunkteprogramm zum Lebensstil*

Als Konsequenz aus vielen inzwischen vorliegenden Studien gilt das folgende Fünfpunkteprogramm, das nicht nur für Koronarkranke von Bedeutung ist, sondern auch zur Vorbeugung des Schlaganfalls, also zur Primär- und Sekundärprävention jeder Art von Arteriosklerose, Und das gilt natürlich genauso für die stationäre wie ambulante Sekundärprävention.

Ein Fünfpunkteprogramm zum Lebensstil für Arteriosklerosekranke und -gefährdete:
1. Unabhängig werden von der Zigarette (Nichtraucher).
2. Mittelmeerkost (wenig Fleisch und Wurst, mehr Fisch, Pasta, Gemüse, Salat mit Essig und Olivenöl und Obst).
3. Regelmäßig Bewegung, die Spaß macht (z.B. täglich eine Stunde Spazierengehen).
4. Streßmanagement (z.B. Entspannung durch autogenes Training und mitmenschlicher Rückhalt in ambulanten Herzgruppen).
5. Therapietreue und Verhaltensdisziplin für die Einnahme der Medikamente (Compliance) (z.B. für Hochdruck- und Fettstoffwechselstörungen).

# 3 Wie kann kardiologische Prävention zur Jahrtausendwende praktiziert werden?

Skeptiker, die Prävention mit der Aufforderung zum „Maßhalten" gleichsetzen und sie deshalb als organisierte medizinischen Maßnahme für überflüssig halten, übersehen, daß durch diese simplifizierende Gleichsetzung die Problematik nur auf eine andere Ebene verschoben wird. Der Präventivmediziner steht heute vor der Frage, wie denn am Ende dieses Jahrhunderts „Maßhalten" zur Eindämmung verhaltensbedingter Krankheiten am ehesten erreicht wird.

Unabhängig davon, ob man als Präventivkardiologe ein um die psychosozialen Einflüsse erweitertes Risikofaktorenkonzept anerkennt oder sich nur auf die 3 Standardrisikofaktoren (Zigarettenrauchen, Hypercholesterinämie und Hochdruck) beschränkt, erscheint nach vielfältiger Erfahrung die These berechtigt, daß Einzelmaßnahmen gegen einzelne Risikofaktoren (krankmachende Lebensbedingungen) auf Bevölkerungsebene weniger ergiebig sind als die Forderung eines maßgeschneiderten Gesamtlebensstils nach dem Life-style-Konzept der WHO, der eben nicht nur „gesund" ist, sondern auch Freude macht. Zum Einüben eines solchen neuen Lebensstils bietet sich heute besonders die Freizeitgestaltung an. Deshalb ist Freizeitpädagogik ein Bereich der Erziehungswissenschaft, der auch den Präventivkardiologen interessieren muß.

### 3.1 Kardiologische Prävention auf den drei Ebenen der ärztlichen Primärversorgung nach den sog. Heidelberger Thesen

Die ärztliche Primärversorgung findet also auf den folgenden 3 Ebenen statt (Nüssel et al. 1989):

1. Ebene: Individuelle Sprechstundenbetreuung (mit dem Arzt-Patienten-Gespräch);
2. Ebene: Betreuung von Patientengruppen (praxenübergreifend oder praxisintern gebildet);
3. Ebene: Aktivitäten der niedergelassenen Ärzte im Gemeinderahmen (von niedergelassenen Ärzten geleitete oder verantwortete ehrenamtliche Nächstenhilfe der Bürger).

In der Bundesrepublik Deutschland arbeiten niedergelassene Ärzte seit fast zwei Jahrzehnten an der praktischen Umsetzung des klassischen Risikofaktorenkonzepts der KHK innerhalb der ärztlichen Primärversorgung der Bevölkerung. Dabei wurde klar, daß die individuelle Sprechstundenbetreuung durch 2 Tätigkeitsfelder ergänzt werden muß: Zum einen ist es erforderlich, Praxispatienten in Gruppen zu betreuen. Der bundesweite Ausbau eines flächendeckenden Einsatzes der Herzgruppen ist ein eindruckvolles Beispiel dafür. Zum anderen sollen die niedergelassenen Ärzte auf Gemeindeebene, losgelöst von ihrer Praxis, tätig werden. Auch die Gemeindearbeit soll der Gesundheitsförderung, der Prävention, Kuration und Rehabilitation dienen.

### 3.2 Prävention bei Kindern und Jugendlichen

Es ist eine banale Feststellung, daß Prävention und Gesundheitsförderung von der Wiege bis zur Bahre angezeigt sind. Aber wie ist es um die konsequente Realisierung solcher Forderungen bestellt? Werden heute bei Verdacht auf familiäre Hypercholesterinämie schon im Kindergarten Untersuchungen durchgeführt? Ist die Gesundheitserziehung in allen Fächern aller Schultypen so integriert, wie sie es verdient?

10% der 10- bis 15jährigen zeigen bereits atherosklerotische Gefäßveränderungen, und auch die Risikofaktoren, also die krankmachenden Lebensbedingungen, spielen in diesem Lebensalter schon eine so große Rolle, daß die Atherosklerose heute auch als kinderärztliches Problem bezeichnet werden muß. 30–60% – je nach Alter und Sozialschicht – der Schüler rauchen. Und Schüler, die regelmäßig Alkohol trinken, haben viel Ähnlichkeiten mit Suchtrauchern. 10% haben Kontakt mit Drogen. Wir brauchen also bei jungen Menschen eine neue Philosophie der Prävention, der Vorbeugung, die u.a. von der Verhaltensmedizin aus zu begründen wäre (Halhuber et al. 1986, 1987).

Bedenken wir genug, daß „Gesundheit" für junge Menschen kein Thema ist? Sie wollen von „Gesundheit" nichts hören, für sie sind Fitness, Glück, Potenz, also ein Gesamtlebensstil, der Spaß und Freude macht und der mit Arbeit- und Genußfähigkeit zu tun hat, wichtig. In Österreich war ein raffiniertes Plakat zu sehen: „Ich genieße, also bin ich." (Cogito, ergo sum – ich denke, also bin ich –, vom Philosophen Descartes übertragen auf unseren Hedonismus).

Wir sollen ja die jungen Menschen dort „abholen", wo sie sind, und daher müssen wir auch einsehen, daß hier ihre Probleme sind, weil im Genießen bei vielen ihre Wertordnung zu wurzeln scheint.

Ich glaube deshalb, daß eine umfassende Vorsorge, also alles, was die Amerikaner „comprehensive cardiac care" nennen, nicht nur für die Rehabilitation, sondern auch für die Prävention, die Prophylaxe, ein wesentliches Prinzip ist, d.h. daß auch alle psychosozialen Aspekte der Gesundheitsausbildung viel stärker beachtet werden müssen. Wir Ärzte müssen nicht nur mit den jungen Menschen, sondern auch mit den Schulleitern, den Lehrern, den Eltern häufiger reden.

Zur Prävention der in diesem Beitrag genannten Risikofaktoren und zur Förderung von Schutzfaktoren sind isolierte Einzelmaßnahmen, also z.B. Nichtrauchertraining, Ernährungsumstellung, Ausdauertraining, weniger ergiebig als eine entsprechende Änderung des persönlichen Gesamtlebensstils nach dem Life-style-Konzept der WHO. Als Chance für eine solche Prophylaxe wurden die „Skiwochen" an den Schulen genannt.

Aber auch andere halbaußerschulische Veranstaltungen, z.B. Sportwochen, sollten als Chance einer interdisziplinären „Lebens-Schule" auch zur KHK-Vorbeugung auf Elternversammlungen diskutiert werden. Dabei sollten auch die Probleme des „Schulstreß" erörtert und die Chancen einer musischen Erziehung als Schutzfaktor nicht vergessen werden.

### 3.3 Freizeitgestaltung als Chance für kardiologische Primär-, Sekundär-, und Tertiärprävention: „Herztourismus"

Nicht nur zur Primärprävention ist heute Ausdauertraining in der Freizeitgestaltung weitgehend anerkannt, auch der chronisch Herzkranke wird nicht mehr ruhiggestellt, sondern aktiviert. Seine „maßgeschneiderte" Bewegungstherapie muß allerdings wie ein Medikament richtig indiziert, dosiert und ärztlich kontrolliert werden.

*„Therapeutischer Tourismus".* Eine der Konsequenzen dieser Aktivierung des mündigen Patienten, der ja im Hinblick auf die Verhaltensmedizin auch Spezialist in seiner eigenen Krankheit geworden ist, scheint mir alles das zu sein, was ich als „therapeutischen Tourismus" umschreiben möchte: Wie es für Behinderte die „geschützten Werkstätten" gibt, so wird hier z.B. „ein ärztlich geschützter Urlaub" angestrebt.

Schon seit Jahren hat sich bei manchen der ambulanten Herzgruppen in der Bundesrepublik Deutschland der Brauch entwickelt, daß sie auch den Urlaub, die „schönste Zeit des Jahres", gemeinsam verbringen möchten, einerseits, um den bewährten mitmenschlichen Rückhalt einer Schicksalsgemeinschaft nicht zu verlieren, und andererseits, um einen ärztlich gelenkten Aktivurlaub zu gewährleisten. Persönlich habe ich positive Erfahrungen mit Kreuzfahrten (Arzt-Patienten-Seminare auf hoher See) und Skifreizeiten für herzkranke Alpinskifahrer und Langläufer (Halhuber 1989).

## 3.4  Ambulante Herzgruppen und Präventionskurse

In der Bundesrepublik Deutschland gibt es heute über 3000 ambulante Herzgruppen und in deren Folge bereits auch Präventivgruppen für Patienten mit Risikofaktoren. Die Deutsche Gesellschaft für Prävention und Rehabilitation von Herz-Kreislauf-Erkrankungen (DEPR), Rizzastr. 34, 56068 Koblenz ist der Dachverband der Landesarbeitsgemeinschaften, in denen die Herzgruppen zusammengeschlossen sind.

## 3.5  Stationäre Vorsorge

Im Herz-Kreislauf-Kurzentrum der Deutschen Angestellten-Krankenkasse in Bad Pyrmont konnte Grünewald durch Intervention mit 26tägigen Kuren in geschlossenen Gruppen nachweisen, daß es möglich ist, durch Bewegungstherapie, Diätetik, Gesundheitsbildungsseminare und, soweit notwendig, Pharmakotherapie Risikofaktoren der Atherosklerose erheblich zu reduzieren. Auch 2 Jahre nach dieser Intervention durch Präventivkuren sind im Gesamtkollektiv von 2309 ehemaligen Kurpatienten die Risikofaktoren Bluthochdruck, Zigarettenrauchen und Übergewicht seltener als vorher nachweisbar (Grünewald 1989).

## 3.6  Arzt-Patienten-Seminare

Bei den nun über 100 Arzt-Patienten-Seminaren der Deutschen Herzstiftung und den Herztagen des österreichischen Herzverbandes geht es sowohl um Sekundärprävention der Betroffenen als auch um die Primärprävention der Familienangehörigen. Die erstaunlich hohen Teilnehmerzahlen dieser Veranstaltungen sind m.E. eine Abstimmung „mit den Füßen", die zeigt, daß hier eine Lücke auszufüllen ist.

## 3.7  Warum ist Präventivkardiologie für Ärzte heute
kein „faszinierendes" Thema?

Die Antwort auf diese zentrale Frage der praktischen Präventionskardiologie ist nicht einfach. Ich kann hier nur in Stichworten auf die vielschichtigen kognitiven, emotionalen, wissenschaftlichen, wirtschaftlichen und politischen Gründe hinweisen.

Im Vordergrund stehen sicher Mängel in der Aus-, Weiter- und Fortbildung von Ärzten und Heilberufen, was die Primärprävention bei noch augenscheinlich Ge-

sunden, aber auch die Sekundär- und Tertiärprävention bei chronisch Herzkranken angeht. Hinzu kommen das Fehlen eigener positiver Erfahrungen in diesem
Bereich, häufige semantische Mißverständnisse sowie die meist unbewußte Abwehrhaltung vieler Ärzte gegen eine Aufgabe, die neue Kenntnisse, Einstellungen
und Arbeitsmethoden, vor allem aber ein neues Selbst- und Rollenverständnis als
Arzt und ungewohnte Formen der Partnerschaft verlangt. Wenn eine Expertenkommission des National Heart Lung and Blood Institute in Bethesda im Oktober
1987 feststellt, daß 50 – 75% der amerikanischen Ärzte es unterlassen, Patienten mit
gefährlich erhöhtem Cholesterinspiegel diätetisch oder medikamentös zu behandeln, dann darf angenommen werden, daß diese Beobachtung auch für Mitteleuropa gilt. Ich jedenfalls verfüge diesbezüglich über deprimierende eigene Erfahrungen. Lipidforscher werden einer „Mafia" zugeordnet, und Empfehlungen der Consensus-Konferenz 1987 als unethisch und nicht praktikabel abgelehnt.

Bei älteren Ärzten mag auch ein latenter edukatorisch-therapeutischer Nihilismus mit im Spiel sein. Um die Jahrhundertwende gab es in Wien den makabren
Scherz: „Man läßt sich vom Internisten Skoda die Diagnose stellen und vom Pathologen Rokitansky bestätigen." Heute läßt man sich die Präventionsbedürfnisse
vom Epidemiologen diagnostizieren und von den Sozialmedizinern bestätigen, daß
die Erfolge der Präventionsmedizin unbefriedigend sind. Bei vielen jungen Ärzten
scheint mir weniger dieser edukatorische Nihilismus als die Furcht vor Manipulation ihrer Patienten vorzuherrschen.

Hinzu kommt, daß viele Problemstellungen der Präventivkardiologie methodisch nur interdisziplinär zu bearbeiten sind und deshalb relativ viele Untersuchungsergebnisse unzulänglich bleiben. Das Forschungsdefizit in diesem Bereich
ist erheblich, gerade was Interventionsstudien angeht, die allerdings auch besonders kostspielig und schwierig sind. Werden unter diesen Umständen die Gesundheitspolitiker alle Informationen bekommen, die sie für ihre Entscheidungen brauchen? Es besteht doch auch ein Mangel an ergiebigen Diskussionsforen zwischen
allen interessierten Gremien über die künftige Gesundheitspolitik, z.B. auch im
Hinblick auf Leitbilder.

Am Schluß der Gründe dafür, warum Prävention für alle, die sie angeht, nicht
gerade „faszinierend" ist, sei erst das in meinen Augen wichtigste wirtschaftliche
Argument genannt: Präventionsbemühungen werden weder finanziell noch ideell
überzeugend „honoriert", und zwar weder beim Arzt, noch bei anderen, auch den
Betroffenen, die sich präventiv engagieren. Wie kann z.B. heute ein Gruppengespräch zur Gesundheitserziehung durch den niedergelassenen Arzt verrechnet
werden? Welche wirtschaftlichen Vorteile hat ein Versicherter, wenn er sich sein
Normalgewicht erhält? Gerade diese letztgenannten Praxisfragen verdienten, in
eigenen interdisziplinären Symposien auch mit Gesundheitsökonomen diskutiert
zu werden.

# Literatur


Assmann G, Schettler G (1987) Die Prävention der koronaren Herzkrankheit. Dt Ärztebl 84:347–350

Badura B, Waltz M (1984) Social support and the quality of life following myocardial infarction. Soc Indic Res 14:295–311

Berkmann LF, Syme SL (1979) Social networks, host resistance, and mortality. Am J Epidemiol 109:186–204

Campeau L, Enjalbert M, Lespérance J, Bourasse MG, Kwiterovich P, Wacholder S, Sniderman A (1984) The relation of risk factors to the development of atherosclerosis in saphenous-vein bypass grafts and the progression of disease in the native circulation. A study 10 years after aortocoronary bypass surgery. N Engl J Med 21:1329

Groen JJ (1987) From clinical experience to tested hypothesis: the role of psychosocial factors in coronary heart disease. In: Schmidt T, Dembroski T, Blümchen G (eds) Biological factors and psychological factors in cardiovascular disease. Springer, Berlin Heidelberg New York

Grünewald B (1989) Kardiologische Prävention durch Früherkennung und Frühbehandlung von Risikofaktoren der Arteriosklerose. Soz Präventivmed [Suppl I]:11–12

Halhuber C, Traenckner K (Hrsg) (1986) Die koronare Herzkrankheit – eine Herausforderung an Gesellschaft und Politik. Perimed, Erlangen

Halhuber C, Halhuber MJ, Traenckner K (Hrsg) (1978) Prävention und Rehabilitation der koronaren Herzkrankheit – eine Herausforderung an Gesellschaft und Politik/II. Echo, Köln

Halhuber MJ (1989) 10 Thesen zur kardiologischen Rehabilitation. Münch Med Wochenschr 131:20–21

House JS, Robbins C, Metzner H (1982b) The association of social relations and activities with mortality. Am J Epidemiol 116:123–140

Kulbertus HE (1983) The first year after a myocardial infarction. New York

Lee JA (1988) Coronary heart disease prevention. Lancet II:1190–1192

Marmot MG, Rose G, Shipley MJ (1984) Inequalities in death – specifice explanations of a general pattern? Lancet I:1003–1006

McCormick J, Skrabanek P (1988) Coronary heart disease is not preventable by population interventions. Lancet II:839–842

National Cholesterol Education Program (1988) Report of the expert panel for detection, evaluation and treatment of high blood cholesterol in adults. NIH Publication No. 88 – 2925, Bethesda

Nüssel E, Scheidt R, Bergdolt H, Grosse-Ruyken F-J, Scheuermann W, Morgenstern W (1989) 3 x 7 Heidelberger Thesen zur Entwicklung einer umfassenden Konzeption der ärztlichen Primärversorgung der Bevölkerung. Soz Präventivmed [Suppl I]:24–29

Paffenbarger RS, Wing AL, Hyde RT, (1978) Physical activity as an index of heart attack risk in college alumni. Am J Epidemiol 108:161–169

Pedersen Terje P, et al. (1994) Randomised trial of cholesterol lowering in 4444 patiens with coronary heart disease: the candinavian Simvastatin Survival Study (4S). Lancet 344:1383–89

Ruberman W, Weinblatt E, Goldberg ID, Chandhary BS (1984) Psychosocial influences on mortality after myocardial infarction. N Engl J Med 311:552–559

Schaefer G (1987) „Leben" und „Gesundheit" – begriffliche Dimensionen einer positiven Gesundheitserziehung. Bericht von der 3. interdisziplinären Arbeitstagung der Deutschen Arbeitsgemeinschaft für kardiologische Prävention und Rehabilitation. Bad Nauheim

Siegrist J, Dittmann K, Rittner K, Weber I (1980) Soziale Belastungen und Herzinfarkt: Eine medizinsoziologische Fall-Kontroll-Studie. Enke, Stuttgart

Weiss B, Donat K, Ziegler WJ (1982) Langzeitbeobachtungen nach Herzinfarkt I. Herz-Kreislauf 14:438–445
Weiss B, Donat K, Ziegler WJ (1983a) Langzeitbeobachtungen nach Herzinfarkt II. Herz-Kreislauf 15:216–220
Weiss B, Donat K, Ziegler WJ (1983b) Langzeitbeobachtungen nach Herzinfarkt III. Herz-Kreislauf 15:550–556
Weiss B, Donat K, Ziegler WJ (1987) Langzeitbeobachtungen nach Herzinfarkt IV. Herz-Kreislauf 19:450–456

# Ernährung und Atheroskleroseprävention

W.O. Richter und P. Schwandt

In der Bundesrepublik Deutschland sterben mehr als 50% der Menschen an Herz- und Kreislauferkrankungen. Nach Angaben der WHO führte die Bundesrepublik Deutschland (588/100 000) zusammen mit Großbritannien (578/100000) 1985 die Mortalitätstatistik vor Italien, USA, Frankreich, Spanien, Kanada und Japan (247/100 000) an. Jährlich sterben allein in Deutschland etwa 80 000 Menschen akut am Herzinfarkt, weitere 80 000 an anderen Komplikationen der koronaren Herzkrankheit (KHK). Mit dieser Anzahl an Todesfällen durch die koronare Herzkrankheit (KHK) nahm die Bundesrepublik Deutschland unter den Ländern der OECD einen mittleren Rang ein (Tabelle 1).

Die regional unterschiedlichen Veränderungen der KHK-Mortalität in den letzten 100 Jahren lassen den Schluß zu, daß am multifaktoriellen Entstehungsprozeß der Atherosklerose nicht nur genetische Faktoren beteiligt sind, sondern daß auch die jeweiligen Lebensbedingungen eine entscheidende Rolle spielen. Die Ernährung nimmt in diesem Zusammenhang ohne Zweifel eine zentrale Position ein.

## 1 Ernährung und koronare Herzkrankheit

Wird die Zusammensetzung der Nahrung in Ländern mit hoher und niedriger Inzidenz an Todesfällen durch die KHK analysiert (Seely 1988), so zeigt sich eine hohe Korrelation der Häufigkeit an KHK mit der Menge an verbrauchtem tierischem Eiweiß und tierischem Fett. Eine negative Korrelation findet sich dagegen zur Menge an konsumiertem vegetabilem Eiweiß und pflanzlichem Fett sowie zum Fischverzehr (Tabelle 2).

Bei den positiven wie negativen Korrelationen zwischen KHK und Fettkonsum fällt in erster Linie eine Regelhaftigkeit hinsichtlich der Fettsäurenzusammensetzung und dem Cholesteringehalt auf. Ohne einen Kausalzusammenhang anzunehmen, könnte die pathogenetische Verknüpfung in den dadurch verursachten negativen und positiven Auswirkungen auf die Serumlipoproteine zu suchen sein. Dabei sind erhöhte Serumcholesterin- und „low-density-lipoprotein"-Cholesterinwerte (LDL) eindeutig mit einem größeren Risiko für die vorzeitige Atherosklerose verknüpft. Auch die Abbauprodukte triglyzeridreicher Lipoproteine („remnants") und die atypischen β-VLDL („very low density lipoproteins"), die bei der familiären Dysbetalipoproteinämie nachweisbar sind, gelten als atherogen.

**Tabelle 1.** Koronarsterblichkeit in Ländern der OECD im Jahr 1983 (pro 100.000) (nach Seely 1988)

| Land | Männer | | | Frauen | | |
|---|---|---|---|---|---|---|
| | 45–54 | 55–64 | 65–74 | 45–54 | 55–64 | 65–74 |
| Finnland | 270,4 | 802,4 | 1870,2 | 24,7 | 156,8 | 710,4 |
| Irland | 242,6 | 780,5 | 1654,5 | 48,0 | 230,3 | 728,6 |
| Großbritannien | 241,9 | 705,1 | 1617,4 | 46,1 | 212,8 | 695,6 |
| Schweden | 139,7 | 527,2 | 1470,4 | 26,3 | 110,3 | 532,3 |
| Neuseeland | 213,5 | 629,5 | 1494,1 | 50,8 | 190,0 | 741,2 |
| Dänemark | 169,3 | 542,1 | 1398,7 | 31,6 | 153,1 | 554,8 |
| Australien | 177,6 | 545,7 | 1358,4 | 45,4 | 168,9 | 610,0 |
| Norwegen | 179,1 | 541,7 | 1340,6 | 25,5 | 115,0 | 477,1 |
| Kanada | 175,6 | 495,6 | 1233,2 | 36,7 | 138,3 | 521,2 |
| USA | 187,4 | 516,9 | 1238,3 | 47,4 | 175,7 | 556,6 |
| BRD | 136,3 | 434,3 | 1182,5 | 23,2 | 101,8 | 457,6 |
| Österreich | 149,0 | 442,1 | 1123,5 | 26,7 | 110,0 | 446,0 |
| Niederlande | 143,6 | 446,2 | 1085,1 | 28,4 | 100,8 | 395,9 |
| Belgien | 130,2 | 352,5 | 816,1 | 24,3 | 90,7 | 353,4 |
| Schweiz | 89,7 | 290,9 | 760,4 | 12,8 | 59,4 | 253,2 |
| Italien | 111,5 | 298,2 | 669,5 | 17,7 | 65,8 | 279,1 |
| Jugoslawien | 123,1 | 251,0 | 514,5 | 29,6 | 80,9 | 254,6 |
| Spanien | 79,1 | 204,1 | 462,9 | 11,8 | 46,0 | 182,8 |
| Frankreich | 68,1 | 182,4 | 494,9 | 9,7 | 35,3 | 186,4 |
| Portugal | 74,9 | 201,5 | 503,5 | 19,8 | 65,6 | 233,6 |
| Japan | 26,8 | 75,8 | 240,7 | 6,5 | 27,7 | 128,0 |

Daten für Jugoslawien von 1982, für Italien von 1981 und für Spanien von 1980.

**Tabelle 2.** Korrelationskoeffizienten zwischen der Mortalitätsrate an KHK und dem Verbrauch verschiedener Lebensmittel in 8 Ländern (Spanien, Portugal, Frankreich, Japan, Finnland, Irland, Großbritannien und Schweden) (Seely 1988)

| | |
|---|---|
| Früchte | – 0,79 |
| Gemüse | – 0,74 |
| Rind und Kalb | 0,45 |
| Schwein | 0,62 |
| Hammel | 0,30 |
| Geflügel | – 0,36 |
| Innereien | 0,38 |
| Fisch, frisch | – 0,70 |
| Fisch, geräuchert | – 0,55 |
| Vollmilch | 0,91 |
| Milcheiweiß | 0,86 |
| Milchfett | 0,84 |
| Pflanzenfett | – 0,61 |
| Tierisches Fett | 0,77 |
| Tierisches Eiweiß | 0,74 |
| Pflanzlices Eiweiß | – 0,74 |

# 2 Nahrungsbestandteile mit Einfluß auf die atherogene Lipoproteinkonstellation

## 2.1 Cholesterin

Unter einer mäßig cholesterinreichen Diät liegt die tägliche Cholesterinbiosynthese bei 11–13 mg/kg Körpergewicht, die Resorptionsrate des mit der Nahrung aufgenommenen Cholesterins bei 55%. Ein Großteil des Cholesterins wird für die Synthese von Gallensäuren benötigt (etwa 3–4 mg/kg Körpergewicht/Tag). Etwa 1000 mg Cholesterin gelangen pro Tag mit der Galle in den Darm, wo etwa die Hälfte wieder rückresorbiert wird (McNamara 1987). Eine Verringerung der Cholesterinzufuhr mit der Nahrung führt kompensatorisch sowohl zu einer Steigerung der Cholesterinbiosynthese (Schlüsselenzym HMG-CoA-Reduktase) als auch zu einer vermehrten Aufnahme von LDL-Cholesterin aus dem Blut.

In einer Vielzahl von Studien konnte der Einfluß einer veränderten Cholesterinzufuhr auf Gesamt- und LDL-Cholesterin nachgewiesen werden, wobei allerdings erhebliche individuelle Unterschiede bestehen (Katan et al. 1986). Bei der Anpassung der Cholesterinhomöostase an die veränderte Cholesterinzufuhr sind, neben der Cholesterinbiosynthese und der LDL-Rezeptor-Aktivität, die Cholesterinabsorption, die Cholesterinausscheidung in der Galle, die Gallensäuresynthese und die Speicherung in verschiedenen Kompartimenten als regulative Mechanismen beteiligt. Darüber hinaus scheint auch das Vorliegen eines bestimmten Apolipoprotein-E-Polymorphismus (E-4-Allel) von Bedeutung zu sein (Pyörälä 1987). Durch die erhöhte Rezeptorbindung des Apolipoproteins E 4 wird das Nahrungscholesterin möglicherweise rascher und vollständiger in die Leber aufgenommen.

Wird die Cholesterinzufuhr in erheblichem Ausmaß erhöht (z.B. von 110 auf 905 mg/1000 kcal/Tag) (Packard et al. 1983), so kann ein Anstieg des Gesamt- und LDL-Cholesterins, aber auch des HDL-Cholesterins nachgewiesen werden. Es zeigte sich eine Steigerung der LDL-Synthese um 23% und eine Verminderung des LDL-Katabolismus um 10% („fractional catabolic rate"). Veränderungen der LDL-Zusammensetzung konnten nicht beobachtet werden. Eine hohe Cholesterinzufuhr über Wochen hinweg führte individuell unterschiedlich zum Auftreten eines HDL-Partikels (HDL$_c$), das aufgrund eines größeren Anteils an Apolipoprotein E eine erhöhte Bindungsfähigkeit an den LDL-Rezeptor besitzt (Mahley et al. 1978). Über das durchschnittliche Ausmaß der Serumcholesterinsenkung durch Änderung des Cholesteringehalts der Nahrung liegen unterschiedliche Ergebnisse vor. So fanden Mattson et al. (1972) eine lineare Beziehung: Pro 100 mg Cholesterin/1000 kcal weniger fiel das Serumcholesterin durchschnittlich um 12 mg/dl. Dagegen schlagen Keys et al. (1965) folgende Formel zur Errechnung des Einflusses einer veränderten Cholesterinzufuhr vor: Änderung des Serumcholesterins (mg/dl) = 1,5 x (Z 2–Z 1). Z ist jeweils die Quadratwurzel aus dem Cholesteringehalt/1000 kcal. Es bestehen jedoch, wie schon erwähnt, erhebliche interindividuelle Unterschiede im Ansprechen auf eine veränderte Cholesterinzufuhr mit der Nahrung (Hypo- und Hyperresponder). Die allgemeine Empfehlung, zur Senkung der LDL-Cholesterinkonzentration im Blut die tägliche Cholesterinzufuhr mit der Nahrung unter 300 mg zu halten, ist jedoch gut begründet. Darüber hinaus konnte in einigen prospektiven Feldstudien (Honolulu Heart Program: McGee et al. 1984; Seventh-Day Adventist Study: Kahn et al. 1984; Ireland-Boston-Heart Study: Kuschi et al. 1985; Zutphen Study: Kromhout et al. 1985) der Zusammenhang zwischen dem Cholesteringehalt der Nahrung und dem Risiko für KHK oder den Gesamttodesfällen nachgewiesen werden.

## 2.2 Fettsäuren

Die gesättigten Fettsäuren sind der diätetische Faktor mit der größten möglichen Auswirkung auf das Serum-Cholesterin. Die vermehrte Aufnahme gesättigter Fettsäuren führt ebenso wie erhöhte Cholesterinzufuhr zu einem individuell unterschiedlichen Anstieg des Serumcholesterins (Grundy u. Vega 1988). Wahrscheinlich sprechen Individuen, die auf eine vermehrte Cholesterinzufuhr mit einem deutlicheren Anstieg des Serumcholesterins reagieren, auch auf die Erhöhung der Aufnahme an gesättigten Fettsäuren stärker an (Katan et al. 1988). Eines der wichtigsten Prinzipien in der Ernährung zur Prävention der Atherosklerose ist daher die Reduktion des Gehalts an gesättigten Fettsäuren.

Vor mehr als 20 Jahren wurde daher zur Senkung des Serumcholesterins eine Diät mit einem hohen Anteil mehrfach gesättigter Fettsäuren empfohlen (Keys et al. 1965; Hegsted et al. 1965). Mehrfach ungesättigte Fettsäuren sollten über den bloßen Ersatz der gesättigten Fettsäuren in der Nahrung hinaus cholesterinsenkende Wirkung, haben. Außerdem wurde angenommen, daß einfach ungesättigte Fettsäuren und Kohlenhydrate das Serumcholesterin nicht wesentlich beeinflussen. Daher wurde eine Diät mit einem sehr hohen P/S-Quotienten empfohlen (P/S = Verhältnis der mehrfach ungesättigten zu den gesättigten Fettsäuren).

Neuere Untersuchungen (Mattson u. Grundy 1985) zeigten jedoch im Vergleich zu den einfach ungesättigten Fettsäuren nicht den erwarteten ausgeprägten Effekt der mehrfach ungesättigten Fettsäuren auf das Serumcholesterin.

Da darüber hinaus ein hoher Anteil mehrfach ungesättigter Fettsäuren das antiatherogene HDL-Cholesterin senkt, bringt es keinen Vorteil, einfach ungesättigte Fettsäuren vollständig durch mehrfach ungesättigte zu ersetzen. Ein P/S-Quotient von 1,0 hat dagegen keine nachhaltigen Wirkungen auf die HDL-Fraktion (Schwandt et al. 1982). Die sehr hohe Zufuhr mehrfach ungesättigter Fettsäuren mit einem P/S-Quotienten von über 3 könnte außerdem (wie im Tierexperiment gezeigt) das Immunsystem supprimieren und zu Änderungen in der Zusammensetzung der Zellmembranen führen; auch wurde ein potenzierender Effekt bei der Karzinogenese berichtet (Hillyard u. Abraham 1979; Carter et al. 1983; Carroll u. Khor 1971; King u. Spector 1978). Die einfach ungesättigten Fettsäuren senken das Serum- und LDL-Cholesterin, haben jedoch keine negativen Auswirkungen auf das HDL-Cholesterin. Deshalb wird heute empfohlen, jeweils 7–10% der Nahrungsenergie in Form mehrfach ungesättigter und gesättigter Fettsäuren zuzuführen, also ein P/S-Verhältnis von 1,0 anzustreben, 10–15 % der täglichen Nahrungsenergie sollten in Form von einfach ungesättigten Fettsäuren aufgenommen werden (Tabelle 3).

Gesättigte Fettsäuren supprimieren die LDL-Rezeptoraktivität und führen so zu einem verminderten Katabolismus dieser Lipoproteinpartikel (Fox et al. 1987).

Es konnte auch gezeigt werden, daß sowohl Linol- als auch Ölsäure die zelluläre Aufnahme und den Abbau von LDL stimulieren können (Loscalzo et al. 1987). Darüber hinaus scheinen mehrfach ungesättigte Fettsäuren auch die VLDL-Produktion zu hemmen (Cortese et al. 1983).

Trans-Fettsäuren entstehen aus einfach ungesättigten Fettsäuren durch die Einwirkung von Bakterien im Wiederkäuermagen und bei der Härtung von Fetten. Sie sind in unterschiedlicher Menge (0–30%) in Margarinezubereitungen und Bratfett enthalten, aber auch in Kuhmilch und Butter. In westlichen Industrieländern liegt der Anteil an Trans-Fettsäuren in der Ernährung bei 3,5–4% der Energie. Pro 1 Energie-% Trans-Fettsäuren wird angenommen (wenn die Trans-Fettsäuren Öl- oder Linolsäure ersetzen), daß das LDL-Cholesterin um 1,2 mg/dl ansteigt und das HDL-Cholesterin um 0,6 mg/dl sinkt (Zock u. Katan 1992). Dies bedeutet, daß bei vollständigen Ersatz das LDL-Cholesterin um 4–5 mg/dl gesteigert und das HDL-Cholesterin um 2–2,5 mg/dl gesenkt würde.

In zwei kürzlich publizierten Studien, in denen der Trans-Fettsäure-Gehalt im Fettgewebe analysiert wurde, konnte jedoch keine Beziehung zwischen dem Trans-Fettsäuren-Gehalt und dem Risiko für den Herzinfarkt (Aro et al. 1995) oder den plötzlichen Herztod gefunden werden (Roberts et al. 1995). Nur in Studien, in denen der Verzehr von Trans-Fettsäuren ungenauer mit Ernährungsprotokollen erhoben wurde, zeigte sich jeweils in der Gruppe mit dem höchsten Verzehr ein erhöhtes Risiko für den Myokardinfarkt (Willett et al. 1993; Ascherio et al. 1994).

Die niedrige Inzidenz der KHK in Japan wurde auf den höheren Konsum an Fischen (90–250 g/Tag) zurückgeführt (Kagan et al. 1974; Kagawa et al. 1982; Kimura et al. 1983; Yamori et al. 1985). Zum Vergleich: Nordamerikaner essen weniger als 20 g Fisch pro Tag. Weiter hatten japanische Fischer eine geringere Inzidenz an KHK als japanische Bauern (Yamori et al. 1985). In einer prospektiven Untersuchung (Kromhout et al. 1985) fand sich eine geringere KHK-Häufigkeit bei Teilnehmern, die mehr als 30 g Seefisch pro Tag aßen. In der Nahrung der Eskimos werden 40% der Energie durch Fett gedeckt, darin sind etwa 15g n-3 mehrfach ungesättigte Fettsäuren enthalten (Dyerberg u. Bang 1978; Dyerberg 1986). Bei den Eskimos fanden sich, im Vergleich zur dänischen Bevölkerung, niedrigere Serum- und LDL-Cholesterin-Werte. Die Plasmalipide der Eskimos enthielten deutlich weniger Arachidonsäure, dafür höhere Konzentrationen an n-3 mehrfach ungesättigten Fettsäuren (Eicosapentaen- und Docosahexaensäure). Die n-3-Fettsäuren hemmen, ebenso wie die n-6 mehrfach ungesättigten Fettsäuren, die VLDL-Sekretion (Yang u. Williams 1978). Darüber hinaus haben die n-3-Fettsäuren eine Reihe weiterer Effekte auf Faktoren, die am komplexen Geschehen der Atherogenese beteiligt sind (Kinsella 1987). Sie hemmen z.B. die Thromboxansynthese und stimulieren die Produktion von Prostazyklin $PGI_3$, wirken also antiaggregatorisch und antiadhäsiv. Darüber hinaus wird auch Leukotrien B 4 vermindert.

n-3-Fettsäuren senken auch gering den Blutdruck und verbessern sowohl die Vollblutviskosität als auch die Erythrozytendeformierbarkeit. Darüber hinaus kann die durch sie verursachte Änderung der Membranfluidität möglicherweise die Aktivität von Membranrezeptoren und membrangebundenen Enzymen beeinflussen. Insgesamt gesehen scheinen die n-3 mehrfach ungesättigten Fettsäuren einen sehr nützlichen Anteil in der Ernährung zur Prävention der Atherosklerose darzustellen. Bevor jedoch die hochdosierte Einnahme dieser Substanzen empfohlen werden kann, müssen Langzeituntersuchungen ihre Ungefährlichkeit zeigen.

Den Seefischkonsum auf über 30 g pro Tag anzuheben, scheint zunächst der sinnvollere Weg zu sein.

Aus epidemiologischen Daten (Knuiman et al. 1987) wurde geschlossen, daß 3 Faktoren bei einem unterschiedlichen Fettgehalt der Nahrung für die atherogene Lipoproteinkonstellation von Bedeutung sind: 1. Der Anteil an gesättigten Fettsäuren (mit der Folge des höheren Serum- und LDL-Cholesterins); 2. der Gesamtfettgehalt (positiv mit dem HDL-Cholesterin korreliert) und 3. der Energiegehalt (mit der Folgeerscheinung der Adipositas, die das HDL-Cholesterin negativ beeinflußt).

Unter Berücksichtigung dieser Auswirkungen sollte der Gesamtfettgehalt der fettmodifizierten Ernährung bei 30% liegen. Eine weitere Senkung des Fettgehalts auf 20% ließe eine Senkung des Serumcholesterins um 10 mg/dl erwarten (Keys et al. 1965). In neueren Untersuchungen (Grundy et al. 1986) fand sich bei solchen Diätformen sogar kein wesentlicher Unterschied im Gesamt- und LDL-Cholesterin.

Auch führt die dann vermehrte Aufnahme von Kohlenhydraten (vor allem von rasch resorbierbaren) zu einer, wenn auch oft nur passageren Erhöhung der Serumtriglyzeride. Hinzu kommt, daß bei einem Fettgehalt der Nahrung von 20% auch die Konzentration des antiatherogenen HDL-Cholesterins sinkt. Daher sind sehr fettarme Diäten nur für spezielle Stoffwechselsituationen zu empfehlen. Entsprechende bevölkerungsweite Empfehlungen sind nicht angebracht.


## 2.3 Eiweiß

Vegetarier haben im Durchschnitt niedrigere Serumcholesterinspiegel, allerdings kann dafür wahrscheinlich nicht nur der alleinige Verzehr von vegetabilem Eiweiß verantwortlich gemacht werden. Bei Hypercholesterinämikern führte sowohl der Ersatz von tierischem Protein durch Sojabohneneiweiß als auch die zusätzliche Gabe von Sojabohneneiweiß zu einer signifikanten Verringerung des Serum- und LDL-Cholesterins.

Bei Stoffwechselgesunden fand sich nur ein geringer, nicht signifikanter Abfall dieser Parameter. Verschiedene Hypothesen versuchen, die cholesterinsenkende Wirkung von vegetabilem Eiweiß zu erklären (Forsythe et al. 1986). So führt Sojabohneneiweiß zu einer vermehrten Ausscheidung neutraler und saurer Sterole. Darüber hinaus soll die Aminosäurenzusammensetzung des pflanzlichen Proteins die Cholesterinabsorption, die -synthese, -exkretion und -gewebespeicherung beeinflussen. Auch werden Plasmakonzentrationen von Hormonen mit möglichem Einfluß auf den Lipoproteinstoffwechsel verändert, wie z.B. jene von Insulin, Glukagon, Schilddrüsenhormonen und dem „Gastrointestinal inhibitory polypeptide" (GIP). Auch scheint die LDL-Rezeptoraktivität durch Sojaeiweiß güngstig beeinflußt zu werden (Gaddi et al. 1991).


## 2.4 Ballaststoffe

Die niedrigere Inzidenz atherosklerotischer Herzerkrankungen in Zentralafrika und Indien wird vorwiegend auf die höhere Aufnahme an Ballaststoffen zurückgeführt, ebenso die niedrigeren Cholesterinwerte von Süditalienern. Die Verabreichung einer solchen süditalienischen Kost, die im Vergleich zur typischen amerikanischen Ernährung im Gehalt in Energie und Eiweiß sowie Art und Menge an Fett identisch war und sich nur hinsichtlich des Kohlenhydratgehalts unterschied, führte bei Amerikanern zu einer Senkung des Serumcholesterins um 17 mg/dl (Keys et al. 1960). In einer Reihe weitere kontrollierter Untersuchungen konnte dann die Vermutung bestätigt werden, daß bestimmte Ballaststoffe das Serumcholesterin günstig beeinflussen (Richter u. Schwandt 1983).

So zeigte sich, daß Weizenkleie selbst in sehr großen Mengen (70 g/Tag) keinen Einfluß auf das Serumcholesterin hat. Dagegen kann Haferkleie in einer Dosierung von 100 g/Tag das Serumcholesterin um 13–23% und das LDL-Cholesterin um 14–23% senken, allerdings auch das antiatherogene HDL-Cholesterin um bis zu 20% (Anderson u. Gustafson 1988). Die cholesterinsenkende Wirkung der Haferkleie ist auf ein ß-Glukan (Davidson et al. 1991) zurückzuführen, wobei verschiedene Mechanismen eine Rolle spielen: Einmal sollen Gallensäuren und Cholesterin im Darmlumen gebunden werden, wodurch die Cholesterinresorption herabgesetzt wird. Andererseits werden die gebundenen primären Gallensäuren im Kolon zu sekundären Gallensäuren, die nur noch zu etwa 30% resorbiert werden, konvertiert. Damit muß die Leber vermehrt Cholesterin zur Gallensäuresynthese über eine Steigerung der Cholesterinbiosynthese und eine vermehrte Aufnahme von LDL-Cholesterin aus dem Blut durch Vermehrung der LDL-Rezeptoren an der Zelloberfläche bereitstellen. Die Faserstoffe werden im Kolon auch zu kurzkettigen Fettsäuren umgewandelt. Diese werden resorbiert und über die Pfortader zur Leber transportiert. Dort hemmen sie die Cholesterinbiosynthese. Daher muß wiederum vermehrt LDL-Cholesterin aus dem Blut aufgenommen werden, um den zellulären Cholesterinpool aufrecht zu erhalten. Darüber hinaus hemmen die kurzkettigen Fettsäuren auch die Cholesterinbiosynthese in den peripheren Geweben.

Andere Ballaststoffe mit nachgewiesener Wirkung auf Serum- und LDL-Cholesterin sind Pektin und Guar. Pektin, das sich z.B. in Äpfeln und Zitrusfrüchten findet, senkte in einer Dosis von 2–50 g pro Tag bei Stoffwechselgesunden das Serumcholesterin um 2–15%; Guar in Dosen von 6–60 g (bei Gesunden und Hyperlipoproteinämikern) um 5–18% (Richter u. Schwandt 1983; Tuomiletho et al. 1988). Daneben scheinen auch Psyllium, Lignin und Konjac mannan einen positiven Einfluß zu haben.

## 2.5 Alkohol

Alkohol steigert die Synthese und Sekretion der VLDL und hemmt in höheren Konzentrationen auch den Katabolismus der VLDL, so daß es zu einer sekundären Hypertriglyzeridämie kommt (Fry et al. 1973; Ginsberg et al. 1974). Alkohol ist in der Lage, das HDL-Cholesterin zu erhöhen, und zwar sowohl die $HDL_2$- als auch die $HDL_3$-Unterfraktion (Suh et al. 1992; Taskinen et al. 1987). In epidemiologischen Studien zeigte sich, statistisch gesehen, ein Zusammenhang zwischen moderatem Alkoholkonsum (2–4 Drinks pro Tag) und geringerem Auftreten der KHK (Hegsted u. Ausman 1988; Hennekens et al. 1978; Shaper et al. 1988). Andererseits ist ein hoher Alkoholkonsum mit einer hohen Gesamtmortalität verknüpft (Kramer et al. 1968). Eine generelle Empfehlung, Alkohol zur Prävention der Atherosklerose einzusetzen, ist aufgrund der fehlenden Daten zu anderen

physischen und psychischen Veränderungen nicht gerechtfertigt (Davis Conference 1991). Tatsache ist auch, daß sich im Laufe der Jahre, wie auch in Studien bestätigt, der Alkoholkonsum im Mittel mehr als verdoppelt (Gordon u. Doyle 1986). Daher kann Alkohol bei Patienten mit Hypertriglyzeridämie nicht empfohlen werden, bei Vorliegen einer LDL-Hypercholesterinämie ist auf nur sehr mäßigen Alkoholkonsum Wert zu legen.
Rotwein enthält Flavonoide, die die chemische Modifikation von LDL verlangsamen können (Frankel et al. 1993). Ob durch sie ein günstiger Einfluß auf die Atherosklerose erreicht werden kann, muß noch geklärt werden.

## 2.6 Kaffee

Eine kürzlich veröffentlichte Metaanalyse zeigte keinen Zusammenhang zwischen Filterkaffee und der Häufigkeit an KHK (Myers u. Basinski 1992). Auf skandinavische Art zubereiteter Kaffee kann im Einzelfall das Gesamtcholesterin um maximal 10% erhöhen, nicht jedoch Filterkaffee (Fried et al. 1992; Bak u. Grobbe 1989; Zock et al. 1990).

## 2.7 Kochsalz

In kürzlich veröffentlichten kontrollierten Studien zeigte sich der günstige Einfluß einer bevölkerungsweit empfohlenen Kochsalzrestriktion auf Höhe des Blutdrucks und vaskuläre Komplikationen (The Treatment of Mild Hypertension Research Group 1991; The Trials of Hypertension Prevention Collaborative Research Group 1992; Wasserteil-Smoller et al. 1992). Empfohlen wird eine Aufnahme von maximal 6 g Kochsalz pro Tag.

## 2.8 Antioxydanzien

In epidemiologischen Untersuchungen fand sich ein Zusammenhang zwischen der Aufnahme von Antioxydanzien mit der Nahrung und der KHK (Steinberg 1993). Allerdings ist zu bedenken, daß eine erhöhte natürliche Zufuhr oder auch die hochdosierte Einnahme in Form von Medikamenten wohl auch mit einer gesünderen Lebensweise vergesellschaftet ist. Eine kürzlich publizierte Interventionsstudie zeigte keine verringerte Inzidenz an Bronchialkarzinom und vaskulären Komplikationen bei Rauchern (The alpha-Tocopherol, beta-Carotene Cancer Prevention Study Group 1994). Erst nach Vorliegen weiterer kontrollierter Interventionsstudien wird der Nutzen einer hochdosierten Antioxydanzientherapie (z.B. Vitamin E) abzuschätzen sein. Die natürliche Zufuhr an antioxydativ wirksamen Vitaminen zu steigern, ist aber sicher gerechtfertigt.

## 2.9 Knoblauch

In einigen Balkanländern wird Knoblauch zur Prävention der Atherosklerose eingenommen. Es liegt zwar eine Reihe von Untersuchungen zur Wirkung auf die Serumlipoproteine von, diese sind jedoch meist methodisch angreifbar. Es scheint so zu sein, daß Knoblauch sowohl das LDL- als auch das HDL-Cholesterin erhöht. Darüber hinaus konnte aus Knoblauch eine thrombozytenaggregationshemmende Substanz isoliert werden. Zum Nachweis des positiven Einflusses auf die Atherosklerose liegen bisher keine Daten vor (Kendler 1987).

# 3  Adipositas

Adipositas ist ein unabhängiger Risikofaktor für die KHK (Garrison et al. 1983; Hubert et al. 1983). Dies gilt in besonderem Maß für die androide Form der Adipositas, also für jene Patienten, die ihr Fettgewebe vor allem im Abdominalbereich haben. Bei Übergewicht treten aber auch häufiger andere Risikofaktoren für KHK auf, z.B. Diabetes mellitus, Hochdruck und Dyslipoproteinämien. Bei Übergewicht besteht eine gesteigerte Cholesterinbiosynthese (Kesäniemi u. Grundy 1983; Leijd 1980; Miettinen 1971). Die Cholesterinausscheidung in der Galle ist erhöht, damit auch die Lithogenität (Angelin et al. 1981). Darüber hinaus findet sich ein erhöhter Ganzkörperbestand an Cholesterin (Goodman et al. 1980). Durch Gewichtsreduktion sind die dargestellten Veränderungen der Cholesterinhomöostase reversibel. Auch im Lipoproteinstoffwechsel lassen sich bei erheblichem Übergewicht Veränderungen nachweisen. Es besteht eine vermehrte Produktion von VLDL-Triglyzeriden und VLDL-Apolipoprotein B, auch die Clearance der VLDL ist vermindert (Grundy et al. 1979; Olefsky et al. 1974; Egusa et al. 1985; Kesäniemi et al. 1985).

Es findet sich eine vermehrte Produktion von LDL mit höherem Apolipoproteinanteil (Ginsberg et al. 1985; Kesäniemi et al. 1985). Darüber hinaus ist bei Adipositas das antiatherogene HDL-Cholesterin verringert, es kann – auch langfristig – durch Gewichtsreduktion angehoben werden. Durch hypokalorische Kost oder dauerhafte Gewichtsreduktion können auch die beschriebenen Veränderungen im VLDL- und LDL-Metabolismus normalisiert werden. Die Beseitigung von Übergewicht sollte daher in jedem Falle die erste Maßnahme zur Behandlung einer Fettstoffwechselstörung sein. Darüber hinaus kann durch Gewichtsreduktion auch das unabhängige Risiko für eine koronare Herzkrankheit verringert werden. Ob dies allerdings auch für die androide Form der Adipositas gilt, muß erst noch geklärt werden.

Ziel der Behandlung sollte das Erreichen des sog. Normalgewichts nach Broca sein. Eine Indikation zur Gewichtsreduktion besteht unabhängig von begleitenden Risikofaktoren bei einem Body-mass-Index von größer 27,3 kg/ m$^2$ bei Frauen und 27,8 kg/m$^2$ bei Männern (NIH Consensus Conference 1985). Liegt jedoch ein anderer Risikofaktor vor (Hochdruck, Hyperurikämie, Diabetes mellitus, Dyslipoproteinämie), so muß auch bei einem Body-mass-Index unter den angegebenen Grenzen das Körpergewicht reduziert werden.

Bei der Therapie des Übergewichts sollte auf eine langfristige Änderung der Essensgewohnheiten hingearbeitet werden. Nur eine anhaltende Gewichtsreduktion bringt auch eine Senkung des Risikos mit sich. Individuen mit zunehmender Anzahl an frustranen Gewichtsreduktionskuren hatten eine höhere Inzidenz an KHK und eine kürzere Lebenserwartung.

Eine sinnvolle körperliche Aktivität kann die Gewichtsreduktion unterstützen und darüber hinaus zu einem Anstieg des erniedrigten HDL-Cholesterins beitragen. Sportarten mit gleichmäßiger körperlicher Belastung sind zu bevorzugen. Auf das Alter und die Leistungsfähigkeit des Patienten sollte Rücksicht genommen werden.

Bei der Reduktionsdiät sollte immer auf einen Mindestgehalt an Eiweiß und Kohlenhydraten geachtet werden (Richter 1988). Eine Eiweißzufuhr von etwa 50 g ist erforderlich, um eine übermäßig negative Stickstoffbilanz zu verhindern. Neben dem Abbau von Skelettmuskulatur ist sonst auch mit dem Verlust von Proteinen aus der Herzmuskulatur und der Gefahr von z.T. lebensbedrohlichen Herzrhythmusstörungen zu rechnen. Die Mindestzufuhr an Kohlenhydraten sollte bei über 50 g pro Tag liegen. Ansonsten treten vermehrte Natrium-, Kalium- und Wasserverluste über die Nieren auf. Die Folge sind Hypotonie (gefährlich vor allem bei Patienten unter antihypertensiver Therapie) und Hypokaliämie (mit der Gefahr von Herzrhythmusstörungen). Die beim Mangel an Kohlenhydraten vermehrt auftretenden Ketonkörper hemmen kompetitiv die Ausscheidung der Harnsäure über die Nieren (Cristofori u. Duncan 1964; Lecocq u. McPhaul 1965). Daraus resultiert während der Reduktionsdiät ein Anstieg der Harnsäure im Blut, mit der Gefahr von Gichtanfällen. Andererseits kommt es bei Wiederzufuhr von Kohlenhydraten und Aufhebung der Ketose zu einer übermäßigen renalen Ausscheidung der Harnsäure, mit der Gefahr der Nierensteinbildung und in seltenen Fällen des akuten Nierenversagens (Zürcher et al. 1977). Auf ausreichende Flüssigkeitszufuhr sollte daher geachtet werden..

## 4 Empfehlungen für eine fettmodifizierte Ernährung

Eine Diät zur Prävention der Atherosklerose sollte die in Tabelle 3 dargestellte Zusammensetzung aufweisen (Taskforce for the Prevention of Coronary Heart Disease. European Atherosclerosis Society 1992). Im Prinzip bedeutet dies gegenüber der Ernährungweise in den westlichen Industrieländern:

1. Verringerung der Gesamtfettmenge;
2. Verringerung der Menge an gesättigten Fettsäuren. Da etwa 80% der gesättigten Fettsäuren in tierischen Nahrungsmitteln enthalten sind, vor allem in Fleisch und Wurstwaren sowie in Milch und Milchprodukten müssen diese Nahrungsmittel eingeschränkt verwendet werden. Praktisch bedeutet dies: Fettränder am Fleisch entfernen, fette Wurst meiden, fettarme Milch und fettarmen Käse verwenden, pflanzliche gegenüber tierischen Fetten bevorzugen;
3. vermehrte Verwendung einfach (Olivenöl) und mehrfach ungesättigter Fettsäuren (Sonnenblumenöl, Distelöl, Maiskeimöl, Sojaöl, Leinöl, Baumwollsamenöl);

**Tabelle 3.** Prinzipien einer fettmodizierten Ernährung (Taskforce for the Prevention of Coronary Heart Disease. European Atherosclerosis Society 1992)

| | |
|---|---|
| Angepaßter Energiegehalt | |
| Kohlenhydrate | 50 – 60 % |
| Eiweiß | 10 – 20 % |
| Fett | < 30 % |
|     gesättigte Fettsäuren | 7 – 10 % |
|     einfach ungesättigte Fettsäuren | 10 – 15 % |
|     mehrfach ungesättigte Fettsäuren | 7 – 10 % |
| Ballaststoffe[a] | < 3000 mg/Tag |
| Cholesterin | < 300 mg/Tag |
| Kochsalz | < 6 g/Tag |

[a] Mindestens zur Hälfte mit Obst, Hülsenfrüchten und anderem Gemüse decken.

4. höheren Verzehr an Nahrungsmitteln mit hohem Eiweißanteil und wenig gesättigten Fettsäuren (Fisch, Geflügel, Kalb, Wild);
5. Bevorzugung einer ballaststoffreichen Ernährung (mehr komplexe Kohlenhydrate, Ballaststoffe aus Zerealien, Obst und Gemüse);
6. verringerte Cholesterinzufuhr (Meiden von Eigelb und damit hergestellten Lebensmitteln, von Innereien und Gehirn);
7. allgemein wird zusätzlich eine verringerte Kochsalzaufnahme empfohlen.

# 5 Indikation zur Ernährungsumstellung

In Framingham werden die Einwohner seit mehr als 30 Jahren sorgfältig medizinisch betreut und beobachtet. Dabei zeigte sich, daß 75% des koronaren Risikos jene Hälfte der Bevölkerung belastet, deren Cholesterinspiegel im Blut zwischen 220 und 310 mg/dl liegt, nur 10% betrifft jene 45% der Bevölkerung mit einem Serumcholesterinwert unter 220 mg/dl (Blackburn u. Jacobs 1983). Die MRFIT-Studie (Martin et al. 1986) an 361662 Männern im Alter zwischen 35 und 57 Jahren machte deutlich, daß in einem Beobachtungszeitraum von 6 Jahren die Todesfälle durch KHK bei einem Serumcholesterinwert von 240 mg/dl 2mal häufiger waren als bei einem Wert von 180 mg/dl. Bei einem Cholesterinwert von 280 mg/dl war das Risiko 3mal größer als bei einem Wert von 180 mg/dl.

Aus der in der Bundesrepublik Deutschland durchgeführten PROCAM-Studie (Assmann u. Schulte 1986) ergab sich, daß etwa 40% der erhöhten Serumcholesterinwerte, nämlich die zwischen 210 und 250 mg/dl, durch falsche Ernährung bedingt waren.

Die empfohlenen Therapieziele beim Vorliegen unterschiedlich schwerer Dyslipoproteinämien sind in Tabelle 4 zusammengestellt. Die Therapie einer Fettstoffwechselstörung beginnt immer mit einer Umstellung der Ernährung, mit der die Senkung des Serumcholesterins versucht werden sollte.

Von einigen Autoren wird angenommen, daß die konsequente Einhaltung der dargestellten Ernährung im Vergleich zur typischen Ernährungsweise in den westlichen Industrieländern eine durchschnittliche Senkung des Serumcholesterins um

**Tabelle 4.** Therapieziele in der Behandlung von Fettstoffwechselstörungen (Taskforce for the Prevention of Coronary Heart Disease. European Atherosclerosis Society 1992)

| Risikoprofil | Zielwerte in mg/dl | |
| --- | --- | --- |
| | Gesamt-cholesterin | LDL-Cholesterin |
| *Gering erhöhtes Risiko* Cholesterin vor Therapie 200 – 300 mg/dl und keine weiteren Risikofaktoren und Gesamtcholesterin/HDL–Cholesterin-Verhältnis 4,5 – 5,0 | 195 – 230 | 155 – 175 |
| *Mäßig erhöhtes Risiko* Cholesterin vor Therapie 200 – 300 mg/dl und ein zusätzlicher Risikofaktor oder HDL-Cholesterin < 39mg/dl | 195 | 135 – 155 |
| *Stark erhöhtes Risiko* Koronare Herzerkrankung oder periphere arterielle Verschlußkrankheit oder familiäre Hypercholesterinämie oder Gesamtcholesterin > 300 mg/dl oder Serum-Cholesterin 200 – 300 mg/dl und zwei weitere Risikofaktoren oder ein sehr schwerer anderer Risikofaktor | 175 – 195 | 115 – 135 |

Als Zielwert bei Hypertriglyceridämie wurden < 200 mg/dl vorgeschlagen

20–25% erwarten läßt. Das Problem in der Beurteilung der diätetischen Auswirkungen auf die Serumlipoproteine ist, daß nahezu alle Untersuchungen mit deutlich unterschiedlichen Parametern, z.B. im Cholesteringehalt oder dem Gehalt an mehrfach ungesättigten Fettsäuren, durchgeführt wurden. Die möglichen Wirkungen einer den tatsächlichen Verhältnissen entsprechenden Ernährungsumstellung sind in Tabelle 5 dargestellt. Daß in kleinen Kollektiven durch die Änderung der Ernährung in verschiedenen Parametern eine ausgeprägte Senkung des Serum- und des LDL-Cholesterins erreicht werden kann, ist exemplarisch in Tabellen 6 und 7 dargestellt.

**Tabelle 5.** Effekte einer realistischen Änderung der Ernährung in bezug auf Lipoproteinparameter. (Nach McNamara 1987)

|  | Körpergewichtsänderung | Nahrungscholesterin | P/S-Quotient | Fettgehalt |
|---|---|---|---|---|
|  | Abnahme | 450 auf unter 300 mg/Tag | 0,45 auf 1,00 | 40% auf 30% |
| Serumcholesterin | 0 bis – | 0 | – | – |
| Serumtriglyzeride | – | 0 | 0 bis – | 0 |
| Cholesterinsynthese | – | 0 bis – | 0 | 0 |
| Gallensäuresynthese | 0 bis – | 0 bis + | 0 | + |
| VLDL-Triglyzeride | – | 0 | 0 | + |
| VLDL-Katabolismus | 0 | 0 | 0 | – |
| VLDL-Apo-B-Synthese | – | 0 | – | 0 bis + |
| VLDL-Apo-B-Katabolismus | 0 | 0 | 0 | 0 bis – |
| LDL-Apo-B-Synthese | + | 0 bis + | – | – |
| LDL-Apo-B-Katabolismus | – | 0 bis – | 0 bis + | + |
| HDL-Synthese | ? | ? | – | 0 bis + |
| HDL-Katabolismus | ? | ? | 0 | + |

+ = Steigerung, – = Verringerung, 0 = kein Einfluß

**Tabelle 6.** Einfluß verschiedener Diätmodifikationen auf Serumlipoproteine. (Nach Lewis et al. 1981)

|  | Diät A | Diät B | Diät C | Diät D |
|---|---|---|---|---|
| Eiweiß (Energie) | 14% | 14% | 14% | 14% |
| Pflanzliches Eiweiß (Eiweiß) | 34% | 34% | 52% | 49% |
| Fett (Energie) | 40% | 27% | 27% | 40% |
| Linolsäure (Energie) | 4,6% | 8,1% | 8,4% | 12,4% |
| Mehrfach ungesättigte Fettsäuren (Energie) | 5,2% | 8,5% | 8,7% | 12,8% |
| P/S-Quotient | 0,27 | 1,01 | 1,00 | 1,01 |
| Cholesterin (mg/2500 kcal) | 617 | 245 | 252 | 245 |
| Kohlenhydrate (Energie) | 46% | 59% | 59% | 47% |
| Ballaststoffe (g/2500 kcal) | 19 | 20 | 55 | 43 |
| Gesamt-Cholesterin | –21,6% | –29,2% | –24,6% |  |
| Serum-Triglyzeride | ±0,0% | –20,8% | –26,4% |  |
| HDL-Cholesterin | –12,0% | –10,6% | –5,5% |  |
| LDL-Cholesterin | –26,5% | –34,5% | –31,5% |  |
| VLDL-Cholesterin | +4,8% | –19,0% | –38,0% |  |
| $HDL_2$-Cholesterin | –34,6% | –11,5% | –23,1% |  |

**Tabelle 7.** Wirkung fettmodifizierter Ernährung auf Lipide und Apolipoproteine im Serum (in mg/dl ± Standardabweichung, n = 22)

| | A<br>Kontrolle | B<br>mehrfach<br>ungesättigt | C<br>fettarm und<br>mehrfach<br>ungesättigt |
|---|---|---|---|
| Cholesterin | 219 ± 43 | 194 ± 40[a] | 193 ± 28[a] |
| Triglyzeride | 80 ± 24 | 64 ± 18[a] | 75 ± 23[b] |
| VLDL-Cholesterin | 12 ± 6 | 8 ± 3[a] | 9 ± 4[a] |
| VLDL-Triglyzeride | 50 ± 18 | 33 ± 13[a] | 47 ± 13[b] |
| LDL-Cholesterin | 156 ± 43 | 135 ± 38[a] | 142 ± 33[a] |
| HDL-Cholesterin | 47 ± 9 | 49 ± 8 | 48 ± 9 |
| Apolipoprotein A-I | 137.8 ± 10.3 | 133.1 ± 5.8 | 140.1 ∠ 6.5 |
| Apolipoprotein A-II | 39.5 ± 2.2 | 38.9 ± 1.7 | 40.1 ± 1.4 |
| Apolipoprotein B | | | |
| Gesamt | 105.6 ± 18.2 | 95.6 ± 14.6[a] | 92.3 ± 11.7[a] |
| VLDL | 12.1 ± 3.5 | 9.2 ± 3.8[a] | 7.0 ± 2.3[a,b] |
| Unterstand | 92.9 ± 13.8 | 85.5 ± 12.6[a] | 85.2 ± 12.1[a] |
| Apolipoprotein E | | | |
| Gesamt | 10.0 ± 0.9 | 9.8 ± 0.6 | 9.3 ± 0.7 |
| VLDL | 3.4 ± 0.4 | 3.3 ± 0.2 | 2.1 ± 0.3[a,b] |
| Unterstand | 6.4 ± 0.8 | 6.4 ± 0.7 | 6.9 ± 0.8 |

[a] p < 0.01; A versus B und C.
[b] p < 0.01; B versus C.

# 6 Einfluß diätetischer Maßnahmen auf die koronare Herzkrankheit

Der wichtigen Frage, ob eine lipidsenkende Diät nicht nur das atherogene Lipoproteinmuster verändert, sondern auch das Auftreten oder den Verlauf der KHK beeinflußt, wurde in sekundären Interventionsstudien nachgegangen.

Primäre diätetische Interventionsstudien (d.h. Intervention bei Patienten mit atherogener Lipoproteinkonstellation ohne manifeste KHK) liegen bisher nicht vor. Aus methodischen Gründen wird es auch in Zukunft kaum möglich sein, eine solche Untersuchung durchzuführen.

Eine der größten sekundären Interventionsstudien mit diätetischen Maßnahmen ist in Tabelle 8 dargestellt. Insgesamt liegen bisher die Ergebnisse von 6 mit Diät durchgeführten Interventionsstudien mit klinischen kardialen Endpunkten vor (Richter u. Schwandt 1989). Bei einer Teilnehmerzahl zwischen 80 und 846 lag die Anzahl der kardialen Ereignisse zwischen 6 und 81 (bei einer Beobachtungsdauer zwischen 2 und 8 Jahren).

Die Senkung des Serumcholesterins betrug zwischen 8 und 16%. Trotz der unterschiedlichen diätetischen Intervention und der verschieden großen Kollektive konnte in allen Untersuchungen mit sinnvollen Änderungen der Ernährung der günstige Einfluß der Intervention auf Auftreten oder Verlauf der KHK nachgewiesen werden: je 1% Senkung des Serumcholesterins konnte eine Verringerung des koronaren Risikos um 2% erreicht werden.

**Tabelle 8.** Einfluß einer fettmodifizierten Diät auf die Häufigkeit an kardiovaskulären Erkrankungen bei Männern im Alter von 50–89 Jahren. Beobachtungszeit 8 Jahre. (Nach Dayton et al. 1969)

|  | Fettmodifizierte Diät<br>P/S-Quotient 0,61<br>Cholesterin 365 mg/Tag | Kontrolldiät<br>P/S-Quotient 0,11<br>Cholesterin 365 mg/Tag |
| --- | --- | --- |
| Herzinfarkt | 27 | 40 |
| Plötzlicher Herztod | 18 | 27 |
| Stummer Herzinfarkt | 9 | 4 |
| Zerebraler Infarkt | 13 | 22 |
| Serum-Cholesterin | –12,7% |  |
| Patienten | 424 | 422 |

Darüber hinaus liegen die Ergebnisse von koronarangiographisch kontrollierten Untersuchungen vor: Beim sog. Leiden-Interventions-Trial (Arntzenius et al. 1985) wurde die sekundäre Intervention mit einer fettmodifizierten Diät (weniger als 100 mg Cholesterin pro Tag, P/S-Quotient 2,5) über einen Zeitraum von 2 Jahren durchgeführt. 39 Patienten mit einer mehr als 50%igen Koronararterienstenose wurden in die Untersuchung aufgenommen. Bei jenen Patienten, die durch diese Diät einen Gesamtcholesterin/HDL-Cholesterin-Quotienten von unter 6,9 erreichen konnten, war bei der Rekoronarangiographie keine Progression der atherosklerotischen Läsionen feststellbar.

Auch in einem Arm der St. Thomas Atherosclerosis Regression Study (Watts et al. 1992) wurde der Effekt einer fettmodifizierten Ernährung evaluiert. 90 Männer mit KHK erhielten entweder eine fettmodifizierte Diät oder eine fettmodifizierte Diät und zusätzlich Colestyramin. Nach der mittleren Beobachtungszeit von 39 Monaten zeigte sich bei der Kontrollangiographie in beiden Interventionsgruppen eine Verbesserung des mittleren Stenosendurchmessers in den Koronararterien, während er sich in der Kontrollgruppe verschlechterte. Der größte Nutzen zeigte sich bei den niedrigsten durch die Therapie erreichten LDL-Cholesterinwerten und beim günstigsten LDL-/HDL-Cholesterin-Verhältnis.

Daneben liegen auch positive Ergebnisse von Studien vor, bei denen neben der Ernährung auch andere Lebensstilfaktoren günstig beeinflußt wurden (Ornish et al. 1990; Schuler et al. 1992).

Die Ergebnisse dieser diätetischen Interventionsstudien belegen eindeutig, daß durch Ernährungsumstellung tatsächlich eine Prävention der Atherosklerose erreicht werden kann.

## Literatur

Anderson JW, Gustafson NJ (1988) Hypocholesterolemic effects of oat and bean products. Am J Clin Nutr 48:749–753

Angelin B, Einarsson K, Ewert S, Leijd B (1981) Biliary lipid composition in obesity. Scand J Gastroenterol 16:1015–1019

Arntzenius AC, Kromhout D, Barth JD et al. (1985) Diet, lipoproteins, and the progression of coronary atherosclerosis. N Engl J Med 312:805–811

Aro A, Kardinaal AFM, Salminen I et al. (1995) Adipose tissue isomeric trans fatty acids and risk of myocardial infarction in nine countries: the Euramic study. Lancet 345:273–278

Ascherio A, Hennekens CH, Buring JE et al. (1994) Trans-fatty acids intake and risk of myocardial infarction. Circulation 89:94–101

Assmann G, Schulte H (1986) Procam-Studie. Panscientia, Hedingen-Zürich

Bak AA, Grobbe DE (1989) The effect on serum cholesterol levels of coffee brewed by filtering or boiling. N Engl J Med 321:1432–1437

Blackburn H, Jacobs D (1983) Coronary disease risk factors: a population view. In: Schettler G, Gotto AM, Middelhoff G (eds) Atherosclerosis VI. Springer, Berlin Heidelberg New York

Carroll KK, Khor HT (1971) Effects of level and type of dietary fat on incidence of mammary tumors induced in female Sprague-Dawley rats by 7,12-dimethylbenz(a)anthracene. Lipids 6:415–420

Carter CA, Milholland RJ, Shea W et al. (1983) Effect of the prostaglandin synthetase inhibitor indomethacin on 7,12-dimethylbenz(a)anthracene-induced mammary tumorigenesis in rats fed different levels of fat. Cancer Res 43:3559–3562

Consensus development conference (1985) Lowering blood cholesterol to prevent heart disease. JAMA 253:2080–2086

Cortese C, Levy Y, Janus ED et al. (1983) Modes of action of lipid lowering diets in man: studies of apolipoprotein B kinetics in relation to fat consumption and dietary fat composition. Eur J Clin Invest 13:79–85

Cristofori FC, Duncan GG (1964) Uric acid excretion in obese subjects during periods of fasting. Metabolism 13:303–311

Davidson MH, Dugan LD, Burns JH, et al. (1991) The hypocholesterolemic effect of b-glucan in oatmeal and oat bran. JAMA 265:1833–1839

Davis Conference (1991) Alcohol and atherosclerosis. Ann Int Med 114:967–976

Dayton S, Pearce ML, Hashimoto S, Dixon WJ, Tomiyasu U (1969) A controlled clinical trial of a diet high in unsaturated fat in preventing complications of atherosclerosis. Circulation 40:1–63

Dyerberg J (1986) Linolenate derived polyunsaturated fatty acids and prevention of atherosclerosis. Nutr Rev 44:125–130

Dyerberg J, Bang HO (1978) Dietary fat and thrombosis. Lancet I:152

Egusa G, Beltz WF, Grundy SM, Howard BV (1985) Influence of obesity on the metabolism of apolipoprotein B in humans. J Clin Invest 76:596–603

Forsythe WA, Green MS, Anderson JJB (1986) Dietary protein effects on cholesterol and lipoprotein concentrations. J Am Coll Nutr 5:533–549

Fox JC, McGill Jr HC, Carey KD, Getz GS (1987) In vivo regulation of hepatic LDL receptor mRNA in the baboon – differential effects of saturated and unsaturated fat. J Biol Chem 262:7014–7019

Frankel EN, Kanner J, German JB et al. (1993) Inhibition of oxidation of human low-density lipoprotein by phenolic substances in red win. Lancet 341:454–456

Fried RE, Levine DM, Kwiterovich PO et al. (1992) The effect of filtered-coffee consumption on plasma lipid levels. JAMA 267:811–815

Fry MM, Spector AA, Connor SL (1973) Intensification of hypertriglyceridemia by either alcohol or carbohydrate. Am J Clin Nutr 26:798–802

Gaddi A, Ciarrocchi A, Matteucci A et al. (1991) Dietary treatment for familial hypercholesterolemia – differential effects of soy protein according to the apolipoprotein E phenotypes. A J Clin Nutr 53:1191–1196

Garrison RJ, Feinleib M, Castelli WP, McNamara PM (1983) Cigarette smoking as a confounder of the relationship between relative weight and long-term mortality: the Framingham heart study. J Am Med Ass 249:2199–2203

Ginsberg H, Olefsky J, Farquhar JW et al. (1974) Moderate ethanol ingestion and plasma triglyceride levels – a study in normal and hypertriglyceridemic persons. Ann Intern Med 80:143–149

Ginsberg HN, Le NA, Gibson JC (1985) Regulation of the production and catabolism of plasma low density lipoproteins in hypertriglyceridemic subjects. Effects of weight loss. J Clin Invest 75:614–623

Gordon T, Doyle JT (1986) Alcohol consumption and its relationship to smoking, weight, blood pressure, and blood lipids. The Albany Study. Arch Int Med 146:262–265

Grundy SM, Vega GL (1988) Plasma cholesterol responsiveness to saturated fatty acids. Am J Clin Nutr 47:822–824

Grundy SM, Mok HYI, Zech L, Steinberg D, Berman L (1979) Transport of very low density lipoprotein triglycerides in varying degrees of obesity and hypertriglyceridemia. J Clin Invest 63:1274–1283

Grundy SM, Nix D, Whelan MF, Franklin L (1986) Comparison of three cholesterol-lowering diets in normolipidemic men. JAMA 256:2351–2355

Hubert HB, Feinleib M, McNamara PM, Castelli WP (1983) Obesity is an independent risk factor for cardiovascular disease: A 26-year follow-up of participants in the Framingham heart study. Circulation 67:968–977

Hegsted DM, Ausmann LM (1988) Diet, alcohol and coronary heart disease in men. J Nutr. 118:1184–1189

Hegsted DM, McGandy RB, Myers ML et al. (1965) Quantitative effects of dietary fat on serum cholesterol in man. Am J Clin Nutr 17:281–295

Hennekens Ch, Rosner B, Cole DS (1978) Daily alcohol consumption and coronary heart diesease. Am J Epidemiol 107:196–200

Hillyard LA, Abraham S (1979) Effect of dietary polyunsaturated fatty acids on growth of mammary adenocarconomas in mice and rats. Cancer Res 39:4430–4437

Kagan A, Hains BR, Winkelstein W, Johnson KG, Tillotson J (1974) Epidemiologic studies of coronary heart disease and stroke in Japanese men living in Japan, Hawaii and California: demographic, physical, dietary and biochemical characteristics. J Chron Dis 27:343–351

Kagawa Y, Nishizawa M, Suzuki M et al. (1982) Eicosapolyenoic acids of serum lipids of Japanese islanders with low incidence of cardiovascular disease. J Nutr Sci Vitaminol 28:441–453

Kahn HA, Philips RL, Snowden DA, Choi W (1984) Association between reported diet and all-cause mortality. Twenty-one year follow-up on 27,530 adult Seventh-Day Adventists. Am J Epidemiol 119:775–787

Katan MB, Beynen AC, DeVries JHM, Nobels A (1986) Existence of consistent hypo- and hyperresponders to dietary cholesterol in man. Am J Epidemio 123:221–234

Katan MB, Berns MAM, Glatz JFC, Knuiman JT, Nobels A, deVries JHM (1988) Congruence of individual responsiveness to dietary cholesterol and to saturated fat in humans. J Lipid Res 29:883–892

Kendler BS (1987) Garlic and Onion: A review of their relationship to cardiovascular disease. Prev Med 16:670–685

Kesäniemi YA, Grundy SM (1983) Increased low density lipoprotein production associated with obesity. Arteriosclerosis 3:170–177

Kesäniemi YA, Beltz WF, Grundy SM (1985) Comparisons of metabolism of apolipoprotein B in normal subjects, obese patients, and patients with coronary heart disease. J Clin Invest 76:586–595

Keys A, Anderson JT, Grande F (1960) Diet type (fat constant) and blood lipids in man. J Nutr 70:257–266

Keys A, Anderson JT, Grande F (1965) Serum cholesterol response to changes in the diet. Metabolism 14:747–787

Kimura N (1983) Changing patterns of coronary heart disease, stroke and nutrient intake in Japan. Prev Med 12:222

King ME, Spector AA (1978) Effect of specific fatty acyl enrichments on membrane physical properties detected with a spin-label probe. J Biol Chem 253:6493–6501

Kinsella JE (1987) Effects of polyunsaturated fatty acids on factors related to cardiovascular disease. Am J Cardiol 60:23–32

Knuiman JT, West CE, Katan MB, Hautvast JGAJ (1987) Total cholesterol and high density lipoprotein cholesterol levels in populations differing in fat and carbohydrate intake. Arteriosclerosis 7:612–619

Kramer K, Kuller LH, Fisher R (1968) The increasing mortality attributed to cirrhosis and fatty liver in Baltimore (1957 – 1966). Ann Int Med 69:273–282

Kromhout D, Boschieter EB, de Lezenne Coulander C (1985) The inverse relation between fish consumption and 20-year mortality from coronary heart disease. New Engl J Med 312:1205–1209

Kuschi LH, Lew RA, Stare FJ (1985) Diet and 20-year mortality from coronary heart disease. New Engl J Med 312:811–818

Lecocq FR, McPhaul JJ (1965) The effect of starvation, high fat diets, and ketone infusions on uric acid balance. Metabolism 14:186–197

Leijd B (1980) Cholesterol and bile acid metabolism in obesity. Clin Sci 59:203–206

Lewis B, Katan M, Merkx I et al. (1981) Towards an improved lipid-lowering diet: additive effects of changes on nutrient intake. Lancet II:1310–1313

Lissner L, Odell P, Agostino RD, Stokes III J, Kreger B, Belanger A, Brownell K (1988a) Weight cycling and coronary heart disease in the Framingham population. 1st European Congress on Obesity Stockholm

Lissner L, Bengtsson C, Lapidus L, Larsson B, Bengtsson B, Brownell K (1988b) Body weight variability and mortality in the Göteborg prospective studies of men and women. 1st European Congress on Obesity Stockholm

Loscalzo J, Freedman J, Rudd MA, Barsky-Vasserman I, Vaughan DE (1987) Unsaturated fatty acids enhance low density lipoprotein uptake and degradation by peripheral blood mononuclear cells. Arterioslerosis 7:450–455

Mahley RW, Innerarity TL, Bersot TP, Lipson A, Margolis S (1978) Alterations in human high-density lipoproteins, with and without increased plasma cholesterol, induced by diets high in cholesterol. Lancet II:807–809

Martin MJ, Browner WS, Hulley SB, Kuller LH, Wentworth D (1986) Serum cholesterol, blood pressure, and mortality: implications from a cohort of 361662 men. Lancet II:933–936

Mattson FH, Grundy SM (1985) Comparison of effects of dietary saturated, monounsaturated, and polyunsaturated fatty acids on plasma lipids and lipoproteins in man. J Lipid Res 26:194–202

Mattson FH, Erickson BA, Kligman AM (1972) Effect of dietary cholesterol on serum cholesterol in man. Am J Clin Nutr 25:589–594

McGee DL, Reed DM, Yano K, Kagan A, Tillotson J (1984) Ten-year incidence of coronary heart disease in the Honolulu Heart Program: the relationship to nutrient intake. Am J Epidemiol 119:667–676

McNamara DJ (1987) Effects of fat-modified diets on cholesterol and lipoprotein metabolism. Ann Rev Nutr 7:273–290

Miettinen TA (1971) Cholesterol production in obesity. Circulation 44:842–850

Myers MG, Basinsky A (1992) Coffee and coronary heart diesease. Arch Int Med 152:1767–1772

NIH Consensus Development Conference (1985) Health implications of obesity. Ann Int Med 103:1073–1077

Olefsky J, Reaven GM, Farquahar JW (1974) Effects of weight reduction in obesity. Studies of lipid and carbohydrate metabolism in normal and hyperlipoproteinemic subjects. J Clin Invest 53:64–76

Ornish D, Brown SE, Schwerwith LW et al. (1990) Can lifestyle changes reverse coronary heart diesease? Lancet 336:129–133

Packard CJ, McKinney L, Carr K, Shepherd J (1983) Cholesterol feeding increases low density lipoprotein synthesis. J Clin Invest 72:45–51

Pyörälä K (1987) Dietary cholesterol in relation to plasma cholesterol and coronary heart disease. Am J Clin Nutr 45:1176–1184

Richter WO (1988) Gewichtsreduktion – wie? Fortschr Med 106:363–364

Richter WO, Schwandt P (1983) Ballaststoffe bei Hyperlipoproteinämien. Münch Med Wochenschr 125:407–410

Richter WO, Schwandt P (1989) Verbesserte Lebenserwartung durch Prävention der Atherosklerose – Ergebnisse von Interventionsstudien zur Behandlung von Fettstoffwechselstörungen. Lebensversicherungsmedizin 41:162–165

Roberts TL, Wood DA, Riemersma RA, Gallagher PJ, Lampe FC (1995) Transisomers of oleic and linoleic acids in adipose tissue and sudden cardiac death. Lancet 345:278–282

Schuler G, Hambrecht R, Schlierf G et al. (1992) Myocardial perfusion and regression of coronary artery disease in patients on a regimen of intensive physical exercise and low fat diet. J Am Coll Cardiol 19:34–42

Schwandt P, Janetschek P, Weislweiler P (1982) High density lipoproteins unaffected by dietary fat modification. Atherosclerosis 44:9–17

Seely S (1988) Diet and coronary arterial disease: a statistical study. Int J Cardiol 20:183–192

Shaper AG, Wannamethee G, Walker M (1988) Alcohol and mortality in British men: explaining the U-shaped curve. Lancet II:1267–1273

Steinberg D (1993) Antioxidant vitamins and coronary heart disease. N Engl J Med 328:1487–1489

Study Group, European Atherosclerosis Society (1988) The recognition and management of hyperlipidemia in adults: A policy statement of the European Atherosclerosis Society. Eur Heart J 9:571–600

Suh II, Shaten BJ, Cutler JA, Kuller LH (1992) Alcohol use and mortality from coronary heart disease: the role of high-density lipoprotein cholesterol. Ann Intern Med 116:881–887

Taskforce for the prevention of coronary heart disease. European Atherosclerosis Society (1992) Prevention of coronary heart disease – Scientific background and new clinical guidelines. Nutr Metab Cardiovasc Dis 2:113–154

Taskinen MR, Nikkilä EA, Välimäki M, Sane T, Kuusi T, Kesaniämi A, Ylikahri R (1987) Alcohol-induced changes in lipoproteins and in their metabolism. Am Heart J 113:458–464

The alpha-tocopherol, beta-carotene cancer prevention study group (1994) The effect of vitamin E and beta-carotene on the incidence of lung cancer and other cancers in male smokers. N Engl J Med 330:1029–1035

The Treatment of Mild Hypertension Research Group (1993) The Treatment of Mild Hypertension Study: a randomized, placebo-controlled trial of a nutritional-hygienic regimen along with various drug nonotherapies. Arch Int Med 151:1413–1423

The Trials of Hypertension Prevention Colloborative Research Group (1992) The effects of nonpharmacologic interventions on blood pressure of persons with high normal levels: results of the Trials of Hypertension Prevention. Phase I. JAMA 267:1213–1220

Tuomilehto J, Silvasti M, Aro A et al (1988) Long term treatment of severe hypercholesterolemia with guar gum. Atherosclerosis 72:157–162

Wasserteil-Smoller S, Oberman A, Blaufox MD et al. (1992) the Trial of Antihypertensive Interventions and Management (TAIM) Study: final results with regard to blood pressure, cardiovascular risk, and quality of life. Am I Hypertension 5:37–44

Watts GF, Lewis B, Brunt JNH et al. (1992) Effects on coronary artery disease of lipid-lowering diet, or diet plus cholestyramine, in th St Thomas atherosclerosis regression study (STARS). Lancet 339:563–569

Weisweiler P, Janetschek P, Schwandt P (1985) Influence of polyunsaturated fats and fat restriction on serum lipoproteins in humans. Metabolism 34:83–87

Willet WC, Stampfer MJ, Manson JE et al. (1993) Intake of trans fatty acids and risk of coronary heart disease among women. Lancet 341:581–585
Yamori Y, Nara Y, Iritani N, Workman RJ, Inagami T (1985) Comparison of serum phospholipid fatty acids among fishing and farming Japanese populations and American Islanders. J Nutr Sci Vitaminol 31:417–422
Yang YT, Williams MA (1978) Comparison of unsaturated fatty acids in reducing fatty acids synthesis in rat hepatocytes. Biochem Biophys Acta 531:133–140
Zock PL, Katan MB (1992) Hydrogenation alternatives: effects of trans fatty acids and stearic acid versus linolic acid on serum lipids and lipoproteins in human. J Lipid Res 33:399–410
Zock PL, Katan MB, Merkus MP, van Dusseldorp M, Harryvan JL (1990 Effect of a lipid-rich fraction from boiled coffee on serum cholesterol. Lancet 335:1235–1237
Zürcher HU, Meier HR, Huber M, Lämmli J, Wick A, Binswanger U (1977) Akutes Nierenversagen als Komplikation von Fastenkuren. Schweiz Med Wochenschr 107:1025–1028

# Prävention der Adipositas

V. Pudel und J. Westenhöfer

## 1 Einführung

### 1.1 Definition

Die Beziehungen zwischen erhöhtem Körpergewicht und der Manifestation einer Reihe von Risikofaktoren, wie Hypertonie, Diabetes, Hyperlipidämie, Hyperurikämie, aber auch Beschwerden des Bewegungsapparates, gelten seit langem als gesichert (Ditschuneit u. Faulhaber 1979; Gries et al. 1976; Hausmann et al. 1987; Nüssel et al. 1977). Aufgrund neuerer epidemiologischer, vor allem aber prospektiver Befunde werden allerdings immer wieder die Grenzwerte diskutiert, ab derer ein Übergewicht bzw. eine Adipositas zu diagnostizieren ist (Blackburn u. Kanders 1987; Björntorp 1985; Higgins et al. 1988; Jooste et al. 1988). Auch in präventiver Hinsicht ist diese Grenzziehung wichtig, da sie Anhaltspunkte gibt, bei welcher Gewichtsentwicklung Interventionsmaßnahmen anzusetzen haben und bei welchem Ausmaß an Gewichtszunahme noch abzuwarten ist. Im folgenden wird am Beispiel der Eßstörungen aufgezeigt, daß eine zu frühe Intervention durchaus zu unerwünschten und nachteiligen Konsequenzen führen kann.

Schwierig ist es außerdem, den Grad an Übergewichtigkeit quantitativ zu bestimmen, da die exakte Messung der Proportion fettfreier Körpermasse zum Anteil des Fettgewebes nur mit technisch aufwendigen Methoden gelingt. Gerade im Kindesalter ist es häufig nahezu unmöglich, vom Körpergewicht allein auf eine Adipositas zu schließen, da es übergewichtige, aber nichtadipöse und auch normalgewichtige, aber dennoch adipöse Kinder gibt (Engelhardt et al. 1976).

Als vereinfachte Schätzgrößen für Erwachsene haben sich vor allem 2 Indizes durchgesetzt, der Broca-Index und der Körpermassen-Index (Body Mass Index, BMI), die beide das Gewicht zur Körperhöhe relativieren.

Referenzgewicht (Normalgewicht) nach Broca:

$$\text{Gewicht (kg)} = \text{Körpergröße (cm)} - 100$$

Individuelle Abweichungen um +/- 10% können (vgl. unten) mit Einschränkungen als Normalgewicht gelten.

$$\text{Body Mass Index (BMI)} = \text{Körpergewicht (kg)/Quadrat der Körperlänge (m}^2)$$

Grenzwerte nach (Bray 1978): Für Frauen BMI 19–24 und für Männer BMI 20–25 entspricht Normalgewicht. 24/25 BMI 30 klassifiziert Übergewicht; BMI 30 klassifiziert Adipositas.

## 1.2 Prävalenz

Tabelle 1 zeigt die Verteilung des relativen Körpergewichts bezogen auf das BROCA-Referenzgewicht für die erwachsene Bevölkerung der Bundesrepublik Deutschland (Deutsche Gesellschaft für Ernährung 1984).

Tabelle 2 gibt die Situation bei Kindern und Jugendlichen wieder (Deutsche Gesellschaft für Ernährung 1984), dabei wurde ein statistisches Referenzgewicht der jeweiligen Altersgruppe verwendet. In Tabelle 3 sind für Kinder und Jugendliche Gewichtsbereiche angegeben, die bei bestimmten Körperhöhen als Normalbereich angesehen werden könne (Schlaf u. Pudel 1983).

Im Einzelfall können diese vereinfachten Formeln und tabellarischen Richtwerte jedoch zu falschen Diagnosen führen, wenn z.B. eine extreme Körperhöhe vorliegt oder der Muskelanteil stark ausgeprägt ist. Die im Einzelfall etwas genauere Methode der Hautfettfaltenbestimmung hat sich teilweise auch wegen ihrer geringeren Wiederholungsgenauigkeit bei ungeübten Untersuchern nicht durchgesetzt (Mueller u. Malina 1987). Andere technische Verfahren (z.B. Impedanzmessung,

**Tabelle 1.** Verteilung des relativen Körpergewichts (klassifiziert nach Broca-Referenzgewicht) in der Bundesrepublik Deutschland nach einer repräsentativen Erhebung (Deutsche Gesellschaft für Ernährung 1980a)

| | unter 15% | –15% bis –5% Broca-Referenz-gewicht | –5% bis –5% Broca-Referenz- | +5% bis +5% Broca Referenz- | über 15% 15% Broca Referenz- | Stich-Broca Referenz- | proben-umfang |
|---|---|---|---|---|---|---|---|
| Gesamt-stichprobe | 15,6% | 25,2% | 24,0% | 17,8% | 17,4% | | 1904 |
| Männer | 12,5% | 24,6% | 26,2% | 20,4% | 16,3% | | 874 |
| Frauen | 18,3% | 25,7% | 22,1% | 15,7% | 18,2% | | 1031 |

**Tabelle 2.** Prozentuale Verteilung der Abweichungen der Körpergewichte vom alters- und geschlechtsspezifischen Referenzgewicht bei Kindern und Jugendlichen. (Deutsche Gesellschaft für Ernährung 1984)

| | 3 bis unter 6 Jahre | | 6 bis unter 10 Jahre | | 10 bis unter 13 Jahre | | 14 bis unter 18 Jahre | |
|---|---|---|---|---|---|---|---|---|
| | Jungen | Mädchen | Jungen | Mädchen | Jungen | Mädchen | Jungen | Mädchen |
| unter – 15% RG | 13 | 9 | 11 | 11 | 6 | 12 | 5 | 17 |
| –15% bis –5% RG | 29 | 20 | 28 | 28 | 17 | 23 | 14 | 29 |
| –5% bis 5% RG | 32 | 24 | 29 | 24 | 28 | 28 | 25 | 27 |
| +5% bis +15% RG | 13 | 20 | 18 | 23 | 25 | 21 | 35 | 18 |
| +15% bis +25% RG | 6 | 11 | 9 | 11 | 18 | 10 | 16 | 7 |
| über 25% RG | 7 | 16 | 5 | 3 | 6 | 6 | 5 | 2 |
| | 100 | 100 | 100 | 100 | 100 | 100 | 100 | 100 |

RG=Referenzgewicht

**Tabelle 3.** Toleranzbereiche für das Körpergewicht von Kindern und Jugendlichen bezogen auf die jeweilige Körperlänge. Der Toleranzbereich unfasst die Körpergewichte, die 80% der Kinder bzw. Jugendlichen mit der entsprechenden Körperlänge aufweisen (Nach Schlaf u. Pudel 1983).

| Körpergröße in cm | Toleranzbereich Körpergewicht in kg von | bis | Körpergröße in cm | Toleranzbereich Körpergewicht in kg von | bis |
|---|---|---|---|---|---|
| 80 | 11 | 13 | 136 | 26 | 37 |
| 82 | 11 | 13 | 138 | 27 | 38 |
| 84 | 11 | 14 | 140 | 28 | 39 |
| 86 | 11 | 14 | 142 | 29 | 41 |
| 88 | 11 | 15 | 144 | 30 | 42 |
| 90 | 12 | 15 | 146 | 31 | 44 |
| 92 | 12 | 16 | 148 | 33 | 45 |
| 94 | 12 | 17 | 150 | 34 | 47 |
| 96 | 12 | 17 | 152 | 35 | 48 |
| 98 | 13 | 18 | 154 | 37 | 50 |
| 100 | 13 | 19 | 156 | 38 | 52 |
| 102 | 14 | 19 | 158 | 39 | 54 |
| 104 | 14 | 20 | 160 | 41 | 55 |
| 106 | 15 | 21 | 162 | 42 | 57 |
| 108 | 15 | 22 | 164 | 44 | 59 |
| 110 | 16 | 23 | 166 | 46 | 61 |
| 112 | 16 | 23 | 168 | 47 | 63 |
| 114 | 17 | 24 | 170 | 49 | 65 |
| 116 | 17 | 25 | 172 | 51 | 67 |
| 118 | 18 | 26 | 174 | 52 | 69 |
| 120 | 19 | 27 | 176 | 54 | 72 |
| 122 | 20 | 28 | 178 | 56 | 74 |
| 124 | 20 | 29 | 180 | 58 | 76 |
| 126 | 21 | 30 | 182 | 60 | 78 |
| 128 | 22 | 32 | 184 | 62 | 81 |
| 130 | 23 | 33 | 186 | 64 | 83 |
| 132 | 24 | 34 | 188 | 66 | 86 |
| 134 | 25 | 35 | 190 | 69 | 88 |

Bestimmung des spezifischen Gewichts durch Tauchen, radioaktive Marker) werden nur gelegentlich zu Forschungszwecken angewendet.

## 1.2 Typologie

In den letzten Jahren wurde der von Vague (Vague 1983, 1987) bereits definierte Fettverteilungstypus erneut empirisch bestätigt. Das androide Fettverteilungsmuster mit der abdominalen Ansammlung von Fettgewebe korreliert wesentlich eindeutiger mit Risikofaktoren als der gynoide Typus mit überwiegender Fettgewebeansammlung in der Hüft- und Oberschenkelregion (Blackburn u. Kanders 1987; Krotkiewsky 1988; Rimm et al. 1988). Die Unterscheidung in hyperplastische (Vermehrung der Fettzellzahl) und hypertrophe Adipositas (Vergrößerung der Fettzellen) scheint für unterschiedliche Therapieerfolge verantwortlich zu sein (Krotkiewsky et al. 1977), wenngleich die Bestimmung von Fettzellzahl und Fettzellgröße in der Praxis mit einfachen Methoden nicht möglich ist.

## 1.3 Empfehlungen zum Gewicht

1980 hat eine Kommission der Deutschen Gesellschaft für Ernährung (Deutsche Gesellschaft für Ernährung 1980a) nach Überprüfung der internationalen Literatur (Dyer et al. 1975; Nüssel et al. 1977; Sorlie et al. 1980) eine Stellungnahme erarbeitet und 3 Empfehlungen ausgesprochen:

1. „Idealgewichtige" Erwachsene sollten bestrebt sein, dieses Gewicht zu halten (Prävention des Übergewichts)
2. Übergewicht von mehr als 20–30% nach Broca stellt als solches eine absolute Indikation zur Gewichtsreduktion dar. Diese sollte möglichst kontinuierlich erfolgen und nicht durch Phasen von Gewichtszunahmen unterbrochen werden.
3. Auch ein Übergewicht geringeren Grades ist häufig mit dem Auftreten vaskulärer Risikofaktoren assoziiert, da diese erst bei einem relativen Körpergewicht von etwa minus 10% nach Broca am seltensten auftreten. Darum verpflichtet auch ein Übergewicht mäßigen Grades dazu, die Risikofaktoren der kardiovaskulären Erkrankungen in regelmäßigen Abständen zu kontrollieren, um diese gegebenenfalls diätetisch zu behandeln.

Das Ziel der Adipositastherapie liegt nicht nur in der Wiederherstellung, sondern vor allem in der langfristigen Stabilisierung des Normalgewichts. Präventive Maßnahmen zielen darauf ab, die Manifestation des Übergewichts zu verhindern. Es kann heute nicht mehr ausgeschlossen werden, daß zwischen diesen beiden Zielen eine unerwünschte Wechselwirkung besteht, und zwar insofern, als falsch konzipierte Maßnahmen zur Vermeidung des Übergewichts eine langfristige Gewichtszunahme fördern. Dieser Hypothese soll weiter nachgegangen werden.

# 2 Pathogenetische Modelle

Zu möglichen Entstehungsbedingungen des Übergewichts sind verschiedene patho- sowie psychogenetische Modelle entwickelt worden, auf die hier nicht eingegangen werden kann. Eine zentrale Rolle jedoch spielt das Prinzip der Energiebilanz (Björntorp 1985).

## 2.1 Bilanzprinzip

Prävention wie Therapie der Adipositas waren jahrzehntelang der Grundüberzeugung verhaftet (ohne ausreichenden empirischen Beweis zu besitzen), daß die Energieaufnahme die primäre und ausschlaggebende Determinante für das Körpergewicht und seine Beeinflussung sein kann. Veränderungen im Körpergewicht wurden durch energieäquivalente Veränderungen der Kalorienzufuhr erklärt, statistisch formuliert: Individuelle Varianzen im Körpergewicht erklären sich durch individuelle Varianzen in der Energiezufuhr. Physikalisch gesehen beinhaltet dieses Modell jedoch einen nicht zwingenden Schluß: Man schließt über *Energie*differenzen (in der Nahrungsaufnahme) auf *Massen*differenzen (in der Gewichtsentwicklung) (Pudel 1982). Das Bilanzprinzip wurde auch strapaziert, um entlastende Patientenhinweise auf „gute Futterverwertung", „erbliche Grundlagen" etc. als gegenstandslos abzutun. Inzwischen liegen einige Befunde vor, die mancher Patientenvermutung in dieser Hinsicht naturwissenschaftliche Grundlagen geben.

## 2.2 Diätetische Ansätze

Das auf den ersten Blick überzeugende, plausible und so einfach darstellbare pathogenetische Erklärungsmodell der Adipositas über die Energiebilanz hat Prävention und Therapie der Adipositas in den Industrienationen bis heute nachhaltig beeinflußt. Das Wort „Diät" wurde zum zentralen Begriff für eine Reduktionskost schlechthin. „Diäten" wurden hundertfach in den verschiedenen kombinatorischen Möglichkeiten mit unterschiedlicher Betonung verschiedener Nährstoffrelationen oder bestimmter Lebensmittelkombinationen als immer wieder „neue" Lösungen propagiert. Repräsentative Befragungsergebnisse lassen für die Bundesrepublik erkennen, daß bisher 42% aller Frauen und 20% aller Männer mindestens eine Diät durchgeführt haben. Besonders beliebt bzw. verbreitet sind danach folgende Diätmethoden (Häufigkeit der Nennung in Klammern): FdH (Friß die Hälfte„) (55%), Verzicht auf Süßigkeiten (28%), Verzicht auf bestimmte Nahrungsmittel (26%), spezielle Diäten bzw. Kuren (jeweils unter 10%) (Deutsche Gesellschaft für Ernährung 1980b).

Auf der anderen Seite ist jedoch nicht erkennbar, daß diese so weit verbreiteten Maßnahmen eine Auswirkung auf das mittlere Körpergewicht der deutschen Bevölkerung hatten, wenngleich nicht beurteilt werden kann, wie sich das Körpergewicht der Deutschen ohne diese kollektiven Diätmaßnahmen entwickelt hätte. Grundsätzliche Zweifel jedoch weckt allein die Statistik über die Energiezufuhr der deutschen Bevölkerung in diesem Jahrhundert, dargestellt im Ernährungsbericht 1984 (Deutsche Gesellschaft für Ernährung 1984), die erkennen läßt, daß die Gewichtszunahme in weiten Bevölkerungskreisen nach den Versorgungsengpässen der Nachkriegszeit nicht mit einer absoluten Energieaufnahme korreliert. Im Gegenteil, selbst zu jener Zeit, die retrospektiv wegen der sich epidemisch ausbreitenden Übergewichtigkeit in der Umgangssprache als „Freßwelle" bezeichnet wird, wurde im Bevölkerungsdurchschnitt weniger Nahrungsenergie aufgenommen als in den 20er Jahren, aber auch weniger als in der Gegenwart.

Eine repräsentative Erhebung in der Bundesrepublik Deutschland (Deutsche Gesellschaft für Ernährung 1980) zeigte nach Analyse von jeweils Dreitageernährungsprotokollen, daß Übergewichtige nicht mehr Energie aufnehmen als schlanke Menschen, sondern deutet eher einen umgekehrten Trend an. 1984 konnte dieses Ergebnis in seiner Grundaussage auch für schlanke und übergewichtige Kinder bzw. Jugendliche bestätigt werden (Deutsche Gesellschaft für Ernährung 1984). Ähnliche Befunde sind auch aus anderen Ländern bekannt (Report of Sugar Task Force 1989).

Klinische Studien zur Effizienzmessung der verschiedenen Diäten sind bei aller Unterschiedlichkeit der Kostformen und Methoden insofern relativ ähnlich, als langfristige Erfolge im Bereich von Monaten oder gar Jahren in der Adipositastherapie eher zu den seltenen Ausnahmen zählen. Die unterschiedlichen Anfangserfolge verschiedener Kostformen werden längerfristig durch die allgemein hohe Rezidivrate aller Behandlungsformen nivelliert (Pudel 1982).

So bleibt an dieser Stelle bereits anzumerken, daß das Grundprinzip der Energiereduktion für die Therapie der Adipositas zumindest nicht zureichend ist, so daß dieses Prinzip nicht ohne Vorsicht zur Konzeption von Präventionsstrategien herangezogen werden kann.

## 2.3 Parallelen zu Eßstörungen

Die klinische Forschung der letzten Jahre mußte sich auf ein neues (oder neu bekannt gewordenes) Krankheitsbild konzentrieren: jene Eßstörung, die durch Heißhungerarracken und selbstinduziertes Erbrechen definiert ist und 1979 von Gerald Russell als Bulimia nervosa klassifiziert sowie 1980 als „bulimia" in das DSM III (American Psychiatric Association 1980) aufgenommen wurde.

Die Parallelen zur Adipositas sind insofern zwingend, als die Patienten – aus Furcht vor Übergewicht oder zur Erreichung eines niedrigen Gewichts – genau jene Diätmethoden dauerhaft anwenden, die von der Übergewichtstherapie bekannt gemacht wurden (Pudel u. Westenhöfer 1988). Im Sinne der Adipositastherapie haben die Patienten mit ihrem chronischen Diätverhalten vom Gewicht her betrachtet genau den Erfolg, den man sich in der Adipositastherapie seit langem wünscht. Allerdings wird das niedrige Gewicht nicht ohne – z.T. sehr beträchtliche und psychisch belastende – „Nebenwirkungen" erreicht, die ihrerseits die Indikation für intensive verhaltentherapeutische Intervention stellen (Pudel 1987a).

## 3 Verhaltensorientierte Modelle

Die auch in der Verhaltensforschung und Verhaltens-Therapie (Foreyt 1977) lange Zeit vorherrschenden Gewichtsorientierungen, z.B. um Patientenkollektive allein nach ihrem relativen Gewicht zu klassifizieren und miteinander zu vergleichen (Pudel 1982), ist seit etwa 10 Jahren durch eine mehr verhaltensbezogene Sichtweise abgelöst worden. Die experimentelle Forschung konnte belegen, daß charakteristische Muster des Eßverhaltens existieren, die nicht sehr eng mit dem Körpergewicht der Menschen korrelieren. Andererseits liegen Anhaltspunkte dafür vor, daß psychologische Einflußgrößen mit dem Gewicht eines Menschen höher korreliert sein können. In experimentellen Studien in Eßlabors gelang es, bestimmte kognitive Einflußgrößen, die auf die alltägliche Nahrungsaufnahme einwirken, durch technische Manipulationen in kontrollierten Experimenten in Eßlabors auszuschalten.

## 3.1 Gezügeltes Eßverhalten

Die Resultate solcher Untersuchungen rechtfertigen die inzwischen allgemein übliche Klassifikation eines ungezügelten gegenüber eines gezügelten Eßverhaltens, um zu beschreiben, ob jemand spontan – entsprechend der erlebten Hunger-, Appetit- und Sättigungsgefühle – ißt oder aber seine Nahrungsaufnahme bewußt einschränkt (Herman u. Mack 1976; Pudel et al. 1975). Diese Unterteilung hat sich als trennschärfer und aussagekräftiger erwiesen als die bisher übliche Einteilung nach Normal- bzw. Übergewicht. Außerdem wird das Kriterium des „gezügelten Essens" (in letzter Zeit häufiger direkt mit dem angloamerikanischen Begriff des „restrained eating" bzw. „dieter" oder „dieting behavior" bezeichnet) inzwischen mit der Entstehung von Eßstörungen in Verbindung gebracht (Deutsche Gesellschaft für Ernährung 1988). Indikatoren für das gezügelte Eßverhalten sind Veränderungen im Eßverhalten wie:
– erhöhte Außenreizabhängigkeit,
– streßindizierte hyperphage Reaktionen („Kummerspeck"),
– gestörtes Sättigungserleben und
– verzögerter Appetenzverlust.

Diese Verhaltensmuster sind beobachtbar, wenn das Körpergewicht auf niedrigem Niveau bewußt über kognitive Kontrollmechanismen stabilisiert wird (Pudel 1987b).

Durch wissenschaftliche Kooperation zwischen Forschungsinstituten in Kanada (Herman u. Mack 1976), USA (Stunkard u. Messick 1985) und der Bundesrepublik (Pudel et al. 1975) zum Problemkreis der kognitiven Kontrolle des Eßverhaltens ist inzwischen ein Fragebogen zum Eßverhalten (FEV) entwickelt worden, der zur diagnostischen Klassifikation des Eßverhaltens dienen kann (Pudel u. Westenhöfer 1989).

Dieser Test besteht aus 51 speziellen Fragen zum Eßverhalten und läßt 3 verschiedene, relativ unabhängige Faktoren erkennen.

*Faktor I: Kontrolle.* Damit wird bestimmt wie stark die Testperson ihr Eßverhalten durch kognitive Kontrolle zügelt.

*Faktor II: Störbarkeit.* Damit wird das Ausmaß bestimmt, mit dem bei der Testperson Appetit und Sättigung durch situative Bedingungen entgegen der bewußten Kontrolle ausgelöst bzw. verzögert werden.

*Faktor III: Hunger.* Beschreibt, inwieweit spontan erlebte Hungergefühle die Kontrolle erschweren.

Die Wechselwirkung zwischen der Kontrolle des Eßverhaltens und der Disposition zur Störbarkeit kommt in ersten Untersuchungsergebnissen mit dem Fragebogen zum Eßverhalten deutlich zum Ausdruck. Dieser Fragebogen wurde in der ersten größeren bundesdeutschen Studie von 35000 Frauen bearbeitet, die als Leserinnen eines Frauenmagazins an Ernährungs- und Gewichtsfragen interessiert waren. Das Gesamtkollektiv wurde nach den Testergebnissen der beiden Faktoren Kontrolle und Störbarkeit unterteilt. Diese Untergruppen zeigten dann ein deutlich unterschiedliches, mittleres Körpergewicht (Abb. 1).

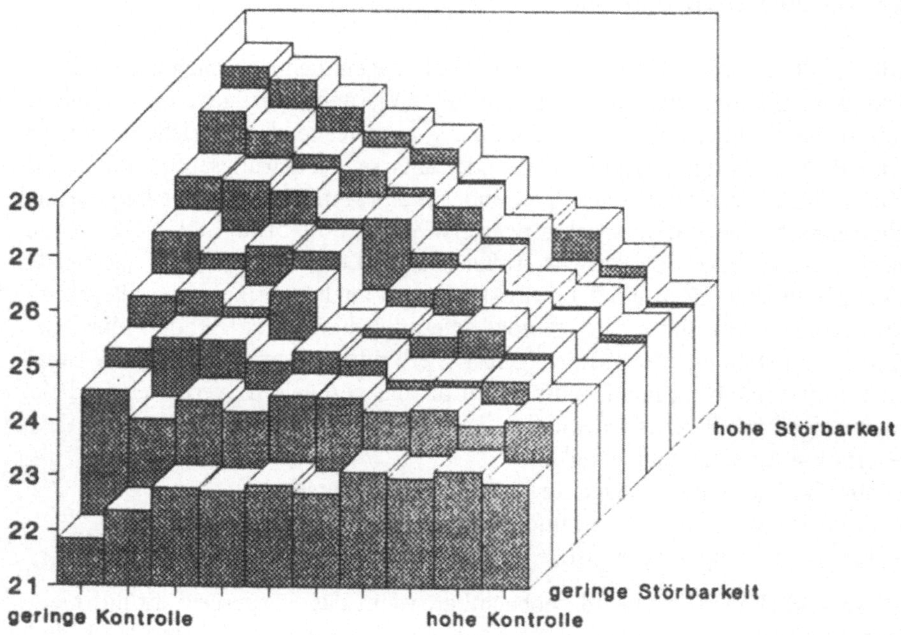


**Abb. 1.** Körpergewicht (BMI im Bereich von 21 bis 28) in Abhängigkeit der Testwerte im FEV auf den Skalen „Kontrolle" und „Störbarkeit" bei einem Kollektiv von 35000 Leserinnen eines Frauenmagazins

Je höher der Testwert beim Faktor Störbarkeit war, um so eindeutig höher lag das Gewicht. Gruppen mit einem höheren Testwert beim Faktor „Kontrolle" lassen aber erkennen, daß die Beziehung zwischen Störbarkeit und Körpergewicht nivelliert wird, wenn die Kontrolle des Eßverhaltens stärker wird: Hohe Kontrolle des Eßverhaltens geht – unabhängig von der Störbarkeit – mit einem relativ niedrigen Gewicht einher. Diese dreidimensionale Darstellung zeigt, daß die Faktoren Kontrolle und Störbarkeit für sich jeweils eine nur schwache Beziehung zum Körpergewicht erkennen lassen. Durch die Kombination beider Faktoren aber wird der deutliche Bezug zum Gewicht erkennbar, z.B. gehen geringe Kontrolle und hohe Störbarkeit mit höchstem Gewicht einher.

Diese Untersuchung belegt, daß die kognitive Kontrolle des Eßverhaltens zu einer der wichtigen Bedingungen gerechnet werden muß, die das Ernährungsverhalten und in Konsequenz dazu das Körpergewicht beeinflussen.

## 3.2 Kontrolliertes Eßverhalten

Wenn hier von kontrolliertem Eßverhalten gesprochen wird, so muß darauf hingewiesen werden, daß nicht jedes gezügelte Eßverhalten, das zu Kalorienbeschränkung und Gewichtsabnahme führt, im ernährungspsychologischen Sinne auch als „kontrolliert" im Sinne von „selbstreguliert" zu definieren ist.

Adäquat selbstkontrolliertes Verhalten dient dazu, eigene Handlungsspielräume zu erweitern und gleichzeitig dem beabsichtigten Verhaltenziel näherzukommen. Auf das Eßverhalten bezogen heißt dies: Das Ziel der Gewichtskonstanz bzw. -reduktion soll durch „gezügeltes Eßverhalten" realisiert werden, wobei die Handlungsspielräume in bezug auf die vielgestaltige Auswahl von Lebensmitteln erhalten bleiben sollen. Das im günstigen Sinne kontrollierte Eßverhalten muß zu bedarfsgerechter Ernährung beitragen und darf auch nur einen „erträglichen" Verhaltensaufwand erfordern, um es kontinuierlich und langfristig durchzuhalten (Deutsche Gesellschaft für Ernährung 1988).

Im Gegensatz dazu steht ein gezügeltes Eßverhalten, das durch Anlehnung an starre Diätpläne, wie bei „Blitz"- und „Crash-Kuren", durch totale Nahrungsabstinenz sowie intermittierendes Fasten gekennzeichnet ist und damit stets ein gewisses Ausmaß an Verhaltensrigidität, also eine Einengung der Handlungsspielräume, beinhaltet. Solches Eßverhalten erscheint – betrachtet man nur kurzfristige Zeitabschnitte – zunächst als hoch kontrolliert. Im Gegensatz zu diesem ersten Anschein ist es jedoch oft gerade ein Zeichen für mangelhafte Selbstkontrolle, wenn mit totaler Nahrungsabstinenz oder intervallweisen Fasten reagiert wird, wie dies besonders deutlich von Personen mit klinischen Eßstörungen bekannt ist (Müller u. Malina 1987; Westenhöfer et al. 1987).

Ein solches rigides Eßverhalten ist nämlich mit einem hohen Verhaltensaufwand verbunden, der nicht auf lange Sicht durchgehalten und realisiert werden kann. Der Zusammenbruch dieser Kontrollversuche belegt, daß ein gezügeltes Eßverhalten nicht im Sinne adäquater Selbstkontrolle verstanden werden kann, sondern vielmehr als pseudokontrolliert bezeichnet werden muß.

Es steht zu vermuten, daß viele der bekannten Diäten auch von Übergewichtigen und Adipösen genutzt werden, um kurzfristig ein solches pseudokontrolliertes Eßverhalten zu realisieren, das aber wegen des damit verbundenen hohen Verhaltensaufwandes und der unangenehmen Verhaltenseinschränkung zum Abbruch führt. Interessant ist auch die korrelative Beziehung zwischen der Durchführung von Diäten und den Verhaltensmustern, die als Störbarkeit des Eßverhaltens betrachtet werden (Tabelle 4).

In einer für die Bundesrepublik Deutschland repräsentativen Erhebung ergab sich mit zunehmender Anzahl durchgeführter Diäten und zunehmender Kontrolle des Eßverhaltens ein erhöhter Anteil an Probanden, die über Schwierigkeiten im Eßverhalten berichteten. Erst bei einer Abkehr von intermittierenden Mustern des Diätverhaltens und dem Übergang zu einem habituell überdauernden gezügelten Essen wird wieder relativ selten über Schwierigkeiten im Eßverhalten berichtet.

**Tabelle 4.** Anteil von Frauen mit Schwierigkeiten im Eßverhalten in Abhängigkeit (oben) von der Anzahl bisheriger Diäten und (unten) vom Ausmaß der Kontrolle der Nahrungsaufnahme

Anzahl der Diäten

| Noch keine | 1 – 3 | mehr als 3 | regelmäßig | fast immer |
|---|---|---|---|---|
| 27,0% | 80,6% | 96,6% | 91,8% | 57,9% |

Ausmaß der Kontrolle der Nahrungsaufnahme

| Eigentlich nicht | ab und zu | häufig | fast immer |
|---|---|---|---|
| 22,8% | 58,7% | 81,6% | 54,3% |

## 3.3 Eßverhalten und physiologische Konsequenzen

Es ist seit langem bekannt, daß eine Einschränkung der Nahrungsaufnahme zu Veränderungen in den physiologischen und psychologischen Regulationsmechanismen der Eßverhaltens führt. In der großen (aber kaum beachteten) Minnesota-Studie zeigten Keys et al. (1950) bereits vor Jahrzehnten, daß selbst eine Kalorienreduktion von 50% über ein halbes Jahr lediglich zu einer Gewichtsabnahme von 25% führt. Es kommt zu einer Anpassung des Energieverbrauchs an die Energiezufuhr durch eine Reduktion des Energieumsatzes um 40% und zu einer damit einhergehenden Reduktion des allgemeinen Aktivitätsniveaus. Durch die Kalorienrestriktion traten bei den Versuchspersonen weiter Veränderungen ihrer Eßgewohnheiten und eine gesteigerte gedankliche Beschäftigung mit dem Thema „Essen" auf. Essen wurde für sie im Verlauf der Untersuchung zu einem zentralen Lebensinhalt. Bei manchen Versuchspersonen blieben auch nach Abschluß der Kalorienrestriktion schwere Störungen der Sättigungsregulation beobachtbar: Es kam zu Heißhungeranfällen, die Versuchspersonen hatten Schwierigkeiten, Mahlzeiten zu beenden, und selbst nach großen Mahlzeiten wurde Sättigungsgefühl nur abgeschwächt und mit Verzögerung verspürt. Auch im kognitiven, emotionalen und sozialen Bereich ergaben sich schwerwiegende Veränderungen: Konzentrationsstörungen, verminderte Vigilanz, sozialer Rückzug, Verlust sexuellen Interesses, Stimmungsschwankungen und Depressionen. Viele der von Keys et al. (1950) beschriebenen Phänomene lassen 2 Schlußfolgerungen zu:

- Das Körpergewicht läßt sich nicht beliebig manipulieren, offenbar existieren physiologische und psychologische Gegenregulationsmechanismen, die in Richtung einer Gewichtskonstanz wirken und so die Lebens- und Überlebensfähigkeit unter den Bedingungen von Energierestriktionen weitgehend erhalten.
- Es gibt auffallende Übereinstimmungen zwischen den von Keys et al. (1950) beschriebenen Phänomenen und der Symptomatik bei Eßstörungen wie Anorexia nervosa und Bulimia nervosa. Dies läßt die begründete Vermutung zu, daß viele der beschriebenen Symptome bei Eßstörungen weniger auf eine Form spezifischer Psychopathologie bei Eßstörungen zurückzuführen sind als vielmehr eine direkte Folge der Nahrungsrestriktion und der damit verbundenen Gewichtsreduktion darstellen.

Die großen Gewichtsfluktuationen im Kollektiv der Bulimiepatienten und die parallel dazu beobachtbaren Störungen im Eßverhalten, aber auch die seit langem bekannten Folgen chronisch knapper Energiezufuhr und die neueren Überlegungen zur Set-point-Theorie (Keesey 1978; Pudel 1985) zusammen mit Ergebnissen, die belegen, daß unter Verknappung der Energiezufuhr der Energiebedarf ebenfalls gedrosselt wird, rechtfertigen den Versuch einer (sicher vorläufigen) Zwischenbilanz zu Prävention und Therapie der Adipositas (Stunkard 1986).

## 3.4 Schlußfolgerung

Die einseitige Beschränkung auf den Aspekt der Nahrungsenergie erscheint unzureichend und ggf. sogar ungünstig. Standardisierte Diätpläne ermöglichen kurzfristig zwar eine Pseudokontrolle der Kalorienaufnahme, programmieren aber wegen großen Verhaltensaufwandes und rigider Verhaltenseinschränkung zum Abbruch. Andererseits zeigen die vorliegenden Ergebnisse, daß gerade der kognitiven Kontrolle zur Regulation des Körpergewichts eine entscheidende Bedeutung zukommt. Daraus läßt sich ableiten, daß Prävention und Therapie der Adipositas langfristiger wirksam sind, wenn eine adäquate Kontrolle des Eßverhaltens ohne rigide Verhaltenseinengung trainiert wird.

# 4 Präventionskonzept

Diese Überlegungen führten zur Konzeption der sog. Vierjahreszeitenkur, einem 12monatigen Präventionsprogramm, das seit 1987/1988 von den allgemeinen Ortkrankenkassen angeboten wird. Der Kern dieses Programmes ist eine rechnergestützter, individualisierter postalischer Dialog mit jedem der über 100000 Teilnehmer, in dem versucht wird, die Ernährung bedürfnisgerecht in kleinen Schritten zu verändern, ohne daß feste Diätpläne und starre Verhaltensvorschriften vorgegeben werden.

Erste Ergebnisse (basierend auf den Daten der ersten 82000 Teilnehmer von 1987/1988) zeigen kurz zusammengefaßt, daß das durchschnittliche Gewicht der Teilnehmer zu Beginn des Programms etwa 15% über dem Broca-Referenzgewicht lag. Im Verlauf der Kur erzielten die Teilnehmer eine durchschnittliche Gewichtsabnahme von 7 kg, wobei das Ziel einer Gewichtsreduktion in den ersten 6 Monaten mit anschließender Gewichtsstabilisierung weitgehend erreicht werden konnte.

Nach einem halben Jahr geben 27,5% der Teilnehmer an, ihre Ernährung entsprechend den Empfehlungen umgestellt zu haben. Dabei bereitet die schrittweise Umstellung der Ernährung unter Verzicht auf feste Diätpläne den Teilnehmern die größte Schwierigkeit. Während 35% ohne Diätpläne zurechtkommen, berichten 42%, daß sie nicht vollständig auf Diätpläne verzichten können, und 22%, daß sie gar nicht ohne Diätplan zurecht kommen. Die Motivation, sich über ein Jahr hinweg am Trainingsprogramm zu beteiligen, wird entscheidend vom Abnahmeerfolg in den ersten Wochen beeinflußt: Bei Teilnehmern, die zu Beginn des Programms nicht abnehmen oder gar zunehmen, liegt der Anteil derjenigen, die an dem Programm über ein Jahr teilnehmen, um 40% unter dem Durchschnitt, bei denjenigen mit überdurchschnittlich guter Gewichtsabnahme in den ersten Wochen um etwa 50% über dem Durchschnitt. Dabei korreliert eine höhere anfängliche Gewichtsabnahme mit höherer kognitiver Kontrolle und geringerer Störbarkeit des Eßverhaltens.

Kognitive Kontrolle und Störbarkeit des Eßverhaltens (gemessen mit dem FEV) stellten sich als Prädiktoren für den Abnahmeerfolg nach Abschluß des einjährigen Programms heraus (Abb. 2).

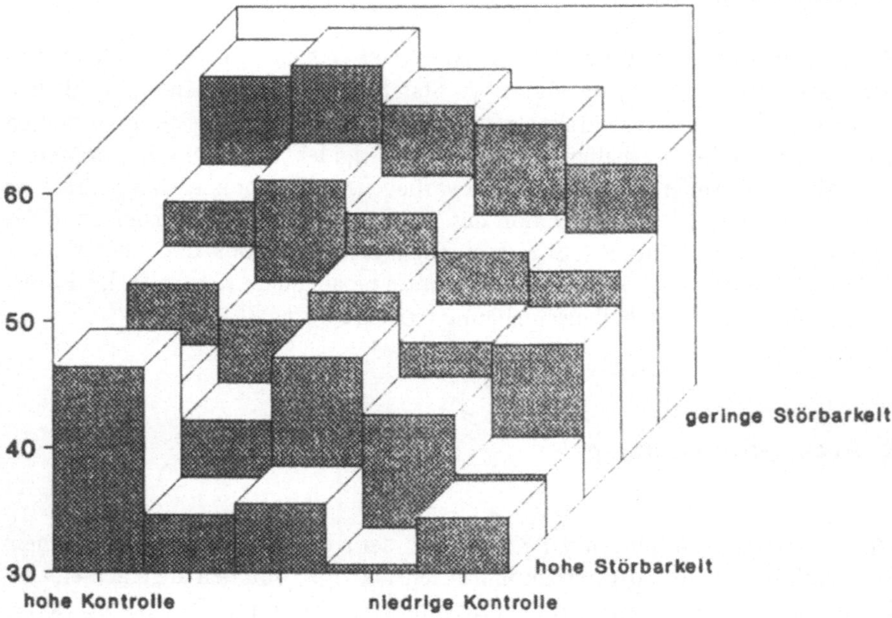


**Abb. 2.** Prozentsatz erfolgreicher Teilnehmer nach einem 12monatigem Training zur Gewichtsreduktion (Vierjahreszeitenkur) in Abhängigkeit der Testwerte im FEV, die zu Beginn des Programms bei 20000 Probanden erhoben wurden. (Deutsche Gesellschaft für Ernährung 1988)

Es zeigte sich weiter, daß hohe kognitive Kontrolle und geringe Störbarkeit des Eßverhaltens zu Beginn des Programms mit einer niedrigeren Kalorienzufuhr korrelieren, wenngleich sich für die Kalorieszufuhr per se kein Einfluß auf den Abnahmeerfolg feststellen läßt. Dies deutet wieder in die Richtung, daß die Kalorienaufnahme – entgegen der naheliegenden Ableitung aus dem Prinzip der Energiebilanz – nur mittelbar eine Bedeutung für das Körpergewicht hat.

Das Durchhaltevermögen der Teilnehmer scheint ebenfalls von der Zusammensetzung der Nahrung beeinflußt zu sein. So liegt die Durchhaltequote bei Probanden mit einem niedrigen Kohlenhydratanteil in der Ernährung deutlich niedriger als bei Probanden mit einem hohen Kohlenhydratanteil – ein Hinweis, darauf daß die Qualität der Ernährung (Nährstoffrelation) möglicherweise wichtiger ist als die Kalorienaufnahme.

Diese Ergebnisse zeigen, daß der Einübung selbstgesteuerten gezügelten Eßverhaltens eine entscheidende Rolle bei der Prävention der Adipositas zukommt. Hingegen führen zeitliche begrenzte Diätmaßnahmen im klassischen Sinn zwangsläufig zu einem Muster intermittierenden Diätverhaltens, das Störungen in den Prozessen der Regulation des Körpergewichts und der Nahrungsaufnahme fördert. Die einseitige Betonung der Nahrungsenergie oder Nährstoffrelation solcher Diäten unter weitgehender Vernachlässigung subjektiver Bedürfnisse und Motivationen führt dazu, daß ein rigider Verhaltens- und Kontrollaufwand zur Einhaltung entsprechender Diätvorschriften benötigt wird, der selten längere Zeit aufrechterhalten werden kann und so einen Zusammenbruch der aufgebauten Pseudokontrolle provoziert. Kurzfristige Erfolge in der Stabilisierung oder Reduktion des Körpergewichts werden dann eher external auf die Wirksamkeit der Diätvorschriften attribuiert, während der Zusammenbruch der Pseudokontrolle als eigenes Versagen internal attributiert wird. Dadurch werden die Ausbildung von Selbstkompetenz und die Einleitung und Aufrechterhaltung selbstregulatorischer Prozesse zur Stabilisierung des Körpergewichts eher behindert.

## 5 Rahmenbedingungen für Prävention

Erfolgversprechender scheint nach den vorliegenden Befunden die Ausbildung selbstkontrollierten gezügelten Eßverhaltens, wobei individuelle Bedürfnisse und Motivationen berücksichtigt werden und so Verhaltensspielräume in der Nahrungswahl erhalten bleiben. Mit der Habitualisierung eines solchen kontrollierten Eßverhaltens werden offenbar auch Verhaltensstrategien entwickelt, die auf eine Minimierung der Störbarkeit des Eßverhaltens und eine Steigerung kognitiver Kontrolle zielen, und so eine zeitlich übergreifende Stabilisierung des Körpergewichts ermöglichen. Erfolge können eher internal auf eigenes Verhalten attribuiert werden und verstärken die Aufrechterhaltung der Selbstregulation.

Gleichwohl stehen auch Maßnahmen zur Prävention der Adipositas, die auf der Einübung kontrollierten Eßverhaltens basieren, vor dem Problem, daß die Zielpersonen schon kurzfristig möglichst hohe quantitative Abnahmeerfolge erwarten. Diese Erwartungshaltung, die möglicherweise durch eigene Erfahrungen mit kurzfristigen Diäterfolgen, aber auch durch groteske Werbeversprechen wie „10 Pfund in 5 Tagen" bestärkt wird, erschwert die Akzeptanz und Durchsetzbarkeit von Präventionsprogrammen, die – unter Verzicht auf rigide Diätpläne – die Selbstregulation und Selbstkontrolle von Eßverhalten anstreben.

Unterstützende Funktionen erfüllen hier Selbsthilfegruppen, da die Teilnehmer in solchen Gruppen ihre Erfahrungen austauschen und ihre Erwartungshaltung relativieren können. Außerdem tragen solche Gruppen mit der sozialen Entbindung des Teilnehmers zu einer dauerhaften Durchhaltemotivation entscheidend bei (Kappus 1983).

Präventivmaßnahmen verzichten bisher einseitig und überbetont, auf eine kognitive Kontrolle der Energieaufnahme hinzuwirken („Kalorienzählen"). Dieses Prinzip ist nicht grundsätzlich abzulehnen, da es einen wichtigen Teil der Basis für die Gewichtsentwicklung abgibt. Aber es muß ergänzt werden, da die ausschließlich energetische Betrachtung häufig zu einer Verknappung der Energiezufuhr und in deren Folge auch zu einer Unter- oder Fehlversorgung mit essentiellen Nährstoffen führt.

Festumschriebene Diätvorschriften schränken die individuelle Wahlfreiheit von Lebensmitteln und Gerichten nach persönlichen Geschmackspräferenzen ein und veranlassen über diese Einschränkung des Verhaltensspielraums häufig den Abbruch.

Forcierte Gewichtsabnahme führt mit erhöhter Wahrscheinlichkeit zur Ausprägung von Verhaltensmustern, die subjektiv als Beeinträchtigung erlebt werden (z.B. Süß- und Heißhunger) und ihrerseits wiederum das langfristige Durchhalten diätischer Vorschriften erschweren.

Nach dem gegenwärtigen Wissensstand erscheint es günstiger, im Sinne eines selbstregulierten Verhaltens den Trainingsschwerpunkt auf eine günstige Ernährung (entsprechend den Empfehlungen der Deutschen Gesellschaft für Ernährung zur Nährstoffzufuhr) zu legen, wobei individuelle Präferenzen berücksichtigt werden müssen. Die Gewichtsbeurteilung sollte nicht schematisch nach bestimmten Indizes oder Tabellen festgelegt werden, sondern individuelle Stoffwechselrisiken, Gewichtsanamnese und andere konstitutionelle Faktoren berücksichtigen. Im Zweifel erscheint ein Übergewicht geringeren Grades bei ansonsten ausgewogener Ernährung eher tolerierbar zu sein als ein mit bedarfsinadäquater Ernährung erzwungenes Normalgewicht, weil in diesem Fall auch mit der Entwicklung von Verhaltensstörungen in der Appetit- und Sättigungsregulation zu rechnen ist.

Bei der Prävention der Adipositas ist schließlich auf eine Steigerung der Bewegungsaktivität besonderen Wert zu legen, nicht zuletzt um eine Möglichkeit auszuschöpfen, den durch Energierestriktion eingeschränkten Energieverbrauch zu erhöhen.

## Literatur

American Psychiatric Association (1980) Diagnostic and statistical manual of mental disorders, 3rd edn. Washington/DC

Basdevant A, Raison J, Guy-Grand B (1987) Influence de la distribution de la masse grasse sur le risque vasculaire. Presse Med 16:167–170

Björntorp P (1985) Obesity and risk of cardiovascular disease. Ann Clin Res 17:3–9

Blackburn GL, Kanders BS (1987) Medical evaluation and treatment of the obese patient with cardiovascular disease. Am J Cardiol 60:55–58

Bray GA (1978) Definition, measurement, and classification on the syndromes of obesity. Int J Obes 2:99–112

Deutsche Gesellschaft für Ernährung (1980a) Stellungnahme zu den gesundheitlichen Auswirkungen des relativen Körpergewichtes. Ernährungsumschau 27:322–323

Deutsche Gesellschaft für Ernährung (1980b) Ernährungsbericht 1980. Henrich, Frankfurt

Deutsche Gesellschaft für Ernährung (1984) Ernährungsbericht 1984. Henrich, Frankfurt

Deutsche Gesellschaft für Ernährung (1988) Ernährungsbericht 1988. Henrich, Frankfurt

Ditschuneit H, Faulhaber JD (1979) Fettsucht und Diabetes Mellitus. Ärztl Forsch 24:323–325

Dyer AR, Stammler J, Berkson DM, Lindberg HA (1975) Relationship of relative weight and body mass index to 14-year mortality in the Chicago peoples Gas Company Study. J Chron Dis 28:109–123

Engelhardt I, Jaus ER, Jaeger H, Wechsler JG, Ditschuneit H (1976) Neue anthropometrische Messdaten von 7000 Kindern im Alter von 4 bis 16 Jahren. Verh Dtsch Ges Inn Med 82:1445–1447

Foreyt JP (ed) (1977) Behavioral treatments of obesity. Pergamon, Oxford New York Toronto

Gries FA, Berchtold P, Berger M (1976) Adipositas, Pathologie, Klinik und Therapie. Springer, Berlin Heidelberg New York

Hausmann L, Kaffarnik HK, Hauss JH, Pudel V (1987) Adipositas. In: Krück E, Kaufmann W, Bünte H, Gladtke E, Tölle R (Hrsg) Therapie-Handbuch, 2. Aufl. Urban & Schwarzenberg, München Wien Baltimore, S 947–953

Herman CP, Mack D (1976) Restrained and unrestrained eating behavior. J Person 43:647–660

Higgins M, Kannel W, Garrison R, Pinsky J, Stokes J (1988) Hazards of obesity – the Framingham experience. Acta Med Scand [Suppl 723]:23–36

Jooste PL, Steenkamp HJ, Benade AJ, Rossouw JE (1988) Prevalence of overweight and obesity and its relation to coronary heart disease in the CORIS study. Acta Med Scand [Suppl 723]:71–78

Kappus W (1983) Das „Gruppenprogramm gesunde Ernährung" – Ein Modell für die Organisation und Betreuung von Selbsthilfegruppen für Übergewichtige. Prävention 6:43–46

Keesey RE (1978) Set points and body weight regulations. Psychiatr Clin North Am 1:523–543

Keys A, Bozek J, Henschel A, Mickelsen O, Taylor HL (1950) The biology of human starvation. University of Minnesoty Press, Minneapolis

Krotkiewsky M (1988) Can body fat pattering be changed? Acta Med Scand [Suppl 723]:213–223

Krotkiewsky M, Sjoström L, Björntorp P, Carlgreen G, Garellick G, Smith U (1977) Adipose tissue cellularity in relation to prognosis for weight reduction. Int J Obes 1:395–4316

Müller WH, Malina RM (1987) Relative reliability of circumference and skinfolds as measures of body fat distribution. Am J Phys Anthropol 72:437–439

Nüssel E, Buchholz L, Bergdolt H, Ebschner HJ (1977) Übergewicht und Risikofaktoren bei 30-60jährigen Männern und Frauen. Ernährungsumschau 24:366

Pudel V (1982) Zur Psychogenese und Therapie der Adipositas. Springer, Berlin Heidelberg New York

Pudel V (1985) Eßverhalten. In: Basler HD, Florin I (Hrsg) Klinische Psychologie und körperliche Krankheit. Kohlhammer, Stuttgart, S 63–92

Pudel V (1987a) Psychologische Aspekte der Nahrungsaufnahme und deren Einfluß auf die Hunger und Sättigungsregulation. In: Baerlocher K, Wachtel U (Hrsg) Hunger- und Sättigungsregulation im Säuglings- und Kindesalter. Thieme, Stuttgart New York, S 96–108

Pudel V (1987b) Ernährungsproblem Überfluß: Die nicht bedarfsgerechten Bedürfnisse. Ernährung/Nutrition 11:823–830

Pudel V (1988) Ernährung heute – ein Alptraum im Schlaraffenland? Verb Rdsch AGV 11/12:4–13

Pudel V, Meyer JE (1981) Zur Pathogenese und Therapie der Adipositas. Nervenarzt 52:250–260

Pudel V, Westenhöfer J (1988) Verhaltenstheoretische Überlegungen zur Entstehung und Behandlung von Eßstörungen. In: Klußmann R (Hrsg) Stoffwechsel. Der Kranke mit Adipositas, Anorexia nervosa, Bulimie, Diabetes Mellitus und Gicht. Springer, Berlin Heidelberg New York, S 27–40

Pudel V, Westenhöfer J (1989) Der Fragebogen zum Eßverhalten FEV. Hofgrefe, Göttingen

Pudel V, Metzdorff M, Oetting M (1975) Zur Persönlichkeit Adipöser in psychologischen Tests unter Berücksichtigung latent Fettsüchtiger. Z Psychosom Med Psychoanal 21:345–261

Report of Sugar Task Force 1989: Evaluation of health aspects of sugars contained in carbohydrate sweeteners (1986) J Nutr [Suppl 11] 116:1–216

Rimm AA, Hartz AJ, Fischer ME (1988) A weight shape index for assessing risk of disease in 44820 women. J Clin Epidemiol 41:459–465

Russel G (1979) Bulimia nervosa: an ominous variant of anorexia nervosa. Psychol Med 9:429–448

Schachter S (1971) Emotion, Obesity, and Crime. Academic Press, New York

Schlaf G, Pudel V (1983) Referenzgewichte für deutsche Kinder und Jugendliche. Aktuel Ernährungsmed 8:235–240

Sorlie P, Gordon T, Kannel WB (1980) Body build and mortality: the Framingham Study. JAMA 243:1828–1831
Stunkard AJ (1986) Regulation of body weight and its implications for the treatment of obesity. In: Carruba MO, Blundell JE (eds) Pharmacology of eating disorders: Theoretical and clinical developments. Raven, New York
Stunkard AJ, Messick S (1985) The three-factor eating questionaire to measure dietary restraint, disinhibition and hunger. J Psychosom Res 29:71–83
Vague J (1983) Different forms of human obesity. In: Curtis-Prior PB (ed) Biochemical pharmacology of obesity, Elsevier, Amsterdam, pp 13–22
Vague J, Vague P, Jubelin J, Barre A (1987) Fettsuchtformen und Stoffwechselstörungen. Verh Ges Inn Med 93:448–462
Westenhöfer J, Pudel V, Maus N, Schlaf G (1987) Das kollektive Diätverhalten deutscher Frauen als Risikofaktor für Eßstörungen. Aktuel Ernährungsmed 12:154–159

# Die Kontrolle der Hypertonie als präventivmedizinische Aufgabe

U. Laaser und J. Breckenkamp

Bluthochdruck ist der älteste bekannt gewordene Risikofaktor für Herz-Kreislauf-Krankheiten. Erste Messungen in Bevölkerungsgruppen wurden schon Anfang des Jahrhunderts durchgeführt. Neben erhöhtem Gesamtcholesterin und Zigarettenrauchen gehört die Hypertonie zu den drei wichtigsten, sog. primären Risikofaktoren für vorzeitige Erkrankung und frühen Tod. Dabei tritt erhöhter Blutdruck selbst als Krankheits- oder Beschwerdebild kaum je unmittelbar in Erscheinung (etwa als diagnostisch seltene maligne Hypertonie): Symptome wie z.B. Kopfschmerzen oder Nasenbluten sind bei Blutdruckpatienten kaum häufiger als in der Normalbevölkerung. Über die grundsätzliche Bedeutung eines systolisch oder diastolisch erhöhten Blutdrucks für das frühe Auftreten von Folgekrankheiten hauptsächlich an Gehirn (Schlaganfall, Apoplexie), Herz (Herzinfarkt) und Niere (Niereninsuffizienz) besteht aber international Konsens, vor allem auf der Grundlage über 40jähriger epidemiologischer Forschung (u.a. Framingham-Studie seit 1948).

## 1 Prävalenz der Hypertonie und Risiko

Trotz eines langsamen, sich über Jahrzehnte erstreckenden Rückgangs ist der hohe Blutdruck vor allem in den mittleren und höheren Altersgruppen in der Bundesrepublik auch heute noch weit verbreitet. Die Ergebnisse des Nationalen Untersuchungssurveys (1984-1986) in der Deutschen Herz-Kreislauf-Präventionsstudie (DHP) weisen für 25- bis 69jährige Männer insgesamt 26%, für Frauen 19% aus (Abb. 1 – 4). Dabei sind regionale Unterschiede eher geringfügig, die Werte nehmen aber in den mittleren und höheren Altersstufen für beide Geschlechter stark zu (einschließlich der sog. Grenzwerthypertonie mit Werten über 140/90 mmHg auf bis zu 60% der 60- bis 69jährigen).

Schon bei geringfügig erhöhten Blutdruckwerten steigt das sog. relative Risiko für Herz-Kreislauf-Krankheiten deutlich an und erreicht bei höheren Werten etwa das 3fache (Tabelle 1).

Am engsten hängen allerdings Herzinsuffizienz und Apoplexie – letztere vor allem in ihrer hämorrhagischen Ausprägung – mit hohen Blutdruckwerten zusammen: Das Risiko steigt auf das etwa 8fache an. Eine Berechnung des dem erhöhten Blutdruckwert zuschreibbaren Exzeßrisikos in der Bevölkerung (sog. attributives

 U. Laaser u. J. Breckenkamp

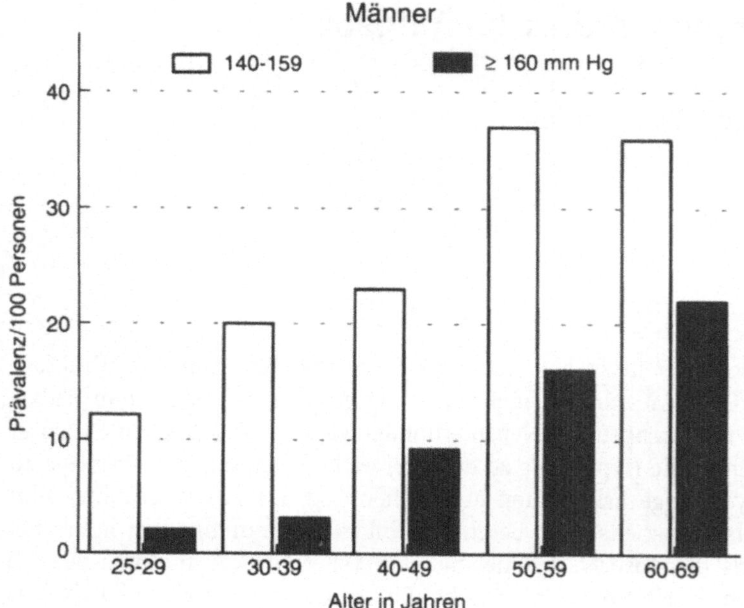


**Abb. 1.** Systolischer Blutdruck (2. Messung). DHP - Nationaler Untersuchungssurvey 1985

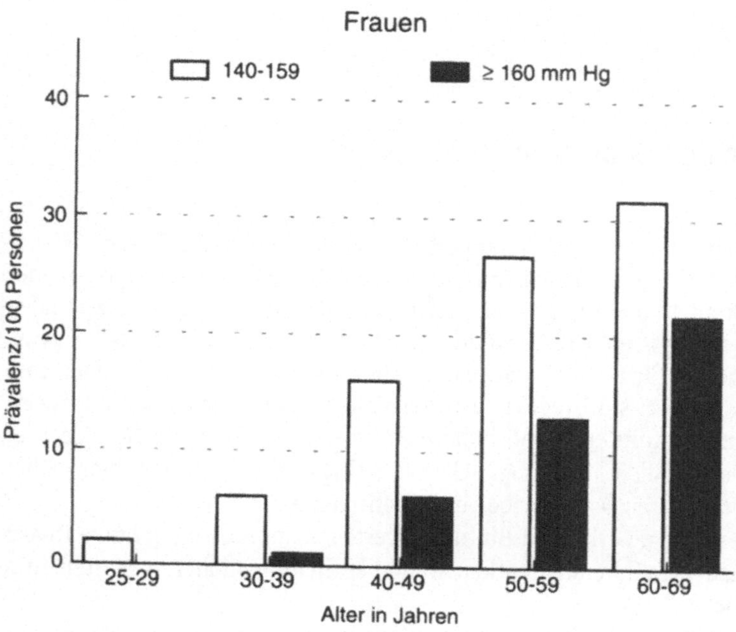


**Abb. 2.** Systolischer Blutdruck (2. Messung). DHP – Nationaler Untersuchungssurvey 1985

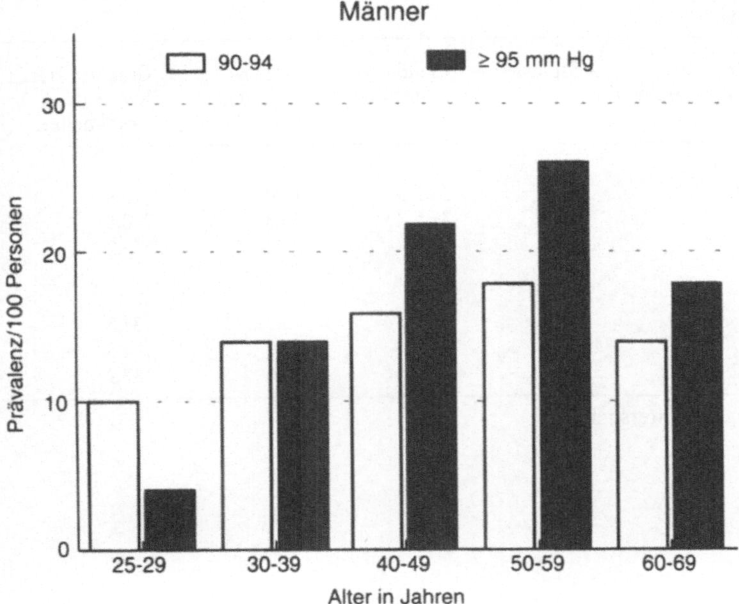


**Abb. 3.** Diastolischer Blutdruck (5. Phase, 2. Messung). DHP - Nationaler Untersuchungssurvey 1985

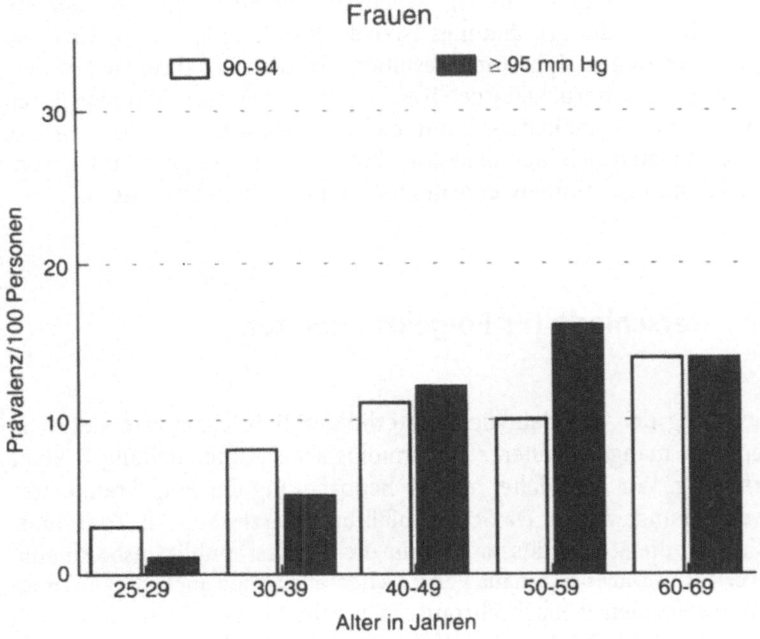


**Abb. 4.** Diastolischer Blutdruck (5. Phase, 2. Messung). DHP- Nationaler Untersuchungssurvey 1985

**Tabelle 1.** Inzidenz von Herz-Kreislauf-Erkrankungen pro 10000 Männer und Frauen über 18 Jahren in Framingham

| Hypertonie-status[a] | Koronare Herzkrankheit | Apoplexie | Claudicatio intermittens | Herzin-suffizienz | Gesamte Herz-Kreislauf-Krankheiten |
|---|---|---|---|---|---|
| *Männer* | | | | | |
| normotensiv | 100,9 | 5,8 | 26,1 | 13,0 | 123,9 |
| grenzwertig | 158,0 | 16,6 | 37,5 | 33,8 | 210,8 |
| hypertensiv | 245,4 | 47,5 | 53,8 | 87,4 | 353,2 |
| *Frauen* | | | | | |
| normotensiv | 38,5 | 4,9 | 8,1 | 10,7 | 57,3 |
| grenzwertig | 70,7 | 13,7 | 15,3 | 23,0 | 104,3 |
| hypertensiv | 129,3 | 38,0 | 29,1 | 49,0 | 187,9 |

[a] Bei jeder Zweijahresuntersuchung.

Risiko) zeigt, daß rund 60% aller blutdruckbedingten Herzinfarkte und 75% aller Schlaganfälle schon bei leicht erhöhten Werten auftreten (z.B. bis zu 110 mmHg diastolisch, Tabelle 2). Es reicht auf Bevölkerungsebene also nicht aus, sich nur mit der Kontrolle der schweren Hypertonie zu befassen. Dadurch könnte nur der kleinere Teil der Hochdruckfolgen vermieden werden. Andererseits kann man nicht alle Personen mit leicht erhöhten Blutdruckwerten (sog. milde Hypertonie, diastolisch zwischen 90 und 105 mmHg) lebenslang medikamentös behandeln, denn für den einzelnen ist das Erkrankungsrisiko doch verhältnismäßig gering. Die große Bedeutung der milden Hypertonie resultiert vielmehr aus ihrer weiten Verbreitung, ca. 75% aller Hochdruckfälle gehören in diese Kategorie und tragen durch ihre Zahl zu dem hohen Krankheitsaufkommen bei. Eher als eine medikamentöse Massenbehandlung bieten sich hier alle Maßnahmen an, die geeignet sind, gesündere Lebensweise und insbesondere eine gesündere Ernährung zu fördern.

## 2 Gruppenunterschiede für Folgekrankheiten

Für eine Beurteilung der Trendentwicklung erhöhter Blutdruckwerte stehen in der Bundesrepublik mangels früherer epidemiologischer Untersuchungen keine Daten zu Verfügung. Wir sind daher auf die Beobachtung der Folgekrankheiten als Hilfsindikatoren angewiesen. Da Schlaganfall und Herzinfarkt als Todesursachen häufig sind, ist die Mortalitätsstatistik für die Bundesrepublik insofern einigermaßen zuverlässig. Darüber hinaus verursachen allerdings auch die nichttödlichen Erkrankungsformen vielfach chronische Invalidität und hohe Kosten für Behandlung und Rehabilitation, repräsentative Daten über längere Zeiträume fehlen allerdings auch hier.

**Tabelle 2.** Attributables Risiko für koronare Herzkrankheit und Schlaganfall nach Blutdruckhöhe. (Nach Reid et al. 1976)

| Diastolischer Blutdruck (mmHg) | Der Hypertonie zurechenbare Todesfälle (in Prozent, kumulativ) | |
| --- | --- | --- |
| | Koronare Herzkrankheit | Schlaganfall |
| < 80 | (0) | (0) |
| < 90 | 21 | 14 |
| < 100 | 47 | 25 |
| < 110 | 67 | 73 |
| > 110 | 100 | 100 |

Wegen ihres engen Zusammenhangs mit der Hypertonie wird das Auftreten von Schlaganfällen in einer Bevölkerung als bester Indikator für Zu- oder Abnahme der Hypertonie angesehen.

Die Apoplexiemortalität ist zwar seit längerem rückläufig (zwischen 1979 und 1987 um ca. 30%), gleichwohl bedeutet eine Verstärkung des Gradienten bei der großen Zahl von Todesfällen viele gewonnene Lebensjahre. Da die Verminderung der Mortalität einen in etwa entsprechenden Rückgang der Krankheitshäufigkeit überhaupt einschließt, entspricht dies auch einem wesentlichen Rückgang an Morbidität und Invalidität. Abb. 5 und 6 zeigen für die Bundesrepublik ganz verschiedene Verläufe. Dies kann mit unterschiedlicher Lebenserfahrung von Generationen (Risikoerfahrung) aber auch mit unterschiedlicher medizinischer Versorgung zu tun haben. Gerade bei jüngeren Männern und Frauen ist – wenngleich auf niedrigem Niveau – der Rückgang nicht besonders eindrucksvoll. Insgesamt ist der Schlaganfall aber eine Krankheit der höheren Alters. Dies heißt jedoch nicht, daß die Vermeidung weniger wichtig wäre. Eine multinationale Studie der European Working Party of Hypertension in the Elderly hat eindrucksvoll gezeigt, daß die Normalisierung erhöhter Werte auch jenseits des 65. Lebensjahres von Nutzen ist (Tabelle 3). Jeder Schlaganfall steht für ein oft tragisches Einzelschicksal.

Neben dem zeitlichen Vergleich gibt vor allem die Betrachtung internationaler, regionaler und sozialer Gradienten Hinweise für interventive Maßnahmen. Schon das Vorhandensein von Unterschieden – sofern diese nicht genetisch bedingt sind – deutet auf Möglichkeiten der Verbesserung bzw. auf Defizite in den Lebensbedingungen, im Gesundheitsverhalten oder in der medizinischen Versorgung hin. Tabelle 4 zeigt die Stellung der Bundesrepublik hinsichtlich Schlaganfallsterblichkeit im internationalen Vergleich mit ausgewählten Ländern. Auffällig ist die zeitliche Verzögerung des Abfalls etwa gegenüber den gut vergleichbaren Niederlanden, jedoch gibt es keinen Anstieg in den letzten 40 Jahren wie in der Tschechoslowakei als Beispiel für die meisten osteuropäischen Staaten.

Dieser Eindruck verstärkt sich bei der Betrachtung der Schlaganfallhäufigkeit nach sozialer Schicht. Da solche Daten für die Bundesrepublik aufgrund der eingeschränkten Nutzbarmachung der Todesursachenbescheinigung nicht zur Verfügung stehen, gibt Abb. 7 die entsprechenden Daten für Großbritannien wieder. Ähnliche Verhältnisse können für die Bundesrepublik angenommen werden, wenn man die sozialen Gradienten für Bluthochdruck und Übergewicht im Nationalen Gesundheitssurvey der DHP (Abb. 8, 9) betrachtet.

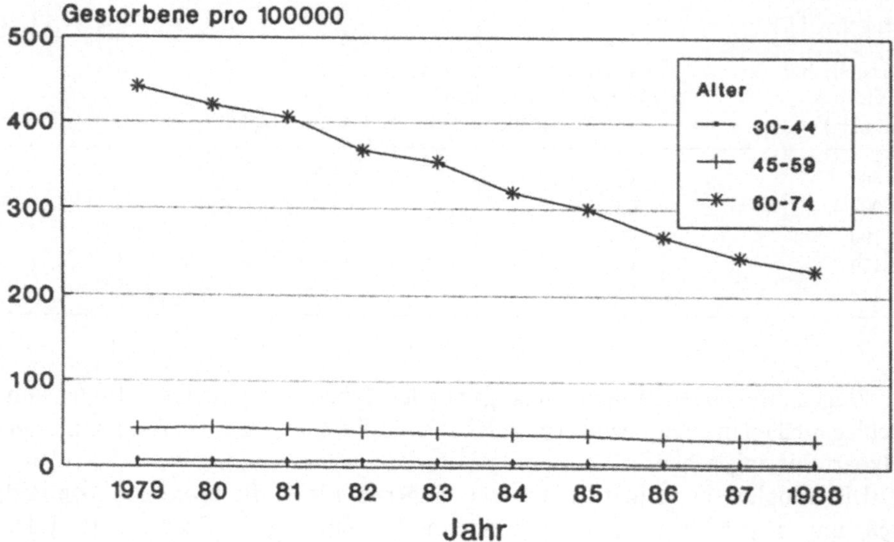


**Abb. 5.** Altersspezifische Mortalitätszahlen für Schlaganfallerkrankungen (ICD 490-498), Bundesrepublik, Männer (IDIS 1990)

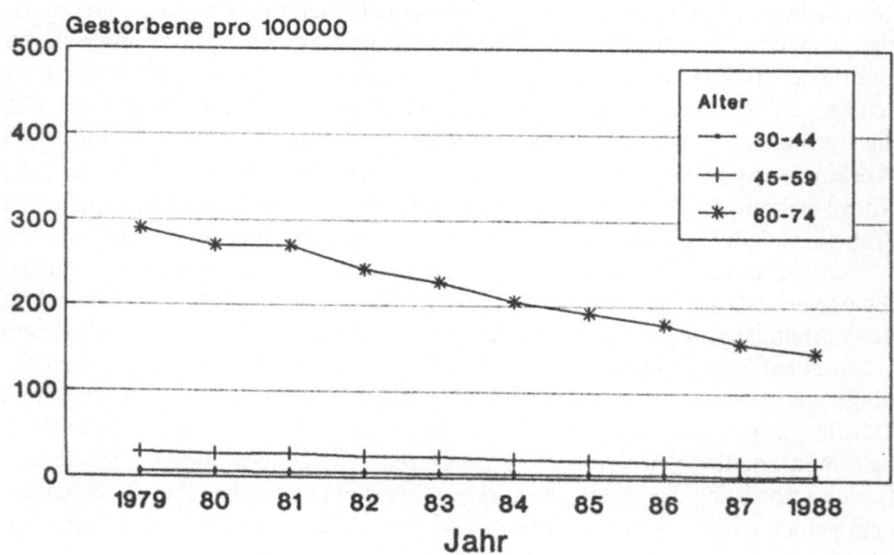


**Abb. 6.** Altersspezifische Mortalitätszahlen für Schlaganfallerkrankungen (ICD 490-498), Bundesrepublik, Frauen (IDIS 1990)

**Tabelle 3.** Studie der European Working Party on High Blood Pressure in the Elderly (EWPHE): Mortalität während der Doppelblindperiode.

| Ursachen | Plazebo, Zahl der Patienten | Inzidenz Placebo[a] | Verum, Zahl der Patienten | Inzidenz Verum[a] | Differenz % | Statistische Signifikanz (p < .05) |
|---|---|---|---|---|---|---|
| Kardiovaskulär global | 61 | 48 | 42 | 30 | -38 | S |
| Zerebrovaskulär | 19 | 15 | 12 | 9 | -43 | |
| Kardial | 29 | 23 | 17 | 12 | -47 | S |
| Myokardinfarkt | 16 | 13 | 7 | 5 | -60 | S |

[a] Ereignisse pro 1000 Patientenjahre.

**Tabelle 4.** Hirngefäßerkrankungen (Schlaganfall) pro 100000 im internationalen Vergleich (Bezug: europäische Standardbevölkerung).

| | Deutschland | | Frankreich | Holland | USA | Tschecho-slowakei |
|---|---|---|---|---|---|---|
| | BRD | DDR | | | | |
| 1950-54 | 198 | | 171 | 129 | 152 | |
| 1955-59 | 212 | | 168 | 138 | 150 | 137 |
| 1960-64 | 205 | | 160 | 124 | 144 | 139 |
| 1965-69 | 200 | | 159 | 122 | 135 | 171 |
| 1970-74 | 182 | | 155 | 112 | 124 | 218 |
| 1975-79 | 158 | 76 | 130 | 100 | 93 | 225 |
| 1980-84 | 138 | 104 | 105 | 88 | 71 | 225 |

# 3 Determinanten der Hypertonie

Geringfügig höhere Blutdruckwerte können bei Kindern von Hypertonikern schon in den ersten Lebensmonaten beobachtet werden. Dies spricht zusammen mit Ergebnissen der Zwillingsforschung für eine polytope genetische Veranlagung, deren Einfluß zu etwa 30% das Auftreten von Bluthochdruck im Erwachsenenalter erklären dürfte. Allerdings wird diese vererbte Bereitschaft für die Entwicklung einer Hypertonie auch bei sensiblen Personen ohne das Auftreten weiterer Faktoren selten manifest. Dazu gehören nach neuesten internationalen Forschungsergebnissen (Intersalt-Studie) in erster Linie bestimmte Ernährungsgewohnheiten:

- Übermäßige Kalorienaufnahme mit der Folge von Übergewicht ist besonders häufig bei Personen mit normalen Blutdruckwerten, die im weiteren Verlauf ihres Lebens eine Hypertonie entwickeln. Dementsprechend sind Hypertoniker auch wesentlich häufiger übergewichtig (Tabelle 5) als andere und können ihre Blutdruckwerte oft durch Gewichtsreduktion normalisieren.
- Ein Alkoholkonsum von mehr als 35 g/Tag ist in den letzten Jahren durch eine Reihe von Untersuchungen (zuletzt besonders eindrucksvoll durch die Inter-

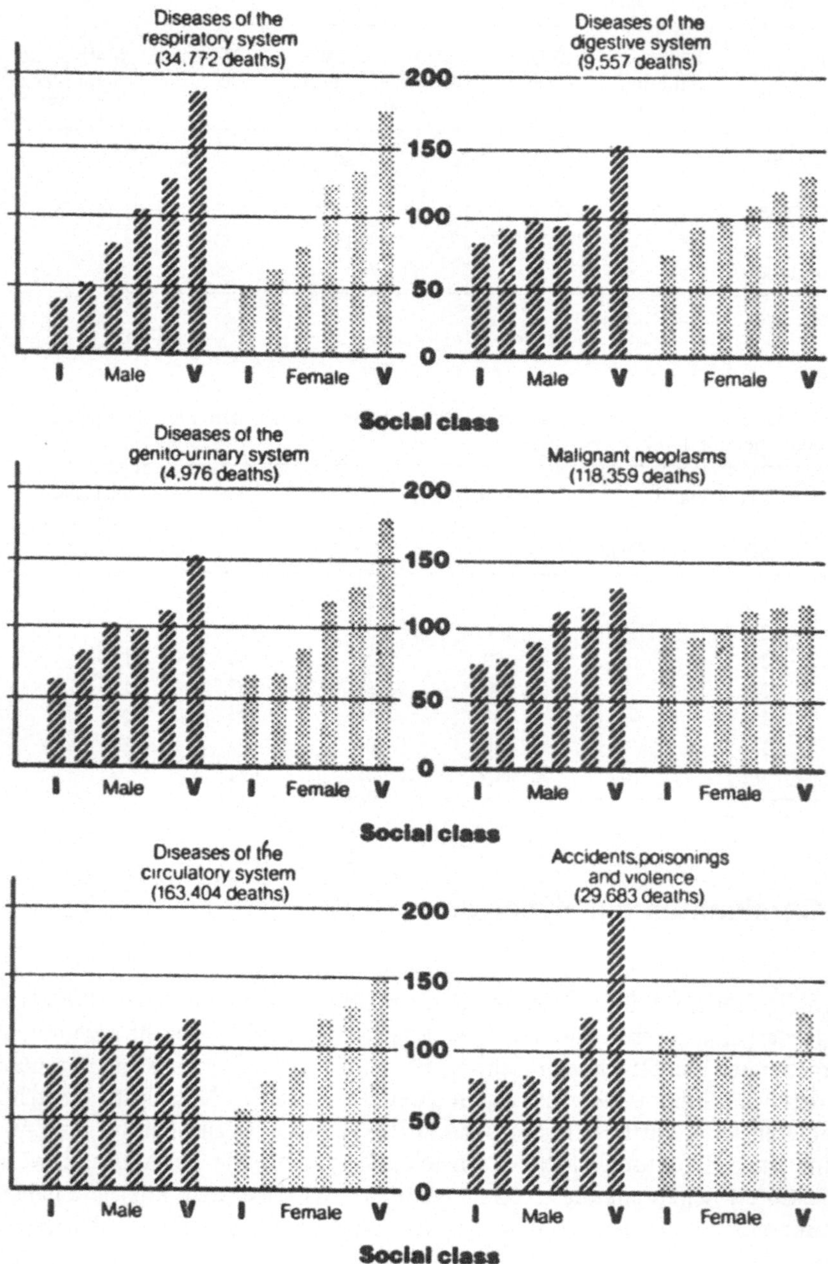


**Abb. 7.** Beruflicher Sozialstatus und Sterblichkeit (Männer, verheiratete Frauen nach Berufsgruppen des Ehemanns, 15–64 Jahre)

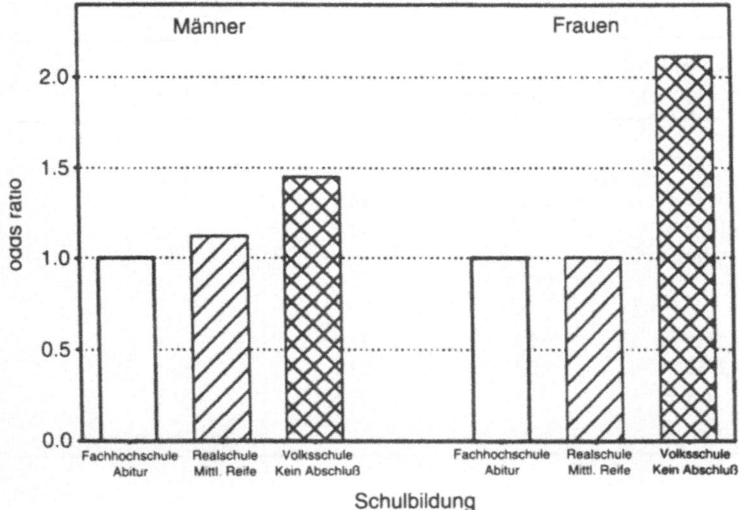



**Abb. 8.** Hypertonie (WHO-Kriterien) und Schulbildung

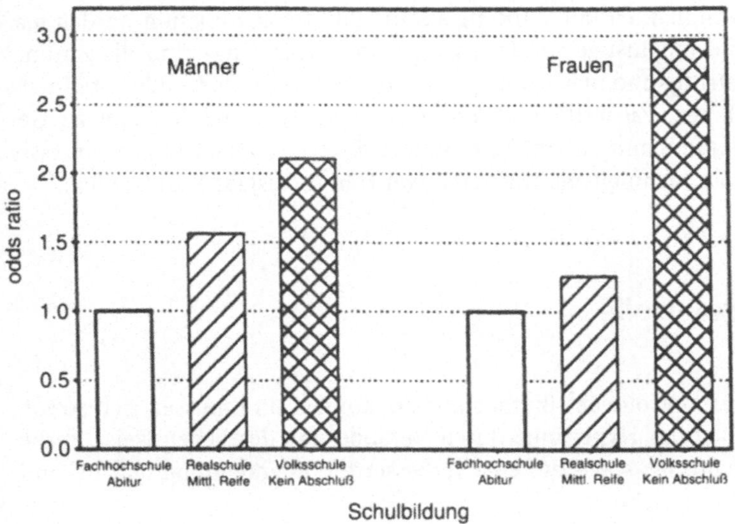



**Abb. 9.** Übergewicht (Body-mass-Index $\geq$ 30 kg/m$^2$) und Schulbildung

salt-Studie) als eigenständiger Bedingungsfaktor für die schleichende Entwicklung erhöhter Blutdruckwerte erkannt worden. Dies steht früher teilweise vertretenen Hypothesen einer angeblich günstigen Wirkung mittlerer Alkoholmengen entgegen.

– Die durchschnittliche Kochsalzaufnahme liegt in Nordrhein-Westfalen wie in der übrigen Bundesrepublik bei etwa 10 g/Tag, davon wird ungefähr 30% durch Zusalzen beim Kochen oder am Tisch vermittelt, rund 70% sind in den üblichen

**Tabelle 5.** Prävalenz von Hypertonie und Übergewicht in % bei Männern und Frauen im Alter von 25 bis 60.

| Body-mass-Index | Anzahl (=100 %) | normoton | Blutdruck grenzwertig | hyperton |
|---|---|---|---|---|
| *Männer:* | | | | |
| < 24 | 751 | 68,5 | 20,6 | 10,9 |
| 24-< 30 | 3322 | 52,7 | 26,5 | 20,8 |
| ≥ 30 | 1356 | 29,3 | 31,4 | 39,3 |
| alle | 5429 | | | |
| | | | | |
| *Frauen:* | | | | |
| < 24 | 2535 | 80,3 | 12,8 | 6,9 |
| 24-< 30 | 2553 | 60,1 | 22,9 | 17,0 |
| ≥ 30 | 955 | 36,1 | 29,1 | 34,8 |
| alle | 6043 | | | |

Nahrungsmitteln schon natürlicherweise oder produktionsbedingt enthalten. Der physiologische Bedarf des menschlichen Organismus wird dagegen auf weniger als 1 g/Tag geschätzt. Der Zusammenhang zwischen Kochsalz und Blutdruck ist in der klinischen Medizin schon seit Jahrzehnten bekannt.

Als weitere Determinanten mit Wirkung auf die Blutdruckregulation werden u.a. oft Dysstress und ungünstige soziale Lage genannt. Allerdings sind die Zusammenhänge z.T. strittig und bieten wenig Ansätze für einfach durchführbare Interventionsmaßnahmen. Zigarettenrauchen vermindert zwar die Neigung zu Gewichtszunahme und damit zu erhöhten Blutdruckwerten, verstärkt aber exzessiv das Risiko für das nachfolgende Auftreten von Herz-Kreislauf-Krankheiten.

## 4 Blutdruckkontrolle

Maßnahmen zur Kontrolle des Bluthochdrucks können und müssen sich sowohl auf die Entstehung der Hypertonie durch Veränderung der Lebensweise, insbesondere der Ernährung, sowie auf eine verbesserte Früherkennung und Behandlung erhöhter Werte richten.

Letzteres ist – für den einzelnen – unmittelbar erfolgversprechender, da das medizinische Versorgungssystem auf solche kurativen Maßnahmen besser eingestellt ist. So zeigen amerikanische Erfahrungen, daß eine deutlich verbesserte Ausschöpfung der ärztlichen Möglichkeiten innerhalb von 10 Jahren erreicht werden kann – mit durchschlagenden Wirkungen auf die allgemeine Lebenserwartung (späterer Todeszeitpunkt) und die Lebensqualität (Verminderung von chronischer Krankheit und Invalidität).

Vor diesem Hintergrund kann man 4 Stufen zu einer besseren Kontrolle der Volkskrankheit Hypertonie unterscheiden, in der Reihenfolge ihrer Priorität:

1. Stufe: Verbesserung der Betreuung und Behandlung bereits bekannter Hypertoniker (Medikamentenbehandlung vorherrschend);

2. Stufe: Erfassung bisher unbekannter Hypertoniker und Behandlung;
3. Stufe: Erfassung und Betreuung von Personen mit milder Hypertonie (Gesundheitsberatung, Diät vorherrschend);
4. Stufe: Primärprävention der Hypertonie durch Informationskampagnen, strukturelle Beeinflussung von Angeboten (Ernährung, Bewegung), Förderung von Selbsthilfe- und Gesundheitsinitiativen (Alkohol).

Während 1.-3. Stufe als Sekundärprävention im wesentlichen Sache der ärztlichen Versorgung sind, ist die Primärprävention eine gesamtgesellschaftliche Aufgabe.

Für Früherfassung und Behandlung stehen als Indikatoren der Anteil bekannter bzw. erfolgreich behandelter Hypertoniepatienten und die Abgabe blutdruckwirksamer Medikamente (Antihypertonika) durch die Apotheken zur Verfügung. Nur etwa 19% der in Bevölkerungsscreenings feststellbaren Hypertonien wird gegenwärtig erfolgreich im Sinne einer ausreichenden Blutdrucksenkung behandelt (Tabelle 6). Dieser Anteil liegt bei Frauen höher, bei Männern niedriger. Vielen Untersuchungsteilnehmern waren die erhöhten Werte vorher nicht bekannt gewesen (etwa 50%). Erfassung und Behandlung der Hypertonie können also noch wesentlich verbessert werden. Ähnliches ergibt sich auch aus dem Verordnungsvolumen für Antihypertonika (Schwabe u. Paffrath 1991): Selbst wenn man annimmt, daß alle Blutdruckmedikamente sachgerecht verordnet und nach Vorschrift eingenommen werden, reicht das von den Apotheken verkaufte Volumen bei weitem nicht aus, um den epidemiologisch und klinisch begründeten derzeitigen Bedarf abzudecken. Nach mehreren Untersuchungen wird aber bis zu 33% der abgegebenen Antihypertonika nicht sachgerecht eingesetzt.

Auf der 1. und 3. Stufe ist in erster Linie die Deutsche Liga zur Bekämpfung des hohen Blutdruckes zu nennen, die sich seit Jahren vor allem um die ärztliche Fortbildung in Diagnostik und Therapie bemüht. Auf der 2. und 4. Stufe ist die Liga ebenfalls – etwa durch entsprechende Merkblätter des Nationalen Blutdruckprogramms – aktiv, Informations- und Früherkennungprogramme werden jedoch im wesentlichen durch die Landeszentralen für Gesundheitserziehung bzw. in Nordrhein-Westfalen durch das Landesinstitut für Dokumentation und Information, Sozialmedizin und öffentliches Gesundheitswesen (IDIS) unter Beteiligung einer Reihe weiterer Organisationen und Institutionen vor allem der Krankenkassen durchgeführt.

Führende Hypertonieexperten haben auf Schloß Hugenpoet mit der "Entschließung zur Intensivierung der Hypertonie-Kontrolle in Nordrhein-Westfalen" (sog. Hugenpoet-Memorandum, 13. Februar 1987) u.a. folgende Vorschläge – zur Sekundärprävention der Hypertonie – für ein entsprechendes Landesprogramm gemacht.

Aktivitäten in Nordrhein-Westfalen sollten in erster Linie um die Einleitung und Aufrechterhaltung einer optimalen Behandlung bei schon bekannten Hypertoni-

**Tabelle 6.** Nationaler Gesundheitssurvey (DHP 1985). Blutdruckbehandlung bei 30- bis 69jährigen Männern und Frauen nach eigenen Angaben

| | | |
|---|---|---|
| Prävalenz der aktuellen Hypertonie | 1140/4230 | (27,0%) |
| Bekanntheitsgrad | 641/1140 | (56,2%) |
| Behandlungsgrad | 443/641 | (69,1%) |
| Kontrollgrad (erfolgreiche Behandlung) | 224/443 | (50,7%) |

kern bemüht sein. Maßnahmen zur Erfassung bisher unbekannter Hypertoniker außerhalb kurativer medizinscher Institutionen sollten wirksam die Überweisung an einen behandelnden Arzt sicherstellen. Die niedergelassene Ärzteschaft muß durch entsprechend ausgebildetes Assistenzpersonal und durch Absprachen über ein aktives Follow-up der behandelten Patienten unterstützt werden.

*a. Öffentlichkeitsarbeit*

1) Die Entwicklung landesweit einsetzbarer Signets und Slogans,
2) Die Abstimmung des vorhandenen Informationsmaterials,
3) Die Produktion von TV-Film-Material,
4) Förderung der Zusammenarbeit mit regionalen Journalisten,
5) Ansprache von Kantinen-Leitungen bzw. der Kantinen-Köche mit dem Ziel einer kostenneutralen Verbesserung der gesundheitlichen Qualität des Essensangebotes,
6) Konzeption von Public-Relations-Aktionen (z.B. "Bürger fragen – Ärzte antworten", "Bei jedem Arztkontakt eine Blutdruckmessung").

*b) Fortbildung*

1) Zusammenarbeit mit den Ärztekammern bei der Entwicklung von Fortbildungsmaterial für die Primärprävention,
2) Die Erprobung neuer Organisationsformen in der ärztlichen (Kleingruppenseminare) und nichtärztlichen (multidisziplinären) Fortbildung,
3) Die Übernahme des Gesundheitsberatungsprogramms des Zentralinstituts der kassenärztlichen Bundesvereinigung,
4) Die Bildung praxisübergreifender Patientengruppen (in Zusammenhang mit einer Pauschalhonorierung durch örtliche Vereinbarung mit den Krankenkassen),
5) Die Verbreitung von Standards zur Qualitätssicherung in der ärztlichen Hypertoniekontrolle,
6) Die Ausbildung der Schüler (Multiplikatoren-Seminare),
7) Die Entwicklung von Fortbildungsangeboten für "Gesundheits-Vertrauenslehrer" mit dem Ziel, bei jedem Schulabgänger ein definiertes Basiswissen zur Blutdruckmessung und Kontrolle sicherzustellen.

Die deutliche Abhängigkeit der Bluthochdruckentstehung von einer gesunden Ernährung legt besonders intensive Bemühungen in der Primärprävention nahe. Nur so können letztlich die Entstehung des Bluthochdrucks und das "Nachwachsen" immer neuer Generationen von Hypertoniepatienten verhindert werden. Drei Ernährungsindikatoren stehen hier im Vordergrund:

– Prävalenz von Übergewicht,

– Verkauf von Speisesalz (Kochsalz) und

– Alkoholkonsum.

Im internationalen Vergleich (Intersalt-Studie) steht die Bundesrepublik, vertreten duch Heidelberg und Höhenried (Tabelle 7) sowohl bei der Betrachtung der Hypertonieprävalenz selbst wie ihrer wichtigsten Determinanten Übergewicht und Kochsalz (-ausscheidung im Urin) nicht allzu schlecht da. Allerdings scheint der Alkoholkonsum vergleichsweise hoch zu sein. Der Verbrauch von Speisesalz ist aufgrund von Veränderungen in der Produktionstechnik von Lebensmitteln und der Kaufgewohnheiten leicht rückläufig. Blutdruckneutrale Ersatz- und Diätsalze (z.B. auf der Basis des blutdrucksenkenden Kaliumchlorids) haben al-

**Tabelle 7.** Deutsche Zentren in der Intersalt-Studie. Ausgewählte Angaben im internationalen Vergleich

| | Hypertonie-prävalenz (%) | Body-mass-Index (kg/qm) | Trinker (%) | Urin-Na (mmol/24h) | Urin-K (mmol/24h) | Na/K (mmol/24h) |
|---|---|---|---|---|---|---|
| Berlin-Ost | 20,7 | 24,4 | 89,4 | 139 | 54 | 2,64 |
| Bernried | 16,6 | 24,2 | 81,7 | 162 | 71 | 2,33 |
| Heidelberg | 13,1 | 24,2 | 84,3 | 172 | 71 | 2,37 |
| Finnland | | | | | | |
| Joensuu | 23,0 | 24,8 | 60,0 | 164 | 76 | 1,45 |
| Turku | 26,0 | 24,7 | 60,0 | 144 | 74 | 1,45 |
| Ungarn | 31,0 | 25,8 | 58,0 | 190 | 47 | 4,03 |
| USA | | | | | | |
| Chicago | 12,6 | 25,3 | 70,4 | 134 | 52 | 2,60 |

lerdings bisher vor allem wegen der Beschränkungen des Lebensmittelrechts keine größere Bedeutung gewinnen können. Das gesundheitliche Potential einer verbesserten Ernährungslage wäre beträchtlich: So könnte der durchschnittliche systolische Blutdruck in der Gesamtbevölkerung um ca. 5 mmHg gesenkt und damit die gegenwärtige Schlaganfallsterblichkeit etwa halbiert werden.

Als Beispiel für intensivere Maßnahmen können die Aktionen des Landes Nordrhein-Westfalen (vertreten durch das IDIS) dienen. Sie richten sich nicht nur auf die Früherkennung erhöhter Blutdruckwerte und auf die Überweisung von Verdachtsfällen an die behandelnden Ärzteschaft; im Mittelpunkt stehen neben Bewegungsmangel und Dystress vor allem Ernährungsinformation und -beratung (Verminderung der Kalorien- und Kochsalzaufnahme, Alkoholkonsum). Schwerpunktmäßig wurden seit 1987 durchgeführt:
- Herz-Kreislauf-Kooperationsprogramm "Mein Herz",
- Früherkennungprogramm in Betrieben "Hab'ein Herz für Dein Herz",
- kommunale Gesundheitswochen "Alles dreht sich um Dein Herz",
- "am besten selber testen",
- "die Reise ins Blaue",
- Gesundheit durch Bewegung,
- Schulkind und Ernährung,
- Kursleitertraining zum Herz-Kreislauf-Programm "Gesundheits-Forum",
- "Schulfrühstück macht Spaß", eine Aktion zur Einführung eines gemeinsamen Klassenfrühstücks mit Projekt- und Unterrichtsempfehlungen.

## 5 Perspektiven

Der Kern des Hypertonieproblems in unserer Gesellschaft besteht darin, daß sowohl im Verhältnis zu anderen Aufgaben in der Gesundheitsversorgung wie bei der Bekämpfung des Bluthochdrucks selbst falsche Prioritäten gesetzt werden. Beim Bluthochdruck handelt es sich um ein Problem der gesamten Bevölkerung, und zwar um eines der wichtigsten, was die Folgen angeht. Von vergleichbarer Bedeutung sind nur die anderen beiden primären Risikofaktoren Rauchen und Cholesterin. Im Vergleich zu Volkskrankheiten, wie etwa Rheuma und Krebs, sind die Maßnahmen für Vorbeugung, Früherkennung und Behandlung beim Bluthochdruck einfach, wirksam, kostengünstig und erprobt. Die amerikanischen Erfolge bei der Blutdruckkontrolle mit Fortschritten auf allen 4 Stufen (ungefähr Halbierung der Schlaganfallmortalität in 10 Jahren) zeigen, was möglich ist. Eine langfristige Lösung kann aber nur erreicht werden, wenn primärpräventive Maßnahmen schon im Kindesalter einen höheren Stellenwert als bisher erhalten. Dazu gehört die Forderung einer gesunden Ernährung und in zweiter Linie die Verbesserung der Blutdruckkontrolle bei Personen mit erhöhten Werten.

## Literatur


Black Report (1982)

Borgers D, Schräder WF, Laaser U (1988) Gesundheitsberichterstattung, Bd 2, Pilotkapitel Landesgesundheitsbericht Nordrhein-Westfalen. IDIS, Bielefeld

European Working Party om High Blood Pressure in the Elderly (1985) Lancet I:1949–

Hoffmeister H, Stolzenberg H, Schön D, Thefeld W, Hoeltz J, Schröder E (1988) Nationaler Untersuchungs-Survey und regionale Untersuchungs-Surveys der DHP. DHP Forum Deutsche Herz-Kreislauf-Präventionsstudie 3

Laaser U (1985a) Klassifikation der Hypertonie. In: Ganten D, Ritz E (Hrsg) Lehrbuch der Hypertonie. Schattauer, Stuttgart, S 2–5

Laaser U (1985b) Epidemiologische Grundlagen der Hypertoniebehandlung. In: Ganten D, Ritz E (Hrsg) Lehrbuch der Hypertonie. Schattauer, Stuttgart, S 743–752

Laaser U, Senault R, Viefhues H (1955) Primary Health Care in the Making. Springer, Heidelberg

Laaser U, Luft FC, Siegel M, Heinemann L, Hofmann H (1989) Die Intersalt Studie: Ergebnisse und Perspektiven. Soz Präventivmed 34:1–3

Pooling Project Research Group (1978) Relationship of blood pressure, serum cholesterol, smoking habit, relative weight and ECG abnormalities to incidence of major coronary events: final report. J Chron Dis 31:201–306

Reid DD, Hamilton PJ, McCarthy P et al. (1976) Smoking and other risk factors for coronary heart-disease in british civil servants. Lancet II:979–984

Schwabe U, Paffrath D (Hrsg) (1991) Arzneiverordnungs-Report '91. Fischer, Stuttgart Jena

WHO (1988) World health statistics Annual

# Diabetikerschulung – Prävention der medizinischen und sozialen Folgeprobleme durch Diabetes mellitus

V. Jörgens, M. Grüsser und M. Berger

Patientenschulung als notwendiger Bestandteil der Diabetesbehandlung wurde schon vor vielen Jahren gefordert: Apollinaire Bouchardat beschrieb bereits 1875, Information des Patienten und tägliche Selbstmessung der Glukosurie müßten die Grundlage jeder weiteren Therapie sein. Auch die Pioniere der Insulintherapie erkannten sofort, daß ohne eine Schulung des Patienten ein Langzeiterfolg dieser Behandlung nicht möglich war (Übersicht bei: Rinke u. Berger 1983). Eine Optimierung der Schulung des Diabetikers wurde durch moderne Schnelldiagnostika möglich, die es den Patienten erlauben, die wichtigsten Stoffwechselparameter, wie Blutglukose, Uringlukose und Urinazeton, selbst fehlerfrei und mit einer Genauigkeit zu bestimmen, die der eines ärztlichen Labors gleichkommt. Weitestgehende Selbstbehandlung des Patienten wurde möglich, die Voraussetzung dazu muß allerdings in einer pädagogisch und medizinisch strukturierten Schulung des Patienten geschaffen werden. In diesem Kapitel wird darauf eingegangen, welche Möglichkeiten heute zu einer effektiven Schulung und Behandlung von Typ-I- und Typ-II-Diabetikern gegeben sind, um den vermeidbaren medizinischen und sozialen Folgen des Diabetes mellitus vorzubeugen.

## 1 Therapieziele der Diabetesbehandlung

Grundlage der Diskussion über therapeutische Möglichkeiten muß die Frage sein, mit welchen Zielen die Behandlung bei Diabetikern erfolgt. Die immer größere Zahl alter Patienten hat in den letzten Jahren Anlaß gegeben, die Ziele der Therapie des Diabetes mellitus entsprechend der Lebenserwartung des Patienten zu überdenken. Bei einem 80jährigen Patienten kann es nicht darum gehen, die metabolischen Parameter in den Bereich einer statistischen Norm zu senken, um damit einem Gesundheitsrisiko im Sinne der Primärprävention vorzubeugen: Dies gilt nicht nur bezüglich der Ziele der Diabetestherapie, sondern auch für zahlreiche andere Laborparameter, wie z.B. Laborwerte des Lipidstoffwechsels.

Bei jüngeren Diabetikern besteht kein Zweifel, daß das Ziel der Diabetestherapie in der Vermeidung der diabetesbedingten Folgeschäden bestehen muß. Die Normalisierung des Glukosestoffwechsels stellt die einzige heute verfügbare Möglichkeit dar, diesem Ziel gerecht zu werden. Daß eine verbesserte Stoffwechseleinstellung eine Prävention der diabetesbedingten Folgeschäden ermöglicht, wurde in den letzten Jahren durch zahlreiche Studien bestätigt, die hier nicht alle diskutiert werden können. Schon 1978 konnte Pirart an über 3500 Diabetikern die Abhängigkeit des Auftretens der diabetischen Folgeschäden über mehrere Jahrzehnte belegen. Neuere Untersuchungen erhärteten diesen Zusammenhang bezüglich der diabetischen Nephropathie und Retinopathie, so daß an der Notwendigkeit der Normalisierung des Glukosestoffwechsels zur Prävention der Folgeschäden des Diabetes mellitus weltweit kein Zweifel mehr besteht (DCCT 1993).

Dieses Ziel der Diabetestherapie gilt nicht für Patienten, deren anzunehmende Lebenserwartung nicht mehr ausreicht, um die Manifestation diabetesbedingter Folgeschäden noch möglich zu machen. Die wenigen zu dieser Fragestellung publizierten Studien haben gezeigt, daß im fortgeschrittenen Lebensalter die Lebenserwartung durch die Tatsache, an Diabetes mellitus erkrankt zu sein, nicht mehr signifikant beeinflußt wird (Panzram 1987). Wenn betagte Diabetiker an diabetesbedingten Problemen versterben, so stehen diabetesbezogene Fußprobleme im Vordergrund (Schneider et al. 1986). Für alte Diabetiker ist als Ziel der Therapie zu fordern, daß diabetesbedingten Fußkomplikationen vorzubeugen ist und daß diabetische Komata vermieden werden sollten. Um dieses Ziel zu erreichen, ist jeweils die Stoffwechseleinstellung anzustreben, unter der die Patienten symptomfrei sind. Häufig liegt dieser Grad der Stoffwechseleinstellung oberhalb einer Normoglykämie, obwohl in Einzelfällen zwecks Erreichen der Symptomfreiheit auch Normoglykämie zu fordern ist (wie z.B. bei Bestehen von durch Neuropathie bedingten Schmerzen).

Therapieziele bei Diabetikern sind folgende:
- Vermeiden des diabetischen Komas und diabetesbedingter Fußkomplikationen. Dieses Therapieziel gilt für alle Diabetiker;
- Symptomfreiheit von diabetesbedingten Symptomen. Dies gilt für alle Diabetiker, bei denen eine Einschränkung der Lebensqualität durch diabetesbedingte Symptome behandelt bzw. vermieden werden sollte;
- Prävention der diabetesbedingten Folgeschäden. Durch normoglykämische Stoffwechseleinstellung gilt es, diabetesbedingte Folgeschäden zu verhüten, wenn die anzunehmende Lebenserwartung die Entwicklung dieser Folgeschäden noch möglich erscheinen läßt (nach Berger et al. 1987).

## 2 Schulung und Behandlung von Typ-II-Diabetikern in der Bundesrepublik: Aufgabe für niedergelassene Ärzte

Nicht mit Insulin behandelte Typ-II-Diabetiker werden ganz im Gegensatz zu Typ-I-Diabetikern kaum in Diabeteszentren betreut. Diese große Patientengruppe – es dürfte sich in der Bundesrepublik Deutschland um über 3 Mio. Patienten handeln, von denen nur ca. 10–15% mit Insulin behandelt werden – wird in Praxen niedergelassener Ärzte (praktischer Ärzte, Allgemeinmediziner und Internisten) behandelt. Bei ungefähr 10% der Patienten in allgemeinmedizinischen Arztpraxen besteht ein Diabetes mellitus. Diabetologen fordern seit langem, daß die primäre Therapie bei diesen Patienten in einer ausführlichen Beratung bestehen sollte, bevor medikamentöse Maßnahmen eingesetzt werden. Die Realität steht dazu leider immer noch in diametralem Gegensatz: In der Bundesrepublik Deutschland werden genug Sulfonylharnstoffpräparate vertrieben, um damit die Mehrzahl dieser Patienten zu therapieren (Herxheimer et al. 1984). Einhellig sind Diabetologen der Meinung, daß viel weniger Diabetiker der Medikation von oralen Antidiabetika bedürfen, als dies zur Zeit praktiziert wird (Berger u. Standl 1981; Stellungnahme der Deutschen Diabetes-Gesellschaft 1983).

Eine Aufgabe der Zukunft wird es sein, für diese große Patientengruppe eine am individuellen Therapieziel orientierte und zielgruppengerechte Betreuung zu ermöglichen. Nach Daten unserer Arbeitsgruppe aus Kölner Arztpraxen ist in der Praxis damit zu rechnen, daß das mittlere Alter der zu betreuenden Typ-II-Diabetiker dort über 65 Jahren liegt (Kronsbein et al. 1988). Keineswegs muß bei den zahlreichen alten Diabetikern der Blutglukosespiegel stets normalisiert werden. Dies ist allerdings nicht so mißzuverstehen, daß diese Patientengruppe keiner Betreuung wegen des Diabetes mellitus bedürfte. Im Gegenteil muß der Beratung dieser Patienten mehr Aufmerksamkeit geschenkt werden als in der Vergangenheit – nachweislich können auch ältere Patienten im Rahmen ambulanter in Arztpraxen durchgeführter Schulungsprogramme erlernen, ihre Erkrankung mit Blick auf realistische Therapieziele zu behandeln.


## 3 Patientenschulung: notwendiger Bestandteil der Behandlung bei Typ-II-Diabetes

Es ist keine neue Erkenntnis, daß wie bei Typ-I-Diabetikern auch bei der großen Zahl der Typ-II-Diabetiker eine Schulung des Patienten die erste und wichtigste therapeutische Maßnahme darstellt. Besonders eindrucksvoll belegte Davidson (Davidson et al. 1984) in seinem Zentrum in Atlanta, das über 15000 Diabetiker betreut, wie durch die Einführung eines strukturierten Schulungs- und Therapiekonzepts für Typ-II-Diabetiker auf ambulanter Basis die Zahl diabetischer Komata und diabetesbedingter Amputationen erheblich vermindert werden konnte. Seine weltweit größte Datensammlung über die Effektivität der Langzeitbetreuung von Typ-II-Diabetikern konnte eine erhebliche Kosteneinsparung durch ein strukturiertes Schulungs- und Therapiekonzept belegen. Dabei ist darauf hinzuweisen, daß dieses Zentrum seit Jahren ohne die Medikation oraler Antidiabetika auskommt.

Das Problem einer Optimierung der Patientenschulung bei der sehr großen und stetig wachsenden Zahl der Typ-II-Diabetiker wird im Gesundheitswesen der Bundesrepublik nur über eine Hilfestellung für den in der Praxis tätigen Arzt lösbar sein; die Einführung spezieller Ambulatorien oder Beratungsinstitutionen, z.B. der Krankenkassen, kann allein wegen der immensen Patientenzahlen keine sinnvolle Lösung darstellen. Vor allem bietet sich die Patientenschulung in der Arztpraxis an, weil die große Zahl alter Patienten mit Diabetes sich ohnehin in kontinuierlicher Betreuung durch Arztpraxen befindet. Da die Patientenschulung besonders bei dieser älteren Patientengruppe nur effektiv werden kann, wenn der behandelnde Arzt in Anbetracht der medizinischen Gesamtprognose das Therapieziel individuell für den Patienten definiert, ist die Arztpraxis in unserem Gesundheitssystem der geeignetste Ort einer Schulung von Typ-II-Diabetikern. Dem Problem der Kostensteigerung im Gesundheitswesen kann nur entgegengewirkt werden, wenn der Arzt dazu motiviert und befähigt werden kann, dem Patienten zwecks Einsparung einer Medikation nichtmedikamentöse Maßnahmen zu vermitteln. Unsere Arbeitsgruppe konnte in Arztpraxen zeigen, daß es unter Einsatz eines strukturierten Schulungs- und Therapiekonzeptes bei Typ-II-Diabetikern möglich ist, die Häufigkeit der Einnahme oraler Antidiabetika deutlich zu vermindern (Kronsbein et al. 1988; Grüßer et al. 1993). Der Diabetes mellitus Typ II ist ein Beispiel dafür, daß Kosteneinsparung und gleichzeitige Steigerung der Qualität der Langzeitbetreuung bei einer Erkrankung miteinander vereinbar sein können.

## 4 Wer sollte die Patientenschulung in der Arztpraxis durchführen?

Mehrfach wurden Modelle erprobt, in denen mehrere Arztpraxen eine Diätassistentin zur Patientenschulung für Diabetiker einsetzten. Dieses Modell konnte sich nie in einer relevanten Zahl in Praxen durchsetzen. Die Gründe dafür mögen zahlreich sein, ein grundsätzliches Problem der Beschäftigung von Diätassistentinnen zur Patientenschulung in der Praxis ist jedenfalls, daß diese Berufsgruppe nur für einen Teil der Patientenschulung ausgebildet ist, nämlich die Diätetik. Mit anderen wesentlichen Themen, wie Fußpflege und Stoffwechselselbstkontrolle, sind Diätassistentinnen nicht vertraut. Überhaupt scheint es problematisch, praxisfremde Schulungskräfte ohne ständige Rücksprache mit dem behandelnden Arzt in der Praxis an einer so großen Patientengruppe tätig werden zu lassen: Man denke nur an die notwendige Information über individuelle Therapieziele und evtl. bestehende Komplikationen des Diabetes, wie diabetische Neuropathie. Speziell weitergebildete Diabetesberaterinnen – wie sie von der Deutschen Diabetes-Gesellschaft für den Einsatz in Kliniken seit Jahren mit Erfolg weitergebildet werden – werden für Arztpraxen nie in angemessener Zahl zur Verfügung stehen. Optimale Voraussetzungen für eine Verbesserung der Diabetikerschulung in Arztpraxen bieten dagegen speziell zu dieser Tätigkeit weitergebildete Arzthelferinnen, die unter Aufsicht und Mitarbeit des verantwortlichen Arztes Schulungsprogramme für Typ-II-Diabetiker in der Praxis durchführen können. Nur die Einbeziehung dieser Berufsgruppe könnte es möglich machen, die große Zahl besonders der älteren Diabetiker als Basis für eine effektive Therapie zu unterrichten.

# 5 Schulungsprogramm für Diabetiker, die nicht Insulin spritzen

Zur Anwendung in der Arztpraxis wurde an der Medizinischen Klinik der Universität Düsseldorf (Abteilung für Ernährung und Stoffwechsel) in Zusammenarbeit mit dem Diabetesschulungsteam der 3. Medizinischen Klinik des Krankenhauses München-Schwabing (Prof. H. Mehnert, Prof. E. Standl) ein Schulungsprogramm für Arztpraxen entwickelt (Berger et al. 1987). Dies bietet dem niedergelassenen Arzt in Zusammenarbeit mit seinen Arzthelferinnen die Möglichkeit, ein strukturiertes Schulungsprogramm durchzuführen. Zahlreiche Diabetologen sind mit diesem Schulungsprogramm vertraut und bieten Seminare für Arztpraxen an.

## 5.1 Wie ist dieses Schulungsprogramm aufgebaut?

Die Patienten werden in 4 Unterrichtseinheiten in Gruppen unterrichtet. Erfahrungsgemäß werden in einer Arztpraxis pro Jahr 2–4 Schulungskurse notwendig. Die Gruppe sollte 4–8 Patienten umfassen. Die Unterrichtseinheiten werden im Abstand von je einer Woche erteilt, so daß für die Patientengruppe nach einem Monat der Kurs abgeschlossen ist. Die späteren Einzelberatungen der Patienten können auf einem Wissens- und Verhaltensniveau seitens der Patienten aufbauen, das eine effektivere Behandlung und Beratung ermöglicht.

Die 4 Unterrichtseinheiten sind folgendermaßen gegliedert:
1. Was ist Diabetes? (Urinzuckerselbstmessung).
2. Wie wirkt Insulin? (Ernährung).
3. Fußpflege (körperliche Bewegung).
4. Diabetesbedingte Folgeschäden (Kontrolluntersuchungen).

Materialien zum Patientenunterricht ermöglichen es der Praxis, das Programm – nach entsprechender Anleitung in einem von Diabetologen abgehaltenen Seminar – in strukturierter Form in der Praxis durchzuführen.

## 5.2 Absetzen der Sulfonylharnstoffmedikation

Ein Bestandteil dieses Therapiekonzeptes ist das Absetzen von Sulfonylharnstoffen. Nach der 2. Unterrichtseinheit, mit Beginn der diätetischen Intervention im Sinne einer Reduktionskost, sollte die Gabe von Sulfonylharnstoffpräparaten zunächst beendet werden. Da die Patienten regelmäßige Stoffwechselkontrollen erlernt haben, können sie bei einer Verschlechterung der Stoffwechselwerte umgehend den Arzt aufsuchen. Durch dieses Absetzen besteht unter Gewichtsreduktion keine Gefahr von Hypoglykämien, außerdem wird nach den bisherigen Erfahrungen in der Folge die Medikation von Sulfonylharnstoffen deutlich auf ein medizinisch vertretbares Ausmaß reduziert (Kronsbein et al. 1988).

Seit 1991 kann die Schulung nicht mit Insulin behandelter Typ-II-Diabetiker in Gruppen als vertragsärztliche Leistung abgerechnet werden. In dieser Diabetesvereinbarung ist auch die Qualifikation für die Abrechnung festgelegt (ein Seminar entsprechend den Richtlinien der Deutschen Diabetes-Gesellschaft). Über 300 Referententeams in Deutschland haben seither an Referentenseminaren zu diesem Programm teilgenommen; über 11000 Vertragsärzte haben die Qualifikation zur Abrechnung erworben. Auch die Verbrauchsmaterialien für die Patienten werden von den Kostenträgern erstattet, es wurden bisher ca. 160 000 Exemplare des Verbrauchsmaterials ausgeliefert (Jörgens et al. 1994). Eine noch häufigere Anwendung des Programms ist von einer Anhebung der Vergütung zu erhoffen, die mit bisher 15–17 DM pro Patient pro Unterrichtseinheit noch unzureichend ist. Die Effektivität der Implementierung des Programms wurde in einer Studie im Bereich der Kassenärztlichen Vereinigung Hamburg belegt (Grüßer et al. 1993).

## 6 Schulungsprogramm für Typ-II-Diabetiker mit Insulintherapie

In Deutschland spritzen ca. 800 000 Typ-II-Diabetiker Insulin. Die Schulung und Behandlung der Typ-II-Diabetiker mit Insulintherapie ist sehr zeitaufwendig. Die Patienten sind im Mittel über 70 Jahre alt; mit ihnen korrekte Insulininjektion zu üben, ihnen die Abstimmung zwischen Kost und Insulintherapie zu vermitteln und die Durchführung der Stoffwechselselbstkontrolle zu üben, sollte strukturierter Bestandteil der hausärztlichen Versorgung sein (Berger et al. 1994). Es ist erstaunlich, daß es seit der Einführung des Insulins 70 Jahre lang dauern mußte, bis für diese Leistung eine Vergütung im ambulanten Bereich abgeschlossen werden konnte. Erstmals wurde dies im Bereich der Kassenärztlichen Vereinigung Brandenburg zum 1. 7. 1993 möglich. Mittlerweile haben sich mehrere Bundesländer dieser Regelung angeschlossen.

Das Programm erstreckt sich über 5 Unterrichtseinheiten und kann in Kleingruppen mit bis zu 4 Patienten durchgeführt werden. Auch die Verbrauchsmaterialien, zu denen ein Buch für die Patienten gehört, werden von den Kostenträgern erstattet (Jörgens et al. 1994).

Voraussetzung zur Teilnahme am Seminar für dieses Programm ist es, daß der Vertragsarzt bereits die Qualifikation für das Schulungsprogramm für nicht mit Insulin behandelte Typ-II-Diabetiker besitzt. Das Seminar dauert einen Tag für Ärzte und Arzthelferinnen, außerdem erfolgt eineinhalb Tage lang ein Lehrverhaltenstraining für Arzthelferinnen. In einer Studie in Brandenburg wurde gezeigt, daß dieses Programm mit Erfolg in die ambulante Versorgung implementiert werden kann (Grüßer et al. 1993).

Es ist zu hoffen, daß in Zukunft durch eine Optimierung der ambulanten Diabetestherapie und Schulung die Zahl der Einweisungen von Diabetikern in Krankenhäuser zurückgeht und damit erheblich Kosten eingespart werden. Erfreulich ist es, daß in Deutschland die Einführung strukturierter Schulungsprogramme in die ambulante Versorgung in wenigen Jahren erheblich Fortschritte gemacht hat. Zur Zeit beginnt ein Modellprojekt, in dessen Rahmen in Zusammenarbeit mit der

Deutschen Liga zur Bekämpfung des hohen Blutdrucks die Einführung eines Schulungs- und Therapieprogramms für Patienten mit Hypertonie im Bereich zweier kassenärztlicher 'Vereinigungen erprobt wird. Dieses Programm wird in Zukunft auch für viele Typ-II-Diabetiker relevant, weil bei ihnen sehr häufig eine Hypertonie besteht. Strukturierte Patientenschulung sollte bei manifest chronisch Kranken ein Bestandteil des wissenschaftlich fundierten Therapiekonzepts sein; nur wenn die Patienten in die Therapie als aktiv Handelnde einbezogen werden, ist der Langzeiterfolg der Behandlung chronischer Krankheiten zu erreichen (Mühlhauser 1993).

## 7 Patientenschulung bei Diabetes mellitus Typ I

Patientenschulung ist als notwendiger Bestandteil der Behandlung bei Patienten mit Typ-I-Diabetes belegt und anerkannt. In der Bundesrepublik gibt es ca. 180000 Patienten mit Diabetes mellitus Typ I. Diese Form des Diabetes entsteht durch einen immunologischen Prozeß, der zur Zerstörung der insulinproduzierenden Betazellen des Pankreas führt – absoluter Insulinmangel ist die Folge, lebenslange Insulinsubstitution notwendig. Wie schon ausgeführt, besteht heute kein Zweifel mehr daran, daß der Blutglukosespiegel dieser Patienten mit dem Ziel einer Prävention der diabetestypischen Folgeschäden so weit wie möglich normalisiert werden sollte. Dies setzt eine regelmäßige Blutglukoseselbstmessung voraus. Basierend auf den selbst gemessenen Blutglukosewerten paßt der Patient seine Insulindosierung tagtäglich den Gegebenheiten an. Immer mehr Typ-I-Diabetiker führen mittlerweile eine intensivierte Insulintherapie durch, d.h. sie injizieren mehrfach vor den Mahlzeiten Normalinsulin und zweimal am Tag Verzögerungsinsulin (Berger 1989; Berger u. Jörgens 1989).

Seit 1978 führt unsere Arbeitsgruppe einwöchige Schulungsprogramme für Typ-I-Diabetiker im Rahmen der Stoffwechseleinstellung durch. In mehreren Nachuntersuchungen konsekutiver Patienten konnte belegt werden, daß eine derartige Schulung der Patienten zu einer Verbesserung der Stoffwechseleinstellung führt. Der Patient lernt weitestgehend, basierend auf den von ihm selbst täglich erhobenen Stoffwechselwerten, Insulindosis, Kost und körperliche Bewegung aufeinander abzustimmen. Mißt der Patient mehrfach am Tag den Blutglukosespiegel und adaptiert er seine Insulindosierung täglich an die Stoffwechsellage, entfallen früher übliche Dogmen der Diabetestherapie, wie pünktliche Mahlzeiteneinnahme und strikte Diätvorschriften. Der Diabetes mellitus Typ I besteht in einem Mangel an Insulin – wesentlichste Maßnahme ist daher die korrekte Adaptation der Insulindosis. Je genauer dies erfolgt, desto liberaler können Kost und Lebensführung gestaltet werden.

Warum stationäre Schulungs- und Therapieprogramme für Typ-I-Diabetiker? Ließe sich dies nicht auch ambulant durchführen? Viele Gründe sprechen für eine – allerdings kurze – stationäre Patientenschulung bei dieser Patientengruppe: In Arztpraxen wäre eine Schulung dieser Patienten in Gruppen niemals möglich, dafür ist die Inzidenz der Erkrankung zu gering. Gerade die Unterrichtung der Patienten in Gruppen macht aber die Lern- und Langzeiterfolge möglich; das interaktionale Lernen in der Gruppe macht die Wissensvermittlung effektiver, ganz zu schweigen vom personellen Aufwand, der durch eine Einzelschulung dieser Patienten entstünde. Eine Schulung von Typ-I-Diabetikern setzt ein ca. 20 h umfassendes Unterrichts-und Trainingsprogramm voraus. Kaum eine Praxis wäre in der Lage, ein derartiges Programm anzubieten. Auf die Inhalte dieses Schulungsprogramms kann hier nicht näher eingegangen werden. Interessenten empfehlen wir die entsprechenden Lehrbücher für Ärzte und Patienten (Berger u. Jörgens 1989; Jörgens u. Berger 1989; Jörgens et al. 1989a). Ein wichtiger Schritt zur Verbesserung der Qualität der Patientenschulung für Typ-I-Diabetiker war die Schaffung einer speziellen Weiterbildung von Krankenschwestern und Diätassistentinnen zur Diabetesberaterin. Dieser erfolgreiche Weiterbildungskurs wird von der Deutschen Diabetes-Gesellschaft 1989 bereits zum fünften Mal durchgeführt.

Stationäre, einwöchige Schulungsprogramme für Typ-I-Diabetiker liefern die Basis für eine erfolgreiche Therapie des Typ-I-Diabetes: Die Qualität der Blutglukoseselbstmessung wird optimiert (Mühlhauser et al. 1984); erst damit wird die Verschreibung der Blutglukoseselbstmessung sinnvoll. Die Zahl der Krankenhausaufenthalte und Krankschreibungen wird vermindert (Miller u. Goldstein 1972; Mühlhauser et al. 1983), und die Stoffwechseleinstellung wird gebessert (Assal et al. 1985; Jörgens et al. 1993). Die Einführung derartiger Schulungsprogramme in Allgemeinkrankenhäusern wird derzeit im Rahmen einer vom Bundesministerium für Forschung und Technologie geförderten Langzeitstudie von unserer Arbeitsgruppe untersucht. Erste Ergebnisse zeigen an über 700 jungen Diabetikern in 10 Zentren, daß Schulungsprogramme für Typ-I-Diabetiker mit nachweisbarem Erfolg auch in Allgemeinkrankenhäusern durchgeführt werden können (Jörgens et al. 1993). In Zukunft wird es möglich und im Sinne einer Optimierung der Patientenversorgung zu fordern sein, daß junge Diabetiker möglichst bald nach der Diagnosestellung einer speziellen Schulungseinheit für Diabetiker zugewiesen werden.

Es erscheint widersinnig, daß ein Krankenhaus ohne spezielles Schulungs- und Therapieprogramm einen Patienten mit Diabetes mellitus Typ I vom Kostenträger unangefochten 5 Wochen hospitalisieren und den vollen Tagessatz fordern darf, während ein speziell in diesem Bereich engagiertes Krankenhaus trotz höherer Ausgaben für Schulungspersonal und nur 5tägigem stationärem Aufenthalt – also trotz besserer Leistung – für die Gesamtleistung erheblich geringer honoriert wird.

Auch nach der Entlassung benötigt der Patient fachgerechte Beratung und Betreuung. Die weltweit einzigartige strikte Trennung ambulanter und stationärer Versorgung in der Bundesrepublik Deutschland ist für die Patientengruppe der Typ-I-Diabetiker besonders problematisch. Ein „Diabetesteam" im Krankenhaus kann durch die Möglichkeit ambulanter Beratung geschulter Patienten erneute stationäre Behandlungen zu vermeiden helfen; warum sollte es nicht möglich sein, dieser kleinen Patientengruppe bei besonderen Problemen die Möglichkeit einer ambulanten Beratung im Krankenhaus zu schaffen? Der informierte Patient, der selbst einen großen Beitrag zu einer effektiven Behandlung seiner Erkrankung leistet, sollte nicht dem Zwang unterworfen werden, sozusagen durch die Hintertür im Krankenhaus um Rat zu suchen – Krankenhaus und Hausarzt sollten sich gemeinsam darum bemühen, weitere Krankenhausaufenthalte unnötig zu machen. Mehrfache Wiederaufnahmen der selben Patienten zur „Auffrischung" des Schulungsprogramms oder zu unbedeutenden Umstellungen der Therapie sind unbedingt zu vermeiden, die erneute stationäre Aufnahme innerhalb weniger Jahre oder gar die leider früher in Deutschland übliche routinemäßige jährliche Einweisung zur „Neueinstellung" sollte in einer modernen Diabetestherapie die zu begründende Ausnahme und nicht die Regel darstellen.

# 8  Primärprävention des Diabetes mellitus

## 8.1  Diabetes mellitus Typ II

Da der eigentliche genetische Defekt dieser Erkrankung unbekannt ist, ist eine Primärprävention im strengeren Sinne z.Z. nicht möglich. Möglich ist allerdings in gewissem Ausmaß eine Prävention der Manifestation. Die wesentlichsten Manifestationsfaktoren des Diabetes mellitus Typ II sind Adipositas und Mangel an körperlicher Aktivität. Nachkommen von Typ-II-Diabetikern ist dringend zu raten, ein normales Körpergewicht zu halten, um so die Manifestation der Erkrankung zu verhüten oder mindestens um viele Jahre hinauszuzögern. Außerdem sollte dieser Risikogruppe geraten werden, andere Risikofaktoren, wie Rauchen, Hypertonie und Fettstoffwechselstörungen, in besonderem Maße zu behandeln, denn genetisch mit Typ-II-Diabetes Belastete scheinen häufiger zur Makroangiopathie zu neigen als Nichtdiabetiker.

## 8.2  Diabetes mellitus Typ I

Obwohl in den letzten Jahren die Kenntnisse über den Pathomechanismus dieser Erkrankung wesentlich umfangreicher geworden sind, ist weiterhin unklar, welche Mechanismen die immunologischen Prozesse auslösen, die zu der die Betazellen zerstörenden Immunreaktion führen. Theoretisch wäre eine rechtzeitige Immunintervention denkbar, therapeutische Ansätze mit den zur Zeit verfügbaren Immuntherapeutika (Zyklosporin, Ciamexone) wurden allerdings wegen nicht vertretbarer Nebenwirkungen nicht weitergeführt. Abgesehen von den Risiken dieser Medikation ist prinzipiell eine Immunintervention nach klinischer Manifestation des Typ-I-Diabetes mellitus mit dem Problem behaftet, daß zum Zeitpunkt der Manifestation bereits der größte Teil des Inselapparates zerstört ist. Wirklich erfolgversprechend wäre eine Primärprävention, die schon bei Beginn des Immunprozesses, basierend auf einer Screeninguntersuchung, einen frühzeitigen Schutz gegen die Erkrankung bieten könnte. Dazu fehlen z.Z. noch sowohl ausreichend genaue und als Screeninguntersuchung praktikable Untersuchungsmethoden als auch entsprechende medikamentöse Konzepte.

Andere Ansätze einer prinzipiellen Lösung der Probleme dieser Erkrankung sind die Transplantation von Inseln oder des Pankreas sowie die Entwicklung einer implantierbaren Insulinpumpe, die auch den Blutglukosespiegel mißt. Transplantationen werden derzeit nur aus wissenschaftlichem Interesse und meist gleichzeitig mit Nierentransplantationen durchgeführt, die Transplantation als primäre Therapie des Diabetes mellitus Typ I vertritt kein ernstzunehmender Diabetologe.

Die Implantation von Inseln ist wie die Pankreastransplantation mit dem Problem der Notwendigkeit einer Immuntherapie behaftet, außerdem sind die klinischen Erfolge bisher wenig überzeugend.

Die Entwicklung eines geschlossenen Systems, das sowohl den Blutzucker mißt als auch bedarfsgerecht Insulin abgibt, stagniert seit Jahren. Das wesentlichste Problem stellt die Sicherstellung einer fehlerfreien kontinuierlichen Blutglukosemessung dar.

So gering die Aussichten einer kausalen Primärprävention des Diabetes mellitus heute noch sein mögen, so erfolgversprechend ist die Prävention der Folgeschäden durch diese Erkrankung. Erreichbares Ziel kann es heute sein, die Lebenserwartung junger Diabetiker zu normalisieren und ihnen eine Lebensführung zu ermöglichen, die der Stoffwechselgesunder nahekommt. Älteren Diabetikern können die Symptome der Erkrankung erspart bleiben, und gerade bei dieser großen Patientengruppe lassen sich durch präventive Maßnahmen erhebliche Kosteneinsparungen bei gleichzeitiger Optimierung der Behandlungsqualität erreichen.

## Literatur


Assal JP, Mühlhauser I, Pernet A, Geller R, Jörgens V, Berger M (1985) Patient education as the basis for diabetes care in clinical practice and research. Diabetologia 28:602–613

Berger M (1989) Long-term efficacy and safety of intensified insulin treatment strategies. In: Creutzfeldt W, Lefebore P (eds) Diabetes mellitus: Pathophysiology and therapy, 1. edn. Springer, Berlin Heidelberg New York Tokyo

Berger M, Jörgens V (1995) Praxis der Insulintherapie, 5. Aufl. Springer, Berlin Heidelberg New York Tokyo

Berger M, Standl E (1981) Sulfonylharnstoffe in der Diabetestherapie. Plädoyer für einen sachgemäßen Gebrauch. Dtsch Med Wochenschr 106:1443–1446

Berger M, Bott U, Grüßer M, Jörgens V, Kronsbein P, Mühlhauser I, Scholz V, Venhaus A, Standl E, Mehnert H, in Zusammenarbeit mit Boehringer Mannheim (1994) Behandlungs- und Schulungsprogramm für Typ-II-Diabetiker, die Insulin spritzen, 2. Aufl. Deutscher Ärzteverlag, Köln

Bouchardat A (1875) De la glycosurie ou diabéte sucré. Librairie Germer Bailliére, Paris

Davidson JK, Van der Zwaag R, Cox CL et al. (1984) The Memphis and Atlanta continuing care programs for diabetes. II Comparative analyses of demographic characteristics, treatment methods and outcomes over a 9–10 year follow-up period. Diabetes Care 7:25

DCCT Research group (1993) The effect of intensive tratment of diabetes on the development and progression of long term complications in insulin-dependent diabetes mellitus. N Engl J Med 329:977–986

Grüßer M, Bott U, Ellermann P, Kronsbein P, Jörgens V (1993) Evaluation of a structured treatment and teaching program for non insulin treated type II diabetic outpatients in Germany afer the nationwide introduction of reimbursement policy for physicians. Diabetes Care 16:1268–1275

Jörgens V, Grüßer M, Kronsbein P (1994a) Wie behandele ich meinen Diabetes. Ausgabe für Typ-II-Diabetiker, die nicht Insulin spritzen, 7. Aufl. Kirchheim, Mainz (auch in türkischer Sprache verfügbar)

Jörgens V, Grüßer M, Kronsbein P (1994b): Mit Insulin geht es mir wieder besser (für Typ-II-Diabetiker mit Insulinbehandlung), 4. Aufl. Kirchheim, Mainz

Jörgens V, Grüßer M, Berger M (1994c) Mein Buch über den Diabetes mellitus, Ausgabe für Typ-I-Diabetiker, 8. Aufl. Kirchheim, Mainz

Jörgens V, Grüßer M, Bott U, Mühlhauser I, Berger M (1993) Effective and safe translation of intensified insulin therapy to general internal medicine departments. Diabetologia 36:99–105

Kronsbein P, Jörgens V, Mühlhauser I, Scholz V, Venhaus A, Berger M (1988) Evaluation of a structured treatment and teaching programme on non-insulin-dependent diabetes. Lancet ii:1407–1411

Miller LV, Goldstein J (1972) More efficient care of diabetic patients in a county-hospital setting. New Engl J Med 286:1388–1391

Mühlhauser I (1993) Verbesserung der Behandlungsqualität der chronischen Krankheiten. Diabetes mellitus, arterielle Hypertonie und Asthma bronchiale. Urban & Schwarzenberg, München

Mühlhauser I, Jörgens V, Berger M et al. (1983) Bicentric evaluation of a teaching and treatment programme for type I diabetic patients. Diabetologia 25:470–476

Mühlhauser I, Broermann C, Bartels H et al. (1984) Qualitätskontrolle der Blutzuckerselbstmessung bei unausgewählten Typ I Diabetikern. Dtsch Med Wochenschr 109:1553–1557

Orale Antidiabetika (1984). In: Herxheimer H, Meyer zum Büschenfelde KH, Pribilla W (Hrsg) Der Arzneimittelbrief, Berlin 10:73

Panzram G (1987) Mortality and survival in Type 2 (non insulin dependent) diabetes mellitus. Diabetologia 30:123–131

Pirart J (1978) Diabetes mellitus and its degenerative complications: a prospective study of 4400 patients observed between 1947 and 1973. Diabetes Care 1:168–188, 252–263

Rinke S, Berger M (1983) Die ersten Jahre der Insulintherapie. Zuckschwerdt, München Berlin Wien

Schneider H, Lischinski M, Mehls P (1986) Die Überlebenszeit der 1962/1963 im Kreis Neustrelitz manifestierten Diabetiker im Gewichtsbezug. Z Ges Inn Med (Leipzig) 41:427

Stellungnahme der Deutschen Diabetes-Gesellschaft (Hasselblatt A, Berger M, Gries FA, Hepp KD, Otto H, Schöffling K, Standl E) (1983) Orale Diabetestherapie mit Medikamenten vom Typ der Sulfonylharnstoffe. Dtsch Ärztebl 80:38

# Training und Sport als Mittel der Präventivmedizin

W. Hollmann

Technisierung und Automation haben unser Alltagsleben in wenigen Jahrzehnten stärker verändert als jemals zuvor in der Menschheitsgeschichte. Immer neue Methoden und Möglichkeiten wurden ersonnen, uns vor muskulären Anstrengungen im Berufs- wie im Privatleben zu schützen. Aufgrund statistischer Berechnungen kann man davon ausgehen, daß der Durchschnittsbürger in der Bundesrepublik Deutschland heute täglich mindestens 700 kcal (= 2940 kJ) weniger an Energie umsetzt als noch im 1. Jahrzehnt dieses Jahrhunderts.

Unverändert jedoch unterliegen wir dem biologischen Grundgesetz: Struktur und Leistungsfähigkeit eines Organs werden bestimmt vom Erbgut sowie der Qualität und der Quantität seiner Beanspruchung. Je intensiver ein Organ innerhalb physiologischer Grenzen gefordert wird, desto stärker paßt es sich an und desto widerstandsfähiger wird es. Der adäquate Reiz für Entwicklung und Erhaltung der Leistungsfähigkeit der inneren Organe sind dynamische Beanspruchungen großer Muskelgruppen mit genügender Belastungsintensität und -dauer, während für die Entwicklung und Erhaltung des Halte- und Bewegungsapparates geeignete Kraftbeanspruchungen erforderlich sind.

Aus der Sicht dieser Betrachtungshinweise kann Sport nicht mehr als „schönste Nebensache der Welt" oder auch als „zweckfreies, lustbetontes Tun" bezeichnet werden, wie es aus philosophischer Betrachtungsweise früher geschah, sondern ist heute aus der Sicht der Medizin eine biologische Notwendigkeit geworden: Gäbe es noch keinen Sport, müßte er aus gesundheitlichen Gründen in der heutigen Zeit erfunden werden.

Die gesundheitsbezogene Bedeutung des Sportes erstreckt sich aus der Sicht der Sportmedizin auf 4 Gebiete: die *Leistungsdiagnostik* als Voraussetzung zur Beurteilung der Leistungsfähigkeit und Belastbarkeit des gesunden und kranken Menschen sowie zur Frühdiagnostik, die *Prävention*, die *Bewegungstherapie* und die *Rehabilitation*. Seit 4 Jahrzehnten befaßt sich die sportmedizinische Forschung mit diesen Bereichen. Daher lautet die 1958 erstmals vorgenommene Definition des Fachgebietes: Sportmedizin stellt diejenige theoretische und praktische Medizin dar, die den Einfluß von Bewegung, Training und Sport sowie Bewegungsmangel auf den gesunden und kranken Menschen jeder Altersstufe untersucht, um die Befunde der Prävention, Therapie und Rehabilitation sowie dem Sportler dienlich zu machen (Hollmann 1980). Die primären Ziele stellen die präventive und rehabilitative Medizin dar.

Allen atherosklerotisch verursachten Herz-Kreislauf-Katastrophen liegt ein gemeinsames funktionelles Prinzip zugrunde: Es entsteht für längere Zeit ein Mißverhältnis zwischen Sauerstoffbedarf und Sauerstoffangebot in einem umschriebenen

Gewebebezirk, sei es im Herzen, im Gehirn oder in der Peripherie des Körpers. Dadurch stirbt der betreffende Bezirk ab. Logischerweise gibt es prinzipiell 2 Möglichkeiten zur Vorbeugung: Entweder reduziert man den Sauerstoffbedarf, oder man erhöht das Sauerstoffangebot. Wie wirkt sich Sport oder Training in bezug auf diese beiden Gegebenheiten aus?

## 1 Was heißt Ausdauertraining?

Von den 5 Hauptformen körperlicher Beanspruchungsmöglichkeiten (Koordination, Flexibilität, Kraft, Schnelligkeit, Ausdauer) hat beispielsweise Krafttraining für die Vorbeugung von Herz-Kreislauf-Krankheiten keine Bedeutung. Vielmehr konzentriert sich das Interesse auf Ausdauertraining. Darunter verstehen wir die dynamische Beanspruchung großer Muskelgruppen – z.B. mehr als ein Bein – über eine längere Belastungsdauer als 3–5 min mit einer höheren Belastungsintensität als 30% der körperlichen Leistungsfähigkeit. Optimal sind solche Betätigungsformen bzw. Sportarten, die mit einem Minimum an Zeit- und Belastungsaufwand ein Maximum an biochemischen und biophysikalischen Veränderungen gewünschter Art im Körper auslösen. Vornehmlich trifft das zu auf langsamen Dauerlauf (Jogging), Radfahren, Berg-aufgehen, langsamen Skilanglauf, Schwimmen von 300–400 m an aufwärts, Ballspiele wie Tennis, Handball, Hockey, Fußball, Basketball – aber nicht Squash, Tischtennis oder Volleyball –, ferner Rudern und Kanufahren. Alle positiv vermerkten Sportarten sind im gewünschten Sinne hinsichtlich biochemischer und biophysikalischer Anpassungserscheinungen kreislaufwirksam.

Aus gesundheitlicher Sicht optimal ist ein wöchentlich 3mal durchgeführtes Training von jeweils 30- bis 60minütiger Belastungsdauer. Die maximale Belastungsintensität sollte dabei so hoch sein, daß man sich im wesentlichen nach der Faustregel richtet: 180 minus Lebensalter in Jahren = Pulszahl im Training. Wer sich das Pulszählen ersparen will, kann eine andere Regel beachten: Man sollte sich, z.B. beim Dauerlauf, noch mühelos unterhalten können. Läuft man allein, sollte man in der Lage sein, ohne Stocken einen Satz von 10 – 12 Wörtern Länge laut auszusprechen. Gelingt das, so liegt die Belastungsintensität bestimmt nicht zu hoch.

## 2 Anpassungserscheinungen des Organismus

Worin bestehen nun die erwähnten biochemischen und biophysikalischen Anpassungserscheinungen von gesundheitlich wertvoller Natur, die dadurch erreicht werden? In der trainierten *Skelettmuskulatur* wächst die Zahl der Mitochondrien, der sog. Kraftwerke einer Zelle, die den Sauerstoff in den Stoffwechsel einbinden (Zitratzyklus). In Verbindung mit einer vergrößerten Kapillaroberfläche steigt die Leistungsfähigkeit der betreffenden Zelle und die Möglichkeit ihrer Sauerstoffbelieferung und -verwertung. Als Folge kann das Herz eine gegebene physikalische Leistung des Körpers mit einer geringeren Herzschlagzahl tätigen. Letztere aber ist die entscheidende Größe für die Größenordnung des Sauerstoffbedarfs des Herzmuskels selbst, so daß der herzbezogene Sauerstoffbedarf sinkt.

Am *Herzen* selbst kommt es zu einer Reihe funktioneller Veränderungen, die ihrerseits dessen Sauerstoffbedarf vermindern. Gleichzeitig wachsen die Durchblutungsphase des Herzmuskels und die elektrische Stabilität, wodurch der Entstehung von Herzrhythmusstörungen vorgebeugt wird. Vor allem aber wird dem Auftreten des gefürchteten Mißverhältnisses zwischen Sauerstoffbedarf und -angebot im Herzmuskel vorgebeugt, indem der Bedarf gesenkt und das Angebot vergrößert wird. Darin liegt eine wesentliche gesundheitliche Komponente des Ausdauersports überhaupt (Hollmann et al., 1965, 1983; Roskamm et al. 1966).

Ausdauertraining verbessert die *Fließeigenschaften des Blutes*. Die roten Blutkörperchen, die ovale Form haben, müssen sich in den Kapillaren wurstförmig verformen. Je geringer der Widerstand ist, den die Membranen der roten Blutkörperchen diesem Verformungsprozeß entgegensetzen, desto leichter kann das Blut fortbewegt werden. Das bedeutet eine Entlastung für die Herzarbeit und eine Erschwerung der Entstehung einer Thrombose. Es wird unterstützt durch die trainingsbedingte Verminderung der Neigung zum Zusammenklumpen und Anheften der Blutplättchen an den Gefäßwänden. Diese spielen eine maßgebliche Rolle bei der Blutgerinnung.

Da wir heute davon ausgehen können, daß für etwa 98% aller Herzinfarkte als Grundvoraussetzung die Entstehung einer Mikrothrombose im Herzmuskel erforderlich ist, würde auch dieser Gesichtspunkt einer Herzinfarktentstehung vorbeugen.

Ferner beeinflußt Ausdauertraining den *Fettstoffwechsel*. Die gefäßbezogene Grundlage des erwähnten Mißverhältnisses zwischen Sauerstoffbedarf und Sauerstoffangebot in einem Organbezirk ist die Atherosklerose. An ihrer Entstehung sind Störungen im Fettstoffwechsel entscheidend beteiligt. Ein kombinierter Fett-Eiweiß-Körper, das sog. LDL („low-density"-lipoprotein), spielt dabei eine zentrale Rolle. Durch Ausdauertraining sinkt der Blutgehalt an LDL, gleichzeitig steigt der Gehalt an HDL („high-density"-lipoprotein), das das gefährliche LDL beseitigen hilft (Berg u. Keul 1980; Hollmann et al. 1983). Man kann von diesem HDL also gar nicht genug haben. Untersuchungen an 114 Personen im Alter zwischen 90 und 108 Jahren ergaben, daß sie alle über einen besonders günstigen Verhältniswert von LDL zu HDL verfügten. Wir konnten an Personen zwischen dem 45. und 65. Lebensjahr in einem einjährigen Ausdauertraining genannter Art einen Anstieg des HDL um 18% beobachten. Damit gehen verschiedene andere chemische Veränderungen im Fettstoffwechsel, aber auch im Kohlenhydratstoffwechsel einher, die letztendlich gesundheitsfördernd sind.

## 3 Ein Medikament wie Ausdauertraining ...

Zur Zeit wird das über 80 Jahre alte Medikament Azetysalizylsäure (einst von den Bayer-Werken als „Aspirin" in den Handel gebracht) besonders gefeiert. Eine kürzlich veröffentlichte langjährige Studie belegt u.a., daß die jeden zweiten Tag vorgenommene Einnahme von 325 mg dieses Präparats in der Lage war, die Herzinfarktwahrscheinlichkeit um 47% zu senken. Dieses Präparat wird also zu Recht herausgestellt, obwohl es natürlich auch unerwünschten Nebenwirkungen hat. Grundsätzlich hat jedes Medikament, das im gewünschten Sinne gesichert wirksam ist, unerwünschte Nebenwirkungen. Gäbe es nun ein Medikament, das folgende gesicherten Eigenschaften auf sich vereinigen würde: hochprozentuale Senkung des Sauerstoffbedarfs des Herzen, Steigerung der körperlichen Leistungsfähigkeit, Verbesserungen der Fließeigenschaften des Blutes, Verminderung der Thrombosegefahr, Reduzierung der atheroskleroseverursachenden Substanzen bei gleichzeitiger Steigerung der diesbezüglichen Abwehrkräfte, Begünstigung hormoneller Reaktionen – wie würde ein solches Supermedikament weltweit gefeiert werden! Da es zudem keine unphysiologischen Nebenwirkungen zeitigt, wie das bei einem entsprechend betriebenen Training der Fall ist, würde die regelmäßige Einnahme eines solchen Präparates zur Selbstverständlichkeit unseres Alltagslebens werden.

Paffenbarger et al. (1978) konnten in einer 10jährigen Studie an 36000 Absolventen der Universität im Alter von 45– 55 Jahren feststellen, daß Ausdauertraining genannter Art bei einem dadurch verursachten wöchentlichen Kalorienmehrumsatz von 1500–2000 kcal die Herzinfarktquote zwischen 30 und 64% senkte. Eine Trainingswirkung war selbst dann statistisch eindeutig nachweisbar, wenn die Betreffenden Fettstoffwechselstörungen aufwiesen oder intensive Zigarettenraucher waren. Zu ähnlichen Befunden gelangten Morris et al. (1980) in Großbritannien.

Leider existieren in der Bundesrepublik Deutschland keine vergleichbaren Studien. Dennoch wird es weder heute noch in fernerer Zukunft möglich sein, die absolute wissenschaftliche Anerkennung für die vorbeugende Wirkung von Ausdauertraining für Herz-Kreislauf-Krankheiten zu erlangen, da naturwissenschaftlich-mathematische Anerkennung im biologischen Bereich der jederzeit nachvollziehbaren Doppelblindstudie bedarf. Sowohl aus technischen als auch aus ethischen Gründen kann eine solche Doppelblinduntersuchung zur gesundheitlichen Bedeutung von Ausdauertraining nicht vorgenommen werden. Daher kann auch die wissenschaftliche Anerkennung in dem genannten strengen Sinne niemals erfolgen.

## 4  Sind die Gegenargumente haltbar?

Das wichtigste Gegenargument gegenüber den so bemerkenswerten positiven Ergebnissen aus den Untersuchungen von Paffenbarger et al. sowie Morris et al. lautet: Die untersuchten Ausdauersport betreibenden Personen gingen ihrem Sport aufgrund einer genetisch bevorzugten Ausgangsposition mit der Konsequenz einer besseren konstitutionellen Voraussetzung nach. Deshalb sei es nicht der Sport, der z.B. die geringere Herzinfarkrate bewirke, sondern die günstigere genetische Disposition. Dieses Argument kann man zwar in Einzelbeispielen widerlegen, aber nicht in bezug auf die genannten großen Zahlen. Deshalb bleibt hier eine Beweislücke.

Wie unsere experimentellen Untersuchungen zeigten, können auch Personen die gesundheitlich günstigen biochemischen und biophysikalischen Veränderungen in Anspruch nehmen, die schon zwischen 55 und 70 Jahre alt sind und seit vielen Jahren oder Jahrzehnten keinen Sport betrieben haben. So ist z.B. der gesund gebliebene 70jährige qualitativ genauso durch Ausdauertraining beeinflußbar wie der 20jährige; nur in der quantitativen Trainingsanpassung bestehen Unterschiede.

Neben dem physischen sei auch das psychische Element nicht vergessen. Ausdauertraining führt zu akuten hormonalen Reaktionen im Körper, zu denen u.a. die vermehrte Produktion und Freisetzung von opiumähnlichen Substanzen zählt, die im Gehirn gebildet werden (sog. Endorphine). Sie können nach Belastungsende mindestens 1,5 h lang die jedem Sportler bekannte gelöste, heitere, ja euphorische Stimmung auslösen, das sog. „High". Man sieht das Leben fröhlicher, gelassener, vorhandene Probleme reduzieren sich in ihrer Größenordnung. Auch dieser positive Faktor sollte bei den Wirkungen eines Ausdauertrainings nicht unerwähnt bleiben, zumal damit eine Antistreßwirkung verknüpft ist.

Der regelmäßig Ausdauertrainierende kontrolliert erfahrungsgemäß auch seine Lebensgewohnheiten besser. Das betrifft die Quantität und Qualität der Ernährung, die Verwendung von Genußmitteln, insbesondere das Zigarettenrauchen, und läßt auch eher den Gedanken an ärztliche Vorsorgeuntersuchungen aufkommen.

## 5 Schäden durch Ausdauertraining?

Gefahren und Schädigungsmöglichkeiten durch ein Ausdauertraining genannter Form sind außerordentlich gering. So wurden z.B. in Skandinavien bei 1,03 Mio. Skiwanderungen in 16 Jahren 8 Todesfälle beobachtet. In den USA war bei 324798 Personenstunden intensiven Dauerlaufs kein Todesfall zu registrieren. Todesfälle sind praktisch ausschließlich auf vorhandene Schäden bekannter oder auch unbekannter Art zurückzuführen. Hier liegt die Bedeutung der sportärztlichen Vorsorgeuntersuchung.

Das bezieht sich auch auf die Vorbeugung von Schäden am Halte- und Bewegungsapparat. Personen mit Achsenanomalien in den Gelenken (X- oder O-Beine), Gelenkschäden oder deutlichem Übergewicht sollten beispielsweise kein regelmäßiges Dauerlauftraining betreiben, sondern Schwimmen, Radfahren, Skiwandern usw. Ein statistisch eindeutiger Anstieg von Schäden am Haltungs- und Bewegungsapparat wurde nachgewiesen, wenn mehr als etwa 22 km pro Woche gelaufen wurde.

Auf diese Kenntnisse sollten die ärztlichen Beratungen ausgerichtet sein. Dies setzt jedoch sportmedizinische Kenntnisse beim niedergelassenen Arzt wie auch beim Klinikarzt voraus. In der Bundesrepublik Deutschland kann man davon nicht ausgehen, da die Sportmedizin als Fach in der ärztlichen Approbationsordnung fehlt. Meines Erachtens ist das eine Brüskierung der Interessen von mehr als 20 Mio. Sporttreibenden in der Bundesrepublik Deutschland und vergrößert darüber hinaus unnötigerweise die Kosten im Gesundheitswesen.

Gefährlich ist die Ausübung des Trainings bei erhöhter Körpertemperatur (infolge einer Infektion, speziell im Kopfgebiet) oder mit vollem Magen. Auch bei erhöhter Umgebungstemperatur (28° C und mehr) sowie bei erhöhter relativer Luftfeuchtigkeit (80 bis 85% und mehr) sind Warnsymptome des Körpers besonders zu beachten.

## 6 Krafttraining gegen altersbedingten Abbau

Abschließend sei auch kurz auf gesundheitliche Aspekte des Krafttrainings eingegangen. Zur Zeit gibt es in der Bundesrepublik Deutschland 1,2 Mio. Bodybuilder. Darüber hinaus dürften etwa 2 Mio. Menschen ein mehr oder minder regelmäßiges Krafttraining absolvieren.

Die gesundheitliche Bedeutung des Krafttrainings liegt nicht, wie schon erwähnt, in der Vorbeugung von Herz-Kreislauf-Krankheiten, sondern in der besseren Regulation lebenswichtiger Stoffwechselvorgänge sowie in der Vorbeugung von Haltungs- und Bewegungsschäden. Der Mensch besteht aus etwa 65 Billionen Zellen. Beim Mann sind 35–50% davon Muskelzellen, bei der Frau 24–35%. Jede Muskelzelle besteht aus etwa 3 Mio. unterschiedlichen chemischen Substanzen. Die Muskelzelle ist ein Wunderwerk der Natur und das wichtigste Stoffwechselorgan des menschlichen Körpers. Vom 30. bis zum 70. Lebensjahr gehen 20–40% davon verloren, falls keine Form von Kraftbeanspruchung erfolgt.

Durch Krafttraining hingegen gelingt es, dem altersbedingten Abbau in hohem Maß entgegenzuwirken. So kann die Verbindung von Krafttraining und Ausdauertraining dazu führen, gewissermaßen „20 Jahre lang 40 Jahre alt zu bleiben". Selbst der Auswirkungen vorhandener Arthrosen kann durch Krafttraining wirksam begegnet werden. So kann die Kombination beider Trainingsformen dazu führen, einen hohen körperlichen und geistigen Leistungszustand zu gewährleisten. Jüngste Forschungsergebnisse lassen nämlich die Vermutung zu, daß durch geeignetes körperliches Training auch die geistigen Leistungsvoraussetzungen verbessert werden.

Das betreffende Krafttraining erfordert relativ wenig Zeit- und Mittelaufwand. Man sollte die großen Muskelgruppen seine Körpers etwa 5mal täglich 5 s lang mit etwa 70 % der Maximalkraft belasten. Dieses Rezept wirkt intensiv alternsbedingten Abbauvorgängen entgegen.

## 7 Sport und Training – eine Aufgabe der Politik

Im politischen Bereich interessiert natürlich die volkswirtschaftliche Nutzen-Schaden-Relation von Sport und Training. Sie kann z.Z. nicht mit wissenschaftlicher Genauigkeit ermittelt werden. Bedenklich stimmen natürlich die Summen, die z.B. infolge von Skiunfällen sowohl für Therapie als auch für soziale Folgelasten aufgebracht werden müssen. Hier wie in zahlreichen anderen Sportarten ließe sich die Größenordnung der Geldausgaben sicherlich erheblich reduzieren, könnten überall genügende ärztliche Beratung und Untersuchung vorgenommen und – davon getrennt – der Appell an die Selbstverantwortung intensiviert werden, das sportliche Können nicht zu überfordern und überflüssige Risiken zu vermeiden. Nicht der Einzelne zahlt die Kosten in unserem Staat, sondern die Gemeinschaft, und der einzelne Sporttreibende müßte lernen, mehr Rücksicht auf die Gemeinschaft zu nehmen. Dennoch machten 1991 alle Sportunfallkosten in Deutschland nur 0,4% aller für Gesundheitsschäden ausgegebenen Mittel aus.

Alle diese Ausführungen beziehen sich ausschließlich auf den Breitensport. Der Leistungssport, insbesondere der Hochleistungssport, unterliegt teilweise anderen Gesetzmäßigkeiten. Man kann heute nicht mehr behaupten, Spitzensport sei gesund; vielmehr hängt ein Urteil von der jeweiligen Person sowie von der betriebenen Sportart ab. Der Mensch befindet sich in den meisten Sportarten seit vielen Jahren im Grenzbereich seiner biologischen Leistungsfähigkeit. Zwangsläufig sind deshalb 4–6 h täglichen Trainings erforderlich, um national oder gar international herausragende Leistungen erbringen zu können. Unser Körper ist aber nicht darauf ausgerichtet, eine solche Belastung über lange Zeiträume hinweg zu ertragen. Die Folgen sind Überlastungsschäden am Haltungs- und Bewegungsapparat. Selbst ehemalige Schwerstarbeitertätigkeit, die unter denkbar ungünstigen Umweltbedingungen verrichtet wurde (Hitze, Kälte, Höhe, Tiefe), führte in ihren Auswirkungen auf den menschlichen Organismus nicht annähernd zu so gravierenden Veränderungen wie der Hochleistungssport.

Der Anspruch zur staatlichen Unterstützung des Hochleistungssports basiert heute auf der nationalen Repräsentanz und dem Anreiz zum Leistungsprinzip. Der Faktor „Gesundheit" muß aus dieser Argumentation gestrichen werden. Um so wichtiger sind die ärztliche Eingangsuntersuchung und die ständige ärztliche Überwachung des Hochleistungssportlers in jeder Altersstufe. Nur die Garantie der lückenlosen gesundheitlichen Betreuung und der individuellen Freiwilligkeit zur Ausübung des Hochleistungssports läßt ihn noch human erscheinen. Diese Gesichtspunkte müßten daher jedem Verantwortung tragenden Politiker und erst recht jedem Sportfunktionär bekannt sein.

Die ständig zunehmende Freizeit gewinnt heute immer mehr an Bedeutung. Sport und körperliches Training sind ein selbstverständlicher kultureller Bestandteil des Lebens geworden. Je mehr die Freizeit weiter wächst, desto größer wird die Bedeutung des Sports, damit wir unser Leben freudvoller, sozialer und gesünder gestalten können. Dafür Gleise zu bauen und die Weichen richtig zu stellen, ist eine Aufgabe der Politik.

Folgerichtig hat deshalb eine gemeinsame Tagung der Weltgesundheitsorganisation (WHO) und des Weltverbandes für Sportmedizin (FIMS) 1994 in Köln eine „Kölner Deklaration" an alle Regierungen der Welt gerichtet, wonach politisch alle Maßnahmen getroffen werden sollen, um Bürgern und Bürgerinnen vom Kindesbis zum Greisenalter Möglichkeiten für Übung, Training und Sport zu schaffen. Erhöhte körperliche Aktivität wird für als „die zentrale Säule der Präventivmedizin" angesehen.

# Literatur

Berg A, Keul J (1980) Körperliche Aktivität bei Gesunden und Koronarkranken. Witzstrock, Baden-Baden

Hollmann W, Hettinger T (1990) Sportmedizin – Arbeits- und Trainingsgrundlagen. Schattauer, Stuttgart New York

Hollmann W, Rost R, Dufaux B, Liesen H (1983) Prävention und Rehabilitation von Herz-Kreislauf-Krankheiten durch körperliches Training. Hippokrates, Stuttgart

Morris JN, Everitt MG, Pollard R, Chave SPW, Semmence AM (1980) Vigorous exercise in leisure time: protection against coronary heart disease. Lancet II:1207

Paffenbarger RS, Wing AL, Hyde RT (1978) Physical activity as an index of heart attack risk in college alumni. Am J Epidemiol 108:161

Roskamm H, Reindell H, König K (1966) Körperliche Aktivität und Herz- und Kreislaufkrankheiten. Barth, München

WHO/FJMS (1994) Kölner Deklaration 1994. WHO, Genf

# Tabakrauchen:
# Epidemiologie, Erklärungsansätze, Prävention

U. Stössel und J. von Troschke

## 1 Einführung

Tabakrauchen hat in den letzten Jahren in dem Maße an Bedeutung für die Diskussion um Krankheitsverhütung und -früherkennung als Maßnahmen der Prävention gewonnen, indem es unmittelbar und mittelbar für eine Vielzahl von Krankheiten und Todesursachen verantwortlich gemacht wurde. Die Begründung für dieses verstärkte Engagement in der Prävention und das eindeutigere Fokussieren auf das Tabakrauchen wird wesentlich aus der Evidenz abgeleitet, mit der die Gesundheitsschädlichkeit und die Todesursächlichkeit des Tabakrauchens wissenschaftlich bewiesen worden sei. Dabei wird mit Maßzahlen der Epidemiologie versucht, das Tabakrauchen sowohl in seiner Schädlichkeit für die Gesundheit des Einzelnen wie auch der Volksgesundheit zu belegen (vgl. Peto et al. 1994). Indes verkürzt eine solche Sichtweise den analytischen Blickwinkel auf das Tabakrauchen, wie zahlreiche Autoren festgestellt haber (vgl. v. Stünzner 1994). Die Tatsache, daß sich verschiedene wissenschaftliche Disziplinen mit diesem Thema beschäftigen, offenbart, daß Tabakrauchen nicht losgelöst gesehen werden kann von den gesellschaftlichen Rahmenbedingungen, in denen Raucherkarrieren entstehen, von den kulturellen Übermittlungen und Gepflogenheiten einer Gesellschaft hinsichtlich des Genußmittelkonsums und den persönlichkeits- und sozialpsychologischen Aspekten des Tabakrauchens (v. Troschke 1987).

Für die Fragestellung, ob und welche auf das Tabakrauchen zielende Maßnahmen zur Krankheitsverhütung geeignet erscheinen, ist vielleicht ein kleiner Unterschied im Wortgebrauch entscheidend: Sprechen die einen von Tabakrauch, so imponiert vorrangig das naturwissenschaftlich bestimmbare gesundheitsschädliche Stoffgemisch, das v. a. Krebserkrankungen zur Folge hat oder haben kann. Sprechen wir hingegen von Tabakrauchen, so wird uns die ganze Bandbreite eines historisch, kulturell und sozial überformten Verhaltens vor Augen geführt, das zu beeinflussen in einem höchst komplexen Bedingungsgefüge geschieht. Infolgedessen will und soll dieser Beitrag auch nicht so sehr die medizinischen Grundlagen der Gesundheitsschädlichkeit des Tabakrauchens vorstellen (vgl. BZgA 1993a), sondem epidemiologische und sozialwissenschaftliche Erklärungsansätze beschreiben und vorstellen, die für eine wirksame Förderung des Nichtrauchens bedeutsam sein können.

## 2 Epidemiologische Grundlagen

Das wohl umfangreichste Datenmaterial zur Beschreibung der dem Rauchen zugeschriebenen Mortalität ist in der Arbeit von Peto et al. (1994) enthalten, das die jährlich durch Rauchen verursachten Todesfälle im Zeitverlauf von 1950 bis zum Jahre 2000 darzustellen versucht. Dabei gehen solche Todesursachen in die Berechnungen ein, bei denen nachweislich ein Zusammenhang zwischen Tabakrauchen, insbesondere Zigarettenrauchen, und einer spezifischen, zum Tode führenden Krankheit wie Lungenkrebs oder andere Krebsarten, Krankheiten des Herz-Kreislauf-Systems, aber auch Unfälle berücksichtigt werden. Es wird v. a. auf Studien in den Vereinigten Staaten und in Großbritannien rekurriert, anhand derer die Beweisführung für das Eintreten vorzeitiger Todesfälle durch das Tabakrauchen untersucht wurde. Eine dieser Modellrechnungen wird in Abb. 1 vorgestellt. Sie zeigt, daß bei den für das Jahr 1990 bestimmbaren Todesraten für die entwickelten Länder bei den unter 35jährigen rund 5 % bei den Männern und knapp 3 % bei den Frauen dem Rauchen zugerechnet werden können. Diese Raten steigen in der Altersgruppe der 35- bis 69jährigen auf 13% bei den Männern, sinken aber bei den Frauen gleichen Alters auf 2 %, was auf den größer werdenden Anteil anderer Todesursachen schließen läßt.

Aufgeschlüsselte Statistiken, die einzelne Todesursachen und ihr gehäuftes Auftreten bei Rauchem im Verhältnis zu Nichtrauchern aufweisen (vgl. beispielhaft Abb. 2), legen nahe, von zweifelsfrei gesicherten Erkenntnissen in der Todesursachenstatistik zu sprechen. Eine solche Sichtweise verkennt allerdings, daß mit der gleichen Berechtigung die soziale Lage zum Risikofaktor für das Rauchen und damit die vorzeitige Sterblichkeit erklärt werden könnte, und daß damit alle Interventionsbemühungen sich ebenso auf die Beseitigung sozialer Ungleichheit richten müßten. Was damit deutlich gemacht werden soll, ist der Tatbestand, daß Tabakrauchen und Mortalität zu häufig und zu schnell in einfache Ursache-Wirkungs-Zusammenhänge gestellt werden, die optisch auffällig, oft aber statistisch nicht haltbar sind.

Diese methodische Einschränkung gilt zwar nicht in gleicher Weise, wohl aber mit ähnlicher Tendenz für das Morbiditätsgeschehen und die dafür verantwortlich gemachte Inzidenz und Prävalenz des Tabakrauchens. Einige Forschungsarbeiten in den letzten Jahren (vgl. v. Stünzner 1994; Riemann u. Troschke 1989) haben die Aussagekraft zalhreicher Studien zum Rauchverhalten der Bevölkerung in Frage gestellt. Die Unterschiede der Erhebungs- und Auswertungstechniken liegen nach v. Stünzner (1994) v. a. in folgenden Bereichen:

a) unterschiedlicher Operationalisierung des Kriteriums „Raucher" (Fragetext, Klassifikation),
b) unterschiedlichen Erhebungsbedingungen (Kontextvariablen),
c) unterschiedlichen Stichprobentechniken und Repräsentationskriterien,
d) mangelnden Differenzierungsmöglichkeiten (z. B. nach Alter, Geschlecht, Schulbildung, geographischer Lage etc.) aufgrund geringer Fallzahlen (v. Stünzner 1994, S. 43).

Für die auf Befragungen fußenden Verfahren haben Riemann und v. Troschke (1989) zudem nachweisen können, daß das Antwortverhalten in Raucherbefra-

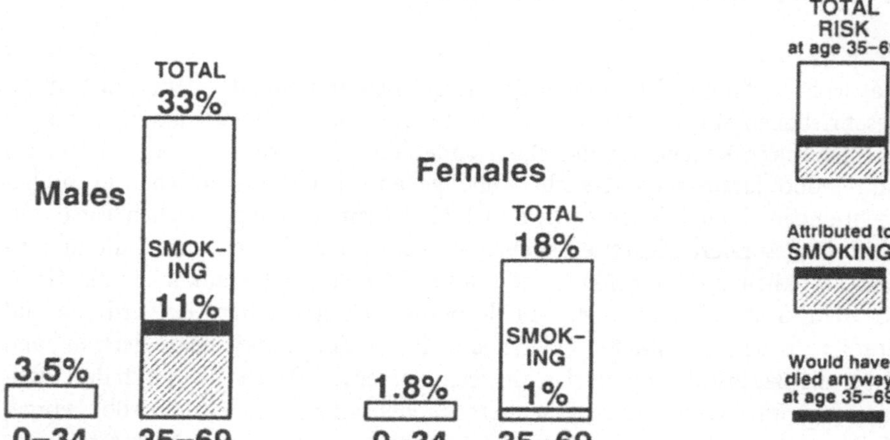


**Abb. 1.** Sterberisiken (1990) für Personen im mittleren Lebensalter: Nichtraucher vs. Raucher, und zwar in den Altersgruppen 0–34 und 35–69 Jahre (die Wahrscheinlichkeit, daß eine Person während der genannten Zeitabschnitte stirbt, unter der Voraussetzung, daß die Sterberaten von 1990 unverändert bleiben). Nach Peto et al. 1992, 1994)

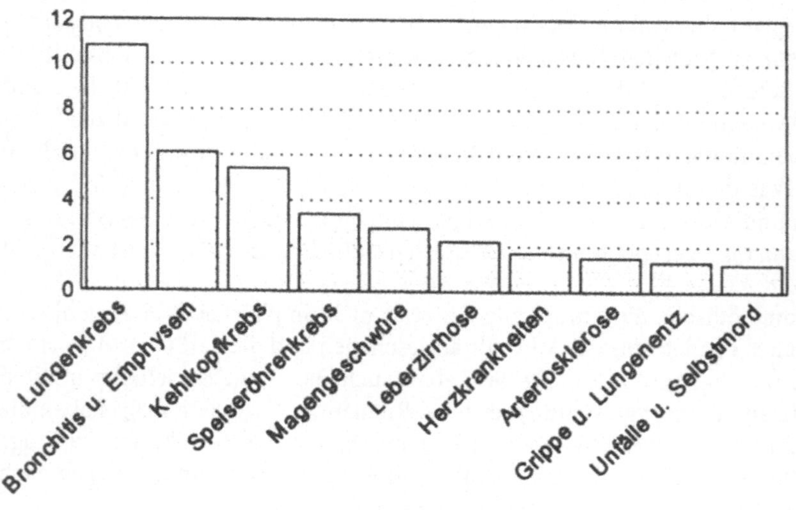


Quelle: GEO, H. 7/1995, S. 28

**Abb. 2.** Relatives Todesursachenrisiko von Rauchern gegenüber Nichtrauchern. (Martenstein 1995)

gungen in erheblichem Ausmaß davon abhängig ist, welche Ziel- und Zwecksetzung der Befragte der jeweiligen Untersuchung und der Art der Fragestellung zumißt. Beispiele für die mit unterschiedlichen Fragestellungen gewonnenen Raucherprävalenzen finden sich bei v. Troschke (1993). Die dort ausgewiesenen Unterschiede in den einzelnen Altersgruppen und Prävalenzraten sind signifikant.

Infolgedessen sind Ergebnisse zur Inzidenz und Prävalenz des Rauchens (einschließlich der Frage nach dem Nie-Rauchen bzw. dem Ex-Rauchen) nicht von vorneherein als für Vergleichszwecke geeignete Angaben zu betrachten, da sie je nach Fragestellung einen großen Schwankungsbereich aufweisen können.

Das wohl umfangreichste Datenmaterial für deutsche Verhältnisse zur selbstberichteten Prävalenz des Rauchens bzw- Nie- oder Ex-Rauchens haben die 3 Survey-Wellen der Deutschen Herz-Kreislauf-Präventionsstudie bei der Wohnbevölkerung im Alter von 25–69 Jahren geliefert (allerdings spart dieser Survey damit genau die Gruppe aus, die hinsichtlich des Einstiegsalters die größte Bedeutung hat, die Jugendlichen).

Ein Ergebnis dieser Untersuchungen ist, daß nicht nur Alters- und Geschlechts-, sondern wohl auch Kohorteneffekte zu vermuten sind, die es bei der Analyse der Raucherprävalenz- und -inzidenzraten zu berücksichtigen gilt. Eine Aufschlüsselung der Rauchertrends, die die Größe „Zigarettenrauchen" als gesonderte Variable betrachtet, liefert v. Stünzner (1994) für den Zeitraum von 1950–1990. In diesem Zusammenhang diskutiert er auch die auffällig hohen Raucherraten, die in früheren Untersuchungen ausgewiesen wurden, als ein möglicherweise auf das andere Antwortverhalten zurückzuführendes Artefakt, das wohl keine Entsprechung im eigentlichen Tabakkonsum hatte. Die von ihm durchgeführten sekundärstatistischen Kohortenanalysen verweisen auf große Unterschiede zwischen den verschiedenen Alters- bzw. Generationskohorten bei Männern und Frauen, die es zwingend notwendig erscheinen lassen, das Bedingungsgeflecht des Tabakrauchens im Lebenslauf differenzierter zu untersuchen.

Vergleicht man abschließend die Raucherquoten, die zu 3 Meßzeitpunkten im Rahmen der Deutschen Herz-Kreislauf-Präventionsstudie bei Männern und Frauen im Alter von 24–69 Jahren gewonnen wurden, so fallen zum einen starke Schwankungen bei den ermittelten Prävalenzen trotz relativ hoher Fallzahlen in den einzelnen Altersgruppen auf (vgl. Tablle 1). Danach weist bei den Männern die Altersgruppe der 30- bis 34jährigen die höchsten Raucherprävalenzen auf, während dies bei den Frauen eher die gesamte Altersspanne von 24–34 Jahren umfaßt.

## 3 Sozialwissenschaftliche Erklärungsansätze

Ein Blick in die Geschichte des Tabakrauchens lehrt, daß Tabakrauchen im historischen Wandel nicht aus dem Blickwinkel einer wissenschaftlichen Disziplin allein erklärt werden kann (v. Troschke 1987; v. Stünzner 1994). Historiker, Kulturwissenschaftler, Ethnologen, Wirtschafts-, Sozial- und Verhaltenswissenschaftler haben Versuche unternommen, das Rauchen in bestimmten Gesellschaften und Kulturen zu untersuchen. Eine solche interdisziplinäre Sichtweise auf das

**Tabelle 1.** Vergleich der Raucherquoten im Gesundheitssurvey der Deutschen Herz-Kreislauf-Präventionsstudie (DHP) zu 3 Meßzeitpunkten mit nach Alter, Geschlecht und Region gewichteten Stichproben; Bezugsjahr: Bevölkerung im Jahr 1985. (Nach v. Troschke 1993)

| | | | | | Alter (in Jahren) | | | | | |
|---|---|---|---|---|---|---|---|---|---|---|
| Raucher | 24–29 | 30–34 | 35–39 | 40–44 | 45–49 | 50–54 | 55–59 | 60–64 | 65–69 | n |
| *Männer* | | | | | | | | | | |
| $t_0$ 1984 | 47,5 % | 57,3 % | 45,1 % | 38,4 % | 39,9 % | 38,9 % | 33,3 % | 29,5 % | 32,2 % | 956 |
| $t_1$ 1988 | 50,2 % | 57,5 % | 49,6 % | 45,2 % | 44,0 % | 38,7 % | 30,7 % | 39,2 % | 32,3 % | 1139 |
| $t_2$ 1991 | 45,7 % | 48,3 % | 48,6 % | 43,0 % | 38,1 % | 31,.2 % | 33,5 % | 28,7 % | 22,1 % | 1010 |
| *Frauen* | | | | | | | | | | |
| $t_0$ 1984 | 42,1 % | 44,3 % | 36,5 % | 25,2 % | 22,2 % | 18,2 % | 19,7 % | 12,5 % | 17,0 % | 668 |
| $t_1$ 1988 | 47,8 % | 35,4 % | 38,8 % | 27,3 % | 26,9 % | 17,7 % | 18,8 % | 14,8 % | 14,2 % | 766 |
| $t_2$ 1991 | 49,7 % | 41,9 % | 40,1 % | 36,4 % | 26,1 % | 20,1 % | 16,6 % | 14,5 % | 12,5 % | 788 |

Tabakrauchen führt zu Erklärungsmodellen, die über das rein additive Aneinanderreihen von möglichen Auslösefaktoren und Auslösesituationen hinausgehen.

Wie v. Stünzner (1994) herausgearbeitet hat, kommen der auf persönlichkeitspsychologische Erkenntnisse gestützten Erklärung des Rauchverhaltens zwar unbestreitbare Verdienste für die Förderung der Diskussion um Erklärungsmodelle zu, gleichzeitig liefern diese Ergebnisse aber auch den Nachweis der Begrenztheit von Erklärungsansätzen, die korrelationsstatistisch nicht mehr zwischen Ursache und Folge eines bestimmten Verhaltens zu unterscheiden vermögen. Die Vielzahl der Aussagen, die über Raucher gemacht und empirisch abgesichert werden können, ist weniger ein Beweis für das Vorliegen einer konsistenten Theorie, als vielmehr der Beleg dafür, daß es nicht erlaubt scheint, die Komplexität menschlichen Verhaltens auf Erklärungsmodelle zu reduzieren, die sich dann bei der Umsetzung in Präventionsmodelle als zu zielgruppenunspezifisch erweisen.

Die Kritik an einem eher auf genetischer Disposition basierenden Persönlichkeitsmodell hat dazu beigetragen, daß in den letzten Jahrzehnten verstärkt auch lerntheoretische Erklärungsmodelle herangezogen worden sind, um Beginn, Verlauf und mögliche Beendigung der sog. Raucherkarriere zu beschreiben und zu erklären. Insbesondere die von Bandura (1977) vorgegebene Richtung des sozialen Lernens wurde auf die Sozialisationsinstanz Familie, die „Peer-group-Phase" und den Lebensstil im Erwachsenenalter bezogen.

In Erweiterung dieses Modells um die mehr soziologische Perspektive, die das Rauchverhalten einbettet in gesellschaftlich vermittelte Strukturen und Lebensbedingungen und die die Bedeutung der sozialen und beruflichen Lage für dieses Verhalten betont (Härtel et al. 1993; v. Stünzner 1994; v. Troschke 1992; Helmert u. Greiser 1988), wird der Versuch unternommen, personale und gesellschaftliche Faktoren in einem Beziehungsgeflecht abzubilden und dieses an ein Phasenmodell der individuellen Raucherkarriere anzupassen. Dieses nicht zwingend an Lebensabschnitte gebundene Phasenmodell sieht den möglichen Ablauf von einer Nichtraucherphase über die Initiationsphase, die Habitualisierungsphase bis hin zur Aufhörphase vor. Ein solches Lebensphasenmodell der Raucherkarriere, wie es in Tabelle 2 wiedergegeben ist, versucht, die jeweiligen Bestimmungselemente in den einzelnen Phasen herauszuarbeiten und die Interdependenzen zwischen sozialen, psychischen, anthropologischen und biomedizinischen Faktoren des Rauchens zu

**Tabelle 2.** Lebensphasenmodell der Raucherkarriere. (Nach v. Troschke 1993)

0. Nichtraucherphase
1. Sozialisationsphase der Gewöhnung an das Rauchen
(durchschnittliche Dauer 10–20 Jahre)
    1. Rollenspiel mit Zigarettensymbolen
    2. „Proberauchen„ einer Zigarette
    3. „Verführungen" zum Mitrauchen
    4. Kauf der ersten Zigarettenschachtel
    5. Rauchen als Identitätspräsentation
    6. Zigarette als „Freiheitsymbol"

2. Phase des Gewohnheitsrauchens mit situationsbezogenen Nutzen-Kosten-
Abwägungen (Habitualisierungsphase) (durchschnittliche Dauer 20–30 Jahre)
    1. Sukzessive Steigerung des Zigarettenkonsums bis auf ein individuelles
      Plateau
    2. Lebenssituationsbezogene Schwankungen des Zigarettenkonsums
    3. Sukzessive Reduzierung des Zigarettenkonsums bis auf ein individuelles
      Plateau (Modell der situationsbezogenen Entscheidungen für oder gegen
      das Anzünden einer Zigarette)

3. Phase der Problematisierung des Rauchens mit multiplen Entwöhnungsversuchen
(Dauer 2–5 Jahre)
    1. Demonstration der Unabhängigkeit vom Rauchen
    2. Spielerische Entwöhnungsversuche
    3. Ernsthafte Entwöhnungversuche
    4. Endgültiges Aufhören zum richtigen Zeitpunkt
      (Modell der sukzessiven wechselseitigen Verstärkung von Kostenmotiven)

4. Exraucherphase des stabilen Entwöhntseins (Dauer 30–40 Jahre)
    1. Situationsbezogene Bedürfnisse nach einer Zigarette,
      die nicht befriedigt werden
    2. Latentes Gefühl der Rückfallgefährdung
    3. Sicherheit der Stabilität des Entwöhntseins
      (Modell der körperlichen Entwöhnung vom Nikotin)

benennen. Auf der Basis einer systematischen Literaturauswertung über untersuchte Motive zum Tabakrauchen haben Wetterer u. v. Troschke (1986) ein auf die
wichtigsten Rauchmotive konzentriertes Modell gesellschaftlicher Bedingungsfak-
toren zusammengestellt (vgl. Abb. 3).

Ein solches Modell macht es möglich, Daten aus epidemiologischen Untersuchungen zu Raucherinzidenz und -prävalenz und empirische Untersuchungen zu
Raucherkarrieren hinsichtlich ihrer Aussagekraft einzuordnen.

Gleichwohl kann man zusammenfassend festhalten, daß die Forschung zum
Tabakrauchen in den letzten 10 Jahren einen deutlichen Fortschritt im Hinblick auf
eine theoretische Fundierung und soziologische Differenzierung in den Erklärungsansätzen gemacht hat.

## 4 Förderung des Nichtrauchens

Mit der immer breiteren wissenschaftlichen Absicherung der Erkenntnis, daß
Rauchen gesundheitsschädlich ist, geht die Intensivierung von Bemühungen einher, auf verschiedenen Handlungsebenen Maßnahmen der Raucherentwöhnung
und der Nichtraucherförderung zu entwickeln, zu erproben und als festen Bestandteil in Gesundheitsförderungsprogrammen zu implementieren.

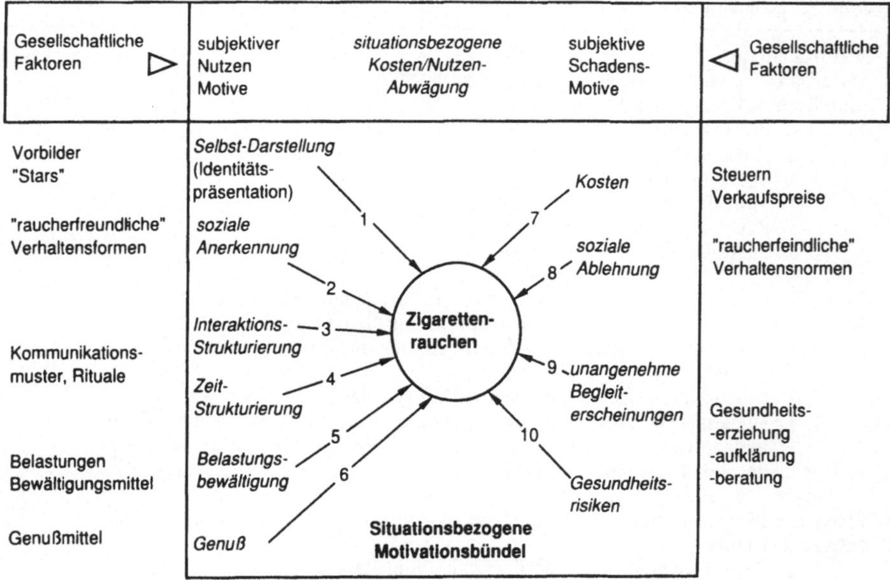


**Abb. 3.** Motive zum Tabakrauchen – gesellschaftliche Faktoren

Eine kaum noch überschaubare Literatur beschäftigt sich mit den Methoden und Ergebnissen der Raucherentwöhnung, wobei die vergleichende Evaluation der Wirksamkeit dieser Methoden ein methodisch schwieriges, zuweilen unmögliches Unterfangen ist.

Wie die eingangs betonten methodischen Bedenken zur Epidemiologie der Inzidenz und Prävalenz des Tabakrauchens bereits offenbaren, gilt auch für die wissenschaftliche Bewertung der Effektivität von Nichtraucherkursen, daß selten die gleichen Ausgangs-, Verlaufs- und Zielparameter erhoben werden, unterschiedlich zusammengesetzte Gruppen untersucht werden, der personale Faktor „Kursleiter" als pädagogisch bedeutsames Element der Kurssituation und -interaktion nicht hinreichend gewürdigt und der Erfolg der Maßnahme nicht mit Langzeitbeobachtungen über die Stabilisierung des Nichtrauchens gesichert wird. Entscheidend für die Bewertung von Raucher- und Entwöhnungsquoten ist also die verläßliche Bestimmung des Raucherstatus und der Intensität des Rauchens.

Eine solche Identifizierung kann einerseits über die Erfragung subjektiver Angaben zu Rauchgewohnheiten erfolgen, die in einem nicht-stigmatisierenden Klima stattfinden muß. Zur Ergänzung bzw. Kontrolle lassen sich auch Laborparameter des Cotinin-Gehalts in Speichel, Urin oder Blut, des Thiocyanatgehalts im Urin oder Blut oder die Bestimmung des Kohlenmonoxidgehalts in der Atemluft heranziehen. Toxikologische Nachweisverfahren zur Belastung der Lunge werden zudem mittlerweile auch auf die Gruppe der Passivraucher ausgeweitet, da angenommen wird, daß bei hoher Tabakrauchbelastung eine statistisch signifikante Zunahme von Lungenbeschwerden mit dem Faktor 1,4–3,0 gegenüber nichtexponierten Nichtrauchern vorliegt (vgl. Wiebel et al. 1995).

# 5 Methoden der Raucherentwöhnung

Nach Buchkremer u. Mann (1992) und Batra u. Buchkremer (1993) kann man grob folgende Methoden der Raucherentwöhnung unterscheiden, die in unterschiedlich gestalteten Settings zur Anwendung gelangen können:
- *Punkt-Schluß-Methode*: Die persönliche Entscheidung, von einem auf den anderen Tag mit dem Rauchen aufzuhören, wird von ca. 90 % der Ex-Raucher als die Methode angegeben, die ihnen letztendlich am besten den Ausstieg ermöglicht habe.
- *Suggestivtherapien*: Als bekanntestes Verfahren gilt das autogene Training, das auch in anderen Programmen (z. B. zur Streßreduktion) Anwendung findet. Auch Hypnoseverfahren rechnen zu diesen Therapien, wenngleich ihr Langzeiteffekt bestritten wird.
- *Aversionstherapie*: Diese wesentlich auf psychologische Verfahren gestützte Therapie, die auch medikamentös unterstützt werden kann, zielt auf die Erzeugung aversiver Reize, die den positiven psychotropen Reiz des Rauchens überlagern sollen.
- *Medikamentöse Behandlung und Nikotinsubstitution*: Medikamentöse Unterstützung bei Raucherentwöhnungsmaßnahmen zur Reduzierung der Symptomatik von Entzugserscheinungen, v. a. aber die in den letzten Jahren vermehrt auch in der ärztlich unterstützten Raucherentwöhnung eingesetzte Nikotinsubstitution. Der Erfolg dieser Substitution ist allerdings, wie verschiedene Untersuchungen gezeigt haben, nur bedingt der weiteren Applikation des Nikotins wie mindestens in ebensolchem Maße der persönlichen Motivation zuzuschreiben. Auch wird diskutiert, ob die Nikotinsubstitution das körperliche Verlangen nach dem Nikotin als suchtauslösender Substanz wirklich dauerhaft auslöscht.
- *Akupunktur*: Wenngleich die Akupunktur in einer Reihe von Anwendungsbereichen auf Erfolge etwa in der Schmerzbehandlung verweisen kann, steht ihre wissenschaftliche Anerkennung in der Raucherentwöhnung angesichts fehlender Langzeitbeobachtungen noch aus.
- *Verhaltenstherapeutische Maßnahmen*: Diese Ansätze gehen von der Annahme aus, daß ein einmal erlerntes Verhalten – vereinfacht gesprochen – auch wieder „abgelernt" werden kann. Hierbei wird wesentlich darauf abgestellt, dem Raucher Techniken der Verhaltenskontrolle an die Hand zu geben, um in „kritischen" Situationen oder Phasen nicht (wieder) zu rauchen.

Daneben sind zahlreiche Zwischen- und Mischformen dieser Verfahren und Settings denkbar.

# 6 Therapie und Prävention des Tabakrauchens

In kaum einem anderen Bereich sind in den letzten Jahren so viele Versuche unternommen worden, durch ein Bündel an teilweise supranationalen Maßnahmen auf gesundheitspolitischer, fiskalischer, betrieblicher, schulischer und sozialpädagogischer Ebene Ansätze zur Reduzierung des Tabakrauchens zu entwickeln, zu erproben und teilweise zu evaluieren. Dabei kann generell festgestellt werden, daß die mittel- und längerfristige Wirksamkeit dieser Maßnahmen als Einzelmaßnahme, aber auch im Verbund, nur schwer meßbar ist. Insofern erscheint es auch wenig sinnvoll, die Erfolgsquoten einzelner Maßnahmen hochzurechnen, da neben den Verfahrenskomponenten auch die Situations- und Motivationskomponenten eine entscheidende Rolle für die Stabilisierung des Nichtraucherverhaltens sind. Manche Wirkzusammenhänge können zwar vermutet, aber letztlich nicht empirisch belegt werden. Wichtig wären v. a. Studien bei denjenigen, die solche Maßnahmen nicht in Anspruch nehmen, sie vorzeitig abbrechen oder die wieder rückfällig werden.

Der Umstieg auf sog. Leichtzigaretten kann nicht als erster Schritt in der Reduktion des Tabakrauchens bezeichnet werden, ändert dies doch nichts wesentlich am Rauchstil (z. B. „Paffer" oder starker Inhalierer).

Auch staatliche Kampagnen zur Reduktion des Tabakrauchens (vgl. z. B. Bundesministerium für Jugend, Familie, Frauen und Gesundheit 1990) sind wohl nur dann glaubwürdig, wenn man konsequent über die Preisbildung und die Besteuerung Einfluß auf die Konsumgewohnheiten zu nehmen versucht. Welche Effekte dies haben kann, wird in Abb. 4 beispielhaft für England und Frankreich gezeigt. Zudem müssen die staatlichen Kampagnen international abgestimmt werden, wenn das Problem des Tabakrauchens nicht im wahrsten Sinne des Wortes „exportiert" werden soll.

Konzertierten Aktionen auf europäischer Ebene wie der Aufklärungsarbeit der WHO, des „European Bureau for Action on Smoking Prevention" (B.A.S.P.) oder der „International Union against tuberculosis and lung disease" (IUATLD), die sich auf Tagungen und wissenschaftlichen Kongressen niederschlagen, kommt mit ihren Tagungen und Kongressen eher eine Wegbereitungsfunktion für nationale Aktionen zu.

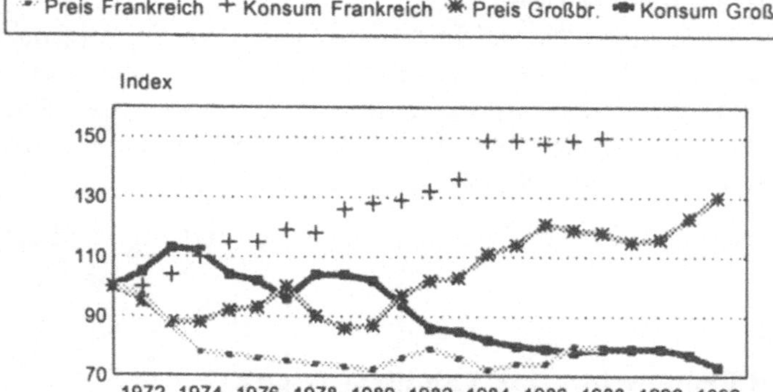


**Abb. 4.** Zigarettenkonsum und reale Preise in Frankreich (1971–1988) und Großbritannien (1971–1992) (Index 1971 = 100). (Townsend 1994)

In der Bundesrepublik arbeitet die Bundeszentrale für gesundheitliche Aufklärung an federführender Stelle, um durch die Entwicklung von Aufklärungskampagnen und -materialien, die Bereitstellung von Kursmaterialien und durch die Erprobung zielgruppenspezifischer Ansprachekonzepte all diejenigen in ihrer Arbeit zu unterstützen, die sich vor Ort um bestimmte Zielgruppen bemühen (vgl. Riemann u. Kammerer 1995). Neben den Landeszentralen treten mittlerweile auch verstärkt lokale und regionale Anbieter, insbesondere Volkshochschulen mit Gruppenprogrammen auf den Plan. Es kann und soll hier nicht die gesamte Bandbreite dieses Spektrums aufgezeigt werden, sondern nur an den Beispielen der ärztlichen und der betrieblichen Nichtraucherförderung aufgezeigt werden, wie solche Programme aussehen, von welchen Voraussetzungen und Bedingungen her sich solche Programme definieren und ob ihnen Erfolg zugesprochen werden kann.

# 7 Ärztliche Nichtraucherberatung und Raucherentwöhnung

Leider ist die internationale Literatur nicht reich an empirisch belegten Ergebnissen ärztlicher Nichtraucherförderungsmaßnahmen. Dies kontrastiert auffällig zu der ihnen immer wieder bei verschiedensten Gelegenheiten zugeschriebenen Schlüsselrolle bei diesen Bemühungen. Wie wir in mehreren Forschungsarbeiten allerdings herausarbeiten konnten, sind mehrere Faktoren und deren Zusammenwirken wohl mitverantwortlich dafür, daß in der Praxis des niedergelassenen Arztes, aber auch im Krankenhaus, nur bedingt ein wirkungsvoller Beitrag zur Senkung der Raucherquoten geleistet wird oder werden kann (Stößel 1995).

Eine besondere Bedeutung nimmt dabei fraglos das eigene Rauchverhalten der medizinischen Berufe ein, das, wie in Tabelle 3 im Überblick dargestellt, insbesondere für das Pflegepersonal Raucherprävalenzen zeigt, die sich z. T. nicht von denen gleichaltriger Bevölkerungsgruppen unterscheiden.

Aber auch die niedergelassenen Ärzte sind im Rahmen der Gesundheitsuntersuchungen (§25 SGB V) gemessen an den veranlaßten Maßnahmen sehr viel häufiger bereit, Maßnahmen der Ernährungsumstellung und andere diätetische Maßnahmen zu veranlassen, als z. B. die Nikotinentwöhnung in den Vordergrund zu stellen (vgl. Abb. 5).

Wie wir aus einer Sichtung der internationalen und nationalen Forschung zum Bereich der ärztlichen Aus- und Fortbildung wissen, sind die bisherigen Angebote auch nicht hinreichend geeignet, den Ärzten die Kompetenzen zu vermitteln, die in der Tabakentwöhnung bei Patienten erforderlich sind.

Wohl auch aus diesem Grunde haben verschiedene Fachorganisationen und Dachverbände wie die Bundeszentrale für gesundheitliche Aufklärung und die Bundesärztekammer Materialien entwickelt bzw. adaptiert, die für Raucherentwöhnungsmaßnahmen in der Praxis, im Krankenhaus, im Betrieb, in der Schule, aber auch als Hilfe für den einzelnen einsetzbar sein sollen.

Für die ärztliche Raucherberatung wird dabei in Anlehnung an Schweizer Erfahrungen ein Stufenmodell vorgeschlagen, das von der Ansprache des Patienten

**Tabelle 3.** Raucherquoten in verschiedenen medizinischen Berufen im Vergleich zu altersgleichen Bevölkerungsgruppen. (Quelle: Verschiedene Eigenerhebungen bei Gesundheitsberufen in den Jahren 1987–1994 im Rahmen von Med. Dissertationen und Forschungsprojekten)

| Berufsgruppe | n | Jahr | Altersgruppe | Raucherprävalenz (%) | Vergleichbare Altersgruppe (%) |
|---|---|---|---|---|---|
| Pflegeschüler | 510 | 1989 | 18–30 | 44,6 | 41,2 |
| Medizinstudentinnen | 1242 | 1987–1991 | 18–30 | 37,1 | 41,2 |
| Medizinstudenten | 1671 | 1987–1991 | 18–30 | 44,3 | 48,8 |
| Kranken- und Altenpflegeschwestern | 2754 | 1993 | 20–65 | 35,1 | 26,2 |
| Krankenhausschwestern | 281 | 1990 | 20–40 | 50,9 | 36,4 |
| Krankenhausärzte | 94 | 1990 | 26–60 | 35,1 | 37,2 |
| Niedergelassene Ärzte | 251 | 1991 | 30–60 | 22,2 | 35,9 |
| Krankenhausschwestern | 821 | 1994 | 20–65 | 33,9 | 26,2 |
| Krankenhausärzte | 245 | 1994 | 20–65 | 15,1 | 37,2 |
| Apotheker | 344 | 1991 | 30–60 | 24,4 | 35,9 |

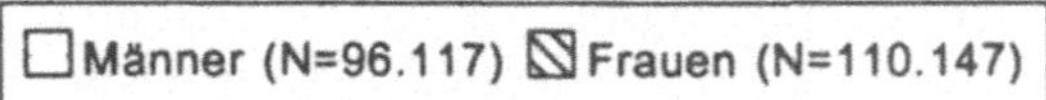


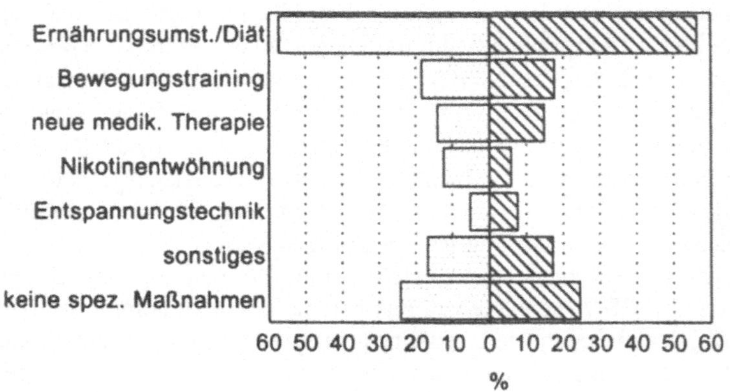


Datenbasis: Gesundheitsuntersuchung - auswertbare Berichtsvordrucke (10%-Stichprobe)
Februar - Dezember 1990
Quelle: Zentralinstitut f.d. Kassenärztliche Versorgung 1993

**Abb. 5.** Veranlaßte Maßnahmen nach einer Gesundheitsuntersuchung (Anteile in %). (Zentralinstitut f. d. Kassenärztliche Versorgung 1993)

über das Anstreben einer Entscheidung zur Vorbereitung des Aufhörens bis hin zur Vereinbarung von Folgekontakten führt (vgl. Bundesärztekammer 1995).

Im Krankenhausbereich unterstützt die BZgA Aktionen und Bemühungen von Krankenhausleitung, Personalvertretungen, ärztlichem oder pflegerischem Dienst mit ihrem Krankenhaus-Aktions-Set „Rauch-Zeichen" (BZgA 1993b). In diesem Maßnahmepaket finden Interessierte Materialien, um auf der Ebene einzelner

Krankenhäuser und Abteilungen Versuche zu unternehmen, das Nichtrauchen bei Patienten und Beschäftigten durch verschiedene Aktionen zu fördern.

Bislang liegen noch wenige Erfahrungen mit diesen Ansätzen vor, da oft keine systematische Prozeßevaluation der Bemühungen erfolgt.

Soweit die ärztliche Beratung zum Nichtrauchen in der Praxis untersucht ist, erweist sich, unabhängig vom gewählten Setting, die Bereitschaft des Rauchers, von sich aus mit dem Rauchen aufhören zu wollen, als der wichtigste Faktor.

Faßt man die ärztlichen Bemühungen zur Unterstützung des Nichtrauchens noch einmal mit v. Troschke (1992) zusammen, so scheinen folgende Aspekte in solchen Konzepten von zentraler Bedeutung:

1. Glaubwürdigkeit und Fachkompetenz
   - eigenes Gesundheitsverhalten
   - Sozialisation des Rauchens beim Patienten
   - Motive und Gründe
   - Raucherkarriere
2. Fragen zum Rauchen in jeder Anamnese
3. Ermittlung und Förderung der Entwöhnungsbereitschaft
4. Information über Unterstützungsmöglichkeiten
5. Kooperative Erarbeitung individueller Entwöhnungsstrategien
6. Positive Verstärkung von Entwöhnungsversuchen
7. Geduld und Toleranz bei Mißerfolgen
8. Systematische ärztliche Dokumentation und Evaluation der Entwöhnungsbe-
   mühungen des Arztes beim Patienten

Gerade der letzte Punkt ist wichtig, will man verhindern, daß der Arzt seine mißlingenden Versuche ausblendet und nur den Teil seiner Beratungsarbeit wahrnimmt und zum Maßstab macht, der von Erfolg gekrönt war. Amerikanische Untersuchungen haben gezeigt, daß Patienten das Bemühen ihres Arztes oft anders schildern, als dieser selbst es wahrnimmt (Moser et al. 1991; Neighbor et al. 1991).


# 8  Betriebliche Nichtraucherförderung


Der Arbeitsplatz stellt mittlerweile in mehrfacher Hinsicht ein Feld für Initiativen dar, ist hier doch das Schnittfeld der Interessen von Rauchern und Nichtrauchern in besonderem Maße berührt.

Neben der Rechtsprechung, die Einfluß auf die Einhaltung von Gesundheitsschutzbestimmungen am Arbeitsplatz hat und die mittlerweile einige Urteile auch zum Schutz von Passivrauchern gefällt hat, sind es mehr aber noch der soziale Friede und das Betriebsklima, die möglicherweise durch zu offene oder zu strikte Regelungen zum Nichtraucherschutz beeinträchtigt werden.

Grundsätzlich läßt sich, wie Brenner u. Mielck (1992) anhand eines Literaturreviews zeigen konnten, durch Regelungen am Arbeitsplatz auf eine Stärkung des Nichtrauchergedankens hinwirken. Ein Schweizer Pilotprojekt in Form eines Bausteinprogramms befindet sich in der Erprobungsphase (vgl. Lötscher 1993).

Auch in den skandinavischen Ländern sind wirkungsvolle Maßnahmen eingeleitet worden (Spillmann-Thulin 1993).

In der Bundesrepublik mehren sich betriebliche Gesundheitsförderungsprogramme, in denen Nichtraucherangebote ein Baustein in einer Palette von Angeboten sind.

Beispielhaft sei hier auf einen von Salmen u. Klein (1992) vorgelegten Leitfaden für den Betriebsarzt zur Raucherentwöhnung im Betrieb hingewiesen. Die in ihm entwickelte Vorgehensweise bei betrieblichen Nichtraucherprogrammen findet sich in dieser oder ähnlicher Form auch bei anderen Autoren. Meist wird in seminaristischer Form mit den Kursteilnehmern ein Programm abgearbeitet, bei dem unterschiedliche Arbeits- und Aktivierungsmaterialien zum Einsatz kommen, die alle zum Ziel haben, den Teilnehmer zu einer aktiven Auseinandersetzung mit seiner Situation zu motivieren und ihm durch den Gruppenverband die wichtige soziale Unterstützung zu geben, die auch für sog. „Durststrecken" von großer Bedeutung sind. Wichtig ist, daß der Teilnehmer begreift, daß er sich auf eine vertragliche Situation einläßt, nicht mehr zu rauchen bzw. schrittweise mit dem Rauchen aufzuhören. Erfahrungen mit dem 10-Wochen-Kurs-Konzept der BZgA zeigen, daß es je nach Zusammensetzung des Teilnehmerkreises bei bis zu 30 % gelingt, mit dem Rauchen aufzuhören (vgl. Lehnart et al. 1992). Allerdings sind auch für dieses Kurskonzept keine Langzeitmessungen des Erfolgs durchgeführt worden.

Grundsätzlich kann man feststellen, daß betriebliche Nichtraucherförderung dann eine zielgruppenadäquate Strategie sein kann, wenn sie ohne die Gruppe der Raucher stigmatisierende Regelungen auskommt. Wie eine neuere Übersichtsarbeit von Bös u. Gröben (1995) allerdings resümiert, klaffen zwischen dem Wunsch nach Nichtraucherprogrammen und der Wirklichkeit betrieblicher Gesundheitsförderung noch einige Lücken.

## 9 Prävention des Tabakrauchens im Kindes- und Jugendalter

Tabakrauchen gilt gemeinhin als ein Verhalten, daß man in der Adoleszenz erlernt und das in Abhängigkeit von soziokulturell vermittelten Lebens- und Bewältigungsstilen seine Fortsetzung in Raucherkarrierren findet oder finden kann. Infolgedessen ist der Schluß naheliegend, daß vorrangigstes Ziel der primären Prävention im Kindes- und Jugendalter sein müsse, möglichst viele Kinder und Jugendliche davon zu überzeugen, daß der Nichteinstieg in eine Raucherkarriere die bessere Alternative für ihre persönliche Entwicklung darstellt. Allerdings ist diese, zumeist auch mit Daten aus Schülerstudien (z. B. Weiland et al. 1994) unterstützte Forderung keineswegs so einfach konzeptionell umzusetzen, wie sie sich anhört. Zum einen liegt dies an der nicht hinreichend differenzierenden Interpretation der Bedeutung des Rauchens in der Entwicklung von Kindem und Jugendlichen. Die Meinung, daß Kinder und Jugendliche mit dem Rauchen nur das „Erwachsensein" probieren wollen, ist wohl mehr ein Konstrukt in der Vorstellungswelt Erwachsener, als daß es von der einschlägigen Jugendgesundheitsforschung gestützt würde.

Gesundheitsförderung und Gesundheitserziehung im Kindes- und Jugendalter mit Schwerpunkt auf der Raucherproblematik befinden sich, wie Riemann u. Kammerer (1995) mit einem Modellprojekt für die Bundeszentrale für gesundheitliche Aufklärung herausarbeiten konnten, in einer konzeptuellen Umbruchphase. Klassische Aufklärungskonzepte werden mehr und mehr verdrängt von Ansätzen, die nicht suchtmittelgebunden, institutionenübergreifend, lebens- und alltagsbezogen und auf langfristige Wirkungen zielend angelegt sind. Auf diese Ansätze indes soll hier mit Verweis auf die einschlägigen Kapitel dieses Handbuchs nicht näher eingegangen werden.

## Literatur

Bandura A (1977) Social learning theory. Prentice Hall, Englewood Cliffs

Batra A, Buchkremer G (1993) Nikotin. In: Deutsche Hauptstelle gegen die Suchtgefahren (Hrsg) Jahrbuch Sucht '94. Neuland, Geesthacht

Bös K, Gröben F (1995) Betriebliche Gesundheitsförderung – Eine Umfrage zum aktuellen Stellenwert und zu Perspektiven. Prävention 18: 11–14

Brenner H, Mielck A (1992) Einschränkungen des Rauchens am Arbeitsplatz und Rauchgewohnheiten: Ein Literaturreview. Soz Präventivmed 37: 162–167

Buchkremer G, Mann K (1992) Verhaltensbezogene Methoden. In: W.A.T. (Hrsg) Gesundheitsberatung zur Tabakentwöhnung – Ein Handbuch für Ärzte. Firscher, Stuttgart, S 76–79

Bundesärztekammer (1995) Frei von Tabak – Ein Stufenprogramm zur Raucherberatung und Rauchertherapie in der Arztraxis. Eigendruck, Köln

Bundesministerium für Jugend, Familie, Frauen und Gesundheit (1990) Aktionsprogramm zur Förderung des Nichtrauchens. Bonn

BZgA – Bundeszentrale für gesundheitliche Aufklärung (1992) Die Freiheit des Abenteuers. Köln

BZgA – Bundeszentrale für gesundheitliche Aufklärung (1993a) Rauchfrei – Über das Rauchen und über Nichtraucherschutz. Köln

BZgA – Bundeszentrale für gesundheitliche Aufklärung (1993b) Krankenhaus Aktions-Set „Rauch-Zeichen" Köln

Härtel U, Stieber J, Keil U (1993) Der Einfluß von Ausbildung und beruflicher Position auf Veränderungen im Zigarettenrauchen und Alkoholkonsum: Ergebnisse der MONICA Augsburg Kohortenstudie. Soz Präventivmed 38: 133–141

Helmert U, Greiser E (1988) Soziale Schicht und Risikofaktoren für koronare Herzkrankheiten – Resultate der regionalen DHP-Gesundheitssurveys. Soz Präventivmed 33: 233–240

Lehnart S, Reschauer G, Mall V, Bergk J, Troschke J v (1992) Medizinstudenten als Kursleiter im 10 Wochen-Nichtraucherkurs der BZgA – Erfahrungen mit einem Modellprojekt. In: Hofmann F, Stößel U (Hrsg) Arbeitsmedizin im Gesundheitsdienst, Bd 6. Gentner, Stuttgart, S 289–297

Lötscher R (1993) Pilotprojekt Rauchfrei am Arbeitsplatz. Soz Präventivmed 38 [Suppl 2] 145–147

Martenstein H (1995) Rauchen – Die fatale Lust. GEO 7: 16–36

Moser RJ, McCane KL, Smith KR (1991) Results of a national survey of physicians' knowledge and application of prevention capabilities. Am J Prev Med 7: 384–390

Neighbor WEJ, Scott CS, Schaad DC et al. (1991) Assessment and counseling of coronary risk factors by family practice residents. J Fam Pract 32: 273–281

Peto R, Lopez AD, Boreham J, Thun M, Heath C Jr (1994) Mortality from smoking in developed countries 1950–2000. Oxford University Press, Oxford

Riemann K, Kammerer B (1995) Rahmenbedingungen moderner Suchtprävention in Schulen – Ergebnisse einer Befragung von Drogenkontaktlehrern. Prävention 18: 7–10

Riemann K, Troschke J v (1989) Soziale Erwünschtheit in Befragungen zum Rauchen. Prävention 12: 54–58

Salmen S, Klein K (1992) Raucherentwöhnung im Betrieb. Klein, Köln

Spillmann-Thulin I (1993) Auswirkungen von Regelungen über das Rauchen am Arbeitsplatz. Soz Präventivmed 38 [Suppl 2]: 143–144

Stößel U (Hrsg) (1995a) Gesundheitsförderung und Public Health in der ärztlichen Ausbildung, Bd 4. Schriftenreihe der Koordinierungsstelle Gesundheitswissenschaften/Public Health an der Abt. f. Medizinische Soziologie der Universität Freiburg

Stößel U (1995b) Ärztliche Gesundheitsberatung zur Tabakentwöhnung – Bedingungen und Voraussetzungen. ZaeF 89: 489–498

Stößel U, Duringer C (1995) Nichtrauchen im Krankenhaus – Ergebnisse einer empirischen Erhebung an zwei südbadischen Krankenhäusern. In: Hofmann F, Reschauer G, Stößel U (Hrsg) Arbeitsmedizin im Gesundheitsdienst, Bd 8. edition FFAS, Freiburg S 248–260

Stünzner W v (1994) Psychosoziale Bedingungen des Rauchens. Lang, Frankfurt

Townsend J (1994) The importance of price in reducing tobacco consumption. Department of Health, London, pp 4–5

Troschke J v (1992a) Epidemiologische Grundlagen: Inzidenzen und Prävalenzen des Rauchens. In: W.A.T. (Hrsg) Gesundheitsberatung zur Tabakentwöhnung – Ein Handbuch für Ärzte. Fischer, Stuttgart, S 12–20

Troschke J v (1992b) Sozialwissenschaftliche Grundlagen: Motive zum Rauchen und Ex-Rauchen. In: W.A.T.(Hrsg) Gesundheitsberatung zur Tabakentwöhnung – Ein Handbuch für Ärzte. Fischer, Stuttgart, S 21–28

Troschke J v (1992c) Nikotin. In: Deutsche Hauptstelle gegen die Suchtgefahren (Hrsg) Jahrbuch Sucht '93. Neuland, Geesthacht

Troschke J v (1993a) Gesundheits- und Krankheitsverhalten. In: Hurrelmann K, Laaser U (Hrsg) Gesundheitswissenschaften – Handbuch für Lehre, Forschung und Praxis. Beltz, Weinheim, S 155–175

Troschke J v (1993b) Stategies for the promotion of smoke-free hospitals in Germany. In: Hagberg M, Hofmann F, Stößel U. Westlander G (eds) Occupational health for health care workers. ecomed, Landsberg, pp 106–112

Troschke J v (1987) Das Rauchen – Genuß und Risiko. Birkhäuser, Basel

W.A.T. – Wissenschaftlicher Aktionskreis Tabakentwöhnung (Hrsg) (1992) Gesundheitsberatung zur Tabakentwöhnung – Ein Handbuch für Ärzte. Fischer, Stuttgart

W.A.T. – Wissenschaftlicher Aktionskreis Tabakentwöhnung (Hrsg) (1995) Raucherentwöhnung im Betrieb – Arbeitsmaterial. Infobüro Tabakentwöhnung, Frankfurt

Weiland S, Stolpe S, Keil U (1994) Die Rauchgewohnheiten von Kindern und Jugendlichen: Eine Herausforderung für die primäre Prävention. Soz Präventivmed 39: 293–298

Wetterer A, Troschke J v (1986) Smoker motivation. Springer, Berlin Heidelberg New York Tokyo

Wiebel FJ et al. (1 995) Gesundheitsgefährdung durch Passivrauchen. DÄ 92: B1986–1987

Zentralinstitut für die kassenärztliche Versorgung (1993) Bewertung der Wirksamkeit der Gesundheitsuntersuchungen gem. §25 SGB V. Abschlußbericht, Bd 2. Eigendruck, Köln

# Streß und Typ-A-Verhalten

M. Myrtek

Kein anderes Konzept hat in den letzten 20 Jahren in der Laienpresse, aber auch in Medizin und Psychologie eine so breite Beachtung gefunden wie die Streßhypothese und – in enger Verwandtschaft hierzu – die Hypothese zum Typ-A-Verhalten. Hunderte von Autoren haben sich in nicht mehr überschaubaren Publikationen mit diesen Hypothesen befaßt. Für die meisten Autoren scheinen, gestützt auf die Flut der scheinbar positiven Befunde, Streß und Typ A zu unumstößlichen Risikofaktoren für viele Erkrankungen, speziell jedoch für die koronare Herzkrankheit, geworden zu sein. Bei den Laien ist diese Überzeugung noch ausgeprägter. Bei einer repräsentativen Umfrage der Bevölkerung im Jahre 1982 stimmten 52% der Befragten im Alter von 16–80 Jahren der Frage „Ich habe häufig das Gefühl, im Streß zu sein" zu (Fahrenberg et al. 1984). Bei einer Stichprobe von 87 Herzinfarktpatienten, die nach den vermuteten Ursachen ihrer Erkrankung gefragt wurden, erreichten die Ursachen Zeitdruck und berufliche Belastung die höchsten Skalenwerte, die somatischen Risikofaktoren nahmen dagegen nur untere bis mittlere Ränge ein (Fahrenberg et al. 1985). In einer späteren Untersuchung an 124 Koronarkranken konnte dieses Ergebnis bestätigt werden (Kreutel 1989). In diesem Beitrag soll dargelegt werden, inwieweit die verbreitete Überzeugung, Streß und Typ-A-Verhalten seien wichtige Risikofaktoren der koronaren Herzkrankheit, durch prospektive Untersuchungen gestützt wird. Erst wenn dieser Nachweis erbracht ist, ergibt sich naturgemäß auch die Notwendigkeit, diese Faktoren präventiv zu beeinflussen.

Bei der Beurteilung des Stellenwertes der genannten Konzepte kommt es entscheidend auf die methodische Qualität der Untersuchungen und deren Interpretation an. Hierzu müssen einige Bemerkungen gemacht werden. Ein grundlegender Unterschied besteht zwischen sog. prospektiven und retrospektiven Untersuchungen. Nur prospektive Untersuchungen, bei denen man an Gesunden mutmaßliche Risikofaktoren erfaßt und dann die Erkrankungsrate über einen möglichst langen Zeitraum hinweg verfolgt, haben im vorliegenden Zusammenhang Bedeutung, nicht dagegen die retrospektiven Untersuchungen. Bei letzteren werden die Patienten mit Kontrollpersonen, die nicht an der betreffenden Krankheit leiden, hinsichtlich der vermuteten Risikofaktoren miteinander verglichen. Dieser Versuchsplan unterliegt mehreren, nicht kontrollierbaren Fehlerquellen, die sich besonders bei der Beurteilung von psychologischen Variablen auswirken: 1. Neigung der Patienten zu laienhaften Kausalerklärungen ihrer Erkrankung im Gegensatz zu den Kontrollpersonen, 2. Erinnerungsfälschungen bei rückerinnernder Selbstbeurteilung, 3. Persönlichkeitsveränderungen der Patienten durch die Erkrankung selbst, z.B. durch die von der körperlichen Symptomatik erzwungene

Änderung des Lebensstils, durch die Übernahme der Krankenrolle etc. Durch die notwendige Beschränkung auf prospektive Untersuchungen wird die Zahl der relevanten Untersuchungen stark eingeschränkt, da es im Vergleich zu retrospektiven Untersuchungen nur sehr wenig prospektive Untersuchungen gibt. Dies liegt an dem enormen materiellen und Zeitaufwand, den prospektive Untersuchungen erfordern.

Aber auch bei der Beschränkung auf prospektive Untersuchungen ist Vorsicht geboten, da die Schlußfolgerungen der Autoren oft nicht hinreichend durch deren eigene Daten gestützt werden. Bei der folgenden Analyse wichtiger Studien werden Beispiele gegeben. Die Gründe liegen in der verbreiteten Ablehnung nichtsignifikanter Resultate bzw. der Nullhypothese, was die Interpretationen der Autoren sowie die Publikationschancen – sog. „positive" Resultate werden häufiger publiziert – entsprechend beeinflußt (Greenwald 1975; Rosenthal 1991). Die Ablehnung nichtsignifikanter Resultate ist im vorliegen Zusammenhang zudem besonders ausgeprägt, da den Konzepten Streß und Typ-A-Verhalten „Überschußbedeutung" zukommt, wie später noch dargelegt wird. Dieses Vorgehen bedeutet letztlich eine Behinderung der wissenschaftlichen Erkenntnis mit negativen Konzequenzen sowohl für den Patienten als auch die Volkswirtschaft. In diesem Beitrag können aus Platzgründen nicht alle prospektiven Untersuchungen oder Publikationen, die für das Thema interessant sind, erwähnt werden. Die Auswahl erfaßt jedoch besonders wichtige und häufig zitierte Studien. Weiter beschränkt sich der Beitrag ausschließlich auf die koronare Herzkrankheit (KHK, Herzinfarkt und Angina pectoris), da nur zu dieser Erkrankung umfangreiche prospektive Studien publiziert worden sind.


## 1 Das Konzept der Risikofaktoren


Das Konzept besagt, daß die KHK multifaktoriell bedingt ist, d.h., daß für die Entstehung der Krankheit ein ganzes Bündel von Faktoren, eben die Risikofaktoren, verantwortlich ist.

Herzgesunde Träger solcher Risikofaktoren erleiden statistisch gesehen früher und häufiger eine KHK als Menschen ohne diese Faktoren, wie man in prospektiven Studien feststellen konnte (Übersicht bei Myrtek 1980a, 1981). Zu den sog. klassischen Risikofaktoren gehören (Aufzählung in etwa der relativen Wichtigkeit entsprechend): hohes Lebensalter, männliches Geschlecht, erbliche Vorbelastung mit KHK unabhängig von den übrigen Faktoren, hoher Cholesterinspiegel, hoher Blutdruck, Nikotinkonsum, Diabetes mellitus, Übergewicht und mangelnde körperliche Aktivität. Im allgemeinen wird angenommen, daß mehrere Risikofaktoren bei einem Menschen das Risiko nicht nur additiv, sondern sogar multiplikativ erhöhen können.

Mit den genannten Faktoren werden nach Epstein (1979) jedoch nur 50% der Varianz der KHK aufgeklärt. Das bedeutet, daß nicht alle Individuen, die einen Teil oder sogar alle Faktoren aufweisen, eine KHK entwickeln müssen und umgekehrt bei einem Individuum mit einer manifesten KHK nicht in jedem Fall die klassischen Risikofaktoren vorhanden sein müssen. Insofern ist die Suche nach weiteren Risikofaktoren verständlich und notwendig. Schon frühzeitig erkannte man im Rahmen retrospektiver Untersuchungen, daß psychosoziale Faktoren – die natürlich auch mit unterschiedlichen klassischen Risikofaktoren einhergehen – offenbar eine Rolle spielen. Bekannt wurde etwa der Begriff „Managerkrankheit", der nicht mehr zutrifft, da heute vermehrt niedrige sozioökonomische Schichten von der KHK betroffen sind. In der Folge solcher Beobachtungen und aufgrund einiger Untersuchungen entwickelten sich dann die Konzepte Streß und Typ-A-Verhalten.

# 2 Psychosozialer Streß

## 2.1 Definition

Der Begriff Streß wird nicht einheitlich verwendet, was immer wieder zu Begriffsverwirrungen führt. Selye, der das Streßkonzept seit den 50er Jahren bekannt gemacht hat und häufig als „Vater des Streß" bezeichnet wird, versteht unter Streß eine *Reaktion des Organismus* auf Stimuli, die er „Stressoren" nennt (Selye 1976). Manche Autoren, z.B. Arbeitswissenschaftler (Frese 1981; Strasser 1982) bezeichnen dagegen die *Stimuli* bzw. *Stressoren* selbst als Streß. Auch von der Laienpresse werden in der Regel unangenehme Situationen, also Stimuli bzw. Stressoren, als Streß bezeichnet. Der ursprünglich rein physiologisch verstandene Streßbegriff Selyes wurde später von ihm selbst ohne nähere Spezifikation auf psychosoziale Reize ausgedehnt und insbesondere von Levi (1972, 1974) propagiert. Nach Levi versteht man unter „psychosozialen Reizen" Reize, die aus den sozialen Beziehungen resultieren und den Organismus über die Vermittlung durch höhere Nervenprozesse treffen. Psychosoziale Reize können dabei eine unspezifische Reaktion des Organismus hervorrufen (Streßzustand), die ein stereotypes und phylogenetisch alters Anpassungsmuster darstellt und den Organismus auf physische Aktivität (Flucht oder Kampf) vorbereitet. Wird diese physische Aktivität aus äußeren Gründen verhindert, soll ein solcher Streßzustand zu Krankheiten führen können (Levi 1974). Von anderen Autoren (McGrath 1970; Lazarus u. Launier 1981) wird vor allem der interaktionistische Aspekt des Streßbegriffs betont. Danach entsteht Streß bei einem Ungleichgewicht zwischen Anforderungen der Umwelt und den einem Individuum zur Verfügung stehenden Bewältigungsmöglichkeiten.

Eine weitere Differenzierung des Streßkonzeptes wird mitunter nach Eustreß und Distreß vorgenommen, wobei nach Selye (1976) bei Eustreß die Folgen des Streßzustandes eher positiv sein sollen, ohne daß dies aber weiter ausgeführt wird. Levi (1972) weist dagegen darauf hin, daß es für die Reaktion des Organismus gleichgültig sei, ob der Streßzustand von angenehmen oder unangenehmen Reizen herrühre. Dieser Auffassung entspricht auch die Life-change-Forschung, die in den verwendeten Fragebogen zur Ermittlung der Life-change-Units sowohl positive als auch negative Ergebnisse aufführt (Rahe 1972, 1974). Faßt man diese verschiedenen Bestimmungsstücke zusammen, so läßt sich „psychosozialer Streß" wie folgt definieren: Psychosozialer Streß (bzw. psychosoziale Stressoren) sind Reize aus der psychosozialen Umwelt (positiver und negativer Art), die über höhere Nervenprozesse vermittelt werden, die Bewältigungsmöglichkeiten des Individuums übersteigen und im Organismus einen Streßzustand hervorrufen, der seinerseits zur Auslösung oder auch Entstehung von Krankheit beitragen kann.

## 2.2 Pathogenesemodelle

Ein von vielen Autoren aufgegriffenes Pathogenesemodell stammt von Levi (1974). Dabei bestimmt der kombinierte Effekt der psychosozialen Reize und des „psychobiologischen Programms" (Neigung eines Individuums, in Anpassungssituationen mit bestimmten Mustern zu reagieren, wobei das Programm von genetischen Faktoren und früheren Umwelteinflüssen determiniert wird) die physiologischen und psychologischen Reaktionen eines Individuums, die den Streßzustand ausmachen. Der Streßzustand, bei dem es u.a. zur Aktivierung des sympathischen Anteils des vegetativen Nervensystems sowie zur Ausschüttung von Katecholaminen und Nebennierenrindenhormonen kommt, kann Vorläufer einer Krankheit sein und schließlich die Krankheit selbst, etwa einen Herzinfarkt, mitbedingen. Die Stufen dieses sequentiellen Modells können von den „interagierenden Variablen" beeinflußt werden, die den Prozeß entweder beschleunigen oder verlangsamen. Gleichzeitig unterliegen die verschiedenen Stufen des Modells einer Rückkopplung. Bei den interagierenden Variablen kann es sich wiederum um individuelle und umweltbedingte, um physikalische oder psychische Variablen handeln.

Infolge der geringen Präzisierung des Modells kann dieses auf alle psychosomatischen Krankheiten angewendet werden. Durch die Annahme der interagierenden Variablen und durch die postulierten Rückkoppelungen ist das Modell vollständig immunisiert: Versuche einer empirischen Überprüfung müssen erfolglos bleiben, da man in einem Experiment, in dem die psychosozialen Stimuli variiert werden, nach diesem Modell jedes beliebige Ergebnis, also Krankheit oder auch Gesundheit, erwarten kann.

Von Schaefer (Schaefer 1977; Schaefer u. Blohmke 1977) wurde speziell für die koronare Herzkrankheit ein wesentlich differenzierteres Modell entwickelt. In diesem Modell werden sekundäre und primäre Risikofaktoren unterschieden. Zu den ersteren gehören z.B. Mobilität, sozialer Wandel, soziale Schicht, Beruf etc. Im Zusammenhang mit der Persönlichkeit der Individuen sollen diese Variablen zu bestimmten Reaktionen wie Unzufriedenheit, Angst, Sorgen und Aggression, führen (sog. sekundäre Risikofaktoren 2. Ordnung), die dann den Streßzustand hervorrufen sollen. Der Streßzustand löst dann neurale (Aktivierung des Sympathikus) und hormonale (Katecholamine, Nebenierenrindenhormone) Prozesse aus, die wiederum Blutdruck, Blutfette, Blutzucker sowie Blutgerinnung (primäre Risikofaktoren) beeinflussen. Über die pathogenetisch gut untersuchten Faktoren wie Atherosklerose der Koronargefäße, Vasokonstriktion und ungünstige Beeinflussung des Herzstoffwechsels kommt es dann zum Endereignis, dem Infarkt bzw. der Angina pectoris. Nach Schaefer (1978) bietet dieses Konzept der „Hierarchie der Risikofaktoren" eine Kausalerklärung der KHK an. Kritisch ist anzumerken, daß sich das Modell in einer „unfaßbaren gesellschaftlichen Umwelt" verliert, wie der

Autor selbst einräumt, und damit die Operationalisierung der sekundären Risikofaktoren sowie deren wechselseitige Bedingungen unklar bleiben.

## 2.3 Untersuchungen zur Streßhypothese

In der Literatur spielt die Streßhypothese bei der KHK eine doppelte Rolle: Zum einen wird vermutet, daß psychosozialer Streß ein Risikofaktor für die Entstehung der KHK ist, zum anderen wird häufig argumentiert, daß Streß ein Auslöser für das akute Infarktereignis darstellt.

### 2.3.1 Tierversuche

Über die zahlreichen Tierversuche – speziell mit Mäusen, Ratten, Kaninchen, Schweinen, Hunden und Affen – gibt Schneiderman (1983) eine detaillierte Übersicht. Dabei wurden in der Regel extreme Stressoren verwendet: Applikation von elektrischen Schocks über viele Tage hinweg, Immobilisation von Wildtieren bei gleichzeitiger Beschallung mit Furcht erzeugenden Stimuli (z.B. Fauchen von Katzen bei wilden Ratten), isolierte Aufzucht mit späterer Verbringung in ein Kollektiv mit der Folge langdauernder aggressiver Auseinandersetzung etc. Nach dieser Behandlung wurden die Tiere getötet und die kardialen Veränderungen im Vergleich zu Kontrolltieren untersucht. Es zeigten sich dabei Degenerationen der Herzmuskelfasern und atherosklerotische Veränderungen der Koronararterien, in einigen Experimenten aber nur bei der gleichzeitigen Verabreichung einer atherosklerosefördernden Diät (reich an Cholesterin und Fett). Als Hauptmechanismus für diese Veränderungen werden die Aktivierung des Sympathikus und die dadurch bedingte Ausschüttung von Katecholaminen postuliert. In weiteren Tierexperimenten wurde zudem gezeigt, daß Stressoren auch die Auslösung von Kammerflimmern fördern können.

Danach kann als relativ gesichert gelten, daß im Tierversuch extreme Stressoren Atherosklerose der Koronararterien, myokardiale Degenerationen und Arrhythmien hervorrufen können. Die Übertragung dieser Befunde auf den Menschen ist aber in mehrfacher Hinsicht problematisch. Neben dem generellen Einwand, daß man die Ergebnisse von Tierversuchen aus vielerlei Gründen nicht auf den Menschen übertragen kann, gibt es noch spezifische Einwände. So wurden die Tiere Stressoren ausgesetzt, die nach Dauer und Intensität beim Menschen nicht vorkommen.

Weiter kann man viele der in den Experimenten verwendeten Stressoren nicht als psychosozial bezeichnen; aber gerade diese sollen für die menschliche KHK entscheidend sein. Schließlich können die verschiedenen, vor allem psychologischen Faktoren, die beim Menschen für die Bewertung eines Stressors und damit auch für seine Wirksamkeit verantwortlich sind, im Tierversuch grundsätzlich nicht untersucht werden. Somit kommt den prospektiven Untersuchungen am Menschen die entscheidende Bedeutung zu.

### 2.3.2 Prospektive Untersuchungen am Menschen

Eine der ältesten Untersuchungen stammt von Parkes et al. (1969), die die Sterbefälle von 4486 Witwern über einen Zeitraum von 9 Jahren hinweg registrierten. In den ersten 6 Monaten nach dem Tod des Ehepartners starben im Vergleich zu gleichaltrigen verheirateten Männern 40% mehr Witwer, als man hätte erwarten können, wobei der Mortalitätzuwachs vor allem den Herz-Kreislauf-Todesfällen zuzuschreiben war. Die Sterberate fiel danach allmählich ab, erreichte schließlich das Niveau der verheirateten Männer und unterschritt dieses Niveau ab dem 5. Untersuchungsjahr. Hier ist kritisch anzumerken, und dies wird auch von den Autoren eingeräumt, daß ein nicht abschätzbarer Teil der Exzeßmortalität in den ersten 6 Monaten auf Effekte der Homogamie, in diesem Fall der Tendenz, daß erkrankte Männer häufiger auch erkrankte Frauen heiraten, zurückgeführt werden kann. Ein weiterer wichtiger Einwand ist der Effekt der gemeinsamen Lebensbedingungen (z.B. Ernährung, körperliche Aktivität, Konsum von Genußmitteln etc.), der ebenfalls zu einer Koinzidenz der Sterbedaten der Ehepaare führen kann. Dafür spricht der Befund, daß auch die Ehefrauen häufiger, als man erwarten konnte, an KHK verstorben waren. Wenn man die von den Autoren mitgeteilten Daten aufmerksam studiert, erkennt man zudem, daß die Sterberate der Witwer für das 9-Jahres-Intervall keineswegs höher liegt als für die Vergleichsgruppe der verheirateten Männer, tatsächlich ist diese sogar etwas geringer. Dieser Befund wird allerdings von den Autoren nicht erwähnt. So kann man höchstens vermuten, daß Streß bei bereits bestehender KHK als Auslöser für ein akutes kardiales Ereignis, z.B. Kammerflimmern, eine Rolle spielen könnte, Streß an sich jedoch nicht die Sterberate erhöht.

Von Rahe (1972, 1974) wurde der sogenannte Life-change-Fragebogen entwickelt, der die psychosozialen Belastungen verschiedener Lebensereignisse (Familie, eigene Person, Arbeit, finanzielle Verhältnisse) zu quantifizieren sucht. Untersuchungen an Schiffsbesatzungen der amerikanischen und norwegischen Marine ergaben zwar signifikante, aber numerisch unbedeutende Beziehungen zwischen Lifechangeunits und der Zahl späterer Krankmeldungen. Vermutlich stellen diese Korrelationen methodische Artefakte dar, da der Fragebogen z.T. Fragen enthält, deren positive Beantwortung bereits auf das latente Stadium einer Krankheit hinweist. So wird z.B. nach Veränderungen der Schlaf-, Lebens- und Eßgewohnheiten gefragt. Eine Frage, die sehr hoch bewertet wird, zielt zudem direkt auf Erkrankungen und Unfälle. Daher ist es nicht verwunderlich, daß Personen, die diese Fragen bejahen, sich im prospektiven Zeitraum auch häufiger krankmelden.

In der Stockholmer Bauarbeiterstudie (Theorell et al. 1975; Theorell u. Floderus-Myrhed 1977) wurde ein modifizierter Life-change-Fragebogen zusammen mit weiteren psychologischen Fragen von rund 9000 Männern bezogen auf die vergangenen 12 Monate beantwortet. Mittels offizieller Krankheitsregister wurden dann prospektiv für den Zeitraum von 12–15 Monaten nach Ausfüllen der Fragebogen alle Todesfälle sowie länger dauernde Krankheiten erfaßt, wobei insgesamt 32 Herzinfarkte auftraten. Zwischen den Lifechange-units und den Herzinfarkten ließ sich kein Zusammenhang nachweisen. Nach der Ausdehnung des Beobachtungszeitraums auf 2 Jahre, wobei jetzt 51 Herzinfarkte aufgetreten waren, und nach einer faktorenanalytischen Bearbeitung des Fragebogens ergab sich eine signifikante positive Beziehung zwischen der Skala „Arbeitsbelastung" und den überlebenden Infarktpatienten, jedoch eine negative Beziehung (nichtsignifikant) zwischen dieser Skala und den Infarkttoten.

In der Studie von Wilhelmsen et al. (1982) füllten 245 Patienten mit Herzinfarkt für den Zeitraum von 5 Jahren vor dem Infarkt eine Streßskala aus. Danach verfolgten die Autoren diese Stichprobe über einen Zeitraum von 9 Jahren prospektiv. Es zeigte sich dabei, daß die überlebenden Patienten signifikant höhere Streßwerte aufwiesen als die verstorbenen Patienten. Prince et al. (1982) bestimmten mittels Fragebogen bei 320 Infarktpatienten einen Streßwert und verfolgten die Rehospitalisierungs- und Sterberate im folgenden Jahr. Es ergab sich eine kurvilineare Beziehung zwischen den genannten Variablen. Sowohl die Patienten mit hohen als auch mit niedrigen Streßwerten zeigten im Vergleich zu den Patienten mit mittleren Streßwerten signifikant niedrigere Rehospitalisierungs- und Sterberaten.

Eine häufig zitierte und als besonders überzeugend etikettierte Untersuchung wurde von Ruberman et al. (1984) im Rahmen des Beta-Blocker Heart Attack Trial (BHAT) an 2320 männlichen Patienten mit Herzinfarkt durchgeführt. Ein Interview mit 20 Items diente zur Operationalisierung der psychosozialen Variablen Streß, soziale Isolation, Typ-A-Verhalten und Depression. Über einen Zeitraum von 3 Jahren wurde die Mortalitätsrate als abhängige Variable beobachtet. Weder Depression noch Typ-A-Verhalten zeigten einen Zusammenhang mit der Mortalitätsrate, hingegen wiesen Patienten mit den Merkmalen Streß und soziale Isolation ein 4,6fach höheres Risiko auf als Patienten mit niedrigen Werten auf diesen Variablen. Bei dieser Arbeit ist ein Blick auf die verwendete Methodik besonders wichtig: Von den 6 Items, die Streß definieren, treffen 4 Items häufiger auf ältere Männer mit geringer Schulbildung zu als auf jüngere Männer mit guter Schulbildung. Ähnliches gilt für die 3 Items, die soziale Isolation definieren (zur Methodik s. Myrtek 1986a). Aus dem Text der Arbeit geht hervor, daß die erstgenannte Gruppe, abgesehen vom Alter, zudem mehr Zigaretten rauchte, weniger Alkohol trank, häufiger unverheiratet und häufiger von schwarzer Hautfarbe war. Somit weisen Patienten mit den Merkmalen Streß und soziale Isolation mehr klassische Risikofaktoren (Alter, Rauchen) auf. Hinsichtlich des Alkoholkonsums ist bekannt, daß mäßiger Konsum protektive Wirkungen haben kann (Hulley et al. 1977; Ricci u. Angelico 1979). Weiter kann man davon ausgehen, daß das Gesundheitsverhalten in den unteren Schichten der Bevölkerung weniger positiv ist als in den oberen. Die gefundenen Unterschiede bei der Mortalitätsrate können mit diesen Faktoren erklärt werden.

### 2.3.3 Streß als Auslöser für akute Ereignisse

Im Zusammenhang mit plötzlichen Todesfällen an KHK wird häufig die Frage der psychisch bedingten Auslösung des Kammerflimmerns, das dabei die häufigste Todesursache darstellt, diskutiert. Von Gradman et al. (1977) und Olsson u. Rehnqvist (1982) wurden Fälle beschrieben, die die psychisch bedingte Auslösung des Kammerflimmerns vermuten lassen. Von Engel (1971) wurde anhand von Todesanzeigen Material über 170 plötzliche Todesfälle und deren Begleitumstände gesammelt. Dabei sollen 54% der Fälle Verlusterlebnisse, in 34% unmittelbare Bedrohung und in 6% freudige Erlebnisse eine Rolle spielen. Cebelin u. Hirsch (1980) untersuchten autoptisch Opfer von Straftaten, die unter extremen Umständen um das Leben kamen und deren Tod nicht durch innere oder äußere Verlet-

zungen erklärt werden konnte. Im Vergleich zu einer parallelisierten Kontrollgruppe zeigten erstere eine Degeneration der Herzmuskelmyofibrillen. Die Autoren sprechen in diesem Zusammenhang von einer „Streßkardiomyopathie". Reich
(Reich 1985; Reich et al. 1981) vermutet, daß bei der Auslösung von lebensbedrohlichen Arrhythmien in etwa 20% der Fälle starke emotionale Erregungen, insbesondere Ärger, eine Rolle spielen.

## 2.4 Kritik an der Streßhypothese

Man muß die beiden eingangs genannten Aspekte der möglichen Wirkung von
Stressoren einmal als Risikofaktor der KHK und zum anderen als Auslöser akuter
kardialer Ereignisse unterscheiden. Nach den referierten prospektiven Untersuchungen ist Streß kein Risikofaktor der KHK, zumindest dann nicht, wenn die
Stressoren hinsichtlich Intensität und Dauer nicht außergewöhnlich extrem sind.
Es sei noch einmal daran erinnert, daß die für die Streßhypothese positiven Tierversuche ausschließlich extreme Stressoren verwendeten. Im Humanbereich dürften solche Stressoren in der Regel nicht oder nur äußerst selten auftreten.

Auch eine Reihe weiterer Beobachtungen, die an anderer Stelle ausführlich
erwähnt werden (Myrtek 1985a) und daher nur kurz genannt werden sollen, sprechen gegen die Auffassung, daß Streß einen Risikofaktor für KHK darstellt. So
gehörte der Herzinfarkt in Deutschland während der 30er und 40er Jahre, als die
psychosozialen Belastungen besonders hoch waren, zu den seltenen Ereignissen;
erst in den 60er Jahren stieg die Infarktrate sprunghaft an. Im interkulturellen
Vergleich gibt es erhebliche Unterschiede bei der Verteilung der KHK. Die Finnen
weisen dabei die höchste Erkrankungsrate auf, die Japaner eine der niedrigsten,
obwohl erstere überwiegend in ländlicher Umgebung bei geringer Bevölkerungsdichte leben und das Leben letzterer durch Überindustrialisierung und Überbevöl-
kerung gekennzeichnet ist (Blackburn 1974). Andererseits weiß man, daß die Finnen den höchsten Fettverzehr der Industrienationen aufweisen, die Japaner jedoch
den niedrigsten. Eingangs wurde bereits erwähnt, daß die frühere Bezeichnung
„Managerkrankheit" nicht mehr zutrifft. So erkranken heute nicht mehr bevorzugt
die höheren, sondern die unteren sozioökonomischen Klassen. Dies liegt in dem
gestiegenen Gesundheitsbewußtsein der höheren Klassen mit Auswirkungen auf
die klassischen Risikofaktoren (Zigarettenrauchen etc). Die seit Ende der 60er
Jahre abnehmende KHK-Mortalität in den USA ist sicher auch nicht auf eine
Verringerung der psychosozialen Belastungen, sondern auf das gestiegene Gesundheitsbewußtsein mit einer Verringerung der Risikofaktoren zurückzuführen.
Schließlich sei noch erwähnt, daß in der wissenschaftlichen Literatur das Interesse
an dem Thema „Streß als Risikofaktor der KHK" in den letzten 15 Jahren deutlich
abgenommen hat, oft zugunsten des vielversprechenderen Konzepts Typ-A-Verhalten, deren Vertreter dann wiederum das Streßkonzept kritisieren (z.B. Jenkins
1976, 1978a).

Es läßt sich also nicht belegen, daß Streß ein Risikofaktor der KHK ist. Dagegen
ist es möglich, daß Streß bei der Auslösung von akuten kardialen Ereignissen bei
bestehender KHK eine Rolle spielt. Die Belege sind oft noch anekdotisch, aber
immerhin gibt es keine gegenteiligen Befunde. Die in den letzten Jahren zunehmend verbreitete Methode des ambulanten Monitorings des EKG zwecks Auf-

deckung von Arrhythmien und neuerdings auch von kardialen Minderdurchblutungen (ST-Strecken-Senkungen) wird hier in der nächsten Zeit weitere Belege bringen.

# 3  Typ-A-Verhalten

## 3.1  Definition und Operationalisierung

Das Typ-A-Verhalten ist nach Rosenman et al. (1966, S. 130) „characterized particularly by excessive drive, aggressiveness, and ambition, frequently in association with a relatively greater preoccupation with competitive activity, vocational deadlines, and similar pressures. An enhanced sense of time urgency is usually also exhibited by subjects possessing this interplay of endogenous behavioral factors and exogenous pressures, with various resulting characteristic motor mannerisms and stylistics. The relative absence of this emotional interplay has been designated as characterizing the subjects with behavior pattern B."

Nach der klassischen Methode mit dem Strukturierten Interview (SI, Rosenman 1978) werden den Probanden von trainierten Interviewern standardisierte Fragen gestellt, die deren Aggressivität und Ungeduld auslösen sollen. Das Interview wird auf Tonband aufgezeichnet und später bewertet, wobei weniger der Inhalt der Fragen als vielmehr die Art und Weise der Beantwortung (Sprechcharakteristika) ausschlaggebend ist. Bereits 1964 wurde damit begonnen, einen Fragebogen zur Bestimmung des Typ-A-Verhaltens zu entwickeln, das Jenkins Activity Survey (JAS, Jenkins 1978b). Die Auswahl und Gewichtung der Items dieses Fragebogens wurde dabei anhand der Ergebnisse des SI vorgenommen, wobei die Übereinstimmung beider Instrumente allerdings sehr unbefriedigend ist, wie die Ergebnisse von Studien, die beide Verfahren einsetzen, zeigen (Myrtek 1983). Weiter sind die metrischen Eigenschaften beider Instrumente (Interraterreliabilität des SI, Stabilität und innere Konsistenz des JAS) zu bemängeln (Myrtek et al. 1984; Myrtek 1985c)

## 3.2  Pathogenesemodell

Im Vergleich zur Streßhypothese ist die Typ-A-Hypothese relativ schärfer gefaßt und erlaubt eine bessere Operationalisierung. Darüber hinaus ist sie, gemessen an der situationszentrierten Streßhypothese, zudem deutlich verhaltens- und eigenschaftszentriert. Eine gewisse Gemeinsamkeit beider Hypothesen liegt darin, daß sich Typ-A-Personen durch ihr Verhalten häufiger in belastende Situationen bringen lassen sollen, wobei sie in solchen Situationen dann eine quantitativ und qualitativ abweichende psychophysische Aktivierung im Vergleich zu den Typ-B-Personen zeigen sollen. Die zur KHK führende pathogenetische Endstrecke soll dann ähnlich der für die Streßhypothese beschriebenen sein, indem der Aktivierungszustand die entsprechenden hormonalen und neuralen Prozesse auslöst. Ausführliche Darstellungen zum Typ-A-Verhalten finden sich bei Dembroski et al. (1978, 1983), Price (1982), Myrtek (1983; in press), Schmidt et al. (1986) sowie Langosch (1989).

## 3.3 Untersuchungen zur Typ-A-Hypothese

Hier lassen sich zwei Forschungslinien erkennen, einmal prospektive Untersuchungen an Gesunden und an Patienten mit KHK und zum anderen psychophysiologische Aktivierungsexperimente, zumeist an Studenten. Mit der ersten Linie sollen die Bedeutung des Typ-A-Verhaltens als Risikofaktor für die Entwicklung der KHK (Untersuchungen an Gesunden) und die Effektivität einer Therapie dieses Verhaltens (Untersuchung an Patienten) untersucht werden. Die zweite Forschungslinie soll Aufklärung über den pathogenetischen Mechanismus erbringen.

### 3.3.1 Prospektive Untersuchungen an Gesunden

Die erste und wichtigste prospektive Untersuchung ist die Western Collaborative Group Study (WCGS) (Rosenman et al. 1966, 1970, 1975). Diese Studie wurde 1960 mit rund 3200 Männern aus 11 kalifornischen Betrieben begonnen, wobei Nachuntersuchungen nach 2,5, 4,5 und 8,5 Jahren erfolgten. Bei der Nachuntersuchung nach 8,5 Jahren waren 257 Personen an KHK erkrankt. Auch nach Auspartialisierung der klassischen Risikofaktoren ergab sich eine Inzidenzrate von 1,9 für den A-Typ, d.h., daß A-Typen etwa doppelt so häufig wie B-Typen an KHK erkranken.

Im Rahmen der Framingham-Studie (Haynes et al. 1980) wurden 1674 gesunde Männer und Frauen in den Jahren 1965–1967 mit der Framingham-Typ-A-Skala, einem weiteren, aber selten genutzten Fragebogen zur Erfassung des Typ-A-Verhaltens, untersucht. Die Nachuntersuchung nach 8 Jahren ergab, daß Typ-A-Frauen zweimal häufiger eine KHK entwickeln als Typ-B-Frauen. Dasselbe Risiko ergab sich für angestellte Typ-A-Männer, nicht jedoch für männliche Arbeiter. Bei letzteren war die Erkrankungsrate unabhängig vom Verhaltenstyp.

Von Cohen u. Reed (1985) wurden 2092 Japaner (Honolulu Heart Program) mit dem JAS untersucht und prospektiv über einen Zeitraum von 8 Jahren verfolgt, wobei 100 Fälle von KHK auftraten. Dabei fand sich kein signifikanter Zusammenhang zwischen Typ A und KHK, vielmehr zeigte sich bei der Autopsie einer Unterstichprobe von 48 Männern die Tendenz, daß Typ-B-Männer vermehrt myokardiale Läsionen aufwiesen.

Shekelle et al. (1986) untersuchten im Rahmen des Multiple Risk Intervention Trial (MRFIT) die Typ-A-Hypothese an 3110 Männern mit dem SI und an 12772 Männern mit dem JAS bei einer Beobachtungszeit von 7,1 Jahren. Als Kriterium wurde die Häufigkeit der Herzinfarkte im prospektiven Zeitraum verwendet. Es zeigte sich, daß nach Adjustierung der übrigen Risikofaktoren der voll entwickelte A-Typ (A1) das gleiche Risiko aufwies wie der B-Typ und daß der schwächer entwickelte A-Typ (A2) sogar das geringste Risiko hatte. Beim JAS zeigte sich ebenfalls kein Zusammenhang mit dem Kriterium, vielmehr deutete sich eine Tendenz (nichtsignifikant) in entgegengesetzter Richtung, d.h. ungünstigeres Risiko für den B-Typ, an. Andererseits konnten die klassischen Risikofaktoren einmal mehr bestätigt werden.

Kittel (1986) untersuchte im Rahmen des Belgian Heart Disease Prevention Project (BHDPP) 3589 Männer bei einer Beobachtungszeit von 6 Jahren, wobei 3145 Männer an einem Interventionsprogramm zur Gesundheitserhaltung teilnahmen und 444 Männer als Kontrollgruppe dienten. Das Typ-A-Verhalten wurde jeweils mit dem JAS und der Bortner-Skala (ebenfalls ein Fragebogen zur Bestimmung des Typ-A-Verhaltens) erfaßt, zusätzlich wurde die Kontrollgruppe mit dem SI untersucht. Nach Auspartialisierung der jeweils übrigen Risikofaktoren zeigten bei der Interventionsgruppe Alter, Cholesterin, Rauchen und Blutdruck signifikante Beiträge für die Entstehung der KHK, nicht jedoch die Bortner-Skala und das JAS. Bei der zahlenmäßig kleinen Kontrollgruppe leistete nur das JAS einen signifikanten Beitrag, nicht jedoch das als viel gültiger angesehene SI.

In der Kaunas-Rotterdam-Studie (KRIS) (Appel et al. 1986) mit 3171 Männern wurde ebenfalls das JAS verwendet und in einer Unterstrichprobe mit 243 Männern zu Vergleichszwecken auch das SI durchgeführt. Als Kriterium wurden wiederum die tödlichen und nichttödlichen Infarkte nach 9 1/2 Jahren verwendet. Weder mit dem JAS noch mit dem SI bei der Unterstichprobe konnte ein signifikanter Unterschied festgestellt werden.

Mann u. Brennan (1987) untersuchten 7426 Teilnehmer einer großen Hypertonieinterventionsstudie (Medical Research Council) mit der Bortner-Skala prospektiv über einen Zeitraum von 5 Jahren. Es zeigte sich dabei kein Zusammenhang zwischen den Skalenwerten und der im prospektiven Zeitraum aufgetretenen KHK. Zu einem negativen Ergebnis, ebenfalls mit der Bortner-Skala, kamen Johnston et al. (1987). Sie untersuchten 5936 Männer im Rahmen der British Regional Heart Study prospektiv über einen durchschnittlichen Zeitraum von 6,2 Jahren und registrierten alle Herzinfarkte und Todesfälle an KHK. Es fand sich kein signifikanter Zusammenhang, jedoch wiederum ein Trend, daß Typ-B-Männer mehr Todesfälle aufwiesen.

Eine aufsehenerregende Analyse, die das Typ-A-Konzept vollends in Frage stellt, wurde von Ragland u. Brand (1988) vorgelegt. Sie untersuchten die Überlebensrate jener oben bereits erwähnten 257 Patienten, die bei der WCGS-Nachfolgeuntersuchung nach 8,5 Jahren eine KHK aufwiesen. Dabei zeigte sich, daß bei den 26 Patienten, die innerhalb von 24 h an KHK starben, der Verhaltenstyp keinen Risikofaktor darstellte. Bei den 231 Patienten, die das akute koronare Ereignis mindestens 24 h überlebten, betrug das relative Risiko, an der KHK zu sterben, bei den Typ-A-Personen im Vergleich zu den Typ-B-Personen 0,58. Das bedeutet, daß bei diesem mehr als 20jährigen Beobachtungszeitraum die überlebenden B-Typen fast doppelt so häufig an KHK verstarben als die A-Typen, womit die ursprüngliche Aussage der WCGS auf den Kopf gestellt wird.

### 3.3.2 Prospektive Untersuchungen an Patienten

Eine oft zitierte Untersuchung im Sinne eines Beweises der Typ-A-Hypothese stammt von Friedman et al. (1984), die eine Interventionsstudie an 862 Patienten mit Herzinfarkt im Rahmen des Recurrent Coronary Prevention Project durchführten. Dabei wurden 270 Patienten der Kontrollgruppe (Gruppe 1, Behandlung nur durch den Kardiologen) und 592 der Interventionsgruppe (Gruppe 2, spezielles Training zur Reduktion des Typ-A-Verhaltens) zugeordnet. Bei der Nachuntersuchung nach 3 Jahren konnten 5 Patienten der Gruppe 1 und 8 Patienten der

Gruppe 2 nicht mehr erfaßt werden. Von den verbleibenden 265 Gruppe-1-Patienten blieben 164 der vorgesehenen Behandlung treu, 101 waren im Zeitverlauf freiwillig ausgeschieden. Bei der Gruppe 2 hielten 381 die Behandlung durch, 203 waren ausgeschieden. Wie zu erwarten, zeigten die aktiven Teilnehmer der Gruppe 2 gegenüber den aktiven Teilnehmern der Gruppe 1 eine signifikante Reduktion des Typ-A-Verhaltens. Die kumulative Reinfarktrate einschließlich der Todesfälle beträgt für die 265 Gruppe-1-Patienten 13,2% und für die 584 Gruppe-2-Patienten 7,2%, wobei der Unterschied hoch signifikant ist.

Diese Zahlen sprechen zunächst eindeutig für den Erfolg des speziellen Trainings und werden von den Autoren auch in diesem Sinne interpretiert. Wenn man sich jedoch die Daten genauer ansieht und nach aktiven Patienten und Behandlungsabbrechern differenziert, macht man eine alarmierende Entdeckung: Von den insgesamt 545 aktiven Patienten erlitten 65 (11,9%) einen Reinfarkt, von den Behandlungsabbrechern dagegen nur 12 (3,9%), wobei der Unterschied hoch signifikant ist. Da die Autoren diesen überaus wichtigen Befund nicht erwähnen, habe ich sie in einem Brief an den Herausgeber des *American Heart Journal* gebeten, dazu Stellung zu nehmen. Die zusammenfassende Stellungnahme von Friedman, zusammen mit Rosenman einer der Väter des Typ-A-Konzeptes, sei dem Leser nicht vorenthalten: „I believe that this article of his (Myrtek) and that of Case et al. (1985) and Shekelle et al. (1985), serve as prime examples of how clinical studies can be irretrievably flawed when investigators attempt to substitute statistical quasi-expertise for clinical acumen and common sense" (Myrtek 1986b). Demnach stützt Friedman das Typ-A-Konzept auf den berühmten „klinischen Blick" und auf den „gesunden Menschenverstand" und nicht auf statistisch aufbereitete Untersuchungen. Es bleibt dennoch die Frage, wodurch dieses Ergebnis erklärt werden könnte. Dabei kann vermutet werden, daß es eher die Typ-A-Patienten sind, die mit ihrer Ungeduld und Aggressivität aus der Behandlung ausscheiden, was auch in einer Arbeit von Thoresen et al. (1982) anklingt. Dieses Ergebnis würde die Untersuchung von Ragland u. Brand (1988) stützen, wonach die Reinfarktrate bei Typ-A-Personen geringer als bei Typ-B-Personen ist.

Im Rahmen des Multicenter Post-Infarction Programms untersuchten Case et al. (1985) 516 Patienten innerhalb von 14 Tagen nach dem akuten Infarkt mit dem JAS und verfolgten die Mortalitätsrate über einen durchschnittlichen Zeitraum von 22 Monaten. Er ergab sich kein signifikanter Zusammenhang zwischen Typ A und Mortalitätsrate, vielmehr zeigte sich eine entgegengesetzte Tendenz, wobei die Mortalitätsrate bei den Typ-A-Personen niedriger war. De Leo et al. (1986) untersuchten 88 Infarktpatienten prospektiv über eine Zeitraum von 5 Jahren, wobei die Typ-A-Klassifikation mit dem SI vorgenommen wurde. Von den 20 als Typ A1 klassifizierten Patienten waren nach diesem Zeitraum 5,8 % infolge eines Reinfarkts verstorben, von den 40 als Typ B klassifizierten Patienten dagegen 10,3 %. In diesem Zusammenhang sprechen die Autoren bereits von einem Schutzfaktor.

### 3.3.3 Physiologische Untersuchungen

Wie eingangs bereits dargelegt, befaßt sich eine weitere Forschungslinie mit den psychophysiologischen Unterschieden zwischen Typ-A- und Typ-B-Personen. Man vermutet bei den A-Typen einen höheren Sympathikotonus, der sich in einer stärkeren Reaktivität auf verschiedene Umweltreize, vor allem im Bereich des

Herz-Kreislauf-Systems, dokumentieren soll (Williams et al. 1978). Mit einer computergestützten Literatursuche wertete ich 45 Arbeiten (Zeitraum 1976 – 1982 einschließlich) aus, die experimentelle Befunde zu physiologischen Unterschieden zwischen den Typen mitteilen (Myrtek 1983; Myrtek u. Greenlee 1984). Dabei zeigte die Analyse der Haupteffekte Typ A versus Typ B überwiegend nichtsignifikante Effekte. Selbst bei den Veränderungswerten des systolischen Blutdrucks, dem im Sinne einer erhöhten Reaktivität der A-Typen deutlichsten Ergebnis, sind von 38 Tests nur 16 signifikant. Für die Veränderungswerte der Herzfrequenz ergeben sich bei 31 Tests nur 6 signifikante Haupteffekte, davon 1 Signifikanz entgegen der Erwartung. Bemerkenswert sind auch die Insignifikanzen bei der Katecholaminausscheidung: Adrenalin 10 insignifikante Ergebnisse bei 13 Tests, Noradrenalin 14 insignifikante Ergebnisse bei 15 Tests. Auch verschiedene Leistungskennwerte (Anzahl gelöster Aufgaben, Reaktionszeiten etc) differenzieren nicht eindeutig zwischen den Typen. In einer neuen Metaanalyse (Myrtek, in press) wurden weitere 54 Studien (Zeitraum 1983 – 1992) in die Analyse einbezogen. Die Populationseffektgröße (gewichteter Mittelwert der Korrelationen zwischen Typ-A/B und einer physiologischen Variable) für die Veränderungswerte des systolischen Blutdrucks betrug in der alten Analyse 0,133, die 54 neuen Studien ergaben jedoch nur 0,047. Kombiniert man die alte und die neue Analyse, so ergibt sich eine Populationseffektgröße von 0,087. Das Ergebnis ist zwar noch signifikant, die praktische Bedeutung hat jedoch stark abgenommen. Keine Signifikanzen ergeben sich weiterhin für die Katecholaminausscheidung. Auch bei anderen physiologischen Variablen hat sich die magere Befundlage kaum verändert.

### 3.3.4 Ein Nachfolgekonzept zur Typ-A-Hypothese: Hostilität

Abschließend soll noch kurz das derzeit wichtigste Nachfolgekonzept zur Typ-A-Hypothese dargestellt werden. Von einigen Autoren wurde schon vor mehreren Jahren die Bedeutung der Komponenten Feindseligkeit („hostility") und Ärger als mögliche Risikofaktoren der KHK hervorgehoben (Übersichten bei Williams 1987; Dembroski u. Costa 1987). Methodisch wird hier entweder die sog. Komponentenanalyse des SI (Dembroski 1978) oder die von Cook u. Medley (1954) aus dem Persönlichkeitsinventar MMPI (Minnesota Multiphasic Personality Inventory) entwickelte Hostility-Skala verwendet. Die Komponentenanalyse des SI wurde bisher vor allem bei Reanalysen der WCGS eingesetzt (Dembroski u. Costa 1987), während die Hostility-Skala im Rahmen von Reanalysen an einigen älteren prospektiven Studien, die ursprünglich nicht zu diesem Zweck konzipiert worden waren, verwendet wurde.

Die Hauptstütze des Hostilitätkonzepts ist die Chicago-Studie von Ostfeld et al. (1964), in der prospektiv rund 2000 Männer mit dem MMPI untersucht wurden. Angeregt durch die Untersuchung von Williams et al. (1980), die einen Zusammenhang zwischen der Hostility-Skala und dem Ausmaß an Koronarsklerose fanden, wurden die Daten der Chicago-Studie von Shekelle et al. (1983) reanalysiert. Für die 10-Jahres-Inzidenz der KHK ergab sich bei Nichtberücksichtigung klassischer Risikofaktoren ein signifikanter kurvilinearer Zusammenhang mit der Hostility-Skala, wobei das mittlere Quintil die höchste Rate an KHK aufwies. Nach Berücksichtigung der klassischen Risikofaktoren war dieser Zusammenhang nicht mehr signifikant nachzuweisen. Da die Autoren anhand von Totenscheinen über die

20-Jahres-Mortalität informiert waren, wurden auch diese Daten analysiert. Signifikante Beziehungen mit der Hostility-Skala ergaben sich dabei für die Gesamt-, nicht jedoch für die KHK-Mortalität.

In einer weiteren Studie (Barefoot et al. 1983) an 255 Ärzten, die über 25 Jahre hinweg prospektiv verfolgt wurden, gaben in einem Fragebogen 11 Personen an, unter KHK zu leiden (Angina pectoris oder Herzinfarkt), 4 weitere waren verstorben. Mit diesen 15 Fällen wird bei einer Teilung der Hostility-Skala am Median Signifikanz erreicht, jedoch vermag die Vermischung von weichen (Angina) und harten (Infarkt, Tod) Kriterien sowie die extrem kleine Fallzahl nicht zu überzeugen. Im übrigen wurde in einer Studie an 478 Ärzten mit einem sehr ähnlichen Design kein Zusammenhang zwischen KHK und Hostility gefunden (McCranie et al. 1986). Koskenvuo et al. (1988) konnten in einem prospektiven Zeitraum von 3 Jahren bei 2885 gesunden Männern keinen Zusammenhang zwischen Hostility und KHK (Tod bzw. Hospitalisierung wegen KHK) feststellen. Insignifikant waren auch die Ergebnisse für 690 Männer, die bei der Erstuntersuchung entweder eine Hypertonie oder bereits eine KHK aufwiesen. Lediglich bei jenen 104 Männern, bei denen in der Erstuntersuchung sowohl Hypertonie als auch KHK festgestellt wurde, ergab sich ein signifikanter Zusammenhang zwischen Hostility und KHK. Im Rahmen der Twin-City-Studie, die an der Universität Minnesota 1947 begonnen wurde, verfolgten Leon et al. (1988) 280 Geschäftsleute über einen prospektiven Zeitraum von 30 Jahren. Es ergab sich kein signifikanter Zusammenhang zwischen Hostility (gemessen mit dem MMPI) und KHK.

## 3.4 Kritik an der Typ-A-Hypothese

Die Typ-A-Hypothese, deren Aufstieg, Blüte und Niedergang die Literatur der letzten 25 Jahre demonstriert, ist ein Paradebeispiel für vorschnell übernommene Konzepte und deren Anwendung. Noch 1981 kam ein vom amerikanischen National Heart, Lung and Blood Institute einberufenes Gutachtergremium in seinem Schlußbericht zu einer positiven Bewertung des Typ-A-Verhaltens als unabhängigen Risikofaktor der KHK (Review Panel on Coronary-Prone Behavior and Coronary Heart Disease 1981), wobei diese Bewertung des Gutachtergremiums 1987 durch ein Expertenteam unter dem Druck der neuen Befunde aus den prospektiven Studien relativiert wurde (Costa et al. 1987). Damals wurde diese Würdigung als Einbruch der Verhaltenswissenschaften in die physiologische Denkweise gefeiert; ab etwa 1988 beherrschen Rückzugsgefechte die Szene. Aus dem Risikofaktor für die KHK ist ein Schutzfaktor für den Reinfarkt geworden.

Die kurze Schilderung der wichtigsten Ergebnisse des Hostility-Konzepts deutet bereits an, daß auch diese Hypothese nicht unproblematisch ist, zumal die konzeptuelle Klärung, was denn nun Hostility sei, strittig ist. Die beiden Instrumente zur Operationalisierung, Komponentenanalyse und Skala, weisen zudem mit einer Korrelation von 0,37 (Dembroski u. Costa 1987) nur 14% gemeinsame Varianz auf.

Es gibt viele Gründe dafür, wie und warum es zu dieser Entwicklung gekommen ist, wobei der in der Einleitung beschriebene Publikationsbias sowie die nachfolgend näher beschriebene Nutzenfunktion eine bedeutende Rolle spielen dürfte. An Forschungsgeldern hat diese Hypothese wahrscheinlich mehrere Dutzend Millionen Mark gekostet; die Kosten infolge der nicht optimalen Rehabilitation lassen sich allerdings nicht beziffern.

# 4  Die Funktion der Streß- und der Typ-A-Hypothese in Medizin und Klinischer Psychologie

Die Darstellung der wichtigsten Untersuchungen dürfte verdeutlicht haben, daß weder die Typ-A- noch die Streßhypothese die wissenschaftliche Relevanz haben, die man diesen Hypothesen bei der Prävention und Rehabilitation der KHK häufig einräumt. Somit müssen diese Konzepte eine Überschußbedeutung enthalten. Die folgenden Gedanken habe ich erstmals 1985 publiziert und damit eine anhaltende Kontroverse aufgelöst, die zeigt, daß damit offenbar wichtige Interessen angesprochen wurden (Myrtek 1985a, b; Halhuber 1985; Mittag 1987).

Einleitend wurde bereits auf die dominierende Rolle des Streßkonzepts als subjektive Krankheitserklärung in der Bevölkerung hingewiesen, was von zahlreichen Autoren bestätigt wird (Koslowsky et al. 1978; Shekelle u. Liu 1978; Tobiasch 1979; Rudy 1980; Mrazck et al. 1983; Fahrenberg et al. 1984, 1985; Myrtek u. Welsch 1987; Kreutel 1989). Untersuchungen an KHK-Patienten zeigen, daß dieses Konzept durch die Gesundheitserziehung während der Rehabilitation kaum beeinflußt wird (Fahrenberg et al. 1985; Myrtek et al. 1987). Also muß dem Konzept Streß und auch dem verwandten Konzept Typ-A-Verhalten eine Nutzenfunktion für den Patienten zukommen. Mit diesen Konzepten kann der Patient eine externale Ursachenzuschreibung vornehmen, die den Vorteil hat, sich von einer Schuldzuweisung und Selbstverantwortung zumindest teilweise entlasten zu können. Neben dieser Nutzenfunktion läßt sich aber auch eine Schadenfunktion – zumindest für manche Patienten – vermuten. So wird mit den Schlagworten vom Streß und Typ-A-Verhalten eine gefährliche Alibifunktion für eine riskante Lebensweise geschaffen, die die Erst-, aber auch die Zweitprävention bzw. Rehabilitation entscheidend behindern kann. Die Bekämpfung der klassischen Risikofaktoren wird dadurch untergraben.

Aber auch für die Ärzte und vor allem für die Psychotherapeuten lassen sich Nutzenfunktionen ausmachen. Die geschilderte Entlastung des Patienten von einer Schuldzuweisung wird auch von den Ärzten als Argument vorgetragen, vor allem dann, wenn wenig oder keine klassischen Risikofaktoren zu ermitteln sind (Halhuber 1977, S. 198). Wenn dieses Argument auch für einzelne Patienten zutreffen mag, so ist es dennoch für die Mehrzahl der Patienten problematisch. Für den Arzt wie für den Psychotherapeuten haben die Konzepte darüber hinaus die zusätzliche Funktion, eine praktisch von allen Patienten akzeptierte einfache Kausalerklärung ihrer Krankheit anbieten zu können, was die Verständigung mit den Patienten sicher fördert.

Für Psychotherapeuten ergibt sich aus dem Streß- und Typ-A-Konzept noch eine besondere Nutzenfunktion, denn durch seine Ausbildung ist er quasi der Fachmann für die Bekämpfung dieser Risikofaktoren. Dieses Argument hat mir den pauschalen Vorwurf eingetragen, die psychosozialen Probleme der KHK-Patienten und damit die notwendige Tätigkeit der Klinischen Psychologen zu übersehen (Halhuber 1985). Daß dies nicht so ist, habe ich in zahlreichen Publikationen deutlich gemacht, in denen ich immer wieder auf die besondere Rolle der Psychologen, speziell bei der Rehabilitation von Infarktpatienten, aufmerksam gemacht habe. Allerdings habe ich dafür plädiert, die fragwürdigen Konzepte Streß und Typ-A-Verhalten zu Gunsten der psychologischen Analyse der individuellen Risiko- und Lebenssituation der Patienten aufzugeben, um so die Rehabilitation noch effektiver zu gestalten. Konzepte wie Krankheitsverhalten und Lebenszufriedenheit haben sich bei unseren Untersuchungen als besonders wichtig herausgestellt (Myrtek 1980a, b, 1985d, 1987, 1993; Fahrenberg et al. 1986; Myrtek u. Welsch 1987; Myrtek et al. 1987) und sollten daher stärker einbezogen werden.

## 5 Die Bedeutung der Konzepte für die Prävention

Von den vielen chronischen Krankheiten ist die KHK jene, die durch Prävention am besten zu beeinflussen ist, da man vergleichsweise viel über die Entstehung dieser Krankheit weiß. Wie dargelegt, gab es Zeiten, in denen der Herzinfarkt in der Bevölkerung nahezu unbekannt war. Insofern muß eine Veränderung der Morbiditätsrate mit entsprechenden Veränderungen im Lebensstil oder bei den Umweltbedingungen einhergehen. Die verschiedenen prospektiven Untersuchungen haben gezeigt, welche Risikofaktoren dafür verantwortlich zu machen sind. Entsprechend der vorstehenden Analyse der wichtigsten prospektiven Arbeiten der Weltliteratur gehören weder Streß noch Typ-A-Verhalten zu den gesicherten Risikofaktoren der KHK, wobei für Streß die Einschränkung zu machen ist, daß er möglicherweise bei der Auslösung akuter kardialer Ereignisse eine Rolle spielen könnte.

Insofern sind Bemühungen zur Bekämpfung von Streß und Typ-A-Verhalten bei der Erstprävention der KHK nicht nur überflüssig, sondern nach der erörterten möglichen Schadenfunktion der Konzepte bei vielen Patienten wahrscheinlich sogar kontraproduktiv. Natürlich ist damit nicht gemeint, daß man sich den in der Literatur diskutierten psychosozialen Stressoren im Übermaß gefahrlos aussetzen kann, ohne auf längere Sicht jemals irgendwelche gesundheitlichen Schäden befürchten zu müssen. Es wird hier vielmehr die Ansicht vertreten, daß nach der Befundlage für die Mehrzahl der Erkrankungen an KHK psychosozialer Streß und Typ-A-Verhalten keine bedeutsame Rolle als Risikofaktor spielen.

Etwas differenzierter ist die Sachlage im Rahmen der Zweitprävention bzw. der Rehabilitation bei bereits manifester KHK zu beurteilen, wobei zwischen Streß und Typ A zu unterscheiden ist. Wie die neueste Analyse der WCGS durch Ragland u. Brand (1988) gezeigt hat, sind Interventionen zur Änderung des Typ-A-Verhaltens keinesfalls mehr gerechtfertigt, vielmehr deutet sich an, daß das Typ-A-Verhalten einen Schutzfaktor für Reinfarkte darstellt. In diese Richtung weist auch die besprochene Studie von Friedman et al. (1984).

Anders ist der Effekt von psychosozialem Streß bei bestehender KHK zu beurteilen. Wie dargelegt, gibt es verschiedene Hinweise dafür, daß Streß bei der Auslösung von akuten kardialen Ereignissen eine Rolle spielen könnte. Insofern sind hier entsprechende Interventionen angebracht, wie sie von verschiedenen Autoren im 2. Werkstattgespräch in Höhenried (Halhuber 1978) diskutiert, oder z.B. in einem Manual für die ärztliche Fortbildung zur Gesundheitsberatung (Franke et al. 1988) dargestellt wurden.

Da weder Streß noch Typ-A-Verhalten gesicherte Risikofaktoren darstellen, ist die wichtigste Aufgabe die Bekämpfung der klassischen Risikofaktoren bei der Erst- und Zweitprävention der KHK, wobei neben Beratung und Gesundheitserziehung auch psychotherapeutische Techniken ihren festen Platz haben. Die Darstellung der dabei verwendeten Konzepte ist nicht die Aufgabe dieses Beitrags. Dazu existiert eine Reihe von Empfehlungen und Übersichten, z.B. Arntzenius et al. (1978), Myrtek (1981, 1993), Pyörälä et al. (1983), Ladwig (1984), Laaser et al. (1987), Langosch (1989).

# 6 Ausblick

Die Suche nach weiteren Risikofaktoren der KHK ist vernünftig, auch wenn man nicht erwarten kann, jemals die gesamte Varianz vorhersagen zu können, da in der Pathogenese der KHK sicher komplizierte Interaktionen der verschiedenen Faktoren eine Rolle spielen, die sich einem Zugriff meist entziehen. Daß sich die Hypothesen Streß und Typ-A-Verhalten in den letzten 25 Jahren trotz unzureichender Untersuchungsmethodik, widersprüchlicher und zunehmend negativer Befunde in der Fachliteratur – und dementsprechend in der Laienpresse und öffentlichen Meinung – gehalten haben, ist auf die besondere und noch kaum diskutierte Nutzenfunktion dieser Konzepte zurückzuführen. Wie dargelegt, ist der Nachweis, daß es sich bei diesen Konzepten um Risikofaktoren handelt, gescheitert. Will man neue Risikofaktoren der KHK identifizieren, muß man entsprechende Variablen prospektiv untersuchen. In erster Linie ist dabei wohl an die veränderten Umweltbedingungen (Produktion von Chemikalien, deren Wirkung auf den Menschen unbekannt ist; Industrialisierung der Landwirtschaft etc.) und an veränderte Verhaltensweisen zu denken (z.B. Zunahme des Autoverkehrs), die zu einer vermehrten Schadstoffaufnahme führen. Herbizide, Pestizide, Schwermetalle, Stickoxyde etc., denen man das Waldsterben und das Aussterben ganzer Tierarten anlastet, dürften auch am Menschen nicht spurlos vorübergehen. Eigenartigerweise gibt es keine epidemiologischen Untersuchungen zur KHK, die sich mit diesem Problemkreis beschäftigt haben. Spekulativ darf vermutet werden, daß die Nichtbeschäftigung mit diesem Thema ebenfalls eine Nutzenfunktion hat.

Auch wenn Streß und Typ-A-Verhalten keine Risikofaktoren darstellen, wird infolge der Nutzenfunktion und der vermeintlichen Plausibilität die Forschung mit diesen Konzepten zunächst weitergehen. Darüber hinaus wird ein Trend zur Entwicklung von neuen, noch nicht oder noch kaum vorbelasteten psychosozialen Konzepten einsetzen. Als Beispiel wurde das Hostilitätskonzept angeführt.

Zusammenfassend muß festgestellt werden, daß bis heute die Identifizierung von Streß und Typ-A-Verhalten als Risikofaktoren der KHK gescheitert ist. Daraus ergibt sich, daß Maßnahmen zur Reduktion von Streß und zur Veränderung des Typ-A-Verhaltens im Sinne einer Erstprävention nicht notwendig sind. Vielmehr sind bei der Erstprävention alle Interventionen auf die klassischen Risikofaktoren zu richten. Bei der Zweitprävention bzw. Rehabilitation von KHK erscheinen Maßnahmen zur Reduktion von Streß angebracht, da Streß möglicherweise Auslöser für akute kardiale Ereignisse (Kammerflimmern) sein kann. Dagegen sind Maßnahmen zur Veränderung des Typ-A-Verhaltens nach den neuesten Untersuchungen obsolet.

## Literatur


Appels A, Mulder P, van't Hof M, Jenkins CD, van Houtem J, Tan F (1986) The predictive power of the A/B typology in Holland: Results of a 9.5-year follow-up study. In: Schmidt TH, Dembroski TM, Blümchen G (eds) Biological and psychological factors in cardiovascular disease. Springer, New York,

Arntzenius AC, Epstein FH, Günther KH, Kornitzer M, Menard J, Strasser T (Hrsg) (1978) Prophylaxe der koronaren Herzkrankheit. Ein Leitfaden für den praktizierenden Arzt. Witzstrock, Baden-Baden

Barefoot JC, Dahlstrom WG, Williams RB (1983) Hostility, CHD incidence, and total mortality: A 25-year follow-up study of 255 physicians. Psychosom Med 45:59–63

Blackburn H (1974) Progress in the epidemiology and prevention of coronary heart disease. Prog Cardiol 3:1–36

Case RB, Heller SS, Case NB, Moss AJ (1985) Type A behavior and survival after acute myocardial infarction. N Engl J Med 312:737–741

Cebelin MS, Hirsch CS (1980) Human stress cardioyopathy. Myocardial lesions in victims of homocidal assaults without internal injuries. Hum Pathol 11:123–132

Cohen JB, Reed D (1985) The type A behavior pattern and coronary heart disease among Japanese men in Hawaii. J Behav Med 8:343–352

Cook W, Medley D (1954) Proposed hostility and pharisaic-virtue scales for the MMPI. J Appl Psychol 238:414–418

Costa PT, Krantz DS, Blumenthal JA, Furberg CD, Rosenman RH, Shekelle RB (1987) Task force 2: Psychological risk factors in coronary artery disease. Circulation 76 [Suppl I]:145–149

De Leo D, Caracciolo S, Berto F, Mauro P, Magni G, Miraglia G (1986) Type A behavior pattern and mortality after recurrent myocardial infarction: Preliminary results from a follow-up study of 5 years. Psychother Psychosom 46:132–137

Dembroski TM (1978) Reliability and validity of methods used to assess coronary prone behavior. In: Dembroski TM, Weiss SM, Shields JL, Haynes SG, Feinleib M (eds) Coronary prone behavior. Springer, New York

Dembroski TM, Costa PT (1987) Coronary prone behavior: components of the type A pattern and hostility. J Pers 55:211–235

Dembroski TM, Schmidt TH, Blümchen G (eds) (1983) Biobehavioral bases of coronary heart disease. Karger, Basel

Dembroski TM, Weiss SM, Shields JL, Haynes SG, Feinleib M (eds) (1978) Coronary prone behavior. Springer, New York

Engel GL (1971) Sudden and rapid death during psychological stress. Ann Intern Med 74:771–782

Epstein FH (1979) Predicting, explaining, and preventing coronary heart disease. Mod Concepts Cardiovasc Dis 48:7–12

Fahrenberg J, Hampel R, Selg H (1984) Das Freiburger Persönlichkeitsinventar FPI-R. Hogrefe, Göttingen

Fahrenberg J, Myrtek M, Trichtinger I (1985) Die Krankheitsursache aus der Sicht der Koronarpatienten. In: Langosch W (Hrsg) Psychische Bewältigung der chronischen Herzerkrankung. Springer, Berlin Heidelberg New York

Fahrenberg J, Myrtek M, Wilk D, Kreutel K (1986) Multimodale Erfassung der Lebenszufriedenheit: Eine Untersuchung an Koronarkranken. Psychother Psychosom Med Psychol 36:347–354

Franke B, Brühne-Scharlau C, Zielke M (1988) Manual der ärztlichen Fortbildung zum Modellversuch. Kapitel 6, Streß. In: Zentralinstitut für die kassenärztliche Versorgung in der Bundesrepublik Deutschland (Hrsg) Gesundheitsberatung durch Ärzte. Ergebnisse eines Modellversuchs in Hamburg und in der Pfalz. Bearbeitet von Bengel J, Koch U, Brühne-Scharlau C. Deutscher Ärzte-Verlag, Köln, S 257–456

Frese M (Hrsg) (1981) Streß im Büro. Huber, Bern

Friedman M, Thoresen CE, Gill JJ et al. (1984) Alteration of type A behavior and reduction in cardiac recurrences in postmyocardial infarction patients. Am Heart J 108:237–248

Gradman AH, Bell PA, DeBusk RF (1977) Sudden death during ambulatory monitoring. Clinical and electrocardiographic correlations. Circulation 55:210–211

Greenwald AG (1975) Consequences of prejudice against the null hypothesis. Psychol Bull 82:1–20

Halhuber MJ (Hrsg) (1977) Psychosozialer „Stress" und koronare Herzkrankheit. Springer, Berlin Heidelberg New York

Halhuber MJ (Hrsg) (1978) Psychosozialer „Stress" und koronare Herzkrankheit 2. Therapie und Prävention. Springer, Berlin Heidelberg New York

Halhuber MJ (1985) Leserbrief zum Beitrag von M. Myrtek: Streß und Typ-A-Verhalten, Risikofaktoren der koronaren Herzkrankheit? Eine kritische Bestandsaufnahme. Psychother Psychosom Med Psychol 35:247–248

Haynes S, Feinleib M, Kannel WB (1980) The relationship of psychosocial factors to coronary heart disease in the Framingham Study. III. Eight-year incidence of coronary heart disease. Am J Epidemiol 11:37–58

Hulley SB, Cohen R, Widdowson G (1977) Plasma high-density lipoprotein cholesterol level. J Am Med Assoc 238:2269–2271

Jenkins CD (1976) Recent evidence supporting psychologic an social risk factors for coronary dieseale. N Engl J Med 294:987–994, 1033–1038

Jenkins CD (1978a) Behavioral risk factors in coronary artery disease. Ann Rev Med 29:543–562

Jenkins CD (1978b) A comparative review of the interview and questionnaire methods in the assessment of the coronary-prone behaviour pattern. In: Dembroski TM, Weiss SM, Shields JL, Haynes SG, Feinleib M (eds) Coronary-prone behaviour. Springer, New York

Johnston DW, Cook DG, Shaper AG (1987) Type A behaviour ans ischaemic heart disease in middle aged British men. Br Med J 295:86–89

Kittel F (1986) Type A and other psychosocial factors in relation to CHD. In: Schmidt TH, Dembroski TM, Blümchen G (eds) Biological and psychological factors in cardiovascular disease. Springer, New York

Koskenvuo M, Kaprio J, Rose RJ, Kesaniemi A, Sarna S, Heikkila K, Langinvainio H (1988) Hostility as a risk factor for mortality and ischemic heart diesease in men. Psychosom Med 50:330–340

Koslowsky M, Croog SH, La Voie L (1978) Perception of the etiology of illness: Causal attributions in a heart patient population. Percept Mot Skills 47:475–485

Kreutel K (1989) Erfassung des Krankheitsverhaltens. Eine Untersuchung an Herz-Kreislauf-Patienten zu Beginn und am Ende eines stationären Heilverfahrens. Phil Dissertation, Universität Freiburg

Laaser U, Sassen G, Murza G, Sabo P (Hrsg) (1987) Prävention und Gesundheitserziehung. Springer, Berlin Heidelberg New York Tokyo

Ladwig KH (Hrsg) (1984) Herz-Kreislauf-Prävention. Methodische Probleme, Risikofaktoren und Früherkennung. Urban & Schwarzenberg, München

Langosch W (1989) Zur Psychosomatik der koronaren Herzkrankheiten

Lazarus RS, Launier R (1981) Streßbezogene Transaktionen zwischen Person und Umwelt. In: Nitsch JR (Hrsg) Stress. Huber, Bern

Leon GR, Finn SE, Murray D, Bailey JM (1988) Inability to predict cardiovascular disease from hostility scores or MMPI items related to type A behavior. J Consult Clin Psychol 56:597-600

Levi L (1972) Sympathoadrenomedullary responses to „pleasant" and „unpleasant" psychosocial stimuli. In: Levi L (ed) Stress and distress in response to psychosocial stimuli. Acta Med Scand 191:55-90

Levi L (1974) Psychosocial stress and disease: A conceptual model. In: Gunderson EKE, Rahe RH (eds) Life stress and illness. Thomas, Springfield

Mann AH, Brennan PJ (1987) Type A behaviour score and the incidence of cardiovascular disease: A failure to replicate the claimed associations. J Psychosom Res 31:685-692

McCranie EW, Watkins L, Brandsma J, Sisson B (1986) Hostility, coronary heart disease (CHD) incidence, and total mortality: Lack of association in a 25-year follow-up study of 478 physicians. J Behav Med 29:119-125

McGrath JE (1970) (ed) Social and psychological factors in stress. Holt, Rinehart & Winston, New York

Mittag O (1987) Die Bedeutung psychosomatischer Konzepte für die Rehabilitation von Patienten nach Herzinfarkt: Anmerkungen zu einer Kontroverse. Psychother Psychosom Med Psychol 37:401-406

Mrazek J, Rittner V, Seer P, Weidemann H (1983) Zur subjektiven Wahrnehmung des Herzinfarkts und seiner Ursachen. Öff Gesundh-Wes 45:71-77

Myrtek M (1980a) Psychophysiologische Konstitutionsforschung. Ein Beitrag zur Psychosomatik. Hogrefe, Göttingen

Myrtek M (1980b) Psychische Veränderungen bei Herz- und Kreislaufkranken im Heilverfahren. In: Langosch W (Hrsg) Psychosoziale Probleme und psychotherapeutische Interventionsmöglichkeiten bei Herzinfarktpatienten. Minerva, München

Myrtek M (1981) Herzinfarktprophylaxe. In: Minsel WR, Scheller R (Hrsg) Brennpunkte der Klinischen Psychologie, Bd 2, Prävention. Kösel, München

Myrtek M (1983) Typ-A-Verhalten. Untersuchungen und Literaturanalysen unter besonderer Berücksichtigung der psychophysiologischen Grundlagen. Minerva, München

Myrtek M (1985a) Stress und Typ-A-Verhalten, Risikofaktoren der koronaren Herzkrankheit? Eine kritische Bestandsaufnahme. Psychother Psychosom Med Psychol 35:54-61

Myrtek M (1985b) Stellungnahme zum Leserbrief von M.J. Halhuber: Stress und Typ-A-Verhalten, Risikofaktoren der koronaren Herzkrankheit? Eine kritische Bestandsaufnahme. Psychother Psychosom Med Psychol 35:249-252

Myrtek M (1985c) Psychophysiologie und Methodik des Typ-A-Verhaltens. In: Langosch W (Hrsg) Psychische Bewältigung der chronischen Herzerkrankung. Springer, Berlin Heidelberg New York

Myrtek M (1985d) Experimentelle Untersuchungen zum Allgemeinen Psychovegetativen Sydrom – Versuch einer Zusammenfassung. In: Vaitl D, Knapp TW, Birbaumer N (Hrsg) Psychophysiologische Merkmale klinischer Symptome, Band 1, Psychophysiologische Dysfunktionen. Beltz, Weinheim

Myrtek M (1986a) Stress und Herzinfarkt – zweifelhafte wissenschaftliche Ergebnisse. Umschau 1:56-59

Myrtek M (1986b) Type A behaviour and myocardial infarction. Am Heart J 111:1215-1216

Myrtek M (1987) Life satisfaction, illness behaviour, and rehabilitation outcome: Results of a one year follow-up study with cardic patients. Int J Rehabil Res 10:373-382

Myrtek M (1993) Prävention. In: Schorr A (Hrsg) Handwörterbuch der Angewandten Psychologie. Deutscher Psychologen Verlag, Bonn

Myrtek M (in press) Type A behavior pattern, personality factors, disease, and physiological reactivity: A meta-analytic update. Person individ Diff

Myrtek M, Greenlee MW (1984) Psychophysiology of type A behaviour pattern: A critical analysis. J Psychosom Res 28:455–466

Myrtek M, Welsch M (1987) Comparison of rehabilitation outcome between patients with psychophysiologic disorders and organic diseases. Br J Med Psychol 60:245–252

Myrtek M, Schmidt TH, Schwab G (1984) Untersuchungen zur Reliabilität und Validität der deutschen Version des Jenkins Activity Survey (JAS). Z Klin Psychol 13:322–337

Myrtek M, Kreutel K, Wilk D, Welsch M, Herzog M (1987) Lebenszufriedenheit und Rehabilitationsverlauf. Eine Untersuchung an Herz-Kreislauf-Patienten. Rehabilitation 26:11–19

Olsson G, Rehnqvist N (1982) Sudden death precipitated by psychological stress. A case report. Acta Med Scand 212:437–441

Ostfeld MA, Lebovits BZ, Shekelle RB, Paul O (1964) A prospective study of the relationship between personality and coronary heart disease. J Chronic Dis 17:265–276

Parkes CM, Benjamin B, Fitzgerald RG (1969) Broken heart: A statistical study of increased mortality among widowers. Br Med J 1:740–743

Price VA (1982) Type A behaviour pattern. A model for research and practice. Academic Press, New York

Prince R, Frasure-Smith N, Rolicz-Woloszyk E (1982) General health questionnaire, stress and outcome after ischemic heart disease episodes. Adv Cardiol 29:113–118

Pyörälä K, Rapaport E, König K, Schettler G, Diehm C (eds) (1983) Secondary prevention of coronary heart disease. Thieme, Stuttgart

Ragland DR, Brand RJ (1988) Type A behaviour and mortality from coronary heart disease. N Engl J Med 318:65–69

Rahe RH (1972) Subjects' recent life changes and their near-future illness susceptibility. Adv Psychom Med 8:2–19

Rahe RH (1974) Life change and subsequent illness reports. In: Gunderson EKE, Rahe RH (eds) Life stress and illness. Thomas, Springfield

Reich P (1985) Psychological predisposition to life-threatening arrhythmias. Ann Rev Med 36:397–405

Reich P, DeSilva RA, Lown B, Murawski B (1981) Acute psychological disturbances preceding life-threatening ventricular arrhythmias. J Am Med Assoc 246:233–235

Review Panel on Coronary-Prone Behavior and Coronary Heart Disease (1981) Coronary-prone behavior and coronary heart disease: A critical review. Circulation 63:1199–1215

Ricci G, Angelico F (1979) Alcohol consumption and coronary heart-disease. Lancet I:404

Rosenman RH (1978) The interview method of assessment of the coronary-prone behavior pattern. In: Dembroski TM, Weiss SM, Shields JL, Haynes SG, Feinleib M (eds) Coronary prone behavior. Springer, New York

Rosenman RH, Friedman M, Straus R, Wurm M, Jenkins CD, Messinger HB (1966) Coronary heart disease in the Western Collaborative Group Study. A follow-up experience of two years. J Am Med Assoc 195:130–136

Rosenman RH, Friedman M, Straus R, Jenkins CD, Zyzanski SJ, Wurm M (1970) Coronary heart disease in the Western Collaborative Group Study. A follow-up experience of 4 1/2 years. J Chronic Dis 23:173–190

Rosenman RH, Brand RJ, Jenkins CD, Friedman M, Straus R, Wurm M (1975) Coronary heart disease in the Western Collaborative Group Study: Final follow-up experience of 8 1/2 years. J Am Med Assoc 233:872–877

Rosenthal R (1991) Replication in behavioral research. In: Neuliep JW (ed) Replication research in the social sciences. Newbury Park, Sage Publications

Ruberman W, Weinblatt E, Goldberg JD, Chandhary BS (1984) Psychosocial influences on mortality after myocardial infarction. N Engl J Med 311:552–559

Rudy EB (1980) Patients' and spouses' causal explanation of a myocardial infarction. Nurs Res 29:352–356

Schaefer H (1977) Versuch einer kritischen Bestandsaufnahme zu einem Mode-Thema. In: Halhuber MJ (Hrsg) Psychosozialer „Stress" und koronare Herzkrankheit. Springer, Berlin Heidelberg New York

Schaefer H (1978) Neue Theorie der Krankheitsentstehung. Euromed 1:7–13

Schaefer H, Blohmke M (1977) Herzkrank durch psychosozialen Streß. Hüthig, Heidelberg

Schmidt TH, Dembroski TM, Blümchen G (eds) (1986) Biological and psychological factors in cardiovascular disease. Springer, New York

Schneiderman N (1983) Animal behavior models of coronary heart disease. In: Krantz DS, Baum A, Singer JE (eds) Handbook of psychology and health, vol III, Cardiovascular disorders and behavior. Lawrence Erlbaum, Hillsdale

Selye H (1976) Stress in health and disease. Chapter I: History and general outline of the stress concept. Butterworth, Boston

Shekelle RB, Liu SC (1978) Public beliefs about causes and prevention of heart attacks. J Am Med Assoc 240:756–758

Shekelle RB, Gale M, Ostfeld AM, Oglesby P (1983) Hostility, risk of coronary heart disease, and mortality. Psychosom Med 45:109–114

Shekelle RB, Hulley SB, Neaton JD et al. (1986) Type A behavior and risk of coronary heart disease in the Multiple Risk Factor Intervention Trial. In: Schmidt TH, Dembroski TM, Blümchen G (eds) Biological and Psychological factors in cardiovascular disease. Springer, New York

Strasser H (1982) Arbeitswissenschaftliche Methoden der Beanspruchungsermittlung. Gentner, Stuttgart

Theorell T, Floderus-Myrhed B (1977) Workload and risk of myocardial infarction – a prospective psychosocial analysis. Int J Epidemiol 6:17–21

Theorell T, Lind E, Floderus-Myrhed B (1975) The relationship of disturbing life-changes and emotions to the early development of myocardial infarction and other serious illnesses. Int J Epidemiol 4:281–293

Thoresen CE, Friedman M, Gill JK, Ulmer DK (1982) The recurrent coronary prevention project. Some preliminary findings. Acta Med Scand [Suppl] 660:172–192

Tobiasch V (1979) Patientenmeinungen über Risikofaktoren. Dt Ärzteblatt 43:2829–2830

Wilhelmsen L, Wilhelmsson C, Vedin A, Elmfeldt D (1982) Effects of infarct size, smoking, physical activity and some psychosocial factors on prognosis after myocardial infarction. Adv Cardiol 29:119–125

Williams RB (1987) Refining the type A hypothesis: Emergence of the hostility complex. Am J Cardiol 60:27J–32J

Williams RB, Friedman M, Glass DC, Herd JA, Schneiderman N (1978) Section summary: Mechanisms linking behavioral and pathophysiological processes. In: Dembroski TM, Weiss SM, Shields JL, Haynes SG, Feinleib M (eds) Coronary prone behavior. Springer, New York

Williams RB, Haney TL, Lee KL, Kong Y, Blumenthal JA, Whalen RE (1980) Type A behavior, hostility, and coronary atherosclerosos. Psychosom Med 42:539–549

# Prävention sexuell übertragbarer Krankheiten

J. LEIDEL

Wenn Maßnahmen zur Verhütung oder auch zur Bekämpfung übertragbarer Krankheiten geplant werden, so müssen stets die Übertragungswege des jeweiligen Erregers berücksichtigt werden. Infektionskrankheiten, die leicht und z.B. aerogen übertragen werden, erfordern andere Strategien als solche, deren Erreger sich auf dem Wege der Schmier- und Schmutzinfektion ausbreiten. Wieder andere Vorgehensweisen sind bei Infektionen notwendig, die überwiegend oder sogar nahezu ausschließlich als genitale Kontaktinfektion weitergegeben werden können (Leidel 1989).

Die sog. Geschlechtskrankheiten (Venerea) sind Infektionskrankheiten, deren Erreger recht empfindlich sind und daher nur bei günstigen Bedingungen und intensivem Kontakt übertragen werden. Dieser intensive Kontakt ist beim Geschlechtsverkehr gegeben, und so erfolgt die Infektion vornehmlich bei dieser Gelegenheit (Steigleder 1987).

Diese Besonderheit der genitalen Übertragung der sog. Geschlechtskrankheiten und die daraus resultierende Notwendigkeit spezifischer Maßnahmen zur Prophylaxe führte 1899 zur „Ersten internationalen Konferenz für Prophylaxe der Syphilis und der venerischen Krankheiten" in Brüssel und zur Gründung einer „Société international der prophylaxie sanitaire et morale de la syphilis et des maladies vénériennes".

Der Name dieser internationalen Gesellschaft läßt eine weitere Eigentümlichkeit der Prophylaxe genitaler Kontaktinfektionen erkennen: Wegen der Übertragung der Infektionen durch stets auch gesellschaftlichen Wertungen unterliegende sexuelle Aktivitäten werden zu ihrer Eindämmung nicht nur medizinisch-hygienische, sondern auch moralische, d.h. zugleich auch gesellschaftliche Kategorien herangezogen. Und es liegt nahe, daß gerade staatliche Maßnahmen mitunter erheblich von moralischen Wertvorstellungen und nicht nur von medizinischen Notwendigkeiten geprägt sind.

1902 erfolgte in Berlin (unter anderem auf Anregung durch Neisser, den Entdecker des Erregers der Gonorrhöe) die Gründung der heute noch bestehenden „Deutschen Gesellschaft zur Bekämpfung der Geschlechtskrankheiten", die zahlreiche Ortsgruppen unterhielt und eine eigene *Zeitschrift zur Bekämpfung der Geschlechtskrankheiten* herausgab.

# 1 Begriffsbestimmung

Auch der Gesetzgeber trug den Besonderheiten der Übertragung bei diesen Krankheiten Rechnung: Seit 1927 gibt es in Deutschland eine spezialgesetzliche Regelung bei der Bekämpfung der Geschlechtskrankheiten. Das heute geltende Gesetz vom 23. Juli 1953 (BGBl.I S. 700), zuletzt geändert durch das Gesetz vom 02. März 1974 (BGBl.I S. 469), definiert in seinem § 1, welche Krankheiten Geschlechtskrankheiten „im Sinne des Gesetzes" sind:
1. Syphilis (Lues),
2. Tripper (Gonorrhöe),
3. Weicher Schanker (Ulcus molle),
4. Venerische Lymphknotenentzündung (Lymphogranulomatosis inguinalis).

Diese Aufzählung ist abschließend. Auch wenn selbstverständlich weitere Krankheiten beim sexuellen Kontakt übertragen werden können, so sind sie doch keine Krankheiten im Sinne des Gesetzes zur Bekämpfung der Geschlechtskrankheiten.

Der wissenschaftlich-medizinische Begriff der Geschlechtskrankheiten deckt sich weitgehend mit dieser gesetzgeberischen Definition. Allerdings wird häufig auch noch das fast nur in den Tropen vorkommende Granuloma venereum (Donovaniose) zu den eigentlichen Venerea gezählt.

In den angelsächsischen Ländern wurden besonders von den 60er Jahren an die Anstrengungen zur Eindämmung der klassischen Geschlechtskrankheiten (insbesondere der Syphilis und der Gonorrhöe) erheblich verstärkt. Dabei zeigte sich rasch die Notwendigkeit, eine Vielzahl anderer, ebenfalls sexuell übertragbarer Krankheiten in diese Anstrengungen einzubeziehen.

So wurde mehr aus praktischen als aus wissenschaftlichen Gründen der Begriff der sexuell übertragbaren Krankheiten („sexually transmitted diseases", STD) eingeführt. Im September 1985 wurde folgerichtig die entsprechende Abteilung der Centers for Disease Control in den Vereinigten Staaten (CDC) von „The Venereal Diseases Branch" umbenannt in „Division of Sexually Transmitted Diseases". Der Begriff STD schließt die Venerea mit ein, er ist also umfassender, aber auch unschärfer und weniger exakt definiert. Tatsächlich scheint es wegen der Vergleichbarkeit des Übertragungsweges und den daraus resultierenden Übereinstimmungen bei Maßnahmen zur Verhütung und Bekämpfung sinnvoll, die große Gruppe der STD gemeinsam zu betrachten, so unterschiedlich Ätiologie, Pathogenese, Klinik, Diagnostik und Therapie auch sein mögen.

In Tabelle 1 werden die Venerea und die „übrigen" sexuell übertragbaren Krankheiten (STD) nochmals einander gegenüber gestellt.


# 2 Bedeutung


Unsere Kenntnisse über die Häufigkeit sexuell übertragbarer Krankheiten sind unvollständig. In der Bundesrepublik besteht eine Meldepflicht nur für die vier im Gesetz zur Bekämpfung der Geschlechtskrankheiten angeführten Krankheiten.

**Tabelle 1.** Venerea und die „übrigen" übertragbaren Krankheiten. ( Modifiziert nach Fritsch et al. 1985)

| | |
|---|---|
| Venerea<br>Syphilis<br>Gonorrhöe<br>Ulcus molle<br>Lymphogranuloma inguinale<br>Granuloma venereum | |
| *„Übrige" STD*<br>„unspezifische" Urethritis des Mannes durch: | Chlamydia trachomatis<br>Mycoplasma hominis,<br>Ureaplasma urealyticum<br>Trichomonas vaginalis<br>Candida albicans<br>Herpes simplex |
| Infektiöse Vulvovaginitis und Zervizitis<br>(untere Genitalinfektion der Frau) durch: | Trichomonas vaginalis<br>Candida albicans<br>Gardnerella vaginalis<br>Chlamydia trachomatis<br>(N. gonorrhoeae) |
| Endometritis, Salpingitis, Adnexitis,<br>Pelviperitonits (obere Genitalinfektion<br>der Frau, pelvic inflammatory diaease) durch: | Chlamydia trachomatis<br>(N. gonorrhoeae) |
| STD mit vorwiegend dermatologischer<br>Symptomatik: | Herpes genitalis<br>Condylomata acuminata (Viruswarzen)<br>Mollusca contagiosa<br>Scabies (Krätze)<br>Pediculosis pubis (Filzlausbefall) |
| Systemkrankheiten | Virusinfektionen: Hepatitis B, Aids<br>Bakterielle Darminfektionen<br>(Shigellose, Salmonellose usw.)<br>Protozoeninfektion: Amöbiasis,<br>Lambliasis, Giardiasis |

Daneben existiert eine anonyme Fallberichterstattung über Aids-Erkrankungen sowie eine ebenfalls anonyme Laborberichtspflicht für positive Anti-HIV-Bestätigungstests. In den USA werden wie in den meisten Ländern neben Aids noch Gonorrhöe und Syphilis regelmäßig erfaßt. Eine zuverlässige Dokumentation aller „übrigen" STD findet praktisch nirgends statt.

Dennoch gibt es aus den USA und aus Großbritannien, wo selbständige klinische Einheiten für sexuell übertragbare Krankheiten bestehen („STD clinics"), recht zuverlässige Schätzungen und Hochrechnungen der „sonstigen" STD.

In Tabelle 2 ist die offizielle Statistik des britischen Gesundheitsministeriums über die Zahl der 1981 aufgetretenen Neuerkrankungen pro 100000 Einwohner wiedergegeben (zit. n. Krause u. Weidner 1988). Aids spielte in diesem Zusammenhang noch keine Rolle.

**Tabelle 2.** Inzidenz (pro 100 000) sexuell übertragbarer Krankheiten 1981 in England

| | |
|---|---:|
| Frühe Syphilis | 8,50 |
| Späte Syphilis | 4,26 |
| Gonorrhöe | 146,96 |
| Ulcus molle | 0,28 |
| Unspezifische Genitalinfektionen | 395,74 |
| Trichomoniasis | 7,30 |
| Kandidose | 41,72 |
| Skabies | 7,68 |
| Phthiriasis pubis | 26,22 |
| Herpes simplex genitalis | 29,13 |
| Condylomata acuminata | 82,63 |

In der Bundesrepublik wurden 1981 pro 100000 Einwohner 8,9 Neuerkrankungen an Syphilis und 79,6 an Gonorrhöe gemeldet (Fischer-Harriehausen 1988). Unterstellt man, daß die Inzidenzen dieser beiden Erkrankungen in Großbritannien und der Bundesrepublik in etwa gleich sind, so stützt der Vergleich der Zahlen aus den beiden Ländern die These, daß bei uns nur etwa die Hälfte der meldepflichtigen Geschlechtskrankheiten auch tatsächlich gemeldet wird.

Nach Schätzungen der CDC (Centers of Disease Control) muß in den USA derzeit mit jährlich 3 Mio. Neuerkrankungen an genitalen Chlamydieninfektionen, 200000 – 500000 Fällen von genitalem Herpes und mindestens jeweils 1 Mio. Fällen von Pelviperitonitis („pelvic inflammatory disease") durch Chlamydien und/oder Gonokokken, Trichomonadeninfektionen und genitalen Warzen gerechnet werden (Goldsmith 1986).

Etwa 10% der Erkrankungen an oberen Genitalinfektionen bei Frauen führen zu erheblichen Schwangerschaftskomplikationen oder gar zu Infertilität. Hiervon sind jedes Jahr etwa 100000 Amerikanerinnen betroffen. STD sind damit die wichtigste Ursache für eine sekundäre Sterilität mit all den tragischen Konsequenzen für die betroffenen Frauen bzw. Paare. Auch ein großer Teil der jährlich etwa 70000 extrauterinen Schwangerschaften wird von den CDC als Folge derartiger Genitalinfektionen betrachtet.

Willard Cates, der Direktor der STD-Abteilung der CDC, beziffert in einem Kommentar für JAMA die ungefähren ökonomischen Kosten der STD. Danach müssen in den USA jährlich etwa 500 Mio. Dollar für die Behandlung genitaler Herpesinfektionen aufgewendet werden, 1 Milliarde Dollar für Gonorrhoe, 1,4 Milliarden Dollar für Chlamydieninfektionen und 2,6 Milliarden Dollar für obere Genitalinfektionen bei Frauen (Cates 1988).

Es sei in diesem Zusammenhang zumindest auch erwähnt, daß einige Gründe für eine Beteiligung bestimmter Typen des HPV (humanes Papillomvirus), des Erregers der Condylomata acuminata, bei der Entstehung des Zervixkarzinoms sprechen (Kitchener 1988). Möglicherweise handelt es sich also auch hier um eine sexuell übertragene Krankheit.

Ich möchte mit dieser kurzen Übersicht zeigen, daß nicht nur den klassischen Geschlechtskrankheiten, sondern auch den „übrigen" STD eine erhebliche Bedeutung zukommt, daß sie enorme volkswirtschaftliche Schäden und eine Fülle von menschlichem Leid hervorrufen. Die sexuell übertragbaren Krankheiten sind heute die bedeutendste Gruppe der infektiösen menschlichen Krankheiten (Krause u.

Weidner 1988). Diese Bedeutung besonders der übrigen STD ist in der Vergangenheit von der Bevölkerung, aber auch von vielen Ärzten, erheblich unterschätzt worden. Dies hat sich erst durch die Angst vor Herpes und Aids grundlegend geändert.

## 3  Eindämmung durch Maßnahmen der Sekundärprävention

Daß im Bewußtsein der Bevölkerung die sexuell übertragbaren Krankheiten in den letzten Jahrzehnten eine im Gegensatz zu früher eher geringe Rolle gespielt haben, mag auch durch die relativ gute Behandelbarkeit der klassischen Geschlechtskrankheiten mitverursacht sein. Im *Handbuch der Dermatologie und Venerologie* von Gottron und Schönfeld von 1965 schreiben Thelen und Schönfeld:

„Daß im übrigen in diesem Abschnitt über die Verhütungsmaßnahmen im Gegensatz zum Jadassohnschen Handbuch (Habermann 1930) relativ wenig über die einzelnen Verhütungsmaßnahmen und -mittel berichtet wird, liegt darin begründet, daß alle diese Mittel nicht mehr ihre frühere Bedeutung besitzen. Der starke Rückgang der Geschlechtskrankheiten, vor allem der Syphilis, hat dazu geführt, daß die Furcht vor Ansteckung erheblich geschwunden ist; diese Furcht wird weiterhin vermindert durch die heute allgemein verbreitete Erkenntnis der raschen, schmerzlosen und sicheren Heilung durch das Penicillin.“

Die meisten Menschen haben sich in der Vergangenheit kaum als von sexuell übertragbaren Krankheiten bedroht empfunden, und wenn doch, so dachte man praktisch ausschließlich an Syphilis und Tripper. Diese beiden Krankheiten waren nun offensichtlich dank Penizillin besiegt. Und die „geschwundene Furcht vor Ansteckung“ mag zusammen mit der Entwicklung sicherer und bequem anwendbarer Möglichkeiten der Antikonzeption zu einer Entwicklung beigetragen haben, die von manchen als „sexuelle Revolution“ verkannt wird.

Tatsächlich nahm zumindest die Gonorrhöe in der zweiten Hälfte der 60er Jahre nach bis dahin rückläufigem Trend wieder zu. In Nordrhein-Westfalen betrug der Anstieg von 1968 auf 1969 10%. Auch in der Bundesstatistik wird diese Entwicklung deutlich. Während die Zahl der gemeldeten Neuerkrankungen an Gonorrhöe pro 100000 Einwohner 1953 bereits auf 96,6 gesunken war, wurden 1971 wieder 123,8 Fälle auf 100000 Einwohner gemeldet. Eine mit 1952 vergleichbar Inzidenz wurde bei der Gonorrhöe erst 1976 wieder erreicht. Seitdem kommt es in der Bundesrepublik zu einem ununterbrochenen Rückgang der Inzidenz der klassischen Geschlechtskrankheiten insgesamt. 1985 wurden noch 59,8 Neuerkrankungen an Gonorrhöe und 6,5 an Syphilis pro 100000 Einwohner gemeldet (Fischer-Harriehausen 1988).

Dieser Rückgang der Inzidenz wurde mit einer Strategie erreicht, die in hohem Maße von der guten Therapierbarkeit der klassischen Geschlechtskrankheiten geprägt war: Möglichst frühzeitige Diagnosestellung, adäquate Behandlung und die nach § 13 des Gesetzes zur Bekämpfung der Geschlechtskrankheiten vorgeschriebene, wenn auch zumeist wenig effektive Suche nach der mutmaßlichen Ansteckungsquelle bzw. nach den Personen, auf die der Kranke die Geschlechtskrankheit übertragen haben könnte, waren und sind die Eckpfeiler dieser Strategie.

Man kann eine solche Vorgehensweise, die auf rasche Limitierung einer bereits aufgetretenen Erkrankung abzielt und die hierdurch natürlich auch einer weiteren Ausbreitung entgegenwirkt, als *sekundäre Prävention* bezeichnen. Zumindest hinsichtlich Gonorrhöe und Syphilis hat sich diese sekundär präventive Vorgehensweise auch offensichtlich durchaus bewährt. Zugleich kam es aber zu einem Anstieg bei den „übrigen" STD. Neben schwerwiegenden oberen Genitalinfektionen bei Frauen bestimmten von allem sexuell übertragbare Virusinfektionen mehr und mehr das Bild der STD im Bewußtsein vieler Ärzte und insbesondere im Bewußtsein der Bevölkerung.

## 4 Rückbesinnung auf Maßnahmen der Primärprävention

In dem Maße, in dem sexuell übertragbare Virusinfektionen (Hepatitis B, Herpes genitalis, Infektionen durch Papillomviren und nicht zuletzt Aids) sowie andere nicht oder schwer therapierbare STD an Bedeutung gewinnen, muß ein auf Therapie setzendes Konzept der Sekundärprävention an Effektivität einbüßen.

In dieser Situation gewinnen Maßnahmen der Primärprävention an Bedeutung, Maßnahmen, die bereits der Übertragung von STD entgegenwirken und so Krankheiten erst gar nicht auftreten lassen. Dies bedeutet aber auch, daß vor allem altbekannte Verfahren zum Infektionsschutz wiederentdeckt oder doch zumindest wieder beachtet werden müssen. Der Darstellung dieser Maßnahmen und ihrer Effektivität gilt hier das Hauptaugenmerk.

Mary Guinan, die Kodirektorin der STD-Abteilung bei den CDC, formuliert es so (Goldsmith 1986): „Schon immer haben Väter ihren Söhnen im High-school-Alter geraten, Kondome in der Brieftasche zu haben. Well, ich möchte, daß auch Mütter beginnen, ihren Töchtern zu sagen, daß sie Kondome bei sich haben sollen – und daß sie sich drum kümmern sollen, daß die Jungs sie auch benutzen."

Nun geht es bei den Verfahren zum Infektionsschutz nicht nur um Kondome, obwohl diese sicher besonders wichtig und effektiv sind. Stone und ihre Mitarbeiter haben sich die Mühe gemacht und die wissenschaftliche Literatur daraufhin durchgesehen, was hinsichtlich der Effektivität von Schutzmaßnahmen als gesichert angesehen werden kann (Stone et al. 1986). Soweit keine anderen Referenzen angegeben sind, beziehe ich mich im folgenden auf diese beachtenswerte Arbeit.

### 4.1 Einschränkung sexueller Aktivitäten

Es ist trivial, daß der Verzicht auf sexuelle Handlungen mit anderen Menschen oder die Beschränkung z.B. auf Telefonsex den sichersten Schutz vor sexuell übertragbaren Krankheiten bietet. Auch in einer dauerhaften, beiderseits monogam geführten Partnerschaft primär nicht bereits Infizierter dürfte das Infektionsrisiko denkbar gering sein. Andererseits steigt die Wahrscheinlichkeit einer Infektion naturgemäß mit der Anzahl von Intimpartnern, zumal wenn diese auch wieder eine große Zahl von Sexualkontakten haben.

Obwohl also das Risiko einer Infektion zweifellos mit der Zahl der Intimpartner steigt, ist der zumeist ja moralischen Wertvorstellungen entspringende Rat: „Treue ist der beste Schutz!" wenig hilfreich. „Treue" als Verzicht auf andere Partner außer dem einen, dem man treu sein will, ist entweder eine Aussage über einen zurückliegenden Zeitraum („ich war dir treu"). Dies ist nicht unbedingt ein Schutz für die Zukunft. Oder aber Treue ist ein Versprechen, eine Absichtserklärung. Dann wird es sich noch erweisen müssen, ob dies wirklich ein Schutz ist. Außerdem wird der Appell an die Treue der Lebenssituation all derer nicht gerecht, die von Herzen gerne treu wären, wenn sie nur einen Partner hätten, dem sie treu sein könnten.

Der letzte Gesichtspunkt gilt besonders für junge Menschen, die noch auf der Suche nach einer festen und auf Dauer angelegten Partnerschaft sind, und für Menschen, die ihren Partner durch Tod oder Trennung verloren haben.

Brandt hat in seinem hervorragenden Buch *No Magic Bullet* (Brandt 1985) sehr deutlich gezeigt, daß Versuche, die Geschlechtskrankheiten durch moralisch begründete Appelle einzudämmen, stets gescheitert sind. Treue ist ein moralisch-ethischer Begriff und spielt als Forderung an sich selbst oder als Wunsch an den Partner sicher eine wichtige (heute vielleicht zu wenig beachtete) Rolle. Treue aus Angst vor Ansteckung oder Treue als Alternative zum Präservativ bedeutet m.E., den Begriff in einer völlig falschen Kategorie anzuwenden und damit abzuwerten. Effektiv im Sinne einer Eindämmung der STD ist diese Verwendung wohl nicht.

Erfolgversprechender scheint demgegenüber eine sachgerechte Information und Aufklärung, die ein wirkliches Problem*bewußtsein* schafft. Hierzu gehört natürlich auch der Hinweis, daß jeder sexuelle Kontakt mit einem Menschen, von dem man nicht sicher weiß, daß er an keiner sexuell übertragbaren Krankheit leidet, ein Risiko darstellen kann.

Dieses Risiko mag dadurch etwas verringert werden können, daß man bei einem potentiellen Partner auf Genitalläsionen, Eiterungen und Hautausschläge achtet und daß man ihn wegen möglicher Infektionen befragt, wie es Stone et al. empfehlen (1986). Mir scheint dieser Rat jedoch wenig hilfreich angesichts der Tatsache, daß die meisten und gerade die gefährlichsten STD mitnichten immer durch entsprechende Symptome auf sich aufmerksam machen.

Dies mag durch die folgende Erfahrung verdeutlicht werden: Ein junger Mann, den ich kurze Zeit vor seinem qualvollen Tod an Aids sprach, sagte mir, er habe sich immer bemüht, sich potentielle Intimpartner sehr genau auf mögliche Infektionsrisiken anzusehen. Er litt zu dieser Zeit trotzdem neben Aids an Lues II und an chronisch aggressiver Hepatitis B.

Manche Menschen vertreten die Auffassung, es sei Sache des Staates, durch entsprechende seuchenrechtliche Maßnahmen sicherzustellen, daß sie ihre sexuellen Bedürfnisse stets gefahrlos befriedigen können. Vor allem zu Beginn der öffentlichen Aids-Diskussion spielte dieses Argument eine unheilvolle Rolle. Natürlich muß dieser Ansicht mit aller Deutlichkeit widersprochen werden. Nicht einmal für diejenigen Prostituierten, die sich regelmäßig entsprechenden Untersuchungen unterziehen, kann es eine staatliche „Garantie auf Keimfreiheit" geben, geschweige denn für die zahl- und risikoreicheren anderen potentiellen Intimpartner.

Zahlreiche Studie belegen, daß Menschen durchaus bereit sind, ihr Sexualverhalten zu modifizieren, wenn ihnen ein bestimmtes Risiko *bewußt* geworden ist. Dabei mag die Angst vor Ansteckung zunächst eine wichtige Triebfeder darstellen.

Will man jedoch zeitstabile Verhaltensänderungen erreichen, die vom jeweiligen Medienrummel unabhängig sind, so muß die Angst mit der Zeit abgelöst werden durch rationales Wissen und wirkliches Problembewußtsein.

Eine Umfrage des amerikanischen Magazins *Glamour* von 1986 ergab, daß sexuell übertragbare Krankheiten die wichtigste Sorge amerikanischer Frauen darstellten, noch vor der Besorgnis um Krieg oder Frieden. Nach Mary Guinan ist diese Sorge Ende der 70er Jahre entstanden, als die Medien in großem Umfang über das Problem der genitalen Herpesinfektionen berichteten (Goldsmith 1986).

Auch in der Bundesrepublik wurde Herpes – mit kurzer Verzögerung – ein wichtiges Medienthema. 1982 berichtete die *Bild-Zeitung* in einer siebenteiligen Serie über die „neue Liebesseuche" und verbreitete die täglich wiederholte Warnung „Wehe, wenn Du fremdgehst". Auch das Nachrichtenmagazin *Der Spiegel* konnte hier nicht zurückstehen und kam im August 1982 mit einer Titelstory „Gestörte Lust – Herpes – die neue Geschlechtskrankheit" heraus. Heute wiedergelesen, erscheint einem dieser Beitrag wie eine Fingerübung zur Aids-Berichterstattung der dann folgenden Jahre.

Tatsächlich kam es durchaus zu Verhaltensänderungen im Zusammenhang mit Herpes (Aral et al. 1985) und mehr noch mit Aids (Übersicht bei Becker u. Joseph 1988). Diese Verhaltensänderungen führten offensichtlich auch zu einem Rückgang der Neuerkrankungsraten an Syphilis und besonders an Gonorrhöe (Centers of Disease Control 1984; Judson 1983; Leidel 1989; Poulsen u. Ullmann 1985).

Allerdings zeigen differenzierte Betrachtungen und der geradezu dramatische Wiederanstieg der Syphilis in den ersten Monaten des Jahres 1987 in den USA (Centers of Disease Control 1985), daß die Verhaltensänderungen zumeist auf besonders gut informierte und motivierte Gruppen beschränkt geblieben ist, wie z.B. auf die von der Aids-Problematik in besonderem Maße betroffenen homosexuellen oder bisexuellen Männer. Zur Zeit gibt es erste Anzeichen dafür, daß auch bei diesen die Bereitschaft zu risikoärmeren Verhaltensweisen wieder nachläßt. Ich denke, dies bestätigt die These, daß Verhaltensmodifikationen durchaus einen Beitrag zur Prophylaxe sexuell übertragbarer Krankheiten leisten können, daß aber Änderungen des Sexualverhaltens nur aufgrund aktuell geschürter Ängste hierfür nicht dauerhaft genug sind.

Im übrigen wurde bereits in einer 1977 durchgeführten Studie an erwachsenen Männern mit rezidivierenden Gonorrhöeinfektionen gezeigt, daß diejenigen, die über einen Beobachtungszeitraum von neun Monaten keine neuen Infektionen durchmachten, alle die Zahl ihrer Intimpartner reduziert hatten (Tucker 1977).

Auch diese Studie scheint den theoretisch zu erwartenden Effekt von Verhaltensänderungen auf die Reduktion von STD zu bestätigen. Allerdings sind sicher noch weitere derartige Untersuchungen notwendig.

## 4.2 Das Kondom

Kondome gehören zu den am längsten bekannten Verhütungsmitteln. Schon der sagenhafte König Minos in Kreta soll Fischblasen als Schutzhüllen verwendet haben. Wie die früher gängige Bezeichnung „Männerschutz" andeutet, wurden Kondome wahrscheinlich zu allen Zeiten eher zum Schutz (besonders des Mannes) vor Genitalinfektionen als zur Verhütung unerwünschter Schwangerschaften benutzt.

Wenn Kondome konsequent und korrekt angewendet werden, bieten sie für den Träger einen mechanischen Schutz vor Kontakten des Penis mit infektiösen Sekreten oder Läsionen von Zervix, Vagina, Vulva und Rektum sowie mit infektiösem Speichel oder mit Läsionen der Mundschleimhaut. Der Partner oder die Partnerin der Trägers werden vor infektiösem Sperma, vor Ausscheidungen aus der Urethra und vor dem Kontakt mit Läsionen an Glans und Penisschaft geschützt (Centers of Disease Control 1988).

Die Übertragung der Syphilis ist trotz Kondomanwendung möglich. Der Primäraffekt findet sich dann an den vom Präservativ nicht bedeckten Bereichen der Peniswurzel oder am Skrotum (Präservativschanker).

Eine Querschnittsuntersuchung an Männern, die erstmals eine STD-Klinik in Belfast aufsuchten, ergab, daß bei Kondomanwendern nur halb so häufig eine Gonorrhöe vorlag wie bei Nichtanwendern. Bei einer ähnlichen Untersuchung aus London war der Schutzeffekt des Kondoms vor Gonorrhöe noch ausgeprägter (Stone et al. 1986). Beide Studien ergaben keinen Effekt des Kondoms auf nicht-gonorrhoische Urethralinfektionen.

Asymptomatische männliche College-Studenten, die „immer" oder „fast immer" Kondome anwandten, wiesen bei einer amerikanischen Querschnittstudie signifikant seltener eine Besiedelung der Urethra mit Mykoplasmen auf als solche, die „selten" oder „nie" Kondome benutzten. Dieser Effekt ließ sich auch noch nachweisen, wenn die jeweilige Partnerzahl mitberücksichtigt wurde (McCormack et al. 1973).

Eine Studie an 151 australischen Vietnam-Heimkehrern ergab, daß von 55 Soldaten, die nach eigenen Angaben regelmäßig Kondome verwendeten, keiner eine Geschlechtskrankheit durchgemacht hatte, während 26 von 96 Nicht-Anwendern eine Infektion erlitten hatten.

Eine französische Studie über die Sexualpartner von über 700 Frauen, die mit Gonorrhöe oder Trichomonaden infiziert waren, zeigte, daß sich von 302 Männern mit konstanter Anwendung von Kondomen nur 1% mit Gonorrhöe und 2% mit Trichomonaden ansteckten. Dagegen fanden sich bei 480 Männern, die auf die Verwendung von Kondomen verzichteten, in 97% Tripper und 33% Trichomonaden (Siboulet 1972, zit. n. Hoffmann 1989).

Eine prospektive Untersuchung an amerikanischen Marinesoldaten ergab, daß von 29 Männern, die „immer" oder „meistens" Kondome anwendeten, keiner eine Tripperinfektion erlitt, während sich 51 von 498 Matrosen, die keine Kondome benutzt hatten, eine Gonorrhöe zuzogen. Allerdings ist dieser Unterschied wegen der kleinen Zahl der Kondomanwender nicht statistisch signifikant.

Kondome können auch Frauen vor STD schützen. Eine große multizentrische Untersuchung in den USA ergab, daß Frauen, die sich bei der Kontrazeption auf Kondome verließen, ein signifikant niedrigeres Risiko aufwiesen, wegen eines „pelvic inflammatory disease" hospitalisiert zu werden als Frauen ohne derartige Kontrazeption (Keloghan et al. 1982).

Verschiedene Autoren haben In-vitro-Untersuchungen zu der Frage durchgeführt, ob Chlamydien oder Viren die zumeist ja nur etwa 0,06 mm starke Latexmenbran eines Kondoms durchdringen können. Dabei zeigte sich, daß Latexkondome in der Tat effektive Barrieren für Chlamydia trachomatis (Judson 1983),

Herpes-simplex-Virus Typ 2 (Conant et al. 1984; Judson et al. 1983; Smith et al. 1981), Zytomegalievirus (Katznelson et al. 1984) und HIV (Conant et al. 1986; Rietmeijer et al. 1988) darstellen. Aufgrund § 20 des Gesetzes zur Bekämpfung der Geschlechtskrankheiten prüft auch das Bundesgesundheitsamt neue Kondomarten auf ihre Undurchlässigkeit gegenüber Viren. Hierbei wird ein besonders kleiner Bakteriophage (T3) verwendet.

Auch einige epidemiologische Studien an zumeist allerdings recht kleinen Fallzahlen belegen die Wirksamkeit von Kondomen bei der Prophylaxe genital übertragener HIV-Infektionen (Fischl et al. 1987; Kelly et al. 1987; Mann et al. 1987; Vessey et al. 1982).

Gerade die Propagierung von Kondomen zum Schutz vor einer HIV-Übertragung hat zu heftigen Auseinandersetzungen in der Öffentlichkeit geführt. So wurde z.B. der möglicherweise lebensrettende Hinweis auf diese Methode der Infektionsverhütung als „Kondomisierungskampagne" verunglimpft. In diesem Zusammenhang wurde auch die Frage der Zuverlässigkeit und Sicherheit der Kondomanwendung mit z.T. ideologisch anmutender Verbissenheit diskutiert.

Grundlage dieser Überlegungen waren die mittels des sog. Pearl-Index berechneten Versagerquoten des Kondoms als Mittel der Empfängnisregelung. Dabei blieben jedoch einige wesentliche Fakten zumeist unberücksichtigt. So hängt z.B. der Pearl-Index stark von der Erfahrung mit der Kondomanwendung ab. Außerdem verwenden viele Paare das Kondom nur an den Tagen, an denen nach ihren Berechnungen eine Empfängnis möglich erscheint. So werden unter Umständen Versager der Zeitwahlmethode zur Konzeptionsverhütung fälschlich dem Kondom angelastet.

Prinz hat 1987 unter Zugrundelegung eines mittleren Pearl-Index von 5 und mittels Extrapolation von ca. 4 empfängnisbereiten Tagen pro Zyklus auf 28 Tage, an denen eine Infektion erfolgen kann, die abenteuerliche Hypothese aufgestellt, daß am Ende eines Benutzerjahres von 100 Frauen sich 35 Frauen trotz Kondomanwendung mit HIV infiziert haben (Prinz 1987, zit. n. Hoffmann 1989).

Wittkowski kommt demgegenüber 1989 zu der Auffassung, daß die Sicherheit der Kondomanwendung (z.T. mit Anwendung von Spermiziden) 97 – 99% beträgt (Wittkowski 1989). Darüber hinaus stellt er fest: „Solange die Compliance unter 90% liegt, hängt die Effektivität dieser Barriere-Methode stärker von der Compliance als von der Sicherheit ab. In Zweifelsfall muß deshalb immer dann eine möglicherweise weniger sichere Methode empfohlen werden, wenn die Gefahr besteht, daß die sicherere Methode auch nur etwas seltener angewandt wird."

Zu erheblicher Verunsicherung trug auch ein 1987 veröffentlichtes Untersuchungsergebnis der Stiftung Warentest bei. Fast ein Drittel der getesteten Kondome war vor allem wegen minimaler Undichtigkeiten bei mindestens 4 der von jeder Sorte untersuchten 300 Exemplare mit „mangelhaft" bewertet worden. Bei einem erneuten Test ein Jahr später fiel das Ergebnis deutlich besser aus: Nur noch eins von 19 geprüften Markenkondome erhielt wegen Undichtigkeiten bei vier von 300 Exemplaren die Note „mangelhaft" (Stiftung Warentest 1988).

Die Mehrzahl der deutschen Kondomhersteller hat sich zur „Deutschen Latexforschung- und Entwicklungsgemeinschaft e.V." (DLF) zusammengeschlossen. Von dieser ist eine Gütesicherungsrichtlinie entwickelt worden, die vom Institut für Gütesicherung und Kennzeichnung (RAL) genehmigt wurde. Es sollten grundsätzlich nur Kondome mit dem entsprechenden RAL-DLF-Gütesiegel verwendet werden.

Mitunter wird empfohlen, spermizidhaltige Kondome anzuwenden. Tatsächlich zeigen In-vitro-Versuche, daß handelsübliche Spermizide die Erreger sexuell übertragbarer Krankheiten einschließlich HIV zu inaktivieren vermögen (s. unten). Die Verwendung spermizidhaltiger Präservative mag daher ein höheres Maß an Sicherheit bieten, insbesondere bei kleineren Undichtigkeiten des Kondoms. Allerdings ist beim Reißen des Kondoms auch durch im Kondom enthaltene Spermizide kein hinreichender Schutz gewährleistet. Für einen solchen Fall scheint eher die vaginale Spermizidanwendung sinnvoll zu sein (Centers of Disease Control 1988).

Entscheidend für die Sicherheit von Kondomen ist – neben der Qualität des Präservativs selbst – die sichere und korrekte Anwendung. Die Centers for Disease Control haben aufgrund der heute verfügbaren Kenntnisse Empfehlungen für die Kondomanwendung formuliert, die im folgenden wiedergegeben werden (Centers of Disease Control 1988):

1. Es sollten Kondome aus Latex verwendet werden, weil sie einen besseren Schutz gegen virale STD bieten als Kondome aus natürlichen Membranen (z.B. Schafszäkum).

2. Kondome sollten an einem kühlen und trockenen Platz aufbewahrt und nicht der direkten Sonnenbestrahlung ausgesetzt werden.

3. Kondome in beschädigten Packungen oder solche, die offensichtliche Anzeichen einer Überalterung aufweisen (z.B. Sprödigkeit, Klebrigkeit oder Farbveränderungen), sollten nicht verwendet werden.

4. Kondome sollten sorgfältig gehandhabt werden (Fingernägel!), damit keine Löcher entstehen.

5. Das Kondom sollte vor jeglichem genitalen Kontakt des Penis übergestreift werden, um jede Berührung mit Flüssigkeiten, die Infektionsgefahr enthalten könnten, zu vermeiden. Das Kondom sollte an der Spitze gehalten und über den versteiften Penis abgerollt werden. Es muß sichergestellt werden, daß an der Spitze genügend Platz bleibt, um das Sperma aufzunehmen, und daß keine Luft in dieses Reservoir gelangt.

6. Es muß für eine ausreichende Gleitfähigkeit gesorgt werden. Wenn ein zusätzliches Gleitmittel angewendet werden muß, dann dürfen nur Gleitmittel auf Wasserbasis benutzt werden. Öl- oder fetthaltige Gleitmittel (z.B. Vaseline, Salatöl, Backfett oder Lotions) dürfen nicht verwendet werden, weil sie das Latex angreifen.

7. Die Verwendung von Kondomen, die Spermizide enthalten, mag einen zusätzlichen Schutz bieten. Besser ist jedoch die vaginale Anwendung von Spermiziden zusammen mit dem Kondom.

8. Wenn ein Kondom reißt, sollte es sofort entfernt werden. Falls nach dem Reißen des Kondoms eine Ejakulation erfolgte, wird eine sofortige Anwendung von Spermiziden empfohlen. Allerdings ist über die Schutzwirkung einer solchen Spermizidanwendung nach der Ejakulation nichts bekannt.

9. Nach der Ejakulation muß darauf geachtet werden, daß das Kondom nicht vom Penis abrutscht, bevor dieser aus der Vagina gezogen wurde. Beim Herausziehen des Glieds sollte das untere Ende des Kondoms festgehalten werden. Das Glied sollte so in noch erigiertem Zustand herausgezogen werden.

10. Kondome dürfen nie wiederholt benutzt werden.

Von den Autoren der vorstehenden Empfehlungen wird außerdem die Forderung erhoben, daß Kondome leichter und an mehr Stellen erhältlich sein sollten. Insbesondere alle Beratungsstellen für sexuell aktive Frauen und Männer sollten Kondome ausgeben können und insgesamt mehr Sicherheit bei der Beratung über Präventionsmöglichkeiten von STD erwerben.

## 4.3 Das Diaphragma

Mehrere Studien belegen, daß Barrieremethoden zur Kontrazeption (Diaphragma, Kondom, Spermizide) für Frauen einen gewissen Schutz vor STD darstellen können.

Verglichen mit Frauen, die keine Kontrazeption anwandten, lag die Häufigkeit einer Infektion mit Gonnorrhöe bei Patientinnen einer STD-Klinik in Tennessee, die das Diaphragma (oder Kondome) zur Empfängnisregelung benutzten, bei nur 10%. Eine ähnliche Studie in einer Einrichtung zur Familienplanung in Louisiana zeigte bei Frauen, die spermiziden Schaum, Diaphragmen oder Kondome anwandten, eine um 50% reduzierte Häufigkeit (Stone et al. 1986).

In beiden Studien war allerdings der Unterschied statistisch nicht signifikant. Außerdem waren mögliche Unterschiede im Sexualverhalten der beiden Gruppen nicht berücksichtigt worden.

In einer Untersuchung, die das Sexualverhalten mit einbezog, wiesen Frauen, die das Diaphragma verwendeten, eine signifikant niedrigere Wahrscheinlichkeit auf, wegen einer oberen Genitalinfektion behandelt werden zu müssen als solche, die kein Diaphragma benutzten.

Eine Untersuchung in einer STD-Klinik in Alabama ergab ein statistisch nicht signifikant geringeres Risiko zervikaler Gonorrhöe-Infektionen bei Diaphragmaanwenderinnen. Das jeweilige Sexualverhalten wurde in dieser Studie berücksichtigt.

Diese Ergebnisse sprechen für eine Schutzwirkung des Diaphragmas gegenüber oberen Genitalinfektionen („pelvic inflammatory disease") und Gonorrhöe. Allerdings müssen die Daten mit Vorsicht interpretiert werden. Diaphragmen werden zumeist gemeinsam mit Spermiziden angewendet. Möglicherweise ist die beobachtete Schutzwirkung mehr auf die Spermizidanwendung als auf das Diaphragma zurückzuführen. Jedenfalls kann die alleinige Anwendung eines Diaphragmas nicht empfohlen werden.

Das Zervixkarzinom verhält sich epidemiologisch wie eine sexuell übertragbare Krankheit (Roseman et al. 1984). In einer Untersuchung aus Großbritannien sank das relative Risiko schwerer zervikaler Dysplasien bei Frauen, die während eines Zehnjahreszeitraumes Empfängnisregelung mit Diaphragma oder Kondom betrieben, von 1,0 auf 0,2. Auch eine andere Untersuchung aus England erbrachte für Anwenderinnen des Diaphragmas ein relatives Risiko zervikaler Neoplasien von 0,2, verglichen mit Frauen, die auf andere Weise Empfängnisregelung betrieben (Stone et al. 1986).

## 4.4 Spermizide

Bereits die vaginale Anwendung von Spermiziden allein senkt das Risiko einer Gonorrhöe-Infektion. In einer großen randomisierten klinischen Untersuchung wurde eine Gruppe von Frauen, die zur Behandlung einer frischen Gonorrhöe kamen, dazu veranlaßt, für einen Zeitraum von 6 Monaten Nonoxynol 9-Schaum anzuwenden. Die Häufigkeit der Reinfektionen war bei diesen Frauen 10mal niedriger als bei einer Kontrollgruppe.

Im Rahmen einer kleinen Doppelblindstudie infizierten sich 2 von 24 (8%) Frauen, die Vaginalzäpfchen mit Phenylquecksilberazetat anwandten, und 4 von 24 (17%), die Nonoxynol-9-Suppositorien benutzten, mit Gonokokken. Von einer Kontrollgruppe, die ein Plazebo erhalten hatte, erkrankten im 6monatigen Beobachtungszeitraum 8 von 24 (28%) Frauen. Diese Unterschiede sind allerdings wegen der kleinen Zahlen statistisch nicht signifikant (Rendon et al. 1980).

Eine andere Studie ergab für Frauen, die Spermizide allein anwandten, ein im Vergleich zu einer Kontrollgruppe ohne Kontrazeption um 60% reduziertes Gonorrhöe-Risiko. Dieser Unterschied ist signifikant.

Auch eine Reihe von weiteren (bei Stone et al. 1986 zitierten) Untersuchungen zeigten eine Schutzwirkung von Spermiziden vor einer Gonorrhoe oder einer oberen Genitalinfektion („pelvic inflammatory disease") zwischen 10 und 60%.

In-vitro-Versuche belegen, daß Spermizide das Wachstum von N. gonorrhoeae (Bolch u. Warren 1973; Singh et al. 1972) und Trichomonas vaginalis (Bolch u. Warren 1973) zu hemmen vermögen. Herpes simplex Virus Typ 2 (Singh et al. 1976) und HIV (Hicks et al. 1985) werden inaktiviert. Die Infektiosität von Treponema pallidum wird verringert (Singh u. Cutler 1982).

Aus diesen Laboratoriumsuntersuchungen kann ebenso wie aus den epidemiologischen Studien der Schluß gezogen werden, daß Spermizide einen gewissen Schutz vor STD bieten. Allerdings scheint die Schutzwirkung von Spermiziden allein nicht ausreichend zu sein. Daher sollte die vaginale Anwendung von Spermiziden zur Infektionsprophylaxe mit der Verwendung von Diaphragmen oder besser noch Kondomen kombiniert werden.

## 4.5 Örtliche Maßnahmen, Selbstschutzbehandlung

Während der Weltkriege wurden beim Militär sog. Sanierstellen eingerichtet, und an die Soldaten wurden Sanierpäckchen zur Selbstschutzbehandlung ausgegeben. Die Sanierung bestand aus Waschungen mit desinfizierenden Lösungen (Hydrargyrum oxycyanatum), Einreiben mit Quecksilbersalbe (Sublimat) und Einträpfeln einer argentumhaltigen Lösung oder Einführung eines solchen Stäbchens in die Harnröhre.

Für die deutsche Marine hat vor allem Ruge anhand von vielen tausend Schutzbehandlungen deren prophylaktischen Erfolg nachgewiesen, aber nur, wenn sie innerhalb der ersten 4 h nach dem Verkehr durchgeführt wurde (zit. n. Thelen u. Schönfeld 1965).

Aber auch neuere Arbeiten befassen sich mit der Wirksamkeit lokaler Maßnahmen bei Frauen und Männern: Die tägliche vaginale Anwendung von Progonasyl, einem orthoiodbenzoesäurehaltigen Präparat, reduzierte die Häufigkeit von Gonokokkeninfektionen bei Prostituierten um 90%. In einer anderen Untersuchung verringerte die tägliche vaginale Anwendung von Povidoniod für mindestens 18 Monate bei Prostituierten das Gonorrhöerisiko um 60%, ein signifikanter Unterschied zu einer Plazebokontrollgruppe (Stone et al. 1986).

Eine Studie an Seeleuten, die in Fernost Sexualkontakte zu Prostituierten hatten, zeigte, daß weder ein Wasserlassen innerhalb der ersten 30 min nach dem Koitus, noch postkoitale Waschungen des Penis innerhalb einer Stunde das Go-Risiko zu senken vermochten (Stone, Grimes, Magder 1986).

Insgesamt liegen zu wenige Untersuchungsergebnisse vor, um die Wirksamkeit lokaler Maßnahmen für die Prävention von STD abschließend zu bewerten. Soweit sich z.B. während der Weltkriege lokale Schutzbehandlungen als wirksam erwiesen haben, scheinen mir die Maßnahmen so rigoros, daß sie heute nicht mehr guten Gewissens empfohlen werden können.

## 4.6 Systemische Prophylaxe mit Antibiotika

Hinsichtlich der prophylaktischen Anwendung von Antibiotika ist in Deutschland zwischenzeitlich offenbar ein Meinungswandel eingetreten.

In einer Rundfrage im Jahr 1954 über die prophylaktische Penizillinanwendung bei der Gefahr einer Ansteckung mir Gonokokken wurde von den meisten Dermatologen eine Behandlung ohne exakten Nachweis von Gonokokken als nicht erlaubt angesehen. Felke bezeichnete sie bei genügend glaubhafter Infizierung als erlaubt und sagte (Thelen u. Schönfeld 1965): „Gefährdete Frauen müssen, gefährdete Männer können sofort behandelt werden." Tatsächlich hat sich wohl die vorbeugende Behandlung eines Gonorrhöegefährdeten in der ärztlichen Praxis – ähnlich wie in den USA – durchgesetzt. Thelen u. Schönfeld fordern hierfür das Vorliegen einer Ansteckungsgefährdung *und* einen suspekten klinischen bzw. mikroskopischen Befund (Thelen u. Schönfeld 1965).

Bei der Gefahr einer Ansteckung mit Syphilis galt demgegenüber eine prophylaktische Behandling in der Bundesrepublik viele Jahre als nicht erlaubt. In den USA war allerdings die Abortivbehandlung nach Kontakt mit erwiesenermaßen infiziertem Partner stets etablierte Praxis.

Steigleder vertritt in seinem 1987 erschienen Lehrbuch nun die Auffassung: „Eine prophylaktische Behandlung einer syphilitischen Infektion wird heute im Gegensatz zu früher bejaht, vor allem durch eine entsprechend hohe Penizillingabe bei Gonorrhöe."

Die „Richtlinien für die Behandlung von STD von 1985" der CDC (Centers of Disease Control 1985) sehen bei den meisten STD eine prophylaktische Partnerbehandlung auch ohne Erregernachweis vor.

Ein besonderes Problem stellt die als „epidemiologic treatment" bezeichnete prophylaktische Behandlung als gefährdet angesehener Personen (Prostituierte, Soldaten, Seeleute auf Landurlaub usw.) dar, bei denen nicht einmal ein sexueller Kontakt zu nachgewiesenermaßen infizierten Partnern bekannt ist (Horsburgh et al. 1987).

1942 erlaubte der „Surgeon General" der US-Army den militärischen Stellen die prophylaktische Anwendung von Sulfathiazol, nachdem eine Untersuchung dessen

Wirksamkeit bei der Reduktion der Häufigkeit von Gonokokkeninfektionen bei der Truppe belegt hatte.

Nach dem Auftreten von gegen Sulfonamiden resistenten Gonokokken zeigten einige kurz nach dem zweiten Weltkrieg durchgeführte Untersuchungen, daß orale Penizillinanwendung innerhalb weniger Stunden nach einem Sexualkontakt die Häufigkeit von Gonorrhöeinfektionen bei Männern senken kann. Allerdings weisen diese Studien erhebliche methodische Mängel auf (Stone et al. 1986).

Nur die Arbeit von Eagle et al. (1949) verfügt über genügend abgesicherte Daten, um das relative Infektionsrisiko abzuschätzen. Danach verringerte eine orale Penicillingabe von 100000 Einheiten das Go-Risiko um 90%, verglichen mit einer Plazebokontrollgruppe.

In einer plazebokontrollierten Doppeblindstudie (Harrison et al. 1979) erhielten 1080 US-Marinesoldaten auf Landurlaub in Fernost 200 mg Minocyclin oder Plazebo oral. Später auf See wurde bei 5% der Antibiotikumgruppe und bei 10% der Kontrollen eine Gonorrhöe festgestellt. Dieser Unterschied war hochsignifikant. Die Inkubationszeit war bei denen, die Minocyclin erhalten hatten, nahezu verdoppelt. Eine Zunahme asymptomatischer Infektionen wurde nicht beobachtet, die Nebenwirkungen des Antibiotikums waren minimal. Trotz dieser Erfolge befürchten die Autoren, daß eine breite prophylaktische Anwendung von Minocyclin wegen der möglichen Selektion resistenter Gonokokken mehr negative als positive Effekte haben könnte.

Nach Johnson würden ohne „epidemiologic treatment" der Gonorrhöe 4–13% der Männer und 12–30% der Frauen unbehandelt bleiben (Johnson 1979).

Die prophylaktische Wirksamkeit einer „epidemiologischen Behandlung" gegenüber der Syphilis konnte bei einem Ausbruch unter Prostituierten gezeigt werden (Jaffe et al. 1979). Eine andere prospektive und plazebokontrollierte Studie (Moore et al. 1963) konnte die Wirksamkeit einer prophylaktischen Behandlung mit Benzathinpenicillin bei Personen mit sexuellem Kontakt zu Syphilispatienten belegen.

Obwohl also die prophylaktische Anwendung von Antibiotika das Risiko von STD zu senken vermag, wird doch eine breite Anwendung aus folgenden Gründen nicht empfohlen (Stone et al. 1986):
- Kein einzelnes Antibiotikum gewährt einen Schutz gegen *alle* STD.
- Eine notwendige ärztliche Überwachung des Verlaufs ist nicht sichergestellt.
- Die ungezielte Anwendung von Antibiotika bringt die Gefahr allergischer und sonstiger Nebenwirkungen mit sich.
- Der wichtigste Grund gegen den prophylaktischen Einsatz von Antibiotika ist die Befürchtung, diese könnten das Auftreten resistenter Stämme der Infektionserreger begünstigen.


## 4.7 Schutzimpfungen

Leider ist bislang die Hepatitis B die einzige sexuell übertragbare Krankheit, vor der ein Schutz durch eine Impfung möglich ist. Deshalb wird diese sonst besonders erfolgreiche Methode der Primärprävention hier als letzte aufgezählt. Es steht zu hoffen, daß bald auch für weitere STD aktive Schutzimpfungen zur Verfügung stehen. Herpesviren und Gonokokken, vielleicht auch humane Papillomviren könnten die nächsten Kandidaten sein (Goldsmith 1986).

## 5 Schlußbemerkung

Sexuell übertragbare Krankheiten gehören hinsichtlich des durch sie verursachten menschlichen Leids und des wirtschaftlichen Schadens zu den wichtigsten Infektionskrankheiten überhaupt. Veränderte moralische Auffassungen und Verhaltensweisen haben zusammen mit einer noch nie dagewesenen Mobilität und der guten Behandelbarkeit der klassischen Geschlechtskrankheiten zu einer Veränderung des Spektrums bei den STD geführt. Neben chronischen Entzündungen des oberen Genitales mit ihren fatalen Folgen bestimmen zunehmend Viruskrankheiten, allen voran die lebensbedrohliche HIV-Infektion, das Bild der Gefahren, von denen die menschliche Sexualität bedroht ist.

Schutzimpfungen und wirksame Behandlungsmöglichkeiten fehlen für die heute als besonders bedrohlich empfundenen STD weitgehend.

In dieser Situation kommt primärpräventiven Maßnahmen eine ganz besondere Bedeutung zu. Wie bei allen ansteckenden Krankheiten bedeutet die prophylaktische Verhinderung eines Falles möglicherweise die Vermeidung einer ganzen Kaskade weiterer Infektionen. Stone et al. haben mittels eines gängigen epidemiologischen Modells berechnet, daß z.B. die Reduktion der Wahrscheinlichkeit einer Gonorrhöeübertragung von 10% pro Partner die Prävalenz der Gonorrhöe in der Bevölkerung um 50% verringern würde (Stone et al. 1986).

Die Erfahrung mit staatlichen Maßnahmen zur Eindämmung der Syphilis während des 19. Jahrhunderts zeigt eindeutig, daß von rigorosen staatlichen Programmen mit Zwangsuntersuchungen und Verschärfung der Meldepflicht keine wirksame Reduktion der Prävalenz sexuell übertragbarer Krankheiten zu erwarten ist (Brandt 1985, 1988). Solche Programme verbrauchen die Mittel, die an anderer Stelle dringend benötigt werden, sie gefährden den sozialen Konsens, sie führen dazu, daß Menschen, die besonders gefährdet und damit besonders hilfsbedürftig sind, Rat und Hilfe aus Angst vor Repressalien nicht in Anspruch nehmen, und sie wirken sich letztlich eher kontraproduktiv aus (Leidel 1989).

Statt repressiver staatlicher Bekämpfungsprogramme bedarf es einer Intensivierung der Forschung auf medizinischem und – da sexuell übertragbare Krankheiten vielleicht noch mehr als andere Krankheiten etwas mit menschlichen Verhaltensweisen zu tun haben – auf psychosozialem Gebiet. Außerdem bedarf es einer Sexualpädagogik, die diesen Namen verdient, die die vielfältigen Facetten menschlicher Sexualität berücksichtigt und die vorhandene Gefahren nennt, zugleich aber auch Möglichkeiten aufzeigt, wie diesen Gefahren begegnet werden kann.

Ich möchte an dieser Stelle Frau Dr. S. Menzel für ihre Anregungen und ihre großartige Unterstützung danken.

# Literatur


Aral, SO, Cates W, Jenkins WC (1985) Genital herpes:does knowledge lead to action? Am J Public Health 75:69–71

Becker MH, Joseph JG (1988) AIDS and behavioral change to reduce risk: a review. Am J Public Health 78:394–410

Bolch OH, Warren JC (1973) In vitro effects of Emko on Neisseria gonorrhoeae and Trichomonas vaginalis. Am J Obstet Gynecol 115:1145–1148

Brandt AM (1985) No magic bullet: a social history of veneral disease in the Unites States since 1980. Oxford University Press, New York

Brandt AM (1988) AIDS in historical perspective: four lessons from the history of sexually transmitted diseases. Am J Public Health 78:367–371

Cates W (1988) Commentary: The „other STDs": Do they really matter? JAMA 259:3060–3608

Centers of Disease Control (1984) Declining rates of rectal and pharyngeal gonorrhoea among males – New York City -. MMWR 33:295–297

Centers of Disease Control (1985) 1985 STD treatment guidelines. MMWR 34:4

Centers of Disease Control (1987) Increase in primary and secondary syphilis – United States. MMWR 36:393–397

Centers of Disease Control (1988) Condoms for prevention of sexually transmitted diseases. MMWR 37:133–137

Conant MA, Spicer DW, Smith CD (1984) Herpes simplex virus transmission: condom studies. Sex Transm Dis 11:94–95

Conant MA et al. (1986) Condoms prevent transmission of AIDS-associated retrovirus. JAMA 255:1706

Eagle H et al. (1949) Prevention of gonorrhoea with penicillin tablets. JAMA 140:940–943

Fischer-Harriehausen H (1988) Rückgang der Geschlechtskrankheiten und AIDS-Furcht. Bundesgesundheitsblatt 31:11–16

Fischl MA et al. (1987) Evaluation of heterosexual partners, children and houshold contacts of adults with AIDS. JAMA 257:640–644

Fritsch P, Trenkwalder B, Schill W-B (1985) Venerologie und andrologie. Springer, Berlin Heidelberg New York

Goldsmith MF (1986) Sexually transmitted diseases may reverse the „revolution". JAMA 255:1665–1672

Harrison WO et al. (1979) A trial of minocyclin given after exposure to prevent gonorrhoea. N Engl J Med 300:1074–1078

Hicks DR et al. (1985) Inactivation of HTLV III/LAV-infected cultures of normal human lymphocytes in vitro. Lancet II:1422–1423

Hoffmann KOK (1989) Kondome und Spermizide. In: Jäger H (Hrsg) AIDS und HIV-Infektion. Ecomed, Landsberg München Zürich

Horsburgh CR, Douglas JM, Laforce FM (1987) Preventive strategies in sexually transmitted diseases for the primary care physician. JAMA 258:815–821

Jaffe HW et al. (1979) Selective mass treatment in a veneral disease control program. Am J Public Health 64:1181–1182

Johnson RE (1979) Epidemiologic and prophylactic treatment of gonorrhoea. Sex Transm Dis 6:159–167

Judson FN (1983) Fear of AIDS and gonorrhoea rates in homosexual men. Lancet 2:159–160

Judson FN et al. (1983) In vitrotests demonstrate condoms provide an effective barrier against chlamydia trachomatis and herpes simplex virus. Program and abstracts of the fifth international meeting of the International Society for Sexually Transmitted Diseases Research, Seattle

Katznelson S, Drew WL, Mintz L (1984) Efficacy of the condom as a barrier to the transmission of cytomegalovirus. J Infect Dis 150:155–157

Kelly J et al. (1987) Cautions about condoms in prevention of AIDS. Lancet I:323

Keloghan J et al. (1982) Barrier-method contrceptivas and pelvic inflammatory disease. JAMA 248:184–187

Kitchener HC (1988) Commentary: Does HPV cause cervical cancer? Br Obstet Gynaecol 95:1089–1091

Krause W, Weidner W (1988) Sexuell übertragbare Krankheiten, 2. Aufl. Enke, Stuttgart

Leidel J (1989) AIDS und Gesundheitsamt. In: Jäger H (Hrsg) AIDS und HIV-Infektion. Ecomed, Landsberg München Zürich

Mann J et al. (1987) Condom use and HIV-Infection among prostitutes in Zaire. N Engl J Med 216:345

McCormack WM, Lee Y, Zinner SH (1973) Sexual experience and urethral colonization with genital mycoplasmas: a study in normal men. Ann Intern Med 78:696–698

Moore MB et al. (1963) Epidemiologic treatment of contacts to infectious syphilis. Public Health Rep 78:966–970

Poulsen A, Ullmann S (1985) AIDS-induced decline of the incidence of syphilis in Denmark. Acta Derm Venerol 65:567–569

Prinz W (1987) Wie sicher ist das Kondom? Med Trib 11:2

Rendon AL et al. (1980) A controlled, comparative study of phenylmercuric acetate, nonoxynol-9 and placebo vaginal suppositories as prophylactic agents against gonorrhoea. Curr Ther Res 27:780–783

Rietmeijer CAM et al. (1989) Condoms as physical and chemical barriers against human immundeficiency virus. JAMA 259:1851–1853

Roseman DS, Ansell JS, Chapman WH (1982) Sexually transmitted diseases and carcinogenesis. Urol Clin North Am 11:27–43

Singh B, Cutler JC (1982) Demonstration of a spirocheticidal effect by chemical contraceptives of treponema pallidum. Bull Pan Am Health Organ 16:59–64

Singh B, Cutler JC, Utidjian H (1972) Studies on the development of a vaginal preparation providing both prophylaxis against venereal disease and other genital infections and contraception. Br J Vener Dis 48:57–64

Singh B, Postic B, Cutler JC (1976) Virucidal effect of chemical contraceptives on type 2 herpersvirus. Am J Obstet Gynecol 126:422–425

Smith L et al. (1981) Efficacy of condoms as barriers to HSV-2 and gonorrhoea: an in vitro-model. Program and abstracts of the first Sexually Transmitted Diseases World Congress, San Juan

Steigleder GK (1987) Dermatologie und Venerologie, 5. Aufl. Thieme, Stuttgart New York

Stiftung Warentest (1988) Sicherheit mit Vorbehalten. Test:955–960

Stone KM, Grimes DA, Magder LS (1986) Current development: Personal protection against sexually transmitted diseases. Am J Obstet Gynecol 155:180–188

Stone KM, Grimes DA, Magder LS (1986) Primary prevention of sexually transmitted diseases. JAMA 255:1762–1766

Thelen CL, Schönfeld JH (1965) Verhütung und Bekämpfung der Geschlechtskrankheiten. In: Gottron HA, Schönfeld W (Hrsg) Dermatologie und Venerologie. Thieme, Stuttgart

Tucker CW (1977) Gonorrhea recidivism in Richland County, South Carolina. CDC, Contract 200-76-0672

Vessey M, Lawless M, Yeates D (1982) Efficacy of different contraceptive methods. Lancet I:841–842

Wittkowski KM (1989) Prävention der HIV-Infektion. I. Die Abschätzung der Effektivität von Barriere-Methoden zur HIV-Prophylaxe. AIFO 4:3–8

# Ansätze zur Prävention der Depression

K. Dörner und P. Netz

Eine systematische Ausarbeitung der Prävention von Depressionen gibt es bisher nicht, weder auf der Ebene medizinischer Technologien noch auf der Ebene medizinisch verordneter allgemeingültiger Lebens- und Verhaltensregeln. Dies liegt ebenso an den Depressionen wie an der Medizin. Es ist nämlich nicht möglich, die vielfältigen Schattierungen menschlichen Depressiv-Seins unterschiedlos auf Krankheit zu reduzieren. Vielmehr sind die mannigfaltigen Depressionsweisen allgemein-menschliche Ausdrucksmöglichkeiten, gehören zum Menschsein und sind daher nicht ohne weiteres kurativ oder präventiv aus der Welt zu schaffen. Dies ist weder möglich noch erlaubt. Die am Naturwissenschaftsmodell des 19. Jahrhunderts orientierte Psychiatrie, die z. T. auch heute noch meinungsbildend ist, versuchte die Erscheinungsweisen der Depressionen in medizinische Krankheitseinheiten zu fassen, wie dies die somatische Medizin mit den körperlichen Krankheiten macht. Die außerordentliche Komplexität der Depressivität des Menschen verbietet ihre restlose Objektivierung in Krankheitseinheiten, was die Aufstellung von Präventionsstrategien zur Vermeidung von Depressionen zumindest erschwert. Um dennoch zu präventiven Ansätzen bei Depressionen zu kommen, was durchaus möglich ist, bedarf es zunächst der Erarbeitung eines Denkmodells für Depressionen, das die Entwicklung präventiver Überlegungen erlaubt. Anschließend werden die vorliegenden epidemiologischen Befunde gesichtet. Beide Wege werden uns danach erlauben, die heute schon möglichen präventiven Überlegungen zu entwickeln.

Dieses methodische Vorgehen zwingt uns zunächst, den einzelwissenschaftlichen Ansatz der Psychiatrie zu transzendieren, da er damit überfordert ist, die allgemein-menschliche Möglichkeit des Depressiv-Seins zu erfassen. Es wird sich zeigen, daß es darüber hinaus auch nicht hinreicht, zum klassischen Krankheitsmodell der Depression nach dem Stand des 19. Jahrhunderts Erkenntnisse aus anderen Bereichen, wie Soziologie, Psychologie, Politik oder Ökonomie, nur additiv hinzu zu fügen. Vielmehr ist es notwendig, die verschiedenen Wissenschaften vom Menschen – unter ihnen auch die Psychiatrie – über eine Rückbesinnung auf ihren gemeinsamen philosophischen Ursprung derart miteinander in Beziehung zu setzen, daß eine Vervollständigung der Wahrnehmung menschlichen Handelns möglich wird. Erforderlich ist also eine Anthropologisierung und damit eine philosophische Fundierung der Psychiatrie, weil nur auf diesem Wege das ganze Spektrum der vielfältigen Aspekte des normalen und weniger normalen menschlichen Erlebens und Handelns darstellbar ist. Dies gilt insbesondere für unser Thema des Depressiv-Seins, das als zutiefst menschliche und nicht nur in unserer Kultur allgegenwärtige Ausdrucksmöglichkeit nicht durch eine einseitig methodisch verkürzt ausgerichtete Einzelwissenschaft dingfest gemacht werden kann. Wie benötigen hierfür einen umfassenderen und damit auch menschengemäßeren Zugang, den wir uns von einer Philosophie erhoffen, die es nicht verlernt hat, nach Antworten auf Fragen zu suchen, die sich aus naturwüchsigen, alltäglichen Situationen ergeben. Denn wir stehen vor der Aufgabe, z. B. biologische, historische, individuelle und gesellschaftliche Zusammenhänge von Depressionen in einem Kontext zu denken. Eine solche Sichtweise ist hinreichend komplex, um der Komplexität des Problems gerecht zu werden. Sie hat darüber hinaus den unschätzbaren Vorteil, allzu einfache, schnelle und vor allem einseitig technisch ausgerichtete präventive Lösungsstrategien gar nicht erst für erwägenswert zu halten, womit wir von vornherein der technokratischen Gefahr, die allem präventiven Denken und Handeln eigen ist, vorbeugen wollen.

## 1 Depressionen und depressive Menschen

Unabhängig vom alltagssprachlichen Vorverständnis von dem, was unter Depressionen zu verstehen ist, bemühte sich die Psychiatrie in ihrem Prozeß der medizinischen Verwissenschaftlichung seit 150 Jahren auch um die Unterscheidung der Bedingtheiten, Ausprägungsgrade und Verläufe depressiver Erscheinungen, um sie in ein System von Krankheitseinheiten zu fassen.

Diese hießen dann etwa neurotische und psychotische, reaktive und endogene, involutive, anaklitische und larvierte Depressionen, zuzüglich des manisch-depressiven Irreseins und der Altersdepression. Diese keineswegs vollständige Aufzählung weitet sich je nach wissenschaftlichem Selbstverständnis durch zusätzliche Krankheitsbegriffe aus.

Für unseren präventiven Zweck beziehen wir uns schwerpunktmäßig auf die Depressionen mit psychotischem Schweregrad, die früher endogene Depression oder Melancholie genannt wurden und die man heute mit den manischen Psychosen zu den affektiven Psychosen zählt. Wir gehen bei unserer Betrachtung also von den schwersten depressiven Zuständen aus. Das hat mehrere Gründe: Zum einen gehört diese Form der Depressivität als affektive Psychose zum klassischen Ggenstandsbereich der Psychiatrie und damit zu unserer Fachkompetenz und zu unserem praktischen Erfahrungsbereich. Zum anderen ist sie am ehesten geeignet aufzuzeigen, daß eine an der Naturwissenschaft des 19. Jahrhunderts orientierte Sicht der Depression zu kurz greift, was für präventive Gesichtspunkte bedeutsam ist. Von den schwersten Formen menschlichen Depressiv-Seins auszugehen, bedeutet schließlich auch die Infragestellung der früher vorherrschenden psychiatrischen Auffassung affektiver Psychosen, sie nämlich als schicksalhaftes, unverständliches, ohne nachvollziehbaren Grund entstandenes prozeßhaftes Geschehen zu begreifen.

Uns geht es vielmehr darum, sie in einen Verstehenszusammenhang einzuholen, sie als am Ende eines Kontinuums von leichteren bis schwersten Formen der Depression zu begreifen, als leibnaheste Variante, am ehesten noch im Sinne der Freudschen Ergänzungsreihe zu sehen. Daß dies die Einteilung der Depression in Krankheitseinheiten zweifelhaft macht, liegt auf der Hand und ist beabsichtigt.

Dieser Weg ist heute wissenschafttheoretisch begründbar und erleichtert uns den Zugang zur angestrebten alltäglichen, lebensnahen und menschengemäßen Sichtweise depressiver Individuen.

Die Variationsbreite depressiver menschlicher Zustände ist so groß, daß nur bei einer kleinen Kerngruppe affektiver Psychosen relative Übereinstimmung der Autoren besteht. Alles andere wird je nach Schulmeinung klassifiziert. Zur Problematik der Diagnostik und Klassifizierung hier nur der Hinweis auf Wulf (1968), Angst (1987) sowie Wolfersdorf u. Hole (1986).

Eine Zusammenschau der Symptome der psychotischen Depressivität wollen wir hier nicht, wie in den üblichen Lehrbüchern, nebeneinandergereiht aufzählen, sondern zu einem Bild formen; wir müßten uns einen solchen Menschen dann etwa folgendermaßen vorstellen: in seiner äußeren Erscheinung sehr bedrückt, zurückgezogen und in sich gekehrt. Mimik, Gestik und Sprache bringen Abgespanntheit, Entschluß- und Hoffnungslosigkeit zum Ausdruck. Der Gesichtsausdruck ist ernst, auffallend die Bewegungsarmut, bei oft gleichzeitiger und nur mühsam unterdrückter innerer Unruhe. Er wirkt eigentümlich fern und unberührt von den Geschehnissen in seiner unmittelbaren Umgebung. Gleichzeitig verrät sein Blick häufig ängstliche Beunruhigung. In der Stimmung fühlt er sich leer, versteinert, ausgebrannt, gleichgültig, tot, anfangs vielleicht noch traurig; je tiefer er aber dann depressiv wird, desto ausgeprägter ist das Nicht-traurig-sein-Können. Die Autoren betonen immer wieder gern die Uneinfühlbarkeit des Erlebens eines solchen Melancholikers. Er ist im Antrieb gehemmt, ohne Arbeitsfreude wird ihm alles zur Last und Qual. Initiativlosigkeit, Entscheidungsunfähigkeit, ein Nichtwollenkönnen steigert sich bis zur Erstarrung zum depressiven Stupor. Ist seine Hemmung verbunden mit quälender innerer Unruhe, ausgedrückt als unstetes Auf-der-Stelle-Treten oder hektisches Hin und Her, wird dies agitierte Depression genannt. Äußert sich die innere Unruhe in Klagen und Lamentieren, so spricht man von Jammerdepression. Im melancholischen Wahnerleben handelt es sich nach Kurt Schneider um die wahnhafte Verarbeitung der menschlichen Urängste, die jeder an seinem Grunde ständig hat: die Angst vor Schuld, Erkrankung, Verarmung sowie Versagen und Wertlosigkeit. Schuld- oder Versündigungswahn kann als tatsächliche oder vermeintliche, verschwiegene oder vergessene, schon lange zurückliegende Ereignisse (Betrug, Abtreibung) anknüpfen und in der Melancholie aktualisiert werden. Im Krankheitswahn ist die Gesundheit ruiniert, der Leib innerlich verfault, und absolut nichts werde dagegen helfen. Ist ein Mensch der Meinung, er werden den Lebensunterhalt nicht mehr erwerben können, die Familie müsse verhungern, so wird dies Verarmungswahn genannt. Schließlich noch das nicht zu korrigierende Gefühl völliger Wertlosigkeit, Unbrauchbarkeit, Überflüssigkeit, den Anderen nur noch ein Klotz am Bein zu sein, verdichtet im Selbsterleben, der größte Versager aller Zeiten zu sein. Keine andere Psychose drückt sich so deutlich auch in körperlichen Symptomen aus wie diese Depression. Die als Störung der Vitalgefühle und vegetativen Funktionen auftretenden Veränderungen werden beschrieben als Abgeschlagenheit, ständige Müdigkeit, Schlaflosigkeit, zermürbendes Druckgefühl im Kopf, Brust, Bauch, Verstopfung und Appetitlosigkeit. Die Periode kann ausbleiben, die Potenz und erotische Erlebnisfähigkeit sind verschwunden. Verschiedene vegetative Funktionen sind in ihrem 24-h-Rhythmus gestört, Kreislaufparameter können verändert sein. Für die Störung des zirkadianen Rhythmus spricht auch die häufig feststellbare Tagesschwankung der depressiven Symptomatik: Früh morgens und vormittags verstärkt, nachmittags und abends eine gewisse Aufhellung. Die aufgeführten Symptome sind fast typisch, aber keineswegs obligatorisch. Für die Diagnose einer psychotischen Depression ist neben der Symptomatik auch der Verlauf wichtig. Sind bereits mehrere depressive Phasen mit gesunden Intervallen vorausgegangen, ist die Diagnose einer psychotischen Depression einfach. Typisch ist der plötzliche Beginn einer Phase mit Schlafstörungen oder anderen vitalen Symptomen, noch typischer, aber dafür auch seltener ist das ganz plötzliche Ende einer melancholischen Phase. Für den psychotischen Charakter der Depression spricht auch eine manische oder hypomanische Nachschwankung.

Dieses idealtypische Modell der psychotischen Depression gibt es natürlich nur im Lehrbuch. Ein Teil der psychiatrischen Fachliteratur faßt auch heute noch die psychotische Depression als klar definierte und abgegrenzte Krankheitseinheit, die sich differentialdiagnostisch von anderen depressiven Erscheinungsweisen unterscheiden läßt. Ein anderer Teil zieht diese klare Abgrenzbarkeit in Zweifel und betont insbesondere die fließenden Übergänge (M. Bleuler). Autoren, die vom klar abgegrenzten Krankheitsbild ausgehen, halten die psychotische Depression für eine genetisch stark bestimmte, biologisch fundierte Krankheit, die vorwiegend spontan auftritt, durch körperliche oder seelische Faktoren bestenfalls ausgelöst wird (Tölle 1985): Der Mensch wird schicksalhaft von dieser Krankheit befallen, die einen genetisch determinierten, eigengesetzlichen Verlauf nimmt. Biographische Aspekte oder gesellschaftliche Faktoren (z. B. Wertvorstellungen) scheinen keine Rolle zu spielen oder werden lediglich in einer Fußnote erwähnt.

In Abgrenzung zu diesem Krankheits- und Defektmodell entwickelte Tellenbach mit seinem Typus melancholicus einen geisteswissenschaftlich orientierten Ansatz der Melancholie. Philosophisch unterlegt durch Heideggers fundamental-ontologische Bestimmung des Menschen in der Seinsweise vom Dasein als ein In-der-Welt-Sein (Heidegger 1927), wird Melancholie als eine endokosmogene Psychose verstanden. Deren Wesenszüge werden nun nicht durch objektivierende Analysen von Eigenschaften bzw. Symptomen her erschlossen, sondern sie werden in einer im hermeneutischen Verstehenshorizont stehenden Begegnungswelt zwischen Arzt und Patient gewonnen. Durch Heideggers „philosophisch phänomenologische Erhellung der apriorischen oder transzendentalen Strukturen des Daseins als In-der-Welt-Sein" (Tellenbach 1987) und die das Dasein kennzeichnenden existentialen Strukturen Räumlichkeit und Zeitlichkeit seien Normen vorgegeben, die es erlauben, Abweichungen wissenschaftlich exakt festzustellen. Wenn, wie Heidegger sagt, es ein Seinsmerkmal des Daseins ist, daß es transzendiert, also weltbildend oder weltentwerfend ist, so zeigen sich nach Tellenbach im Psychotischen Abwandlungen dieses Transzendierens: bei der Melancholie, der psychotischen Depression liege ein Nicht-transzendieren-Können vor. In jedem Fall einer monopolaren Melancholie, also eines Lebenslaufs, in dem mehrfach psychotische Depressionen auftreten, sei – so Tellenbach – ein Typus melancholicus des betreffenden Menschen zu ermitteln.

Melancholie als endokosmogene Psychose zu verstehen, verweist auf die unaufhebbare Verschränkung genetischer Bereitschaften mit Einflüssen des Kosmos, der Welt, der konkreten Situation (nebenbei sei angemerkt, daß auch die heutige, selbstkritische Humangenetik von der „unaufhebbaren Verschränkung" genetischer und sozialer Faktoren ausgeht). Einerseits also haben gewisse Situationen einen pathogenen Bedeutungsinhalt für die angelegten Möglichkeiten – sie sprechen diese geradezu an –, andererseits gestaltet dieser Typus selbst solche Situationen auf Pathogenität hin. Völlig im Gegensatz zur früher üblichen psychiatrischen Charakterisierung prämorbider Persönlichkeitsstrukturen mit Bezeichnungen wie ängstlich, abhängig, unsicher, Ich-schwach, reizbar, geltungssüchtig, die alle schon vermeintlich auf Abnormität verweisen, imponieren bei dem von Tellenbach entwickelten Typus melancholicus in erster Linie sozial anerkannte und positive Persönlichkeitseigenschaften bei Menschen, die zu psychotischen Depressionen neigen. Tellenbach findet bei ihnen Merkmale wie Ordentlichkeit, Gewissenhaftigkeit, Anhänglichkeit an Nahestehende, hohen Leistungsanspruch an sich selbst, das Bemühen, sich nichts zuschulden kommen zu lassen, strenge Pflichterfüllung, Pünktlichkeit, Zuverlässigkeit – in einer Häufung von geradezu erdrückender Normalität.

Pathogen für diesen Typ Mensch ist zum einen lediglich sein Festgelegtsein auf diese sozial positiven Kennzeichen in allen Bereichen und Situationen seines Lebens und zum anderen der von diesen Merkmalen ausgehende permanent hohe Selbstanspruch. Meist sind es für den Durchschnittsbürger ganz unverfängliche, alltägliche, ja, sogar positiv bewertete Situationen, die für den Typus melancholicus dadurch pathogen werden, daß er dieses Festgelegtsein, dieses Eingeschlossensein in einer festen Ordnung nicht transzendieren, nicht übersteigen kann, gleichzeitig aber auch seinem permanent hohen Selbstanspruch nicht gerecht werden kann.

So wurde beispielsweise ein 10 Jahre als Elektriker tätiger, verantwortungsbewußter Mann depressiv, als er zum Werkmeister vorgeschlagen wurde. In dieser Position wäre die Möglichkeit, sich etwas zu Schulden kommen zu lassen, natürlich größer als zuvor. Sein Festgelegtsein auf Schuldvermeidung ist zu bestimmend, als daß ihm ein Überschreiten auf mehr Mut und Risiko gelingen könnte. Das Dilemma ist zweifach: Nimmt er die neue Position an, bleibt er hinter seinem Selbstanspruch an Akkuratesse zurück, nimmt er nicht an, bleibt er hinter seinem Leistungsanspruch zurück. Gleichzeitig hat ein so strukturierter Mensch im Laufe seiner Entwicklung seine Umgebung dahingehend situiert, daß eine so beschriebene Situation pathogen werden kann. Dies vor allem durch die Gewohnheit und das Festhalten an ein einmal gegebenes Arbeits- und Lebensumfeld. Für den Typus melancholicus ist ein Transzendieren dieses Festgelegtseins zu einem anderen Daseinsentwurf nur schwer oder gar nicht möglich, der Widerspruch wird – denkbar schlecht – durch Abwandlung in die Melancholie aufgelöst.

Tellenbachs Ansatz ist gewiß ein bedeutsamer Gewinn in der Sichtweise der Melancholie, wird doch der Versuch gemacht, durch eine sinnverstehende Analyse die Entstehung und den Sinngehalt einer psychotischen Depression in einen Verstehenszusammenhang zu bringen. Wichtiger Unterschied zu früheren psychiatrischen Denkweisen ist die enge Verwobenheit einer gewissermaßen prämelancholisch strukturierten Persönlichkeit mit einer pathogen wirkenden Situation. Solche Situationen wiederum werden vom melancholischen Typus nicht zuletzt durch die Art einer seinem Typus entsprechenden Lebensführung auf Pathogenität hin situiert. Diese Zusammenhänge sind qualitativ etwas ganz anderes als die Behauptung eines schicksalhaften Krankheitsprozesses, der in seiner genetischen Determiniertheit einen eigengesetzlichen Verlauf nimmt. Problematisch an Tellenbachs Ansatz ist jedoch die Verlagerung von einem biologisch determinierten menschlichen

Schicksal des medizinischen Krankheitskonzeptes auf eine vergleichbare Festgelegtheit im Sinne eines ähnlich schicksalhaften Seinsgeschicks der Daseinsanalyse.
Auch der geisteswissenschaftliche Begriff des Typus scheint uns eindimensional
verkürzt und unhistorisch. Die ungeheuere Vielfalt melancholischer Erlebnisswei-
sen und die ebenso ungeheuere Vielfalt unterschiedlicher biographischer Entstehungsgeschichte in eine Typologie zu fassen, muß zwangsläufig die der Wirklichkeit entsprechenden Zwischenstufen vernachlässigen, wäre das Individuum doch
zumindest als „Schnittpunkt" in mehreren Typendimensionen zu interpretieren.
Widersprüchlich ist auch die philosophisch ausgerichtete Herangehensweise Tellenbachs, psychische Erkrankungen zwar als allgemein menschliche Seinsmöglich-
keiten zu begreifen, sie jedoch durch das Konstrukt eines Typus melancholicus,
einer prämorbiden Persönlichkeitsstruktur mit durchaus defizitären Merkmalen,
in eine Polarität von Gesundheit – Krankheit, normal – abnormal zu rücken. Damit
steht er jedoch in geradezu hochinfektiöser Nähe zu medizinischen Krankheitsmo-
dellen. Insgesamt sind wir aber der Auffassung, daß Tellenbachs Ansatz, Melancholie als zum Menschsein gehörig zu betrachten, für eine philosophische Fundierung der Praxis und Wissenschaft der Psychiatrie förderlich ist, ebenso sein Selbstverständnis, melancholische Geschehen als in Lebenszusammenhängen stehend zu
begreifen, und darüber hinaus der Versuch, einen sinnverstehenden Zugang zu
gewinnen.

Wir wollen nun versuchen, den Tellenbachschen Weg einige Schritte weiter zu
gehen, um zu einer philosophischen Fundierung der Psychiatrie zu kommen, damit sie als Wissenschaft den Menschen in alltäglichen, menschlichen Lebenzusam-
menhängen wahrnimmt.

Auf einer allgemeineren Ebene bedeutet das, Gesundheit und Krankheit als
Einheit, als zum Menschsein gehörig zu denken, damit melancholisches Leiden
nicht – wie durch das Krankheits- und Defektmodell – als menschlich ungleichwer-
tig ausgegrenzt wird. Auf einer konkreteren, für unseren Zweck wichtigen Ebene
ist dieser philosophische Ansatz Ausgangspunkt, die Möglichkeiten und Grenzen
psychiatrischen Handelns im Hinblick auf Prävention von Depressivität zu diskutieren. Wie könnte nun ein Konzept aussehen, welches das Depressiv-Sein als
Entwicklungs- und Ausdrucksmöglichkeit des Menschen, als in einem Lebensprozeß eingebettet, begreift? Hier wollen wir anknüpfen an dem Werk von J.-P. Sartre,
das er uns über G. Flaubert vorgelegt hat (Sartre 1977–1980): In den hier verwendeten Begriffen ist der Lebensweg eines Menschen zu verstehen als dialektische
Einheit von Machen und Gemachtwerden, hinsichtlich seiner Konstitution, seiner
Personalisation und seiner Sozialisation. Die Konstitution ist die biologische, körperliche Besonderheit des Menschen, so wie er gemacht ist mit seinen Anlagen und
seinem Temperament, aber auch die soziale und wirtschaftliche Situation der Familie, in die er hinein geboren wird, mit ihrem volkswirtschaftlichen und ge-
samtgesellschaftlichen Kontext (auch hier also die „unaufhebbare Verschränkung"
genetischer und sozialer Bedingheiten). Im Handeln, im Sich-zu-dem-Machen, der
man ist, im Prozeß der Personalisation, wird diese Konstitution überschritten und
aufbewahrt zugleich.

Subjekt des eigenen Handelns zu werden, Trauer, Schmerz, Leiden nicht mehr
nur hinzunehmen, sondern zu übernehmen und herzustellen, sich selbst in der
Auseinandersetzung mit den Eltern als Subjekt wahrzunehmen, einen eigenen
Standort zu bestimmen als unabdingbare Voraussetzung für Berufs- und Partner-

wahl, das ist mit Personalisation gemeint. Untrennbar davon und gleichzeitig zu denken die Sozialisation, das Machen von und Gemachtwerden durch gesellschaftliche Bedingungen. Konstitution, Personalisation und Sozialisation sind in ihrem Zusammenwirken von Beginn an eine Einheit, deren Entwicklung gewissermaßen in konzentrischen Kreisen verläuft. Ebenfalls von Beginn an ist dieser Prozeß damit verknüpft, daß jeder Mensch im Laufe seiner Entwicklung typische Situationen durchläuft, wobei er von der einen zur nächsten Situation durch Krisen hindurchgeht, die Chancen und Risiken haben. Solche Situationen sind Kindheit, Schulzeit, Adoleszenz, Berufswahl, Partnerwahl, Ein- und Ausstieg aus dem Berufsleben. jedesmal stehen Entscheidungen an, die aktiv oder passiv getroffen werden und den weiteren Lebensweg bestimmen, Möglichkeiten des Gelingens und Scheiterns beinhaltend. Nur in dieser Einheit von Sichmachen und Gemachtwerden, von Gelingen und Scheitern ist auch die Einheit von Gesundheit und Krankheit angelegt, hat auch das Depressiv-Sein seinen Ort. Kann das Kind sich Gefühlen wie Leiden, Trauer, Schmerz anfangs nur hingeben, muß es später lernen, sie aktiv im Handeln zu übernehmen, sie gleichsam herzustellen, um sie für Veränderungen konstitutiv werden zu lassen. Somit ist Leiden nicht nur ein passiv erlebtes schmerzliches Gefühl, sondern aktives Handeln, Beginn eines Lösungsversuch, Suche nach Veränderungen. Jeder von uns schafft sich damit die Möglichkeit zum Depressiv-Sein, „dessen Sinn es eben ist, leidend das Leiden zu spielen, um das Leiden zu mindern, aber mit der Gefahr, es gerade dadurch zu mehren, wodurch Depressiv-Sein sich verselbständigend zur Krankheit würde" (Dörner 1980). Ist im Erwachsenenalter die Spannung zwischen Wunsch und Wirklichkeit nicht mehr zu ertragen, können Scheitern und damit Trauer, Enttäuschungen und Angst nicht als Chance zur Veränderung zugelassen werden, wird solches Leiden unterdrückt, verweigert, abgewehrt, dann kommt es in diesem Lebensabschnitt typischerweise als Depressiv-Sein zum Ausdruck. Meist ist es ein Scheitern an der Durchführung des Lebensprogramms oder am Ausstieg aus dem Erwachsenendasein, seltener eine Einstiegskriese wie Berufs- und Partnerwahl, was uns depressiv werden läßt.

## 2 Epidemiologie

Haben wir mit dem so entwickelten philosophischen Rahmen der Psychiatrie die erste Voraussetzung für präventive Überlegungen geschaffen, so soll uns jetzt die Epidemiologie zur zweiten Voraussetzung verhelfen, zumal Epidemiologie für Präventionen im Hinblick auf viele Menschen das ist, was die Diagnose für die Therapie im Einzelfall sein soll. Trotz aller methodischen Probleme (siehe dazu den Übersichtsartikel von Angst 1987b) geben die epidemiologischen Befunde einige brauchbare Anhaltspunkte. Die Häufigkeit affektiver Psychosen in Europa liegt zwischen 0.4 % und 1 %. Etwa 66 % sind monopolar depressiv, 26 % manisch-depressiv, 8 % monopolar manisch. Frauen werden doppelt so häufig depressiv wie Männer. Neuerdings beginnen Studien allerdings dies zu bezweifeln (Angst 1987b): Größere Auskunftsbereitschaft bei Frauen, zunehmend stärkere Bereitschaft bei Männern, sich selbst und anderen depressives Befinden einzugestehen, werden diskutiert. Keine Rolle spielt die soziale Herkunft. Es ist zwar falsch, pauschal zu sagen, daß Depressionen mit dem Alter zunehmen. Als grobe Faustregel kann jedoch gelten, daß wir in den Einstiegskrisen von der Adoleszenz an erst schizophren, dann manisch werden und erst ab dem 3. Lebensjahrzehnt, meist schon im Rahmen von Partnerschaften, depressiv werden können.

Sämtliche epidemiologischen Studien zeigen, daß es keine eindeutigen Ursachen für die Entstehung von Depressionen gibt. In aller Bescheidenheit können wir daher nur von Bedingungen sprechen, die dem Auftreten förderlich sind. Frühere Erheblichkeitsstudien halten dem heute geltenden methodischen Standard in der Humangenetik nicht Stand und werden wiederholt werden müssen (hierzu Lewontine et al. 1988). Die biochemische Forschung hat außer einigen interessanten Hypothesen ebenfalls keinen Erkenntnisgewinn hinsichtlich der Ursachen affektiver Psychosen erbracht, ist also auch nicht viel weiter als die Saftmetaphorik humoralpathologischer Anschauungen antiker Tage (Matussek u. Holsboer 1987).

Typologieansätze gibt es mehrere: Neben dem oben diskutierten Typus melancholicus Tellenbachs sei Kretschmars Persönlichkeitstyp für Zyklothymie erwähnt: pyknischer Körperbau und Zyklothymes Temperament hat man früher bei Menschen gefunden, die psychotisch depressiv waren. Der Erkenntniswert auch dieser Befunde hat sich in späteren Überprüfungen erheblich relativiert. Während und nach Körperkrankheiten, vor allem Hirngefäßleiden, Enzephalitis, Viruserkrankungen, nach Operationen, während und nach hormoneller und neuroleptischer Behandlungen werden zwischen 10 und 25 % Depressionen gefunden. Im Wochenbett sind periodische Depressionen 10 mal häufiger als in der Schwangerschaft. Die Lift-event-Forschung hat eine Reihe typischer, meist belastender Ereignisse und Erlebnisse (Stressoren) gefunden, die dem Auftreten von Depressionen vorangehen. Zu nennen sind der Verlust von Bezugspartnern, der Verlust von Möglichkeiten, Wunschträumen, das Abschiednehmen von philosophischen oder politischen Ideen, also all das, was die Psychoanalyse mit Objektverlust meint. Wenn bei getrennten und geschiedenen Personen höhere Raten depressiver Symptome gefunden wurden, so ist zu bedenken, daß die meisten psychotischen Depressionen im Rahmen der schwierigen Aufgabe der Kultivierung von Partnerschaften entstehen. Daher ist auch das Erleben zwischenmenschlicher Beziehungen besonders bedeutsam, die Frage, ob sich jemand unterstützt fühlt oder unterdrückt. Nicht zu vergessen ist auch die Arbeitszufriedenheit im Beruf. Lang dauernde, sich zu weit isolierende Partnerbeziehungen mit einem verdeckt-widersprüchlichen Gefüge, in dem Geborgenheitswünsche mit Selbstverwirklichung, Abhängigkeit mit Unabhängigkeit kollidieren, ohne daß dies thematisiert werden kann oder darf, sind hochgradige depressionsfördernd, ebenso anhaltende zwischenmenschliche oder berufliche Enttäuschungen. Aber auch das Aufgebenmüssen alt eingeschliffener Verhaltens- und Lebensweisen, die Ausrichtung auf neue Handlungsmuster gehen häufig dem Entstehen von Depressivität voraus. Oft sind es alltägliche, zum Leben gehörende Situationen wie ein Umzug, eine Beförderung, Berentung, Heirat eines Kindes, Abschluß einer schwierigen Arbeit, die dem Depressiv-Sein zuträglich sind. Extremsituationen mit lang anhaltender Hoffnungslosigkeit (KZ, Kriegsgefangenschaft) und Entwurzelung können zu lebenslangen, quälenden Depressionen führen. Arbeitslosigkeit stellt zumindest ein erhöhtes Risiko für depressive Verstimmung dar.

Depressionen, früher meist Melancholie genannt, gab es zu allen Zeiten. Sie waren schon immer eine Ausdrucksmöglichkeit menschlicher Erfahrungen wie

Ohnmacht, Überforderung, Scheitern, wenn Menschen miteinander nicht zurecht kommen und dies nicht mehr aushalten. Was sich geschichtlich immer wieder wandelt ist unsere Bewertung und unser Umgang mit depressiven Menschen. Bestand in der Antike gegenüber der Melancholie noch eine soziale Toleranzbereitschaft, weil das Leiden für das menschliche Leben noch normaler war, galt sie dem Christentum als „acedia" (Mönchskrankheit) der Sünde zugehörig, wurde von der Aufklärung der Unvernunft verdächtigt und erst von der Medizin des 19. Jahrhunderts als Krankheit gefaßt. Jedoch in vor- und nicht-industriellen Kulturen und ländlichen Regionen war Melancholie nie ein Grund, jemand aus dem Familienverband auszugrenzen. Ein melancholisches Familienmitglied wurde für die ihm zugemessene Zeit des Leidens mitgetragen. Dies änderte sich im Laufe des 19. Jahrhunderts, als mit der Industrialisierung der Wert des Menschen zunehmend nach dem Leistungswert bemessen wurde. In ihrer sozialen Funktionsfähigkeit, ihrer Vitalität und ihrem Unternehmungsgeist beeinträchtigt, wurden depressive Menschen gesellschaftlich negativ sichtbar, konnten in den zunehmend entstehenden Kleinfamilien nicht mehr mitgetragen werden und wurden in Anstalten untergebracht, wo bereits zuvor die expansiv störenden Menschen (nach heutigen Begriffen mit manischen und schizophrenen Diagnosen) ihren Platz zugewiesen bekommen hatten. Zerschlagung der Familienverbände zu Kleinfamilien, die bürgerliche Anschauung, Untätigkeit als unvernünftig und unmoralisch anzusehen, und daraus resultierend die Verinnerlichung eines unbegrenzten Leistungsstrebens als oberste Gewissensinstanz, was für ohnehin depressiv anfällige Menschen zur Selbstüberforderung führt, sind sicherlich einige wichtige Erklärungsmuster für das gesellschaftlich-öffentliche Sichtbarwerden depressiver Menschen. Bemerkenswert ist der Umstand, daß die Zyklothymie erst auf diesen Begriff gebracht wurde, als die zyklische Geschichtsbetrachtung und der ökonomische Konjunkturablauf in Zyklen wahrnehmbar geworden waren.

Mittlerweile beschäftigen sich neuere epidemiologische Untersuchungen mit der Frage, ob depressive Menschen Kranke sind (Angst 1987b). Prospektive Studien über den Verlust eines Ehepartners zeigten, daß sich die Betroffenen selten als abnorm depressiv ansahen, geschweige denn eine Behandlung suchten (Angst 1987b), obwohl ihre Symptome die Kriterien für Depressionen erfüllten. Steht es uns zu, sie als „Fälle" oder „Kranke" einzuordnen? Liegt es nicht an unserer Organisation des gesellschaftlichen Zusammenlebens und der Bewertung desselben, wenn wir das Depressiv-Sein als allgemein menschliche Ausdrucksmöglichkeit nicht zulassen können und es nur gar zu gerne ohne allzu große Reibungsverluste technisch wegorganisieren wollen?

## 3 Präventive Ansätze zu Depression

Das Bedingungsgefüge des Depressiv-Seins ist also komplex. Seine Entstehung und sein Auftreten können nur in einem Zusammenwirken von biologischen, historischen, individuellen und gesellschaftlichen Dimensionen erfaßt werden. Einerseits die Einmaligkeit und Besonderheit der Persönlichkeit mit Konstitution und Biographie, andererseits ein geschichtlicher und gesellschaftlicher Bezugsrahmen, innerhalb dessen sich das Individuum macht und gemacht wird. Depressive Menschen gab es schon immer (siehe Aristoteles' *Problemata physica,* Dürers Stich Melencolia I, Burtons *The Anatomy of Melancholy* 1621) und gibt es – mit Abwandlungen – in allen Kulturen (Tellenbach 1987; Wulf 1965/66). Ihr Sichtbarwerden, ihre Bewertung als Krankheit sowie der Umgang mit ihnen hat entscheidend mit unserer eigenen Bewertung, mit unseren Wertvorstellungen zu tun, die ihrerseits geschichtlichen Veränderungen unterliegen. Überlegungen zur primären Prävention können also nur am vielschichtigen Entstehungszusammenhang ansetzen. Da die Psychiatrie als solche hierfür zu begrenzt ist (Ciompi 1984; Tölle 1984), mußten wir uns der Mühe unterziehen, einen philosophischen Rahmen für psychiatrisches Denken und Handeln zu entwickeln. Dieser erlaubt die Berücksichtigung und präventive Bewertung des gesellschaftlichen Kontextes, der Depressivität begünstigt bzw. so leidvoll macht.

Wir denken dabei etwa an die einseitige Wertschätzung des Leistungsstrebens, die nicht zu trennen ist von der allgemeinen ökonomischen Maxime grenzenlosen Wirtschaftswachstums. Nicht die Leistung zur Besorgung des Alltäglichen wird hier beargwöhnt, sondern die in den modernen Industriegesellschaften vorherrschenden internalisierte Form von Leistungsanforderungen, deren Sinnhaftigkeit zuweilen unverkennbar wird und die sich von daher für depressiv gefährdete Menschen in selbstüberfordernder Weise auswirkt. Muß nicht dem gegenüber schon aus Gründen der strukturellen Massenarbeitslosigkeit dem Untätig-Sein wieder ein moralisches Recht zugesprochen werden? Ebenfalls aus strukturellen, vom Individuum unabhängigen Gründen müssen auch andere, in der sozialen Werteskala wenig geschätzte Eigenschaften wieder zu menschlicher Gleich-Wertigkeit kommen, so daß Mißerfolg, Abhängigkeit, Nicht-Identität, Scheitern, Pessimismus, Passivität, Leistungsversagen nicht mehr ohne weiteres Abweichendes ausgegrenzt, kriminalisiert oder pathologisiert werden können. Wenn der Trend eines 200jährigen Industrialisierungsprozesses, in dem Menschen aufgrund einer instrumentellen, an Verwertbarkeit orientierten Rationalität nur noch nach ihrem Leistungsvermögen und ihrer Brauchbarkeit bewertet wurden, an seine Grenzen gekommen ist, bedeutet der Ansatz, die bisherigen negativen Werte mit den positiven Werten gleich zu bewerten, zumindest eine Vervollständigung der Wahrnehmung und somit einen menschengemäßeren Ansatz. Eine solche Sichtweise fördert eine gewisse Normalisierung von Lebensformen des Leidens, der Einsamkeit und Isolation. Damit wird Depressiv-Sein nicht aus der Welt geschafft, aber sein Auftreten wird weniger wahrscheinlich, weniger leidvoll, bekommt vielleicht sogar einen geachteteren und respektvolleren gesellschaftlichen Stellenwert. Wenn Depressionen, wie wir gezeigt haben, nicht allein als im Individuum schicksalhaft verankert betrachtet werden, sondern auch im Sinne von Krank-Sein in einem sozialen und historischen Kontext zu begreifen sind, müssen präventive Überlegungen solche Ansätze miteinbeziehen. Da in diesem Zusammenhang Krankheit und Gesundheit als Einheit zu begreifen und als zum menschlichen Lebensprozeß gehörend zu sehen ist, ist beiden Zuständen der gleiche Wert beizumessen, womit die moderne Tradition der letzten 100 Jahre, Krankheit für minderwertig, unwert oder wertlos zu halten, gegenstandslos wird.

Was ist nun innerhalb dieses Rahmens sekundär präventiv, also unmittelbar bei den gefährdeten Individuen, wirksam? Dabei ist es klar, daß die von uns hier aufgeführten sekundär präventiven Ansätze sowohl in die Beratung depressiv gefährdeter Menschen als auch in die Therapie depressiv gestörter Menschen Eingang finden sollen. Mit Rückgriff auf die psychiatrische Epidemiologie können wir gleichsam eine Risikogruppe konstruieren:

Demnach sind gerade solche Menschen depressiv gefährdet, die sich in ihrer Partnerschaft in die Isolation zu zweit oder in die kleinfamiliäre Idylle flüchten, die vergessen, wie wichtig die Pflege eines zwischenmenschlichen Kontextes um die Partnerschaft und die Familie herum ist. Geradezu typisch ist der Befund bei depressiven Männern oder Frauen, daß sie zuvor mit dem Eingehen einer Partnerschaft ihre gleichgeschlechtlichen Freunde oder Freundinnen aufgegeben haben. Das führt dazu, daß die Partnerschaften, wenn sie aus dem Stadium der Verliebtheit in den normalen Beziehungsalltag übergeht, schon deshalb überfordert ist, weil die Partner jetzt niemanden mehr haben, mit dem sie vertrauensvoll über die Beziehungsschwierigkeiten reden können.

Nicht zuletzt Frauen wählen diesen Weg oder bekommen ihn aufgenötigt. Ist der Ehemann dann noch jemand, „der alls kann", oder – was viel häufiger ist – wird er bei beginnender Depressivität der Ehefrau in die vitalere Rolle hineinpolarisiert, ohne es selbst recht zu bemerken, zumal er seine Wertschätzung aus seinem Beruf aufbessern kann, so sind es gerade Hausfrauen („Hausfrauendepression"), die hochgradig depressiv gefährdet sind bzw. den depressiven Lösungsweg wählen, da sie keinen anderen sehen. Die Sache wird um so gefährlicher, wenn einer der beiden Partner allzu sehr auf die Partnerschaftsideologie („Partner haben gleichwertig zu sein") hereinfällt und um die Gleichwertigkeit mit dem Partner auf dem Gebiet kämpft, wo nicht die eigene Stärke, sondern des Partners liegt. Wer seine Partnerbeziehung mit Geborgenheits- und Harmonisierungswünschen überfordert, gleichzeitig seinen Unabhängigkeitskampf mit uneingestandener Abhängigkeitsneigung kombiniert und schließlich Trauer, Schmerz und Aggression nicht zu leben vermag, steht in Gefahr, dies depressiv niederzuschlagen. Menschen mit hohem Leistungsanspruch, die sehr gewissenhaft und ordentlich sind, die sich zu treuer Pflichterfüllung anhalten und selbst im spontanen Handeln auf einen solchen Weg der Verwirklichung festgelegt sind, laufen Gefahr, in Situationen depressiv zu werden, wo ein Wandel dieser Haltung angezeigt wäre. Dies kann den Berufsbereich treffen, findet aber häufiger im familiären Kontext statt: Wenn etwa die Kinder selbständig werden und aus dem Haus gehen, gelingt es oft nicht mehr, die jetzt sinnlos gewordenen Rollen von Vater und Mutter wieder gegen die inzwischen verlernten Rollen von Eheleuten auszutauschen. Leiden Menschen an den abnehmenden Möglichkeiten zur Selbstverwirklichung, können sie ihr Älterwerden und die abnehmende Leistungsfähigkeit nicht akzeptieren und gehen sie damit in selbstentwertender Weise um, so liegt die Abwehr dieses zunächst normalen Leidens und Trauerns und damit der Umschlag in die Depressivität nahe.

Die Kenntnis solcher Lebenskonstellationen macht es möglich, sowohl auf der Ebene der Gesundheitserziehung, etwa in der Volkshochschule, als auch auf der Ebene der Beratung, etwa in der Familienberatungsstelle, als auch auf der Ebene der Entwicklung therapeutischer Konzepte, wenn die Entwicklung der Depression entsprechend weit gediehen ist, den gefährdeten oder bereits betroffenen Menschen ihre Situation bewußt zu machen, ihnen einsichtig zu machen, wie sie die für sie günstigen oder ungünstigen Konstellationen selbst herstellen, gleichgültig, ob es sich dabei um die Isolation zu zweit, um die Trutzburg der Kleinfamilie oder um einen anderen selbstisolierenden und nach außen abgedichteten Lebenszusammenhang handelt. Wir können einem depressiv gefährdeten Menschen zu Einblicken verhelfen, wo er sich selbst in seinem Lebensstil im Wege steht, wenn seine obersten Maximen selbstüberfordernder Leistungswille, Pflichterfüllung, Gewissenhaftigkeit oder andere normale Eigenschaften sind, die sich ja nur dann pathogen auswirken, wenn jemand deren Transzendierung schwerfällt, wenn also jemand diese Eigenschaften nur „ist", sie aber nicht „hat". Es geht also keineswegs um die Verteufelung solch schätzenswerter Merkmale, zumal es doch gerade als sozial sinnvoll empfundene Tätigkeiten sind, die über depressive Krisen hinweghelfen; vielmehr geht es um die Entschärfung und Auflösung einer einseitigen Festgelegtheit auf diese Tugenden.

Darüber hinaus ist die Kultivierung des Umgangs mit Verlusten zu lernen, des Verlustes von Möglichkeiten, von wichtigen Bezugspersonen, der Umgang mit dem Älterwerden und mit Enttäuschungen. Statt des sozial verbreiteten selbstentwertenden, selbstvorwurfsvollen und autoaggressiven Umgangs geht es darum, Trauer, Schmerz, Aggressionen und Angst in Beziehung als zu Menschsein zugehörig zu akzeptieren und konstruktiv zu leben.

Solche Überlegungen dürfen nun keineswegs als Lernprogramm operationalisiert werden; denn gerade depressionsgefährdete Menschen machen dies zu einer weiteren Selbstüberforderung, stellen sich unter den Zwang, nun wieder etwas leisten zu müssen, alles ändern zu müssen, wozu sie doch gerade nicht in der Lage sind. Hier ist die von den Krankenkassen gern und in anderen Bereichen auch mit Recht geforderte „zielgerichtete Heilbehandlung" tödlich. Statt dessen hat es hier um ein indirektes, umspielendes, behutsames und gemeinsames Reflektieren des menschlichen Lebens und seines Sinns zu gehen. Gemeinsam heißt hier nicht nur die Beziehung zwischen Berater/Therapeut und Betroffenen, sondern vor allem auch die Einbeziehung der oder des Angehörigen. Angehörigenarbeit ist hier zu verstehen als eine Art Erwachsenenbildung, wo mit allen Beteiligten ein Nachdenken über den situativen und lebensgeschichtlichen Zusammenhang des Depressiv-Seins erfolgt, um dann im oben beschriebenen Sinne nach Lösungsmöglichkeiten zu suchen.

Es ist unerläßlich, erst einmal allein mit Angehörigen über ihr Gefühl von Schuld ins Gespräch zu kommen, Mitverursacher der Depression zu sein, über ihre Not und Einsamkeit, aber auch über das Schamgefühl, wenn der depressive Angehörige behandelt werden muß. Dies allein bedeutet schon in der Regel Entlastung, was eine offenere und freiere Zugangsmöglichkeit auf neuer Ebene über den Betroffenen ermöglicht. Wer durch die depressive Entwicklung seins Partners in die vitalere Rolle hineingeraten ist, dies noch dadurch verschlimmert, daß er seinem depressiven Partner Aufgaben abnimmt, wodurch dieser sich noch überflüssiger fühlt, kann sich kaum noch vorstellen, daß sein Geständnis des Wunsches nach eigener Abhängigkeit und Schwäche dem depressionsgefährdeten Partner mehr als alles andere hilft, da er sich ein solches Geständnis schon seit langem gewünscht hat. Darüber hinaus ist mit den Betroffenen und ihren Angehörigen darauf zu schauen, was am jeweiligen Lebensstil depressionfördernd ist und wo Möglichkeiten der Änderungen gegeben sind. Gemeinsam müssen wir mit allen Beteiligten darüber ins Gespräch kommen, daß es das Leben selbst ist, oder besser gesagt, der jeweils eigene Lebensweg mit seinen vielfältigen Klippen, Unabwägbarkeiten und Hindernissen, der uns so krumm und krank macht, uns so niederschlägt. Die

Wahrheit eines depressiven Menschen – so Sloterdijk – besteht darin, daß er „das Gewicht der Welt fühlt", die „Last der Existenz als solcher".

Doch nur ein verstandenes Gewicht kann akzeptiert und getragen werden, ein unverstandenes bleibt blind, drückt nur herunter und läßt die Menschen daran zugrunde gehen. Trotz aller gesellschaftlicher „Erleichterungs- und Entlastungsrevolution" (Sloterdijk 1988), trotz einer allumfassenden Ablenkungskultur hat dieses Gewicht der Welt, dieses Gefühl der Schwere der Welt nach wie vor, vielleicht sogar um so mehr, Bestand. Dieses Gewicht kann buchstäblich alles enthalten, was in der heutigen Zeit drückt. Kann dies auch als Wert der Depressivität akzeptiert werden, dann wird es auch möglich, den eigenen Lebensweg und damit sich selbst anzunehmen, sich selbst zu übernehmen, sowohl was den bisher gegangenen als auch den zu gehenden Weg anbetrifft. Die Suche nach dem Wahrheitskern des depressiven Zustandes mit dem gefährdeten Menschen und seinen Angehörigen zeigt den Vorteil eines philosophisch fundierten Wahrnehmungs- und Gesprächsrahmens gegenüber der Enge der einzelwissenschaftlichen Technik der Psychiatrie besser als alles andere. Statt also nur durch Therapie alles Schwere methodisch aus dem Weg zu schaffen, es präventiv durch technische Handhabung (Ratschläge, Verhaltensänderungen, Medikamente) gar nicht erst sichtbar werden zu lassen, geht es mehr um ein gemeinsames Mittragen dieser Last, um die Entfaltung des Gewichts, das sich dann besser auf mehrere Schultern verteilen läßt, um ein Fragen nach dem Warum und dem Sinn des Gewichts, um dadurch im Annehmen des eigenen Lebensweges es sich selbst auch wieder leichter machen zu können.

Eine solche Sichtweise zeigt, daß das Depressiv-Sein nicht als das ganz Andere, das Negative von Gesundheit zu begreifen ist. Vielmehr wird einsichtig, „daß zum vollen Gesund-Sein immer auch eine Beimischung von Krank-Sein gehört" (Tellenbach 1987), daß beides menschlich gleichwertig ist; denn Gesundheit und Krankheit können nur als Einheit aufgefaßt werden. Gerade weil Depressivität den Sinn einer umfassenderen Lebenskonstellation darstellt und schon deshalb eine grundlegende menschliche Ausdrucksmöglichkeit ist, ist sie weder präventiv noch therapeutisch aus der Welt zu schaffen. Wenn wir aber über die von uns beschriebenen Ansätze zu einer anderen Bewertung, einer anderen Werteinschätzung des Depressiv-Seins kommen, so würde zumindest sein Auftreten weniger leidvoll und qualvoll für die Betroffenen sein. Ist es doch nicht zuletzt unsere Entwertung der Depression, welche die Selbstentwertung des depressiven Menschen verstärkt und dadurch oft zu fatalen Folgen führt – bis zum Suizid.

## Literatur

Angst J (1987a) Begriff der affektiven Erkrankungen. In: Kisker KP (Hrsg) Psychiatrie der Gegenwart 5, Affektive Psychosen. Springer, Berlin Heidelberg New York Tokyo

Angst J (1987b) Epidemiologie der affektiven Psychosen. In: Kisker KP (Hrsg) Psychiatrie der Gegenwart 5, Affektive Psychosen. Springer, Berlin Heidelberg New York Tokyo

Bleuler E (1983) Lehrbuch der Psychiatrie, 15. neubearb. Aufl. von M. Bleuler, Springer, Berlin Heidelberg New York Tokyo

Burton R (1651) The Anatomy of Melancholy. Oxford [Übersetzt von Horstmann U (1988) Anatomie der Melancholie. Artemis, Zürich München]

Ciompi L (1984) Die Verhütung psychischer Krankheiten – Wunsch und Wirklichkeit. Ein Überblick. In: Rudolf GAE, Tölle R (Hrsg) Prävention in der Psychiatrie. Springer, Berlin Heidelberg New York Tokyo

Dörner K (1980) Die Wiedergeburt der Psychiatrie aus der Philosophie in Sartres Flaubert und die Kritik an Sartre daraus. In: König T (Hrsg) Sartres Flaubert lesen. Rowohlt, Reinbek

Dörner K, Plog U (1984) Irren ist menschlich oder Lehrbuch der Psychiatrie. Psychiatrie-Verlag, Rehburg-Loccum

Hole G, Wolfersdorf M (1986) Melancholie. In: Müller C (Hrsg) Lexikon der Psychiatrie. Springer, Berlin Heidelberg New York Tokyo

Hole G, Wolfersdorf M (1986) Depression. In: Müller C (Hrsg) Lexikon der Psychiatrie. Springer, Berlin Heidelberg New York, Tokyo

Irle G (1984) Die Prävention depressiver Erkrankungen. In: Rudolf GAE und Tölle R (Hrsg) Prävention in der Psychiatrie. Springer, Berlin Heidelberg New York

Lewontin R, Rose S, Kamin L (1988) Die Gene sind es nicht. Psychologie Verlags Union, München Weinheim

Matussek N, Holsboer F (1987) Biologischer Hintergrund. In: Kisker KP (Hrsg) Psychiatrie der Gegenwart 5, Affektivere Psychosen. Springer, Berlin Heidelberg New York Tokyo

Rudolf GAE, Tölle R (1984) Prävention in der Psychiatrie. Springer, Berlin Heidelberg New York

Sloterdijk P, Achenbach G (1988) Gespräch über die Lebenskunst, zur Welt zu kommen. AGORA, Zeitschrift für philosophische Praxis 4: 1–3

Tellenbach H (1983) Melancholie. Springer, Berlin Heidelberg New York

Tellenbach H (1987) Psychiatrie als geistige Medizin. Verlag für angewandte Wissenschaften, München

Tölle R (1984) Perspektiven einer präventiven Psychiatrie. In: Rudolf GAE, Tölle R (Hrsg) Prävention in der Psychiatrie. Springer, Berlin Heidelberg New York

Tölle R (1985) Psychiatrie. Springer, Berlin Heidelberg New York

Wulf E (1977) Psychiatrie und Klassengesellschaft. Fischer Athenäum, Kronberg/Ts.

# Jodprophylaxe

P. PFANNENSTIEL und C. KUJAT

Jod ist ein elementares Spurenelement, d.h. der menschliche Organismus kann ohne Jod nicht leben. Jodmangel führt zu schweren Gesundheitsschäden. Der Organismus benötigt Jod ausschließlich zur Synthese der Schilddrüsenhormone Trijodthyronin (T3) und Tetrajodthyronin (=Thyroxin, T4), so daß ausgeprägter Jodmangel zu einer Schilddrüsenunterfunktion führt.

Schilddrüsenhormone bewirken in der Entwicklungsphase ein geregeltes Wachstum des Organismus und eine normale Reifung des Gehirns. Schilddrüsenhormone haben außerdem steuernden Einfluß auf zahlreiche Funktionen des Organismus. Dabei führten sie stets zu einer Steigerung der Stoffwechselvorgänge. Umgekehrt bewirkt der Schilddrüsenhormonmangel eine Verlangsamung der Stoffwechselprozesse. Schilddrüsenhormone beeinflussen:
- in physiologischen Dosen den Eiweißstoffwechsel durch anabole Wirkung;
- den Fettstoffwechsel (Lipolyse und Cholesterinabbau);
- den Wasser- und Elektrolythaushalt;
- Muskulatur und Sehnenreflexe;
- die Körperperipherie für die Wirkung von Adrenalin und Noradrenalin und setzen dadurch die Erregbarkeitsschwelle des vegetativen Nervensystems herab;
- Nebennieren und Keimdrüsen. Schilddrüsenhormone sind für ein normales Funktionieren der Keimdrüsen unerläßlich.

## 1 Jodbedarf

Der Tagesbedarf an Jod ist altersabhängig. Die Deutsche Gesellschaft für Ernährung (DGE) empfiehlt die in Tabelle 1 dargestellte durchschnittliche tägliche Jodaufnahme.

Der Jodbedarf beim Erwachsenen beträgt nach Berechnungen der Weltgesundheitsorganisation (WHO) 150–300 µg pro Tag (Hetzel 1989). Im ganzen Leben benötigt ein Mensch also etwa 4 g Jod (Pfannenstiel u. Saller 1991). Die tägliche Jodidaufnahme der Schilddrüse erreicht beim Erwachsenen in Deutschland jedoch nur 30–70 µg, so daß ein mittleres Joddefizit von ungefähr 150 µg pro Tag angenommen werden kann. Da die Schilddrüse Jod speichern kann, ist eine tägliche Jodzufuhr nicht unbedingt notwendig. Ausreichend ist auch eine entsprechend größere Jodidmenge in mehrtägigen Abständen.

**Tabelle 1.** Täglicher Jodbedarf

| Altersgruppe | Mikrogramm/Tag |
|---|---|
| Säuglinge bis 11 Monate | 50–80 |
| Kinder 1–9 Jahre | 100–140 |
| Kinder ab 10 Jahre, Jugendliche und Erwachsene | 180–200 |
| Schwangere | 230 |
| Stillende | 260 |

## 2 Jodmangelkrankheiten

Jodmangel wirkt sich zunächst an der Schilddrüse aus. Ihr Jodgehalt sinkt (Leisner et al. 1979). Damit verarmt die Schilddrüse an Bausteinen für die Schilddrüsenhormonsynthese. Eine manifeste Schilddrüsenunterfunktion ist auch durch extremen Jodmangel möglich, in Deutschland allerdings bei Erwachsenen selten.

Bei Neugeborenen, Säuglingen und Kleinkindern ist eine Schilddrüsenunterfunktion durch Jodmangel auch in der Bundesrepublik beobachtet worden (Habermann et al. 1978; Heidemann et al. 1984).

Bei einer ausgeprägten Unterversorgung mit einer Jodaufnahme von unter 25 µg/die ist eine ausreichende Hormonsynthese nicht mehr möglich. Folgen sind Hypothyreose (Tabelle 2) sowie beim Feten und Neugeborenen Kretinismus mit Zwergwuchs, Störungen der Hirnreifung und verzögertem Knochenwachstum (Habermann et al. 1975; Heidemann et al. 1979; Homoki et al. 1975). Diese Erkrankung, die heute noch in vielen gebirgigen Gegenden der Welt verbreitet ist, trat in den Alpen noch vor 50 Jahren auf. Heute kommt sie durch die in der Schweiz und in Österreich durchgeführte Jodprophylaxe nicht mehr vor.

Bei weniger ausgeprägter Unterversorgung mit im Mittel 100 µg Jodid/die kann sich als Folge des Jodmangels bei Säuglingen, Kindern, Jugendlichen und Erwachsenen eine Jodmangelstruma ausbilden. Bei einer Jodaufnahme von unter 50 µg/die ist die Entwicklung dieser Erkrankung nicht zu vermeiden. In der Bundesrepublik Deutschland sind davon 21 % der bis 10jährigen Kinder (ohne Geschlechtsunterschiede), 52% der 11- bis 18jährigen (48% männlich und 55% weiblich) sowie 50% der Erwachsenenpopulation der Altersgruppe 18–70 Jahre (ohne Geschlechtsdifferenz) betroffen (Hampel et al. 1995) (Tabelle 3).

Sinkt die tägliche Jodzufuhr in Jodmangelgebieten wie in Deutschland auf Werte unter 70 µg, verzehrt sich der Jodvorrat der Schilddrüse rasch. Es resultiert eine verminderte Hormonsekretion in die Blutbahn. Die Schilddrüse reagiert auf den Jodmangel mit einer Anpassungshyperplasie, die zunächst als diffuse Struma, bei Fortbestand des Jodmangels als Knotenstruma mit funktionslosen (im Schilddrüsenszintigramm „kalten") Erschöpfungsarealen im Sinne benigner regressiver Veränderungen manifest wird (Struve u. Hinrichs 1989).

Andererseits bewirkt ein länger bestehender Jodmangel, daß sich aus dem bereits in der normalen Schilddrüse zu beobachtenden Nebeneinander von aktiven und ruhenden Follikeln als autoregulatorische Anpassung autonomes Schilddrü-

**Tabelle 2.** Symptome der Schilddrüsenunterfunktion

| |
|---|
| Verminderung des Sympatikotonus (Bradykardie, Obstipation, Müdigkeit) |
| Depressive Verstimmung, Leistungsschwäche |
| Amenorrhöe, Dysmenorrhöe, habitueller Abort |
| Myotonie, verlangsamte Sehnenreflexe |
| Kälteempfindlichkeit |
| Wasserretention, u.a. im Unterhautfettgewebe |
| Haarausfall |
| Erhöhte Cholesterinkonzentration im Serum |
| Erhöhter Blutdruck |
| Vermindertes Plasmavolumen |

**Tabelle 3.** Strumaprävalenz in der Bundesrepublik Deutschland. (Nach Hampel et al. 1995)

| | 1–10 Jahre (%) | 11–18 Jahre (%) | 18–70 Jahre (%) |
|---|---|---|---|
| Männlich | | 48 | |
| | 21 | | 50 |
| Weiblich | | 55 | |

sengewebe entwickelt. In großen Gruppen zusammenliegende autonome Follikel werden aufgrund ihres Speicherverhaltens im Szintigramm als „heiße" Knoten dargestellt. Es handelt sich um lokalisierte funktionelle Autonomien („autonome Adenome").

Die in Jodmangelstrumen nachweisbaren autonomen Gewebebezirke führen nur deshalb nicht zu einer Hyperthyreose, weil ihnen aufgrund des alimentären Jodmangels das Jodid zur überschießenden Hormonsynthese fehlt. Bei entsprechender Größe der autonomen Adenome und ausreichender Jodzufuhr entwickelt sich zunächst eine latente Hyperthyreose, aus der später eine manifeste Hyperthyreose werden kann.

Unabhängig von der Ausbildung „kalter" oder „heißer" Knoten führt eine Schilddrüsenvergrößerung zu einer Einengung der Trachea, die bereits bei kleinen Strumen (WHO Grad II) in 25% röntgenologisch nachweisbar ist (Frey u. Engelstädter 1976).

Schließlich wird in Jodmangelgebieten ein häufigeres Vorkommen von Schilddrüsenkarzinomen beschrieben. Diese Befunde sind nicht unumstritten. Jedoch herrscht Einigkeit darüber, daß die bösartigeren Karzinome (anaplastische und follikuläre Karzinome) in Jodmangelgebieten häufiger sind (Belfioreo et al. 1987; Bubenhofer u. Hedinger 1977). So ergaben histologische Nachuntersuchungen, daß in der Schweiz in den Jahren vor Ausgleich des Jodmangels die verhältnismäßig gutartigeren papillären Schilddrüsenkarzinome mit 7,8% relativ selten waren. Ihr Anteil an der Gesamtzahl der Schilddrüsenkarzinome stieg nach Einführung der Jodprophylaxe zu Lasten der bösartigen Schilddrüsentumoren auf 33,4% an (Bubenhofer u. Hedinger 1977).

## 3 Jodmangel und Kernreaktorunfall

Der Fallout von Kernreaktorunfällen (oder Atombombenexplosionen) enthält u.a.
langlebiges radioaktives Jod. Die freiwerdenden radioaktiven Substanzen werden
in der Atmosphäre über viele tausend Kilometer verteilt. Sie werden einerseits
mit der Atemluft inkorporiert, andererseits jedoch auch peroral aufgenommen,
nachdem mit dem Niederschlag eine Kontamination von Erdboden und Gegenständen unter freiem Himmel stattgefunden hat.

Die jodarme Schilddrüse speichert nach Jodexposition wesentlich mehr Jod.
Während die mit Jod gesättigte Schilddrüse nur 10 ™ 20% des ihr angebotenen
radioaktiven Jods aufnimmt, kann sich dieser Anteil auf über 90% erhöhen, wenn
ein ausgeprägter Jodmangel besteht.

In Deutschland wurden im Mittel über 60% des aufgenommenen radioaktiven
Jods nach dem Reaktorunfall von Tschernobyl in der Schilddrüse gespeichert.
Zwischen radioaktivem und nichtradioaktivem Jod kann die Schilddrüse nicht
unterscheiden. In Weißrußland und in der Ukraine hat es einen starken Anstieg
von Schilddrüsenkrebserkrankungen aufgrund der starken Strahlenbelastung mit
131–Jod gegeben. Eine mit Jod gesättigte Schilddrüse kann die Wirkung eines Fal-
louts von Kernreaktorunfällen reduzieren.

## 4 Epidemiologische Untersuchungen

### 4.1 Neugeborene

Bei gesunden Neugeborenen korreliert die Jodkonzentration des Urins direkt mit
der zugeführten Jodmenge. Eine mehr als 1000 Neugeborene umfassende Studie
(Tabelle 4) zeigt die höchsten Jodkonzentrationen im Urin in Städten, in denen
eine systematische Jodprophylaxe durchgeführt wird und in denen die Erwachsenen mehr als 200 µg Jod pro Tag aufnehmen (Toronto und Rotterdam). Die
Jodausscheidung in Deutschland ist dagegen sehr niedrig (Delange et al. 1986).

Neugeborene benötigen für ihre Schilddrüsenhormonproduktion täglich 50–80
µg Jod. Muttermilch von Müttern mit Jodmangel kann diesen Bedarf nicht decken.
In einer Studie mit 78 gesunden reifgeborenen Säuglingen aus Düsseldorf und
Umgebung konnte gezeigt werden, daß gestillte Säuglinge eine signifikant geringere Jodurie (32 µg/die) hatten als Säuglinge, die mit einer jodierten hypoallergenen
Säuglingsnahrung (53µg/die) oder einer von mehreren jodierten bzw. nicht jodierten (54µg/die) Säuglingsmilchnahrung ernährt worden waren (Manz et al. 1993).
Für Neugeborene mit euthyreoter Stoffwechsellage und ausreichender Jodzufuhr
während der Fetalzeit scheint diese geringe Jodzufuhr unerheblich zu sein. Der
Jodbedarf der Neugeborenen, die schon einem intrauterinen Jodmangel ausgesetzt
waren und durch Muttermilch  ernährt werden, wird dagegen nicht ausreichend
gedeckt. Dies bedeutet, daß Neugeborene mit einer durch Jodmangel bedingten
Unterfunktion der Schilddrüse noch längere Zeit hypothyreot bleiben können,

**Tabelle 4.** Jodkonzentration im Urin bei Neugeborenen. (Nach Delange et al. 1986)

| Stadt | Zahl der Kinder | Durchschnittliche Jodkonzentration im Urin ($\mu$g/dl) |
| --- | --- | --- |
| Toronto | 81 | 14,8 |
| Rotterdam | 64 | 16,2 |
| Helsinki | 39 | 11,2 |
| Stockholm | 52 | 11,0 |
| Catania | 14 | 7,1 |
| Zürich | 62 | 6,2 |
| Lille | 82 | 5,8 |
| Brüssel | 196 | 4,8 |
| Rom | 114 | 4,7 |
| Toulouse | 37 | 2,9 |
| Berlin | 87 | 2,8 |
| Göttingen | 81 | 1,5 |
| Heidelberg | 39 | 1,3 |
| Freiburg | 41 | 1,1 |
| Jena | 54 | 0,8 |

wodurch Myelinisierung und Aussprossung von Dendriten im sich entwickelnden Zentralnervensystem beeinträchtigt werden können (Heidemann et al. 1978, 1984; Klett 1991). Die verzögerte Knochenreifung bei Neugeborenen mit Struma (Horster et al. 1975; Teller 1994) ist belegt.

Untersuchungen aus der Schweiz ergaben, daß nach Einführung der Jodsalzprophylaxe das Schilddrüsengewicht von Neugeborenen von durchschnittlich 9,1 g auf 3,7 g abnahm (Pradervand 1940; Wespi 1966). In Finnland lag das Durchschnittsgewicht der Schilddrüse bei Neugeborenen in den 30er Jahren bei 4,7 g. Nach Einführung einer Jodprophylaxe sank es 1968 auf 1,6 g (Nordman 1968).

Zwischen 1971 und 1975 wurde in einer Klinik in Ulm bei Neugeborenen in 3–6% eine Struma connata festgestellt. 50% der Neugeborenen mit Struma connata wiesen dabei Zeichen der latenten Hypothyreose auf. Es fanden sich Hinweise für eine verzögerte Epiphysenreifung sowie eine persistierende Erhöhung des schilddrüsenstimulierenden Hormons (TSH) nach dem 5. postnatalen Tag. Nachdem in dieser Klinik alle Schwangeren 150–200 $\mu$g Kaliumjodid pro Tag erhielten, sank die Häufigkeit dieser Erkrankung 1981 auf 0,2% ab (Teller 1984).

1977 fanden sich im Bereich Göttingen bei 1750 Geburten 16 Neugeborene mit Schilddrüsenunterfunktion und Struma. Unter der Therapie mit Jodid verschwand nach wenigen Wochen sowohl die Fehlfunktion als auch die Schilddrüsenvergrößerung (Heidemann et al. 1978). In Österreich wurde 1963 eine gesetzlich vorgeschriebene Speisesalzjodierung mit 10 mg Kaliumjodid/kg Salz eingeführt. Dennoch zeigten Untersuchungen zur Jodversorgung von 6- bis 17jährigen Schülern zwischen 1982 und 1984 nach wie vor einen Jodmangel. Dies führte 1990 zur Anhebung der Speisesalzjodierung auf 20 mg Kaliumjodid/kg Vollsalz. Gegenüber 1984 zeigte sich 1993 ein deutlicher Anstieg der Jodversorgung der Schüler. Die mittleren Schilddrüsenvolumina waren in der entsprechenden Altersgruppe gegenüber den Vergleichsdaten geringer (Gallowitsch et al. 1994).

## 4.2 Kleinkinder

Auch bei Kleinkindern kann durch eine jodarme Ernährung nicht nur eine Struma, sondern auch eine Schilddrüsenunterfunktion hervorgerufen werden. So führte eine über 6–12 Monate wegen chronischen Ekzems durchgeführte „hypoallergene Diät" mit fast vegetarischer, eiweißarmer Nahrung zu einer Struma mit gleichzeitiger Unterfunktion der Schilddrüse. Sowohl die Schilddrüsenvergrößerung als auch die Hypothyreose normalisierten sich nach ausreichender Jodzufuhr (Heidemann et al. 1978, 1984). In einer Untersuchung bezüglich der Frequenz der Neugeborenenstruma 4 Jahre nach Einführung der Jodsalzprophylaxe in der ehemaligen DDR konnte eine Verringerung dieser Erkrankung von 3,4 % (1982) auf 0,1 % (1986) festgestellt werden. Gleichzeitig stieg die Urinjodausscheidung bei den Neugeborenen und bei den Müttern deutlich an (Hesse et al. 1988).

## 4.3 Kinder und Jugendliche

Bei 1- bis 18jährigen Kindern und Jugendlichen in Deutschland zeigten die Studienergebnisse der Aktion Schilddrüsen-Mobil eine Strumaprävalenz von 21% bei den bis zu 10jährigen und von 55% bei Mädchen, sowie 48% bei Jungen in der Pubertätsphase (Hampel et al. 1995). Als Normwerte wurden die von Gutekunst et al. (1985) ermittelten Schilddrüsennormalvolumina für Kinder und Jugendliche zugrundegelegt. Bei Kindern nimmt die Kropfhäufigkeit mit dem Alter zu: Das Maximum der Strumaprävalenz liegt bei Jungen im Alter von 13 Jahren, bei Mädchen im Alter von 15 Jahren (Gutekunst et al. 1985; Gutekunst 1987.). Dies macht deutlich, daß sich die Mehrzahl der Jodmangelstrumen bereits bis zum Ende des 18. Lebensjahres manifestiert hat und unterstreicht gerade für diese Altersgruppe die Notwendigkeit einer ausreichenden Jodprophylaxe (Jerichow 1994).

Bei 2244 13jährigen Schulkindern wurde in 23 Orten der Bundesrepublik Deutschland das Schilddrüsenvolumen ermittelt. Diese Werte wurden mit den Ergebnissen der Untersuchung von 224 gleichaltrigen schwedischen Kindern verglichen. In Schweden wird eine effiziente Jodprophylaxe durchgeführt, so daß dort kein Jodmangel vorliegt. Die Schilddrüsen der 13jährigen im Jodmangelgebiet der Bundesrepublik Deutschland waren im Durchschnitt doppelt so groß wie die der schwedischen Schulkinder (Gutekunst et al. 1985). Im Rahmen der Aktion Schilddrüsen-Mobil konnte auch gezeigt werden, daß Kinder, die mit Jodsalz versorgt werden, gegenüber Kindern, die kein Jodsalz erhalten, ein deutlich geringeres Schilddrüsenvolumen aufweisen (Hampel et al. 1995).

Ein verläßliches Maß für die Jodzufuhr bzw. die Jodverarmung der Schilddrüse ist die Jodausscheidung im Urin. Die niedrigen Jodausscheidungen der deutschen Kinder stehen im Vergleich zu schwedischen Kindern im umgekehrten Verhältnis zur Schilddrüsengröße. Vermehrt finden sich in jugendlichen Strumen bereits sonographisch erkennbare Strukturveränderungen (Gutekunst et al. 1986).

**Tabelle 5.** Prävalenz sonographisch erkennbarer Schilddrüsenvergrößerungen bei Erwachsenen zwischen 19 und 70 Jahren (Angaben in Prozent) (Jerichow 1994)

| Ort | Männer | Frauen |
|---|---|---|
| Flensburg | 22 | 23 |
| Lübeck | 20 | 18 |
| Osnabrück | 27 | 19 |
| Potsdam | 20 | 19 |
| Hannover | 25 | 19 |
| Lahn-Dill-Kreis | 28 | 27 |
| Bamberg | 25 | 23 |
| Dresden | 34 | 24 |
| Neu-Ulm | 27 | 18 |
| Freiburg | 35 | 19 |

## 4.4 Erwachsene

Auch bei Erwachsenen findet man im Jodmangelgebiet Deutschland ein mehr als doppelt so großes Schilddrüsenvolumen wie im ausreichend jodversorgten Schweden (Gutekunst et al. 1986). Bei der Aktion Schilddrüsen-Mobil wurden mittlere Schilddrüsenvolumina von 29,1 ml (Median 25,4 ml) für Männer und 22,0 ml (Median 17,8 ml) für Frauen ermittelt (Jerichow 1994). Diese Werte liegen über denen, die andere Autoren bestimmten (Grün et al. 1992; Hintze et al. 1991; Olbricht u. Hofff 1988; Struve u. Hinrichs 1989). Bei den in Tabelle 5 aufgeführten Prävalenzen von Schilddrüsenvergrößerungen handelt es sich nach den in Tabelle 6 aufgeführten oberen Normgrößen für Schilddrüsen nicht in allen Fällen um Strumen, die erst bei Überschreitung von 3 Standardabweichungen gegenüber der mittleren Normgröße angenommen werden. Deutschland ist ein endemisches Kropfgebiet, d.h. mehr als 10% der Bevölkerung haben eine Struma. So ergaben Untersuchungen im Rahmen der Aktion Schilddrüsen-Mobil an einer Stichprobe von 5.147 Personen in Deutschland eine Strumapävalenz von 50% (Hampel et al. 1995).

Mit zunehmendem Alter steigt die Kropfhäufigkeit an. Die Aktion Schilddrüsen-Mobil zeigte auch, daß bei Erwachsenen keine signifikante Geschlechtsdifferenz bei der Strumaprävalenz vorlag. 30% der Frauen und 21% der Männer wiesen Knotenkröpfe auf. Das mediane Schilddrüsenvolumen der Erwachsenen nahm im Vergleich der Regionen von Nord nach Süd und von West nach Ost zu, war aber nicht statistisch signifikant (Hampel et al. 1995) (Abb. 1). Die Kropfhäufigkeit ist mit dem Jodidgehalt des Urins negativ korreliert (Abb. 2a und b). Gleichartige Ergebnisse findet man bei einem Vergleich schwedischer und deutscher Erwachsener (Gutekunst et al. 1986).

Die Daten zur Strumaepidemiologie wurden durch die Möglichkeit der sonographischen Volumenbestimmung der Schilddrüse präzisiert. In ausreichend jodversorgten Gebieten Österreichs, Hollands, Schwedens, Islands und der USA wurden sonographisch und autoptisch übereinstimmend mittlere Schilddrüsenvolumina um 15 ml ermittelt. Addiert man zu diesem Mittel 2 Standardabweichungen

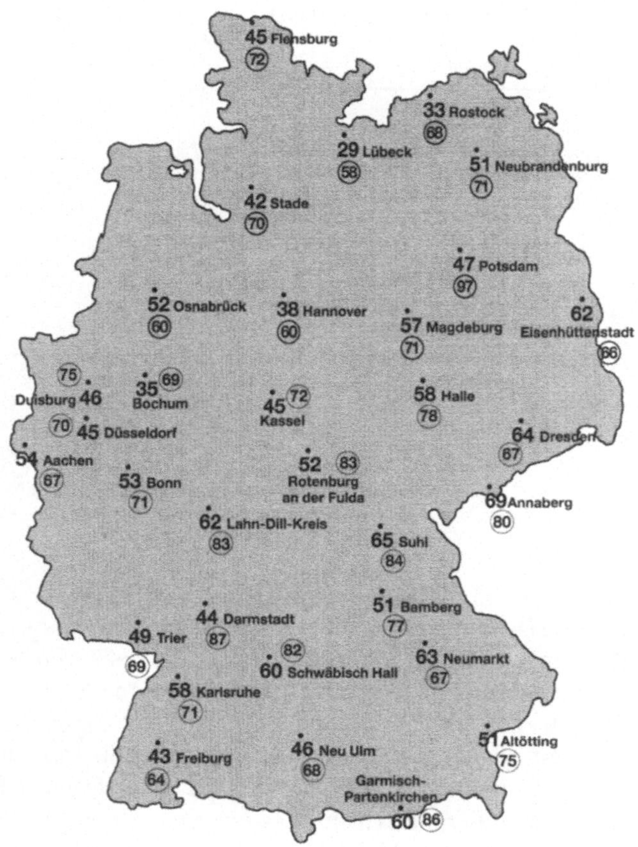



**Abb. 1.** Kropfhäufigkeit und Jodidausscheidung bei 18–70 jährigen Personen (n = 5932); Strumaprävalenz-Angabe in %; Jodidausscheidung-Angabe in μg/g Kreatinin (Zahl im Kreis). (Hampel 1996)

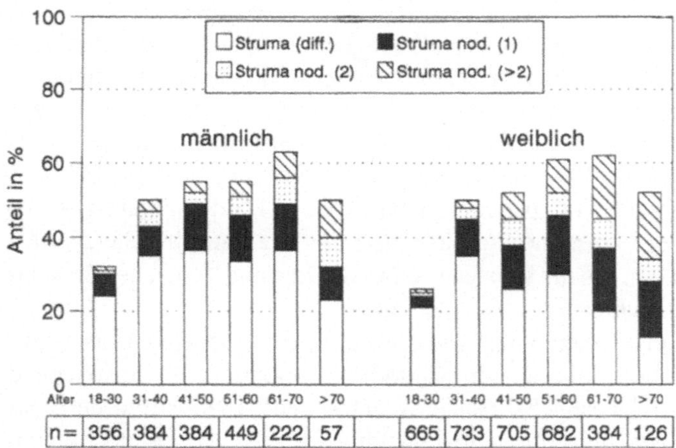



**Abb. 2 a.** Relative Häufigkeit von diffusen Schilddrüsenvergrößerungen und fokalen Veränderungen in Abhängigkeit vom Lebensalter. (Hampel 1996)

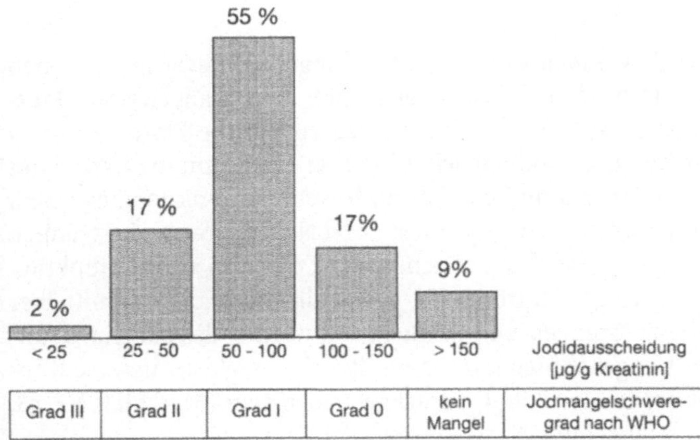


**Abb. 2 b.** Relative Häufigkeit der Jodidausscheidung in Deutschland n = 5932 (µg/g Kreatinin) (Hampel 1996)

**Tabelle 6.** Oberer Grenzwert des Schilddrüsenvolumens (in Milliliter)

| | |
|---|---|
| Männer | 25 |
| Frauen | 18 |
| 13jährige | 8 |
| 6jährige | 4 |

(5 % Konfidenzbereich), dann gilt dieser Wert als oberer Grenzwert (Tabelle 6). Untersuchungen von Jerichow (1994) ergaben, daß das Schilddrüsenvolumen bei Erwachsenen – ganz im Gegensatz zu Kindern – nur schwach positiv mit dem Alter, dem Gewicht und der Körpergröße korreliert. Die Geschlechtsabhängigkeit ist offensichtlich allein auf ein unterschiedliches Körpergewicht zurückzuführen. Auch eine neuere Studie aus den Niederlanden (Berghout et al. 1987) zeigt für Erwachsene lediglich eine Relation des Schilddrüsenvolumens mit dem Körpergewicht, nicht aber mit Geschlecht und Alter. Der obere Grenzwert des Schilddrüsenvolumens betrug hier $Vol_{max}$ = 0,2 × Gewicht (kg). Würde dieser Grenzwert allgemein zugrunde gelegt, so wäre die Strumahäufigkeit noch höher anzusetzen als in den zitierten Studien.

In Deutschland liegt die mittlere Ausscheidung von Jod im Urin bei Erwachsenen und Kindern um 66 µg Jod/g Kreatinin (Gutekunst et al. 1993) und damit um das 3- bis 10fache niedriger als in Irland und England mit 250–500 µg, in den USA mit über 500 µg und in Japan mit z.T. über 1000 µg (Gutekunst 1987).

### 4.5 Schwangerschaft

Der Fetus ist, beginnend zwischen der 10.–12. Schwangerschaftswoche, in denen die Schilddrüsen angelegt wird, auf ausreichende Jodmengen angewiesen. Mütterliches Schilddrüsenhormon kann im Unterschied zu Jod die Plazenta nur in sehr geringen Mengen passieren. Jodmangel der Mutter führt zum Jodmangel des Feten. Es resultieren eine Struma und eine Schilddrüsenunterfunktion des Feten. Mütter mit Jodmangelstruma bekommen in der Regel Neugeborene mit Strumen, wobei etwa die Hälfte dieser Säuglinge Zeichen der Schilddrüsenunterfunktion aufweisen. Bereits eine geringe Vergrößerung der Schilddrüse kann unmittelbar nach der Geburt zu Atemstörungen und Schluckbeschwerden des Säuglings führen. Bei einem Teil der Neugeborenen können zusätzlich das Wachstum, die Knochenreifung und die Gehirnentwicklung zurückgeblieben sein (Merkblatt Nr. 58, BGA (Hrsg.) (1994) Jodmangel und Schwangerschaft).

Schwangere mit Struma hatten mit 17,6 µg Jod/g Kreatinin eine signifikant niedrigere Jodausscheidung als die gesunde Kontrollgruppe (30,0 µg Jod/g Kreatinin). 76,5% der Schwangeren mit Struma schieden weniger als 25 µg Jod/g Kreatinin aus. In der Kontrollgruppe waren es nur 35,1% der schwangeren Frauen (Heidemann et al. 1984). Der Jodbedarf ist in der Schwangerschaft erhöht, da das Kind zusätzlich Jod benötigt und die Mutter vermehrt mit dem Harn Jod verliert.

Eine ausreichende Jodversorgung des Feten während der Schwangerschaft ist auch im Hinblick auf die relativ jodarme Muttermilch für Säuglinge wichtig. Gesunde Neugeborene ohne Jodmangel können die normale jodarme Ernährung der ersten Monate im Unterschied zu Neugeborenen mit Struma connata offensichtlich ohne weiteres verkraften (Heidemann et al. 1984).

## 5  Jodvorkommen und Jodgehalt von Nahrungsmitteln

Beispiele für den Jodgehalt in Nahrungsmitteln finden sich in Tabelle 7. Meerwasser enthält mit 38 µg/l wesentlich größere Jodmengen als Trinkwasser (in Deutschland 1–4 µg/l). Mit den Meeresalgen, die in der Lage sind, Jod 30000fach anzureichern, gelangt das Jod in die Nahrungskette des Meeres. Meerestiere weisen einen besonders hohen Jodgehalt auf (Gutekunst 1987).

Da einerseits nur durch Meeresfische eine ausreichende Jodzufuhr gewährleistet wäre, andererseits der Verzehr entsprechender Fischmengen ungewöhnlich ist, müssen andere Jodquellen genutzt werden.

Bewährt hat sich in vielen Ländern eine Beimischung von Jod zum Speisesalz, entweder in Form von Jodid oder in Form von Jodat. In Deutschland darf jodhaltiges Kochsalz seit Änderung der Jodverordnung vom 19.6.1989 (Bundesgesetzblatt 1105, Teil I, vom 23.6.1989, Nr. 28) bei der Herstellung von Fertignahrungsmitteln bzw. in Kantinen und Großküchen verwendet werden (Forth 1989; Pahlke 1989). Seit dem 27. 11. 91 erlaubt der Gesetzgeber durch die „Verordnung zur Änderung der Zusatzstoff-Verkehrsordnung und anderer lebensmittelrechtlichen Verordnungen" auch die Zugabe von Jod bei Nitritpökelsalz (Bundesgesetzblatt Teil 1, Nr. 63 vom 29. November 1991). Mit einer „Zweiten Verordnung zur Änderung der

**Tabelle 7.** Jodgehalt in Lebensmitteln. (Nach Souci et al. 1984)

| Lebensmittel | Jodmittelwert in µg pro 100g eßbarem Anteil |
|---|---|
| *Fisch* | |
| Schellfisch | 243,0 |
| Scholle | 52,0 |
| Miesmuschel | 130,0 |
| Kabeljau | 170,0 |
| Barsch | 4,0 |
| Auster | 58,0 |
| Heilbutt | 52,0 |
| Hering | 39,0 |
| Ostseehering | 50,0 |
| Thunfisch | 50,0 |
| Aal | 4,0 |
| Regenbogenforelle | 3,53 |
| | |
| *Getreide* | |
| Roggenbrot | 8,50 |
| Weißbrot | 5,80 |
| Haferflocken | 5,92 |
| Reis, unpoliert | 2,20 |
| | |
| *Gemüse* | |
| Spinat | 12,00 |
| Radieschen | 8,00 |
| Kartoffeln | 1,52 |
| Gurke | 1,90 |

Vorschriften über jodiertes Speisesalz", die am 24. 09. 1993 vom Bundesrat verabschiedet wurde, ist es nun auch möglich, mit Jodsalz hergestellte Lebensmittel lose abzugeben (z.B. Brot und Kleinbackwaren), ohne dies kenntlich zu machen. Für Lebensmittel in Fertigpackungen entfällt die doppelte Vorschrift zur Kenntlichmachung, so daß ein Hinweis im Zutatenverzeichnis ausreicht. Zusätzliche freiwillige angaben auf die Verwendung von Jodsalz zur Verbesserung der Jodzufuhr sind im Rahmen der üblichen Vorschriften weiterhin zulässig und werden auch empfohlen. Jodiertes Kochsalz wird heute in 60–70% der Haushalte verwendet.

Bis zur sicher noch Jahre dauernden weiten Verbreitung und ausreichenden Verwendung von jodiertem Speisesalz ist eine ausreichende Jodzufuhr vorläufig nur durch die Einnahme von Jodid in Tablettenform zu gewährleisten. Die zur täglichen Prophylaxe verwendeten Tabletten haben eine Jodgehalt von 100 µg. Wird die Prophylaxe statt täglich nur einmal wöchentlich durchgeführt, so werden bisher Tabletten verwendet, die 1500 µg (1,5 mg) Jod enthalten.

## 6 Ausgleich des Jodmangels

In manchen Gebieten Asiens, Afrikas und Südamerikas werden täglich weniger als 20 µg Jod mit der Nahrung aufgenommen (Hetzel 1983, 1988), in Deutschland im Mittel 50–70 µg/Tag, in den USA 300–700 µg und in Japan bis zu mehreren 1000 µg Jod/Tag. In den USA und Japan ist die Jodmangelstruma unbekannt.

Nach Einführung einer effektiven Jodprophylaxe konnte in vielen Ländern ein drastisches Absinken der Jodmangelerkrankungen beobachtet werden (Scriba 1985). Für Entwicklungsländer (wie China) hat sich die Jodierung der Bewässerungsanlagen bewährt. Wegen der zum Teil unterentwickelten Infrastruktur sind übliche Substitutionsmaßnahmen wie Jodierung des Speisesalzes in Entwicklungsländern häufig nicht durchführbar. Die Jodierung des Bewässerungssystems führte zu einer Vervierfachung des Jodgehaltes im Boden, zu einer Verdoppelung in den Erntefrüchten und somit zu einer verbesserten Jodversorgung der Bevölkerung (Cao et al. 1994). Da die Jodprophylaxe in den meisten Ländern schrittweise eingeführt wurde, so z.B. in der Schweiz und in der CSSR, wurde zum Teil erst in jüngster Zeit optimale Wirksamkeit erreicht. Das hat zur Folge, daß man in der älteren Bevölkerung dieser Länder auch heute noch Jodmangelstrumen und deren Folgekrankheiten wie die thyreoidale Autonomie mit latenter oder manifester Hyperthyreose findet.

Tabelle 8 zeigt, in welchen europäischen Ländern 1988 eine Jodprophylaxe durchgeführt wurde (Gutekunst u. Scriba 1988; Delange u. Bürgi 1989).

*Schweiz.* Jodhaltiges Kochsalz wurde in der Schweiz erstmals 1922 angeboten. 1929 hatten sich sämtliche Kantone dieser Maßnahme angeschlossen. Der Jodgehalt des Kochsalzes betrug damals 5 mg Kaliumjodid/kg. 1962 wurden 10 mg Kaliumjodid/kg beigemischt, seit 1980 20 mg Kaliumjodid/kg. Aufgrund der Gesetzgebung in der Schweiz konnte das Jodsalz auch in Gaststätten und Kantinen und bei der Herstellung von Fertignahrungsmitteln angewandt werden. Das Ziel einer 90%igen Versorgung der Bevölkerung wurde durch geeignete Marketingmaßnahmen erstmals 1980 erreicht. Die Schätzung der effektiven Kochsalzaufnahme von 8–12 g pro Tag für Erwachsene läßt eine Jodaufnahme von 150 µg Jod pro Tag errechnen (Spinnler u. Studer 1984). Anfang der 20er Jahre hatten 90% der Kinder in der Schweiz eine Schilddrüsenvergrößerung. Daneben mußten etwa 4000 Kretins in Heimen untergebracht werden (Bürgi 1986). In der Schweiz besteht heute keine

**Tabelle 8.** Nationale Jodprophylaxe

| *Länder ohne endemische Struma* | | *Zwischenstatus* | |
|---|---|---|---|
| Belgien | f | Österreich | x |
| Dänemark | k | Bulgarien | x |
| Finnland | x | Tschechien, Slowakei | x |
| Island | – | Ungarn | x |
| Irland | f | Niederlande | x |
| Norwegen | f | Polen | x |
| Schweden | x | Schweiz | x |
| Großbritannien | k | Jugoslawien | x |
| | | | |
| *Länder mit endemischer Struma* | | *Keine Information* | |
| Deutschland | f | Albanien | – |
| Frankreich | f | Rußland | – |
| Griechenland | f | | |
| Italien | f | | |
| Portugal | f | | |
| Rumänien | – | | |
| Spanien | f | | |
| Türkei | – | | |

*f* freiwillige Prophylaxe, *k* keine Prophylaxe, x gesetzliche oder mehrheitlich freiwillige Prophylaxe, – keine Information

Kropfendemie mehr. Die Prävalenz großer Knotenstrumen ist drastisch gesunken. Seit 1930 wurden keine Kretins mehr geboren. Die Zahl der taubstummen Kinder nahm ab (Bürgi 1986). Bei über 50jährigen persistiert die Knotenstruma allerdings noch als Folge des in der Jugend durchgemachten Jodmangels (Gerber 1980).

*Österreich.* 1924 wurde bei 686000 Schülern eine Kropfhäufigkeit von 44–48% festgestellt. Die daraufhin empfohlene Jodpropyhlaxe wurde nur sporadisch durchgeführt. Durch eine Gesetzesänderung wurde erst 1963 erreicht, daß jodiertes Salz mit 10 mg Kaliumjodid pro Kilogramm Speisesalz vermehrt verwendet wurde. 1983 betrug der Anteil des jodhaltigen Speisesalzes 62% (Galvan 1985, 1987). Mit dieser Maßnahme ist der Kretinismus verschwunden. Allerdings wurde eine Struma noch bei 13,4% der Schüler und 36% der Erwachsenen (Salzburg) beobachtet. In Nordtirol ging die Strumaprävalenz bei Schulkindern von 45,9% im Jahre 1969 auf 12% im Jahre 1980 zurück (Riccabona et al. 1981). Dagegen betrug die Strumaprävalenz in Südtirol, wo keine Jodprophylaxe durchgeführt wurde, bei Schulkindern 1980 noch 46%. Seit 1990 wird das Speisesalz in Österreich mit 20 mg Kaliumjodid/kg Vollsalz jodiert. Eine 3 Jahre später durchgeführte Studie an 734 Schülern der 1.-12. Schulstufe zeigte, daß der Mittelwert der Jodausscheidung im Harn (121 µg/g Kreatinin) gegenüber den Voruntersuchungen aus den Jahren 1982–1984 (42–73 µg/g Kreatinin)deutlich angestiegen ist. Dies läßt auf eine bessere Jodversorgung schließen. Gegenüber den Vergleichsdaten zeigten die entsprechenden Altersgruppen auch geringere Schiddrüsenvolumina (Gallowitsch et al 1994).

*Ex-DDR.* Seit 1983 wurde jodiertes Kochsalz (25 mg Kaliumjodid/kg) in geringem Maße angeboten. 1985 wurde 84% des verwendeten Salzes mit Jod versetzt (32 mg Kaliumjodat/kg entsprechend 20 mg Jod/kg). Seit 1986 wurden jodierte Mineralstoffmischungen (10 mg Kaliumjodat/kg) bei Schweinen und z.T. auch bei Rindern den Futtermitteln beigemischt (Bauch et al. 1987, 1991; Meng 1993, 1994). Die Kropfhäufigkeit bei Neugeborenen nahm nach Einführung dieser Prophylaxe in Jena von 3,4% (1982) auf 0,1% (1986) ab. Gleichzeitig nahm der Jodgehalt des Urins, der mit dem Jodmangel negativ korreliert ist, bei Neugeborenen von 10,6 (1982) auf 45,3 (1987) mg/l zu. Bei den Müttern ergab sich ein Jodgehalt des Urins von 19,2 mg/l (1982) und 64,5 mg/l (1987) (Hesse et al. 1988). Seit der Wiedervereinigung im Jahr 1990 ist die gesetzliche Grundlage für eine obligatorische Jodierung des Speisesalzes und der Futtermittel entfallen. Als Folge ist eine Verschlechterung der Jodversorgung in den Neuen Bundesländern gegenüber den 80er Jahren und eine Angleichung an den Stand in den Alten Bundesländern eingetreten. (Meng 1994).

*Finnland.* Das Durchschnittsgewicht der Schilddrüse bei Neugeborenen lag in den 30er Jahren bei 4,7 g und sank auf etwa 1,6 g im Jahre 1968, nachdem Ende der 50er Jahre eine intensive Jodprophylaxe begonnen wurde (Nordman 1968). Bei finnischen Schulkindern wurde 1953/54 in 30% eine Schilddrüsenvergrößerung gefunden, 1976 nur noch 2–6%. In Finnland wurde neben einer Speisesalzjodierung (25 mg/kg Kochsalz) eine Jodbeimengung zu Futtermitteln vorgenommen, so daß die tägliche Jodzufuhr von etwa 300 µg/die zu etwa 80% aus Fleisch- und Milchprodukten resultiert. In den 80er Jahren lag die Strumaprävalenz nur noch bei 0,2–6% (Delange u. Bürgi 1989).

*Tschechien/Slowakei.* Seit 1974 wird dort eine Jodbeimischung zum Speisesalz mit 25 mg Kaliumjodid/kg Kochsalz durchgeführt. Bei den 6- bis 10jährigen wurde ein

Rückgang der Kropfhäufigkeit von 45% auf 7–12% registriert, bei den 11- bis 20jährigen von 60–70 auf 11–35% (Altenbrunn 1985). Tschechien zählt heute zu den Staaten mit marginalem Jodmangel (Delange 1994).

*Bulgarien.* In Bulgarien wird seit 1956 ein Regierungsprogramm zur Prophylaxe der endemischen Struma durchgeführt. In Jodmangelgebieten darf sowohl für die privaten als auch für die industrielle Nahrungsmittelherstellung nur Kochsalz verkauft werden, das 20 mg Kaliumjodid pro kg enthält. Daneben wird eine Prophylaxe für besonders gefährdete Gruppen durchgeführt: Kinder bis 7 Jahre erhalten 1 Dragee mit 500 µg Jodid/Woche. Kinder und Jugendliche bis 18 Jahre sowie Schwangere und Stillende führen eine Prophylaxe mit 1000 µg Jodid einmal pro Woche durch. Seit 1956 hat sich die Strumenprävalenz von 56% auf 12% verringert. Bei Kindern bis 15 Jahre kommt die endemische Struma nicht mehr vor (Information des BMJFG).

*USA, Australien, Niederlande.* In diesen Ländern wird dem Brot Jodid zugesetzt. Mit jeder Scheibe Toastbrot werden ungefähr 25 µg Jodid aufgenommen (Wespi 1966). So beträgt die tägliche Jodzufuhr etwa 500 – 1000 µg. Jodmangelkrankheiten sind praktisch unbekannt (Gutekunst 1987). Eine Schilddrüsenvergrößerung aus anderen Ursachen fand sich in einem fast 36000 Personen umfassenden Kollektiv in nur 3,1% (Trowbidge et al. 1975).

*Indien.* In den indischen Regionen des westlichen Himalaya wird seit 1956 eine Jodbeimischung zum Kochsalz von 20 mg bzw. seit 1963 von 25 mg durchgeführt. Von 1956 bis 1968 nahm die Strumaprävalenz bei Schulkindern von 35 auf 8% (Jungen) und von 50 auf 10% (Mädchen) ab (Altenbrunn 1985). In ganz Indien wird ab 1992 nur noch jodiertes Kochsalz verkauft (Hetzel 1983).

*Andere Länder der dritten Welt.* In Bolivien, Peru und Nepal wird eine Jodprophylaxe durch Depotinjektionen jodhaltiger, öliger Substanzen vorgenommen. In Indonesien wird jodiertes Erdnußöl zur Speisezubereitung angeboten (Hintze et al. 1985). In China hat sich die Jodierung von Bewässerungsanlagen bewährt (Cao et al. 1994).

*Sizilien.* In einzelnen Orten Siziliens wird dem Trinkwasser seit 1978 Jod (300 µg/l) beigemengt. Die Strumahäufigkeit ist von 55 auf 6,5% im Jahre 1983 zurückgegangen (Squatrito et al. 1986).

*Ravensburg.* Bis vor wenigen Jahren wurden Kindern in den Volksschulen der Landkreise Ravensburg und Friedrichshafen vom Gesundheitsamt Ravensburg einmal wöchentlich Jodidtabletten verabreicht. Die Kropfhäufigkeit in dieser Altersgruppe ist in Ravensburg auch heute noch wesentlich niedriger als im übrigen Deutschland. Diese Prophylaxe wurde wegen juristischer Unsicherheiten von der Landesregierung in Stuttgart zunächst untersagt (Gutekunst et al. 1985), inzwischen aber wieder aufgenommen.

*Situation in Deutschland.* Da in Deutschland jodiertes Speisesalz bis vor kurzem nur auf freiwilliger Basis im Haushalt verwendet werden konnte und die Bevölkerung in zunehmendem Umfang gewerblich vorgefertigte Lebensmittel sowie Fertiggerichte verzehrt bzw. in großem Maße an der Gemeinschaftsverpflegung teilnimmt, reichte die Menge des Jods, die mit jodiertem Speisesalz zusätzlich im Haushalt aufgenommen wird, selten aus.

Trotz des auch in Deutschland verfügbaren jodierten Speisesalzes (15–25 mg Kaliumjodat/kg) liegt die Jodausscheidung im Urin mit 30–70 µg pro Tag immer noch deutlich niedriger als in Ländern ohne Jodmangel, z.B. Schweden (170 µg).

Die in die Verwendung von jodiertem Speisesalz gesetzten Hoffnungen und Erwartungen wurden daher in Deutschland bisher nur teilweise erfüllt. Die Strumaprävalenz bei Neugeborenen konnte in einigen Gegenden durch ausreichende Versorgung der Mütter mit Jod dauerhaft von 1–2 % auf unter 0,1 % gesenkt werden (Teller u. Homoki 1992). Das Prinzip der absoluten Freiwilligkeit beim Gebrauch von jodiertem Speisesalz hatte restriktive Wirkungen. Statt der erforderlichen Aufnahme von 5 g jodiertem Speisesalz, die notwendig sind, um täglich 100 µg Jod zusätzlich aufzunehmen, wurden von Personen, die jodiertes Speisesalz im Haushalt verwenden, tatsächlich im Mittel nur 2 g, d.h. nur 40 µg Jod/die zusätzlich zugeführt (Hötzel u. Scriba 1987; Weber et al. 1986; Weber et al. 1987). Der größte Teil des täglich verzehrten Kochsalzes von insgesamt etwa 10 g wird durch Fertignahrungsmittel aufgenommen. Für deren Herstellung kann seit Inkrafttreten der geänderten Jodverordnung ab 19.6.1989 ebenfalls Jodsalz verwendet werden (Pfannenstiel 1989). Seither hat sich einer Erhebung des statistischen Bundesamtes zufolge in den vergangenen Jahren nicht nur die Akzeptanz von jodiertem Speisesalz als Maßnahme zur Beseitigung naturbedingter Jodmangelkrankheiten erhöht, sondern auch die Verwendung im Haushalt.

Präparatorische Säuglingsnahrungen werden heute mit Jod angereichert. Die stillende Mutter sollte täglich 300µg Kaliumjodid zu sich nehmen, um den Jodbedarf des Säuglings von etwa 50–100 µg täglich zu decken (Teller 1994).

Eine Gesundheitsgefährdung durch eine zu hohe Jodzufuhr infolge Verwendung jodierten Speisesalzes kann nicht entstehen, weil die Kochsalzzufuhr aus Gründen des Geschmacks beschränkt bleibt. Sogenannte Meersalze enthalten übrigens zu wenig Jod, um für eine effektive Jodprophylaxe ausreichend zu sein.

Ein Problem der Jodsalzprophylaxe besteht darin, daß der Kochsalzverbrauch in den letzten Jahren stark zurückgegangen ist. Menschen, die wegen Bluthochdruck salzarm essen müssen, sollten daher Jodidtabletten einnehmen.

*Therapie mit Jodid.* Etwas höhere Joddosen als zur Prophylaxe werden zur Therapie der durch Jodmangel bedingten Struma diffusa bei peripherer Euthyreose eingesetzt. Eine Verkleinerung der Struma diffusa ist nicht nur durch eine Thyreosuppression mit Hilfe von Schilddrüsenhormonen (Unterdrückung des Hypophysen-Schilddrüsen-Regelkreises), sondern zumindest bei Kindern und Jugendlichen auch durch eine hochdosierte Jodgabe möglich. Die erforderlichen Jodmengen liegen etwa doppelt so hoch wie bei der Jodprophylaxe. Zur Verkleinerung einer Struma wird Jodid in einer Dosis von 300–400 µg pro Tag verordnet (Hintze et al. 1985, 1985; Hintze u. Köbberling 1987). Eine weitere Alternative stellt die Kombination aus Thyreosuppression und Jodgabe dar. Die erneute Strumabildung bzw. das Strumawachstum nach Absetzen dieser Therapie ist im Vergleich zur alleinigen Thyreosuppression verzögert (Einenkel et al. 1992).

Der Jodgehalt der Schilddrüse läßt sich durch Fluoreszenzszintigraphie bestimmen. Schon unter 100 µg Kaliumjodid ließ sich ein Anstieg der thyreoidalen Jodkonzentration von 305 µg/g auf 570 µg/g Schilddrüsengewebe feststellen, während der Jodgehalt unter Therapie mit Levothyroxin auf 243 µg/g sank. Diese Studie zeigt bei Kindern eine mittlere Abnahme des Schilddrüsenvolumens von 40% nach 4- bis 8monatiger Therapie mit 100 µg Kaliumjodid/Tag (Leisner et al. 1979, 1985).

Auch nach subtotaler Strumaresektion läßt sich mit einer Jodidprophylaxe ein Rezidiv verhindern, wenn die Restfunktion der Schilddrüse ausreichend groß ist (Wahl et al. 1985).

## 7 Nebenwirkungen der Jodprophylaxe

### 7.1 Jodinduzierte Hyperthyreose

Bei (durch langjährigen Jodmangel bedingten) größeren Autonomien der Schilddrüse führt eine unphysiologisch hohe Jodzufuhr zu einer vermehrten Schilddrüsenhormonproduktion.

Gegner der Jodprophylaxe führen Ergebnisse einer Untersuchung aus Tasmanien an. Dort wurde Mitte der 60er Jahre eine Jodzugabe zum Brot eingeführt. Gleichzeitig wurde Jod zur Desinfektion von Milchgefäßen und zur Desinfektion von Zitzen bei Milchkühen verwendet. Die tägliche Jodaufnahme betrug dadurch im Durchschnitt 300 µg/die. Neben einer Abnahme der Kropfhäufigkeit wurde über einige Jahre eine erhöhte Rate an Patienten mit Schilddrüsenüberfunktion beobachtet. Davon waren in erster Linie Menschen im Alter von über 40 Jahren betroffen (Clements 1970; Connolly 1971; Stewart et al. 1971). Diese Schilddrüsenüberfunktion beruhte auf einer durch Jodzufuhr bedingten Manifestation einer bisher nicht erkannten (durch langjährigen Jodmangel bedingten) vorbestehenden funktionellen Autonomie der Schilddrüse. Da eine Manifestation der Schilddrüsenüberfunktion bei den Patienten mit Schilddrüsenautonomien ohnehin zu erwarten ist, kann eine vorübergehende Phase eines vermehrten Auftretens von Hyperthyreosen nach Einführung der Jodprophylaxe kein Argument gegen eine bessere Versorgung der Bevölkerung mit Jod sein. Auch in Tasmanien nahm die Rate an Schilddrüsenüberfunktionen im Laufe der Jahre wieder ab, da sich durch die optimierte Jodversorgung das Krankheitsbild der funktionellen thyreoidalen Autonomie, einer Folge lange bestehendes Jodmangels, seltener ausbildete.

Nach Einführung der Kochsalzjodierung in der Schweiz (1922) konnten in einem Einzugsgebiet von 360 000 Einwohnern innerhalb von 3 Jahren nur 18 Hyperthyreosen ausgemacht werden, die allein auf das Jodsalz zurückzuführen waren (Bürgi et al. 1982). In einer Studie erhielten Patienten mit ausreichender Menge autonomen Schilddrüsengewebes 100 µg Jod pro Tag. Die Patienten blieben klinisch euthyreot, der TSH-Anstieg wurde supprimiert, die Schilddrüsenhormonwerte blieben im Normbereich (Joseph et al. 1979).

Autonome Adenome treten in der ersten Lebensdekade nicht auf. Bis zum 20. Lebensjahr sind sie extrem selten, so daß in dieser Altersgruppe selbst „Reaktorjodtabletten" mit einer Dosis von 100000 µg Jod (100 mg) bedenkenlos appliziert werden können. Die Jodzufuhr in Form von Tabletten mit 100 µg Jodid ist auch bei Patienten mit größeren autonomen Adenomen und Euthyreose risikolos.

## 7.2 Jodallergie

Jod allein löst keine Allergien aus. Sogenannte Jodallergien werden durch Präparate ausgelöst, die Jod in organisch gebundener Form enthalten, z.B. jodhaltige Röntgenkontrastmittel. Durch Jodtabletten oder jodiertes Speisesalz sind Jodallergien nicht zu erwarten (Plewig 1985).

## 7.3 Jodakne

In Ländern wie der Schweiz oder den Vereinigten Staaten, in denen eine ausreichende Jodversorgung gewährleistet ist, stellt die „Akne vulgaris" kein größeres Problem als in Deutschland dar (Plewig 1985).

# 8 Zufuhr unphysiologisch großer Jodmengen

Patienten mit größeren autonomen Adenomen (> 2,5 cm Durchmesser) müssen einige Wochen nach der Zufuhr größerer Jodmengen mit einer Hyperthyreose rechnen. Eine Jodzufuhr von täglich 500 µg Jodid verursacht bei autonom umgewandelten Knotenstrumen eine hyperthyreote Stoffwechsellage innerhalb weniger Wochen (Bürgi et al. 1982).

7500 µg pro Tag verursachen in 2 Wochen bei Patienten mit euthyreoter Knotenstruma in 7% eine Hyperthyreose (Ek et al. 1963). Auch ohne knotig umgewandelte Schilddrüse läßt sich durch 10000 µg Jodid pro Tag eine Hyperthyreose auslösen (Silva u. Silva 1981). In einigen Gegenden Japans werden täglich mit seetangreicher Kost 8000 µg Jod aufgenommen. Derartig große Jodmengen begünstigen allerdings das Schilddrüsenwachstum ebenso wie der Jodmangel, so daß die Strumaprävalenz hier 6% beträgt (Suzuki et al. 1965).

In Dosen über 10000 µg pro Tag kann Jod auf die Schilddrüsenfunktion hemmend wirken. Bei einer Jodzufuhr in dieser Größenordnung wird daher der Neugeborenenkropf vermehrt beobachtet (Wolff 1969). Dosen von 180 000 µg pro Tag bewirken in 50% bei primär euthyreoter Knotenstruma eine Hyperthyreose (Vagenakis et al. 1972). Erstaunlich ist allerdings die gute Verträglichkeit selbst höherer Joddosen, wenn sie intermittierend appliziert werden. 2400 Asthmapatienten erhielten 4 000 000 µg Jodid an 4 Tagen der Woche über mehrere Monate. Nur 12 der Patienten entwickelten eine Hyperthyreose und nur 4 eine Struma (Bernecker 1969).

In Polen wurden Kindern, Jugendlichen und Schwangeren nach dem Unglück von Tschernobyl einmalig je nach Körpergewicht bis zu 60000 µg (60 mg) Jodid verabreicht. Bei insgesamt über 10 Millionen Menschen dieser so behandelten Bevölkerungsgruppe ist kein Fall von jodinduzierter Hyperthyreose bekannt geworden.

Es gibt eine große Anzahl von Medikamenten, die Jod enthalten. Einige sind exemplarisch in Tabelle 9 aufgeführt.

**Tabelle 9.** Jodgehalt einiger Medikamente und Röntgenkontrastmittel

|  | Wirkstoffmenge in mg | Jodgehalt in µg |
|---|---|---|
| Betaisodona |  |  |
| 1 Vaginalsuppositorium | 200 | 20 000 |
| 1 ml Lösung | 100 | 10 000 |
| 1 g Salbe | 100 | 10 000 |
| Amiodaron |  |  |
| 1 Tablette | 200 | 75 000 |
| Geriatric Pharmaton |  | 260 |
| Lugollösung |  |  |
| 1 Tropfen Lösung |  | 3 600 |
| Jodhaltige Röntgenkontrast-mittel 100 ml |  | 20 000 000 bis 38 000 000 |

Durch die gehäufte Anwendung von Betaisodonavaginalsuppositorien während der Schwangerschaft kann eine Neugeborenenhypothyreose hervorgerufen werden. Amiodaron kann zur Schilddrüsenüber- oder -unterfunktion führen. Jodhaltige Röntgenkontrastmittel werden meist rasch eliminiert. Trotzdem läßt sich noch mehrere Wochen nach einer Kontrastmittelapplikation eine erhöhte Jodausscheidung im Urin messen (Pickardt et al. 1982). Dies gilt für wasserlösliche Kontrastmittel. Lipophile Kontrastmittel führen noch länger zu erhöhter Jodausscheidung (Pocker u. Jüngst 1986). Nach Zufuhr jodhaltiger Röntgenkontrastmittel können bei vorbestehenden größeren Autonomien Hyperthyreosen ausgelöst werden, die sich 1 Woche bis 4 Monate nach der Injektion manifestieren.

Der Vergleich der Größenordnungen des Jodgehaltes zeigt, daß die Ungefährlichkeit der Jodprophylaxe (Joseph 1992) durch diese Ergebnisse nicht widerlegt wird.

## 9  Kosten der Jodmangelkrankheiten

Für die Diagnose und Behandlung von Schilddrüsenkrankheiten sind den gesetzlichen Krankenversicherungen 1986 bzw. 1991 folgende Kosten entstanden (Tabelle 10): Für ambulante und stationäre Aufwendungen zur Diagnostik und Therapie von Schilddrüsenkrankheiten betrugen die Gesamtkosten 1749 Mio. DM im Jahre 1991 gegenüber 1086 Mio. DM im Jahre 1986.

Wenn man davon ausgeht, daß von den etwa 50 verschiedenen Krankheiten der Schilddrüse die Jodmangelkrankheiten, d.h. die Jodmangelstruma und ihre Folgekrankheiten mindestens 75% aller Schilddrüsenkrankheiten ausmachen, so ergeben sich durch Jodmangel bedingte Folgekosten von 1312 Mio. DM (1991) gegenüber 815 Mio. DM (1986). Auf der Basis der westdeutschen Gesamtkosten für Diagnose und Therapie der durch Jodmangel hervorgerufenen Schilddrüsenkrankheiten ergeben sich daher, hochgerechnet für Gesamtdeutschland für 1992, jährliche Gesamtkosten von 2,2 Milliarden DM. Durch eine flächendeckende Jodprophy-

**Tabelle 10.** Kosten der Jodmangelkrankheiten

| Kostenart | Aufwendungen in Mio. DM | |
|---|---|---|
| | 1986 | 1991 |
| *Ambulante Diagnostik/Therapie* | | |
| Diagnostik | 628 | 520 |
| Medikamente | 132 | 165 |
| Gesamt | 760 | 685 |
| *Stationäre Diagnostik/Therapie* | 184 | 431 |
| Folgekosten | | |
| Lohnfortzahlung | 142 | 633 |
| Gesamt | 326 | 1064 |
| *Ambulante und stationäre Gesamtkosten* | 1086 | 1749 |

laxe (Gesamtkosten 122 Mio. DM) könnten die Gesamtkosten um 70% reduziert werden (Pfannenstiel 1994).

# 10 Schlußbemerkung

Jodmangelkrankheiten (Struma connata, Schilddrüsenunterfunktion, Jodmangelstruma, Schilddrüsenautonomien) könnten weitgehend vermieden werden, wenn das alimentäre Joddefizit durch zusätzliche Gabe von Jod ausgeglichen würde. Die Effektivität der Jodprophylaxe ist weltweit belegt. In allen Kontinenten der Erde wurden viele erfolgreiche Programme zur vorbeugenden Bekämpfung der Jodmangelkrankheiten realisiert. Hierbei hat sich jodhaltiges Speisesalz als Vorbeugungsmittel am besten bewährt, da es in immer gleicher Menge verwendet wird. Speisesalz stellt ein ideales Transportmittel für die zusätzliche Zufuhr des in Nahrung und Trinkwasser fehlenden Jods dar, da damit einerseits ein Großteil der Bevölkerung erreicht werden kann, andererseits eine Überdosierung nicht möglich ist.

Jodiertes Kochsalz enthält im Mittel 20 mg Jod als Kaliumjodat/kg. Bei einer durchschnittlichen Zusalzmenge von 5 g/Tag und Kopf kann durch Verwendung von Jodsalz im Haushalt, in der Gemeinschaftsverpflegung und vor allem bei der Produktion von Back- und Fleischwaren sowie von Fertignahrungsmitteln das mittlere Joddefizit von täglich etwa 100 µg sicher ausgeglichen werden. Überträgt man die weltweit positiven Erfahrungen der Jodprophylaxe auf die Verhältnisse in Deutschland, kann mit einer Reduktion der Kropfhäufigkeit von derzeit im Mittel 50% auf eine Rate von etwa 3% gerechnet werden.

Dieses Ziel ist allerdings erst langfristig zu erreichen, da lediglich die Entstehung eines Jodmangelkropfes durch die Verbesserung der alimentären Jodversorgung verhütet werden kann, während ein vorhandener Jodmangelkropf durch Jod allein bei Erwachsenen meist nicht mehr beseitigt werden kann.

Nachdem die gesetzlichen Voraussetzungen zur Verwendung jodierten Speisesalzes bei der industriellen Herstellung von Lebensmitteln und für die Zubereitung von Mahlzeiten in den Einrichtungen der Gemeinschaftsverpflegung geschaffen wurden, wird – unter Beibehaltung des Freiwilligkeitsprinzips – ein Ausgleich des alimentären Jodmangels langfristig zu realisieren sein.

Durch die Jodprophylaxe könnte in den nächsten Generationen die Entwicklung einer Struma zu einem hohen Prozentsatz vermieden werden. Das derzeit minimale Hyperthyreoserisiko – eigentlich wird nur zum Vorteil des Patienten die Manifestation einer ohnehin vorhandenen autonomen Umwandlung der Struma durch Jodgabe zeitlich vorverlegt – stellt den Preis für die Verminderung der Häufigkeit von Jodmangelstrumen und ihren Folgeerkrankungen, z.B. der Schilddrüsenautonomie dar.

## Literatur

Altenbrunn HJ (1985) Gutartige Schilddrüsenerkrankungen in der DDR, ihre Behandlungskosten sowie der ökonomische Aufwand und der zu erwartende Nutzen prophylaktischer Maßnahmen. In: Bauch KH (Hrsg) „Aktuelle interdisziplinäre Probleme des Jodmangels und der Jodprophylaxe". VEB Chemie, Berlin, S 176–179

Bähre M (1987) Frequency of thyroid autonomy in an endemic goiter area. Acta Endocrinol 114:157

Bauch KH, Anke M, Gürtler H, Hesse V et al. (1987) Zur Entwicklung und Effektivität der Strumaprophylaxe in der DDR. Z Inn Med 42:714–716

Bauch A, Seitz W, Förster S, Keil U et al. (1991) Die interdisziplinäre Jodprophylaxe der ehemaligen DDR nach der deutschen Wiedervereinigung und der Stellenwert des jodierten Paket-Speisesalzes für die Verbesserung der alimentären Jodversorgung. ZG Inn Med 46:615–620

Belfiore A, La Rosa G, Padova G, Sava L, Ippoloto O, Vigneri R (1987) The frequency of cold thyroid nodules and thyroid malignancies in patients from an iodine-deficient area. Cancer 60:3096–3102

Berghout A, Wiersinga WM, Smits NJ, Touber JL (1969) Determinants of thyroid volume as measured by ultrasonography in healthy adults in a non-iodine deficient area. Clin Endocrinol 26:273–280

Bernecker Ch (1969) Intermittent therapy with potassium iodide in chronic obstructive disease of the airways. Acta Allergol 24:216–225

Bircher E (1922) Die Jodtherapie des endemischen Kropfes und ihre Geschichte. Schweiz Med Wochenschr 51:713–720

Bohnhoff Z (1988) Schilddrüsengewichte und Jodsalzprophylaxe. Schweiz Med Wochenschr 118:244–248

Bubenhofer R, Hedinger Ch (1977) Schilddrüsenmalignome vor und nach der Einführung der Jodsalzprophylaxe. Schweiz Med Wochenschr 107:733–741

Bürgi H, Baumgartner H, Steiger G (1982) Gibt es eine obere Verträglichkeitsgrenze der alimentären Jodzufuhr? Schweiz Med Wochenschr 112:2–7

Bürgi H (1986) Kropfprophylaxe mit jodiertem Kochsalz in der Schweiz: eine kurze Bilanz. Schweiz Rundschau Med 75:125–127

Cao X-Y et al. (1994) Iodination of irrigation water as a method of supplying iodide to a severely iodine-deficient population in Xinjiang, China. Lancet 344:107–110

Clements FW (1970) Goitre prophylaxis by addition of potassium iodate to bread. Lancet:489–492

Connolly RJ (1971) An increase in thyrotoxicosis in Southern Tasmania after an increase in dietary iodine. Med J Aust:1268–1271

Delange F, Heidemann P, Bourdoux P, Larsson A, Vigneri R, Klett M, Beckers C, Stubbe P (1986) Regional variations of iodine nutrition and thyroid function during the neonatal period in Europe. Biol Neonate 49:322–330

Delange F, Bürgi H (1989) Iodine deficiency disorders in Europe. Bull WHO 67:317–325

Delange F (1994) Iodine deficiency in Europe. Thyroid International 3

Eber D, Langsteger W, Lind P, et al. (1989) Jod: Mangelkrankheiten nicht behoben... Situation in Österreich am Beispiel 25 Jahre Jodsalzprophylaxe in der Steiermark. Österr Ärztezeitung 19:6–9

Eberhard H, Eigenmann F, Schärer K, Bürgi H (1983) Auswirkungen der verbesserten Kropfprophylaxe mit jodiertem Speisesalz auf den Jodstoffwechsel in der Schweiz. Schweiz Med Wochenschr 113:24–27

Einenkel D, Bauch KH, Benker G (1992) Treatment of juvenile goitre with levothyroxine, iodide or a combination of both: the value of ultrasound grey-scale analysis. Acta Endocrinol 127:301–306

Ek B, Johnson S, Porath v. B (1963) Iodine repletion test in an endemic goiter area: risk of iodine-induced hyperthyroidism. Acta Med Scand 173:341–348

Emrich D, Bähre M (1978) Autonomy in euthyroid goiter: maladaption to iodine deficiency. Clin Endocrinol 8:257–265

Emrich D, Karkavitsas N, Facorro U, Schürnband P, Schreivogel I, Schicha H, Dirks H (1982) Influence of increasing iodine intake on thyroid function in euthyroid and hyperthyroid states. J Clin Endocrinol Metab 54:1236–1241

Emrich D, Klaushenke G (1976) Hyperthyreose bei Schilddrüsenhormonbehandlungen der Jodmangelstruma. Dtsch Med Wochenschr 118:557–581

Forth W (1989) Jodiertes Kochsalz darf jetzt auch in Großküchen verwendet werden. Dtsch Ärztebl 86:2448–2452

Frey KW, Engelstädter M (1976) Kropfhäufigkeit und Tracheal-Einengung im poliklinischen Krankengut Münchens. Münch Med Wochenschr 118:1555–1559

Gallowitsch HJ, Mikosch P, Kresnik E, Gomez J, Plöb J, Pipam W, Lind P (1994) Schilddrüsenvolumina und Jodversorgung 6- bis 17-jähriger Schüler. Ergebnisse 3 Jahre nach Erhöhung der Kochsalzjodierung. Nucl Med 33:235–238

Galvan G, Balcke Ch, Gibitz HJ, Hauch D, Rücker W, Maier F (1982) Jodmangel in Salzburg trotz Jodsalzprophylaxe. Wiener Klin Wochenschr 94:609–612

Galvan G (1985) Soll die Jodierung des Speisesalzes in Österreich erhöht werden? Wiener Med Wochenschr 3:71–74

Galvan G (1987) Struma und Strumaprophylaxe in Österreich. Symposium Deutsche Gesellschaft für Endokrinologie, München

Gerber D (1980) Schilddrüsengewicht und Jodsalzprophylaxe. Schweiz Med Wochenschr 110:2010–2017

Greil W, Gärtner R, Metges C (1993) Jodmangel in Bayern. Jodversorgung und jodmangelbedingte Kranheiten bayerischer Studentinnen und Studenten. Wissenschaftliche Auswerung der TK-Aktion „Jod dient ihrer Gesundheit". Eine Dokumentation der Techniker Krankenkasse Landesvertretung Bayern

Grün R et al. (1992) Häufigkeit und Bedeutung fokaler Schilddrüsenveränderungen bei Klinikpatienten. Med Klin 87:113–117

Gutekunst R, Smolarek H, Wächter W, Scriba PC (1985) Strumaepidemiologie. Dtsch Med Wochenschr 110:50–54

Gutekunst R, Smolarek H, Friedrich HJ, Wood WG, Scriba PC (1985) Alimentäre Jodversorgung und Schilddrüsenvolumina in der Bundesrepublik Deutschland und Schweden. Focus MHL 2:150–158

Gutekunst R (1986) Strumaepidemiologie in Deutschland. Habilitationsschrift, Universität Lübeck

Gutekunst R, Smolarek H, Hasenpusch U, Stubbe P, Friedrich HJ, Wood WG, Scriba PC (1986) Goiter epidemiology: thyroid volume, iodine excretion, thyroglobulin and thyrotropin in Germany and Sweden. Acta Endocrinol 112:494–501

Gutekunst R (1987) Der Jodmangel und seine Folgen. Ernährungsmed Aktuell 12:89–94
Gutekunst R (1987) Jodmangelkrankheiten und ihre Folgen. In: Pfannenstiel P (Hrsg) Jod und Schilddrüse. pmi, Frankfurt
Gutekunst R, Scriba PC (1988) Goiter and iodine deficiency in Europe. International Council for Control of Iodine Deficiency Disorders. IDD Newsletter 4/3
Gutekunst R (1987) Der Jodmangel und seine Folgen. Gourmed 12:89–94
Gutekunst R, Magiere U, Teichert HM (1993) Jodmangel in der Bundesrepublik Deutschland. Med Klin 88:525–528
Habermann J, Heinze HG, Horn K, Kantlehner R, Marschner I, Neumann J, Scriba PC (1975) Alimentärer Jodmangel in der Bundesrepublik Deutschland. Dtsch Med Wochenschr 100:1937–1945
Hampel R (1996) Pathogenese, Differentialdiagnose und Epidemiologie der Jodmangelstruma im Wandel der Zeit – eine Flurbereinigung. In: Pfannenstiel P, Hotze L-A (Hrsg) Neue und vergessene Aspekte der Therapie von Jodmangelstrumen, pmi Verlagsgruppe, Frankfurt
Hampel R, Kühlberg T, Klein K, Jerichow J-U, Pichmann E-G, Clausen V, Schmidt I (1995) Strumaprävalenz in Deutschland größer als bisher angenommen Med Klin 90:324–329
Hegedüs L, Perrild H, Poulsen LR et al. (1983) The Determination of thyroid volume by ultrasound and its relationship to body weight, age and sex in normal subjects. J Clin Endocrinol Metab 56:260–263
Heidemann PH, Stubbe P, Habermann J (1978) Die hypothyreote Jodmangelstruma im Neugeborenenalter. Dtsch Med Wochenschr 103:1434–1443
Heidemann PH, Stubbe P, Reuss v. K, Schürnbrand P, Larson A, Petrykowski v. W (1984) Jodausscheidung und alimentäre Jodversorgung bei Neugeborenen in Jodmangelgebieten der Bundesrepublik. Dtsch Med Wochenschr 109:773–778
Herrmann J, Krüskemper HL (1978) Gefährdung von Patienten mit latenter und manifester Hyperthyreose durch jodhaltige Röntgenkontrastmittel und Medikamente. Dtsch Med Wochenschr 103:1434–1443
Herrmann J, Emrich D, Kemper F, Köbberling J, Pickardt RC, Stubbe P (1984) Jodexzeß und seine Auswirkungen. Dtsch Med Wochenschr 109:1077–1080
Hesse V, Bertram-Bewer G, Edelmann H et al. (1987) Orientierende Untersuchungen zur Strumahäufigkeit und Urinjodausscheidung bei Schülern der DDR. Dtsch Gesundheitswesen 33:2280–2286
Hesse V, Rönnefarth H, Sander I, Delange F (1988) Drastic reduction of newborn goiter frequency 2 years after iodine prophylaxis in the town of Jena/DDR. Proc Europ Soc Paed Endocrinol, Copenhagen
Hesse V et al. (1988) Erste Erfolge des Jodierungsprogramms der DDR-Kropfhäufigkeit und Jodversorgung bei Kindern vor und nach Einführung der Jodprophylaxe. Kinderärztl Prax 56:233–240
Hetzel BS (1983) Iodine deficiency disorders (IDD) and their eradication. Lancet:1126–1129
Hetzel BS (1988) Iodine-deficiency disorders. Lancet:1386
Hetzel BS (1989) The prevention and control of iodue deficiency disorders. United Nations ACC/SCN Publication Nr. 3.
Hetzel BS (1989) The story of iodue deficiency. An international challenge of nutrition. Oxford Med Publ
Hintze G, Köbberling J, Emrich D, Wasielewski Th, Thal H (1985) Influence of iodinate salt on goiter frequency in 10 years old school children. Preliminary results after two years. Acta Endocrinol 108:A 92
Hintze G, Emrich D, Köbberling J (1985) Therapy of endemic goiter: Controlled study on the effect of iodine and thyroxine. Horm Metabol Res 17:362–365
Hintze G, Köbberling J (1987) Iodine vs thyroxine. A changing concept of therapy in endemic goiter? Klin Wochenschr 65:583–589

Hintze G et al. (1991) Thyroid volume and goitre prevalence in the elderly as determined by ultrasound and their relationships to laboratory indices. Acta Endocrinol (Copenh) 124:12–18

Hötzel D, Scriba PC (1987) Die blande Struma: Prävalenz und prophylaktische Möglichkeiten. Symposium Deutsche Gesellschaft für Endokrinologie, München

Hötzel D, Scriba PC (1987) Jodversorgung in der Bundesrepublik Deutschland: Probleme und Lösungsmöglichkeiten. VitaMinSpur 2:25–33

Homoki J, Birk J, Loos U, Rothenbuchner G, Fazekas ATA, Teller M (1975) Thyroid function with congential goiter. J Pediatr 86:753–758

Horster FA, Klusmann G, Wildmeister W (1975) Der Kropf: eine endemische Krankheit in der Bundesrepublik? Dtsch Med Wochenschr 100:8–9

Horster FA, Pfannenstiel P, Hötzel D (1985) Häufigkeit der Jodmangelstruma und ihre Prophylaxe. Dtsch Ärztebl 82:3349–3354

Jerichow J-U (1994) Strumaepidemiologie in Deutschland – Auswertung der Aktion Schilddrüsenmobil 1993. Dissertation, Rostock

Joseph K, Mahlstedt J, Welcke U (1979) Thyreoidale Autonomie – Altersverteilung und Verhalten unter Jodprophylaxebedingungen. Nuc Compact 10:100–107

Joseph K (1992) Funktionelle Autonomie und jodinduzierte Hyperthyreose. Akt Endokr Stoffw 13:102–108 (Sonderheft)

Klett M (1991) Jodversorgung und Schilddrüsenfunktionsstörungen bei Neugeborenen. Med Welt 59–62

Lamberg BA, Haikonen M, Mäkelä M, Jukkara A, Axelson E, Welin MG (1981) Further decrease in thyroidal uptake and disappearance of endemic goiter in children after 39 years of iodine prophylaxis in the east of Finland. Acta Endocrinol 98:205–209

Langner M, Madeddu G, Dettori G, Tanda F, Solinas AM (1980) Das Problem der Karzinomdiagnose im Schilddrüsenknoten. Schweiz Med Wochenschr 110:1411–1414

Leisner B, Kantlehner R, Heinze HG, Lissner J (1979) Klinische Ergebnisse der Schilddrüsenszintigraphie und Jodbestimmung mit Fluoreszenztechnik. Fortschr Röntgenstr 130:694–699

Leisner B, Henrich B, Knorr D, Kantlehner R (1985) Effect of iodide treatment on iodine concentration and volume of endimic non-toxic goiter in childhood. Acta Endocrinol 108:44–50

Mahlstedt J, Joseph K (1985) Dekompensation autonomer Adenome der Schilddrüse nach prolongierter Jodzufuhr. Dtsch Med Wochenschr 98:1748–1751

Manz F, Kersting M, Weber P (1986/1987) Der Beitrag von jodiertem Speisesalz zur Jodversorgung von Kindern. Pädiat Prax 34:213–218

Manz F, Fuchs A, Terwolbeck K, Wiege B, Lombeck I (1993) Jodversorgungszustand gesunder Säuglinge in Deutschland. Klin Pädiat 205:424–428

Meng W, Ventz M, Weber S, Bednar J (1981) Struma und alimentärer Jodmangel in der DDR. Dtsch Gesundheitswesen 36:1275–1279

Meng W, Meng S, Hampel R, Ventz M, Zeisler A (1982) Ergebnisse der Schilddrüsenhormontherapie bei blander Struma. Z Ges Inn Med 37:540–542

Meng W (1993) Jodmangel existiert noch in Ostdeutschland. Z Ärztl Fortbild 87:969–974

Meng W (1994) Deutschland – ein Jodmangelgebiet. Erfahrungen mit der Strumaprophylaxe in Ostdeutschland. Dtsch Ärztebl 91:A-1366–A-1370

Meng W (1994) Jodsupplementierung: vom Fortschritt zum Rückschritt. Dtsch Arztebl 91:A-1664

Müller-Leisse C, Tröger J, Khabipoure F, Pöckler C (1988) Normwerte des Schilddrüsenvolumens. Sonographische Feldstudie an schulpflichtigen Kindern. Dtsch Med Wochenschr 113:1872–1875

Nordman R (1968) Endemic goiter in Finland in the light of thyroids of newborn in 1962–1965. Ann Paediatr Finn [Suppl 28]

Olbricht T, Hoff HG (1989) Faktoren mit Einfluß auf das Schilddrüsenvolumen. Med Klin 83:279–284

Pahlke G (1989) Jodiertes Speisesalz als Lebensmittel des allgemeinen Verzehrs. Aktuel Ernähr 14:225–231

Patel YC, Pharoah POD, Hetzel BS (1973) Serum triiodothyronine, thyroxine and thyroid stimulating hormone in endemic goiter: a comparison of goitrous and nongoitrous subjects in New Guinea. J Clin Endocrinol Metab 37:783–789

Pickardt CR, Habermann J, Leisner B, Witte A, Scriba PC (1982) Änderungen des 127-J-Gehaltes der Schilddrüse und der Schilddrüsenfunktion nach einmaliger Jodinkorporation bei Schilddrüsengesunden und Strumaträgern mit endemischem Jodmangel. Krankenhausarzt 55: 576–580

Pickardt CR (1983) Schilddrüsenfunktionsänderungen unter antiarrhythmischer Therapie mit Amiodaron. Dtsch med Wochenschr 108:1856–1857

Pickardt CR (1986) Diagnostik der Jodmangelstruma. Dtsch Med Wschr 111:1808–1810

Pfannenstiel P, Horster FA (1982) Jodmangel in der Bundesrepublik Deutschland. Dtsch Med Wochenschr 107:867–871

Pfannenstiel P (1985) Schilddrüsenerkrankungen im Zusammenhang mit der Jodsalzprophylaxe. In: Pickardt CR, Schleusner M, Weinheimer B (Hrsg) Schilddrüse 1983. Thieme, Stuttgart

Pfannenstiel P, Saller B (1991) Schilddrüsenkrankheiten - Diagnose und Therapie. Med. Verlagsanstalt, Berlin

Pfannenstiel P (1988) Therapie der endemischen Struma mit Levothyroxin und Jodid. Dtsch Med Wochenschr 113:326–331

Pfannenstiel P (1989) Krankheiten der Schilddrüse. Trias, Stuttgart

Pfannenstiel P (1989) Mangelware Jod. Münch Med Wochenschr 131, 38:75–76, 39:84–85, 40:85–86, 41:127–131, 42:88–89

Pfannenstiel P (1989) The cost of continuing iodine deficiency in the Federal Republic of Germany. IDD Newsletter

Pfannenstiel P (1989) Medikamentöse Therapie der Jodmangelstruma – Voraussetzungen und Durchführung. pmi, Frankfurt

Pfannenstiel P (1989) Prophylaktische Jodsubstitution in Jodmangelgebieten. top medizin 7:55

Pfannenstiel P (1994) Schilddrüsen-Sprechstunde: Schilddrüsenkrankheiten und Folgekosten. top med 8:30–31

Pfannenstiel P (1995) Jod und Ernährung. Nuklearmediziner 18,5:257–265

Plewig G, Sweteminiki YA (1985) Jod und Hauterkrankungen. Dtsch Med Wochenschr 110:867–871

Pocker N, Jüngst D (1986) Häufigkeit und klinischer Verlauf jodinduzierter Hyperthyreosen. Labormedizin 10:186–191

Pradervand L (1940) Über den Einfluß der allgemeinen Jodprophylaxe auf die Schilddrüse des Neugeborenen. Endokrinologie 23:1–17

Reiser H, Schmidt KJ, Rothenbuchner G (1983) Derzeitiger Stand der Jodsalzprophylaxe in der Bundesrepublik Deutschland. Therapiewoche 33:5928–5931

Riccabona G, Glatzl J, Platzer S, Fill H, Ehrlich P, Obendorf I (1981) Gibt es noch eine Kropfendemie bei Österreichs Jugend? Pädiatr Pädol 16:189–94

Roti E, Gardini E, D'Amato L, Salvi M et al. (1986) Goiter size and thyroid function in an endemic goiter area in Nothern Italy. J Clin Endocrinol Metab 63:558–563

Schöffling K, Schumm-Draeger PM (1987) Effekt von Thyroxin und Jodid auf Schilddrüsengewebe unter Jodmangelbedingungen. Münch Med Wochenschr 128:631–634

Scriba PC, Kracht J, Klein E (1975) Endemische Struma-Jodsalzprophylaxe. Dtsch Med Wochenschr 100:1350–1355

Scriba PC (1977) Strumaprophylaxe durch jodiertes Speisesalz. Dtsch Ärztebl 74:1955–1958

Scriba PC et al (1980) Goiter and iodine deficiency in Europe. Lancet:1289–1293

Scriba PC, Pickardt CR (1980) Strumaprophylaxe. Intern Welt 11:409–411

Scriba PC, Gutekunst R, Hötzel D (1986) Probleme der Jodprophylaxe. Verh Dtsch Ges Inn Med 92:263–269

Silva E, Silva S (1981) Interrelationships among serum thyroxine, triiodothyronine, reverse triiodothyronine and thyroid-stimulating hormone in iodine-deficient pregnant women and their offspring: effects of iodine supplementation. J Clin Endocrinol Metab 52:671–677

Skare H, Frey HMH (1980) Iodine-induced thyrotoxicosis in apparently normal thyroid glands. Acta Endocrinol 94:332–336

Spinnler K, Studer H (1984) Die Jodversorgung in der Schweiz. In: Albi H, Blumenthal A, Bohren-Höni M, Grubacher G (Hrsg) 2. Ernährungsbericht. Huber, Bern

Squatrito S, Vigneri R, Runello F, Ermans AM, Polley RD, Ingbar SH (1986) Prevention and treatment of endemic iodine-deficiency goiter by iodination of a municipal water supply. J Clin Endocrinol Metab 63:368–375

Stanbury JB, Ermans AM, Hetzel BS, Pretell EA, Querido A (1974) Endemic goiter and cretinism. Public Health significance and prevention. WHO Chron 28:220–228

Stewart JC, Vidor GI, Buttfield IH, Hetzel BS (1971): Epidemic thyrotoxicosis in Nothern Tasmania: Studies of clinical features and iodine nutrition: Aust N Z J Med 3:203–211

Struve C, Hinrichs J (1989) Strumaprävalenz und Häufigkeit herdförmiger Schilddrüsenveränderungen bei schilddrüsengesunden Männern und Frauen verschiedener Altersklassen. Dtsch Med Wochenschr 114:283–287

Stubbe P, Heidemann P (1983) Struma neonatorum – blande Struma im Kindesalter. Dtsch Ärztebl 80:40–44

Suzuki H, Higuchi T, Sawa K, Ohtaki S, Horiuchi Y (1965) Endemic coast goiter in Hokkaido, Japan. Acta Endocrinol 50:161–176

Teller MW (1984) Prävention der Neugeborenenstruma durch Jodidbehandlung der Schwangeren. Therapiewoche 34:7093–7096

Teller MW (1986) Senkung der Strumainzidenz bei Neugeborenen durch Jodprophylaxe in der Gravidität. In: Pfannenstiel P, Emrich D, Weinheimer B (Hrsg) Schilddrüse 1985. Thieme, Stuttgart, S 332–334

Teller MW, Homoki J (1992) Lanzeiteffekte der Jodmangelprophylaxe auf die Schilddrüsengröße im Neugeborenen- und Kindesalter. In: Röher HD, Weinheimer B (Hrsg.) Therapie der Struma. De Gruyter, Berlin New York, S 66–69

Teller MW (1994) Fortschritte in der Endokrinologie: Osteoporose, Jodmangelerkrankungen. 18. Interdisziplinäres Forum „Fortschritt und Fortbildung in der Medizin" der Bundesärztekammer vom 12.–15. Januar 1994

Trowbridge FL, Hand KA, Nichaman NZ (1975) Findings relating to goiter and iodine in the Ten States Nutrition Survey. Am J Clin Nutr 28:712–716

Trowbridge FL, Matovinovic J, McLaren GD, Nichaman M (1975) Iodine and goiter in children. Pediatrics 56:82–90

Vagenakis AG, Wang CA, Burger A, Maloof F, Bravermann LE, Ingbar SH (1971) Iodide-induced thyrotoxicosis in Boston. New Engl J Med 287:523–527

Wahl RA, Joseph K, Bögner E, Ohmann Ch, Goretzki P, Röher HD (1985) Thyroid function after surgery for autonomous and non-autonomous nodular endemic goiter – effect of iodide-substitution. Klin Wochenschr 63:812–820

Weber P, Manz F, Kersting M, Schöch G (1986) Jodsalzverbrauch und Kochsalzumsatz. Dtsch Med Wochenschr 111:1916–1921

Weber P, Manz F, Kersting M, Schöch G (1987) Untersuchungen zur Wirksamkeit der Jodmangelprophylaxe mit jodiertem Speisesalz in der Bundesrepublik Deutschland. Ernährungsumschau 34:196–200

Weber P, Manz F, Klett M, Horster FA (1987) Die Bedeutung von jodiertem Speisesalz für die Jodversorgung von Erwachsenen und Kindern. Monatschr Kinderheilkd 135:137–142

Wespi HJ (1966) The influence of time in iodine prophylaxis. Rev Europ Endocrinol 3:337–340

Wolff J (1969) Iodide goiter and the pharmacological effects of excess iodine. Am J Med 47: 101–124

Wong ET, Schultz AL (1977) Changing values for normal thyroid radioactive iodine uptake test. JAMA 238:1741–1743

# Oralprävention

W. Micheelis und T. Schneller

## 1 Begriffliche Festlegungen

### 1.1 „Oral"-Krankheiten

Die Assoziationen in der Öffentlichkeit zum Begriff der Zahnheilkunde sind ganz überwiegend auf Vorstellungen zur Prävention, Diagnose und Therapie von „Zahn"-Krankheiten ausgerichtet. Für ein sachgerechtes Verständnis der Problemlage auf diesem medizinischen Feld ist es jedoch notwendig, den gesamten Komplex der Zahn-, Mund- und Kieferheilkunde zu betrachten: Das Kausystem (stomatognathes Organ) mit allen seinen Strukturen, die am Kauakt beteiligt sind, also das gesamte Gebiß mit dem Zahnhalteapparat, den Muskeln und den Kiefergelenken (Schoen u. Huber 1980; WHO 1984).

Entsprechend vielgestaltig sind auch die möglichen Krankheitsentwicklungen zu würdigen, die in der Mundhöhle auftreten können. Als wichtigste Erkrankungsgruppen seien in diesem Zusammenhang (s. auch unten) genannt:
- Erkrankungen der Zähne,
- Erkrankungen des Zahnhalteapparates,
- Erkrankungen der Mundschleimhäute,
- Zahnstellungs- und Bißlagefehler,
- Funktionsstörungen des Kausystems.

Ferner ist es für ein angemessenes Verständnis von Gesundheit und Krankheit des stomatognathen Organs förderlich, die biologischen Grundlagen auch im Kontext psychischer und sozialer Aspekte zu betrachten. Aus phylogenetischer Sicht berührt nach Tembrock (zit. n. Rösler u. Szewczyk 1987) das stomatognathe System mindestens 7 von 12 möglichen Funktionskreisen, die die Conditio humana betreffen:
- stoffwechselbedingtes Verhalten (Kauakt, Schlucken, Atmung),
- soziales Verhalten (Ausdrucksbewegungen),
- Lautäußerungen (Ausdruckslaute, Sprache),
- Fortpflanzungsverhalten,
- Komfortbewegungen (Körperpflegeverhalten),
- Erkundungs- und Spielverhalten, vor allem im Kindesalter,
- Verhalten des Selbstschutzes und Verteidigung.

Entsprechend dieser Gegebenheiten erscheint es auch unter gesundheitspädagogischen Gesichtspunkten von Bedeutung, diese psychosozialen Implikationen des

Kausystems im Auge zu behalten. Beispielsweise sind der Verlust von Zähnen und noch mehr die Zahnlosigkeit mit erheblichen negativen Gefühlen von „Alter" und „Verfall" verknüpft (Schneller et al. 1992). Eine gesundheitserzieherische Ansprache zur subjektiven Wertigkeit der Mund- und Zahngesundheit (Girardi u. Micheelis 1988) sollte zumindest auf die 3 großen Themen der Kaufunktion, der Sprache und des Aussehens/Gesichtsästhetik Bezug nehmen.

## 1.2 Präventionsformen

Auch für das präventive Handeln im Bereich der Oralkrankheiten ist es wichtig, ein differenziertes Interventionskonzept zu fordern. In systematischer Betrachtungsweise sollen unter „Oralprävention" alle Maßnahmen verstanden werden, die das Absinken von einer bestimmten oralen Gesundheitsstufe auf eine niedrigere verhindern sollen (grundsätzlich zum Präventionsbegriff: Schwartz 1985).

Legt man dieses gerade skizzierte Stufenmodell zugrunde, lassen sich folgende 3 Grundformen präventiven Handelns (Pflanz 1971) auch für den Mund- und Zahnbereich unterscheiden (Harris u. Christen 1987):

- *Primäre* Prävention faßt alle Aktionen zusammen, die das Auftreten von Oralkrankheiten überhaupt verhindern sollen (z.B. Zähneputzen; hierzu gehören in der Zahnmedizin auch Maßnahmen, um initiale Stadien der Karies zu stoppen bzw. rückgängig zu machen, bevor eine Behandlung notwendig wird).
- *Sekundäre* Prävention setzt sich die Früherkennung von Oralkrankheiten zum Ziel (z.B. Kontrollbesuche beim Zahnarzt) und beinhaltet den Einsatz kurativer Maßnahmen, um einen Erkrankungsprozeß zu stoppen und die bereits zerstörten Gewebe so gut wie möglich wiederherzustellen.
- *Tertiäre* Prävention faßt alle Maßnahmen zusammen, die notwendig geworden sind, um verlorengegangene Gewebe zu ersetzen und die Patienten nach dem Scheitern von Maßnahmen der sekundären Prävention funktionsmäßig weitestgehend zu rehabilitieren (z.B. zahnprothetische Versorgung zur Erhaltung der Kaufähigkeit).

# 2 Symptomatologie, Ätiologie und Epidemiologie

Im folgenden sollen die wesentlichen Charakteristika der epidemiologisch wichtigsten Krankheitsbilder aus der Zahn-, Mund- und Kieferheilkunde skizziert werden. Im übrigen muß der Leser in diesem Zusammenhang auf die einschlägige Fachliteratur hingewiesen werden (zum internationalen epidemiologischen Datenvergleich insbesondere: Weber et al. 1990).

## 2.1 Karies

Bei der Zahnkaries (Zahnfäulnis) handelt es sich um eine Erkrankung der Zähne, in deren Verlauf es durch exogene Faktoren zu einer Entkalkung der Zahnhartsubstanzen kommt. Diese Entkalkung führt zu einer Zerstörung der Hartgewebe, die vom Organismus nicht ersetzt werden kann. Lediglich im Kariesfrühstadium sind sog. Remineralisierungsprozesse prinzipiell möglich, manifeste Zahnkaries ist jedoch irreversibel und zeigt einen progredienten Verlauf.

Kariöse Läsionen fallen als Trübung am Zahn auf (brauner oder weißer Fleck), bei fortschreitender Zerstörung kommt es zu Schmerzempfindungen und mehr oder weniger umfangreichen Entzündungen des Zahnmarkes (Pulpa) und der umgebenden Gewebe (Schoen u. Huber 1980).

Hinsichtlich der Kariesätiologie wird von der zahnmedizinischen Wissenschaft ein multifaktorielles Konzept (König 1987) vertreten, wobei vor allem folgende 4 Faktoren eine zentrale Rolle spielen:
- Wirtsorganismus mit kariesanfälligen Zähnen,
- Mikroorganismen,
- Substrat für die Mikroorganismen,
- Zeit und Häufigkeit der Einwirkung der Noxen.

Der eigentliche pathogenetische Mechanismus besteht darin, daß Bakterien der Zahnbeläge (sog. Zahnplaque) mit der Nahrung aufgenommene Kohlenhydrate (Zucker) zu sauren Stoffwechselprodukten vergären, die zu einem Herauslösen von Teilen der Zahnhartsubstanz führen.

Die Zahnkaries zählt zu den häufigsten Erkrankungen der Menschen überhaupt. Epidemiologische Erhebungen bei Zahnarztpatienten in der Bundesrepublik Deutschland haben ergeben, daß nur 0,15% der über 15jährigen über ein naturgesundes Gebiß verfügen (Naujoks 1985).

Im internationalen Vergleich zeigt sich, daß bei Kindern und Jugendlichen in der Bundesrepublik der Kariesbefall im Sinne der WHO-Nomenklatur (WHO 1992) als „moderat" einzustufen ist, während der Kariesbefall bei Erwachsenen in der Bundesrepublik im Vergleich zu anderen westlichen Industrieländern vergleichsweise günstig liegt (Marthaler u. Møller 1990; Einwag 1993).

Als allgemeines Indexsystem zur epidemiologischen Messung der Zahnkaries hat sich der sog. DMF-T-Index durchgesetzt. Er gibt die Summe der kariösen (D, „decayed"), durch Karies verlorengegangenen (M, „missing") und wegen Karies gefüllten (F, „filled") Zähne pro Gebiß (28 Zähne ohne Weisheitszähne) an.

Folgende Werte wurden in 2 repräsentativen Querschnittsstudien der deutschen Wohnbevölkerung (Micheelis u. Bauch 1991, 1993) für die alten Bundesländer und für die neuen Bundesländer (Werte in Klammern) ermittelt: Altersgruppe 8/9 Jahre mit 1,5 (1,1) DMF-T, Altersgruppe 13/14 Jahre mit 5,1 (4,3) DMF-T und Altersgruppe 35-54 Jahre mit 17,5 (14,5) DMF-T. Bei der Ausdeutung dieser empirischen Kennziffern zum Umfang der Karieserfahrung muß allerdings unbedingt berücksichtigt weden, daß diese Durchschnittswerte insgesamt schiefe Verteilungen zur Grundlage haben: In allen untersuchten Altersstufen vereinigt jeweils eine relative kleine Bevölkerungsgruppe die Hauplast des Kariesbefalls auf sich (Phänomen der sog. „Kariespolarisierung").

## 2.2 Parodontopathien

Im Gegensatz zur Zahnkaries betreffen die Parodontopathien nicht den Zahn selbst, sondern seine unmittelbar umgebenden Gewebe, das „Bett" des Zahnes in Kieferknochen und Zahnfleisch (sog. Zahnhalteapparat).

Der Begriff der Parodontopathien faßt alle entzündlichen und rezessiven Erkrankungen des Zahnhalteapparates zusammen; die epidemiologisch bedeutsamsten Formen (Renggli et al. 1984) stellen die Entzündung des Zahnfleisches (Gingivitis) und die Entzündung der tieferliegenden Anteile des Parodontiums (Parodontitis) dar.

Hinsichtlich der Ätiologie der entzündlichen Erkrankungen des Zahnhalteapparates nehmen die Mikroorganismen und das für den Stoffwechsel erforderliche Substrat (Stichwort: Zucker) prinzipiell eine ebenso bedeutsame Stellung wie im Kariesgeschehen ein (König 1987).

Als Anzeichen für Erkrankungen des Zahnhalteapparates sind vor allem anzusehen: Bluten des Zahnfleisches, Schwellungen und Rötungen des Zahnfleisches, „Längerwerden" der Zähne, Empfindlichkeiten des Zahnhalses auf kalt und heiß, unangenehmer Mundgeschmack oder auch Mundgeruch, Wanderung und Lockerung der Zähne.

Epidemiologische Erhebungen über Parodontalerkrankungen sind im Vergleich zu Untersuchungen über den Kariesbefall relativ selten. Vorliegende Studien lassen aber erkennen, daß die Verbreitung gingivaler Entzündungszeichen in Deutschland ein beachtliches Ausmaß hat, wobei die Erwachsenenkohorten sehr viel häufiger schwerere Formen der Gingivitis aufweisen als die Kinder- und Jugendlichengruppen. Im internationalen Vergleich zeigt sich, daß insbesondere Parodontalerkrankungen bei den Erwachsenen in Deutschland ungefähr auf dem Niveau anderer westlicher Industrieländer liegen (Reich 1993).

Als epidemiologisches Indexsystem zur Messung der Parodontalerkrankungen hat sich international weitgehend der sog. CPITN-Index („Community Periodontal Index of Treatment Needs") durchgesetzt. Dieser Index unterscheidet 4 Schweregrade der Parodontalerkrankung:

Stufe 0:    Gesundes Parodont,
Stufe 1:    Blutung bei Sondierung,
Stufe 2:    Zahnstein vorhanden (supra- und subgingival),
Stufe 3:    Taschenbildung 3,5 – 5,5 mm,
Stufe 4:    Taschenbildung von 6 mm und mehr.

Die Untersuchungen im Rahmen zweier bevölkerungsrepräsentativer Querschnittsstudien aus dem Jahre 1989 für die alten Bundeländer (Micheelis u. Bauch 1991) und aus dem Jahre 1992 für die neuen Bundesländer (Micheelis u. Bauch 1993) zeigten, daß beispielsweise bei den 45- bis 54jährigen Erwachsenen 19,2 % bzw. 28,6 % einen maximalen CPITN-Grad von 4 („tiefe Taschen") aufwiesen; leichte gingivale Blutungszeichen (Stufe 1 des CPTIN-Index) zeigten in diesen epidemiologischen Erhebungen 53,5% der 8- bis 9jährigen Kinder in den alten Bundesländern und 94,8 % dieser Alterskohorte in den neuen Bundesländern.

## 2.3 Zahnstellungs- und Bißlagefehler

Erkennung und Behandlung von Abweichungen und Fehlstellungen im Kausystem (Dysgnathien) sind Gegenstand der Kieferorthopädie. Die Kenntnis des regelrechten Entwicklungsganges zur sog. „Eugnathie", dem anatomisch und funktionell fehlerfreien Zustand des Kauorgans, stellt eine Voraussetzung für die Diagnose einer krankhaften Gebißentwicklung dar (Schmuth 1983).

Zwischen fehlerfreien und fehlerhaften Entwicklungen des Kausystems gibt es ausgesprochen fließende Übergänge, so daß die Festsetzung absoluter Normwerte Schwierigkeiten macht. Die Bandbreite möglicher Störungen reicht beispielsweise von einem einfachen Falschstand eines einzelnen Zahnes bis hin zu extremen Mißbildungen des gesamten Kiefer-Gesichts-Bereichs (z.B. Lippen-Kiefer-Gaumen-Spalten). Das Ziel einer kieferorthopädischen Intervention wird deshalb vornehmlich als eine Optimierung des Zusammenwirkens von Gesichtsästhetik und Kaufunktion gesehen, die jeweils auf das einzelne Individuum bezogen wird (Schmuth 1983). Zahnstellungs- und Bißlagefehler begünstigen das Entstehen von Karies und Parodontopathien.

Das Kausystem wird in seiner Entwicklung sowohl durch Erbfaktoren (z.B. Zahngröße, Kieferwachstum) als auch durch Umweltfaktoren (z.B. veränderte Zahnstellung durch Daumenlutschen in der Kindheit) determiniert. Nicht selten greifen bei der Entwicklung von Fehlstellungen einzelner Zähne bis hin zu Abweichungen in der regelrechten Verzahnung (z.B. offener Biß, tiefer Biß, Deckbiß, Kreuzbiß) endogene und exogene Faktoren ineinander.

Die epidemiologische Datenlage zur Verbreitung von Zahnstellungs- und Bißlagefehlern ist noch nicht befriedigend. Dies gilt sowohl für die quantitative Einschätzung des Dysgnathieproblems in der Bundesrepublik Deutschland als auch für Fragestellungen zum internationalen Vergleich. Nach einer Übersicht von Koch (1986) wurden zu unterschiedlichen Zeitpunkten, in unterschiedlichen Ländern und bei unterschiedlichen Altersgruppen zwischen 39 und 79% der untersuchten Probanden als kieferorthopädisch behandlungsbedürftig charakterisiert. In der bevölkerungsrepräsentativen Erhebung zum Mundgesundheitszustand und -verhalten in den alten Bundesländern (Micheelis u. Bauch 1991) ergaben sich auf der Grundlage einer mehrdimensionalen Befundklasssifikation zum Zahnstellungs- und Bißlagestatus folgende Prävalenzen (Keß et al. 1991): 30,3 % der Kinder, 22,2 % der Jugendlichen und 21,8 % der Erwachsenen zeigten Syndrombilder des morphologischen Klassifikationstypus „mehrere Fehlbildungssymptome".

Ein international allgemein akzeptiertes Indexsystem zur epidemiologischen Messung von Abweichungen und Fehlstellungen im Kausystem existiert zur Zeit nicht.


## 2.4 Mundschleimhautveränderungen

Gutartige und bösartige Veränderungen im Mundbereich stellen ein weiteres Gebiet der Zahn-, Mund- und Kieferheilkunde dar. Wegen der besonderen gesundheitspolitischen Bedeutung der bösartigen Tumoren in der Mundregion soll hier ausschließlich auf diese Erkrankungsform hingewiesen werden.

Unter den bösartigen Neubildungen im stomatognathen System sind unter dem Gesichtspunkt der Häufigkeit von allem der Lippenkrebs, der Zungenkrebs und der Mundbodenkrebs zu nennen.

Die Neuerkrankungsrate pro Jahr liegt für „Krebs der Mundhöhle und des Rachens" nach Schätzungen des Bundesgesundheitsamtes für die Bundesrepublik Deutschland – alte Bundesländer – bei ca. 8600 Personen (BMG 1993); damit wird deutlich, daß der zahlenmäßige Anteil dieser Krebslokalisation an allen Krebserkrankungen relativ gering ist. Aufgrund der Veränderung im Altersaufbau der modernen Industriegesellschaften ist aber von einer steigenden Bedeutung auch dieser Krebsart auszugehen, da vorwiegend ältere Personen an Karzinomen im Mundbereich erkranken.

Als ätiologische Faktoren bei der Entwicklung von bösartigen Neubildungen im Mundbereich werden von der Forschung als exogene Risikofaktoren vor allem Tabak- und Alkoholabusus und mangelhafte Mundhygiene herausgestellt (Pindborg 1993).


## 2.5 Psychosomatische Syndrome

Es wurde herausgestellt (s. oben), daß es für ein angemessenes Problemverständnis der Mundregion förderlich ist, sich auch die psychosozialen Bezüge ausreichend zu vergegenwärtigen. Die ausgedehnte zentralnervöse Repräsentanz von Mundschleimhäuten, Kaumuskulatur und Zunge machen das stomatognathe System empfindlich gegenüber psychosozialen Störgrößen (Demmel u. Lamprecht 1986). Dementsprechend haben in diesem Teilbereich kausal ausgerichtete Präventionsstrategien ihre Einwirkungsbemühungen auf diese psychosozialen Faktoren auszurichten.

Unter psychosomatischen Gesichtspunkten ist vor allem auf die sogenannten dysfunktionellen Erkrankungen im stomatognathen System (Graber 1989) hinzuweisen. Es handelt sich bei diesem Syndrom um ein multifaktorielles Geschehen, in dessen Mittelpunkt muskuläre Hypertonizitäten mit ihren Einwirkungen auf die Gewebe des gesamten Kausystems stehen. Neben somatischen Faktoren (z.B. okklusale Störungen) spielen bei diesen Syndromen vor allem psychische Stressoren in der Ätiopathogenese eine entscheidende Rolle (Graber 1989).

Auf der Beschwerdenebene sind in diesem Zusammenhang vor allem Schmerzempfindungen, Ermüdung und Druckdolenz in der Kaumuskulatur und in den Kiefergelenken zu nennen; ferner kann es zu Einschränkungen und Diskoordinationen der Unterkieferbewegungen kommen.

Vorliegende epidemiologische Untersuchungen in diesem Bereich haben gezeigt, daß dysfunktionelle Erkrankungen des stomatognathen Systems keineswegs selten sind; vor allem zeigte sich, daß bei jugendlichen Patienten hauptsächlich okkusale Probleme im Vordergrund stehen, bei Patienten mittleren Alters der Schlüssel der Pathogenese eher bei Streßeinwirkungen (Dauerstreß, emotionale Daueranspannungen) liegt und daß bei älteren Erkrankten gehäuft depressive Geschehen die Krankheit bestimmen (Graber 1989).

# 3 Präventive Ansatzpunkte

Da sowohl der Karies als auch den entzündlichen Parodontalerkrankungen infektiöse Prozesse zugrunde liegen, die von den Bakterien in der Plaque unterhalten werden, richten sich die Präventionsstrategien zur Verhütung (bzw. zur Wiederherstellung bei noch reversibler Karies) beider Erkrankungen auf eine Reduzierung der Anzahl und/oder der Pathogenität dieser Mikroorganismen oder auf den Versuch, das Abwehrpotential der Zähne und der umgebenden Gewebe zu stärken.

Zur Reduktion der „Plaquekrankheiten" stehen vornehmlich folgende präventive Ansatzpunkte prinzipiell zur Verfügung:
a) Mund- und Zahnhygiene,
b) Ernährungslenkung,
c) Fluoridanwendungen,
d) zahnärztlich-professionelle Maßnahmen (Schoen u. Huber 1980).

Kombinierte Vorgehensweisen versprechen auf diesem Feld den größten Erfolg.


## 3.1 Mund- und Zahnhygiene

Die Plaque mit ihren sauren, den Zahnschmelz bzw. die umgebenden Gewebe angreifenden bakteriellen Stoffwechselprodukten verteilt sich nicht gleichmäßig im Mund, sondern bildet an sog. Retentionsstellen Schmutznischen.

Dies sind insbesondere die Linie entlang des Zahnfleischsaumes, die Zahnzwischenräume, die Grübchen und Fissuren auf den Kauflächen der Backenzähne sowie Unebenheiten auf den Schmelzoberflächen. Auch unter Füllungs- und Kronenrändern finden die Mikroorganismen leicht geschützte Vermehrungsmöglichkeiten. Während die anderen Zahnflächen auf natürliche Weise vom Speichel, durch den Nahrungsabrieb oder durch unwillkürliche Lippen-, Zungen- und Wangenbewegungen gereinigt werden, braucht man zur Reinigung der Plaqueretentionsstellen Hilfsmittel.

Ein Problem bei der häuslichen Selbstvorsorge („oral self care") ist, daß der Zahnbelag vom Patienten selbst häufig nur schwer zu erkennen ist. Selbst mit einem beleuchtetem Vergrößerungsspiegel sind einige Gebißbereiche schlecht einzusehen. Plaquefärbemittel sind zwar in der Apotheke erhältlich und können dem Patienten anzeigen, an welchen Stellen Zahnbeläge sitzen und ob es ihm gelingt, sie wegzubürsten; sie werden aber nur selten angewandt.

Ein weiteres Problem ist, daß die Mundpflege kontinuierlich und sorgfältig durchgeführt werden muß. Eine „professionelle" Zahnreinigung beim Zahnarzt jedes halbes Jahr (s. unter 3.4) ist nicht ausreichend, da sich Plaque nach jeder Zahnreinigung wieder neu zu bilden beginnt. Sie kann sich in harte, mineralisierte Zahnbeläge (Zahnstein) umwandeln, die dann auch mit der Zahnbürste nicht zu entfernen sind. Daher kann nur die tägliche Plaqueentfernung mit Zahnbürste, Zahnseide und/oder Zahnhölzchen vor Karies und Parodontitis schützen.

Eine kausal orientierte Mundhygiene besteht in der gezielten Plaqueentfernung (Hellwege 1994). Zur Reinigung der sichtbaren Zahnaußenflächen dient als Hilfsmittel die Zahnbürste, für die Reinigung der Interdentalräume Zahnseide oder Zahnhölzchen.

Heute werden Handzahnbürsten mit geradem Bürstenfeldschnitt und einer vielbündeligen („multi-tufted") Besteckung mit abgerundeten Kunststoffborsten empfohlen. Der Bürstkopf soll klein sein; für Kinder gibt es besonders geformte, dickere Griffe.

Bei der Anwendung, nach Möglichkeit stets nach den Mahlzeiten (3mal täglich), werden eine bestimmte Systematik und Putztechnik empfohlen. Die Systematik soll verhindern, daß Zahnflächen vergessen werden.

Als Zahnputzmethode findet die „Zahnsaumpflege" nach Bass breite Anerkennung: Aus einer Grundhaltung heraus, bei der das Bürstenfeld der Zahnbürste in einem Winkel von 45° gegen die Nahtstelle zwischen Zahn und Zahnfleisch gerichtet ist, werden kleine Rüttelbewegungen von einer halben Zahnbreite vorgenommen, bevor die so gelösten Beläge am Zahnfleischsaum in den Mundraum abgewischt werden. Dabei werden gleichzeitig so gut wie möglich auch die Zahnzwischenräume mitgereinigt. Auch auf den Kauflächen der Backen- und Mahlzähne wird „gerüttelt", um Speisereste und Beläge in den tiefen Einziehungen (Fissuren) zu lösen. Um dies gründlich durchzuführen, sind eine gute Aufmerksamkeit, eine gewisse Handgeschicklichkeit und mindestens 3 min Zeit erforderlich. Dafür hat man die Gewähr, daß die Zahnbeläge oberhalb und unterhalb des Zahnfleischsaumes entfernt werden, was man nach einiger Übung mit dem Spiegel und einem „Zungentest" überprüfen kann.

Für die Reinigung der Zahnzwischenräume können je nach Engstand der Zähne und Erhalt bzw. Rückbildung des Zahnfleisches folgende Hilfsmittel verwendet werden: Zahnseide, Dreikanthölzchen/Zahnstocher, Interdentalbürsten. Zahnseide wird in verschiedenen Stärken, gewachst und ungewachst, fluoridiert und nichtfluoridiert und als „Superfloss" (mit versteiftem Einfädelstück und flauschigem Mittelteil) angeboten. Die Handhabung ist etwas schwieriger und bedarf daher einiger Übung.

Dreikanthölzchen kann man zur Reinigung der Zahnzwischenräume von Speiseresten und Plaque benutzen. Sie sind indiziert, wenn sich die Zahnfleischpapillen zwischen den Zähnen bereits zurückgebildet haben. Ist der Zahnbettschwund schon weiter fortgeschritten, können die nun freiliegenden Zahnwurzeloberflächen mit Interdentalraumbürsten gesäubert werden, um insbesondere die Wurzelkaries zu verhindern.

Zusammengefaßt kommt es bei der individuellen Mundpflege darauf an, regelmäßig alle Zahnflächen und insbesondere den Zahnfleischsaum und die Zahnzwischenräume mittels Zahnseide, Zahnbürste und fluoridierter Zahnpasta gründlich von Zahnbelag zu säubern. Dadurch lassen sich sowohl Karies als auch entzündliche Zahnfleisch- bzw. Zahnbetterkrankungen kausal verhindern.


## 3.2 Ernährungslenkung

Karies kann nur entstehen, wenn die Bakterien der Zahnplaque niedermolekulare kohlenhydrathaltige Kost zur Vergärung zu Säure bekommen. Bei einer ausgewogenen Ernährung ist das Gefährdungspotential als gering zu veranschlagen.

Nur wenn die Nahrung folgende Hauptmerkmale besitzt, ist sie besonders kariogen: reich an Mono- und Disacchariden (also Traubenzucker = Glucose, Fruchtzucker = Fruktose, Rohr- oder Rübenzucker = dem eigentlichen „Haushaltszucker", der Saccharose, aus einer Glukose-Fruktose-Verbindung), wenn diese gut löslich und schnell vergärbar sind, eine lange Verweildauer im Mund haben und häufig konsumiert werden (Schraitle u. Siebert 1987).

In zwei historischen Tierversuchen mit Ratten konnte nachgewiesen werden, daß kariogene Ernährung (Zucker) ohne Bakterien in der Mundhöhle keine Karies entwickelt (Orland et al. 1955) und daß Karies nur entwickelt wird, wenn Zucker lokal in der Mundhöhle wirkt (Kite et al. 1950).

Diese Ergebnisse konnten auf den Menschen übertragen und weiter differenziert werden. In zwei „klassischen" Studien bekamen Waisenkinder in den 40er Jahren in Schweden (Vipeholm-Studie) 9 Monate lang eine abwechslungsreiche und vitaminreiche Kost, in Australien (Hopewood-Studie) wurden sie über Jahre vegetarisch und völlig ohne raffinierten Zucker ernährt. Beide Gruppen bekamen praktisch keine Karies. Als die australischen Kinder mit 11–13 Jahren aus dem Heim entlassen wurden und sich in ihren Ernährungsgewohnheiten dem Durchschnitt der Bevölkerung anpaßten, schnellte binnen weniger Jahre ihre Kariesrate in die Höhe, so daß sie sich bald nicht mehr von den anderen unterschied (Marthaler 1967). In dem schwedischen Kinderheim wurde dann für 2 Jahre die Ernährungsweise umgestellt. In 7 verschiedenen Gruppen bekamen die Kinder unterschiedlich häufig ihre Mahlzeiten, und der jeweilige Zuckeranteil sowie die Form/Konsistenz der angebotenen Süßigkeiten variierte. Auch größere Zuckermengen, nur zu den Hauptmahlzeiten eingenommen, erhöhen die Kariesraten nicht wesentlich. Werden sie aber als gesüßte Zwischenmahlzeiten über den Tag verteilt, erhöht sich das Kariesrisiko um ein Mehrfaches. Dies gilt insbesondere, wenn es sich um klebrige Formen des Zuckerkonsums handelt, die eine lange Verweildauer im Mund haben (Gustavsson et al. 1954; s. auch Hellwege 1994).

Unglücklicherweise treffen die letztgenannten Bedingungen für die heutigen Ernährungsgewohnheiten vieler Kinder und Jugendlicher, auch vieler Erwachsener, in starkem Maße zu.

Die große Beliebtheit der süßen Geschmacksrichtung hat mehrere Ursachen:
- Schon im Uterus erhöht ein 4 Monate alter Fetus seine Schluckfrequenz, wenn dem Fruchtwasser Zucker zugesetzt wird (Mandel 1979).
- Zur Zeit der Geburt ist die Geschmackspräferenz für „süß" bereits ausgebildet. Saccharose wird vor anderen Zuckern bevorzugt (Matis 1987); selbst ohne Großhirn geborene Kinder reagieren positiv auf süße, abwehrend auf bittere Lösungen in ihrem Mund (Hellwege 1994).
- Schon lange wurde Zuckerrohr in Südostasien, Indien und China kultiviert; im Mittelalter galt Zucker noch als teures Gewürz; den Jägern und Sammlern war „süß" eine Orientierungshilfe, süße Früchte waren reif und verträglich, bittere und saure zumindestens unangenehm; zum Massenprodukt wurde Zucker seitdem Zuckerrohr und vor allem Zuckerrüben industriell zu kristallinem, weißem Zucker hergestellt werden konnte (Hellwege 1994; Matis 1987).
- In der Erziehung werden Süßigkeiten häufig als Belohnung eingesetzt. Man spricht von einer „süßen Pädagogik", wenn aus Gedankenlosigkeit oder Bequemlichkeit materielle Erziehungsmittel anstelle sozialer Belohnungen einge-

setzt werden; also „etwas zum Lutschen" als Trost oder zur Ablenkung statt
der gewünschten Zuwendung (Bartsch 1989).
- In der Werbung wird mit teils subtilen, teils mit sehr drastischen Methoden die
  „heimliche Verführung" weiterbetrieben, was für die Bevölkerungsgesundheit
  beachtliche Folgen hat. Der Süßigkeitenumsatz kann immer noch deutlich gesteigert werden.

Aus diesen archaischen und soziokulturellen Ursachen des Zuckerkonsums sind
die Richtlinien für die Ernährungslenkung abzuleiten:

Eine drastische Reduzierung des Gesamtkonsums vergärbarer raffinierter
Zucker wäre sowohl aus zahmedizinischer als auch aus allgemeinmedizinischer
und ernährungswissenschaftlicher Perspektive wünschenswert. Viele Autoren
stimmen aber darin überein, daß dies ohne strukturelle Veränderungen (z.B. Aus-
zeichnungspflicht; Werbeeinschränkungen; sachgerechte Breiteninformierung)
kaum möglich ist. Aus der klinischen Psychologie ist bekannt, daß Ernährungsgewohnheiten zu den schwer veränderbaren Verhaltensweisen gehören.

Da aber nicht so sehr die Gesamtmenge als vielmehr die Häufigkeit der Zuk-
kereinnahme entscheidend ist, richten sich die zahnmedizinischen Bemühungen
zur Kariesprävention in erster Linie gegen die häufig zwischendurch eingenommenen Süßigkeiten und Süßgetränke. Die Ziele sind dabei:
- ihre hohe Einnahmefrequenz zu reduzieren,
- zahnunschädliche Alternativen anzubieten,
- ihre hohe Zuckerkonzentration durch „zahnfreundliche" Zuckeraustauschstoffe
  zu vermindern.


## 3.3 Fluoridanwendungen

Die Prophylaxe mit Fluoriden ist in Ländern mit hohem Kariesvorkommen wohl
der einfachste und sicherste Weg, dramatische Erkrankungsrückgänge zu erreichen (WHO 1984; Harris u. Christen 1987). Fluor ist ein essentielles Spurenelement, das in der Natur nur in Verbindung mit anderen Elementen als Fluorid
vorkommt. Fluoride sind in kleinen Mengen in praktisch allen Bodenproben, Ge-
wässern, Pflanzen und tierischen Organismen vorhanden und daher ein normaler
Bestandteil der Nahrungsmittel. Der große Effekt der Fluoridprophylaxe ist auf
mehrere Faktoren zurückzuführen:

Erstens können Fluoride nicht nur individualprophylaktisch, sondern auch
gruppen- und kollektivprophylaktisch eingesetzt werden (s. unten). Unter der
kollektivprophylaktisch eingesetzten Trinkwasserfluoridierung (TWF) versteht
man die künstliche Anreicherung des in jedem Trinkwasser natürlich vorkommenden Fluorids auf die in Mitteleuropa als optimal angesehen Konzentration (1ppm).
Die TWF wird nicht in Deutschland, hingegen aber beispielsweise in einigen Städten der Schweiz eingesetzt.

Etwa 115 Mio. US-Bürger werden z.T. schon seit 1945 mit fluoridiertem Trinkwasser versorgt (Harris u. Christen 1987). Die eindeutigen Vorteile der TWF sind,
daß praktisch alle Personen erreicht werden, die Versorgung regelmäßig (ohne
Unterbrechung) ist und die Dosierung konstant gehalten werden kann. Dennoch
muß an dieser Stelle betont werden, daß Fluoridierungsmaßnahmen nicht als kau-

sal ansetzende Interventionsmaßnahmen aufgefaßt werden können, da es sich bei der Zahnkaries nicht um eine „Fluoridmangelkrankheit" handelt (s. unter 2.1). Der präventive Effekt von Fluoridierungsanwendungen liegt primär in einer Härtung des Zahnschmelzes, wodurch er prinzipiell weniger anfällig für bakterielle Attacken wird. Ferner spielen Fluoridierungsanwendungen bei der Prophylaxe der Parodontalerkrankungen keine Rolle, da Fluoride auf die Weichgewebe keine protektive Wirkung ausüben.

Die Salzfluoridierung gilt als eine weitere Möglichkeit, regelmäßig viele Personen im Rahmen ihrer Ernährungsgewohnheiten zu erreichen.

Weicht man auf gruppenprophylaktisch orientierte Fluoridanwendungen aus, bieten sich auch Fluoridtabletten (täglich in Kindergärten und Schulen einzunehmen) oder Fluoridmundspülungen an. Um optimal wirksam zu sein, ist eine regelmäßige und jahrelange Anwendung von der Geburt bis zum Durchbruch der zweiten Molaren (ca. 14. Lebensjahr) notwendig (BDZ 1984; WHO 1984).

Als weitere Möglichkeiten ist auf den Einsatz von fluoridierten Zahnpasten und höherkonzentrierten Gelees hinzuweisen. Zwar sind inzwischen 85-90% der Zahnpasten mit Fluoridionen angereichert, ihr Anteil an der Kariesreduktion wird aber nur mit 20-30% angegeben (Hellwege 1994). Bei diesen lokalen Fluoridierungsmaßnahmen ist es vorteilhaft, den Zahnschmelz möglichst mehrmals täglich mit einem niedrigkonzentrierten Fluoridpräparat zu benetzen.

Bei kariesaktiven Patienten, die wenig Fluoride anwenden, aber den Zahnarzt aufsuchen, können hochkonzentrierte Fluoridlacke aufgetragen oder Fluoridlösungen eingebürstet werden.

## 3.4 Zahnärztlich-professionelle Maßnahmen

Zu dem grundlegenden Wissen, das heutzutage über die präventiven Möglichkeiten in der Zahnmedizin angesammelt ist, gehört der Satz:„Halbjährlich zum Zahnarzt". Außer der Früherkennung und ggfs. Frühbehandlung dienen diese Besuche dazu:
- den Patienten über die individuellen Möglichkeiten der Mundpflege zu informieren und und zu beraten (Schneller et al 1990),
- eine „professionelle Zahnreinigung" vorzunehmen (evtl. inklusive Fluoridanwendungen),
- die Kauflächen der durchgebrochenen Backenzähne bei Schulkindern gegebenenfalls zu „versiegeln",
- auf Fehlentwicklungen der Zahnstellung und der Bißlage zu achten und ggf. frühzeitig eine Fachbehandlung einzuleiten.

### 3.4.1 Patienteninformation und -beratung

Zur prophylaktischen Praxis gehört die verhaltenswirksame Informierung und Motivierung des einzelnen Patienten. Im persönlichen Gespräch besteht für den Patienten die Möglichkeit für Rückfragen, Erörterungen von Teilproblemen, Korrektur falscher Sichtweisen und Zerstreuung verschiedener Zweifel. Beratungen über besondere Reinigungsmaßnahmen sind angezeigt bei Kindern und Jugendlichen, die einen kieferorthopädischen Apparat tragen bzw. für Erwachsene mit festsitzendem oder abnehmbaren Zahnersatz, da in diesen Fällen die herkömmliche Pflegemethoden nicht ausreichen (Weinstein et al. 1989; Hendriks u. Scheller 1992).

### 3.4.2 Professionelle Mundreinigung

Zu Zahnstein erhärtete Plaque fördert die Retention von Mikroorganismen. Zahnstein ist durch den Patienten selbst mit der Zahnbürste nicht mehr entfernbar. Hygienische Verhältnisse in der Mundhöhle können nur noch durch professionelle Interventionen hergestellt werden. Dazu werden unterschiedliche technische Geräte (Zahnsteinentfernungsgeräte) und Handinstrumente eingesetzt.

Zur professionellen Mundreinigung kann auch die anschließende lokale Fluoridierung mit einem Lack oder einer Lösung gehören. Diese Maßnahme ist besonders sinnvoll bei allen Patienten, die nicht zu einer ausreichenden häuslichen Selbstpflege zu erziehen sind.

### 3.4.3 Versiegelung der Fissuren und Grübchen der Kauflächen

Da die Kauflächen der Seitenzähne meist sehr tiefe und spitz zulaufende Einziehungen (Fissuren und Grübchen) aufweisen, in denen sich die Plaque gut ansiedeln kann, hat in den letzten Jahren ein Verfahren deutlich mehr Bedeutung erlangt: die Fissurenversiegelung (Hellwege 1994). Durch das sorgfältige Auftragen einer dünnen Kunststoffschicht kann die Kariesanfälligkeit der Fissuren deutlich reduziert werden. Die Vollständigkeit des Kauflächenschutzes sollte in Abständen kontrolliert werden. Langzeitstudien ergaben, daß nach 2 Jahren noch 95%, nach 7 Jahren noch 65% der Versiegelung nach sorgfältiger Auftragung ihre Funktion gut erfüllten (Harris 1987).

### 3.4.4 Bedeutung der Zahnstellungs- und Bißlagefehler

Im Hinblick auf die Vorbeugung von Zahnkaries und Parodontalerkrankungen kommt kieferorthopädischen Interventionen ein nicht unerheblicher Stellenwert zu, da Zahnstellungs- und Bißlageanomalien entweder die Mund- und Zahnpflege insgesamt erschweren oder aber Folgezustände provozieren (z.B. Schleimhautverletzungen), die Erkrankungen der Zahnhalteapperates bzw. die Entstehung von Zahnfäule begünstigen (Schmuth 1983).

Besonders wichtig ist, daß der Patient während einer kieferorthopädischen Behandlung zu einer überdurchschnittlich guten Mundpflege angeleitet wird, da durch das Tragen der kieferorthopädischen Apparaturen zusätzliche Schmutznischen entstehen.

Prinzipiell gleiches gilt auch für die Lückengebißversorgung mit herausnehmbarem oder festsitzendem Zahnersatz. Dem Patienten muß nach der prothetischen Eingliederung gezeigt werden, mit welchen Hilfsmitteln und Methoden die noch erhaltenen Zähne und der Zahnersatz gepflegt werden können.

## 3.5 Sonstiges

Aufgrund der großen epidemiologischen Bedeutung der Zahnkaries und der Parodontopathien wurde bei der Beschreibung der präventiven Ansätze der Schwerpunkt auf diese beiden Krankheitsbilder gelegt. Das für diese beiden Krankheiten erarbeitete Präventionswissen genießt allgemein wissenschaftliche Anerkennung und wird in unterschiedlichen Organisationsformen praktisch umgesetzt, wenn auch das gegenwärtige Organisationsniveau oralpräventiver Angebote in den verschiedenen Ländern als sehr unterschiedlich eingestuft werden muß.

Im Hinblick auf die Erkrankungsgruppe der Zahnstellungs- und Bißlagefehler erscheinen die primärpräventiven Interventionsmöglichkeiten vergleichsweise sehr begrenzt, da entweder Erbfaktoren ein starkes ätiologisches Gewicht erhalten oder aber die Umweltfaktoren (z.B. Daumenlutschen), die häufig als Ausdruck eines psychologischen Spannungsventils gedeutet werden müssen (Fleischer-Peters u. Scholz 1985), nur schwer auf einzelne Präventionsstrategien bezogen werden können. Dennoch ist klar, daß vorbeugende Interventionsmöglichkeiten für Dysgnathien in concreto erarbeitet werden können, wenn Spezifika des Erziehungsumfeldes des Kindes bekannt sind. Hier sind Kooperationen mit anderen Fachgruppen (z.B. Psychologen, Kinderärzte) für den Zahnarzt/Fachkieferorthopäden bedeutsam. Ansonsten stellt die Früherkennung bzw. Frühbehandlung von Zahnstellungs- und Bißlagefehlern ein wichtiges Feld der Sekundärprävention dar.

Dem Prinzip der sekundären Prävention kommt gerade auch bei den Mundschleimhautveränderungen eine besondere Bedeutung zu, da Frühstadien der Krebserkrankung im Mundbereich mit einer günstigen Prognose ärztlich beherrscht werden können (Pindborg 1993). Dem praktizierenden Zahnarzt fällt im Rahmen der Früherkennung von Karzinomen und Präkanzerosen der Mundregion eine entsprechende Aufgabe zu.

Psychosomatische Syndrome in der Mundregion, insbesondere auch die dysfunktionellen Erkrankungen des Kausystems (s. unter 2.5), markieren ebenfalls ein medizinisches Problemfeld, auf dem in besonderem Maße eine Kooperation der Zahnärzte mit anderen Fachdisziplinen (speziell: Psychotherapie/Psychosomatik) gefordert erscheint; dies jedenfalls im Hinblick auf die Differentialdiagnostik und die Früherkennung im Rahmen der sekundären Prävention. Soweit psychosomatisch wirksame Interventionen (beispielsweise Formen des Entspannungstrainings, psychotherapeutische Verfahren) angezeigt sind, ist eine Zuführung zu einer Fachbehandlung im allgemeinen notwendig.

Primärpräventive Maßnahmen im Bereich der psychosomatischen Syndrome in der Mundregion sollten sich, soweit dies bei dem aktuellen Wissensstand überhaupt möglich erscheint, an dem gegenwärtigen Forschungsstand zur allgemeinen Streßprävention ausrichten.

Tertiärpräventive Problemstellungen auf dem Gebiet der psychosomatischen Syndrome in der Mundregion ergeben sich vor allem im Zuge zahnprothetischer Versorgungen. Insbesondere werfen umfassende Versorgungen mit Zahnersatz (Beispiel: Totalprothesen) nicht selten psychische Adaptationsprobleme auf (Marxkors u. Müller-Fahlbusch 1976; Schneller et al. 1992), die therapeutisch berücksichtigt und bearbeitet werden müssen, um den somatischen Eingliederungsvorgang zu stabilisieren.

# 4 Organisationsweisen präventiver Interventionsstrategien

Präventive Anstrengungen auf dem Gebiet der Oralkrankheiten sollten aufgrund der großen Verhaltensabhängigkeit dieser Erkrankungen – insbesondere der Zahnkaries und der entzündlichen Parodontalerkrankungen – als zahnmedizinisch-pädagogische Gemeinschaftsaufgabe verstanden werden. Diese hat nicht nur Eltern, Kindergärtnerinnen, Lehrer und Zahnärzte einzubeziehen, sondern hier sind auch Aktivitäten der Gesundheits- und Sozialpolitiker anzufordern, deren Entscheidungen die Durchführung bestimmter prophylaktischer Maßnahmen häufig erst möglich machen.

Da die Kariesprävention und die Prävention der entzündlichen Zahnfleisch- und Zahnbetterkrankungen sehr früh beginnen, über große Zeiträume durchgeführt und möglichst breitenwirksam durchgeführt werden sollten, ist das individualprophylaktische Setting der Zahnarztpraxis allein nicht ausreichend, um wirklich breite Interventionserfolge zu erzielen.

Mit Magri (1989) können neben der individuellen Prävention in der Zahnarztpraxis 3 Formen der kollektiven Prävention unterschieden werden. Bei der passiven bzw. obligatorischen Prävention kommen gesundheitspolitisch angeordnete Maßnahmen bzw. Programme allen Personen einer bestimmten Population ohne eigenes Dazutun zugute (z.B. Trinkwasserfluoridierung oder auch Salzfluoridierung, soweit nur fluoridiertes Salz angeboten wird). Zur semikollektiven Prävention zählt Magri (1989) alle Maßnahmen und/oder Produkte, die für alle Personen einer bestimmten Population auf Wunsch/Nachfrage erhältlich sind (z.B. fluoridhaltige Zahnpasten, Fluoridtabletten, „zahnschonende" Ernährungsprodukte, sonstige Mund- und Zahnpflegemittel). Die eigentliche Prävention in Gruppen oder Kollektiven (Gruppenprävention) wird mit bestimmten Gruppen aktiv und intendiert durchgeführt (Magri 1989). Gruppenpräventive Interventionen sind z.B. Vorbeugungsprogramme in Kindergärten und/oder Schulen, die zur Prävention von Karies und Zahnfleisch- bzw. Zahnbetterkrankungen durchgeführt werden.

Zu den individualpräventiven Maßnahmen gehören in erster Linie alle Aktivitäten in der zahnärztlichen Praxis, die patientenbezogene Informationen über orale Krankheitsursachen, individuelle Ernährungs- und Gesundheitsberatungen, spezielle Mund- und Zahnreinigungsmaßnahmen sowie individuelle Fluoridanwendungen zum Inhalt haben (Hellwege 1994; Weinstein et al. 1989; Schneller et al. 1990).

Prinzipiell können oralpräventive Interventionsstrategien organisatorisch also sehr unterschiedlich gestaltet werden, wobei allerdings Kombinationen bzw. Verknüpfungen zwischen diesen Organisationsweisen zur Optimierung des präventiven Effektes angestrebt werden sollten.

# 5 Ausblick

Die obigen Ausführungen haben aufgezeigt, daß der kausal orientierten Prävention in der Zahn-, Mund- und Kieferheilkunde ein insgesamt hoher Stellenwert zukommt. Vor allem können durch geeignete primärpräventive Maßnahmen die Erkrankungsraten für Zahnkaries und die entzündlichen Erkrankungen des Zahnhalteapparates deutlich gesenkt werden. Entsprechende Erfahrungen mit kinder- und jugendorientierten Präventionsprogrammen beispielsweise in der Schweiz (Marthaler et al. 1988) haben dies deutlich aufgezeigt.

Allerdings sollte in diesem Zusammenhang bedacht werden, daß zahnprothetische Rehabilitationen dadurch – auch langfristig – keineswegs überflüssig werden, da der entsprechende Bedarf in erster Linie in die höheren Altersphasen verlagert wird. Auch ist davon auszugehen, daß ein Mehr an Zahnerhaltung in den jüngeren Altersgruppen zu differentielleren Formen der prothetischen Versorgung (Teilersatz) in den höheren Altersgruppen führt. Die mit einem Ausbau von präventiven Angeboten verbundenen Erwartungen auf finanzielle Einspareffekte (für die zahnmedizinische Versorgung einer Bevölkerung) müssen vor diesem Hintergrund relativiert werden.

Auch die Veränderungen im Altersaufbau der meisten Industriegesellschaften (Zunahme des absoluten und relativen Anteils der höheren Altersgruppen) werden beispielsweise nicht ohne Einfluß auf den parodontologischen Interventionsbedarf – präventiver und kurativer Art – bleiben, da Parodontopathien und Lebensalter eine positive Korrelation aufzeigen.

Auf dem Gebiet der Mundschleimhauterkrankungen werden Früherkennungsmaßnahmen im Sinne der Sekundärprophylaxe durch diese demographischen Entwicklungen wohl ebenfalls an sozialmedizinischer Bedeutung gewinnen.

Insgesamt bleibt aber die gesundheitspolitische Herausforderung bestehen, daß durch einen Ausbau der präventiven Anstrengungen im zahnmedizinischen Bereich auch in der Bundesrepublik Deutschland beachtliche Erfolge für die orale Krankheitslast erzielt werden können.

# Literatur

Bartsch N (1989) Zuckerkonsum reduzieren! Aber wie? Zahnärztl Mitteilungen 14:1590–1594
Bundeszahnärztekammer (BDZ) (1984) Wie halte ich Mund und Gebiß gesund? Köln
BMG (1993) Daten des Gesundheitswesens Ausgabe 1993. Nomos Verlagsgesellschaft, Baden-Baden
Demmel HJ, Lamprecht F (1986) Psychosomatische Zahnheilkunde. In: Adler R, Herrmann JM, Köhle K, Schonecke OW, v Uexküll T, Wesiack W (Hrsg) Psychosomatische Medizin, 3. Aufl. Urban & Schwarzenberg, München Wien Baltimore, S 1072–1078
Einwag J (1993) Die Einordnung des Datenmaterials in den internationalen Rahmen der Oralepidemiologie. Zur Kariesprävalenz. In: Micheelis W, Bauch J (Hrsg) Mundgesundheitszustand und -verhalten in Ostdeutschland. Ergebnisse des IDZ-Ergänzungssurvey 1992. Deutscher Ärzte-Verlag, Köln, S243–245

Fleischer-Peters A, Scholz U (1985) Psychologie und Psychosomatik in der Kieferorthopädie. Hanser, München Wien

Girardi MR, Micheelis W (1988) Zur subjektiven Bedeutung der Mundgesundheit. IDZ-Information 2/1988. Institut der Deutschen Zahnärzte, Köln

Graber G (1989) Kurzexpertise zum Problemkomplex der dysfunktionellen Erkrankungen im stomatognathen System. Zahnärztl Mitteilungen 79:502–508

Gustavsson BE, Quensel CE, Swenander-Lank EL, Lundquist G, Grahnen H, Bonow BE, Krasse B (1954) The Vipeholm caries study. Acta Odontol Scand 11:232–364

Harris NO (1987) Introduction to primary preventive dentistry. In: Harris NO, Christen AG, Appleton (eds) Primary preventive dentistry, 2nd edn. Appleton & Lange, Norwalk Los Altos

Harris NO, Christen AG (1987) Primary preventive dentistry. Appleton & Lange, Norwalk Los Altos

Hellwege KD (1994) Die Praxis der zahnmedizinischen Prophylaxe, 3. vollst überarb erw Aufl. Hüthig, Heidelberg

Hendriks J, Schneller T (1992) Patientenführung, Beratung und Motivierung in der Zahnartpraxis. Quintessenz, Berlin

Keß K, Koch R, Witt E (1991) Ergebnisse zur Prävalenz von Zahnstellungen bzw. Okklusionsstörungen. In: Micheelis W, Bauch J (Hrsg) Mundgesundheitszustand und -verhalten in der Bundesrepublik Deutschland. Ergebnisse des nationalen IDZ-Survey 1989. Deutscher Ärzte-Verlag, Köln, S 297–334

Kite O, Shaw J, Sognnaes R (1950) The prevention of experimental tooth decay by tube-feeding. J Nutr 42:89–103

Koch R (1986) Epidemiologische Studie an 5409 Kindern und Jugendlichen aus dem Bamberger Raum unter besonderer Berücksichtigung der Behandlungsbedürftigkeit von Fehlbildungen und kieferorthopädischer Behandlungsmaßnahmen. Habilitationsschrift, Würzburg

König KG (1987) Karies und Parodontopathien. Thieme, Stuttgart New York

Magri F (1989) Zum Problem der Zusammenarbeit von gesellschaftlichen Institutionen, Zahnärzten und Patienten bei der kollektiven Prävention. In: Schneller T, Kühner M (Hrsg) Mitarbeit des Patienten in der Zahnheilkunde. Deutscher Ärzte-Verlag, Köln, S 39–52

Mandel ID (1979) Dental caries. Am Sci 67:680–688

Marthaler TM (1967) Epidemiological and clinical dental findings in relation to intake of carbohydrates. Caries Res 1:222–238

Marthaler TM, Møller IJ (1990) Caries status in Europe and prediction of furture trends. Caris Res 24:381–396

Marthaler TM, Steiner M, Menghini G, Bandi A (1988) Kariesprävalenz bei Schülern im Kanton Zürich, Resultate aus dem Zeitraum 1963 bis 1987. Schweiz Monatsschr Zahnmed 12:1309–1315

Marxkors R, Müller-Fahlbusch H (1976) Psychogene Prothesenunverträglichkeit. Hanser, München Wien

Matis BA (1987) Sugar and other Sweeteners. In: Harris NO, Christen AG (Hrsg) Primary prevention dentistry. Appleton & Lange, Norwalk Los Altos, pp 337–354

Micheelis W, Bauch J (Hrsg) (1991) Mundgesundheitszustand und -verhalten in der Bundesrepublik Deutschland. Ergebnisse des nationalen IDZ-Survey 1989. Deutscher Ärzte-Verlag, Köln

Micheelis W, Bauch J (Hrsg) (1993) Mundgesundheitszustand und -verhalten in Ostdeutschland. Ergebnisse des nationalen IDZ-Ergänzungssurvey 1992. Deutscher Ärzte-Verlag, Köln

Naujoks R (1985) Die Mundgesundheit der deutschen Bevölkerung. Internationaler Vergleich und Ausblick. ZWR 94:714–719

Orland FJ, Blayney JR, Harrison RW et al. (1955) Experimental caries in germfree rats inoculated with enterocci. J Am Dent Assoc 50:259–272

Pindborg JJ (1993) Farbatlas der Mundschleimhauterkrankungen. Deutscher Ärzte-Verlag, Köln

Pflanz M (1971) Epidemiologie und Sozialmedizin. Dtsch Ärztebl 68:467–474

Reich E (1993) Die Einordnung des Datenmaterials in den internationalen Rahmen der Oralepidemiologie. Zur Parodontitisprävalenz. In: Micheelis W, Bauch J (Hrsg) Mundgesundheitszustand und -verhalten in Ostdeutschland. Ergebnisse des IDZ-Ergänzungssurvey 1992. Deutscher Ärzte-Verlag, Köln, S 246–250

Renggli HH, Mühlemann HR, Rateitschak KH (1984) Parodontologie, 3. überarb erw Aufl. Thieme, StuttgartNew York

Rösler HD, Szewczyk H (1987) Medizinische Psychologie. VEB Verlag Volk und Gesundheit, Berlin

Schneller T, Kühner M (1989) Psychologische Grundlagen zur Verbesserung der Patientenmitarbeit. In: Schneller T, Kühner M (Hrsg) Mitarbeit des Patienten in der Zahnheilkunde. Deutscher Ärzte-Verlag, Köln, S 144–167

Schneller T, Mittermeier D, Schulte am Hülse D, Micheelis W (1990) Mundgesundheitsberatung in der Zahnarztpraxis. Deutscher Ärzte-Verlag, Köln

Schneller T, Bauer R, Micheelis W (1992) Psychologische Aspekte bei der zahnprothetischen Versorgung, 2. Aufl. Deutscher Ärzte-Verlag, Köln

Schmuth GPF (1983) Kieferorthopädie. Thieme, Stuttgart New York

Schoen M, Huber M (1980) Zahnheilkunde. Thieme, Stuttgart New York

Schraitle R, Siebert G (1987) Zahngesundheit und Ernährung. Hanser, München Wien

Schwartz FW (1985) Prävention in der Praxis. Aufgaben einer ärztlichen Gesundheitsberatung. Münch Med Wochenschr 127:445–447

Weber I, Abel M, Altenhofen L, Bächer K, Berghof B, Bergmann KE, Flatten G, Klein D, Micheelis W, Müller PJ (1990) Dringliche Gesundheitsprobleme der Bevölkerung in der Bundesrepublik Deutschland. Nomos, Baden-Baden

Weinstein P, Getz T, Milgrom P (1989) Prävention durch Verhaltensänderung. Strategien einer präventiven Zahnheilkunde. Deutscher Ärzte-Verlag, Köln

WHO (1992) Country profiles on Oral Health in Europe 1991. Regional Office for Europe, Copenhagen

WHO (1984) Preventive methods and programmes for oral diseases. Technical Report Series 713, Genf

# Teil V

## Institutionelle Prävention

# Krebsfrüherkennung – Sekundäre Prävention von Malignomen

G. Flatten

Am besten wäre es, man könnte die Krebsentstehung verhindern. Die zweitbeste Möglichkeit wäre die vollständige Heilung klinisch manifest gewordener Krebserkrankungen; erst die drittbeste Alternative ist die Früherkennung von Krebskrankheiten. Dabei werden durch Vorverlegung des Diagnosezeitpunkts bessere Behandlungs- bzw. Heilungsresultate erzielt, weil eine Frühtherapie meist weniger eingreifend ist und größere Erfolgsaussichten hat.

Ansätze zur Verwirklichung der besten Alternative (primäre Prävention) existieren für einige, zum Teil sehr bedeutende Krebserkrankungen. Es wird geschätzt, daß über 80% aller Lungenkrebserkrankungen prinzipiell durch Zigarettenabstinenz vermeidbar sind; ein großer Teil der Hautmalignome wäre vermeidbar, wenn die mitteleuropäische Bevölkerung in ihrem Freizeitverhalten vernünftig mit dem Risikofaktor Sonnenlichtexposition umginge. Ansätze zur primären Prävention anderer bedeutender Krebsarten sind z.T. nur rudimentär vorhanden. Dies gilt z.B. für den Brustkrebs.

In den letzten Jahrzehnten hat die Krebsbehandlung bei vielen Malignomen große Fortschritte gemacht. Dies ist am auffälligsten für die Krebserkrankten im Kindesalter (besonders Leukämien); die betroffenen Kinder werden heute wesentlich häufiger endgültig geheilt als noch vor 20 Jahren. Auch beim Hodenkrebs hat die Verbesserung der Behandlung erreichen können, daß für die überwiegende Mehrzahl aller betroffenen jungen Männer heute echte Heilungschancen bestehen.

Bei den meisten anderen Krebsarten sind Behandlungsverbesserungen jedoch nicht mit einer Verlängerung der Überlebenszeit einhergegangen; die stadienspezifischen Überlebenszeiten z.B. für Darm- oder für Brustkrebs haben sich nicht wesentlich geändert. Verbesserungen in diesen Bereichen haben vor allen Dingen zu einer besseren Qualität des Lebens mit Krebs geführt. Insbesondere die chemotherapeutische Krebsbekämpfung ist heute nicht mehr so eingreifend wie früher.

Dort, wo primäre Prävention nicht möglich ist und die Kuration derzeit ihre Grenzen erreicht hat, ist die logische Konsequenz, sich verstärkt um die drittbeste Lösung (Krebsfrüherkennung) zu bemühen.

Einschränkungen ergeben sich, wo entweder z.Z. keine Früherkennung möglich ist (z.B. beim Bronchialkarzinom oder bei manchen Hirntumoren) oder wo trotz *Früher*kennung keine wirksame Frühtherapie zur Verfügung steht (z.B. bei chronischer Leukämie).

Seit 1971 existiert für die gesetzliche Krankenversicherung in der Bundesrepublik Deutschland ein Krebsfrüherkennungsprogramm, das auf Malignome zielt, bei deren rechtzeitiger Erkennung und Behandlung Heilung oder zumindest Besserung erwartet werden kann. Zur Zeit sind in diesem Programm Krebse des Dickdarms, des Mastdarms, der Haut und des Genitales eingeschlossen; bei Frauen kommt der Gebärmutterhals und die Brustdrüse hinzu, bei Männern die Prostata.

Diese Zielkrebse erfassen jedoch bei den Frauen nur rund die Hälfte aller Krebserkrankungen, bei Männern nur ca. 25%. Selbst bei 100%igem Erfolg einer Krebsfrüherkennung – von dem wir weit entfernt sind – wäre noch kein triumphaler Erfolg über den „Krebs an sich" erreicht. Die Krebsfrüherkennung ist also nur ein Stein im Mosaik der Krebsbekämpfung.

## 1 Screening

Voraussetzung für eine effektive Krebsfrüherkennung ist ein Screening, das die risikobehafteten Bevölkerungsgruppen möglichst breit erfaßt. Screening darf nicht mit exakter Diagnostik verwechselt werden: Sinn des Screenings ist es, aus der Bevölkerung mit einfachen, unschädlichen und zuverlässigen Methoden Personen herauszufiltern, die mit hoher Wahrscheinlichkeit Krankheitsträger sind.

Screening ist also der Prozeß der Entscheidung, ob ein Individuum einer Bevölkerungsgruppe krankheitsverdächtig ist oder nicht. Der Test, der zu dieser Entscheidung führt, kann eng umrissen als solcher deklariert sein (z.B. Test auf Blutbeimischungen im Stuhlgang), oder er kann eine relativ komplexe Untersuchung (wie z.B. die Palpation der Mammae) sein. Jeder Test hat immanente Charakteristika; die wichtigsten sind:

Sensitivität: die Fähigkeit, kranke Personen als solche richtig zu erkennen;
Spezifität: die Fähigkeit, gesunde Personen als solche zu erkennen.

Bei gegebenem Testverfahren ist die Sensitivität nur auf Kosten der Spezifität zu erhöhen und umgekehrt. Die wechselseitige Abhängigkeit von Sensitivität und Spezifität wird typischerweise in sog. ROC-Diagrammen („receiver operating characteristic") dargestellt (Abb. 1).

## 2 Methoden

### 2.1 Zervixabstrich

Ausgangspunkt des deutschen Früherkennungsprogramms und auch heute noch wesentliches Element ist die zytologische Untersuchung von Abstrichmaterial des Gebärmutterhalses. Der Abstrich muß unter Sichtkontrolle von der Oberfläche der Cervix uteri und aus dem Zervikalkanal erfolgen; die Zellentnahme ohne Spiegeleinstellung der Portio oder eine Selbstentnahme durch die Frau sind nicht ausreichend. Zuerst wird mit einem Watteträger von der gesamten Portiooberfläche Zellmaterial entnommen; danach (!) wird ein weiterer Watteträger möglichst hoch in der Zervikalkanal (ca. 1–2 cm) eingeführt, um auch an endozervikale

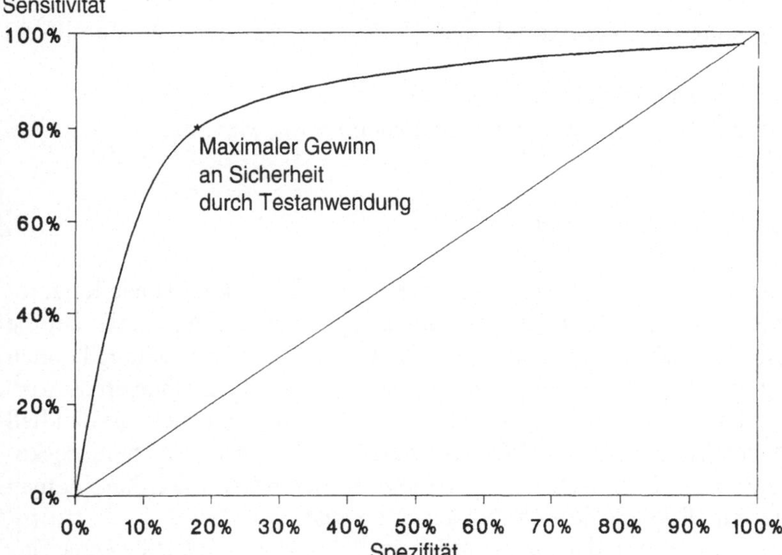



**Abb. 1.** ROC-Diagramm

Zellen zu gelangen. Endozervikale Zellen im Abstrich sind für den begutachten-
den Zytologen ein Hinweis auf eine wahrscheinlich ausreichende Zellentnahme
aus dem Kanal des Gebärmutterhalses. Dies ist deshalb wichtig, weil sich mit
zunehmendem Alter der Frau die Grenze zwischen Zylinderepithel und Plattene-
pithel immer weiter in Richtung auf das Cavum uteri verlagert. Der endozervikale
Abstrich ist besonders bei älteren Frauen wichtig, hier jedoch evtl. auch durch
zunehmende Verengung des Kanals erschwert.

## 2.2 Untersuchung der Mamma

Die Früherkennungsuntersuchung der Brustdrüse besteht (bisher) aus einer
Kombination von Anamnese, Inspektion und Palpation. Die Arme der Patientin
sollen bei der Inspektion zunächst dem Körper anliegen und danach angehoben
werden: Es ist auf Hautveränderungen, Einziehungen und insbesondere Symme-
trie der Mammae zu achten. Regelmäßig mitbeurteilt werden sollen die regionä-
ren Lymphstationen (axillär, supra- und infraklavikulär). Integraler Bestandteil
der Früherkennungsuntersuchung der Brust ist die Anleitung der Patientin zur
Selbstuntersuchung, die sie monatlich nach der Regelblutung durchführen sollte.
Hierzu sollte der Arzt der Patientin erklären, welche Strukturen sie in ihrem Drü-
senkörper tastet, und sich davon überzeugen, daß die Patientin die Selbstuntersuchung beherrscht.

Bisher ist die Mammographie noch nicht Bestandteil der routinemäßigen Krebsfrüherkennungsuntersuchung. Die Kassenärztliche Bundesvereinigung hat jedoch
in ihren Richtlinien eine relativ weite Indikationsliste für die Mammographie festgelegt:

– bei familiärer Belastung mit Mammakarzinomen;
– bei vorangegangenen Biopsien mit dem Nachweis atypischer Epithelprolifera-
  tionen;
– bei kontralateralem Mammakarzinom;
– bei schwieriger Beurteilung knotiger und voluminöser Mammae.

## 2.3 Kolorektale Untersuchung

Für Versicherte ab dem 45. Lebensjahr ist das Screening auf kolorektale Karzinome Bestandteil des Früherkennungsprogramms. Es stützt sich zum einen auf die
digital-rektale Austastung des Enddarms. Mit der rektalen Untersuchung können
tiefsitzende Rektumkarzinome und Polypen bis in etwa 5–8 cm Höhe erfaßt werden. Seit 1977 ist der Test auf okkultes Blut im Stuhl komplementärer Bestandteil
des kolorektalen Screenings. Mit Hilfe des Guajaktests lassen sich auch mikrosko-
pisch kleine Mengen Blut nachweisen, die intermittierend von den Karzinomen
bzw. Polypen im Dickdarmbereich abgegeben werden.

Dieser Test weist das in den Fäzes enthaltene Hämoglobin mit Hilfe einer Far-
breaktion nach. Die Testbriefchen enthalten ein mit Guajakharz imprägniertes
Filterpapier. An drei aufeinanderfolgenden Tagen bringt der Proband auf die kleinen Felder der Vorderseite der Briefchen jeweils ein etwa linsengroßes Stuhlparti-
kelchen auf. Der Test wird verschlossen, durch das Eintrocknen diffundiert ein Teil
der Stuhlprobe in das Testpapier hinein. Bei der Auswertung in der ärztlichen
Praxis ist darauf zu achten, daß die Stuhlproben trocken sind, um eine ausreichende Hämolyse des Materials zu gewährleisten. Die präparierten Testbriefchen sollen
nicht länger als 12 Tage vor der Entwicklung gelagert werden und die Testablesung
muß 30 s nach dem Auftropfen der Entwicklerlösung erfolgen. Jede nach 30 s zu
beobachtende Blaufärbung zeigt einen positiven Test an. Selbst wenn nur ein Feld
positiv ist, so muß der Gesamttest als positiv gewertet werden. Ein positiver Stuhl-
bluttest induziert die entsprechenden Folgeuntersuchungen (Koloskopie bzw. Ko-
lonkontrasteinlauf).

## 2.4 Untersuchung der Prostata

Bei Männern ist die rektal-digitale Austastung ebenfalls die Methode der Wahl
zur Beurteilung der Prostata. Bei Symptomfreiheit der Probanden übertrifft die
Palpation der Prostata bis heute in ihrer Aussage alle laborchemischen Parameter.
Bei der Beurteilung der etwa kastaniengroßen Vorsteherdrüse ist insbesondere
auf die Konsistenz dieses Organs zu achten (prallelastisch). Die Rektumschleim-
haut ist üblicherweise über der Prostata gut verschieblich, die Abgrenzung der
Prostata von ihrer Umgebung soll in der gesamten Peripherie möglich sein. Der
Sulcus medialis ist üblicherweise nicht verstrichen. Schmerzhaftigkeit der Prosta-
tapalpation kann, aber muß nicht ein Karzinomzeichen sein; sie kann auch auf
prostatitische Veränderungen hinweisen. Eine kleinknotige Oberfläche, steinharte
Konsistenz oder ein derber Widerstand gegenüber dem palpierenden Finger sind
karzinomverdächtig und bedürfen der histologischen Abklärung.

## 2.5 Untersuchung des männlichen Genitales

Das Hodenkarzinom ist eine Krankheit, die vor allem bei Männern zwischen dem 20. und 40. Lebensjahr beobachtet wird. Auf Grund dieser Altersverteilung kann es nicht als echte Zielkrankheit des Früherkennungsprogramms für Männer (ab dem 45. Lebensjahr) bezeichnet werden. Trotzdem und deshalb sollte der Arzt gezielt bei jeder Früherkennungsuntersuchung und auch bei jeder anderen Patienten-Arzt-Begegnung mit jüngeren Männern die Testikel palpieren. Es empfiehlt sich, jungen Männern die Selbstuntersuchung der Hoden zu zeigen; insbesondere ist dabei auf die Anatomie des Skrotalinhalts hinzuweisen. Der meist gut tastbare Nebenhoden darf nicht mit einer Wucherung verwechselt werden; Abweichungen von der festen Konsistenz des Hoden oder eine lokalisierte Größenzunahme der Testikel sind jedoch abklärungsbedürftig. Im Verdachtsfall sollte in jeder Arztpraxis zunächst die einfach durchzuführende Diaphanoskopie vorgenommen werden.

Bei älteren Männern sollte ganz besonders auf die genaue Inspektion des Penis geachtet werden. Das Karzinom beginnt meist mit einer schmerzlosen harten Schwellung und einer leichten Entzündung der Umgebung. Prädilektionsstellen sind die Innenseite der Vorhaut und die Eichel. Eine Verdachtsdiagnose kann meist schon nach Inspektion erstellt werden. Die Untersuchung muß bei zurückgeschobener Vorhaut erfolgen. Ist das Präputium nicht retrahierbar, so sind Zirkumzision oder Dorsalinzision mit Biopsie erforderlich.


## 2.6. Hautmalignome

Die in den Krebsfrüherkennungsrichtlinien beschriebene Methode zur Früherkennung von Hautmalignomen (Melanomen, Basaliomen und Stachelzellkarzinomen) ist die Frage an den Patienten nach verdächtigen Hautveränderungen. Nicht nur in der Experten-, sondern auch in der Laienmeinung ist dies keine ausreichend zuverlässige Früherkennungsmethode. Die häufigsten und wichtigsten malignen Tumoren der Haut weisen am Beginn fast ausnahmslos eine horizontale Wachstumsphase aus. Daher können sie größtenteils im Früh- oder Vorstadium (Präkanzerosen) mit bloßem Auge zumindest verdachtsweise erkannt werden.

Die Früherkennung der Hautmalignome erfolgt mit dem Auge und mit dem tastenden Finger bei schräg einfallendem Glühlampenlicht. Allen gemeinsam ist die Bevorzugung lichtgeschädigter Altershaut – daher die Vorzugslokalisation am Kopf – sowie die Möglichkeit einer entzündlichen Überlagerung mit Vortäuschung chronischer Pyodermien. Pigmentläsionen müssen unter Beachtung charakteristischer Farb-, Form und Oberflächenveränderugen sowie unter Berücksichtigung der Randbeschaffenheit am besten im Sitzen mit einer beweglichen Handlampe zur besseren Reliefdarstellung erfolgen.

## 3  Status quo und Akzeptanz

Krebsfrüherkennung bringt Vorteile. Das Krebsfrüherkennungsprogramm hat bislang dazu geführt, daß:
- Gebärmutterhalskrebse zu 90% geheilt werden können und dabei ca. 30% aller Frühfälle bei Frauen unter 30 Jahren gefunden werden;
- die Stadienverteilung der Enddarmkrebse eindeutig günstig beeinflußt werden kann, wodurch die Sterblichkeit bei Darmkrebs seit 1979 bei offensichtlich weitersteigender Neuerkrankungsziffer zurückgeht;
- die verbesserte Anleitung zur Selbstuntersuchung der Brust zu günstigeren Therapieergebnissen führt, weil die Tumoren in einem früherem Stadium entdeckt werden;
- auch die Selbstbeobachtung hinsichtlich Hautmalignomen ausgebaut wurde, was gerade bei ansteigender Hautkrebsinzidenz wichtig ist;
- die Sterblichkeit an Prostatakarzinomen nicht mehr so rasant steigt, obwohl die Männer älter werden und daher die Inzidenz zunimmt.

## 4  Wie ist die Akzeptanz in der Bevölkerung?

Nach einem Beteiligungshoch Ende der 70er Jahre (Frauen 35%, Männer 18%) nahm die Beteiligung am Krebsfrüherkennungsprogramm kontinuierlich ab; sie hat sich in den letzten Jahren bei den Frauen bei ca. 35%, bei den Männern bei ca. 15% der Ein-Jahres-Beteiligungsrate eingependelt (Abb. 2).

Die Daten der Routinedokumentation erlauben folgende Aussagen zur Inanspruchnahme:
- Das Teilnahmeverhalten ist bei Männern und Frauen unterschiedlich, bedingt durch die unterschiedliche Struktur des Programms und der Altersgrenzen.
- Bei den Frauen gilt: Versicherte der Ersatzkassen nehmen überdurchschnittlich häufig teil gegenüber Versicherten aus dem RVO-Bereich, berufstätige Frauen mehr als Familienangehörige oder Rentnerinnen. Frauen unter 50 Jahren deutlich häufiger als ältere Frauen.
- Bei den Männern gilt: Angehörige der Betriebskrankenkassen und der Ersatzkassen nehmen häufiger teil als Angehörige der AOK oder der landwirtschaftlichen Krankenkassen. Rentner oder Familienangehörige nehmen eher teil als Mitglieder, Männer um die 60 Jahre eher als Männer aus anderen Altersklassen.

Damit zeigt sich, daß leider gerade die Personen, die ein erhöhtes Krebserkrankungsrisiko besitzen, die Älteren, tendenziell auch die Angehörigen der unteren sozialen Schichten, zu den Personen gehören, die das Früherkennungsprogramm nicht wahrnehmen. Diese sind es auch, die eher eine skeptische Haltung gegenüber der sekundären Prävention äußern. Zu Beginn 1981 hatten sich 24% der Frauen ab 20 Jahren und 40% der Männer ab 45 Jahren noch nie an einer Krebsfrüherkennungsuntersuchung beteiligt. Als Grund wurde vor allem die mangelnde Information des Arztes für die Versicherten über Sinn und Ablauf der Untersu-

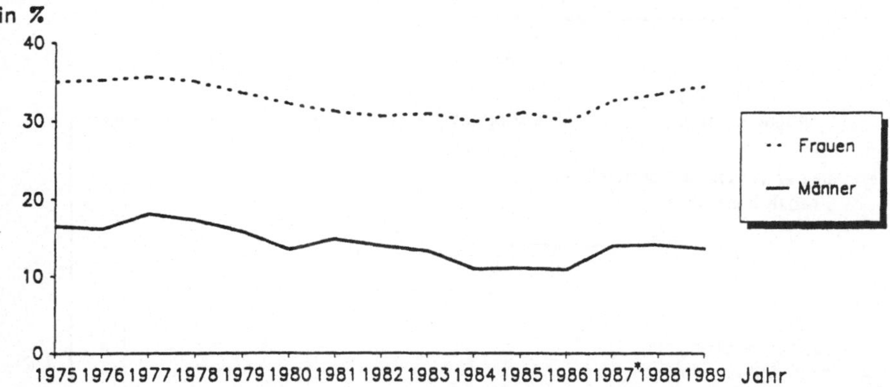


**Abb. 2.** Prozentuale Beteiligung an den Früherkennungsuntersuchungen in der GKV seit 1975. Quelle: AOK-Bundesverband, 1991

chung genannt. Dennoch sind die meisten Ärzte vom Nutzen einer systematischen Suche nach Frühstadien überzeugt.

## 5  Wie läßt sich die Akzeptanz steigern?

Man sollte nicht durch ständiges Klagen über die Beteiligungsraten den Zweiflern und Zögernden unter uns bestätigen, daß sie in der Mehrzahl sind. Hemmnisse, Vorurteile und Ängste sind abzubauen, und es ist zu verdeutlichen, daß die Früherkennung von Krebserkrankungen zu besseren Therapieresultaten führt. Wenn wir die Teilnahmebereitschaft steigern wollen, so hilft hier nicht die Darstellung von Siechtum und Tod, sondern vielmehr die der Heilungschancen bei Früherkennung. Die freiwillige Teilnahme eines jeden Versichten an diesem Programm ist gefordert und muß eine Selbstverständlichkeit unseres Alltags werden.

Jedoch ist für den einzelnen Versicherten die Teilnahme an einer Krebsfrüherkennungsuntersuchung keine einfache Ja-nein-Entscheidung; mehrere identifizierbare Entscheidungsalternativen sind zu durchlaufen, bis die Entscheidung zur Teilnahme getroffen ist (Abb. 3):

1. Eine *kognitive Komponente* finden wir an mehreren Stellen im Entscheidungsvorgang: die Kenntnis der eigenen Krebsgefahr, die Kenntnis der Möglichkeit einer Früherkennung des Krebses und das Wissen darüber, daß eine Frühtherapie erfolgreicher ist. Angesichts des geringes Erfolgs der intensiven Aufklärung scheinen die kognitiven Komponenten nicht die entscheidende Rolle im Teilnahmeverhalten für die Krebsfrüherkennungsuntersuchung zu spielen.

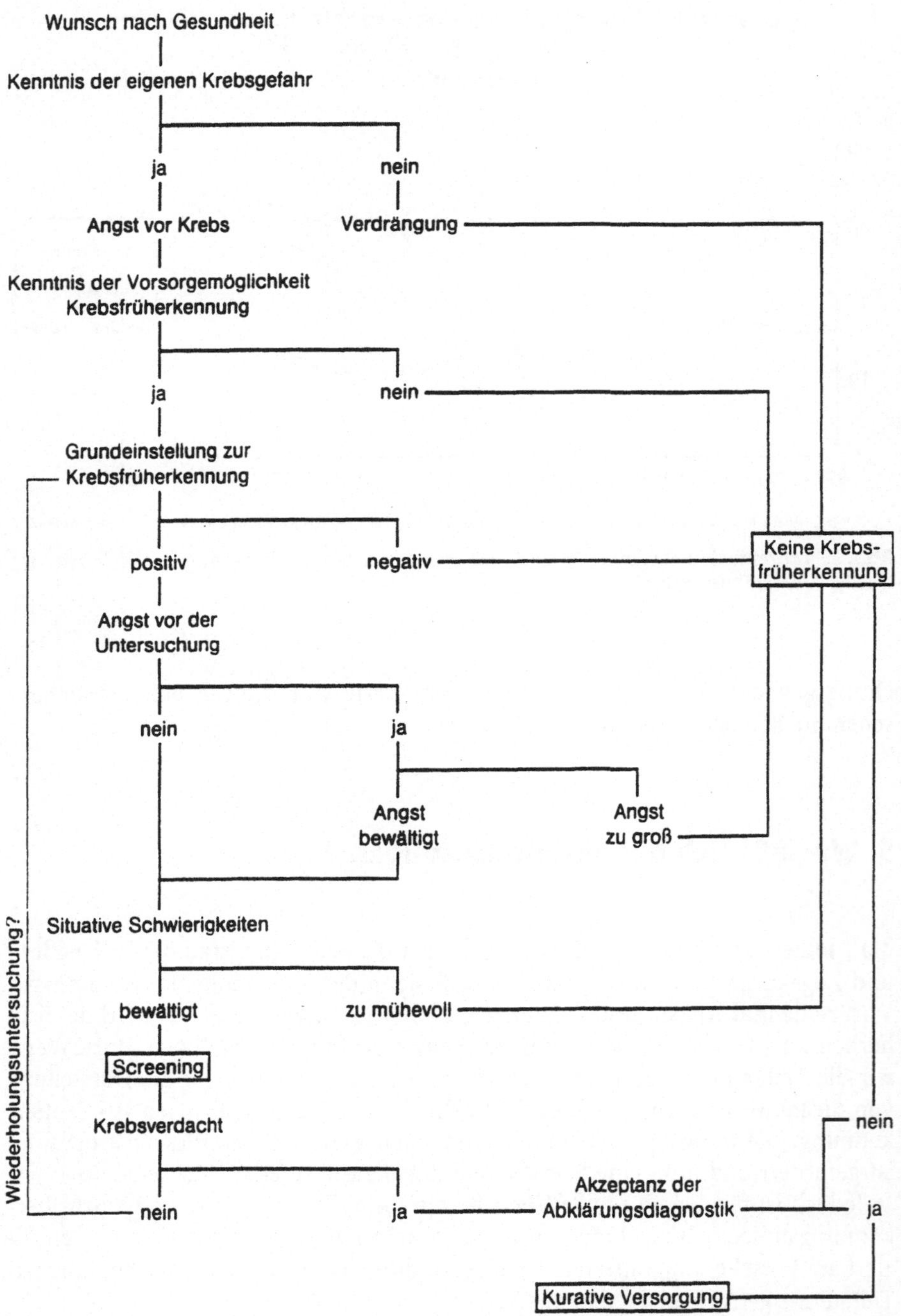



**Abb. 3.** Akzeptanz des Krebsfrüherkennungsprogramms. Quelle: Brühne/Schwartz, 1979

2. Angst und Unbehagen spielen im Motivkomplex zur Krebsfrüherkennungsuntersuchung die größte Rolle. Die Angst vor der Untersuchung, die Angst vor dem Krebs und die Angst davor, daß der Krebs zwar früh erkannt, aber dennoch nicht heilbar ist, ist eine wichtige Determinante.

Verres diskutiert in seiner Schrift *Krebs und Angst* (1987) ausführlich die Zusammenhänge zwischen Angst und Nichtteilnahme. Er stellt fest, „daß eine dauerhafte Erhöhung der Beteiligung an der Krebsfrüherkennung nicht durch angstauslösende Appelle erreicht werden kann", sondern durch Vertrauen zu den Ärzten und der medizinischen Krebstherapie. Allein Informationen über den Sinn der Früherkennung scheinen eine nur begrenzt teilnahmesteigernde Wirkung zu haben; die Versicherten müssen daher über das „wie" und das „warum" der Krebstherapie unterrichtet werden, sie sollten Sinn und Erfolgsaussichten der Behandlung kennen, und sie sollten wissen, daß eine Behandlung ihr volles Einverständnis voraussetzt. Der Teilnehmer an einer Krebsfrüherkennungsuntersuchung darf nicht das Gefühl bekommen, daß bei einem positiven Befund die medizinische Maschinerie an ihm als Objekt abläuft; eine erhöhte Bereitschaft zur Teilnahme ist zu erwarten, wenn er weiß, daß er bestimmendes Subjekt bleibt, auch bei positivem Befund.

3. Weitere Determinanten sind situative Schwierigkeiten. Hierzu gehören die räumliche Erreichbarkeit des Arztes, der Früherkennungsuntersuchung anbietet, und vor allem die zeitliche Dispositionsmöglichkeit der potentiellen Teilnehmer. Lange Wartezeiten und Zeitmangel sind Argumente, hinter denen sich auch Angst verstecken kann. Folgende Rahmenbedingungen könnten zur Steigerung der Teilnahmefrequenzen führen:
- Verbesserung der Organisation der Untersuchungen, Terminvereinbarungen zur Vermeidung von Wartezeiten;
- stärkere Berücksichtigung sozialer Gesichtspunkte; Beratung, Information über Risiken und Untersuchungsergebnisse; Handlungsanleitungen zu präventivem Verhalten und Berücksichtigung individueller Problemlagen;
- Erinnerungsverfahren durch die behandelnden Ärzte, damit die vorgesehenen Untersuchungstermine von Patientenseite eingehalten werden.

An mehreren Stellen des Entscheidungsweges spielt der Arzt also eine maßgebliche Rolle. Seine Informationen und Aufforderungen gelten als besonders wirkungsvoll. Entscheidenden Einfluß auf das Teilnahmeverhalten hat jedoch die Einstellung des Arztes selbst zum Krebsfrüherkennungsprogramm. Der Arzt kann nur dann motivieren und überzeugen, wenn er selbst auch überzeugt ist. Daher ist die Ärzteschaft die erste und wichtigste Zielgruppe für teilnahmesteigernde Aktionen zur Krebsfrüherkennung.

## Literatur


Bahnsen J (1987) Bedeutung der Mammographie für die Brustkrebs-Vorsorge-Untersuchung. Gynäkologie 20:243–253

Beer A (1982) Analyse der Möglichkeiten zur systematischen Früherkennung von Krebserkrankungen, Bd 1, Teil II. Industrieanlagen-Betriebsgesellschaft, Ottobrunn

Berndt H (1987) Verhütung bösartiger Neubildungen – wissenschaftliche Grundlagen und praktische Konsequenzen. Z Ärztl Fortb 81:757–761

Brühne C, Schwartz FW (1979) Analyse des Teilnahmeverhaltens bei Krebsfrüherkennungsmaßnahmen. In: Eimeren W van, Neiß A (Hrsg) Probleme einer systematischen Früherkennung. Springer, Berlin Heidelberg New York

Frühmorgen P (Hrsg) (1984) Prävention und Früherkennung des kolorektalen Karzinoms. Springer, Berlin Heidelberg New York

Hakama M, Miller AB, Day NE (eds) (1986) Screening for cancer of the uterine cervix. International Agency for Research on Cancer, Lyon

Kirschner W (1984) Krebsfrüherkennungsuntersuchungen in der Bundesrepublik Deutschland. Gründe der Nichtinanspruchnahme und Möglichkeiten zu Erhöhung der Beteiligten. Deutsche Forschungs- und Versuchsanstalt für Luft- und Raumfahrt, Köln

Krankheitsfrüherkennung Krebs, Frauen und Männer Aufbereitung und Interpretation der Untersuchungsergebnisse aus den gesetzlichen Früherkennungsmaßnahmen 1985 und 1986. Wissenschaftliche Reihe des Zentralinstituts, Band 38, Köln

Schwartz FW, Brecht JG (1984) Evaluation of German cancer screening by cross-sectional data. Int Epidemiol 13:283–286

Verres R (1986) Krebs und Angst. Springer, Berlin Heidelberg New York Tokyo

Westhoff K, Haye R de la (1987) Erwartungen und Überzeugungen von Frauen zur Krebsfrüherkennungsuntersuchung. Psychother Med Psychol 38:413–418

Wilson JMG, Jungner G (1968) Principles and practice of screening for disease. Publ Hlth Pap 34, Genf

# Medizinisches Assistenzpersonal in der Prävention

U. Kontner und E. Ellwanger

## 1 Problemstellung

Aufgrund der statistisch beobachteten Häufung bestimmter Verhaltensweisen, körperlicher Meßdaten und Umweltbelastungen bei verbreiteten Erkrankungen wurde der Begriff *Risikofaktoren* geprägt. Ihr Vorhandensein wurde retrospektiv, d.h. nachträglich, als Ursache aufgetretener Erkrankungen erkannt und zwingt *prospektiv* – d.h. für die Zukunft – zu dem Schluß, daß künftig eine Verhütung bzw. Frühbehandlung dieser Leiden nur auf dem Wege der Prävention und Frühhabilition möglich sein wird.

### 1.1 Umdenken in der Medizin

Diese erkannte Problematik erfordert einen *neuen Stil in der Medizin*. Die Methoden der Heilkunde werden sich über einen derzeitigen (unbestritten hervorragenden) Stand der *kurativen* Medizin hinaus zu einer *präventiven* Gesundheitsführung der Mitmenschen weiterentwickeln müssen.

Dies bedeutet, daß es neben dem „Patienten" im Sinne der kurativen Medizin auch den „Protektoranden" im Sinne der Präventivmedizin als Partner im Gesundheitsbereich gibt.

Der „Patient" kommt traditionell zum Arzt, wenn er sich krank fühlt; zum „Protektoranden" (dem zu beschützenden), muß der Arzt kommen und ihn aufklären! Diese neue Rolle ist den Ärzten noch weithin ungewohnt. Sie hat aber auch Konsequenzen für das *medizinische Assistenzpersonal*. Aufklären heißt, verständliche, nachvollziehbare und umsetzbare Informationen geben und in einem weiteren Sinne Gesundheitsbewußtsein zu schaffen. Häufig sind Verhaltensänderungen notwendig, ein schrittweises Umlernen, das differenzierte Vorgehensweisen erfordert. Die sich daraus ergebenden Aufgaben können von Ärzten alleine nicht geleistet werden. Die Mitwirkung des medizinischen Assistenzpersonals ist hier unbedingt erforderlich.

## 1.2 Prävention durch Gesundheitsbildung

Die Präventivmedizin hat als wirksame Therapie nur eine didaktisch gute Gesundheitserziehung anzubieten (die Begriffe Gesundheitserziehung und Gesundheitsbildung werden in den folgenden Ausführungen syonym gebraucht).

Präventivmedizin ist weiter nur bei aktiver Mitarbeit der Protektoranden realisierbar. Diese Mitarbeit auch langfristig zu gewinnen, erfordert manchmal größter Anstrengungen. Die oberster Zielsetzung und Aufgabe der Gesundheitserziehung ist deshalb die Motivation zu einer Lebensweise, die der persönlichen Gesundheit des Menschen dient (primäre Prävention). Als Konsequenz darau muß aber auch versucht werden, den durch erkannte Risikofaktoren gefährdeten (sekundäre Prävention) oder bereits vorgeschädigten Menschen (tertiäre Prävention) ihre jeweils individuellen Voraussetzungen für eine gesunde Lebensführung, die Grundbegriffe der Prävention und die wichtigsten Risikofaktoren bewußt zu machen, um damit auf ihr Gesundheitsverhalten im positiven Sinne Einfluß zu nehmen. Gerade bei notwendigen Verhaltensänderungen bedarf es eine partnerschaftlichen und fachkundigen Unterstützung.

## 1.3 Gesundheitserziehung sollte viele Bereiche und Fachgebiete einbeziehen

Die Aufgaben der Prävention, die im Rahmen gesundheitserzieherischer Maßnahmen geleistet werden müssen, sind ohne die Mitwirkung des medizinischen Assistenzpersonals nicht zu bewältigen. In den Leitlinien der Weltgesundheitsorganisation ist deshalb aufgezeigt, daß die Gesundheitserziehung viele Bereiche und Fachgebiete einbeziehen sollte.

Eine Vielzahl von Multiplikatoren mit unterschiedlichen beruflichen Kenntnissen und Erfahrungen ist notwendig, um auch nur annähernd die Zielsetzungen der Gesundheitserziehung zu erreichen. Das medizinische Assistenzpersonal spielt hier, aufgrund seiner medizinischen Kenntnisse, seiner zahllosen Arbeitsfelder und damit auch positiver Einflußmöglichkeiten eine herausragende Rolle.

## 2 Medizinisches Assistenzpersonal

Unter diesem Überbegriff summieren sich eine Vielzahl von Berufen mit verschiedenen Arbeitsfeldern. Dieses große Spektrum und damit die breite Streuung präventiver Möglichkeiten ist für gesundheitserzieherische Ansätze eine außerordentliche Chance.

Die folgenden Ausführungen berücksichtigen nicht alle Berufe, die zum medizinischen Assistenzpersonal gehören; die aufgeführten Berufe sind beispielhaft gewählt und sollen auch den nicht direkt genannten Berufsgruppen Anregung zum Überdenken eigener Ansatzmöglichkeiten in der Prävention geben.

## 2.1 Berufe und Arbeitsfelder

Krankenschwestern, Krankenpfleger, Arzthelferinnen, Diätassistenten (-innen), Krankengymnasten (-innen), medizinische Bademeister (-innen), Masseure (-innen), Altenpfleger (-innen) und Ergotherapeuten (-innen) gehören zum medizinischen Assistenzpersonal. Sie alle haben aufgrund ihres Berufes persönlichen Kontakt zu Menschen: zu Patienten, Familienangehörigen und Ratsuchenden.

Sie arbeiten in Krankenhäusern, Rehabilitationskliniken, geriatrischen Zentren, Kureinrichtungen, Arztpraxen, Gesundheitsämtern, Krankenkassen, Betriebsambulanzen, Beratungsstellen.

Mitarbeiter ambulanter Pflegeeinrichtungen sind meist direkt in der häuslichen Umgebung der zu betreuenden Person tätig. Bei all diesen Kontaktsituationen stellt sich die Frage, ob nicht auch ein Gespräch über gesundheitliche Belange, d.h. bezüglich eines bewußteren Umgangs mit der Gesundheit oder bezüglich der Änderung von Verhaltensweisen, geführt werden könnte. Teilweise gehören diese Gespräche, Einzel- oder Gruppengespräche zum festen Bestandteil der Tätigkeit des medizinischen Assistenzpersonals.

Hierzu einige Beispiele: In vielen Rehabilitationseinrichtungen sind *Gesprächsgruppen zu Gesundheitsthemen* in des Therapieprogramm eingebunden. Der Verband deutscher Rentenversicherungsträger (1984) hat dazu Anleitungen mit dem Titel *Gesundheit selber machen* erarbeitet. Dieses Programm wird von Ärzten gemeinsam mit Krankenschwestern, Krankengymnasten und weiteren Mitarbeitern in Vorträgen und Gruppensitzungen mit den Patienten durchgeführt.

In den meisten *Kurorten* werden für die Kurpatienten offene Informationsveranstaltungen in Form von Vorträgen oder Gesprächen angeboten. Ernährungsberaterinnen, Bewegungstherapeuten u.a. tragen diese Veranstaltungen wesentlich mit.

*Krankenkassen* schreiben Kurse und Seminarreihen für ihre Mitglieder (und auch Nichtmitglieder) aus, in denen Ernährungsfragen und zahlreiche weitere Themen behandelt werden.

Im Rahmen der *regionalen Arbeitsgemeinschaften* für *Gesundheitserziehung* werden mit Unterstützung der Gesundheitsämter und weiterer Mitglieder der Arbeitsgemeinschaften Gesundheitsveranstaltungen für die gesamte Bevölkerung oder spezielle Zielgruppen (z.B. Schulen) durchgeführt.

In einigen *Arztpraxen* gehören Gruppensitzungen, z.B. für Diabetiker oder Bluthochdruckpatienten, zum Angebot für die Patienten, da häufig im Rahmen der regulären Sprechstunden zu wenig Zeit für eine ausführliche Aufklärung verbleibt. Arzthelferinnen übernehmen in diesen Praxen die Betreuung der Patientengruppen.

*Volkshochschulen* bieten im Fachbereich Gesundheitsbildung ein breites Themenspektrum, das von Fragen der gesunden Lebensweisen bis zu Informationen über Krankheiten und Behandlungsmethoden reicht. Die Kursleiter setzen sich auch hier häufig aus den Berufsgruppen des medizinischen Assistenzpersonals zusammen.

In vielen *Betrieben* sind Präventionsprogramme zu Gesundheit am Arbeitsplatz vorhanden. Sie werden von Ärzten, Betriebskrankenschwestern, Sanitätern und weiteren Betriebsangehörigen getragen.

Diese Auflistung könnte noch um viele Aktivitäten erweitert werden. Einzelberatungen, Gruppengespräche, Vorträge, Seminare und Kurse bilden den formalen Rahmen für diese Maßnahmen der Gesundheitserziehung. Neben dieser institutionalisierten Form werden in vielen eher „zufälligen" Gesprächen gesundheitsdienliche präventive Hinweise gegeben.

Ärzte und medizinisches Assistenzpersonal sind dabei tragende Säulen der Prävention, der Gesundheitserziehung.

Zu diesen Berufsgruppen kommen weitere hinzu: Psychologen, Pädagogen, Sozialarbeiter, Erzieher, Ausbilder usw., die sich für die Gesundheitserziehung einsetzen und hier ehrenamtlich wesentliche Aufgaben erfüllen. Sie alle sind Multiplikatoren der Gesundheitserziehung.

*Gesundheitserziehung setzt Teamarbeit voraus,* in der Ärzte, medizinisches Assistenzpersonal und weitere Fachkräfte sich gegenseitig unterstützen.


## 2.2 Teamarbeit

Teamarbeit bedarf einer gemeinsamen Aufgabe, eines gemeinsamen Ziels. Für die Gesundheitserziehung muß dieses Ziel sein: Hinwirken auf ein Gesundheitsbewußtsein, Verhaltensänderung bei vorhandenen Risikofaktoren und Hilfen bei gesundheitlichen Einschränkungen.

Gesundheitserziehung kann nur dort erfolgreich sein, wo dieses Ziel von möglichst vielen betreuenden Mitarbeitern getragen wird.

Das aufklärende Gespräch des Arztes, das zu einer Verhaltensänderung motivieren soll, wird ohne Wirkung bleiben, wenn die Krankenschwester oder Arzthelferin es nicht unterstützt, sondern z.B. bagatellisiert oder Gegenargumente anbietet. Es ist eine menschliche Eigenschaft, dem zu glauben, dessen Meinung der eigenen entspricht.

Die gilt gerade auch beim Training von Verhaltensänderungen. Die Chancen für eine Verhaltensänderung oder für das Überdenken des eigenen Gesundheitsverhaltens wird dort um so größer sein, wo alle Mitarbeiter Hilfen und Argumente für eine solche Verhaltensänderung anbieten. Die Einflußmöglichkeiten des medizinischen Assistenzpersonals sind dabei oft größer als die der Ärzte.

Im Rahmen einer Rehabilitationsmaßnahme verbringt der Patient sehr viel mehr Zeit bei therapeutischen Anwendungen (Krankengymnastik, Massage, Bäder) und damit mit dem medizinischen Assistenzpersonal als bei Arztgesprächen. Der Patient kennt diese Mitarbeiter häufig besser, und es fällt ihm hier leichter, ungehemmt Fragen zu stellen oder eigene Meinungen zu äußern. Nach wie vor wird zu diesen Mitarbeitern auch der soziale Abstand geringer eingeschätzt, er ergeben sich leichter Indentifizierungsmöglichkeiten.


## 2.3 Methoden der Gesundheitserziehung

Einzelberatungen, Gruppengespräche und Vorträge als organisatorische Formen der Gesundheitserziehung wurden bereits genannt. Zur reinen Wissensvermittlung sind Vorträge auch vor einem größeren Zuhörerkreis sicher ein geeignetes Mittel. Gerade die Gesundheitserziehung steht aber vor dem Problem, daß Wissen und Kenntnisse über gesundheitsschädigende Verhaltensweisen nicht unbedingt das persönliche Verhalten bestimmen. Oft haben hier viele andere Faktoren, wie z.B. Gewohnheit, Bequemlichkeit, Freizeitgestaltung, eingefahrene Werthaltungen, größere Einflüsse. Die Informationen über die Gesundheitserziehung werden demgegenüber häufig als Einschränkung der persönlichen Entscheidungsfreiheit angesehen. Eine ablehnende Haltung ist damit die oft vorhersehbare Konsequenz. Gesundheitserziehung muß sich deshalb mehr als bisher und vor allem detaillierter mit Fragen befassen, die das Umlernen (bei notwendiger Verhaltensänderungen) begünstigen. Es müssen Strategien entwickelt werden, die sich lerntheoretisch als günstig erweisen, nicht um einen Patienten zu manipulieren, sondern um ihm echte Hilfe und Unterstützung für eine Veränderung seines Verhalten anzubieten.

Anhand von zwei beispielhaft gewählten Konzepten soll dies kurz verdeutlicht werden:

Der weitaus größte Teil unseres alltäglichen Verhaltens ist bestimmt durch „Willenshandlungen". Gewohnheitshandlungen müssen aber bei der Notwendigkeit einer Verhaltensänderung „willentlich" überwunden werden.

Das „Ritualisierungskonzept" ist ein Konzept der „kleinen Schritte": Nicht die letztendlich angestrebte Verhaltensänderung steht im Vordergrund, sondern die schrittweise Annäherung an diese, nicht das endgültige Ziel, sondern die Gewöhnung an kleine Schritte, die zu diesem Ziel führen. Die Ansprüche an die Verhaltensänderung werden möglichst klein gehalten, die Entscheidung fällt schrittweise leichter, Erfolge sind auch in kürzerer Zeit gegeben.

Die kleinen Schritte sollten möglichst einen festen Platz im Tagesablauf einnehmen. Sie werden dadurch langsam unbewußt (zur Gewohnheit). Das gesundheitsschädliche Verhalten wird bei diesem Konzept durch die Anregung zur genauen Selbstbeobachtung angegangen und damit entritualisiert.

Häufig ist nur eine sehr geringe Motivation zu einer Verhaltensänderung vorhanden. Hier können Vorgehensweisen in Richtung des „beiläufigen" Lernens (inzidentelles Lernen) Hilfestellung geben. Beim beiläufigen Lernen muß keine direkte Lernmotivation vorhanden sein. Bei Vorträgen oder Gruppensitzungen zu Themen wie Bewegung, Bewegungsmangel oder Ernährung ist es günstig, praktische Erfahrungsmöglichkeiten durch eine Trainingsstunde oder in der Lehrküche voranzustellen. Dadurch können weitaus größere Lerneffekte erzielt werden, weil hier ohne besondere vorherige Motivation etwas „erfahren" wird, Aufmerksamkeit erzeugt wird. Die Reihenfolge Psychomotorik (Bewegung, durch psychische Vorgänge geprägt) – Emotion (Gefühl) – Kognition (Verstand) – erweist sich vom lerntheoretischen Standpunkt aus als günstig.

Die dargestellten Konzepte zeigen zeit- und personalintensive Strategien der Gesundheitserziehung. Wenn die Gesundheitserziehung effizienter arbeiten soll als bisher, werden diese Investitionen unseres Erachtens unumgänglich sein. Sie setzen eine optimale Zusammenarbeit von Ärzten, medizinischem Assistenzpersonal und weiteren Fachkräften voraus.

# 3  Fachkunde in der Gesundheitserziehung

Medizinisches Basiswissen ist Voraussetzung für die gesundheitserzieherische Arbeit mit Patienten, Klienten und Ratsuchenden.

Aufgrund seiner Berufsausbildung verfügt das medizinische Assistenzpersonal über dieses Grundsatzwissen. Es ist aber zu ergänzen, z.B. durch informationspsychologische und lerntheoretische Kenntnisse. Die Durchführung einer didaktisch und methodisch guten Gesundheitserziehung muß gelernt werden. Sie kann nur durch fachkundige Mitarbeiter gewährleistet werden. Der Erwerb von Fachkunde in Gesundheitserziehung ist durch die Absolvierung entsprechender Fortbildungsmaßnahmen möglich. Diese Fortbildungsmaßnahmen sollten differenziert sein, d.h. sich aus verschiedenen Bausteinen zusammensetzen, damit sie der jeweiligen Teilnehmerzielgruppe gerecht werden.

## 3.1  Struktur der Fortbildung in Gesundheitserziehung für medizinisches Assistenzpersonal

Die Struktur der Fortbildung in der Gesundheitserziehung ist in Tabelle 1 dargestellt.

Die sog. Wochenendlehrgänge können vom medizinischen Assistenzpersonal, das ehrenamtlich in den Bereichen der Prävention tätig ist, besucht werden. Für diese Interessenten ist in der Regel eine berufliche Freistellung durch ihren Arbeitgeber nicht realisierbar, so daß die Teilnahme an diesen Lehrgängen nur außerhalb der Arbeitszeit möglich ist.

Im Rahmen von 6 Veranstaltungen erwerben die Teilnehmer das Basiswissen für die Gesundheitserziehung. Jede Veranstaltung hat ein Haupthema und ist in sich abgeschlossen (z.B. Risikofaktoren, Gesprächsführung in der Gesundheitserziehung, Medieneinsatz, ganzheitliche Gesundheitserziehung u.a.). Dadurch ergibt sich für die Teilnehmer eine gewisse Flexibilität; sie können außer der einführenden Veranstaltung alle weiteren in beliebiger Reihenfolge und damit so weit als möglich nach eigener Terminwahl besuchen.

Die Form der *begleitenden Lehrgänge* hat sich dort bewährt, wo Organisation oder Institutionen Maßnahmen der Gesundheitserziehung neu in ihr Tätigkeitsgebiet aufnehmen. Nach Absolvierung eines einwöchigen Lehrgangs können die mit den Aufgaben der Gesundheitserziehung betrauten Mitarbeiter jährlich dreitägige vertiefende Kurse absolvieren. Diese Lehrgangsform besitzt einen offenen zeitlichen Rahmen, ein Abschluß oder Ende der Veranstaltung erfolgt dann, wenn die festgelegten Inhalte besprochen sind und die begonnenden Aktivitäten „selbständig" weiterlaufen. Da die Teilnehmer der Lehrgänge aus verschiedenen Berufszweigen kommen (z.B. Ärzte, Sozialarbeiter, medizinisches Assistenzpersonal usw.), aber Mitarbeiter einer bestimmten Institution sind und über Berufserfahrung verfügen, wird eine gegenseitige fachliche Unterstützung durch solche gemischten Lehrgänge gefördert. Ergebnisberichte der Teilnehmer dokumentieren die erarbeiteten Lehrgangsinhalte sowie ihre praktische Anwendbarkeit.

Die 4wöchigen Seminare für Gesundheitserziehung umfassen einen Grundlehrgang (2wöchig) sowie 2 Aufbaulehrgänge von je einer Woche Dauer. Diese 3 Ver-

**Tabelle. 1.** Struktur der Fortbildung in Gesundheitserziehung. (Nach Kontner et al. 1988)

| *Ziele der Fortbildung* | | Fachkunde in Gesundheitserziehung | | |
|---|---|---|---|---|
| *Zugangskriterien* | | Medizinisches Assistenzpersonal | | |
| *Lehrgangsformen* | Wochenendlehrgänge | Begleitende Lehrgänge | 4wöchiges Seminar zum Erwerb der „Fachkunde in Gesundheitserziehung" |
| *Zielgruppe* | Mitwirkende in der kommunalen Gesundheitserziehung/ verschiedene Berufe/ ehrenamtlich | Mitarbeiter einer Institution, unterschiedliche Berufsgrupppen/Teilzeit oder hauptamtlich | medizinische Fachberufe/Mitarbeiter verschiedener Institutionen/Teilzeit oder hauptamtlich/ sonstige Interessenten |
| *Dauer des Vollzeitunterrichts* | 6 Wochenenden (12 Tage) | 1 Wochenendlehrgang zu Beginn, dann jährlich 2mal 3 Tage Aufbauseminare | 2 Wochen Grundlehrgang plus 2mal 1 Woche Aufbaulehrgang |
| *Sonstiges* | Geeignete Lehrgangsform für ehrenamtlich tätige Gesundheitserzieher | Abgabe von Erfahrungsberichten | Praktikum (hauptoder nebenberuflich) und schriftliche Arbeit über ein Gesundheitsthema |
| *Dauer insgesamt* | 6 Wochendenden innerhalb eines vorbestimmten Zeitraums | Mindestens 3 Jahre hintereinander (berufs- bzw. tätigkeitsbegleitend) | Zirka 1 Jahr (oder maximal auf 2 Jahre verteilt) |

anstaltungen sollten in der Regel innerhalb eines Jahres besucht werden. Der Teilnehmerkreis ist in allen 3 Teilabschnitten identisch und setzt sich aus medizinischem Assistenzpersonal (sowie besonders interessierten Ärzten und weiteren Fachkräften aus verschiedenen Institutionen und Einsatzfeldern zusammen).

Die Teilnehmer der beschriebenen Lehrgänge haben ein umfassendes Basiswissen zur Gesundheitserziehung erworben und erhalten einen Fachkundenachweis. Gleichzeitig sind diese Lehrgänge den verschiedensten Zielgruppen mit ihren unterschiedlichen Möglichkeiten angepaßt.

Insbesondere die begleitenden Lehrgänge bzw. die Seminare für Gesundheitserziehung werden für die Mitarbeiter von Institutionen, die dort mit Aufgaben der Gesundheitsbildung betraut sind, als zwingend notwendig betrachtet.

Gerade bei ihnen ist der Nachweis einer Fachkunde unbedingt erforderlich.

## 3.2 Inhalte der Fortbildung

Den Inhalten der Lehrgänge liegen die in Abb. 1 dargestellten Konzepte zugrunde. Im Rahmen des *pädagogisch-psychologischen Konzepts* stehen die Möglichkeiten und Grenzen der Verhaltensmodifikation selbst im Mittelpunkt. Dagegen wird beim *naturwissenschaftlichen Konzept* versucht, die Verhaltensänderung über die Vermittlung medizinischen Wissens, in allgemeinverständlicher, didaktisch auf-

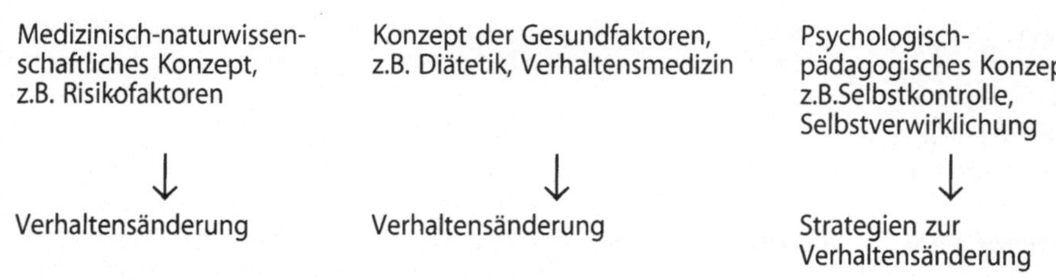


**Abb. 1.** Konzepte der Gesundheitserziehung

**Tabelle 2.** Lehrgangsinhalte Gesundheitserziehung

| Rahmenthemen | Medizinische Themen | Methodisch-didaktische Themen | Organisatorisch-institutionelle Themen |
|---|---|---|---|
| Ziele und Grenzen der Gesundheitserziehung | Primäre Prävention | Informations-psychologie | Öffentlichkeitsarbeit |
| Grenzen der Medizin | Sekundäre Prävention | Kommunikation | Medieneinsatz |
| Lebensmuster, -stil | Tertiäre Prävention | Gesprächsführung | Techniken der Organisation |
| Grundlagen des Verhaltens | Gesundheitsrisiken | Veränderung ungünstigen Multiplikatoren-verhaltens | Dokumentation |
| Gesellschaftliche Voraus-setzungen | natürliche Lebensweise | Lernen und Motivieren | u.a. |
| u.a. | Regenerationsfaktoren u.a. | Gruppenarbeit, -dynamik u.a. | |

gearbeiteter Form und beim *Konzept der Gesundheitsfaktoren* über die Vermittlung von Lehrweisen und Verhaltenstraining zu initiieren. Diese Trennung ist nur modellhaft abstrahiert; sie zeigt aber die Grundgedanken auf, die den Teilnehmern der Lehrgänge nahegebracht werden sollen. In der gesundheitspädagogischen Praxis überlappen sich alle 3 Konzepte zumindest teilweise.

Für die Inhalte der Lehrgänge ergeben sich aus den grundlegenden Konzepten 4 Schwerpunktthemen, die beispielhaft mit einigen Unterthemen in Tabelle 2 dargestellt sind. Eine erfolgreiche und effiziente Gesundheitserziehung ist nicht zuletzt abhängig von der Qualifikation ihrer Multiplikatoren in den aufgezeigten Themenbereichen.

Die Inhalte der Fortbildungen orientieren sich an den verschiedenen Arbeitsfeldern der Multiplikatoren. So sind die einzelnen Schwerpunktthemen unterschiedlich gewichtet.

Aufgrund des Seminarstils aller Fortbildungen können die Teilnehmer ihre spezielle Arbeitsbedingungen einbringen und erhalten damit ein für ihre Arbeitspraxis relevantes Wissen. Auf diese Weise sind sie zu adäquater gesundheitserzieherischer Tätigkeit befähigt und können gleichzeitig als in der Gesundheitserziehung fachkundig angesehen werden.

# 4 Zusammenfassung

Die Durchführung von Maßnahmen der Gesundheitsbildung und damit der Prävention erfordert Wissen und Kenntnisse bezüglich medizinischer, psychologischer, pädagogischer, organisatorischer und methodischer Fragen. Ein versuchsweises Vorgehen ohne vorherige Beschäftigung mit diesen Fragen wird in den meisten Fällen erfolglos bleiben. Die Durchführung von Maßnahmen der Gesundheitsbildung erfordert aber auch eine Vielzahl von Multiplikatoren, die differenziert auf ihre Patienten und Klienten eingehen können. Großveranstaltungen, die über gesundheitliches Verhalten aufklären, haben nur beschränkte Wirkung. Das medizinische Assistenzpersonal hat aufgrund seiner vielseitigen Arbeitsfelder eine der Schlüsselpositionen inne, die für die Prävention relevant sind. Dies sollte dem medizinischen Assistenzpersonal und allen, die die Notwendigkeit der Prävention einsehen, in verantwortungsbewußter Weise bewußt sein. Erfolgsversprechende und effiziente Prävention benötigt unterstützende Strukturen in den Institutionen, in denen präventive Maßnahmen durchgeführt werden, und fachkundige Multiplikatoren die diese Maßnahmen tragen.

# Literatur

Arnold W, Eyseneck HJ, Meili R (Hrsg) (1976) Lexikon der Psychologie, Bd II/1. Herder, Paderborn
Flatten G (1989) Qualitätssicherung der Prävention durch strukturierte Fortbildung. Leber Magen Darm 1:26–29
Internationale Union für Gesundheitserziehung (Hrsg) (1980) Gesundheitserziehung in Europa. Bundeszentrale für Gesundheitliche Aufklärung, Köln
Keller W (Hrsg) (1978) Psychologie und Philosophie des Wollens. Reinhardt, München Basel
Kontner U, Fischer B, Hilt M-L (1988) Fortbildung in der Gesundheitserziehung – Ein Strukturplan. Geriatr Rehabil 4:181–187
Verband Deutscher Rentenversicherungsträger (Hrsg) (1984) Gesundheit selber machen. VDR, Frankfurt
Wippich W (Hrsg) (1984) Lehrbuch der angewandten Gedächtnispsychologie, Bd 1. Kohlhammer, Stuttgart

# Präventive Aspekte in der Arbeit der Arzneimittelkommission der deutschen Ärzteschaft

B. Mathias, R. Lasek und J.D. Tiaden

Die drastische Senkung von Morbidität und Mortalität in unserem Jahrhundert ist auf Faktoren wie verbesserte Hygiene, bessere Wohnverhältnisse, ausgeglichenere Ernährung, allgemein zugängliches Gesundheitswesen, besonders aber auch auf die Verfügbarkeit wirksamer Arzneimittel zurückzuführen. Auch Fortschritte in operativen Disziplinen der Medizin (z.B. Transplantationsmedizin) sind eng mit der Weiterentwicklung der medikamentösen Therapie verbunden. Bei gut abgrenzbaren Krankheitsbildern, etwa Infektionskrankheiten, sind Anteil und Wert einer wirksamen Arzneitherapie sowie prophylaktischer Maßnahmen am ehesten abzuschätzen. So konnte z.B. die Sterblichkeit an Hirnhautentzündung nach der Einführung wirksamer Antibiotika von 90–100% der Erkrankten auf unter 10% gesenkt werden (Drews 1986).

Die Erfolge wirksamer Arzneimittel bei der Senkung von Morbidität und Mortalität sind in ihrem Einsatz sowohl in der kurativen als auch in der präventiven Medizin begründet. Die Prävention stellt auch einen wesentlichen Teil der Beratungstätigkeit der Arzneimittelkommission der deutschen Ärzteschaft (AKdÄ) dar und umfaßt folgende 3 Gebiete:

- Prävention durch objektive Information des behandelnden Arztes zu Arzneimitteltransparenz und -verordnung, angesichts des unübersichtlichen Arzneimittelmarktes eine Voraussetzung für rationelle und sichere Arzneitherapie und damit Risikominimierung für den Patienten;
- spezielle Information über Arzneimittel, die zur Prävention eingesetzt werden, wie z.B. Impfstoffe, gerinnungshemmende oder lipidsenkende Medikamente;
- Prophylaxe unerwünschter Arzneimittelwirkungen.

Prävention bzw. Präventivmedizin werden allgemein definiert als vorbeugende Maßnahmen zur Verhinderung bzw. Früherkennung von Krankheiten durch Ausschaltung schädlicher Faktoren noch vor ihrer Manifestation (primäre Prävention) oder durch Aufdeckung und Therapie von Krankheiten im möglichst frühen Stadium (sekundäre Prävention). Vom Krankheitsbegriff ausgehend, bedeutet bei dieser Definition die Behandlung eines Bluthochdrucks Sekundärprophylaxe der Hochdruckkrankheit, gleichzeitig aber auch Primärprävention des Schlaganfalls.

Vor der Diskussion präventiver Aspekte im Rahmen der Arzneimitteltherapie sei zunächst kurz dargelegt, was unter einem Arzneimittel zu verstehen ist.

Nach dem Arzneimittelgesetz (§ 2) sind Arzneimittel definiert als Stoffe und Zubereitungen aus Stoffen (chemischen, pflanzlichen, tierischen Ursprungs sowie von Mikroorganismen), die dazu bestimmt sind, durch Anwendung am oder im menschlichen oder tierischen Körper:

1. Krankheiten, Leiden, Körperschäden oder krankhafte Beschwerden zu heilen, zu lindern, zu verhüten oder zu erkennen,
2. die Beschaffenheit, den Zustand oder die Funktionen des Körpers oder seelische Zustände erkennen zu lassen (z.B. Röntgenkontrastmittel),
3. vom menschlichen oder tierischen Körper erzeugte Wirkstoffe oder Körperflüssigkeiten zu ersetzen (z.B. Hormone, Infusionen),
4. Krankheitserreger, Parasiten oder körperfremde Stoffe abzuwehren, zu beseitigen oder unschädlich zu machen (z.B. Malaria-Prophylaxe, Antibiotika) oder
5. die Beschaffenheit, den Zustand oder die Funktionen des Körpers oder seelische Zustände beeinflussen (z.B. Antidepressiva).

Das Arzneimittelgesetz definiert das Arzneimittel also auch unter dem Aspekt der Prävention. Es dient der Sicherheit im Verkehr mit Arzneimitteln, besonders hinsichtlich Qualität, Wirksamkeit und Unbedenklichkeit von Arzneimitteln.

Unter Pharmakologie ist die Lehre vom Verhalten chemischer Substanzen, insbesondere von Arzneimitteln, im und die Wirkung auf den lebenden Organismus zu verstehen. Die Wirkungen dieser Substanzen bzw. Arzneimittel werden untersucht mit dem Ziel, evtl. ein neues Arzneimittel zu gewinnen oder den Wirkungsmechanismus von Arzneimittteln zu klären. Der Tierversuch bildet hierbei eine wichtige Grundlage. Der Übergang zwischen pharmakologischer und toxikologischer Forschung ist fließend, denn nach der heute noch gültigen Feststellung von Paracelsus „Dosis sola facit venenum" kann fast jedes Arzneimittel zum Gift werden, wenn man es nur hoch genug dosiert.

Angesichts der Tatsache, daß die Arzneimitteltherapie zu den wichtigsten „Instrumenten" der ärztlichen Tätigkeit zählt, ist es erstaunlich, daß eine kritisch wissenschaftliche Analyse der praktischen Anwendung von Arzneistoffen erst zu Beginn unseres Jahrhunderts nach einer bis dahin großenteils unreflektierten Empirie begann. In den letzten Jahrzehnten hat sich eine solche Betrachtungsweise ausgebreitet und zur Entstehung eines neuen Faches, der klinischen Pharmakologie, beigetragen. Sie verbindet die experimentelle Pharmakologie mit der klinisch-praktischen Arzneimitteltherapie (Dölle et al. 1986).

# 1 Arzneimitteltransparenz und Arzneimittelverordnung

Bereits im Jahre 1911 wurde auf dem „Deutschen Congress für innere Medizin" (später „Deutsche Gesellschaft für innere Medizin") in Wiesbaden die „Arzneimittelkommission des Deutschen Congresses für innere Medizin" gegründet mit dem Ziel, den durch mangelnde Gesetzgebung entstandenen Mißständen sowie der Unübersichtlichkeit im Arzneimittelwesen entgegenzutreten und die deutsche Ärzteschaft in Fragen der Arzneitherapie zu beraten. Anlaß für diese Eigeninitiative der Internisten waren zwei unabhängige Anträge von Mitgliedern des Kongresses (u.a. W. Heubner) mit der Frage, „ob nicht der Kongreß von sich aus Maßnahmen ergreifen könnte, um dem immer unerträglicher um sich greifenden

Unwesen in der Produktion und vor allem auch in der Anpreisung neuer Arznei-
präparate einen Damm zu setzen" (Kimbel 1986).

Zu den wichtigsten Aufgaben der Arzneimittelkommission gehörte es daher von
Anfang an, ein für den praktischen Arzt und namentlich für den Kassenarzt
brauchbares Arzneiverordnungsbuch zu schaffen. In dieses Buch, genannt *Arzneiverordnungen*, sollten nur solche Arzneimittel aufgenommen werden, deren Heil-
wirkung und Unschädlichkeit genügend erprobt und deren Zusammensetzung
genau bekannt ist (Kimbel 1986). Aus der Arzneimittelkommission der Deutschen
Gesellschaft für innere Medizin ging 1952 die Arzneimittelkommission der deutschen Ärzteschaft hervor.

Noch vor der Contergankatastrophe rief die AKdÄ – als erste in Europa – im
Jahresbericht 1958 die gesamte Ärzteschaft auf, ihr alle beobachteten unerwünschten Arzneimittelwirkungen zu berichten. 1961 beschloß die Deutsche Gesellschaft
für innere Medizin einen Aufruf an die Ärzteschaft, Beobachtungen über unerwünschte Arzneimittelwirkungen an die AKdÄ zu schicken. Sie wurde damit zur
zentralen Sammelstelle von Nebenwirkungsmeldungen und begann ab 1966 mit
dem systematischen Aufbau der Dokumentation.

Nach 80jährigem Bestehen ist die AKdÄ (seit 1952 auch wissenschaftlicher
Fachausschuß der Bundesärztekammer) heute ein von der Ärzteschaft getragenes,
unabhängiges Gremium, in dem mehr als 170 Mitglieder aus allen medizinischen
Fachbereichen ehrenamtlich zur Beratung der Ärzte in allen Fragen der Arzneibehandlung und Arzneimittelsicherheit tätig sind.

Zur Beratung der Ärzteschaft in einer dem letzten Stand der ärztlichen Kunst
entsprechenden und wirtschaftlichen Verordnungsweise zählen:
- Fortbildungsveranstaltungen in rationaler Pharmakotherapie,
- Stellungnahme zu aktuellen Arzneimittelfragen im Informationsblatt *Arzneiverordnung in der Praxis*, im *Deutschen Ärzteblatt* sowie in medizinischen
  Fachzeitschriften,
- Herausgabe der jeweils auf den neuesten Stand gebrachten Ausgabe des Taschenbuches *Arzneiverordnungen*,
- im Einzelfall Auskünfte an Ärzte.

Auch heute ist der deutsche Arzneimittelmarkt schwer zu überschauen. 1978, zum
Zeitpunkt des Inkrafttretens des Arzneimittelgesetzes, waren etwa 140000 Fertigarzneimittel für den humanmedizinischen Bereich (davon 70000 Humanarznei-
mittel aus industrieller Fertigung einschließlich 28000 Homöopathika, 70000 Hu-
manarzneimittel aus der Fertigung durch Krankenhäuser, Apotheken etc.) als im
Verkehr befindlich angezeigt. Derzeit befinden sich noch etwa 120000 Arzneimit-
tel auf dem Markt (Bundesverband der Pharmazeutischen Industrie 1991). Von
Bedeutung dürften allerdings nur 2000 Fertigarzneimittel sein, die etwa 90% der
Verordnungen in der gesetzlichen Krankenversicherun ausmachen (Schwabe u.
Paffrath 1991).

In anderen europäischen Staaten ist die Anzahl der Arzneimittel im Vergleich
zum deutschen Arzneimittelmarkt meist erheblich geringer. Sie liegt zwischen 1200
und 11000 Arzneimitteln. Auch wenn man berücksichtigt, daß im Sinne des deutschen Arzneimittelgesetzes in den Körper eingebrachte Gegenstände (z.B. Prothe-
sen und Schrittmacher) sowie chirurgisches Nahtmaterial u.a. als Arzneimittel
gelten und verschiedene Darreichungsformen und Stärken eines Arzneimittels als

eigenständige Fertigarzneimittel angesehen werden, wird nach Korrektur der Zählweise das Angebot in der Bundesrepublik etwa 10fach höher als das in den meisten europäischen Staaten geschätzt (Dölle u. Schwabe 1986). Die von der Weltgesundheitsorganisation herausgegebene Liste der sogenannten „essential drugs", d.h. der für die Mehrheit der (Welt-)Bevölkerung als notwendig erachteten Arzneimittel, umfaßt nur ca. 300 Arzneistoffe (WHO 1990).

Obwohl es in der Einführung zum derzeitig gültigen Gesetz zur Neuordnung des Arzneimittelrechtes vom 1.1.1978 heißt: „Das Arzneimittelgesetz regelt die staatlichen Anforderungen an die Qualität, Unbedenklichkeit und Wirksamkeit von Arzneimitteln", wurden seither (bis zum 31.12.1990) nach diesen Kriterien erst etwa 9750 Arzneimittel (Human- und Tierarzneimittel) überprüft und zugelassen (Bundesverband der Pharmazeutischen Industrie 1991). Der Arzneimittelmarkt ist daher z.Z. noch gespalten, die überwiegende Mehrheit bilden Fertigarzneimittel, die noch nicht überprüft wurden. In dieser besonderen Situation wird von öffentlicher und privater Seite (einschließlich der AKdÄ) versucht, der Ärzteschaft bereits vor Abschluß der im Arzneimittelgesetz vorgesehenen Nachzulassung Informationen über Wirksamkeit und Unbedenklichkeit der noch nicht überprüften Arzneimittel zu geben.

Dazu gehört die regelmäßige Herausgabe des Taschenbuches *Arzneiverordnungen – Ratschläge für Ärzte und Studenten*. In den Vorworten zur 15. und 16. Auflage dieser Therapieempfehlungen heißt es, der „reichlich beschickte Arzneimittelmarkt in der Bundesrepublik" mache es den niedergelassenen Ärzten immer schwerer, „das für den jeweiligen Patienten individuell geeignete, zugleich aber auch wirtschaftliche Arzneimittel auszuwählen". Hohe und steigende Entwicklungskosten für neue Arzneistoffe, die auf den Markt drängen, würden entsprechend hohe Preise verlangen. Da ein „echter Fortschritt in der Pharmakotherapie allen Kranken zugute kommen soll", sei er „nur durch Verzicht auf das Unnötige bezahlbar". Auch bei den neuen Arzneimitteln sei zu fragen, „ob sie den bewährten wirklich überlegen sind". Bei all diesen Entscheidungen wären für die niedergelassenen Ärzte „aktuelle und objektive Informationen über Wirksamkeit und Risiken der Arzneimittel sowie über die Verfügbarkeit preisgünstiger Alternativen" wichtig (AKdÄ 1984/1988).

Den Kassenärzten werden ferner kostenlos die Hefte *Arzneiverordnung in der Praxis* als Ergänzung zugesandt. In diesen Heften nehmen Fachmitglieder der AKdÄ zu aktuellen Fragen und Problemen der Arzneimitteltherapie Stellung.

Als weiteres Beispiel für präventive Aktivitäten im Bereich der rationalen Pharmakotherapie sei der vor einigen Jahren unter Mitwirkung der AKdÄ durchgeführte Modellversuch „Arzneimitteltransparenz und -beratung in Dortmund" genannt. In dieser über 2 Jahre laufenden Studie (1984–1986) wurde in einem Gebiet von 600000 Einwohnern das Verordnungsverhalten von 485 niedergelassenen Ärzten analysiert, das danach als Grundlage zur individuellen, kollegialen Beratung dieser Ärzte diente.

Dieser Modellversuch zeigte unter anderem auch durch die recht hohe Zahl von Fertigarzneimitteln, die insbesondere Internisten und Allgemeinärzte „in der Feder haben", die Gefahr, „daß sich der individuelle Arzt den Einflüssen des überflüssig vielfältigen Arzneimittelangebots nicht mehr entziehen kann, wenn eine für ihn unübersehbar gewordene Fülle verschiedener Fertigarzneimittel über Verordnungswünsche, Behandlungsempfehlungen aus Krankenhäusern und von Gebietsärzten, Arzneimittelinformationen und -werbung via Pharmavertreter und Literatur auf ihn eindringt" (Friebel et al. 1987). Damit gefährden die Gegebenheiten des Arzneimittelmarktes auch „sein Informiertsein über die Wirkungen, Nebenwirkungen und Wechselwirkungen der von ihm verordneten Arzneimittel" (Friebel et al. 1987) und die Möglichkeit, mit wenigen Präparaten ausreichende eigene therapeutische Erfahrungen zu sammeln. Eine der Hauptforderungen, die sich aus dem Versuch ergab, war, das individuelle ärztliche Arzneisortiment auf „einen übersehbaren Bestand von etwa 200 Fertigarzneimittel" (Friebel et al. 1988) zu reduzieren. Voraussetzung dafür ist Arzneimitteltransparenz. Im Mittelpunkt der Beratungstätigkeit in Dortmund standen daher Fragen und Probleme der pharmazeutischen Qualität, der klinisch-pharmakologischen Eigenschaften und der therapeutischen Wirksamkeit von Arzneimitteln. Der Anteil von Präparaten mit umstrittener Wirksamkeit an der Gesamtverordnung wurde ermittelt, und die Ärzte wurden entsprechend beraten. Ziel war auch hier eine Information über rationale Arzneitherapie, bei der nur solche Arzneimittel verordnet werden sollten, an deren Wirksamkeit kein Zweifel besteht – ein wichtiger Beitrag zur Risikominimierung in der Arzneitherapie.

## 2  Arzneimittel: Einsatz in der Präventivmedizin

Nachdem bereits auf die Erfolge der kurativen Arzneimitteltherapie eingegangen wurde, sollen im folgenden die Möglichkeiten der primären und sekundären Prävention durch Arzneimittel zur Erhaltung der Gesundheit, Verhütung von Krankheiten oder zumindest günstigen Beeinflussung des Krankheitsverlaufes anhand einiger Beispiele aufgezeigt werden.

Für die primäre Prävention, die Ausschaltung von schädlichen Faktoren noch vor deren Wirksamwerden, sind in erster Linie die großen Erfolge bei der Bekämpfung von Infektionskrankheiten durch aktive Impfungen zu nennen, wie Poliomyelitis, Tetanus, Diphtherie, Röteln, Pocken, Hepatitis B. Die Schwierigkeiten bei der Herstellung geeigneter Impfstoffe, z.B. gegen Malaria und Aids, zeigen die derzeitigen Grenzen auf. Die chemotherapeutische Prophylaxe der Malaria, ebenfalls eine Maßnahme der primären Prävention, wird durch zunehmende Resistenzentwicklung in den Malariagebieten Südostasiens und Afrikas erschwert. Als weiteres Beispiel für die primäre Prävention durch Arzneimittel sei die Thromboembolieprophylaxe nach Operationen und Unfällen aufgeführt. Zur Vorbeugung gefürchteter Thrombosen und Embolien werden bei gefährdeten Patienten blutgerinnungshemmende Präparate (z.B. Heparine) eingesetzt.

In den letzten Jahrzehnten hat die Primärprävention atherosklerotisch bedingter Herz-Kreislauf-Erkrankungen durch Behandlung des Bluthochdrucks, der Hypercholesterinämie und durch die Raucherentwöhnung in den Industrienationen die Bedeutung der Primärprävention von Infektionskrankheiten wesentlich übertroffen. Atherosklerose bedeutet fortschreitende degenerative Veränderung besonders der Innenschicht arterieller Gefäßwände mit Verdickungen, Elastiziätsverlust und Verengung der Gefäßlichtung. Mit ihren Auswirkungen auf Herz, Gehirn, Nieren und periphere Durchblutung (Herzinfarkt, Schlaganfall, arterielle Verschlußkrankheiten) steht die Atherosklerose in zivilisierten Ländern immer noch an erster Stelle der Todesursachenstatistik. Neben allgemeinen und diätetischen Maßnahmen wird angestrebt, durch Stufenpläne bei der medikamentösen Behandlung des Bluthochdrucks bzw. von Fettstoffwechselstörungen sowie durch Reduktion erhöhter Blutzuckerwerte das Erkrankungsrisiko zu verringern.

Bei medikamentösen Präventivmaßnahmen ist eine besonders sorgfältige Nutzen-Risiko-Analyse erforderlich. Während die Bedeutung allgemeiner Maßnahmen, wie Diät, körperliche Bewegung und Einstellung des Rauchens, ebenso wie die Arzneimitteltherapie bei mittelschweren und schwerem Bluthochdruck und ausgeprägten Fettstoffwechselstörungen unumstritten ist, stellt sich bei leichter Ausprägung der genannten Risikofaktoren die Frage nach dem Nutzen einer langjährigen Arneimittelbehandlung. Unerwünschte Wirkungen der medikamentösen Prophylaxe und die enormen Kosten einer über Jahre durchgeführten präventiven Behandlung müssen hier gegen den zu erwartenden Nutzen abgewogen werden.

Als Beispiele für die sekundäre Prävention sind die Rezidivprophylaxe mit β-Rezeptoren-Blockern oder mit niedrigdosierter Azetylsalizylsäure (z.B. Colfarit) nach überstandenem Herz- und Hirninfarkt sowie die Behandlung mit lithiumhaltigen Arzneimitteln zur Rezidivprophylaxe manisch-depressiver Erkrankungen oder endogener Depressionen , aber auch die Sekundärprophylaxe der Osteoporose zu nennen.

In diesem Zusammenhang sei auf die Veröffentlichung zum Symposium „Medikamentöse Prävention und Prophylaxe" der AKdÄ (1989) hingewiesen, in der sich detaillierte Ausführungen zu folgenden Themen finden:
- Prävention der Atherosklerose,
- primäre und sekundäre Prophylaxe des Herzinfarktes,
- Prophylaxe des ischämischen Hirninfarktes,
- Rezidivprophylaxe psychiatrischer Erkrankungen,
- Rezidivprophylaxe von Herzrhythmusstörungen,
- Rezidivprophylaxe peptischer Ulzera und chronisch entzündlicher Darmerkrankungen,
- Prophylaxe der Osteoporose.

## 3 Prophylaxe unerwünschter Arzneimittelwirkungen

„Wenn behauptet wird, daß eine Substanz keine Nebenwirkungen zeigt, so besteht der dringende Verdacht, daß sie auch keine Hauptwirkungen hat" (Kuschinsky 1975). Bei vielen Arzneistoffen tritt neben der angestrebten Hauptwirkung eine unterschiedliche Anzahl von Nebenwirkungen auf, die erwünscht oder unerwünscht sein können. Nach Definition der Weltgesundheitsorganisation ist eine unerwünschte Arzneimittelwirkung (UAW) eine schädliche, nicht beabsichtigte Reaktion auf ein Arzneimittel, das in einer beim Menschen üblichen Dosierung verabreicht wurde (WHO 1972).

Noch vor der Contergankatastrophe rief die AKdÄ - als erste Institution in Europa - im Jahresbericht 1958 die gesamte Ärzteschaft auf, ihr alle beobachteten unerwünschten Arzneimittelwirkungen zu berichten. 1961 beschloß die Deutsche

Gesellschaft für Innere Medizin einen Aufruf an die Ärzteschaft, Beobachtungen über unerwünschte Arzneimittelwirkungen an die AKdÄ zu schicken. Sie wurde damit zur zentralen Sammelstelle von Nebenwirkungsmeldungen und begann ab 1966 mit dem systematischen Aufbau der Dokumentation. Seit dieser Zeit hat sich die Methode der Spontanerfassung als ein taugliches Instrument, insbesondere zur Erkennung von UAW mit Neuheitscharakter, bewährt.

Seit 1964 beteiligten sich Vertreter der AKdÄ zusammen mit anderen nationalen Zentren am Aufbau eines internationalen Arzneimittelüberwachungssystems bei der Weltgesundheitsorganisation. Ab Herbst 1966 wurden die bei der AKdÄ eingehenden Berichte über unerwünschte Arzneimittelwirkungen regelmäßig in kodierter Form an das WHO-Zentrum weitergeleitet. Seit 1984 hat das Bundesgesundheitsamt diese Weiterleitung übernommen. Derzeit sind 31 nationale Zentren dem internationalen Arzneimittelüberwachungssystem bei der WHO angeschlossen. In der Datenbank in Uppsala (Schweden) werden z.Z. über 100000 UAW-Berichte pro Jahr gespeichert. Der schnelle Informationsaustausch zwischen dem Zentrum in Uppsala und den nationalen Erfassungszentren ist besonders für die Früherkennung neuer Arzneimittelrisiken und damit deren Prävention von herausragender Bedeutung.

## 3.1 Nutzen-Risiko-Abwägung

Da praktisch alle therapeutisch wirksamen, aber auch viele unwirksame Arzneimittel unerwünschte Wirkungen hervorrufen können, muß dieses Risiko immer gegen den therapeutischen Nutzen bzw. den Schweregrad der Erkrankung abgewogen werden. Ein erhöhtes Risiko kann dann eingegangen werden, wenn der zu erwartende therapeutische Nutzen groß ist. Bei fraglichem oder geringem zu erwartenden Nutzen sollte kein ernsthaftes Risiko toleriert werden. Eine einfache Art, unerwünschte Wirkungen zu vermeiden, besteht darin, keine Medikamente von zweifelhafter Wirksamkeit zu verordnen bzw. einzunehmen. Bei hohem Schweregrad der Erkrankung muß u.U. ein höheres Risiko der Arzneitherapie in Kauf genommen werden. So ist ein hohes Therapierisiko bei hohem Krankheitsrisiko (z.B. in der Krebstherapie) hinzunehmen. Auf der anderen Seite wird man bei leichteren Erkrankungen (z.B. bei banalen Infektionskrankheiten) nur ein geringes Therapierisiko tolerieren (Dölle u. Müller-Oerlinghausen 1986).

## 3.2 Entstehungsmechanismus unerwünschter Reaktionen

Bevor auf die Prophylaxe unerwünschter Arzneimittelwirkungen und die Patientengruppen, für die ein besonderes Risiko besteht, näher eingegangen wird, sollen die wichtigsten Mechanismus ihrer Entstehung kurz erläutert werden: in erster Linie handelt es hierbei um toxische, allergische oder pseudoallergische Reaktionen (Lasek et al. 1991).

Toxische Reaktionen sind dadurch charakterisiert, daß Arzneistoffe bei jedem Menschen eine bestimmte Schädigung hervorrufen können, wenn die Gesamtdosis hoch genug ist. Die individuelle Toleranz kann in Abhängigkeit vom Gesundheitszustand (z.B. Nieren- und Leberfunktion) und Alter stark schwanken. Auf genetische Faktoren wird später eingegangen werden.

Zahlreiche Arzneistoffe, aber auch pharmazeutische Hilfsstoffe, können allergische Reaktionen hervorrufen. Dabei wirkt der Arzneistoff entweder selbst als Antigen oder häufiger als Hapten, das sich mit einem körpereigenen Eiweißmolekül zu einem Vollantigen verbindet. Nach erneuter Verabreichung eines Präparates kann es dann zu einer Antigen-Antikörper-Reaktion kommen. Allergische Reaktionen auf Arzneimittel können unter unterschiedlichen klinischen Bildern verlaufen, wie Hautausschlag, Fieber, Gelenkschwellungen, Asthma bronchiale bis hin zum lebensbedrohlichen anaphylaktischen Schock. Darüber hinaus können allergisch bedingte Reaktionen an der Leber, den Nieren sowie Blutbildveränderungen auftreten. Allergische Reaktionen sind zwar für verschiedene Arzneistoffe oder Hilfsstoffe mit unterschiedlicher Häufigkeit zu erwarten, im Einzelfall aber meist unvorhersehbar.

Sogenannte pseudoallergische Reaktionen auf Arzneimittel können unter den gleichen Symptomen wie allergische Reaktionen verlaufen, haben aber einen anderen Entstehungsmechanismus. Es kommt dabei zu einer unspezifischen, nicht durch Antikörper vermittelten Freisetzung von Histamin und anderen Mediatoren. Beispielhaft seien hier Asthmaanfälle nach Gabe nichtsteroidaler Analgetika/Antirheumatika genannt.

Überempfindlichkeitsreaktionen auf verschiedene, aber strukturell ähnliche Arzneistoffe bei einem Patienten, sog. Kreuzallergien, sind z.B. bei den Antibiotikagruppen der Penizilline und der Zephalosporine sowie bei verschiedenen Sulfonamidderivaten bekannt. Nach stattgehabter allergischer oder pseudoallergischer Reaktion sollte das auslösende Medikament zur Prävention einer erneuten Exposition in einen Allergiepaß eingetragen werden.


## 3.3 Risikogruppen

Ein erheblicher Anteil von unerwünschten Arzneimittelwirkungen ist vermeidbar, wenn einerseits das Wirkungs- und Nebenwirkungsprofil des Arzneimittels gut bekannt und andererseits die besondere Situation des Patienten angemessen berücksichtigt wird. Dies gilt besonders für neu eingeführte Arzneimittel, zu denen noch geringe Erfahrungen vorliegen (Scheler et al. 1986).

Bei der Prävention unerwünschter Arzneimittelwirkungen sind auch pharmakogenetische Aspekte zu berücksichtigen. Als Teilgebiet der Pharmakologie beschäftigt sich die Pharmakogenetik mit der Erforschung erblich bedingter Unterschiede in der Reaktion auf Arzneimittel. So kann es beispielsweise durch den genetisch bedingten langsameren Abbau von bestimmten Arzneimitteln, wie z.B. dem Tuberkulostatikum Isoniazid oder dem Antihypertonikum Hydralazin, bei den betreffenden Patienten eher zum Auftreten der für diese Medikamente typischen UAW kommen.

Bei älteren Patienten liegt eine Besonderheit der Arzneimitteltherapie in der häufigen Multimorbidität und der daraus resultierenden Risikosituation durch gleichzeitigen Einsatz mehrerer Medikamente und deren möglichen Wechselwirkungen. In einer multizentrischen Untersuchung an 2000 geriatrischen Patienten in Großbritannien wurde festgestellt, daß der Anteil von UAW mit der Anzahl der täglich eingenommenen Arzneimittel kontinuierlich zunimmt (Vöhringer u. Keller 1986; Williamson u. Chopin 1980). Da im höheren Alter von einer eingeschränkten Nierenfunktion auszugehen ist, muß dies bei der Dosierung renal ausgeschiedener Pharmaka berücksichtigt werden. Bei der Nutzen-Risiko-Abwägung sollte ferner bedacht und dem Patienten erläutert werden, daß nicht jedes Krankheitssymptom medikamentös behandelt werden muß. Wie epidemiologische Untersuchungen ergeben haben, fühlten sich viele ältere Patienten wohler, nachdem ihr täglicher Medikamentenkonsum drastisch reduziert wurde (Burr et al. 1977; Vöhringer u. Keller 1986).

Generell erfordern Patienten mit eingeschränkter Nierenfunktion eine besondere Überwachung bei der Arzneimitteltherapie, da viele Arzneimittel über die Nieren ausgeschieden werden und bei eingeschränkter Nierenfunktion kumulieren können. Im Vordergrund der Prävention steht hier eine adäquate Dosisanpassung. Dosierungsempfehlungen für Patienten mit Niereninsuffizienz werden daher auch in den „Arzneiverordnungen" zu verschiedenen Arzneigruppen gegeben. Eine besondere Gefährdung besteht außerdem bei Arzneimitteln, die Nierenschäden verursachen können.

Auch schwere Einschränkungen der Leberfunktion erfordern eine besondere Aufmerksamkeit bei der Arzneimittelbehandlung, da viele Arzneimittel nicht mehr ausreichend abgebaut und ausgeschieden werden können und so eher zu unerwünschten Wirkungen führen.

Aufgrund unserer unzureichenden Kenntnis über die Entstehung von Fehlbildungen und die Verteilung der Pharmaka in der Muttermilch ist bei der Pharmakotherapie während der Schwangerschaft und Laktation eine besonders strenge Indikationsstellung geboten.

Die Entstehung von UAW ist ein multikausaler und komplexer Prozeß. In diesem Zusammenhang muß hervorgehoben werden, daß die Mehrzahl der prädisponierenden Faktoren, die auch darüber entscheiden, warum bei einem Patienten eine UAW manifest wird, bei einem anderen Patienten nicht, bislang unbekannt ist.

Auf die oben genannten Risikogruppen und Aspekte wurde im Rahmen eines Symposiums, das die AKdÄ 1985 unter dem Titel „Prophylaxe unerwünschter Arzneimittelwirkungen" veranstaltete, eingegangen. Hervorgehoben wurde die Bedeutung einer sorgfältigen Indikationsstellung, der Auswahl geeigneter Arzneimittel sowie der Überwachung des ganzen kranken Menschen unter der Arzneitherapie (Scheler et al. 1986).

Bei den Bemühungen um eine Prophylaxe unerwünschter Arzneimittelwirkungen sei auf weitere Gebiete hingewiesen wie:
- Arzneimitteltherapie im Kindesalter,
- Medikamenteneinnahme und Straßenverkehr,
- Prophylaxe des Arzneimittelmißbrauchs.

## 3.4 Beiträge des Patienten zur Prophylaxe unerwünschter Arzneimittelwirkungen

Bei etwa 30–50% aller Patienten ist mit Fehlern bei der Medikation zu rechnen, wie falsche Dosen, falsche Einnahmezeiten, zusätzliche Einnahme nicht verschriebener Mittel oder Nichteinnahme des Arzneimittels (MSD 1988).

Zur Prävention unerwünschter Arzneimittel ist aber eine aktive Mitarbeit des Patienten (Compliance) unabdingbar. Daher sind im wesentlichen folgende Punkte für eine gute Kooperation zwischen Patient und Arzt zu beachten:

- Bei der Verordnung von Arzneimitteln müssen dem behandelnden Arzt früher aufgetretene unerwünschte Reaktionen, insbesondere Überempfindlichkeitsreaktionen mitgeteilt werden. Ein Allergiepaß sollte, falls vorhanden, vorgelegt werden.
- Um Wechselwirkungen zu vermeiden, sollten gleichzeitig eingenommene Präparate angegeben werden, seien sie von einem anderen Arzt verschrieben oder als Selbstmedikation eingenommen.
- Nach den Erfahrungen durch die Contergankatastrophe nimmt die Risiko-Nutzen-Abwägung von Medikamenten in der Frühschwangerschaft einen besonderen Stellenwert ein. Der behandelnde Arzt muß selbstverständlich über das Vorliegen einer Schwangerschaft sowie alle eingenommenen Arzneimittel informiert werden. Bei schwierigen therapeutischen Entscheidungen stehen dem Arzt Beratungszentren (auch bei der AKdÄ) zur Verfügung.
- Zur Risikominimierung bei der Arzneimitteltherapie sind ferner Angaben über anamnestische Besonderheiten, wie z.B. Alkoholkrankheit, erforderlich.
- Während der Arzneimitteltherapie ist die Mitteilung von Frühsymptomen wichtig, ebenso wie die Rückfrage beim behandelnden Arzt, falls der Patient die Dosis reduzieren oder das Präparat absetzen möchte. Bei abruptem Absetzen von Arzneimitteln kann es zu Entzugssymptomen kommen.
- Unter den Gefahren, die aus der Hausapotheke kommen, sind die Risiken durch Wiedereinnahme früher verordneter und nicht aufgebrauchter Arzneimittel ohne Rückfrage beim behandelnden Arzt sowie die Weitergabe von Arzneimitteln an Dritte hervorzuheben.

## 3.5 Erfassung unerwünschter Arzneimittel

Für die Zulassung eines neuen Arzneimittels durch das Bundesgesundheitsamt muß der Hersteller, wie bereits geschildert, seit 1978 den Nachweis der Wirksamkeit, pharmazeutischen Qualität und Unbedenklichkeit erbringen. Durch vorausgegangene klinische Studien und in Analogie zu chemisch verwandten Stoffen sind zum Zeitpunkt der Zulassung relativ häufig auftretende UAW in der Regel bekannt. Seltene und sehr seltene UAW sind erst bei breiter Anwendung eines neuen Arzneimittels zu erkennen. Um z.B. eine seltene UAW mit einer Häufigkeit von nur 1:10000 Behandelten zu erkennen, müßten mindestens 30000 Patienten mit diesem Präparat behandelt werden (Inman 1986; Stephens 1988). Finden sich die Symptome der UAW (z.B. Kopfschmerz) auch ohne Behandlung mit dem zu untersuchenden Medikament, so werden noch erheblich höhere Patientenzahlen erforderlich, um einen möglichen Anstieg der Häufigkeit dieses Symptoms über die Hintergrundinzidenz hinaus deutlich werden zu lassen.

Nach der Markteinführung eines neuen Arzneimittels gilt die Spontanerfassung beobachteter unerwünschter Arzneimittelwirkungen weltweit als praktikabelste, effektivste und kostengünstigste Möglichkeit zur Erkennung unbekannter Arzneimittelrisiken. Die AKdÄ ruft die Ärzte in Klinik und Praxis daher immer wieder auf, besonders alle beobachteten UAW neu eingeführter Arzneimitteln zu berichten. Ziel ist, neue Risiken so früh *wie möglich zu entdecken* und die Ärzteschaft darauf aufmerksam zu machen (Frühwarnsystem). Häufigkeitsangaben zu unerwünschten Arzneimittelwirkungen sind aus den Daten eines Spontanerfassungssystems nicht ableitbar. Hierzu sind in Phase IV der klinischen Prüfung eines neuen Arzneimittels andere Methoden, wie z.B. kontrollierte klinische Studien oder Kohortenstudien, erforderlich (Victor et al. 1991).

### Erfassung und Auswertung von unerwünschten Arzneimittelwirkungen im Rahmen des Spontanerfassungssystems der AKDÄ

Im Jahre 1991 gingen dem Spontanerfassungsystem der AKdÄ in Köln mehr als 8000 Berichte über unerwünschte Arzneimittelwirkungen von den Ärzten direkt oder durch Übermittlung der Hersteller oder des Bundesgesundheitsamtes zu. Darüber hinaus erreichen die Geschäftsstelle zahlreiche Anfragen aus Kliniken und Praxen zu vermuteten unerwünschten Arzneimittelreaktionen.

Wie aus Tabelle 1 hervorgeht, werden alle eingehenden Beobachtungen über unerwünschte Arzneimittelwirkungen am Posteingangstag von den Ärzten der Geschäftsstelle, auch unter dem Gesichtspunkt der allgemeinen Arzneimittelsicherheit, durchgesehen, überprüft und mit Hilfe von Fachmitgliedern der AKdÄ bewertet. Bei jedem eingehenden Bericht wird festgestellt, ob es sich um eine schon bekannte Unverträglichkeit oder eine neue bzw. schwerwiegende Beobachtung handelt. Eine relative Häufung von UAW-Berichten für einen bestimmten Wirkstoff kann ein Signal für ein Arzneimittelrisiko darstellen (Lasek u. Tiaden 1992). In dringenden Fällen wird umgehend Kontakt mit dem Bundesgesundheitsamt oder Paul-Ehrlich-Institut (Bundesamt für Sera und Impfstoffe) bzw. dem Stufenplanbeauftragten des Herstellers aufgenommen. In vielen Fällen setzt sich die Ge-

---

**Tabelle 1.** Erfassung und Auswertung von Nebenwirkungsberichten im Rahmen des Spontanerfassungssystems der AKdÄ

---

UAW-Berichte aus der Deutschen Ärzteschaft
Interne Begutachtung
Datentechnische Aufarbeitung, Überführung in WHO-Standard
Gutachterliche Bewertung von Fachmitgliedern der AKdÄ
UAW-Ausschußsitzung
Resultierende Maßnahmen
        Umgehende Beratung der meldenden Ärzte
        Publikationen
        Bekanntmachungen
        Informationen
        BGA-Aktionen
        BPI-Aktionen
        etc.

---

schäftsstelle der AKdÄ sofort mit dem berichtenden Arzt in Verbindung, insbesondere bei Beobachtungen über neue und/oder schwere unerwünschte Reaktionen. Das Bundesgesundheitsamt wird routinemäßig über die neu eingegangenen Beobachtungen informiert. Berichte über seltene, neue und schwere UAW werden von Fachmitgliedern der AKdÄ ausgewertet; darüber hinaus werden die wichtigsten Beobachtungen und die sich daraus ergebenden Arzneimittelrisiken in einem Ausschuß „Unerwünschte Arzneimittelwirkungen" bewertet und weitere Maßnahmen empfohlen, wie Bekanntgaben im *Deutschen Ärzteblatt*, Empfehlungen für den Hersteller oder für Maßnahmen des Bundesgesundheitsamtes zur Risikoabwehr. Die eingegangenen Berichte werden entsprechend der Terminologie der Weltgesundheitsorganisation kodiert und mit elektronischer Datenverarbeitung gespeichert. Die Datenbank der AKdÄ enthält bisher mehr als 110000 UAW-Berichte.

## 3.6 Informationen für den behandelnden Arzt

Abbildung 1 zeigt eine Übersicht über Informationen, die dem behandelnden Arzt neben allgemeinen Therapiebüchern (oder in Form von Fortbildungsvorträgen) zur Vermeidung unerwünschter Arzneimittelwirkungen zur Verfügung stehen. Für das Fertigarzneimittel und damit auch für eine genaue und rechtzeitige Information der Ärzte über mögliche unerwünschte Arzneimittelwirkungen ist in erster Linie der Hersteller verantwortlich. Unter den aufgeführten Produktinformationen sei in diesem Zusammenhang besonders auf die Fachinformationen hingewiesen, die als Lose-Blatt-Sammlung konzipiert sind, ständig auf den neuesten Stand gebracht und an die Ärzte weitergeleitet werden sollten. Bei akuten Arzneimittelrisiken ist ebenfalls zunächst der Hersteller für eine rechtzeitige Information der Apotheker und Ärzte, z.B. in Form des sog. *Rote-Hand-Briefes*, verantwortlich.

Der Information über aktuelle Probleme der Arzneimittelsicherheit dienen insbesondere die Bekanntgaben und Informationen der AKdÄ im *Deutschen Ärzteblatt* sowie die *Arzneimittelschnellinformationen* des Bundesgesundheitsamtes.

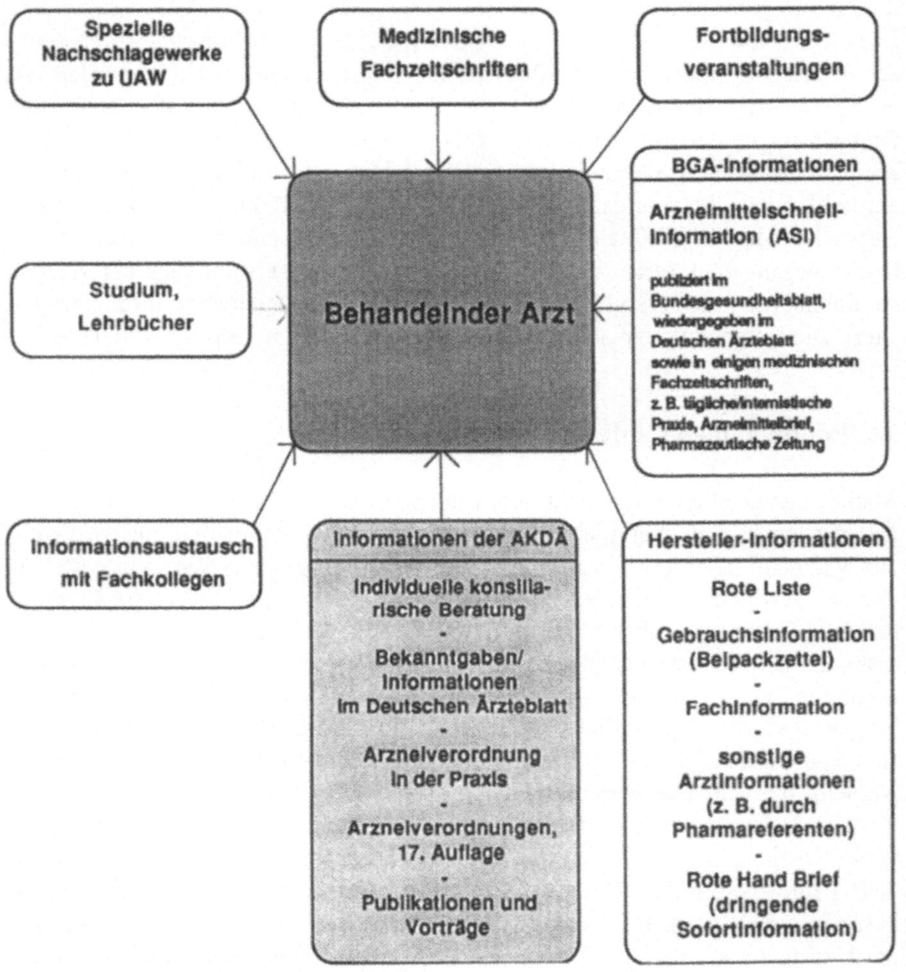


**Abb. 1.** Wichtige Quellen zur Information über unerwünschte Arzneimittelwirkungen

## Literatur


Arzneimittelkommission der deutschen Ärzteschaft (1989) Symposium: Medikamentöse Prävention und Prophylaxe. 95. Tagung der Deutschen Gesellschaft für Innere Medizin, Wiesbaden. Klin Wochenschr 67 [Suppl XVI]:1–4

Arzneimittelkommission der deutschen Ärzteschaft (1984/88) Arzneiverordnungen, 15./16. Aufl. (17. Aufl. 1992 in Vorbereitung). Deutscher Ärzte-Verlag, Köln

Bundesverband der Pharmazeutischen Industrie (1991) Pharma Daten '91. BPI, Frankfurt

Burr ML, King S, Davies HEF, Pathy MS (1977) The effects of discontinuing long term diuretic therapy in the elderly. Age Ageing 6:38

Dölle W, Müller-Oerlinghausen B (1986) Differentialtherapie. In: Dölle W (Hrsg) Grundlagen der Arzneimitteltherapie. Bibliographisches Institut, Mannheim, S 313

Dölle W, Schwabe U (1986) Ist Transparenz auf dem Arzneimittelmarkt möglich? Internist 27:21–22

Dölle W, Müller-Oerlinghausen, Schwabe U (1986) Vorwort. In: Dölle W (Hrsg) Grundlagen der Arzneimitteltherapie. Bibliographisches Institut, Mannheim

Drews J (1986) Warum und wie entstehen neue Arzneimittel? In: Dölle W (Hrsg) Grundlagen der Arzneimitteltherapie. Bibliographisches Institut, Mannheim, S 1

Friebel H, Schäfer T, Balthasar R et al. (1987/88) Arzneimitteltransparenz und -beratung in Dortmund, Mitteilung 1–3. Pharmazeut Z 132:14–23, 132:1981–1990, 133:680–690, 133:932–940

Inman WHW (1986) Monitoring for drug safety. MTP, Lancaster

Kimbel KH (1986) 75 Jahre Arzneimittelkommission der deutschen Ärzteschaft – Lehren aus der Vergangenheit. Ärztebl Rheinl Pfalz 8:390–395

Kuschinsky G (1975) Taschenbuch der modernen Arzneibehandlung, 7. Aufl. Thieme, Stuttgart

Lasek R, Mathias B, Tiaden JD (1991) Erfassung unerwünschter Arzneimittelwirkungen. Dtsch Ärztebl 88:A304–312

Lasek R, Tiaden JD (1992) Arzneimitteleinnahme und Lichtexposition (in Vorbereitung)

MSD (1988) Manual der Diagnostik und Therapie. Urban und Schwarzenberg, München

Scheler F, Cleve H, Keller F, Kühn K, Vöhringer HF (1986) Prophylaxe unerwünschter Arzneimittelwirkungen. Therapiewoche 36:3405–3425

Schwabe U, Paffrath D (1991) Arzneiverordnungs-Report '91. Fischer, Stuttgart

Stephens MDB (1988) Introduction. In: Stephens MDB (ed) The detection of new adverse drug reactions, 2nd edn. Stockton Press, New York

Victor N, Schäfer H, Nowak H (1991) Arzneimittelforschung nach der Zulassung: Bestandsaufnahme und Perspektiven. Springer, Berlin Heidelberg New York Tokyo

Vöhringer HF, Keller F (1986) Prophylaxe von Arzneimittelnebenwirkungen beim älteren Menschen. Therapiewoche 36:3416–3421

Williamson J, Chopin JM (1980) Adverse reactions to prescribed drugs in the elderly: a multicentre investigation. Age Ageing 9:73

World Health Organization (1972) International drug monitoring. Technical Report Series 498, Genf

World Health Organization (1990) The use of essential drugs. Technical Report Series 796, Genf

# Prävention in der Arbeitswelt

G. Ott-Gerlach, I. Winter und E. Ellwanger

## 1 Gesetzlicher Arbeitsschutz

Prävention in der Arbeitswelt ist Basis und Aufgabe des betrieblichen Arbeitsschutzes, der sich aus den Bereichen *Gesundheitsschutz* und *Arbeitssicherheit* zusammensetzt. Das Arbeitsschutzsystem ist in der Bundesrepublik Deutschland ein komplexes institutionelles Gefüge aus öffentlichen und privaten Organisationen, materiellen und verfahrensbezogenen Gesetzen, Vorschriften und Regeln. Die wichtigsten am Arbeitsschutz beteiligten Institutionen sind die staatliche Gewerbeaufsicht, die Berufsgenossenschaften als Unfallversicherungsträger, die betrieblichen Arbeitsschutzorganisationen mit ihren gesetzlich geforderten Experten und Gremien: Sicherheitsingenieure, Betriebsärzte und andere Fachkräfte für Arbeitssicherheit, Sicherheitsbeauftragte, Arbeitsschutzausschüsse, Fachinstanzen der Gesetzgebung, z.B. für die Grenzwertbestimmung von Schadstoffbelastungen.

Neben den speziellen ingenieurwissenschaftlichen und fachtechnischen Disziplinen liefert die Arbeitsmedizin die Grundlagen eines umfassenden Arbeits- und Gesundheitsschutzes. Nach der Definition der Deutschen Gesellschaft für Arbeitsmedizin ist Arbeitsmedizin *die Lehre von den Wechselbeziehungen zwischen Arbeit und Beruf einerseits sowie dem Menschen, seiner Gesundheit und seinen Krankheiten andererseits.* Sie hat das Ziel, den Einfluß der Arbeit auf den Menschen zu untersuchen und die Resultate bei der Prävention, Therapie von arbeitsbedingten Erkrankungen und Berufskrankheiten sowie bei der Rehabilitation zu untersuchen.

Zusammen mit den Fachdisziplinen Arbeitsphysiologie, -psychologie, -pathologie und -hygiene liefert die Arbeitsmedizin die wissenschaftlichen Grundlagen für die praktischen Aufgaben des betrieblichen Gesundheitsschutzes, die in ihrem präventivmedizinischen Bereich durch Betriebsärzte und ihre Mitarbeiter (-innen) durchgeführt werden.

Mit dem Arbeitssicherheitsgesetz von 1974 sind die Aufgaben des institutionalisierten Arbeitsschutzes in einem umfassenden Sinne bestimmt worden, die über den engeren Kernbereich der Unfall- und Berufskrankheitenverhütung hinausgehen: Der Arbeitsschutz hat die Aufgabe, die Beschäftigten vor gesundheitsbelastenden und -gefährdenden Auswirkungen im weitesten Sinne zu schützen. Dies hat auch Konsequenzen für die betriebsärztliche Tätigkeit. Neben den gesetzlich vorgeschriebenen Einstellungs-, Vorsorge- und Nachsorgeuntersuchungen zur Vermeidung von Berufskrankheiten und der Mitarbeit im Unfall- und Sicherheitssektor ist der präventivmedizinische Bereich ausgeweitet worden. So hat der Betriebsarzt auch die Aufgabe, das Unternehmen bezüglich gesundheitsgerechter Arbeitsplätze zu beraten (Ergonomie) sowie die Ursachen arbeitsbedingter Erkrankungen systematisch zu erfassen und Vorschläge zu deren Prävention zu machen (Betriebsepidemiologie). Der Betriebsarzt ist auch aufgefordert, bei der Planung und Erstellung neuer Betriebsanlagen, bei Arbeitsstudien sowie bei der Einführung neuer Arbeitsmethoden, Arbeitsmittel und Arbeitsstoffe beratend tätig zu werden.

Diese erweiterten Aufgabenstellungen bilden einen entscheidenden Fortschritt im betrieblichen Arbeitsschutz und haben sich vor allem in größeren Betrieben schon weitgehend konsolidiert und professionalisiert. Unter günstigen Voraussetzungen besteht teilweise schon eine enge Zusammenarbeit zwischen den verschiedenen betrieblichen Schlüsselinstanzen. So wirken zum Beispiel technischer und medizinischer Gesundheitsschutz mit Gremien der Fabrikplanung und bei Neubauinvestitionen zusammen; die Experten des betrieblichen Gesundheitsschutzes sind an Planungsausschüssen zur Einführung neuer Technologien oder bei der Entwicklung von neuen Formen der Arbeitsgestaltung beteiligt. Solche Fragen wurden seit Anfang der 70er Jahre auch wesentlich durch die staatlich geförderten Projekte zur Humanisierung des Arbeitslebens und von seiten der Gewerkschaften vorangetrieben.

All diese Maßnahmen, die sich auf die Gestaltung und Veränderung der Arbeitsbedingungen richten, sei es durch die Reduzierung von Umgebungsbelastungen, arbeitserleichternden Technikeinsatz, bessere Arbeitsorganisation oder durch ergonomische Verbesserungen, zielen auf den Abbau, wenn möglich auf die Prävention von schädlichen exogenen Einflüssen. In neuerer Zeit hat sich dafür auch der Begriff *Verhältnisprävention* eingebürgert.

## 2 Betriebliche Gesundheitsförderung

Zu der geschilderten Ausweitung der herkömmlichen Aufgaben des betrieblichen Arbeitsschutzes gesellte sich im Laufe der letzten Jahre die neue Dimension der Risikofaktorenbekämpfung. Durch die sozialepidemiologische Forschung wurden bestimmte Risikofaktoren als mitverantwortlich für bestimmte Erkrankungen bei größeren Bevölkerungsgruppen („Zivilisationkrankheiten") erkannt. Als Ursache dieser Erkrankungen konnte das persönliche gesundheitliche Fehlverhalten in verschiedenen Bereichen festgestellt werden: Rauchen, Fehlernährung, Bewegungsmangel, Alkohol und Streß werden als die wichtigsten Risikofaktoren angesehen, die sich nicht nur individuell auswirken, sondern sich auch auf die Berufsarbeit in form von leistungsminderung, Fehlzeiten, vorzeitige Arbeits- und Erwerbsfähigkeit niederschlagen können. Auf die Bekämpfung dieser Faktoren muß sich demnach die präventive Aufgabenstellung in allen Lebensbereichen, auch in der Arbeitswelt, richten. Die Bekämpfung der Risikofaktoren ist an die Veränderung des persönlichen gesundheitsschädlichen Verhaltens gebunden, man spricht deshalb auch von *Verhaltensprävention.*

Die Durchsetzung entsprechender Maßnahmen ist Hauptbestandteil der betrieblichen Gesundheitsförderung und zielt primär auf die Veränderung des persönlichen gesundheitlichen Fehlverhaltens. Es handelt sich dabei um freiwillige betriebliche Leistungen, d.h. es gibt hinsichtlich dieser Gesundheitsförderungsmaßnahmen keine gesetzlich fixierten Grundlagen, die den Betrieb zur Durchführung verpflichten. allgemein gilt jedoch, daß verhaltenspräventive Maßnahmen der Gesundheitsförderung in der Arbeitswelt in ihrem Nutzen nicht nur für den einzelnen (Erhaltung der beruflichen Leistungsfähigkeit), sondern auch für den Betrieb gekennzeichnet sind.

## 3  Interventionsraum Betrieb

Die Aufgaben betrieblicher Prävention richten sich auf den Abbau von vielfältigen gesundheitsschädlichen Einflüssen, wobei sich folgende grundsätzlichen Belastungskomplexe ausmachen lassen:

1. Belastungen durch die Arbeitsumgebung: z.B. Lärm, Hitze, Staub, schädliche Arbeitsstoffe usw.
2. Belastungen bestimmter Muskelgruppen und des Skeletts durch Heben, Stehen, einförmige Bewegungen, einseitige Körperhaltungen usw.
3. Bei starken Dauerleistungsanforderungen können zusätzliche Herz-Kreislauf-Erkrankungen auftreten, die durch exogene Faktoren, wie z.B. Druckluft, Hitze, Feuchtigkeit, Tragen schwere Atemschutzgeräte usw. noch verstärkt werden.
4. Psychomentale und psychosoziale Belastungen, die sich aus arbeitsorganisatorischen Gründen und den sozialen Beziehungen am Arbeitsplatz ergeben. Dazu gehören Unter- oder Überforderung im Hinblick auf die Quantität oder Qualität der geforderten Arbeitsleistung, soziale Spannungen und Konflikte mit Kollegen und Vorgesetzten, eine unbefriedigende berufliche Entwicklung insgesamt sowie Überschneidungen mit „eingebrachten", z.B. familiären Sorgen.
5. Das persönliche Fehlverhalten, z.B. Rauchen, Trinken usw., kann vorhandene Belastungen am Arbeitsplatz verstärken.

Solche Belastungskomplexe korrespondieren mit den unterschiedlichsten Aktivitäten und Maßnahmen im gesamten betrieblichen Präventionsfeld. Ziel einer umfassenden betrieblichen Prävention sollte es sein, sowohl verhältnis- als auch verhaltensbedingte gesundheitliche Belastungen abzubauen und die Aufgaben des gesetzlichen Arbeitsschutzes mit denen der Gesundheitsförderung zu koordinieren. Wie schon ausgeführt, besteht die Aufgabe der praktischen Arbeitsmedizin darin, den Erkrankungen von Mitarbeitern auf vielfältigste Weise vorzubeugen. Betriebsbegehungen, Vorsorgeuntersuchungen, Arbeitnehmerberatungen und Arbeitgeberberatungen sind die traditionellen Säulen der praktischen Arbeitsmedizin und damit auch der betriebsärztlichen Tätigkeit. Mit der Forderung nach Gesundheitserziehung als 5. Säule kommt auf die Betriebsärzte und ihr Assistenzpersonal eine neue Aufgabenstellung zu. Die Erweiterung ihrer Kompetenz und die Kooperation mit anderen betrieblichen und außerbetrieblichen Einrichtungen ist deshalb in der heutigen Arbeitssituation vordringlich geworden.

# 4 Gesundheitsförderungsmaßnahmen in der Arbeitswelt

Zum gegenwärtigen Zeitpunkt zielen Gesundheitsförderungsprogramme vor allem auf den Abbau von Risikofaktoren, die stets bei relativ großen Personengruppen verstärt aufzufinden sind. Im besonden handelt es sich dabei um folgende Maßnahmen:
- Raucherentwöhnung und Nichtraucherschutz,
- gesunde Ernährung und Gewichtsreduktion bei Fettsüchtigen,
- Alkoholproblematik,
- Ausgleichssport/-gymnastik gegen Bewegungsmangel und einseitige Fehlbelastungen,
- Maßnahmen zur (Dys) Streßreduktion.

In manchen Betrieben werden jedoch auch Maßnahmen für kleine Zielgruppen angeboten, z.B. Diabetikerbetreuung und Schwangerenberatung. In jüngster Zeit wird versucht, über Informationskampagnen auf die Aids- und Drogenproblematik Einfluß nehmen.

Die Programmpalette betrieblicher Gesundheitsförderung ist breitgefächert und reicht von Einzelmaßnahmen in den fünf genannten Risikofakroenbereichen bis hin zu komplexen Gesundheitsförderungsmaßnahmen, die sowohl verhaltens- auch als verhältnispräventive Ansätze integrieren. Im folgenden sollen die wichtigsten Maßnahmen und Programme umrissen werden, wie sie sich derzeit darstellen.


## 4.1 Rauchen

Der Präventionsbereich „Rauchen" ist im Betrieb – neben der allgemeinen Schädlichkeit für den einzelnen – durch besondere Faktoren gekennzeichnet. Man unterscheidet mehrere Gefährdungspotentiale:
- Selbstgefährdung,
- Fremdgefährdung, z.B. durch Passivrauchen,
- sachliche Schäden, z.B. durch Brandschäden oder die Beschädigung empfindlicher Einrichtungen,
- betriebliche Schäden, z.B. durch Ausfallzeiten.

In bestimmten Produktionsbereichen gibt es besonders gefährdete Gruppen von Arbeitnehmern, bei denen das Rauchen zu einem erhöhten gesundheitlichen Risiko führt. Dies ist bei Tätigkeiten mit spezifischen Gefahrstoffexpositionen (Stäube, Dämpfe, Gifte) der Fall. Zusammen mit Tabakrauch können diese Noxen sich in ihrer schädlichen Wirkung potenzieren; am bekanntesten wurde die Wirkung auf Asbestarbeiter, wo erwiesen ist, daß die Kombination der beiden Noxen Tabakrauch und Asbest eine große Gefährdung darstellt.

Bei Präventionsmaßnahmen kann man drei wichtige Bereiche unterscheiden:
1. Auf der Grundlage der Arbeitsstättenverordnung kann der Betrieb gesetzlich untermauerte Rauchverbote an Arbeitsplätzen erlassen, die besonders schadstoffexponiert bzw. feuergefährdet sind. Uneingeschränkte Rauchverbote werden des weiteren für bestimmte allgemein benützte Betriebsräume ausgespro-

chen, z.B. für den Bereich des betriebsärztlichen Dienstes, Lehr- und Unterrichtsräume, Werkbibliotheken, Dienstfahrzeuge (Pendelbusse) usw.

2. Die wissenschaftlichen Erkenntnisse zum Passivrauchen haben Gruppen von Nichtrauchern aktiviert, einen Schutz vor Rauchern zu fordern. Neben den oben bezeichneten uneingeschränkten Rauchverboten sind viele Firmen dazu übergegangen, eingeschränkte Rauchverbote zu erlassen, sog. „rauchfreie Zonen" zu errichten, z.B. in Kantinen, in Aufenthalts- und Pausenräumen. In den allgemeinen Büros und Arbeitsräumen wird zur Zeit noch versucht, das Problem einvernehmlich zwischen den Mitarbeitern abzusprechen. Es hat sich herausgestellt, daß rigide Maßnahmen zu empfindlichen Störungen des Betriebsklimas führen. Als geeignete Maßnahmen im Sinne einer Gleichgewichtigkeit der beiden Interessengruppen haben sich besondere Regelungen durchgesetzt: die räumliche Trennung von Rauchern und Nichtrauchern; die Vereinbarung von Rauch- und Nichtrauchzeiten oder die konsequente Einhaltung regelmäßiger Lüftungspausen. Für den Streitfall sind einige Firmen dazu übergegangen, den Nichtraucherschutz vor die Raucherinteressen zu stellen. Teilweise werden diese Regelungen durch Betriebvereinbarungen bestimmt, teilweise durch informelle Absprachen. Nach Meinung von Experten sollten sich die Verantwortlichen davor hüten, die Gruppen Raucher/Nichtraucher in harte Meinungsblöcke zu spalten. Neben der erwähnten Beeinträchtigung des Betriebsklimas spielt auch eine Rolle, daß, wenn beide Gruppen nicht mehr miteinander auskommen, ein wichtiges stabilisierendes Umfeld für die Beschäftigten ausfällt, die mit dem Rauchen aufhören wollen.

3. Neben diesen strukturellen Maßnahmen bieten Unternehmen und Verwaltungen mehr und mehr Kursangebote zur Raucherentwöhnung an, z.T. in betriebseigenen Räumen nach der Arbeitszeit, z.T. in Verbindung mit außerbetrieblichen Institutionen, wie Krankenkassen, Volkshochschulen oder anderen gemeindebezogenen Gesundheitseinrichtungen. In einigen Großfirmen werden solche Kurse durch Betriebsärzte initiiert und begleitet, die sich auf diesem Präventionsfeld besondere Kompetenzen angeeignet haben. Die Erfahrung hat gezeigt, daß es meist große Startschwierigkeiten gibt; allerdings gelten Beschäftigte, die an solchen Kursen teilnehmen, als wichtige Multiplikatoren für Kollegen.


## 4.2 Ernährung

Präventionsmaßnahmen im Gesundheitsförderungsfeld „Ernährung" zielen auf die Veränderung der qualitativen und quantitativen (Fehl-)Ernährungsgewohnheiten der Beschäftigten. In zweierlei Hinsicht wird im Betrieb versucht, auf die Eßgewohnheiten einzuwirken: Über die Kantinenverpflegung und über Kursangebote zur gesunden Ernährung bzw. Gewichtsreduktion.

Über die Gemeinschafts- oder Kantinenverpflegung kann eine große Anzahl von Beschäftigten erreicht werden: Laut Ernährungsbericht 1988 nahmen im Erhebungszeitraum 49% der Arbeitnehmer in rund 20000 Kantinen an der Gemeinschaftsverpflegung teil, 24% regelmäßig. Im Mittelpunkt dieser Verpflegungsart steht das Mittagessen, gefolgt von den Zwischenmahlzeiten, vor allem dem zweiten

Frühstück. Rund 25% der Arbeitnehmer beginnen laut Umfrageergebnis ohne Frühstück den Arbeitstag.

Die Gemeinschaftsverpflegung sollte unter verschiedenen Gesichtspunkten gestaltet und verändert werden:

- Wichtig ist die Zusammensetzung der Ernährung nach ernährungsphysiologischen Gesichtspunkten, wobei besonders die Energiezufuhr bedacht werden muß. Zur Zeit ist der Energiegehalt bei der Kantinenverpflegung noch um ca. ein Drittel zu hoch.
- Zwischenverpflegungsmöglichkeiten können durch eine gleichmäßigere Verteilung der Nahrungsaufnahme einer Überbelastung des Organismus vorbeugen, aber auch einem Abfall des Blutzuckerspiegels entgegenwirken, der mit Konzentrationsabfall einhergeht. Dies wirkt sich nicht nur auf die Arbeitsleistung aus, sondern erhöht auch die Unfallgefahr. Obwohl schon ca. 80 % der Betriebe in irgend einer Form solche Verpflegungsmöglichkeiten bieten, werden hier ernährungsphysiologische Gesichtspunkte recht wenig beachtet.
- In den letzten Jahren gibt es in der Vollwerternährung, die auf ovolaktovegetabiler Basis beruht, eine Alternative zur herkömmlichen Ernährung. In Betrieben, die diese Ernährungsart anbieten, gibt es meist ca. 2–3mal wöchentlich zusätzlich zur normalen Verpflegung diese Kost.
- In manchen Betrieben wird auf besondere Risikogruppen Rücksicht genommen: durch Reduktionskost für Übergewichtige, Diäten für Diabetiker oder für Arbeitnehmer mit erhöhtem Cholesterinspiegel.

Ein Sonderfall ist die Ernährung der Schichtarbeiter. Bemängelt wird vor allem, daß kalt, zu kohlenhydrat- und zu fettreich gegessen wird – meist wird auf das mitgebrachte Pausenbrot zurückgegriffen. Nur wenige Betriebe nehmen bisher auf die erhöhte Belastung der Schichtarbeiter und ihre im Gegensatz zu anderen Beschäftigten höhere Rate an Magen-Darm-Erkrankungen Rücksicht und bieten warmes Essen oder geeignete Imbißverpflegung an, gekoppelt mit einer verbindlichen Pausenregelung.

Neben Maßnahmen zur Verbesserung der Kantinenverpflegung sind viele Betriebe dazu übergegangen, die Bereitschaft der Beschäftigten, an Kursen zur Gewichtsreduktion teilzunehmen, zu fördern. Diese Kurse finden teilweise in externen Einrichtungen, teilweise in firmeneigenen Räumen außerhalb der Arbeitszeit statt. Die Motivation zur Teilnahme an solchen Kursen bzw. des Ausnützens gesünderer betrieblicher Ernährungsangebote läuft über Informationkampagnen und Medien: Plakate, Broschüren, Vorträge von Betriebsärzten und betrieblichen oder außerbetrieblichen Ernährungsberatern. Als besonders anregend stellten sich sorgfältig vorbereitete Aktionswochen mit Modellverpflegung heraus, die meist in Kooperation mit außerbetrieblichen Präventionsanbietern, hierbei sind vor allem die gesetzlichen krankenkassen zu nennen, durchgeführt werden. Der Arbeitgeber beteiligt sich in der Regel an den Kosten, indem er Arbeitszeit für Veranstaltugen (ca. 1–2 h) und Betriebsräume und -möglichkeiten zur Verfügung stellt.

Bei Mitarbeitern mit Fettsucht (Adipositas) kann das betriebliche Verpflegungs- und Kursangebot medizinisch relevante Gespräche mit dem Betriebsarzt erfolgreich unterstützen.

Unter Bezugnahme auf die schwierige Situation in den Handwerksbetrieben haben die Innungskrankenkassen Broschüren für eine gesundheitsgerechte Verpflegung während der Arbeitszeit für verschiedene Berufgruppen (Maler, Friseure, Elektriker usw.) entwickelt. Unter Berücksichtigung von Schwere und Art der Tätigkeit werden Tißs gegeben, wie sich die Beschäftigten selbst eine gesundheitsgerechte Mahlzeit/Pausenbrot zusamenstellen bzw. mitbringen können und was dabei berücksichtigt werden muß.

## 4.3 Alkohol

Maßnahmen und Programme, die sich mit dem Problem Alkohol im Betrieb befassen, gibt es seit ca. 15 Jahren in steigendem Maße. Seit dieses Thema enttabuisiert wurde, haben sich viele Betriebe bereit erklärt, im Bereich der Alkoholprävention aktiv zu werden. Die Maßnahmen zielen einerseits auf die Reduzierung des „normalen" Alkoholkonsums, wenden sich also an eine unspezifische Zielgruppe. In besonderem Maße sollen mit Alkoholprogrammen jedoch die alkoholabhängigen Beschäftigten erfaßt und einer Therapie zugeführt werden. Man schätzt, daß es derzeit 5–7% Alkoholabhängige in der Bundesrepublik gibt. Die Anzahl der Abhängigen in den Betrieben entspricht mindestens dem Bundesdurchschnitt; auf 100 Mitarbeiter ist demnach mit 2–6 Abhängigen zu rechnen. Laut Aussage von Unternehmen, in denen schon seit längerer Zeit verstärkt Alkoholbekämpfungsmaßnahmen durchgeführt werden, sind laufend ca. 1–2% in einer ambulanten oder stationären Therapie – das gilt als hohe Erfolgsquote.

Bei Maßnahmen und Programmen in Richtung Primärprävention steht der normale Umgang mit Alkohol im Mittelpunkt. Es sollen *alle* Beschäftigten dafür sensibilisiert werden, den persönlichen Umgang mit Alkohol zu überdenken. So wird z.B. versucht, den Alkoholkonsum bei betrieblichen Feiern zu reduzieren und mit Hilfe von Informations- und Aufklärungsveranstaltungen Kenntnisse und Problemfelder des Alkoholbereichs zu vermitteln.

Als strukturelle Maßnahmen der Alkoholprävention gelten:
– der Abbau alkoholkonsumfördernder Faktoren; dazu gehört, die Erreichbarkeit einzuschränken (kein Alkohol in Automaten mehr, Verteuerung des Alkohols, kein Verkauf hochprozentiger Alkoholika, Verbilligung alkoholfreier bzw. -armen Getränken);
– partiell ausgesprochene Alkoholverbote, z.B. für den Arbeitsplatz, für bestimmte Betriebsräume, für Kantinen. Besonderes Augenmerk sollte auf die gesetzlich vorgeschriebenen Aufenthaltsräume für Jugendliche gerichtet werden. Für bestimmte Berufsgruppen werden besonders strenge Bestimmungen gefordert, z.B. für das Fahr- und Steuerpersonal, da schon eine geringe Alkoholmenge zu Unfällen mit großen Folgeschäden nicht nur für die Betroffenen, sondern auch für andere, aber auch zur Beschädigung von Betriebseinrichtungen führen kann.

Von besonderer Wichtigkeit ist der Abbau des *Koalkoholismus,* d.h. die verbreitete Neigung von Kollegen und Vorgesetzten, die Alkoholprobleme so lange wie möglich zu vertuschen und zu bagatellisieren. Als problematisch werden jedoch Appelle angesehen, wonach Beschäftigte sozusagen nach den Trinkgewohnheiten von Kollegen fahnden sollen; dies wird als Spitzelei angesehen und bleibt wirkungslos, verhärtet auch oft die Fronten. Erfolgversprechender ist der Einsatz von

Suchthelfern; dies sin häufig selbst ehemalige Abhängige, die als Ansprechpartner für Betroffene wie auch deren Kollegen fungieren, und die in machen Firmen für derlei Probleme und Aufgaben speziell geschult werden. In vielen, auch kleineren Betrieben werden Führungskräfteschulungen durchgeführt, in denen die Vorgesetzten u.a. lernen sollen, wie sie Alkoholprobleme bei Beschäftigten erkennen und wie sie darauf reagieren können. Insbesondere wird auch versucht, den Ablauf eines konfrontierenden Gesprächs zwischen dem Vorgesetzten und dem alkoholauffälligen Mitarbeiter einzuüben.

Der größte Teil der Alkoholbekämpfungsmaßnahmen wendet sich an alkoholabhängige Beschäftigte mit dem Ziel, diese zu einer Entziehung und Therapie zu motivieren. Als wichtige äußere Handlungsgrundlage werden dabei *Betriebsvereinbarungen* angesehen, in denen das Unternehmen den Umgang mit den betreffenden Personengruppen regelt. Kernstück ist dabei die Festlegung eines Verfahrens, das vom Augenblick der Erkennung bzw. Erfassung eines alkoholabhängigen Mitarbeiters in Kraft tritt und die weitere Vorgehensweise bestimmt: Die Abmahnungsstufen bei Uneinsichtigkeit bis hin zur Kündigung, aber auch die Therapieangebote und -möglichkeiten, die Weiterbeschäftigungsgarantie nach einer Behandlung und die Vorgehensweise bei Rückfällen.

Eine wichtige Rolle bei der Umsetzung von Alkoholbekämpfungsmaßnahmen spielen die verschiedenen betrieblichen Instanzen, insbesondere der Betriebs- bzw. der Personalrat, die Sozialberatung, die Suchthelfer(gruppen), der Betriebsarzt und sonstige Vertrauenspersonen. Sie bilden jeweils Schnittstellen in der innerbetrieblichen Zusammenarbeit mit ganz unterschiedlichen Gewichtungen in der Aufgabenstellung. Für eine erfolgreiche Aklkoholprävention ist die gute Zusammenarbeit der beteiligten Stellen notwendig.

## 4.4 Sport und Ausgleichsgymnastik

### 4.4.1 Betriebssport

Die Bezeichnung und die Ausführungsform „Betriebssport" leiten sich von früheren Bestrebungen aus den 20er Jahren ab, die versuchten, den Arbeitern Entlastungen zu bieten und darüber hinaus auch die Identifikation mit dem Betrieb zu verbessern. Allerdings ist zu bemerken, daß auf breiter Basis die Betriebssportbewegung eine Sache der Angestellten wurde; die Arbeiter waren früher weitgehend in die „Arbeitersportvereine" integriert.

Heute sind die Betriebssportgruppen zusammengefaßt im „Bund Deutscher Betriebssportverbände" (BDBV) mit ca. 300000 Mitgliedern, der im Deutschen Sportbund integriert ist. Dazu kommen große Berufsgruppen mit betriebssportlichen Aktivitäten, wie die Arbeitsgemeinschaft der Postsportvereine, der Verband Deutscher Eisenbahnersportvereine, die Polizeisportvereine.

Unter dem Begriff Betriebssport sind mannigfache Aktivitäten erfaßt: Sportarten wie Fußball, Kegeln, Lauftreffs, Angeln, Sportwandern am Wochenende bis hin zu Schachspielen oder auch musischen Tätigkeiten.

Aus unserer heutigen Sicht könnte man sagen, daß der Akzent neben dem sportlich-gesundheitlichen Bereich auf der Ebene des allgemeineren sozialen Wohlbefindens liegt. Besonders in Betrieben mit gewachsenen sozialpolitischen

Traditionen ist oft eine sehr große Beteiligung der Beschäftigten vorhanden. Große Firmen bieten z.T. für die Beschäftigten und ihre Familien regelrechte „Gesundheitsparks" mit einem vielfältigen Sportangebot an. Andere Firmen vertreten bewußt den Ansatz, den Beschäftigten Sportangebote in enger Kooperation mit den Sportvereinen der Gemeinde nahezubringen.

Betriebssportgruppen werden von Ärzten und Sporttherapeuten unterschiedlich beurteilt. Neben großer Zustimmung werden auch Bedenken geäußert, diese Art Geselligkeitssport führe zum Geselligkeitstrinken; außerdem wird die Gefahr von Sportverletzungen bzw. der Folgen von Fehl- und Überlastung durch einseitige Sportarten angemerkt, da es noch zu wenig sportmedizinisch und sporttherapeutisch ausgebildete Multiplikatoren im Betrieb gibt.

### 4.4.2 Ausgleichstraining am Arbeitsplatz

Durch die technische Entwicklung hat sich auch die Art der Tätigkeit geändert. Die Belastungen durch schwere körperliche Arbeit sind zurückgegangen; im Vormarsch sind Erkrankungen des Bewegungsapparates infolge sitzender Tätigkeit bzw. einseitig belastender Körperhaltungen. Schon in den 6oer Jahren wurde versucht, diesen Schäden durch Pausengymnastik vorzubeugen. Vor allem im Angestellten- und Bürobereich wurden diese Übungen, begünstigt durch die Gruppenstruktur der Großraumbüros, eingeführt.

Die Übungen werden meist durch geschulte Multiplikatoren (Sporttherapeuten, sportmedizinisch interessierte Betriebsärzte oder anderes medizinisches Assistenzpersonal, z.B. Krankengymnastinnen) in kleinere Gruppen hineingetragen; die Beschäftigten werden so weit angeleitet, daß sie nach einiger Zeit die Übung selbst, mit einem Anleiter aus den eigenen Reihen, durchführen können – dies ist dann häufig der „kritische Punkt" solcher Maßnahmen!

Die Ausgleichsgymnastik wird z.T. während der Arbeitszeit (z.B. einige Minuten 2mal täglich), z.T. in den Pausen durchgeführt. Manche Firmen lassen sogar eine individuelle Wahl der Übungszeiten zu. Einige Betriebe haben spezielle Pausen- oder Gymnastikräume, in denen die Übungen durchgeführt werden können. Ungeeignete räumliche Voraussetzungen stellen oft einen wesentlichen Hinderungsgrund dar. Neben geeigneten Räumlichkeiten sind das jeweilige soziale Klima der Abteilungen, die Einstellung der Vorgesetzten, eine gute Anleitung und laufende organisatorische Unterstützung von großer Bedeutung, um die Hemmschwellen gegen die Ausgleichsgymnastik am Arbeitsplatz zu überwinden.

Der größte Teil dieser Gruppeninitiativen läßt sich nur über eine beschränkte Zeitdauer aufrechterhalten. Deshalb wird versucht, solche Programme zu vermitteln, die sich, manchmal nach einer gemeinsamen Trainingsphase, individuell durchführen lassen. Broschüren und Plakate mit Abbildungen und Anleitungen wie auch Auffrischungskurse sollen die Motivation zur Durchführung langfristig unterstüzten.

Als besonders erfolgreich hat sich die Rückenschule etabliert, die zum einen direkt auf die Arbeitstätigkeit (Stehen, Sitzen, Heben, Bücken, Über-Kopf-Arbeiten usw.) abgestimmt ist, jedoch auch für den Alltag von Nutzen ist. Rückenschulen werden zum teil gezielt für Beschäftigtengruppen mit homogenen Belastungen (z.B. Lagerarbeiter, Kantinenpersonal) konzipert und durchgeführt. Sowohl die Betriebe als auch die Beschäftigten sehen in Rückenschulen offensichtlich eine besonders gut geeignete Möglichkeit eines kompensatorischen Bewegungstrainings: In den letzten Jahren hat vor allem diese Gesundheitsförderungsmaßnahme an Akzeptanz gewonnen.

## 4.5 (Dys-)Streß

Maßnahmen zur Streßprävention können von betrieblicher Seite her auf 2 Ebenen ansetzen:
- Abbau arbeitsbedingter Streßfaktoren und Risikosituationen durch gezielte Maßnahmen zur humanen Arbeitsgestaltung (z.B. durch Aufgabenerweiterung, Aufgabenbereicherung, Qualifizierungs- und Schulungsmaßnahmen, individuelle Arbeitsgestaltung, Gruppenarbeit, Abbau von qualitativer Über- oder Unterforderung u.ä.). Dabei muß jedoch berücksichtigt werden, daß solche Maßnahmen der Arbeitsstrukturierung nicht unbedingt für alle Beschäftigten eine Streß*reduktion* bedeuten, sondern z.T. sogar eine erhöhte Belastung (z.B. Überforderung bei mangelnder Qualifikation oder bei zu geringer persönlicher Lernfähigkeit). Von daher wären Spielräume zur Selbstregulierung in den Arbeitsabläufen sehr wichtig – was jedoch betriebsorganisatorisch einen sehr hohen Aufwand erfordert und sich u.U. schwer umsetzen läßt. Auf dieser Ebene ist es auch wichtig, soziale Streßfaktoren in der Arbeitswelt zu reduzieren, die oft eine große Rolle spielen. Hierzu können frühzeitige und evtl. psychologisch begleitete Gespräche oder auch regelmäßige Besprechungen dienen, wie sie in größeren Firmen z.T. fest eingerichtet sind.
- Verbesserungen des subjektiven Bewältigungsverhaltens und der subjektiven Streßrestistenz durch spezielle Trainings-, Ausbildungs- und Qualifizierungsmaßnahmen. Hierzu werden – besonders in den USA – oft verhaltenstherapeutische Trainingsprogramme verwandt, die auf eine verbesserte innere Kontrolle des Streßgeschehens zielen. Zur Erhöhung der Streßresistenz dienen insbesondere auch streßabbauende Freizeitaktivitäten (Sport, Bewegung, allgemeine körperliche Fitneß) und das Erlernen von Entspannungstechniken (z.B. autogenes Training, Atemübungen, Kurzentspannung, Yoga u.ä.). Diese Maßnahmen richten sich darauf, eine somatische und emotionale Schutzschicht aufzubauen (durch verbesserte Selbst- und Fremdwahrnehmung, Handlungskompetenz, körperliche Fitneß, soziale Unterstützung u.ä.), um darüber die Streßresistenz zu stärken und Belastungssituationen abzubauen.

In der Literatur wird oft betont, wie wichtig eine enge Verbindung zwischen solchen speziellen Trainingsprogrammen zur Erhöhung der Streßresistenz und Maßnahmen zu einer gezielten Gestaltung der Arbeitsbedingungen ist. Das Erlernen einer verbesserten psychischen Selbstregulation hat nur begrenzten Erfolg, wenn nicht gleichzeitig auch die Arbeitsbedingungen selbst gewisse Spielräume zur Selbstregulierung zulassen.

Streß fällt auf allen betrieblichen Ebenen an, trotzdem richten sich betriebliche Maßnahmen zur Streßprävention derzeit noch schwerpunktmäßig auf Führungskräfte, insbesondere auch auf das mittlere Management und Führungskräfte in sog. „Drehangelpositionen" (z.B. Meister), die genau an den Schaltstellen zwischen verschiedenen betrieblichen Bereichen sitzen. Fragen der Streßprävention für Führungskräfte werden meist im Rahmen weiter gesteckter Führungskräfteseminare behandelt; explizite Streßseminare sind in der BRD noch eher selten. Seminare für Führungskräfte finden meist außerhalb des Alltags- und Arbeitsortes in mehrtägiger Form statt. Für die Gesamtheit der Beschäftigten werden z.T. in einigen Betrieben spezielle Kurse zum Erlernen von Entspannungstechniken oder auch Streßgesprächskreise – oft miteinander kombiniert – angeboten. Diese Kurse finden meist wöchentlich ca. 2stündig im Anschluß an die Arbeitszeit statt. Solche Kursangebote werden über das betriebliche Weiterbildungssystem, über den betrieblichen Gesundheitsdienst oder auch in Kooperation mit außerbetrieblichen Bildungseinrichtungen, wie z.B. den Volkshochschulen, durchgeführt. In einigen Großbetrieben bieten sog. Gesundheitsvorsorgekuren als besondere betriebliche Sozialleistung ein geeignetes Ansatzfeld, um Fragen von Streß und Streßprävention mit den Beschäftigten zu thematisieren und gleichzeitig auch praktische Übungen zur Streßreduktion (Entspannungstechniken, Fitneßtraining, Selbsterfahrung, Gruppengespräche) einzuüben. Gerade ein solcher mehrwöchiger Rahmen außerhalb des üblichen Arbeitsalltages bietet sehr günstige Voraussetzungen zum Überdenken und zu einer probeweisen Veränderung eingeschliffener Verhaltensgewohnheiten. Maßnahme zur betrieblichen Streßprävention und -reduktion sind z.T. auch in indirekter Weise in umfassendere betriebliche Fragestellungen oder Projekte eingebunden, die von spezifischen betrieblichen Problemfeldern ausgehen. Dementsprechend sind diese Maßnahmen direkt an den Arbeitsbereich angebunden und werden auch dort durchgeführt, wo die Probleme anfallen. Solche Maßnahmen laufen meist nicht unter dem Titel „Streßbewältigung", sondern unter projektbezogenen Themen, wie z.B. „Arbeitskreis neue Technologien", „Neubauprojekt", „Modell Lernstatt", „Qualitätszirkel" oder „Querschnittseminare". Hier werden anfallende Probleme im Arbeitsablauf unter ihren technologischen, arbeitsorganisatorischen und sozialen Aspekten meist quer Beet mit allen beteiligten Beschäftigten der entsprechenden Arbeitsbereiche und -gruppen besprochen. Ein wichtiges Ziel ist es dabei, die Beschäftigten dazu zu befähigen, die anfallenden Probleme zu artikulieren, zu erkennen, woraus sich Konflikte zusammensetzen, und nach Lösungsmöglichkeiten und Alternativen zu suchen, mit denen Reibungsverluste abgebaut werden können.

## 5 Weitergehende Ansatzfelder

Während die bisher beschriebenen Aktivitäten und Maßnahmen von einzelnen Risikofaktorenbereichen ausgehen, werden derzeit bereits Programme angewandt, die von komplexen Krankheitsbildern ausgehen und sich aus verschiedenen Komponenten zusammensetzen.

Zur Prävention von *Herz-Kreislauf-Erkrankungen* ist z.B. in Zusammenarbeit zwischen Betriebskrankenkassen und dem Institut für Dokumentation und Information, Sozialmedizin und öffentliches Gesundheitswesen Bielefeld (IDIS) das Programm „Hab'ein Herz für Dein Herz" entwickelt worden. Hier werden Gesundheitsaktionen mit verschiedenen, frei kombinierten Schwerpunkten durchgeführt, die für Herz-Kreislauf-Erkrankungen relevant sind. Bestandteile dieses Programmes sind Screening-Maßnahmen zur Ermittlung persönlicher Risikofaktoren, wie Bluthochdruck, Übergewicht und Cholesterinwerten. Begleitend dazu werden spezielle Gesundheitsaktionen durchgeführt und Kurse angeboten.

In Zusammenarbeit mit der *Deutschen Rheumaliga* werden in manchen Betrieben erste Arbeitsgemeinschaften und Selbsthilfegruppen zur Prävention und Rehabilitation von Rheumakrankheiten eingerichtet. Es geht darum, die Arbeitsplätze an die Bedürfnisse der rheumakranken Mitarbeiter anzupassen sowie ausgleichende Bewegungsübungen in Arbeitspausen zu ermöglichen. In Verbindung mit örtlichen Arbeitsgemeinschaften der Rheumaliga soll die Bildung von betrieblichen Therapiegruppen begünstigt werden.

Auch andere betriebliche Gesundheitsförderungsprogramme gehen vom Bewegungsbereich aus , versuchen jedoch, weitere Elemente gesunder Lebensführung zu integrieren. Ein Beispiel hierfür ist das Programm „WAGUS" (Wissenschaftliche Arbeitsgruppe Gesundheit und Sport). Es wurde in Zusamenarbeit mit dem *Institut für Arbeits- und Sozialhygiene* (Karlsruhe) und dem *Karlsruher Rückenforum* von Sportexperten der Universität karlsruhe ausgearbeitet. Zum einen geht es darum, ein Bewegungskonzept arbeitsplatzbezogen anwenden zu können; zum anderen, um Bewegungsprogramme in Klein- und Mittelbetriebe hineinzutragen. Das Programm setzt sich zusammen aus Präbentionskursen, die das umfassendere Ziel einer gesündern Lebensführung beinhalten, wie Rückenschule, Arbeitsplatzprogramme, Entspannungs-, Ernährungskurse. Diese Kursangebote werden, zumeist in Zusammenarbeit mit den örtlichen Krankenkassen, in Einrichtungen der Gemeinde durchgeführt. Die Arbeitsplatzprogramme vermitteln Gruppen von Mitarbeitern mit homogenen Tätigkeitsmerkmalen geziel Ausgleichsübungen gegen einseitig belastende Tätigkeiten.

Einen Schritt weiter geht ein integriertes Betriebsprogramm, das unter der Bezeichnung „Wellness – Unternehmensstrategie Gesundheit" vom *Deutschen Verband für Gesundheitssport und Sporttherapie* (DVGS) entwickelt und angeboten wird. Es integriert verhältnis- als auch verhaltenspräventive Belange und umschließ ein ganzes Bündel von Schritten und Maßnahmen. auf der Grundlage betriebs- und arbitsplatzspezifischer Bedarfsanalysen werden gesundheitsfördernde Maßnahmen angeboten, die ineinandergreifen. Das Präventionsziel „Gesundheitsförderung durch aktive, stetige Verhaltensänderung" soll mit Hilfe verschiedener Maßnahmen erreicht werden, wobei die Stichworte heißen können: gezielt Bewegung, attraktiver Arbeitsplatz, ausgewogene Ernährung, sensibler Umgang mit Mitarbeitern, Lebensqualität, Selbstverantwortung oder aktive und passive Entspannung.

Neben diesen und anderen kommerziellen außerbetrieblichen Präventionsanbietern sind vor allem die gesetzlichen Krankenkassen die wichtigsten Kooperationspartner der betrieblichen Gesundheitsförderung. Und dies besonders, seit mit §20 SGB V (Gesundheitsreformgesetz) den Kassen die Aufgabe gestellt wird, bei der Verhütung arbeitsbedingter Gesundheitsgefahren mitzuwirken und Maßnahmen der Gesundheitsförderung in Zusammenarbeit mit dem Betrieb durchzuführen. Konzepte und Gestaltung der Maßnahmen sind hierbei abhängig von der Kassenart: Orts-, Betriebs-, Innungskrankenkassen und Ersatzkassen haben gemeinsame, aber auch unterschiedliche Möglichkeiten, den Intentionen der Sozialgesetzgebung nachzukommem. Dabei spielen die organgisationsform der Kassen, ihre Betriebsnähe und die Größen- bzw. die Tätigkeitsstruktur der versicherten Betriebe eine Rolle.

## 6 Arbeitskreise und Gesundheitszirkel

Die Planung und Durchführung von Präventionsmaßnahmen sollte grundsätzlich nicht ungezielt vor sich gehen. Seit einiger Zeit wird gefordert, daß Präventionsmaßnahmen auf der Basis sorgfältiger Problemanalysen in Kooperation und Koordination mit unterschiedlicher Experten und betrieblichen Gruppen entwickelt und verwirklicht werden sollen. Als Organisationsform wird die Bildung von *Arbeitskreisen* vorgeschlagen. Drei Arten haben sich bisher bewährt:

1. Ein Arbeitskreis setzt sich aus fachkundigen Betriebsangehörigen zusammen: Betriebsarzt, Ernährungsberater, Kantinenleiter, Sporttherapeuten bzw. -mediziner sowie kompetente Arbeitgeber- und Arbeitnehmervertreter. Ziel ist es, ein gemeinsames Konzept zu erarbeiten, um präventive Maßnahmen und Programme im Betrieb durchzuführen und zu verankern. Regelmäßige Treffen dienen dazu, Erfahrungen auszutauschen, Wirksamkeiten aufzuzeigen, Korrekturen vorzunehmen und auf den Erfahrungen aufbauend weitere Strategien zu entwickeln.

2. Eine andere Organisationsform eines solchen Arbeitskreises bezieht neben den fachkompetenten Experten die Beschäftigten selbst mit ein, indem deren Erfahrungswissen mit dem Expertenwissen zusammengebracht wird. Ziel ist es zu untersuchen, welche Faktoren das Wohlbefinden der Mitarbeiter im weitesten Sinne negativ oder positiv beeinflussen und zu Belastungen, aber auch zu Entlastungen führen können. Die Fragestellung konzentriert sich auf folgende Probleme: Welche gesundheitsfördernden Faktoren gibt es im Betrieb? Wo zeichnen sich eher krankmachende Beanspruchungen und Belastungen ab? Was kann verbessert werden? Es geht dabei vor allem um äußere Arbeitsbedingungen, organisatorische Mängel, technische und soziale Probleme in Arbeitsablauf umd im Betriebsalltag. Teilnehmer eines solchen Arbeitskreises sind: Mitglieder aus der Unternehmensleitung, Betriebsräte, Mitarbeiter aus dem Personal-, Gesundheits- und Sozialwesen, Sicherheitsfachkräfte und interessierte Beschäftigte.

   Unter dem Begriff „Gesundheitszirkel" haben die Betriebskrankenkassen als erste diese Form von Beteiligungsverfahren betrieblicher Gesundheitsförderung modellhaft entwickelt, und es gibt schon eine Reihe von Firmen, vor allem mit angeschlossener Betriebskrankenkasse, in denen Zirkelarbeit in verschiedenen Bereichen durchgeführt wird. Die inhaltlichen Schwerpunkte der Zirkel umfassen Themen wie Arbeitssicherheit, Ergonomie am Arbeitsplatz, Betriebsklima, Streß, belastende Arbeitssitzuationen usw. Kennzeichnend ist dabei, daß sowohl verhalten- als auch verhänltnisorientierte Aspekte betrieblicher Prävention eingang finden.

3. Darüber hinaus gibt es Arbeitskreise, die sich mit speziellen Themen befassen, z.B. „Alkohol" oder „Rauchen". Hier arbeiten Vertreter aus verschiedenen betrieblichen Bereichen und interessierte Beschäftigte zusammen.

# 7 Schlußbemerkung

Die Konzepte und Programme betrieblicher Gesundheitsförderung wiesen eine hohen, differenzierten Standard auf und entwickeln sich laufend weiter. Trotz großer Erfolge im Bereich der betrieblichen Gesundheitsförderung in den letzten jahren und einer steigenden Anzahl von Betrieben, in denen diesbezügliche Maßnahmen durchgeführt werden, überwiegen jedoch Einzelmaßnahmen, z.B. die Durchführung einer Rückenschule, eines Streßentspannungskurses usw. Integrierte Programme, die auf der Koplexität von Belastungen aufbauen und auf mehreren Ebenen langfristig verankert sind, gibt es seltener. Dazu nehmen laut einer repräsentativen Umfrage aus dem Jahr 1994/95, die im Auftrag der Deutschen Zentrale für Volksgesundheit durchgeführt wurde, nur ca. 5–10 der angesprochenen Beschäftigten an Gesundheitsförderungsmaßnahmen teil. Dennoch dar nicht übersehen werden, daß diese als wichtige Multiplikatoren für die Kollegen gelten und deren Motivation, sich mit ihrer gesundheitlichen Situation zu beschäftigen, stärken können.

Als nach wie vor schwierig gestalte sich die Durchführung von gesundheitsfördernden Maßnahmen in Mittel- und Kleinbetrieben, da diesen die Infrastruktur, die organisationsmöglichkeiten und die Kapazität der größeren Betriebe nicht zu Verfügung stehen. Der Bundesverband der Betriebskrankenkassen hat ein Dokumentationszentrum aufgebaut, das die Erfahrungen von Firmen mit Gesundheitsförderungsprogrammen in Eigenberichten erfaßt und zur Verfügung stellt. Hier wird u.a. deutlich, daß auch in kleineren Firmen ziel- und risikogruppenorientierte, sorgfältig vorbereitete und durchgeführte Programme sich in Form einer Verringerung von Krankheitstagen, besserer Arbeitsleisung und einem begriedigenderen Betriebsklima niederschlagen.

Prävention in der Arbeitswelt muß sich weiterhin in erster Linie auf die Abwehr von arbeitsbedingten Gesundheitsrisiken richten. Maßnahmen der Gesundheitserziehung sollten von daher in enger Verbindung mit diesen grundlegenden Aufgabenstellungen des betrieblichen Arbeits- und Gesundheitsschutzes in Angriff genommen werden. Dies ist um so eher möglich, wenn Firmenleitung und Management hinter einer grundsätzlichen Gestaltung der Arbeitswelt unter präventiven, gesundheitsfördernden Gesichtspunkten stehen.

# Literatur

Badura B, Elkeles T, Grieger B, Kammerer W (1990) Zukunftsaufgabe Gesundheitsförderung. Kongreßband. Landesverband Betriebskrankendassen Berlin

Betriebliche Gesundheitsvorsorge (1988) Personalführung 11 (Schwerpunktthema)

Berg W, Murza G, Rinck S, Annnuß R (1989) Betriebliche Prävention und Gesundheitsförderung als integrative Kooperationsaufgabe. Teil 2: Modellprogramm in Nordrhein-Westfalen. Z Präventivmed Gesundheitsf 1:49–56

Brandenburg U, Kollmeier H, Kuhn K, Marschall P, Oehlke P (1990) Prävention und Gesundheitsförderung im Betrieb. Erfolge – Defizite – Künftige Strategien. Dortmund

Bundesanstalt für Arbeitsschutz und Unfallforschung (Hrsg) (1981) Streß am Arbeitsplatz. Schriftenreihe Arbeitsschutz Nr. 31

Bundesminister für Arbeit und Sozialordnung (Hrsg) (1988) Gesundheit am Arbeitsplatz. Neue Techniken menschengerecht gestalten. Bonn

Bundeszentrale für gesundheitliche Aufklärung (Hrsg) (1993) Gesundheitsförderung in der Arbeitswelt. Konferenzbericht. BZgA, Köln

Cervinka R et al. (1984) Ernährungsverhalten und Schichtarbeit. Aus dem Institut für Umwelthygiene der Universität Wien. Z Arb Wiss 38 (NF 10):30–35

Deutsche Gesellschaft für Ernähung e.V. (Hrsg) (1988) Ernährungsbericht 1988. Frankfurt

Deutsche Hauptstelle gegen Suchtgefahren (Hrsg) (1989) Alkoholprobleme am Arbeitsplatz. Erfahrungen, Konzepte, Hilfen. Konferenzband. Hoheneck, Hamm

Dierkesmann R (1986) Rauchen am Arbeitsplatz. In: Gesundheit und Arbeitsplatz. Institut Menschen und Arbeitswelt, Baden-Baden, S 32–41

Dunckel H, Zapf D (1986) Psychischer Streß am Arbeitsplatz. Köln

Elsner G (Hrsg) (1986) Vorbeugen statt Krankschreiben. Betriebsärzte in der Praxis. VSA, Hamburg

Europäisches Informationszentrum „Gesundheitsförderung im Betrieb" (hrsg) News (laufende Berichterstattung zum Thema) Bundesverband der Betriebskrankenkassen, Essen

Heim P, Kallinke D, Kulick B (1984) Streßbewältigung am Arbeitsplatz. Forschungsbericht HA 84-029, Bundesministerium für Forschung und Technologie Bonn

Institut Mensch und Arbeitswelt (Hrsg) (1986) Gesundheit und Arbeitsplatz. Kohl, Baden-Baden

Jauß H (1991) Zur Frage der Effektivität und Effizienz betrieblicher Gesundheitsförderung. Ergebnisse einer Literaturrecherche. Präventivmed Gesundheitsf 1:1–7

Kalimo R, El-Batawi MA, Cooper CL (eds) (1987) Psychosocial factors at work and their relation to health. World Health Organisation, Genf

König R (1991) Alkoholprävention als soziales, kommunikatives und strukturelles problem im Betrieb. Das öffentliche Gesundheitswesen, Sonderheft 1, 51:32–39

Kuhn W (1990) Trainingsprogramm Rückenschule für Mitarbeiter mit vorwiedend sitzender Tätigkeit. In: Brandenburg U et al. a.a.O, 359–371

Lensing-conrady R (1991) Ist Bewegung in die Arbeitswelt gekommen? Der Beitrag von Sport- und Bewegungskonzepten zur Prävention in der Arbeitswelt. Das öffentliche Gesundheitswesen, Sonderheft 1, 51:48–54

Miksche LW, Röbbeling I (1988) Streßprophylaxe im Betrieb: Streß-Management-Seminare. Zentralbl Arbeitsmed 38 (Suppl 2):4–7

Laaser U, Senault R, Viefhues H (Hrsg) (1985) Primary health care in the making. Springer, Berlin Heidelberg New York

Ministerium für Arbeit Gesundheit und Soziales der Landes Nordrhein-Westfalen (Hrsg) (1988) Arbeitsschutz Gesundheitssystem. Sotech Rundbrief 9 (Sozialverträgliche Technikgestaltung)

Möglichkeiten und Grenzen der Gesundheitserziehung in der Arbeitselt. projektvericht. – Das öffentliche Gesunheitswesen, Sonderheft 1 (1991). Thieme, Stuttgart (110) Seiten

Murza G, Allhoff PG Laaser R, annuß R (1989) Betriebliche Prävention und Gesundheitsförderung als integrative Kooperationsaufgabe. Teil: Cholesterin-Screening als Konzept im Rahmen präventiver und gesundheitsfördernder Ansätz. Z Präventivmed Gesundheitsf 1:11–16 (Teil 2)

Ott-Gerlach G (1991) Strukturmerkmale der Alkoholprävention in der betriebsärztlichen Betreuung, S 25–31

Ott-Gerlach G (1991) Die Möglichkeiten der Krankenkassen, sich an der betriebliche Prävention zu beteiligen. Das öffentliche Gesundheitswesen, Sonderheft 1, 51:74–90

Ott-Gerlach G (1991) Gesundheitsvorsorge in Klein- und Mittelbetrieben. Das öffentliche Gesundheitwesen, Sonderheft 1, 51:91–100

Ott-Gerlach G, Winter I (1991) Rauchen im Betrieb – ein konfliktbesetzter Präventionsbereich, s 40–43

Ott-Gerlach G, Winter I et al. (1990) Gesundheitserziehung im Betrieb. Zugänge und Maßnahmen. (Schriftenreihe der Landesarbeitsgemeinschaft für Gesundheitserziehung, Bd 10) Stuttgart, 199 Seiten

Remmer H (1985) Passivrauchen am Arbeitsplatz – gesundheitsschädlich oder nicht? Zentralbl Arbeitsmed 35:330–351

Rosenbrock R, Hauß F (Hrsg) (1985) Krankenkassen und Prävention. Sigma Bohn, Berlin

Rußland R (1988) Suchverhalten und Arbeitswelt. Fischer, Frankfurt

Schack M (1988) Gesundheitswochen im Betrieb. prävention 1:23–25

Schmidt F (1986) Rauchen am Arbeitsplatz. In: Bundesvereinigung für Gesundheitserziehung (Hrsg) Lebe gesünder – es lohnt sich! BfGE, Bonn

Schoberth H (1987) Ausgleichsgymnastik am Büroarbeitsplatz. In: Humane Produktion – Humane Arbeitsplätze. Teil 1: 6:20–22. Teil 2:7(20–22)

Tofahrn KW (1990) zur Frage branchenspezifischer Detailstrukturen des Betriebssportes bei Großunternehmen in der Bundesrepublik. eine empirische Untersuchung. Z Präventivmed Gesundheitsf 2:36–47

Toia M De (Hrsg) (1986) Gesundheitsförderung im Betrieb. Dokumentation der gleichnamigen Veranstaltung im Rahmen der präventa 86 in Düsseldorf. Deutscher Sporttherapeutenbund, Köln

Wilke KH, Ziegler H (1986) Probleme mit dem Alkohol. Eine Fibel für den Betrieb, 3. Aufl. Deutscher Institutsverlag, Köln

Winter I (1991) Neue Entwicklungen in der Arbeitswelt – Konsequenzen für die betriebliche Gesundheitsvorsorge. Das öffentliche Gesundheitswesen, Sonderheft 1, 51:11–17

Winter I (1991) Streß und Streßprävention in der betrieblichen Praxis aus Sicht von Betriebsexperten. Das öffentliche Gesundheitswesen, Sonderheft 1, 51:55–62

Zentgraf H (1983) Schlankheitsprogramm für die Gemeinschaftsverpflegung. Prävention 3:82–85

# Arbeitsmedizinische Vorsorgeuntersuchungen

G. ZERLETT

Die Arbeitsmedizin befaßt sich mit den Einflüssen der Arbeit, den Arbeitsmitteln und Arbeitsumwelt auf die Gesundheit und das Wohlbefinden des Arbeitnehmers; sie sieht einer ihrer wichtigsten Aufgaben in der Prävention arbeitsbedingter Erkrankungen, insbesondere der Berufskrankheiten. Entsprechend dem arbeitsmedizinischen Belastungs-Beanspruchungskonzept sind es vor allem physikalische, chemische, biologische und psychische Faktoren, die als berufliche Belastung auftreten und unter bestimmten Bedingungen zu bleibenden Gesundheitsstörungen, z.B. Berufskrankheiten, führen können. Die Auswirkung der beruflichen Belastung auf den Arbeitnehmer – die Beanspruchung – hängt neben der arbeitsspezifischen Exposition von den individuellen Gegebenheiten des Arbeitnehmers ab.

Zu den Aufgaben des Betriebsarztes gehört es, entsprechend § 3 Abs. 1 Nr. 2 des Gesetzes über Betriebsärzte, Sicherheitsingenieure und andere Fachkräfte für Arbeitssicherheit (Arbeitssicherheitsgesetz), die Arbeitnehmer zu untersuchen. Bei diesen arbeitsmedizinischen Untersuchungen handelt es sich weitgehend um arbeitsmedizinische Vorsorgeuntersuchungen, die ausschließlich im Interesse des Arbeitnehmers durchgeführt werden. Die arbeitsmedizinischen Vorsorgeuntersuchungen dienen einerseits der Erkennung und Prävention arbeitsbedingter Erkrankungen, andererseits sollen sie den Arbeitsmediziner in die Lage versetzen, geeignete Maßnahmen (technischer oder organisatorischer Art) zur Verhütung dieser Erkrankungen zu ergreifen.

Arbeitsmedizinische Vorsorgeuntersuchungen sind aufgrund zahlreicher Gesetze, Verordnungen und anderer Rechtsvorschriften zwingend.

Die wichtigste Rechtsvorschrift ist die Verordnung über gefährliche Stoffe (Gefahrenstoffverordnung). Nach § 28 sind arbeitsmedizinische Vorsorgeuntersuchungen durchzuführen, wenn die Auslöseschwelle für die in Anhang VI (s. Tabelle 1) dieser Verordnung aufgeführten Gefahrstoffe oder Zubereitungen überschritten wird. Als Auslöseschwelle definiert die Technische Regel für Gefahrstoffe (TRGS) 100 „Auslöseschwelle für gefährliche Stoffe" 1/4 des Wertes der Technischen Richtkonzentration (TRK) oder der Maximalen Arbeitsplatzkonzentration (MAK).

Die Verordnung über den Schutz vor Schäden durch Röntgenstrahlen (Röntgenverordnung) und die Verordnung über den Schutz vor Schäden durch ionisierende Strahlen (Strahlenschutzverordnung) sehen ebenfalls arbeitsmedizinische Vorsorgeuntersuchungen (§ 37 bzw. § 67) vor.

**Tabelle 1.** Anhang VI der Gefahrstoffverordnung. Liste der Vorsorgeuntersuchungen

| Gefahrstoff | Anhang | Fristen und Zeitspannen nach § 28 für die Nachuntersuchung in Monaten | |
|---|---|---|---|
| | | erste Nach-untersuchung | Weitere Nach-untersuchungen |
| Acrylnitril | | 12–24 | 12–24 |
| Antifouling-Farben | | 6 | 12 |
| Aromatische Nitro- und Aminoverbindungen | | 6-9 | 6-12 |
| Arsentrioxid und -pentoxid, arsenige Säure, Arsensäure und deren Salze (Arsenite, Arsenate) | | 6 | 12 |
| Asbest | | 12-36 | 12-36 |
| Benzol | | 2 | 3-6 |
| Benzo(a)pyren | | 24-36 | 24-36 |
| Bleitetraethyl | | 3-6 | 12-24 |
| Bleitetramethyl | | 3-6 | 12-24 |
| Cadmium und seine Verbindungen | | 12-18 | 12-24 |
| Calciumchromat | | 6-9 | 12-24 |
| Chrom-III-Chromate | | 6-9 | 12-24 |
| Chrom(VI)Verbindungen, ausgenommen Calciumchromat, Chrom(III)-Chromate, Strontiumchromat, Zinkchromat | | 6-9 | 12-24 |
| Fluor und seine anorganischen Verbindungen | | 12 | 12 |
| Jodmethan (Methyljodid) | | 60 | 60 |
| Isocyanate | | 3-6 | 12-24 |
| Kohlenmonoxid | | Nachuntersuchungen sind nur in Fällen des § 29 Abs. 2 Satz 2 Nr. 3 notwendig | |
| Methanol | | 12-18 | 12-24 |
| Monochlormethan (Methylchlorid) | | 3-6 | 12-18 |
| Nickel in Form atembarer Stäube von Nickelmetall, Nickelsulfid und sulfidischen Erzen, Nickeloxid und Nickel-carbonat | | 36-60 | 36-60 |
| Nickelverbindungen in Form atembarer Tröpfchen | | 12-24 | 12-24 |
| Nickeltetracarbonyl | | 12-24 | 12-60 |
| Nitroglycerin oder Nitroglykol | | 3-6 | 6-18 |
| Oberflächenbehandlung in Räumen und Behältern | IV Nr. 1 | Fristen werden vom Arzt festgelegt | |
| Peche | | 24-36 | 24-36 |
| Pentachlorethan | | 3-6 | 6 |
| Phosphor, weißer | | 6-9 | 12-18 |
| Quecksilber | | | |
| – Alkyl-Quecksilververbindungen | | 3-6 | 6-12 |
| – Quecksilbermetall und sontige Queck-silberverbindungen | | 6-9 | 6-12 |
| Schwefelkohlenstoff | | 3-6 | 6-18 |
| Schwefelwasserstoff | | 6-12 | 12-24 |
| Silikogener Staub | | 36 | 36 |
| Strahlmittel | | 36 | 36 |
| *Strontiumchromat* | | 6-9 | 12-24 |

**Tabelle 1.** (Fortsetzung) Anhang VI der Gefahrstoffverordnung. Liste der Vorsorgeuntersuchungen

| Gefahrstoff | Anhang | Fristen und Zeitspannen nach § 28 für die Nachuntersuchung in Monaten | |
|---|---|---|---|
| | | erste Nachuntersuchung | weitere Nachuntersuchungen |
| Tetrachlorethan | | 3-6 | 6 |
| Tetrachlorethen (Tetrachlorethylen, Perchlorethylen | | 12-18 | 12-24 |
| Tetrachlorkohlenstoff | | 3-6 | 6 |
| Thomasphosphat | | | 2. und 3. Nachuntersuchung: 2, weitere Nachuntersuchung: 12 |
| Toluol | | 12-18 | 12-24 |
| Trichlorethen (Trichlorethylen) | | 12-18 | 12-24 |
| Vinylchlorid | | 6-12 | 12-24 |
| Xylole | | 12-18 | 12-24 |
| Zinkchromat | | 6-9 | 12-24 |
| Sonstige krebserzeugende Gefahrstoffe | | 60 | 60 |
| | | *ärztlich* | *biologisch* | *ärztlich* | *biologisch* |
| Blei oder seine Verbindungen ausgenommen Bleittetraethyl und Bleitetramethyl | III Nr. 2 | | | | |
| – Bleikonzentration in der Luft über 75 $\mu$g/m$^3$ oder Bleikonzentration im Blut zwischen 50 und 60 $\mu$g/100ml | | 12 | 6 | 12 | 6 |
| – Bleikonzentration in der Luft zwischen 75 und 100 $\mu$g/m$^3$ und im Blut bis zu 50 $\mu$g/100 ml | | 12 | 12 | 12 | 12 |
| – Bleikonzentration im Blut über 60 $\mu$g/100 ml bis 70 $\mu$g/100 ml | | unverzüglich | 6 | 12 | 6 |

[1] Die ärztliche Untersuchung kann so lange zurückgestellt werden, bis sich im Anschluß an eine erneute Bestimmung des Blutbleispiegels, die innerhalb eines Monats erfolgt, zeigt, daß der Wert von 60 $\mu$g/100ml Blut weiterhin überschritten wird.

Eine Liste der Gefahrstoffe bzw. gefährdeten Fähigkeiten ist der Anlage 1 der Unfallverhütungsvorschrift „Arbeitsmedizinische Vorsorge" (VBG 100 vom 1. Oktober 1993) zu entnehmen, die eine vollständige Übersicht aller vorgeschriebenen arbeitsmedizinischen Vorsorgeuntersuchungen aufgrund staatlicher Rechtsvorschriften und anderer Regelungen enthält. In Tabelle 2 sind auszugsweise gegenwärtig zwingend vorgeschriebene Vorsorgeuntersuchungen und solche, die arbeitsmedizinisch empfohlen werden, aufgelistet. Neben den Untersuchungsfristen sind die Rechtsgrundlagen angegeben. Die von den Berufsgenossenschaften entwickelten Grundsätze für arbeitsmedizinische Vorsorgeuntersuchungen stellen Hinweise für den untersuchenden Arbeitsmediziner dar, der für die Durchführung der Vorsorgeuntersuchungen einer Ermächtigung durch die Berufsgenossenschaft

**Tabelle 2.** Gefahrstoffe und gefährdende Tätigkeiten

| Gefahrstoffe und gefährdende Tätigkeiten | Nachuntersuchungsfristen (in Monaten) | | Nachgehende Untersuchungen (in Monaten) |
|---|---|---|---|
| | erste Nachuntersuchung | weitere Nachuntersuchungen | |
| *Acrylamid* | $\leq 60$ | $\leq 60$ | $\leq 60$ |
| Acrylnitril | 12-24 | 12-24 | $\leq 60$ |
| *o-Aminoazotoluol* | $\leq 60$ | $\leq 60$ | $\leq 60$ |
| *4-Aminobiphenyl* | 6-9 | 6-12 | $\leq 60$ |
| *Salze von 4-Aminobiphenyl* | 6-9 | 6-12 | $\leq 60$ |
| *2-Amino-4-Nitrotoluol* | 6-9 | 6-12 | $\leq 60$ |
| *Antifouling Farben* | 6 | 12 | – |
| *Antimotrioxid*[2] | $\leq 60$ | $\leq 60$ | $\leq 60$ |
| *aromatische Nitro- und Aminoverbindungen* | 6-9 | 6-12 | – |
| **Arsenpentoxid, arsenige Säure, Arsensäure und deren Salze, (Arsenite, Arsenate)**[2] | 6 | 12 | $\leq 60$ |
| Arsentrioxid | | siehe *Diarsentrioxid* | |
| *Asbest*[2] | 12-36 | 12-36 | $\leq 60$ |
| **Chrysotil, Amphibol-Asbeste (Aktinolith, Amosit, Anthophyllit, Krokydolith, Tremolit)** | | | |
| **Tragen von ATEMSCHUTZGERÄTEN**[9] | | | |
| Personen bis 50 Jahre | 36 | 36 | – |
| Personen über 50 Jahre: | | | |
| Gerätegewicht bis 5 kg | 24 | 24 | – |
| Gerätegewicht über 5 kg | 12 | 12 | – |
| ARBEITSAUFENTHALT IM AUSLAND unter besonderen klimatischen und gesundheitlichen Belastungen | 24-36 | 24-36 | – |
| *Auramin, techn.* | $\leq 60$ | $\leq 60$ | $\leq 60$ |
| *Azofarbstoffe, mit krebserzeugender Aminkomponente* | $\leq 60$ | $\leq 60$ | $\leq 60$ |
| *Benzidin (4,4'-Diaminobiphenyl)* | 6-9 | 6-12 | $\leq 60$ |
| *Salze von Benzidin* | 6-9 | 6-12 | $\leq 60$ |
| **Benzol** | 2 | 3-6 | $\leq 60$ |
| **Benzo(a)pyren**[4] | 24-36 | 24-36 | $\leq 60$ |
| *Beryllium*[2] | $\leq 60$ | $\leq 60$ | $\leq 60$ |
| *Berylliumverbindungen*[2] | $\leq 60$ | | $\leq 60$ |
| Arbeiten im Bereich der BIOTECHNOLOGIE | 12 | 12 | – |
| *Bis(chlormethyl)ether* | $\leq 60$ | $\leq 60$ | $\leq 60$ |

**Tabelle 2.** (Fortsetzung) Gefahrstoffe und gefährdende Tätigkeiten

| Gefahrstoffe und gefährdende Tätigkeiten | Nachuntersuchungsfristen (in Monaten) | | | | Nachgehende Untersuchungen (in Monaten) |
|---|---|---|---|---|---|
| | erste Nach-untersuchung | | weitere Nach-untersuchungen | | |
| | ärzt-liche | bio-logische | ärzt-liche | bio-logische | |
| *Blei oder seine Verbindungen aus-genommen Bleittetraethyl und Bleitetramethyl* | | | | | |
| *– Bleikonzentration in der Luft über 75mg/m³ oder Bleikonzen-tration im Blut zwischen 50 und 60 µg/100ml* | 12 | 6 | 12 | 6 | |
| *– Bleikonzentration in der Luft zwischen 75 und 100 mg/m³ und im Blut bis zu 50 µg/100 ml* | 12 | 12 | 12 | 12 | |
| *– Bleikonzentration im Blut über 60 µg/100 ml bis 70 µg/100 ml* | unver-züglich[5] | 6 | 12 | 6 | |
| *Bleialkyle:* <br> *– Bleitetraethyl* <br> *– Bleitetramethyl* | 3-6 | | 12-24 | | – |
| *Buchenholzstaub* | $\leq 60$ | | $\leq 60$ | | $\leq 60$ |
| *1,3-Butadien* | $\leq 60$ | | $\leq 60$ | | $\leq 60$ |
| *2,4-Butansulton* | $\leq 60$ | | $\leq 60$ | | $\leq 60$ |
| *Cadmium und seine Verbindungen*[10] | 12-18 | | 12-24 | | $\leq 60$ |
| Cadmiumchlorid[2] | 12-18 | | 12-24 | | $\leq 60$ |
| Cadmiumoxid[10] | 12-18 | | 12-24 | | $\leq 60$ |
| Cadmiumsulfat[10] | 12-18 | | 12-24 | | $\leq 60$ |
| Calciumchromat[2] | 6-9 | | 12-24 | | $\leq 60$ |
| *Chlordimethylether* | siehe *Chlormethyl-methylether* | | | | $\leq 60$ |
| p-Chloranilin[10] | $\leq 60$ | | $\leq 60$ | | $\leq 60$ |
| *1-Chlor-2,3-epoxypropan (Epichlorhydrin)* | $\leq 60$ | | $\leq 60$ | | $\leq 60$ |
| *Chlorfluormethan* | $\leq 60$ | | $\leq 60$ | | $\leq 60$ |
| *N-Chlorformylmorpholin* | $\leq 60$ | | $\leq 60$ | | $\leq 60$ |
| *Chlormethyl-methylether*[1] *(Chlordimethylether)* | $\leq 60$ | | $\leq 60$ | | $\leq 60$ |
| *4-Chlor-o-toluidin* | 6-9 | | 6-12 | | $\leq 60$ |
| Chrom(III)-Chromate[2] | 6-9 | | 12-24 | | $\leq 60$ |
| **Chrom(VI)-Verbindungen, ausgenommen: Calcium-chromat, Chrom(III)-Chromate, Strontiumchromat, Zinkchromat** | 6-9 | | 6-9 | | $\leq 60$ |
| Cobalt und seine Verbindungen[10] | $\leq 60$ | | $\leq 60$ | | $\leq 60$ |
| *Cobalt*[2][3] *(als Cobaltmetall, Cobaltoxid und Cobaltsulfid)* | $\leq 60$ | | $\leq 60$ | | $\leq 60$ |
| *2,4-Diaminoanisol* | $\leq 60$ | | $\leq 60$ | | $\leq 60$ |

**Tabelle 2.** (Fortsetzung) Gefahrstoffe und gefährdende Tätigkeiten

| Gefahrstoffe und gefährdende Tätigkeiten | Nachuntersuchungsfristen (in Monaten) | | Nachgehende Untersuchungen (in Monaten) |
|---|---|---|---|
| | erste Nachuntersuchung | weitere Nachuntersuchungen | |
| 4,4-Diaminobiphenyl | siehe *Benzidin* | | |
| 4,4'-Diaminodiphenylmethan und-dihydrochlorid | ≤ 60 | ≤ 60 | ≤ 60 |
| 2,4-Diaminotoluol (2,3-Toluylendiamin) | ≤ 60 | ≤ 60 | ≤ 60 |
| o-Dianisidin | siehe *3,3'-Dimethoxybenzidin* | | |
| Diarsentrioxid (Arsentrioxid) | 6 | 12 | ≤ 60 |
| Diazomethan | ≤ 60 | ≤ 60 | ≤ 60 |
| 1,2-Dibrom-3-chlorpropan | ≤ 60 | ≤ 60 | ≤ 60 |
| 1,2-Dibromethan (Ethylendibromid) | ≤ 60 | ≤ 60 | ≤ 60 |
| Dichloracetylen | ≤ 60 | ≤ 60 | ≤ 60 |
| 3,3'-Dichlorbenzidin | 6-9 | 6-12 | ≤ 60 |
| Salze von 3,3'-Dichlorbenzidin | 6-9 | 6-12 | ≤ 60 |
| 1,4'-Dichlorbuten | ≤ 60 | ≤ 60 | ≤ 60 |
| 2,2'-Dichlordiethylsulfid | ≤ 60 | ≤ 60 | ≤ 60 |
| 1,2'Dichlorethan (Ethylenchlorid) | ≤ 60 | ≤ 60 | ≤ 60 |
| 2,2'-Dichlor-4,4'-methylendianilin [4,4'-Methylen-bis (2-chloranilin)] | 6-9 | 6-12 | ≤ 60 |
| Salze von 2,2'-Dichlor-4,4'-methylendianilin [Salze von 4,4'-Methylen-bis(2-chloranilin9] | 6-9 | 6-12 | ≤ 60 |
| 1,3-Dichlor-2-propanol[10] | ≤ 60 | ≤ 60 | ≤ 60 |
| 1,3-Dichlorpropen (cis-und trans) | ≤ 60 | ≤ 60 | ≤ 60 |
| Dieselmotor-Emissionen | ≤ 60 | ≤ 60 | ≤ 60 |
| Diethylsulfat | ≤ 60 | ≤ 60 | ≤ 60 |
| 3,3'-Dimethoxybenzidin (o-Dianisidin) | ≤ 60 | ≤ 60 | ≤ 60 |
| Salze von 3,3'-Dimethoxybenzidin (Salze von o-Dianisidin) | ≤ 60 | ≤ 60 | ≤ 60 |
| 3,3-Dimethylbenzidin (o-Tolidin) | ≤ 60 | ≤ 60 | ≤ 60 |
| Salze von 3,3'-Dimethylbenzidin (Salze von o-Tolidin) | ≤ 60 | ≤ 60 | ≤ 60 |
| Dimethylcarbamoylchlorid | ≤ 60 | ≤ 60 | ≤ 60 |
| 3,3-Dimethyl-4,4'-diaminodiphenylmethan | 6-9 | 6-12 | ≤ 60 |
| N,N-Dimethylhydrazin | ≤ 60 | ≤ 60 | ≤ 60 |
| 1,2-Dimethylhydrazin | ≤ 60 | ≤ 60 | ≤ 60 |
| Dimethylnitrosamin (N-Nitrosodimethylamin) | ≤ 60 | ≤ 60 | ≤ 60 |
| Dimethylsulfamoylchlorid | ≤ 60 | ≤ 60 | ≤ 60 |
| Dimethylsulfat | ≤ 60 | ≤ 60 | ≤ 60 |
| 2,6-Dinitrotoluol | 6-9 | 9-12 | ≤ 60 |
| Eichenholzstaub | ≤ 60 | ≤ 60 | ≤ 60 |
| Epichlorhydrin | siehe *1-Chlor-2,3-epoxipropan* | | |

**Tabelle 2.** (Fortsetzung) Gefahrstoffe und gefährdende Tätigkeiten

| Gefahrstoffe und gefährdende Tätigkeiten | Nachuntersuchungsfristen (in Monaten) | | Nachgehende Untersuchungen (in Monaten) |
|---|---|---|---|
| | erste Nachuntersuchung | weitere Nachuntersuchungen | |
| 1,2-Epoxybutan[10] (1,2-Butylenoxid | ≤ 60 | ≤ 60 | ≤ 60 |
| *1,2-Epoxypropan (1,2-Propylenoxid)* | ≤ 60 | ≤ 60 | ≤ 60 |
| *Ethylcarbamat* | ≤ 60 | ≤ 60 | ≤ 60 |
| *Ethylendibromid* | siehe *1,2-Dibromethan* | | |
| *Ethylenchlorid* | siehe *1,2-Dichlorethan* | | |
| *Ethylenimin* | ≤ 60 | ≤ 60 | ≤ 60 |
| *Ethylenoxid* | ≤ 60 | ≤ 60 | ≤ 60 |
| *Fluor und seine anorganischen Verbindungen* | 12 | 12 | – |
| *Hexamethylphosphorsäuretriamid* | ≤ 60 | ≤ 60 | ≤ 60 |
| HITZEARBEITEN | | | |
| Personen bis 50 Jahre | 60 | 60 | – |
| Personen über 50 Jahre | 24 | 24 | – |
| *Hydrazin* | ≤ 60 | ≤ 60 | ≤ 60 |
| Tätigkeiten mit INFEKTIONSGEFÄHRDUNG | 12 | 36 | – |
| *Jodmethan (Methyljodid)* | ≤ 60 | ≤ 60 | – |
| IONISIERENDE Strahlung | | | Nachgehende Untersuchungen sind nur auf Verlangen der Berufsgenossenschaft erforderlich: ≤ 60 |
| *Iocyanate* | 3-6 | 12-24 | – |
| KÄLTEARBEITEN | | | |
| Temperaturen -25°C bis -45°C | 6 | 12 | – |
| Temperaturen kälter als -45°C | 3 | 6 | – |
| *Kohlenmonoxid* | *Nachuntersuchungen sind nur in den Fällen des § 5 Abs. 3 notwendig* | | |
| Tätigkeiten im LÄRM[7)9)] 90 dB> $L_{Ar} \geq$ 85dB | 12 | 60 | – |
| > $L_{Ar} \geq$ 90dB | 12 | 36 | – |
| | *Die Durchführung des audiometrischen Siebtests als Bestandteil der arbeitsmedizinischen Vorsorgeuntersuchung kann außer vom ermächtigten Arzt auch von hierfür besonders ausgebildeten Hilfskräften unter Leitung und Aufsicht des ermächtigten Arztes vorgenommen werden.* | | |
| *Methanol* | 12-18 | | – |
| *2-Methylaziridin (Propylenimin)* | ≤ 60 | | ≤ 60 |
| *N-Methyl-bis(2-chloethyl)amin* | ≤ 60 | | ≤ 60 |

**Tabelle 2.** (Fortsetzung) Gefahrstoffe und gefährdende Tätigkeiten

| Gefahrstoffe und gefährdende Tätigkeiten | Nachuntersuchungsfristen (in Monaten) | | Nachgehende Untersuchungen (in Monaten) |
|---|---|---|---|
| | erste Nachuntersuchung | weitere Nachuntersuchungen | |
| *Methylchlorid* | siehe *Monochlormethan* | | |
| **4,4'-Methylen-bis(2-chloranilin)** | siehe *2,2'-Dichlor-4,4'-methylendianilin* | | |
| **4,4'-Methyl-bis(N,N-dimethylanilin)** | $\leq 60$ | $\leq 60$ | $\leq 60$ |
| *Monochlormethan (Methylchlorid)* | 3-6 | 12-18 | – |
| **2-Naphtylamin** | 6-9 | 6-12 | $\leq 60$ |
| **Salze von 2-Naphtylamin** | 6-9 | 6-12 | $\leq 60$ |
| **Nickel**[2)3)] | 36-60 | 36-60 | $\leq 60$ |
| **als Nickelmetall, Nickelsulfid und sulfidische Erze, Nickeloxid und Nickelcabonat) sowie** | | | |
| **Nickelverbindungen in Form atembarer Tröpfchen** | 12-24 | 12-24 | $\leq 60$ |
| **Nickeltetracarbonyl** | 12-24 | 12-60 | $\leq 60$ |
| **5-Nitroacenaphten** | 6-9 | 6-12 | $\leq 60$ |
| **4-Nitrodiphenyl** | $\leq 60$ | $\leq 60$ | $\leq 60$ |
| *Nitroglycerin oder Nitroglykol* | 3-6 | 6-18 | – |
| **2-Nitronaphtalin** | 6-9 | 6-12 | $\leq 60$ |
| **2-Nitropropan** | $\leq 60$ | $\leq 60$ | $\leq 60$ |
| **N-Nitrosodiethanolamin** | $\leq 60$ | $\leq 60$ | $\leq 60$ |
| **N-Nitrosodiethylamin** | $\leq 60$ | $\leq 60$ | $\leq 60$ |
| **N-Nitrosodiemethylamin** | siehe *Dimethylnitrosamin* | | |
| **N-Nitrosodi-i-propylamin** | $\leq 60$ | $\leq 60$ | $\leq 60$ |
| **N-Nitrosodi-n-butylamin** | $\leq 60$ | $\leq 60$ | $\leq 60$ |
| **N-Nitrosodi-n-propylamin** | $\leq 60$ | $\leq 60$ | $\leq 60$ |
| **N-Nitrosoethylphenylamin** | $\leq 60$ | $\leq 60$ | $\leq 60$ |
| **N-Nitrosomethylethylamin** | $\leq 60$ | $\leq 60$ | $\leq 60$ |
| **N-Nitrosomethylphenylamin** | $\leq 60$ | $\leq 60$ | $\leq 60$ |
| **N-Nitrosomorpholin** | $\leq 60$ | $\leq 60$ | $\leq 60$ |
| **N-Nitrosopiperidin** | $\leq 60$ | $\leq 60$ | $\leq 60$ |
| **N-Nitrosopyrrolidin** | $\leq 60$ | $\leq 60$ | $\leq 60$ |
| *Oberflächenbehandlung in Räumen und Behältern* | Fristen werden vom ermächtigten Arzt festgelegt | | |
| **4,4'-Oxidianilin (ODA)** | 6-9 | 6-12 | $\leq 60$ |
| *Peche* | siehe *Benzo(a)pyren* | | |
| *Pentachlorethan* | 3-6 | 6 | – |
| Pentachlorphenol[10)] | $\leq 60$ | $\leq 60$ | $\leq 60$ |
| *Perchlorethylen* | siehe *Tetrachlorethen* | | |
| *Phosphor, weißer* | 6-9 | 12-18 | – |
| **3-Propanolid (1,3-Propiolaceton)** | $\leq 60$ | $\leq 60$ | $\leq 60$ |
| **1,3-Propansulton** | $\leq 60$ | $\leq 60$ | $\leq 60$ |
| **1,3-Propiolacton** | siehe *3-Propanolid* | | |
| **Propylenimin** | siehe *2-Methylaziridin* | | |
| **1,2-Propylenoxid** | siehe *1,2-Epoxypropan* | | |

**Tabelle 2.** (Fortsetzung) Gefahrstoffe und gefährdende Tätigkeiten

| Gefahrstoffe und gefährdende Tätigkeiten | Nachuntersuchungsfristen (in Monaten) | | Nachgehende Untersuchungen (in Monaten) |
|---|---|---|---|
| | erste Nachuntersuchung | weitere Nachuntersuchungen | |
| *Quecksilber:* | | | |
| – *Alkyl-Quecksilberverbindungen* | 3-6 | 6-12 | – |
| – *Quecksilbermetall und sonstige Quecksilberverbindungen* | 6-9 | 6-12 | – |
| RÖNTGENSTRAHLUNG | siehe IONISIERENDE STRAHLUNG | | |
| *Schwefelkohlenstoff* | 3-6 | 6-18 | – |
| *Schwefelwasserstoff* | 6-12 | 12-24 | – |
| SCHWEISSRAUCHE | 36 | 36 | – |
| *Silikogener Staub* | 36 | 36 | – |
| *Strahlmittel* | 36 | 36 | – |
| **Strontiumchromat**[2] | 6-9 | 12-24 | ≤ 60 |
| TAUCHERARBEITEN | 12 | 12 | – |
| **2,3,7,8-Tetrachlordibenzo-p-dioxin** | ≤ 60 | ≤ 60 | ≤ 60 |
| *Tetrachlorethan* | 3-6 | 6 | – |
| *Tetrachlorethen (Tetraclorethylen, Perchlorethylen* | 12-18 | 12-24 | – |
| *Tetrachlorethylen* | siehe *Tetrachlorethylen* | | |
| *Tetrachlorkohlenstoff* | 3-6 | 6 | – |
| *Tetrachlormethan* | siehe *Tetrachlorkohlenstoff* | | |
| **4,4'-Thiodianilin (THDA)** | 6-9 | 6-12 | ≤ 60 |
| *Thomasphosphat* | 2 | 2. und 3. Nachuntersuchung: 2 weitere Nachuntersuchungen: 12 | |
| *o-Tolidin* | siehe *3,3'-Dimethylbenzidin* | | |
| *o-Toluidin* | 6-9 | 6-12 | ≤ 60 |
| *Toluol*[8] | 12-18 | 12-24 | – |
| **2,4-Toluylendiamin** | siehe *2,4'-Diaminotoluol* | | |
| **2,3,4-Trichlorbuten-1** | ≤ 60 | ≤ 60 | ≤ 60 |
| *Trichlorethen (Trichlorethylen)* | 12-18 | 12-24 | – |
| *Trichlorethylen* | siehe *Trichlorethen* | | |
| **2,4,5-Trimethylanilin** | 6-9 | 6-12 | ≤ 60 |
| **Vinylchlorid** | 6-12 | 12-24 | ≤ 60 |
| **4-Vinyl-1,2-cyclohexendiepoxid** | ≤ 60 | ≤ 60 | ≤ 60 |
| *Xylole* | 12-18 | 12-24 | – |
| Zinkchromate (einschl. Zinkkaliumchromat)[2] | 6-9 | 12-24 | ≤ 60 |
| *Sonstige krebserzeugende Gefahrstoffe*[6] | ≤ 60 | ≤ 60 | ≤ 60 |

1) Die Einstufung bezieht sich auf den technischen Chlormethyl-methylether, der nach vorliegenden Erfahrungen bis zu 7 vom Hundert Bis(chlormethyl)ether als Verunreinigung enthalten kann.
2) Wenn beim Umgang der Stoff in atembarer Form (bei Asbest als Feinstaub auftreten kann.
3) Legierungen sind hierbei nicht erfaßt.
4) Als Bezugssubstanz für krebserzeugende polycyclische aromatische Kohlenwasserstoffe (PAH) in Pyrolyseprodukten aus organischem Material.
5) Die ärztliche Untersuchung kann so lange zurückgestellt werden, bis sich im Anschluß an eine erneute Bestimmung des Blutbleispiegels, die innerhalb eines Monats erfolgt, zeigt, daß der Wert von 60µg/100ml Blut weiterhin überschritten wird.
6) Der Begriff „sonstige krebserzeugende Gefahrstoffe" (mit einer einheitlichen Nachuntersuchungsfrist von ≤ 60 Monaten) steht im Anhang V der Gefahrstoffverordnung stellvertretend für alle krebserzeugenden Gefahrstoffe des Anhang II, die in Anhang V nicht als Einzelsubstanz genannt werden.
7) Bei der Berufsgenossenschaft Druck und Papierverarbeitung lautet bei einem Beurteilungspegel $L_{ar} \geq$ 85dB die Frist für alle weiteren Nachuntersuchungen: 36 Monate.
8) Bei der Berufsgenossenschaft Druck und Papierverarbeitung lauten die Fristen für die erste, zweite und dritte Nachuntersuchung jeweils: 12 Monate, für alle weiteren Nachuntersuchunen 12-24 Monate.
9) Im Geltungsbereich der Gesundheitsschutz-Bergverordnung (GesVergV) werden andere Fristen für Nachuntersuchungen genannt (Anhang 1.1).
10) Nach Anlage 1 zur TRGS 500 „Schutzmaßnahmen beim Umgang mit krebserzeugenden Gefahrstoffen, die nicht in Anhang II der GefStoffV aufgeführt sind – Zuordnung zu den Gefährdungsgruppen-".

Erläuterungen zur Schriftart:

| | |
|---|---|
| Normalschrift: | Gefahrstoffe |
| *Kursivdruck:* | Gefahrstoffe die in Anhang V[*)] Gefahrstoffverordnung aufgeführt sind |
| ***Kursiver Fettdruck:*** | krebserzeugende Gefahrstoffe, die in Anhang II Nr. 1.1 (Abs. 1 und 2) Gefahrstoffverordnung aufgeführt sind |
| **Fettdruck:** | krebserzeugende Gefahrstoffe, die in Anhang V[*)] und in Anhang II Nr. 1.1 (Abs. 1 und 2) Gefahrstoffverordnung aufgeführt sind |
| Schrift in GROSSBUCHSTABEN: | gefährdende Tätigkeit |

[*)] Anm. des Verf.: Nach der Neufassung der Gefahrstoffverordnung vom 26. Oktober 1993 (BGBl. I S. 1783) zuletzt geändert durch Verordnung vom 19. September 1994 (BGBl. I S. 2557), jetzt Anhang VI:

bedarf. Die Grundsätze sind zwar keine Rechtsnorm, sie sollen jedoch sicherstellen, daß die arbeitsmedizinischen Vorsorgeuntersuchungen bei Überschreitung der Auslöseschwelle desselben Gefahrstoffes und bei bestimmten Tätigkeiten einheitlich durchgeführt werden; sie sollen die ärztliche Handlungsfreiheit im Einzelfall nicht einschränken. Gegenwärtig liegen 44 solcher Grundsätze vor (Tabelle 3).

**Tabelle 3.** Berufsgenossenschaftliche Grundsätze für arbeitsmedizinische Vorsorgeuntersuchungen

Gesundheitsgefährlicher mineralischer Staub

| | |
|---|---|
| Teil 1: Silikogener Staub | G 1.1 |
| Teil 2: Asbesthaltiger Staub | G 1.2 |
| Blei oder seine Verbindungen (mit Ausnahme der Bleialkyle)   G 2 | |
| Bleialkyle | G 3 |
| Hautkrebs | G 4 |
| Nitroglyzerin oder Nitroglykol | G 5 |
| Schwefelkohlenstoff | G 6 |
| Kohlenmonoxid | G 7 |
| Benzol | G 8 |
| Quecksilber oder seine Verbindungen   G 9 | |
| Methanol | G 10 |
| Schwefelwasserstoff | G 11 |
| Phosphor (weißer) | G 12 |
| Tetrachlormethan (Tetrachlorkohlenstoff) | G 13 |
| Trichlorethylen | G 14 |
| Chrom-VI-Verbindungen | G 15 |
| Arsen oder seine Verbindungen | G 16 |
| Tetrachlorethylen (Perchlorethylen) | G 17 |
| Tetrachlorethan und Pentachlorethan   G 18 | |
| Laserstrahlung (Erläuterung zum Wegfall dieses Grundsatzes)   G 19 | |
| Lärm | G 20 |
| Kältearbeiten | G 21 |
| Säureschäden der Zähne | G 22 |
| Obstruktive Atemwegserkrankungen | G 23 |
| Hauterkrankungen (mit Ausnahme von Hautkrebs) | G 24 |
| Fahr-, Steuer- und Überwachungstätigkeiten | G 25 |
| Atemschutzgeräte | G 26 |
| Isozyanate | G 27 |
| Monochlormethan (Methylchlorid) | G 28 |
| Benzolhomologe (Toluol, Xylole) | G 29 |
| Hitzearbeiten | G 30 |
| Überdruck | G 31 |
| Cadmium oder seine Verbindungen | G 32 |
| Aromatische Nitro- oder Aminoverbindungen | G 33 |
| Fluor oder seine anorganischen Verbindungen | G 34 |
| Arbeitsaufenthalt im Ausland | G 35 |
| Vinylchlorid   G 36 | |
| Bildschirm-Arbeitsplätze | G 37 |
| Nickel oder seine Verbindungen | G 38 |
| Schweißrauche | G 39 |
| Krebserzeugende Gefahrstoffe - allgemein | G 40 |
| Arbeiten mit Absturzgefahr | G 41 |
| Infektionskrankheiten | G 42 |
|        Teil 1: Tuberkuloseerreger | |
|        Teil 2: Hepatitis-A-Viren (HAV) | |
|        Teil 3: Hepatitis-B-Viren (HBV) | |
| Biotechnologie | G 43 |
| Buchen- und Eichenholzstaub | G 44 |

Nach den Rechtsvorschriften und den Berufsgenossenschaftlichen Grundsätzen für arbeitsmedizinische Vorsorgeuntersuchungen wird unterschieden zwischen Erstuntersuchungen, Nachuntersuchungen und nachgehenden Untersuchungen. Die Erstuntersuchung ist vor Aufnahme einer Tätigkeit mit dem Risiko der Überschreitung der Auslöseschwelle vorzunehmen. Durch die Erstuntersuchung wird festgestellt, ob gesundheitliche Bedenken gegen die Aufnahme einer Tätigkeit bestehen, bei der das Risiko einer Gesundheitsschädigung für die Arbeitnehmer besteht. Eine Erstuntersuchung ist auch bei Arbeitsplatzwechsel erforderlich, wenn am neuen Arbeitsplatz das Risiko einer Überschreitung der Auslöseschwelle besteht.

Die Erstuntersuchung, die im Rahmen der arbeitsmedizinischen Vorsorge durchgeführt wird, ist mit der sog. Einstellungsuntersuchung nicht identisch. Bei dieser soll in der Regel auf Wunsch des Arbeitgebers festgestellt werden, ob der Einstellungsbewerber den Leistungsansprüchen genügt.

Nachuntersuchungen werden innerhalb bestimmter Untersuchungsfristen, die in den Rechtsgrundlagen vorgeschrieben oder den Berufsgenossenschaftlichen Grundsätzen für arbeitsmedizinische Vorsorgeuntersuchungen festgelegt sind, durchgeführt.

Der Arbeitgeber darf einen Arbeitnehmer, der sich der arbeitsmedizinischen Vorsorgeuntersuchung unterziehen muß, nach Ablauf der vorgeschriebenen Fristen nur weiterbeschäftigen, wenn der Arbeitnehmer zuvor von einem ermächtigten Arzt untersucht worden ist und dem Arbeitgeber eine von diesem Arzt ausgestellte Bescheinigung vorliegt, daß gesundheitliche Bedenken gegen eine Weiterbeschäftigung nicht bestehen.

Diese „Grundsätze" sehen folgende Beurteilungskriterien vor:
- keine gesundheitlichen Bedenken,
- keine gesundheitlichen Bedenken unter bestimmten Voraussetzungen,
- befristete gesundheitliche Bedenken,
- dauernde gesundheitliche Bedenken.

Bei Vorliegen dauernder gesundheitlicher Bedenken ist ein Arbeitsplatzwechsel unumgänglich.

Bei begründetem Verdacht oder beim Vorliegen einer Berufskrankheit hat der Artzt oder Zahnarzt eine „Ärztliche Anzeige über eine Berufskrankheit" entsprechend § 5 der Berufskrankheiten-Verordnung (BeKV) in der Fassung der Verordnung von 1992, beim Träger der gesetzlichen Unfallversicherung oder der für den Arbeitsschutz zuständigen Stelle unverzüglich zu erstatten.

Nach dem Berufskrankheitenrecht der Bundesrepublik Deutschland (gemischtes Berufskrankheitensystem) ist die Anerkennung einer Berufskrankheit nach der Berufskrankheitenverordnung (sog. Listenkrankheiten) und über die Generalklausel des § 551 Abs. 2 der Reichsversicherungsverordnung möglich. Die Berufskrankheiten-Verordnung (BeKV) von 1992 führt gegenwärtig 64 entschädigungspflichtige Berufskrankheiten auf, die in Tabelle 4 dargestellt sind.

Nachgehende Untersuchungen sind erforderlich, wenn der Arbeitnehmer bei seiner Tätigkeit krebserzeugenden Gefahrstoffen ausgesetzt war und die Auslöseschwelle für krebserzeugende Gefahrstoffe überschritten wurde. Bleibt der exponierte Arbeitnehmer im Betrieb, ist der Arbeitgeber für die nachgehenden Untersuchungen, die in einem bestimmten Rhythmus auch nach Beendigung der beruflichen Exposition fortgeführt werden, zuständig. Scheidet der Arbeitnehmer aus dem Beschäftigungsverhältnis aus, werden die nachgehenden Untersuchungen von einer zentralen Stelle (Berufsgenossenschaft) veranlaßt.

Der Umfang der arbeitsmedizinischen Vorsorgeuntersuchungen ist in den berufsgenossenschaftlichen Grundsätzen umrissen. Neben einer allgemeinen Untersuchung kommen spezielle und ergänzende Untersuchungen in Betracht.

Der untersuchende Arzt hat eine sorgfältige Dokumentation der Untersuchungsbefunde vorzunehmen. Für die Untersuchung nach G 1.1 und G 1.2 (Gesundheitsgefährlicher mineralischer Staub), G 20 (Lärm I und II), G 26 (Träger von Atemschutzgeräten für Arbeit und Rettung) sowie G 31 (Arbeiten mit Überdruck) werden besondere Untersuchungsbögen verwendet.

Die Indikation zur Durchführung arbeitsmedizinischer Vorsorgeuntersuchungen ist stets ein Hinweis, daß Arbeitnehmer auf Arbeitsplätzen beschäftigt sind, von denen gesundheitliche Gefahren ausgehen können. Es ist daher von dem zuständigen Betriebsarzt immer wieder zu prüfen, ob durch ergonomische, technische oder organisatorische Maßnahmen eine berufliche Einwirkung ausgeschaltet werden kann. Die Verwendung von persönlichen Schutzausrüstungen durch die exponierten Arbeitnehmer entbindet in der Regel nicht von der Durchführung der arbeitsmedizinischen Vorsorgeuntersuchungen.

Eine Duldungspflicht zur Teilnahme an arbeitsmedizinischen Vorsorgeuntersuchungen besteht grundsätzlich nicht. Lediglich die Vorsorgeuntersuchung nach den Bestimmungen der Strahlenschutzverordnung ist eine Rechtspflicht. Die freiwillige Mitwirkung der beruflich exponierten Arbeitnehmer wird vorausgesetzt. Bei der Weigerung zur Durchführung einer arbeitsmedizinischen Vorsorgeuntersuchung darf der Arbeitgeber den betreffenden Arbeitnehmer nach Ablauf der Untersuchungsfrist nicht weiterbeschäftigen.

Arbeitsmedizinische Vorsorgeuntersuchungen sind ein wichtiges Instrument der Sekundärprävention arbeitsbedingter Erkrankungen, insbesondere der entschädigungspflichtigen Berufskrankheiten.

Es muß jedoch das vordringliche Anliegen der Arbeitsmedizin sein, die Primärprävention durch Schaffung ergonomisch einwandfreier Arbeitsplätze und Arbeitsverfahren zu betreiben, so daß eine berufliche Belastung mit dem Risiko von Gesundheitsschäden ausgeschlossen werden kann. Solange dieses Ziel nicht vollständig realisierbar ist, muß die arbeitsmedizinische Vorsorge wichtigste Präventivmaßnahme am Arbeitsplatz bleiben.

**Tabelle 4.** Liste der Berufskrankheiten (Anlage 1 BeKV i. d. Fassung vom 18. Dezember 1992, BGBl. I S. 2343)

| Nr. | Krankheiten |
| --- | --- |
| 1 | **Durch chemische Einwirkungen verursachte Krankheiten** |
| 11 | *Metalle oder Metalloide* |
| 1101 | Erkrankungen durch Blei oder seine Verbindungen |
| 1102 | Erkrankungen durch Quecksilber oder seine Verbindungen |
| 1103 | Erkrankungen durch Chrom oder seine Verbindungen |
| 1104 | Erkrankungen durch Kadmium oder seine Verbindungen |
| 1105 | Erkrankungen durch Mangan oder seine Verbindungen |
| 1106 | Erkrankungen durch Thallium oder seine Verbindungen |
| 1107 | Erkrankungen durch Vanadium oder seine Verbindungen |
| 1108 | Erkrankungen durch Arsen oder seine Verbindungen |
| 1109 | Erkrankungen durch Phosphor oder seine anorganischen Verbindungen |
| 1110 | Erkrankungen durch Beryllium oder seine Verbindungen |
| 12 | *Erstickungsgase* |
| 1201 | Erkrankungen durch Kohlenmonoxid |
| 1202 | Erkrankungen durch Schwefelwasserstoff |
| 13 | *Lösemittel, Schädlingsbekämpfungsmittel (Pestizide) und sonstige chemische Stoffe* |
| 1301 | Schleimhautveränderungen, Krebs oder andere Neubildungen der Harnwege durch aromatische Amine |
| 1302 | Erkrankungen durch Halogenkohlenwasserstoffe |
| 1303 | Erkrankungen durch Benzol, seine Homologe oder durch Styrol |
| 1304 | Erkrankungen durch Nitro- oder Aminoverbindungen des Benzols oder seiner Homologe oder ihrer Abkömmlinge |
| 1305 | Erkrankungen durch Schwefelkohlenstoff |
| 1306 | Erkrankungen durch Methylalkohol (Methanol) |
| 1307 | Erkrankungen durch organische Phosphorverbindungen |
| 1308 | Erkrankungen durch Fluor oder seine Verbindungen |
| 1309 | Erkrankungen durch Salpetersäureester |
| 1310 | Erkrankungen durch halogenierte Alkyl-, Aryl- oder Alkylaryloxide |
| 1311 | Erkrankungen durch halogenierte Alkyl-, Aryl- oder Alkylarysulfide |
| 1312 | Erkrankungen der Zähne durch Säuren |
| 1313 | Hornhautschädigungen des Auges durch Benzochinon |
| 1314 | Erkrankungen durch para-tertiär-Butylphenol |
| 1315 | Erkrankungen durch Isocyanate, die zur Unterlassung aller Tätigkeiten gezwungen haben, die für die Entstehung, die Verschlimmerung oder das Wiederaufleben der Krankheit ursächlich waren oder sein können |
| | Zu den Nummern 1101 bis 1110, 1201 und 1202, 1303 bis 1309 und 1315: Ausgenommen sind Hauterkrankungen. Diese gelten als Krank-heiten im Sinne dieser Anlage nur insoweit, als sie Erscheinungen einer Allgemeinerkrankung sind, die durch Aufnahme der schädigenden Stoffe in den Körper verursacht werden oder gemäß Nummer 5101 zu entschädigen sind. |
| 2 | **Durch physikalische Einwirkungen verursachte Krankheiten** |
| 21 | *Mechanische Einwirkungen* |
| 2101 | Erkrankungen der Sehnenscheiden oder des Sehnengleitgewebes sowie der Sehnen- oder Muskelansätze, die zur Unterlassung aller Tätigkeiten gezwungen haben, die für die Entstehung, die Verschlimmerung oder das Wiederaufleben der Krankheit ursächlich waren oder sein können. |
| 2102 | Meniskusschäden nach mehrjährigen andauernden oder häufig wiederkehrenden, die Kniegelenke überdurchschnittlich belastenden Tätigkeiten |
| 2103 | Erkrankungen durch Erschütterung bei Arbeit mit Druckluftwerkzeugen oder gleichartig wirkenden Werkzeugen oder Maschinen |

Fortsetzung nächste Seite

**Tabelle 4.** (Fortsetzung) Entschädigungspflichtige Berufskrankheiten nach der Berufskrankheitenverordnung

| | |
|---|---|
| 2104 | Vibrationsbedingte Durchblutungsstörungen an den Händen, die zur Unterlassung aller Tätigkeiten gezwungen haben, die für die Entstehung, die Verschlimmerung oder das Wiederaufleben der Krankheit ursächlich waren oder sein können |
| 2105 | Chronische Erkrankungen der Schleimbeutel durch ständigen Druck |
| 2106 | Drucklähmungen der Nerven |
| 2107 | Abrißbrüche der Wirbelfortsätze |
| 2108 | Bandscheibenbedingte Erkrankungen der Lendenwirbelsäule durch langjähriges Heben oder Tragen schwerer Lasten oder duch langjährige Tätigkeiten in extremer Rumpfbeugehaltung, die zur Unterlassung aller Tätigkeiten gezwungen haben, die für die Entstehung, die Verschlimmerung oder das Wiederaufleben der Krankheit ursächlich waren oder sein können |
| 2109 | Bandscheibenbedingte Erkrankungen der Halswirbelsäule durch langjähriges Tragen schwerer Lasten auf der Schulter, die zur Unterlassung aller Tätigkeiten gezwungen haben, die für die Entstehung, die Verschlimmerung oder das Wiederaufleben der Krankheit ursächlich waren oder sein können |
| 2110 | Bandscheibenbedingte Erkrankungen der Lendenwirbelsäule durch langjährige, vorwiegend vertikale Einwirkung von Ganzkörperschwingungen im Sitzen, die zur Unterlassung aller Tätigkeiten gezwungen haben, die für die Entstehung, die Verschlimmerung oder das Wiederaufleben der Krankheit ursächlich waren oder sein können |
| 2111 | Erhöhte Zahnabrasionen durch mehrjährige quarzstaubbelastende Tätigkeiten |
| 22 | *Druckluft* |
| 2201 | Erkrankungen durch Arbeiten in Druckluft |
| 23 | *Lärm* |
| 2301 | Lärmschwerhörigkeit |
| 24 | *Strahlen* |
| 2401 | Grauer Star durch Wärmeeinstrahlung |
| 2402 | Erkrankungen durch ionisierende Strahlen |
| 3 | **Durch Infektionserreger oder Parasiten verursachte Krankheiten sowie Tropenkrankheiten** |
| 3101 | Infektionskrankheiten, wenn der Versicherte im Gesundheitsdienst, in der Wohlfahrtspflege oder in einem Laboratorium tätig oder durch eine andere Tätigkeit der Infektionsgefahr in ähnlichem Maße besonders ausgesetzt war |
| 3102 | Von Tieren auf Menschen übertragbare Krankheiten |
| 3103 | Wurmkrankheit der Bergleute, verursacht durch Ankylostoma duodenale oder Strongyloides stercoralis |
| 3104 | Tropenkrankheiten, Fleckfieber |
| 4 | **Erkrankungen der Atemwege und der Lungen, des Rippenfells und Bauchfells** |
| 41 | *Erkrankungen durch anorganische Stäube* |
| 4101 | Quarzstaublungenerkrankung (Silikose) |
| 4102 | Quarzstaublungenerkrankung in Verbindung mit aktiver Lungentuberkulose (Silikotuberkulose) |
| 4103 | Asbeststaublungenerkrankung (Asbestose) oder durch Asbeststaub verursachte Erkrankung der Pleura |

Fortsetzung nächste Seite

**Tabelle 4.** (Fortsetzung) Entschädigungspflichtige Berufskrankheiten nach der Berufskrankheitenverordnung

| | |
|---|---|
| 4104 | Lungenkrebs<br>– in Verbindung mit Asbeststaublungenerkrankung (Asbestose),<br>– in Verbindung mit durch Asbeststaub verursachten Erkrankung der Pleura oder<br>– bei Nachweis der Einwirkung einer kumulativen Asbestfaserstaubdosis am Arbeitsplatz von mindestens 25 Faserjahren $(25 \cdot 10^{6)}$ {(Fasern/m3) · Jahre)} |
| 4105 | Durch Asbest verursachtes Mesotheliom des Rippenfells und des Bauchfells oder des Perikards |
| 4106 | Erkrankungen der tieferen Atemwege und der Lungen durch Aluminium oder seine Verbindungen |
| 4107 | Erkrankungen an Lungenfibrose durch Metallstäube bei der Herstellung oder Verarbeitung von Hartmetallen |
| 4108 | Erkrankungen der tieferen Atemwege und der Lungen durch Thomasmehl (Thomasphosphat) |
| 4109 | Bösartige Neubildungen der Atemwege und der Lungen durch Nickel oder seine Verbindungen |
| 4110 | Bösartige Neubildungen der Atemwege und der Lungen durch Kokereirohgase |
| 42 | *Erkrankungen durch organische Stäube* |
| 4201 | Exogen-allergische Alveolitis |
| 4202 | Erkrankungen der tieferen Atemwege und der Lungen durch Rohbaumwoll-, Rohflachs- oder Rohhanfstaub (Byssinose) |
| 4203 | Adenokarzinome der Nasenhaupt- und Nasennebenhöhlen durch Stäube von Eichen- oder Buchenholz |
| 43 | *Obstruktive Atemwegserkrankungen* |
| 4301 | Durch allergisierende Stoffe verursachte obstruktive Atemwegerkrankungen (einschließlich (Rhinopathie), die zur Unterlassung aller Tätigkeiten gezwungen haben, die für die Entstehung, die Verschlimmerung oder das Wiederaufleben der Krankheit ursächlich waren oder sein können |
| 4302 | Durch chemisch-irritativ oder toxisch wirkende Stoffe verursachte obstruktive Atemwegerkrankungen, die zur Unterlassung aller Tätigkeiten gezwungen haben, die für die Entstehung, die Verschlimmerung oder das Wiederaufleben der Krankheit ursächlich waren oder sein können |
| 5 | **Hautkrankheiten** |
| 5101 | Schwere oder wiederholt rückfällige Hauterkrankungen, die zur Unterlassung aller Tätigkeiten gezwungen haben, die für die Entstehung, die Verschlimmerung oder das Wiederaufleben der Krankheit ursächlich waren oder sein können |
| 5102 | Hautkrebs oder zur Krebsbildung neigende Hautveränderungen durch Ruß, Rohparaffin, Teer, Anthrazen, Pech oder ähnliche Stoffe |
| 6 | **Krankheiten sonstiger Ursachen** |
| 6101 | Augenzittern der Bergleute |

# Literatur


Berufsgenossenschaftliche Grundsätze für arbeitsmedizinische Vorsorgeuntersuchungen – Arbeitsmedizinische Vorsorge, 1. Aufl. (1994). Gentner, Stuttgart

Berufskrankheiten-Verordnung in der Fassung der Zweiten Verordnung zu Änderung der Berufskrankheiten-Verordnung (BeKV) vom 18. Dezember 1992 (BGBl I. S. 2343)

Florian HJ, Franz J, Zerlett G (1988) Handbuch Betriebsärztlicher Dienst, 4. Aufl. Ecomed, Landsberg/Lech

Gesetz über Betriebärzte, Sicherheitsingenieure und andere Fachkräfte für Arbeitssicherheit vom 12. Dezember 1973, geändert durch das Jugendarbeitsschutzgesetz vom 12. April 1976 (BGBl. I S. 965)

Heinen W, Tentrop F, Wienecke J, Zerlett G (1988) Kommentar zum medizinischen und technischen Arbeitschutz, Bd 2, 3. Aufl. Kohlhammer, Köln Stuttgart

Kramer R, Zerlett G (1989) Deutsches Strahlenschutzrecht, Bd 1: Strahlenschutzverordnung/Strahlenvorsorgesetz; 3. Aufl, Bd 2: Röntgenverordnung, 2. Aufl. Kohlhammer, Köln Stuttgart

Unfallverhütungsvorschrift „Arbeitsmedizinische Vorsorge" (VBG 100) Ausg. 1984

Verordnung über gefährliche Stoffe (Gefahrstoffverordnung - GefStoffV) vom 26. August 1987 (BGB 1. I S. 1470), zuletzt geändert am 16. Februar 1987 (BGB 1. I S. 2721)

Wagner R, Zerlett G, Giesen T (1989) Berufskrankheiten und medizinischer Arbeitsschutz. 7. Aufl, Kohlhammer, Köln Stuttgart

Zerlett G, (1995) Die entschädigungspflichtigen Berufskrankheiten. ECOMED, Landsberg/Lech

# Schädliche Umwelteinwirkungen auf die menschliche Gesundheit

U. Krämer und H.E. Wichmann

## 1 Übersicht

Vermutlich gelangten mehr als eine Million Einzelstoffe durch menschliche Aktivitäten in irgendeiner Form über Luft, Wasser und Boden in den Naturkreislauf. Sie können dabei in unterschiedlichem Ausmaß die menschliche Gesundheit beeinträchtigen und schädigen. Ausschließlich solche anthropogenen Schadwirkungen sind im folgenden behandelt.

Der menschliche Organismus ist nur in begrenztem Umfang fähig, Veränderungen der äußeren Lebensbedingungen zu kompensieren. Es ist daher zwingend erforderlich, bereits präventiv Umweltrisiken zu vermeiden bzw. zu minimieren. Dies setzt – ebenso wie eine spätere Schadensbekämpfung – voraus, daß die Schadwirkungspotentiale der in die Umwelt gelangenden Stoffe bekannt sind.

In den folgenden Abschnitten sollen zunächst – ausgehend von einer organbezogenen Betrachtungsweise –  die Wirkungen wichtiger Luftschadstoffe auf den menschlichen Organismus dargestellt werden. Danach folgt die Beschreibung des Präventionspotentials und der Quellen relevanter Umweltschadstoffe.

## 2 Organbezogene Beschreibung von Schadstoffeinwirkungen

Die folgende Darstellung der Pathomechanismen bei der Wirkung umweltrelevanter Schadstoffe auf den menschlichen Körper geht auf das Ausmaß der realen Gefährdung nicht ein, dazu wird unter 4 Stellung genommen.

### 2.1 Wirkungen auf die Atemwege

Relevante Stoffe sind in Tabelle 1 dargestellt.

***Atemphysiologische Veränderungen***
Die Strömungswiderstände in den Atemwegen (Resistance) können u. a. durch Beeinflussung der Bronchialmuskulatur, der Bronchialschleimhaut und der Schleimsekretion verändert werden. Reaktionen des Bronchialsystems sind durch

**Tabelle 1.** Stoffe mit Wirkungen auf die Atemwege

---

*Gasförmige Luftverunreinigungen:*
Schwefeldioxid (SO2),
Stickstoffdioxid (NO2)
Ozon (O3),
Formaldehyd
*partikelförmige Luftverunreinigungen*
Staub mit toxischen Inhaltsstoffen (z.B. Blei(Pb), Cadmium(Cd), Chrom (Cr), Mangan (Mn),
Nickel (Ni) und adsorbierten Säuren wie Schwefelsäure (H2SO4), Salpetersäure (HNO3)
Asbestfasern)
*Schadstoffgemische*
Zigarettenrauch (auch Zigarren- und Pfeifenrauch)
Kraftfahrzeugabgase (Ottomotor- und Diesel-Abgase)

---

Reize physikalischer Art, aber auch durch Luftschadstoffe auslösbar. So können bereits $SO_2$-Konzentrationen, wie sie beispielsweise während Smogepisoden auftreten, bei besonders empfindlichen Personen (Hyperreagible) Veränderungen in den Atemwegen auslösen, die bei vorgeschädigten Personen unter Umständen bedrohliche Formen annehmen können. Auch nach Inhalation umweltrelevanter Konzentrationen von $NO_2$ und $O_3$ (Ozon) nimmt der Atemwegswiderstand zu, allerdings in geringerem Ausmaß als nach $SO_2$-Inhalation, hält dafür aber länger an.

### Schädigung der Reinigungsmechanismen des Atemtraktes

Eine langandauernde Exposition gegenüber relativ hohen Reizgaskonzentrationen (z.B. $NO_2$ und Ozon) und Aerosolen mit stark toxischen Inhaltsstoffen kann zur Zerstörung der Schleimhaut mit irreversiblem Verlust von Zilien und von schleimproduzierenden Becherzellen führen. Dadurch wird wiederum die Lungenclearance, d. h. der Abtransport von Schleim und darin gelösten Partikeln bzw. Schadstoffen beeinträchtigt. Die für die Infektionsabwehr im Alveolarbereich verantwortlichen Makrophagen (Freßzellen) werden u. a. durch Schwermetalle, wie Blei, Cadmium, Nickel, Mangan und Chrom, geschädigt. Dadurch wird die Funktion dieser Freßzellen gestört und ihre Lebensfähigkeit stark vermindert.

### Morphologische Veränderungen

Neben den bereits erwähnten morphologischen Alterationen der Zilien und Becherzellen kann es im Alveolarbereich durch Schadgase wie $NO_2$ und Ozon zu Veränderungen der Zellpopulation kommen. Die normalerweise ca. 90% der Alveolaroberfläche bedeckenden großflächigen Typ-I-Pneumozyten werden dabei durch die mehr kuboiden Pneumozyten der Typ II ersetzt. Dies führt zu einer Vergrößerung der Gasdiffusionsstrecke und somit zu einer Beeinträchtigung des Gasaustausches. Diese Veränderungen sind primär reversibel und bilden sich bei nachlassender Exposition innerhalb weniger Tage zurück. Bei anhaltender Belastung über lange Zeit kommt es schließlich zu einer Ablösung der Alveolarzellen und eine durch Fibrosierung bewirkte Verdickung der Alveolarsepten. Die von diesen irreversiblen Veränderungen betroffenen Regionen verursachen Störungen der Ventilation und des Alveolargasaustausches. Es entstehen schließlich „Verschmelzungen" mehrerer Alveolen zu einzelnen großen „Bläschen", was einer Reduzierung der für den Gasaustausch zur Verfügung stehenden Lungenoberfläche gleichkommt („Emphysem").

### Kanzerogenese

Durch Arsen, Nickel, Chrom, Cadmium, Asbest kann es zu Enstehung von Lungentumoren (vor allem Plattenepithelkarzinomen und kleinzelligen Bronchialkarzinomen) kommen. Hauptrisikofaktor ist allerdings das Rauchen. Ferner verursacht Asbest Tumoren des Bauch- und Rippenfells (Mesotheliome).

### Beeinträchtigung der Resistenz gegenüber infektiösen Keimen

Während und unmittelbar nach extremen Smogepisoden sind vermehrt Erkrankungen der Atemwege aufgetreten. Diese Betrachtung führte zur Vorstellung, daß primär eine Vorschädigung des Atemtraktes durch Inhalationsnoxen erfolgt mit anschließender Entwicklung bakteriell oder viral bedingter Infekte auf dem geschädigten Gewebe. Diese Annahme wurde im Tierversuch (Ratten, Mäuse, Hamster) bestätigt: Nach der Vorbehandlung mit tief in die Lungenperipherie eindringenden Schadstoffen, wie $NO_2$ und $O_3$, waren die Versuchstiere gegenüber Aerosolen von pathogenen Bakterien oder Viren weit weniger resistent. Bei $SO_2$-Exposition traten diese Phänomene nicht auf.

## 2.2 Wirkungen auf das Herz-Kreislauf-System

Relevante Stoffe sind in Tabelle 2 dargestellt.

### Störungen der Transportfunktion

Kohlenmonoxid hat eine starke Bindungsfähigkeit an den roten Blutfarbstoff Hämoglobin und blockiert den Sauerstofftransport, indem es den Sauerstoff verdrängt. Funktionell entspricht das einer Anämie, wobei die Herzbelastung durch „nutzlos" umlaufende blockierte rote Blutkörperchen sogar größer ist als bei einer echten Anämie. Wirkungen bei Risikogruppen (Patienten mit Angina pectoris oder peripheren Durchblutungsstörungen) werden schon bei COHb- Konzentrationen von 2,9% beschrieben. Das entspricht bei einstündiger Exposition einer CO-Konzentration von etwa 30 ppm, bei 24stündiger Exposition genügen dazu etwa 10 ppm. Längerfristig kann CO durch kompensatorische Mehrproduktion von roten Blutkörperchen zu einer vermehrten Herzarbeit durch erhöhte Blutviskosität führen. (Inhalation von $CH_2CI_2$, $CH_2CIBr$ oder $Ch_2Br_2$ kann im Stoffwechsel zu einem Anstieg der körpereigenen CO-Produktion mit COHb-Bildung führen). Nitrite können über Methämoglobinbildung eine vergleichbare Behinderung

**Tabelle 2.** Stoffe mit Wirkungen auf das Herz-Kreislauf-System

Kohlenmonoxid (CO)
Halogenierte Kohlenwasserstoffe
Metalle
Arsen (As), Blei (PB), Cadmium (Cd)
(ferner Antimon (Sb), Barium (Ba), Cobalt (Co), Thallium (Ti)
bei im allgemeinen nicht umweltrelevanten Konzentrationen)
Zigarettenrauch
Fibrogene Stäube (Asbest, Quarz, Metalle, organische Stäube);

des Sauerstofftransportes hervorrufen. Sie könnten über die Nitritaufnahme beim Trinkwasser ein Problem darstellen.

### Störungen der Pumpfunktion

Nach Inhalation leichtflüchtiger lipophiler Halogenkohlenwasserstoffe (z.B. Treibgase in Spraydosen) können gelegentlich bei gleichzeitiger Einwirkung sympathomimetischer Substanzen (Anwendung z.B. bei Asthmatikern) Herzrhythmusstörungen auftreten.

### Störungen der Widerstandsanpassung

Zusammenhänge zwischen Bleibelastung und erhöhtem Blutdruck werden diskutiert. Als Wirkungsmechanismen kommen Einflüsse auf das sympathische Nervensystem oder über die Niere in Frage. Bei Kadmium steht die Niere als betroffenes Organ im Vordergrund, wobei es zu Funktionsstörungen bzw. Nierenschädigungen kommen kann. Über die chronische Emphysembronchitis können Lungenveränderungen bei Rauchern (und Passivrauchern?) zu erhöhtem Druck in den Blutgefäßen der Lunge und damit zu erhöhter Belastung der rechten Herzkammer führen.

Fibrogene Stäube (Quarzstaub, Asbestfasern, verschiedene Hartmetallstäube und organische Stäube (Byssinose mit allergischer Bronchialveolitis und Lungenfibrose)) können ebenfalls zu erhöhter Rechtsherzbelastung durch Verengung der Blutgefäße mit erhöhter Druckbelastung führen.

### Gefäßverschlüsse

Durchblutungsstörungen durch Arsen mit arteriellen Gefäßverschlüssen und nachfolgender Gewebezerstörung wurden als „blackfoot disease" bei Aufnahme stark arsenhaltigen Trinkwassers beschrieben.

## 2.3  Wirkungen auf das Immunsystem

Relevante Schadstoffe sind in Tabelle 3 dargestellt.

Fremdstoffe bzw. deren Stoffwechselprodukte können direkt toxisch oder stimulierend auf das Immunsystem wirken, ohne daß sie als Antigen erkannt werden, z.B. sind bestimmte Chemikalien (Dioxine und andere halogenierte Aromaten) relativ selektiv toxisch für T-Lymphozyten und können so zu einer erheblichen Immunschwäche führen. Als weiteres Beispiel ist der direkt stimulierende sowie – in Abhängigkeit von der Zeit und Dosis – toxische Effekt von Quarz auf Makrophagen zu nennen. Hierdurch kommt es sekundär auch zu einer Stimulation von Lymphozyten.

Wesentlich häufiger als diese direkte Immunotoxizität bzw. Immunstimulation treten jedoch unerwünschte Nebenreaktionen des Immunsystems auf Fremdstoffe auf, die bzw. deren Metaboliten als solche relativ inert, d.h. nicht toxisch sind. Beispiele für solche Reaktionen sind:
- Allergien, bei denen Subklassen von Antikörpern (IgE) vermehrt auftreten (Asthma, Heuschnupfen), und Kontaktallergien, u. a. verursacht durch Nickel, Chrom und Schädlingsbekämpfungsmittel (Pestizide).

**Tabelle 3.** Stoffe mit Wirkungen auf das Immunsystem

---

Schwermetalle
Cadmium
Blei
Quecksilber
Nickel
Kobalt
Chrom
*Halogenierte Kohlenwasserstoffe*
Dioxin (TCDD)
Hexachlorbenzol
andere PCB
Pestizide
Organozinnverbindungen
(Die Wirkung der meisten Stoffe auf das Immunsystem ist bisher nicht untersucht
und unbekannt)

---

- Autoimmunkrankheiten, wie z.B. Glomerulonephritis, ausgelöst durch Queck-
  silber, organische Lösungsmittel (z.B. Benzin) oder andere Chemikalien wie
  N,N-Diacetylbenzidin und möglicherweise Pestizide.
- Möglicherweise die durch Paraffin oder Silikon ausgelösten autoimmunen Bin-
  degewebe- bzw. Kollagenkrankheiten (Sklerodermie, SLE, Morbus Sjögren,
  Raynaud-Phänomen, rheumatoide Arthritis, Polymyositis, „mixed connective
  tissue disease"). Der genaue Mechanismus ist allerdings noch nicht bekannt.
  Dasselbe gilt für die durch Vinylchlorid bzw. einen Metaboliten ausgelöste
  Sklerodermie beim Menschen.
- *Krankhafte Veränderungen von Blutzellen* (bestimmte Fälle von Lymphadeno-
  pathie bzw. malignen Lymphomen) die durch organische Lösungsmittel, PCB,
  Pestizide oder sensibilisierende Arzneimittel hervorgerufen werden können.
- Möglicherweise eine starke *Abnahme bestimmter Blutzellen* (bestimmte Fälle
  von aplastischer Anämie und Ig-Mangelzuständen, z.B. erworbener IgA-Man-
  gel), die auf einer Überreaktion spezifischer T-Killer/Suppressorzellen beruht.
  Die Frage ist, ob z.B. die durch Benzol, Platin oder Gold verursachten aplastischen Anämien auf einem derartigen Pathomechanismus beruhen.

## 2.4  Wirkungen auf das Blutbildungssystem

Relevante Schadstoffe sind in Tabelle 4 dargestellt.

Zahlreiche angeborene oder erworbene Stoffwechselstörungen können die Blutbildung beeinträchtigen. Solche Defekte können bereits bei der Teilung und Differenzierung der Stammzellen im Knochenmark, z.B. bei der DNS-Synthese, auftreten. Eine Störung der Stammzellproliferation kann zu aplastischen Anämien führen. Sie können angeboren oder durch exogene Faktoren (z.B. ionisierende
Strahlen, Zytostatika, Benzolvergiftung) bedingt sein.

Blei greift bei der Biosynthese des Häm auf verschiedenen enzymathischen
Stufen ein und kann so ebenfalls zu einer Anämie führen. Vor allem kann eine
vorliegende Eisenmangelanämie durch Blei potenziert werden, was sich in den
stark erhöhten Werten des erythrozytären freien Protoporphyrins (FEP) ablesen

**Tabelle 4.** Stoffe mit Wirkungen auf das Blutbildungssystem

---

Blei (Pb)
Kohlenmonoxid (CO)
Stickstoffdioxid (NO2)
Benzol
(Arsen (As) und Arsenwasserstoff (AsH3))

---

läßt. Bereits im Vorfeld manifester Beeinträchtigungen der Erythropoese, die bei den Risikogruppen Kinder und Frauen oberhalb von 30 g Pb/100 ml Blut auftreten, läßt sich eine Verminderung des Enzyms Aminolävulinsäuredehydratase (ALA-D) und eine Zunahme des Protoporphyringehaltes der Erythrozyten (FEP) feststellen. Bei höheren Belastungen sind auch andere funktionelle Parameter der Blutbildung betroffen: Es kommt zu einer vermehrten Ausscheidung von Produkten aus dem Porphyrinstoffwechsel (Aminolävulinsäure) im Urin, zu einer Abnahme des Hämoglobins in den Erythrozyten und zu Veränderungen des Hämatokritwertes.

Veränderungen der Sauerstoffkapazität des Hämoglobins wirken sich ebenfalls funktionell wie eine Anämie aus. Sie können durch eine stärkere Affinität zum Häm (wie z.B. bei CO) oder durch irreversible Oxidation des Eisenmoleküls im Häm (z.B. Methämoglobinbildung durch Stickoxide) auftreten. Bei den üblicherweise in der Umwelt vorkommenden CO-Konzentrationen läßt sich jedoch kein Einfluß auf das erythropoetische System nachweisen. Ein Anstieg des Hämatokrit, des Hämoglobins oder der Erythrozytenzahl tritt erst bei langfristiger Einwirkung sehr hoher CO-Konzentrationen auf.

Reaktive Veränderungen der Leukozytenzahl erfolgen bei verstärkter Abwehrleistung des Organismus als physiologische Antwort. Leukämien sind dagegen Entartungen der Bildung der weißen Blutkörperchen mit Störungen der Anzahl und Funktion sowie Verdrängung der normalen blutbildenden Zellen im Knochenmark. Das führt zu einer Knochenmarkinsuffizienz, die jedoch auch als eigenständige Störung auf allergischer oder toxischer Grundlage entstehen kann. Dabei können alle im Knochenmark gebildeten Zellen (Granulozyten als eine Form der weißen Blutkörperchen, Erythrozyten und Thrombozyten) oder die einzelnen Reihen isoliert betroffen sein. Benzol kann zu Veränderungen des Differentialblutbildes und zu Leukämie führen.

## 2.5 Wirkungen auf die Leber

Relevante Schadstoffe sind Tabelle 5 dargestellt.

Bei der Biotransformation von Fremdstoffen kommt es nicht immer zu einer Entgiftung, sondern es können auch verschiedene Giftungsprozesse ablaufen, so daß ein Zwischenprodukt wesentlich giftiger ist als die Ausgangssubstanz. Dies ist z.B. bei der Metabolisierung von Parathion der Fall, das durch Oxidation in das wesentlich giftigere Paraoxin umgewandelt wird. Auch krebserzeugende Substanzen können aus ihren präkanzerogenen Vorläufern in die kanzerogene Form überführt werden.

**Tabelle 5.** Stoffe mit Wirkungen auf die Leber

*Metalle und Metalloide*

| Arsen | Blei | | Quecksilber |
| Antimon | Chrom | Zinn | |
| Beryllium | Kobalt | Zink | |
| Kadmium | Kupfer | | |

Hydrazine
Iodide

*Chlorierte, bromierte, aliphatische und zyklische Kohlenwasserstoffe*

Dioxine
Furane
Mercaptane
Amine

Neben Arzneimitteln können viele Umweltchemikalien das mikrosomale Enzymsystem induzieren. Typische Induktoren sind Phenobarbital, Benzpyren, Methylcholanthren und das 2,3,7,8-Tetrachlordibenzodioxin. Problematisch wird eine Enzyminduktion, wenn das Gleichgewicht zwischen Giftung und Entgiftung gestört ist. Bei einer Enzyminduktion können vermehrt toxische Radikale entstehen, die normalerweise über Entgiftungsmechanismen, die der Zelle zur Verfügung stehen, abgefangen werden. Aktivierte Metaboliten werden meist über das Glutathion- oder Glukuronidasesystem entgiftet. Es gibt Substanzen, die den zellulären Glutathiongehalt der Zellen senken (Diethylmaleat), wodurch weniger Radikale abgefangen werden, die dann an zellulären Komponenten (DNA, RNA Proteine, Lipide) angreifen können. Dies kann bis zur Inititation von Krebszellen gehen.

## 2.6  Wirkungen auf die Niere

Relevante Schadstoffe sind in Tabelle 6 dargestellt.

Die Nieren sind hochdynamische Organe. Obwohl sie nur 1% der Körpermasse ausmachen, werden sie ständig mit ca. 15% des kardialen Blutaustauschstromes durchströmt. Nierenzellen sind somit weit mehr als andere Körperzellen Fremdstoffen oder toxischen Substanzen ausgesetzt. Die Niere kann Substanzen aus dem Blut extrahieren und in Parenchym anreichern oder in das Tubuluslumen wieder abgeben. Bei solchen Transportmechanismen kommt es nicht nur zu einer hohen Stoffakkumulation innerhalb der Zelle, sondern biochemische Umbauvorgänge können toxische Intermediärprodukte freisetzen, die zur irreversiblen Schädigung der Zelle führen können. Viele Chemikalien werden in der Leber über das Glutathionsystem entgiftet. Gewöhnlich sind solche Konjugate weniger toxisch als die Ausgangssubstanzen. Gluathionkonjugate bzw. die entsprechenden Zysteinverbindungen einiger halogenierter Kohlenwasserstoffe (Dichlorethan, Hexachlorbutadien) wirken extrem nephrotoxisch. Diese Verbindungen werden wahrscheinlich in der Niere gespalten, so daß sie erneut wirksam werden können.

Substanzen, die primär abfiltriert wurden und nicht tubulär reabsorbiert werden, können während der Tubuluspassage in der Niere enorm aufkonzentriert werden. Auf diese Weise kann eine Chemikalie, die im Blut in nichttoxischen Konzentrationen zirkuliert, in den Nierentubuli so stark angereichert werden, daß

**Tabelle 6.** Stoffe mit Wirkungen auf die Nieren

| | | |
|---|---|---|
| *Metalle und Metalloide* | | |
| Cadmium | Arsen | Wismut |
| Quecksilber | Nickel | Vanadium |
| Blei | | Chrom |
| *Niedermolekulare, halogenierte aliphatische und zyklische Kohlenwasserstoffe* | | |
| Tetrachlorkohlenstoff | Hexachlorbutadien | |
| Trichlorethen | Dibromchlorpropan | |
| Trichlorethylen | Ethylendibromid | |
| Vinyldenchlorid | TCDD Polychlordibenzodioxine | |
| Chlorbutadien | TCDF Polychlordibenzofurane | |

kritische Organkonzentrationen erreicht werden. Ebenso treten in den einzelnen Tubulusabschnitten starke pH-Wert-Änderungen auf, wodurch die Löslichkeit von Substanzen beeinflußt wird. Dies kann bis zur Auskristallisation des Fremdstoffes (z.B. Sulfonamide) gehen, die Folge ist die Bildung von Nierensteinen.

Über den Wirkungsmechanismus nephrotoxisch wirkender Substanzen gibt es nur wenige Kenntnisse. Grundsätzlich können alle Funktionssysteme der Niere durch Fremdstoffe gestört werden. Viele Umweltchemikalien scheinen ihre Wirkung im Bereich der proximalen Tubuli zu entfalten. Dies mag zum Teil mit den hämodynamischen Besonderheiten der Niere zusammenhängen, kann aber auch daran liegen, daß in diesen Abschnitten der Hauptanteil an Resorption- bzw. Sekretionsleistungen stattfindet.

Typische Vertreter für nierenschädigende Substanzen in der Umwelt sind die Schwermetalle. Neben Blei, Arsen, Nickel ist besonders Kadmium hervorzuheben. Die Niere gilt als Speicherorgan für dieses Schwermetall. Neuere Untersuchungen zeigen, daß nicht das Cd-Ion, sondern ein niedermolekularer Proteinkomplex (Cd-Metallothionein) für die nephrotische Wirkung verantwortlich ist. Die chemische Bindungsform scheint sehr stark die Organselektivität zu beeinflussen. Anorganisches Kadmium reichert sich primär in der Leber an, während der Proteinkomplex selektiv von der Niere aufgenommen wird. Auch bei peroraler Zufuhr von Cd-Metallothionein erscheint Kadmium vorwiegend in der Niere. Auch in den Nahrungsmitteln tierischer oder pflanzlicher Herkunft ist Kadmium an Proteine (Metallothioneine) oder Peptide (Phytochelatine) gebunden.

Neben den Schwermetallen wirken insbesonders hologenierte Kohlenwasserstoffe nephrotoxisch.

## 2.7 Wirkungen auf Knochen

Relevante Stoffe sind in Tabelle 7 dargestellt.

Mögliche Störungen am Knochen können die organische Knochenmatrix oder den Mineralanteil betreffen. Die direkten Folgen können Veränderungen der Form oder der mechanischen Eigenschaften sein. Ein Zusammenhang mit Luftschadstoffen ist bei angeborenen Störungen des Knochenbaues und der -form bisher nicht bekannt geworden.

Neben den physiologisch essentiellen Elementen des Knochens ließen sich auch eine Reihe von Metallen, Radionuklide und Fluoride, im Knochen nachweisen.

**Tabelle 7.** Stoffe mit Wirkungen auf Knochen

Blei, Strontium, Barium, Arsen
Radionuklide (z.B. Sr 90)
Fluoride

Grundsätzlich sind Einlagerungen von Stoffen mit ähnlichen chemischen Eigenschaften wie Kalzium leicht möglich. Neben Blei gilt dies vor allem für Strontium und das radioaktive Strontium 90. Strontium begleitet Kalzium stets in kleinen Mengen und wird daher als Spurenelement in allen Lebenslagen angetroffen. Da es sich im Stoffwechsel wie Kalzium verhält, wird es ebenfalls hauptsächlich im Knochen abgelagert und ist gleichmäßig im Skelett verteilt. Höhere Dosierungen von Strontium können toxisch wirken und insbesondere Verkalkungsstörungen des Knochens hervorrufen (Strontiumrachitis). Für die in der Außenluft auftretenden Sr-Konzentrationen scheinen solche Wirkungen in der Regel aber zu vernachlässigen zu sein.

Etwa 90% des im Körper vorhandenen Bleis sind in den Knochen zu finden. Durch heteroionischen Austausch kann Blei das Kalzium an der Oberfläche der kristalle des Hydroxylapatids verdrängen. Im Knochen ist Blei fest gebunden, kann jedoch insbesondere bei einem stark belasteten Skelett durch verschiedene Krankheiten mit entsprechendem Metabolismus (Fieber, konsumptive Erkrankungen) mobilisiert werden und unter Umständen zu klinischen Bleivergiftungen führen. Auch eine Veränderung der mechanischen Eigenschaften, z. B. eine erhöhte Frakturhäufigkeit durch Bleieinlagerungen, wird diskutiert.

Störungen der Funktion der Knochenzellen (Osteoblasten, Osteoklasten) können komplexe Beeinträchtigungen der Knochenfunktion zur Folge haben. Die Kadmiumwirkung auf das Skelettsystem (Itai-Itai-Krankheit) könnte hier ihre Angriffspunkte haben. Die Itai-Itai-Krankheit stellt eine Kombination von schweren Nierenschäden mit Störungen des Eiweißhaushalts und Osteomalazie dar. Durch Osteoporose kommt es in verschiedenen Teilen des Skeletts zu Frakturen. Die Störung des Knochenstoffwechsels tritt zum Teil als Folge der Nierenschädigung auf. Kadmium kann offenbar aber auch den Kalziumstoffwechsel verändern, bevor Nierenschäden auftreten. Es beschleunigt den osteporotischen Prozeß, der allein auch durch Kalziummangel verursacht wird. Neben Kalzium und Phosphor spielt auch Zink eine wichtige Rolle bei den Wechselbeziehungen zu Kadmium. Grundsätzlich wird jede Veränderung des Minaralhaushaltes, sowohl bezüglich der Einfuhr bzw. des Angebots als auch der Ausfuhr, auch das Knochengewebe mit berühren.

Bei entzündlichen Veränderungen vorwiegend der Gelenke handelt es sich oft um immunologische Vorgänge. Hier kann eine Beeinflussung durch Luftschadstoffe nicht ausgeschlossen werden.

## 2.8 Wirkungen auf die Haut

Schadstoffe mit Wirkung auf die Haut sind weitgehend ein Problem der Arbeitsmedizin; bei umweltrelevanten Konzentrationen sind andere Organsysteme i. a.

empfindlicher. Mit dieser Einschränkung sind als relevante Stoffe zu nennen: Formaldehyd, Halogene (Chlor, Brom, Jod), Lösungsmittel und andere halogenierte Kohlenwasserstoffe sowie Metalle, wie z.B. Arsen, Chrom, Nickel, Thallium.

Haut und Schleimhäute stellen ein Organsystem dar, das auf viele Schadstoffe reagieren kann. Als Oberflächen des Körpers sind sie dem direkten Angriff von äußeren Einwirkungen ausgesetzt. Mögliche Folgen treten primär lokal, also unmittelbar am Ort der Einwirkungen auf, können aber auch eine Tendenz zur Generalisierung entwickeln. Wenn man die Lunge und den Magen-Darm-Trakt gesondert betrachtet, ist die Haut aber fast nie (außer z.B. bei Allergien) das empfindlichste Organ. Die meisten nach Schadstoffkontakt auftretenden Hautveränderungen haben die Bedeutung von diagnostischen Hinweisen und nicht schon für sich allein einen wesentlichen Krankheitswert.

Eine wichtige Beeinträchtigung der Hautfunktion stellen die Allergien dar. Hier kann die Luft zwar auch als Transportmedium dienen, zumeist handelt es sich aber um Kontaktallergien bei denen ein intensiver Kontakt bzw. höhere Konzentrationen zur Verursachung nötig sind. Auch als Resorptionsorgan für gewisse Stoffe darf die Haut nicht übersehen werden. Im Zusammenhang mit der Wirkung von Luftschadstoffen auf die nicht beruflich exponierte Bevölkerung ist die Haut als Zielorgan kaum von Belang. Eine Beeinträchtigung der Hautfunktion durch Luftverunreinigungen ist nur unter extremen Bedingungen vorstellbar. So sind saure Komponenten von Luftverunreinigungen, wie $SO_2$, $SO_3$ und $NO_2$, auf der Haut, die selbst einen Säuremantel produziert, relativ wenig wirksam.

### *Entzündliche Veränderungen (Erythmen, Ödem, Blasenbildung, Nekrose) einschließlich allergischer Reaktionen*

Eine wesentliche Gruppe von entzündlichen Veränderungen stellen die Kontaktekzeme dar, wobei diese als allergische oder toxische Formen auftreten können. Als auslösende Ursachen kommen vorwiegend Chrom, Nickel, Kobalt, Formaldehyd in Frage; als „Platinkrätze" werden Kontaktekzeme durch Edelmetalle wie Platin, Ruthenium, Rodium, Palladium, Iridium und Osmium bezeichnet. Das dishydrotische Ekzem (z.B. durch Nickel) kann als Sonderform eines Kontaktekzems angesehen werden.

Entzündliche Schleimhautveränderungen – an der Mundschleimhaut (Stomatitis) und an den Bindehäuten (Konjunktivitis) – werden häufig durch eine Reihe von Metallen (bzw. Halbmetallen) ausgelöst, z.B. durch Arsen, Beryllium, Chrom, Kupfer, Quecksilber, Thallium, Vanadium, Wismut und Zink, aber auch durch andere Substanzen, wie Kohlenmonoxid, Schwefelkohlenstoff ($CS_2$), Schwefelwasserstoff ($H_2S$), Brom- und Joddämpfe, Trichloräthylen, Tetrachlorkohlenwasserstoff, Benzol, Trinitrophenol, Phosphorchlorverbindungen und andere. An tieferliegenden Schleimhäuten können diese Substanzen ebenfalls Wirkungen entfalten, die sich dann als Lungenfunktionsstörungen manifestieren können. Exantheme (entzündliche oder nervös-vasomotorische Hautveränderungen) werden z. B. durch Brom und Jod ausgelöst, Erytheme (Hautrötungen) auch durch Arsen und ultraviolette Strahlen, gelegentlich auch durch Gold.

### *Bindegewebeveränderungen*

Fibrosierungen (Vermehrung des Bindegewebes) der Haut sind bei chronischer Beryllose bekannt, Elastosen infolge von Strahleneinwirkungen (UV A). Eine

Pseudosklerodermie und Raynaud-artige Durchblutungsstörungen findet man als Vinchychloridwirkung, Blutgefäßveränderungen können auch bei Schwermetallintoxikationen auftreten.

### Einlagerungen und Veränderungen der Pigmentierung

Einlagerungen von Metallen in die Mundschleimhaut sind bei Blei, Kupfer, Quecksilber, Silber, Wismut, Zink und Zinn zu beobachten, eine metallische Verfärbung der gesamten Haut kann durch Silber (Argyrie) oder Arsen (Arsen-Melanose) ausgelöst werden. Bei Vanadiumeinwirkung wird eine grünlich-schwärzliche Verfärbung der Zunge beschrieben. Depigmentierungen sind z.B. bei Einwirkung von Butylphenol beobachtet worden.

### Veränderungen der Verhornung

Veränderung der Verhornung sind durch Arsen (Arsenkeratose) und Strahleneinwirkung (aktinische Keratose) bekannt.

### Veränderung der Hautanhangsgebilde

Zu den Veränderungen der Hautanhangsgebilde gehören Störungen des Haarwachstums bzw. Haarausfall durch Thallium, auch durch Arsen, Quecksilber, Bleitetraäthyl, DDT, HCH. Talgdrüsenveränderungen treten durch Brom und Jod und als Chlorakne auf. Letztere kann bei der Einwirkung vieler chlorierter Kohlenwasserstoffe auftreten, auch bei geringen Konzentrationen. (Veränderung der Drüsensekretion sieht man als Chromhidrosis oder z.B. Mundtrockenheit, aber auch Hypersalivation bei Quecksilbereinwirkung). Veränderungen der Nägel werden bei Arsenexposition gefunden (Mees-Nagelstreifen), da Arsen eine besondere Affinität zu Keratin besitzt, aber auch durch Thallium und Röntgenstrahlen ausgelöst.

### Degenerative Veränderungen

Als degenerative Veränderungen sind die Anosmie (Verlust des Geruchsinnes) durch Schleimhautdegeneration nach Kadmiumaufnahme zu nennen, ferner Geschwüre und Granulome durch Beryllium.

### Präkanzerosen und maligne Entartung

Basaliome können durch Arsen hervorgerufen werden, auch in Form eines Morbus Bowen, der als Präkanzerose oder als Carcinoma in situ aufgefaßt wird. Auch Arsenkeratosen können maligne entarten (daneben können auch andere arsenbedingte maligne Organtumoren auftreten). Eine mögliche karzinogene Wirkung an Schleimhäuten, die bei manchen Substanzen in sehr hoher Konzentration (z.B. bei Formaldehyd) diskutiert wird, kann grundsätzlich nur schwer beurteilt werden, da eine massive unspezifische Reizwirkung allein schon karzinogen wirken könnte.

### Indirekte Funktionsstörungen

Die Symptomatik einer Porphyria cutanea tarda (Porphyrinstoffwechselstörung) mit Lichtempfindlichkeit und Blasenbildung der Haut kann wahrscheinlich (z.B. über Enzymstörungen) durch Pentachlorphenolnatrium und Metalle wie Arsen, Blei, Eisen, Kobalt und Quecksilber ausgelöst werden.

## 2.9 Wirkungen auf das Nervensystem

Relevante Schadstoffe sind in Tabelle 8 dargestellt.

Veränderungen durch exogene Noxen können sich in verschiedenen Funktionsabläufen des Nervensystems manifestieren. Dabei ist neben den spezifischen Organzellen, den Neuronen, oft auch das Stützgewebe, die Glia, der spezifische Angriffspunkt einer Schädigung. Hier können alle Zellfunktionen betroffen sein:
- Die Proteinbiosynthese ist z.B. bei Poliomyelitis (Kinderlähmung) durch Virusinfektion gestört. Zelltod und Lähmung folgen.
- Eine Störung des axonalen Stofftransports kann durch Trauma oder durch Arzneimittel wie Vincristin zu distaler Nervendegeneration und Lähmung führen.
- Die Fortleitung des Aktionspotentials in Nerven kann durch Vergiftung mit Tetrodotoxin oder organischen Lösungsmitteln) gestört sein.
- Bakteriengifte und Schwermetalle wirken auf die synaptische Übertragung.
- Die Myelinbildung (Bildung verschiedener fettähnlicher Substanzen, z.B. Cholesterin) wird durch Diphterietoxin und organische Lösemittel wie n-Hexan und Methyläthylketon) gestört.

Die Beeinträchtigung dieser Zellfunktionen kann sowohl das zentrale wie das periphere Nervensystem betreffen. Entsprechend vielfältig ist das Bild der auftretenden Symptome und Krankheitsbilder. Da das Nervensystem im Gegensatz zu anderen Organen (wie z.B. Leber, Knochenmark) abgestorbene Zellen nicht durch Zellteilung ersetzen kann, gewinnt die Rückbildungsfähigkeit von Funktionsstörungen besonderes Gewicht.

Eine allgemein verbindliche Einteilung für die Vielfalt möglicher Symptome gibt es bis heute nicht. In der Arbeitsmedizin hat sich folgende Einteilung bewährt:
- toxische Polyneuropathien (auch sensomotorische Neuropathien genannt), beginnend mit motorischen später auch sensiblen Ausfällen an den unteren Extremitäten (typisch für n-Hexan und z.T. auch für Schwefelkohlenstoff);
- toxische Enzephalopathien, gekennzeichnet durch ein diffuses Bild psychopathologischer Veränderungen (Wesensveränderung, Störung von Wahrnehmung, Aufmerksamkeit und Gedächtnis) auf der Grundlage einer Schädigung verschiedener zentralnervöser Strukturen, verbunden mit motorischen, sensi-

**Tabelle 8.** Stoffe mit Wirkungen auf das Nervensystem

| | |
|---|---|
| *Schwermetalle* | |
| Blei (anorganisch/organisch) | Mangan |
| Kadmium | Thallium |
| Quecksilber (organisch) | Zinnverbindungen (organisch) |
| *Halogenierte organische Verbindungen* | |
| PCB | Dioxine (TCDD) |
| HCB | |
| *Kohlenwasserstoffe als Lösemittel* | |
| Schwefelkohlenstoff | n-Hexan |
| Trichloräthylen | Toluol |
| Pestizide, Insektizide | |
| Kohlenmonoxid | |

blen und vegetativen Ausfallerscheinungen (typisch z.B. für Schwefelkohlen-stoff); toxisch bedingtes organisches Psychosyndrom, eine Sonderform der Enzephalopathie ohne neurologische Begleiterscheinungen. Im Vordergrund steht die Wesensveränderung, gekennzeichnet duch Verarmung, Vereinfachung und Verlangsamung affektiver und intellektueller Prozesse. Diese Krankheitbild ist nach chronischer Exposition gegenüber Toluol und Trichloräthylen beschrieben worden sowie vor allem nach Exposititon gegenüber Lösemittelgemischen.

Toxische Enzephalopathien bzw. toxisch bedingte Psychosyndrome sind in skandinavischen Ländern als entschädigungspflichtige Berufskrankheiten anerkannt; die Abgrenzung gegenüber alkoholbedingten Schäden ist naturgemäß schwierig.


## 2.10 Wirkungen auf das Reproduktionssystem

Relevante Schadstoffe sind in Tabelle 9 dargestellt.

Die zahlreichen „exogenen" Faktoren, von denen bekannt ist oder die im Verdacht stehen, daß sie zur vorübergehenden oder bleibenden Unfruchtbarkeit von Mensch und Säugetier führen, können zu folgenden Gruppen zusammengefaßt werden:
– Genußgifte,
– Arzneimittel,
– Berufsnoxen und Intoxikationen,
– Infekte,
– Störungen des Mikroklimas in und in der Nachbarschaft der Gonade,
– Traumen sowie operative und chemische Eingriffe im Genital- und Unterbauchbereich,
– Unterernährung,
– psychogene Störungen.

Während ionisierende Strahlen und Zytostatika die Geschlechtszellen überwiegend direkt angreifen, wirken die in der Übersicht aufgeführten Schadstoffe häufig indirekt über eine Schädigung der versorgenden Körperzellen.

Schadstoffe, die den Hormonstatus beeinflussen, sei es, daß sie ein ganz bestimmtes Hormon kompetitiv verdrängen oder die hormonproduzierenden Zellen


**Tabelle 9.** Stoffe mit Wirkungen auf das Reproduktionssystem

| | |
|---|---|
| *Synthetische organische Insektizide* | |
| Organchlor-Derivate | |
| Organophosphate | |
| Carbamate | |
| *Herbizide* | |
| *Fungizide* | |
| *Akarizide* | |
| *Nahrungsbeimengungen und -verunreinigungen* | |
| Cyclamat | Lebensmittelfarbstoffe |
| Nitrosebestandteile | Alkohol |
| Diethylstilbestrol | |

beeinträchtigen, sei es, daß sie die Blutgefäße schädigen, können zu sekundären bzw. indirekten Schäden der Geschlechtszellen führen.

Bedenklich erscheint, daß die Follikelflüssigkeit menschlicher Tertiärfollikel Anreicherungen von $\alpha$-, $\beta$- und $\gamma$-Hexachlorzyklonhexan (HCH), Dichlordiphenyltrichloretan (DDT), polychloriertes Biphenyl (PCB), Hexachlorbenzen (HCB), Dieldrin und Heptachlorepoxid (HepE) enthält, wie jüngste Untersuchungen aufdeckten.

HCH, Dieldrin und DDT sowie PCB führen zu Schäden der in der Oozyte gelegenen Membranen sowie ihres genetischen Materials, die eine gestörte Fruchtbarkeit verursachen. Es wird vermutet, daß auch menschliche Oozyten, die durch die genannten Substanzen belastet werden, irreparabel geschädigt werden können. Als Beispiele dafür, daß eine Substanz, die im Tierversuch die männliche Keimbahn schädigt, auch die menschlichen Geschlechtszellen in Mitleidenschaft zieht, sollen Blei und Dibromchlorpropan (dient zur Bekämpfung von Nematoden) genannt werden. Auch bei Kohlenstoffdisulfid sowie bei Carbamaten, Organchlorderivaten und Organphosphaten besteht dieser Verdacht.

## 3 Präventionspotential und Quellen weit verbreiteter Umweltschadstoffe

### 3.1 Anorganische Gase und Oxidanzien

**_Schwefeldioxid (SO$_2$)_**

Schwefeldioxid entsteht als unerwünschtes Nebenprodukt bei der Verbrennung fossiler schwefelhaltiger Energieträger (Kohle, Öl). Außerdem wird Schwefeldioxid bei verschiedenen industriellen Prozessen, wie Eisen- und Stahlerzeugung, Schwefelsäure- und Zellstoffproduktion sowie Erdölverarbeitung, freigesetzt. Das atmosphärische Schwefeldioxid entstammt zu rund 70% der Kohleverbrennung und zu etwa 16% der Verbrennung von Erdölprodukten. Der Rest entsteht bei der Erdölverarbeitung und der Erzverhüttung. Weltweit gesehen sind die Emissionen aus natürlichen und aus anthropogenen Quellen etwa gleich hoch. Die menschlichen Aktivitäten entstammenden SO$_2$-Emissionen machen jedoch den Hauptanteil der Luftverschmutzung in städtischen und industriellen Ballungsgebieten aus.

**_Stickstoffoxide (NO$_2$)_**

Die anthropogenen NO$_2$-Emissionen entstammen zu über 95% aus Verbrennungsprozessen in Motoren und in Feuerungsanlagen der Kraftwerke und Industrie. Sie werden überwiegend zunächst als Stickstoffmonoxid (NO) emittiert und in der Atmosphäre zu Stickstoffdioxid (NO$_x$) oxidiert. Zusammen mit den Kohlenwasserstoffen bilden die Stickstoffoxide die Vorläufer für die photochemischen Oxidanzien.

In der Bundesrepublik Deutschland nahmen die NO$_x$-Emissionen bis Anfang der 80er Jahre zu, seitdem stagniert die Gesamtemission. Die Stickstoffoxidemissionen durch Kraftfahrzeuge sind jedoch weiter angestiegen. Im Jahre 1984 wurden 57,3% der $NO_x$-Emissionen vom Verkehr verursacht, diese wiederum zu 88% vom Straßenverkehr. Für die Verteilung in der Umwelt ist insbesondere die Emissionshöhe maßgebend. Die für Kraftwerke und Industrieanlagen üblichen Schornsteinhöhen führen zu einer weiträumigeren Verbreitung, während Haushalte und insbesondere Kraftfahrzeuge eher eine quellennahe Belastung verursachen.

### Kohlenmonoxid (CO)

Kohlenmonoxid entsteht im wesentlichen bei unvollständiger Verbrennung in Motoren und Feuerungsanlagen. Für die Verteilung in der Umwelt ist insbesondere die Emissionshöhe maßgebend. So ist der Beitrag der Kraftfahrzeuge zur CO-Immission besonders hoch einzuschätzen.

### Ozon und andere Oxidanzien

Ozon und photochemische Oxidanzien sind Luftverunreinigungen, die sekundär als Folge photochemischen Prozesse aus Stickstoffoxiden und reaktiven Kohlenwasserstoffen oder Sauerstoff ($O_2$) unter dem Einfluß der Sonneneinstrahlung entstehen.

### Schwefelwasserstoff (H₂S)

Schwefelwasserstoff ist für einige industrielle Prozesse ein wichtiges Reagens, entsteht in der Regel jedoch als unerwünschtes Nebenprodukt. Wo auch immer elementarer Schwefel oder schwefelhaltige Stoffe bei hoher Temperatur mit organischem Material in Verbindung treten, ist die Schwefelwasserstoffentstehung unvermeidbar. Beispielhaft können die Kohleverarbeitung, die $CO_2$-Produktion, die Zellstoff- oder Papierherstellung genannt werden. Bedeutende Mengen werden in Ölraffinerien erzeugt.

## 3.2 Organische Verbindungen

### Benzol ($C_6H_6$)

Benzol ist als Bestandteil von Mineralölen, Benzin, Kokereiprodukten, als Ausgangs- und Zwischenprodukt der chemischen Industrie, als Laborchemikalie sowie als Extraktions- und Lösemittel weit verbreitet. Das in der Atmosphäre vorkommende Benzol ist z. T. anthropogenen, z. T. biogenen Ursprungs. Folgende Emittenten bzw. Quellengruppen tragen zur anthropogenen Benzolemission bei:
- Kraftfahrzeugverkehr (Auspuffgase und Verdampfungsverluste von Otto-Motoren),
- Mineralölraffinerien,
- Kokereien,
- Lagerung, Umschlag und Transport von Benzin und Dieseltreibstoff,
- chemische Industrie, insbesondere Petrochemie,
- Feuerungsanlagen,
- Bereiche, in denen Benzol als Lösemittel und Laborchemikalie verwendet wird.

### *Formaldehyd*

Formaldehyd findet umfangreiche und weit verbreitete Verwendung, z.B. als Zwischenprodukt für chemische Synthesen, zur Herstellung von Harnstoff-Formaldehyd-Harzen, Melamin-, Phenol- und Azetalharzen, als Desinfektionsmittel, als Konservierungsmittel in kosmetischen Erzeugnissen und vielen, im Haushalt verwendeten Produkten sowie in Form der oben genannten Harze zur Ausrüstung von Textilien.

Formaldehyd entsteht als Abbauprodukt anthropogener organischer Emissionen und als Produkt einer unvollständigen Verbrennung (z.B. Kraftfahrzeugabgase, Feuerungsanlagen, Tabakrauch). Außerdem wird Formaldehyd in der Atmosphäre als Abbauprodukt organischer Verbindungen natürlichen Ursprungs (Methan, Terpene) gebildet.

Infolge der Verwendung von formaldehydhaltigen Harzen zur Herstellung von Spanplatten und von Schäumen aus Harnstoff-Formaldehyd-Harzen zur Wärmedämmung (Ortsschäume) gelangt Formaldehyd durch die Freisetzung aus diesen Produkten auch in die Innenraumluft.

### *Polyzyklische aromatische Kohlenwasserstoffe (PAH)*

PAH entstehen als unerwünschte Nebenprodukte bei unvollständiger Verbrennung, bei Pyrolyseprozessen, in Kokereien oder bei sonstiger thermischer Zersetzung von organischem Material sowie beim Inkohlungsprozeß (Bildung von Erdöl, Entstehung von Kohle). Daher kommt dem Eintrag über den Luftpfad die größte Bedeutung zu. Die wichtigsten Quellengruppen sind Hausbrand auf Kohlebasis, offene Abfallverbrennung und Kokserzeugung. Weiterer Eintrag in die Umwelt kann mit der Ausbringung von Klärschlämmen und Flußsedimenten erfolgen.

### *Kohlenwasserstoffe als Lösemittel*

Die Verwendung lösungsmittelhaltiger Produkte führt zu einer unmittelbaren Freisetzung der Lösungsmittel ohne Minderungsmöglichkeiten und zur Belastung des Verbrauchers. Spezielle Probleme können dabei in Innenräumen auftreten. Die mengenmäßig größten Emissionen organische Lösungsmittel stammen aus Anlagen (z.B. Lackieranlagen, Druckereien, Anlagen zum Kleben und Kaschieren).

### *Dioxine und Furane*

Polychlorierte Dibenzodioxine (PCDD) und Dibenzofurane (PCDF) gehören zur Stoffgruppe der polyhalogenierten aromatischen Kohlenwasserstoffe. Insgesamt existieren 210 PCDD-und PCDF-Isomere, von denen einzelne hohe Gefährdungspotentiale darstellen.

Eingang in die Umwelt finden PCDD und PCDF entsprechend den Entstehungsmechanismen einerseits als Verunreinigung in chlorierten Verbindungen als auch durch Emissionen bei Verbrennungsprozessen. So können PCDD z. B. als Verunreinigungen in einigen Bioziden enthalten sein und mit deren Einsatz in die Umwelt gelangen. Größer noch sind die Mengen, die bei der Produktion dieser halogenierten Stoffe als Rückstände anfallen und teils auf Deponien gelagert, teils auf Land oder auf See verbrannt werden. Verbrennungsprozesse, bei denen PCDD und

PCDF freigesetzt werden, sind z.B. Müllverbrennung, Holzverbrennung (von PCP-behandeltem Holz) oder Brandfälle in Anlagen mit PCB.

### Halogenierte Lösungsmittel

Halogenierte organische Lösungsmittel werden hauptsächlich in Oberflächenbehandlungsanlagen (Anteil etwa 70%) und Gemischreinigungsanlagen (Anteil etwa 20%) verwendet. Weitere Anwendungsgebiete sind Textilveredelung, Kaffee- und Tierkörperextraktion sowie Motorenkaltreiniger.

### Pentachlorphenol (PCP)

Pentachlorphenol kommt unter natürlichen Bedingungen in der Umwelt nicht vor. Es wird als Konservierungsmittel mit einem breiten fungiziden und bakteriziden Wirkungsspektrum überwiegend zum Holzschutz eingesetzt und gelangt bei der Verwendung – vor allen in Holzschutzmitteln – durch Ausgasung und Auswaschen in den Lebensbereich des Menschen. PCP wird auch zur Textilimprägnierung und bei der Lederbehandlung verwendet sowie zu Desinfektionsmitteln im Sanitärbereich weiterverarbeitet. Die dabei in die Umwelt gelangenden Mengen sind, verglichen zum Eintrag durch die Verwendung PCP-haltiger Produkte, deutlich geringer. Der kommerzielle Einsatz von technischem PCP ist somit eine der wesentlichen Quellen für den Eintrag von PCDD und PCDF in die Umwelt.

PCP wird heute ubiquitär gefunden: in der Luft, in Oberflächengewässern, Böden, Pflanzen, Tieren, in Muttermilch und in menschlichen Geweben sowie in Körperflüssigkeiten (z.B. Blut, Urin). Aufgrund seiner physikalischen Eigenschaften (Flüchtigkeit, Wasserlöslichkeit) ist PCP in derUmwelt mobil. Es ist biologisch schwer abbaubar und akkumuliert in hohem Maße in Lebensmitteln.

### Polychlorierte Biphenyle (PCB)

Aufgrund ihrer außergewöhnlichen physikalisch-chemischen Eigenschaften wie Schwerentflammbarkeit, hoher Siedepunkt, weitgehend inertes Verhalten gegen Säuren und Basen, hoher Dielelektrizitätskonstante verbunden mit hoher Durchschlagsfestigkeit usw., fanden PCB bis Anfang der 70er Jahre eine breite Verwendung, insbesondere als Dielektrikum und als Hydrauliköl.

Größere Mengen gelangen bei unsachgemäßer Abfallbeseitigung PCB-haltiger Produkte, Transformatorbränden usw. in die Umwelt. Es existieren noch Altlasten aus der Zeit vor 1972, als offene Anwendung, auch in einer Reihe weiterer Bereiche, zulässig war. Als weitere Emissionsquellen sind Mülldeponien, Verbrennungsanlagen und Altöle zu nennen. Weiter können PCB bei der Aufbringung von Klärschlamm und Gewässersedimenten ausgebracht werden.

### Fluorchlorkohlenwasserstoffe (FCKW)

Etwa die Hälfte der Fluorkohlenwasserstoffproduktion in der Bundesrepublik wird z. Zt. als Treibmittel für Aerosole (Spraydosen) verwandt. Die restlichen Mengen werden im Bereich der Kunststoffverschäumung, als Kältemittel von Kühlanlagen, als Lösemittel bei Chemischreinigungen und als Zwischenprodukte zur Herstellung anderer Verbindungen eingesetzt. Der Anteil der Fluorchlorkohlenwasserstoffe, die als Treibmittel für Aerosole eingesetzt werden, ist durch freiwillige Maßnahmen der Industrie gegenüber 1976 um etwa 40% zurückgegangen und seit Anfang der 80er Jahre auf diesem Niveau geblieben.


## 3.3 Partikelförmige Luftverunreinigungen

### Schwebstaub

Schwebstaub entsteht als unerwünschtes Nebenprodukt bei einer Vielzahl von Verbrennungs-, Produktions-, und Verarbeitungsprozessen. Im folgenden wird die Entstehung einiger Inhaltsstoffe des Schwebstaubes näher spezifiziert.


### Blei (Pb)

Blei wird überwiegend in der Akkumulatorenindustrie, für Kabelummantelungen und Formgußteile verwendet. Außerdem wurden organische Bleiverbindungen (Bleitetraethyl und Bleitetramethyl) dem Benzin als Antiklopfmittel zur Erhöhung der Oktanzahl (Klopffestigkeit) beigemischt.


### Kadmium (Cd)

Kadmium fällt bei der Aufbereitung und Verhüttung anderer Metallerze (hauptsächlich Zinkerze) als Nebenbestandteil mit an. Es wird als Korrosionsschutz unedler Metalle, für die Herstellung von Farbpigmenten und Stabilisatoren für Kunststoffe, zur Herstellung wiederaufladbarer Batterien (Ni-Cd-Akkus) sowie zur Herstellung bestimmter Legierungen und bestimmter Produkte (Gleichrichter, Glas usw.) verwendet. Bei Gewinnungs- und Verarbeitungsvorgängen und bei der Beseitigung dieser Stoffe entstehen Emissionen in der Luft, in Gewässer und in den Boden.

Durch geringe Verunreinigungen von Brennstoffen (Steinkohle) wird ebenfalls Kadmium in die Luft emittiert. Weitere Emissionen (z. T. sekundär) entstehen durch die Ausbringung von Klärschlämmen und durch Kadmiumverunreinigungen in Phosphatdüngern aus cadmiumhaltigen Rohphosphaten. Damit lassen sich die Emittenten aufteilen in mehr punktförmige Emissionsquellen wie Metallhütten, Feuerungsanlagen sowie Be- und Verarbeitungsbetriebe und in diffuse Quellen wie Klärschlämme, Flußsedimente und Phosphatdünger.


### Arsen (As)

Emissionen in die Luft stammen vor allem aus Feuerungsanlagen und Metallhütten. Verantwortlich für Emissionen ins Wasser sind neben den Metallhütten die Glasindustrie, die Herstellung von Arsenchemikalien, die Phosphatgewinnung und die Mineraldüngerherstellung. Bei den diffusen Quellen stammt der Hauptanteil wahrscheinlich aus Phosphaten in Mineraldüngern sowie in geringem Maße aus Waschmitteln, die Arsen als Verunreinigungen enthalten. Die wirtschaftlich wichtigste Verbindung, das Arsen(III)-oxid, fällt als Nebenprodukt bei der Verhüttung von Kupfer- und Bleierzen an.


### Nickel (Ni)

Nickel wird für Legierungen (besonders Sonderstähle), Anodenplatten zum galvanischen Vernickeln, für Laborgeräte, Thermoelemente, Ni-Cd-Akkumulatoren und Katalysatoren verwendet.

### Quecksilber (Hg)

Quecksilber dient zur Herstellung von Chemikalien und diente früher auch zur Herstellung von Saatgutbeizmitteln; es wird in elektrischen Batterien, Leuchtstofflampen und in der Zahnmedizin eingesetzt.

### Saure Aerosole

Saure Aerosole sind atmosphärische Umsetzungsprodukte von Schwefeldioxid und Stickoxiden. Diese liegen je nach Luftfeuchtigkeit als trockene (Salze) oder als feuchte Aerosole (Säuren) vor. So können aus den Folgeprodukten des Schwefeldioxids, dem Sulfit und dem Sulfat, in der Atmosphäre mit Wasser schwefelige Säure und Schwefelsäure entstehen, während aus den Stickoxiden Salpetersäure gebildet wird. Für die Kinetik der Umwandlung ist die Anwesenheit von Partikeln entscheidend, die als Kondensationskerne fungieren. Diese Voraussetzung ist in industriellen Ballungsgebieten immer erfüllt. Bestandteile des Schwebstaubes können die Aerosolbildung katalysieren (Metalle) oder entstehende Verbindungen neutralisieren (Ammoniumverbindungen).

### Asbest

Asbestzement, Reibbeläge und Fußbodenbeläge sind besonders umweltbelastend. Bremsbeläge können zu Asbestemissionen beim Nachbearbeiten von Trommelbremsbelägen bei einem Teil der Lkw und Busse in Kfz-Werkstätten und beim Abrieb von Scheiben- und Trommelbremsbelägen in Kraftfahrzeugen und Bahnzügen führen. In neueren Wagen sind die Bremsbeläge asbestfrei.

Alte Kunststoffbodenbeläge (auch Wandbekleidungen) mit Asbestpappe als untersten Trägermaterial, können Quellen örtlich bedeutender Asbestemissionen sein, wenn sie zugeschnitten oder demontiert werden. Insbesondere durch Abreißen, Abschaben und Abschleifen der am Boden festklebenden Belagreste entstehen Asbestkonzentrationen, die weit oberhalb der technischen Richtkonzentrationen liegen.

## 4 Folgerungen

Nach einer so detaillierte Darlegung potentieller Gesundheitsrisiken durch Umweltschadstoffe muß – um Mißverständnisse zu vermeiden – ein Wort zum Ausmaß der real davon ausgehenden Gefahren gesagt werden. Für viele Symptome und Erkrankungen ist bekannt, daß andere Faktoren wie genetische Prädisposition, individuelles Risikoverhalten (Rauchen, Freizeitaktivitäten), berufliche Expositionen, Ernährung etc. quantitativ eine z.T. erheblich größere Bedeutung haben als Belastungen aus dem Umweltbereich. Dies berechtigt aber nicht dazu, letztere zu vernachlässigen, denn zum einen ist von „kleinen Risiken" eine große Anzahl von Menschen betroffen, zum anderen ist häufig von einer überadditiven Verstärkung zwischen Umweltbelastungen und den übrigen Risiken auszugehen. Schließlich gibt es viele Forschungsgebiete, wozu insbesondere Immunologie und Allergologie zählen, in denen auf Grund unseres gegenwärtigen Wissenstandes die Bedeutung toxischer Umweltstoffe nur unzureichend eingeschätzt werden kann.

Ferner gibt es Bereiche, in denen die Schadstoffbelastung des Einzelnen durchaus erheblich über dem Durchschnitt liegen kann. Hier sei u.a. der Innenraum genannt, in dem wir ca. 90% des Tages verbringen (Christ u. Josef 1985). Aus Spanplatten und Dämmstoffen kann Formaldehyd in höheren Konzentrationen freigesetzt werden. Brandschutzstoff und Baumaterialien enthalten z.T. Asbest. Beim Heizen und Kochen können Konzentrationen von CO, $SO_2$, NO auftreten, die 2- bis 10mal so hoch wie in der Außenluft sind. Die Belastung mit BaP durch holzgefeuerte Öfen und Kamine liegt durchaus 2- bis 20fach über der Außenluftbelastung, und auch die Exposition gegenüber dem Zigarettenrauch ist hier zu erwähnen.

Bei Hobbytätigkeiten kommt man mit Lösungsmitteln oder PCP in Berührung, die Verwendung von Ledersprays führte zumindest in der Vergangenheit häufiger zu Vergiftungserscheinungen.

Aber auch Belastungen mit biologischen Materialien im Innenraum sind nicht zu unterschätzen: Aerosole aus Luftbefeuchtern und Verneblern, mit gramnegativen Erregern beladen, stellen ein Risiko für Atemwegsinfektionen dar. Tierepithelien, die Hausstaubmilbe und Schimmelpilzsporen sind wichtige Allergene im häuslichen Bereich.

Jeder Einzelne kann durch Vermeidung umweltbelastender Stoffe und Verhaltenweisen die Exposition seiner unmittelbaren Umgebung verringern. Ebenso kann er die allgemeine lufthygienische Situation (z.B. durch Einbau eines Katalysators in sein Auto oder Verkleinerung seines Abfallberges) entlasten. Daneben sind allerdings für eine wirkungsvolle Prävention umweltpolitische Maßnahmen erforderlich.

Ansatzpunkte und konkrete Vorschläge hierzu sind vorhanden (z.B. SRU 1987), aber ihre Umsetzung ist bekanntermaßen schwierig. Dies gilt für die Vermeidung von Umweltrisiken ebenso wie in anderen Bereichen der Gesundheitserziehung.

Der Artikel fußt in Auszügen auf einem Bericht, der 1987 vom Bundesminister für Umwelt, Naturschutz und Reaktorsicherheit der Umweltministerkonferenz des Bundes und der Länder vorgelegt wurde (BMU 1987). Dieser wurde von 25 Wissenschaftlern aus dem Medizinischen Institut für Umwelthygiene in Düsseldorf (federführend: U. Krämer), dem Umweltbundesamt und dem Institut für Wasser-Boden-Lufthygiene des BGA erstellt.

## Literatur

BMU (Bundesministerium für Umwelt, Naturschutz und Reaktorsicherheit): Auswirkungen der Luftverunreinigungen auf die menschliche Gesundheit. Bonn
SRU (Sachverständigenrat für Umweltfragen) (1987) Umweltgutachten 1987. Kohlhammer, Stuttgart
Christ H, Josef G (1985) Umweltschutz durch den Arzt. Verlag der österreichischen Ärztekammer, Wien

# Sozialarbeit und Prävention

H. WALLER

Meine Hauptthese lautet, daß die Sozialarbeit erst am Beginn einer Entwicklung, und das heißt auch Professionalisierung, für gesundheitsbezogene präventive Aufgaben steht. Zwar beinhaltet sozialarbeiterisches Handeln, insbesondere auch außerhalb des Gesundheitswesens, z.B. in Jugendarbeit, Familienarbeit oder Altenarbeit, schon immer präventive gesundheitsbezogene Anteile, diese wurden aber bislang wenig beachtet, blieben weitgehend ungenutzt oder wurden nur selten systematisch entwickelt. Ich möchte zwei Charakterisierungen von Sozialarbeit zitieren, aus denen deutlich wird, daß präventives Handeln in der Sozialarbeit zum grundlegenden beruflichen Selbstverständnis gehört: Der Berufsverband der Sozialarbeiter und Sozialpädagogen hat 1973 den Rahmen beruflicher Sozialarbeit folgendermaßen abgesteckt: „Sozialarbeit ist eine Form beruflichen sozialen Handelns mit gesellschaftspolitischem Bezug, insbesondere durch
– Mitgestalten von gesellschaftlichen Bedingungen,
– Aufdecken von sozialen Problemen,
– Verhindern, Beheben und Mindern von persönlichen und gesellschaftlichen Konflikten,
– Befähigung zur Kommunikation, Eigenständigkeit und Toleranz,
– Erschließen und Vermitteln von Hilfsquellen,
– Erschließen und Vermitteln von Bildungsmöglichkeiten" (zit. n. Waller 1982).

Die Stellungnahme des Bundesgesundheitsrates zur Sozialarbeit im Gesundheitswesen von 1976 hebt die präventive Bedeutung von Sozialarbeit noch stärker hervor: „Sozialarbeit ist eine gesellschaftliche Funktion, die nicht nur mit Verhütung, Aufdeckung und Behandlung von sozialen Konflikten zu tun hat, sondern über die Hilfe in konkreten Notständen hinausgehen muß. Sie soll nicht nur Notstände verhüten, lindern oder beseitigen, sondern auch zur Lebensgestaltung und zur Erschließung von Bildungmöglichkeiten beitragen und auf bildungs-, gesundheits- und sozialpolitischem Gebiet wirksam werden." (zit. n. Waller 1982)
Eine Analyse sozialarbeiterischer Zeitschriften zeigt aber, daß das Thema Prävention in der Diskussion beruflicher Konzepte und Entwicklungen der Sozialarbeit nur einen randständigen Platz einnimmt. Eine Durchsicht der beiden führenden amerikanischen Zeitschriften über Sozialarbeit im Gesundheitswesen (*Health and Social Work und Social Work in Health Care*) förderte nur wenige Arbeiten zur Prävention zutage: In der programmatischen Auflistung von Zukunftsausgaben einer gesundheitsbezogenen Sozialarbeit von Rehr (1984) wird den Aufgaben der Prävention und der Gesundheitsförderung allerdings ein großes Gewicht beigemessen. Auch Wittmann (1977) sieht seit etwa 1962 eine zunehmende Entwicklung präventiver Strategien in der Sozialarbeit, die sich in der Zwischenzeit in einer

Reihe von Gemeindegesundheitsprogrammen dokumentiert hat. Bloom (1981) bezeichnet diese Entwicklung sogar als einen Paradigmawechsel in der Sozialarbeit. Über Erfahrungen aus konkreten Projekten wird erst in neuester Zeit informiert: Bender u. Hart (1986) beschreiben ein in einer ländlichen Region durchgeführtes Gesundheitsförderungsprogramm, in dem Sozialarbeiter eine Schlüsselrolle einnahmen. Schinke u. Gilchrist (1986) skizzieren ein sozialpädagogisch orientiertes Antiraucherprogramm, das sich auf Jugendliche bezieht.

## 1 Theoretische Fundierung

Die Entwicklung eines *sozialepidemiologischen Modells* von Gesundheit und Krankheit ist für das Verständnis der präventiven Möglichkeiten der Sozialarbeit von grundlegender Bedeutung. Das sozialepidemiologische Modell von Gesundheit und Krankheit bietet einen theoretischen Rahmen, der für die Sozialarbeit und für die Gesundheitserziehung wichtige Zusammenhänge zwischen Lebensbedingungen und Gesundheitschancen thematisiert und das nachweisbar unzulängliche medizinische Modell von Gesundheit und Krankheit zu einem psychosozialen Modell erweitert. Badura (1983) stellte die wichtigsten Merkmale des sozialepidemiologischen Modells der Krankheitsentstehung und Krankheitsverhütung dar. Ich möchte im folgenden etwas näher auf die Merkmale *psychosoziale Risiken* und *soziale Unterstützung* sowie *soziales Netzwerk* eingehen. In der sozialepidemiologischen Forschung werden heute 3 Arten psychosozialer Risiken unterschieden: „a). belastende Lebensereignisse (life events) wie der unerwartete Verlust einer Bezugsperson, das plötzliche Eintreten einer schweren Krankheit oder der Verlust des Arbeitsplatzes, b). chronische körperliche und nervliche Belastungen in der Arbeitswelt und/oder in der Familie wie etwa chronische Arbeitsüberlastungen, andauernde Konflikte mit dem Vorgesetzten oder dem Ehepartner oder enttäuschte Karriereerwartungen und c). kritische Übergänge (transitions) im Lebenzyklus, etwa von der Kindheit ins Erwachsenenalter, von der Schule in die Arbeitswelt, von der Arbeitswelt in das Rentenleben" (Badura 1983).

In diesem Kontext werden z.B. auch gesundheitsgefährdende Verhaltensweisen (wie z.B. Genußmittelkonsum) verständlich als Versuche zur Bewältigung von Belastungssituationen. Nach neueren Untersuchungen soll dies für etwa 25% der Personen mit Genußmittelmißbrauch zutreffen (von Troschke 1985).

Die beiden Merkmale „soziales Netzwerk" und „soziale Unterstützung" verweisen ganz direkt auf die Bedeutung sozialarbeiterischen Handelns in der Krankheitsverhütung. Wesentliches Charakteristikum sozialer Arbeit ist es doch, soziale Unterstützung bereitzustellen, soziale Bindungen und soziale Interaktionen (wieder-) herzustellen und soziale Netzwerke knüpfen zu helfen. „Der Gesundheitsrelevanz sozialer Beziehungen und Interaktionen kommt dabei eine besondere Bedeutung zu, weil sich daraus unmittelbare Konsequenzen für gemeindebezogene Maßnahmen ergeben können; zum einen, was die Förderung und Unterstützung traditioneller Netzwerke in Familie, Nachbarschaft, Arbeitswelt und zum zweiten, was die Förderung und Unterstützung neuer Formen informeller Gesundheitsversorgung betrifft" (Badura 1983).

Über die Bedeutung sozialer Netzwerke und sozialer Unterstützung für die Gesunderhaltung und Krankheitsbewältigung gibt es inzwischen eine große Zahl empirischer Arbeiten, in denen der positive Effekt von sozialen Netzwerken (Badura spricht in diesem Zusammenhang von einem psychosozialen Immunsystem) für die Gesundheitssituation nachgewiesen wird (s. z.B. die Übersicht von Waltz 1982). Am bekanntesten wurde die Untersuchung von Berkman u. Syme (1979): Bei einer Zufallsauswahl von fast 7000 Erwachsenen zeigte sich, daß Personen mit geringen sozialen Bindungen ein 2- bis 3mal so hohes Sterblichkeitsrisiko hatten (in einem Neunjahreszeitraum nach der Untersuchung) wie die Personen mit den intensivsten sozialen Kontakten. Diese Beziehung war unabhängig von Gesundheitsstatus, Sozialschicht, Gesundheitsverhalten hinsichtlich Rauchen, Trinken, Übergewicht, Bewegung und einigen anderen Faktoren.

## 2 Möglichkeiten

### 2.1 Sozialarbeit im Gesundheitswesen

Im Prinzip sind alle Einrichtungen der gemeindebezogenen Gesundheitssicherung, in denen Sozialarbeiter beschäftigt sind, geeignet, präventive Gesundheitsarbeit zu realisieren: Gesundheitsämter, Sozialstationen, Krankenkassen, Gesundheitszentren oder Gruppenpraxen mit einem angegliederten sozialen Dienst, Beratungsstellen etc. Ich möchte meine These mit einigen Beispielen verdeutlichen:

*Gesundheitsämter* sind eine klassische gemeindenahe Gesundheitseinrichtung; sie beschäftigen einen großen Teil der Sozialarbeiter im Gesundheitswesen. In der gesundheitspolitischen Diskussion wird die Verstärkung präventiver Arbeit auch als eine neue Chance des öffentlichen Gesundheitsdienstes, der ja in den vergangenen Jahrzehnten erheblich an Bedeutung verloren hat, propagiert. Aufgrund ihrer Ausbildung und ihres beruflichen Selbstverständnisses könnten Sozialarbeiter in der Gesundheitsförderung und Präventivarbeit im Rahmen des Gesundheitsamtes eine hervorragende Rolle spielen. Voraussetzung dafür ist allerdings, daß sie nicht als Hilfspersonal des Amtsarztes betrachtet werden, daß sie von sachfremden Verwaltungsarbeiten entlastet werden und daß sie für diese neue Rolle besser, insbesondere auch durch Weiterbildungsmaßnahmen, ausgebildet werden (s. Moritzen 1984; Härtig 1984). In diesem Zusammenhang sind die Erfahrungen des von der Bundeszentrale für gesundheitliche Aufklärung mitgetragenen Projektes „Gesundheitsberatung für Erwachsene" am Gesundheitsamt Berlin-Neukölln sehr ermutigend.

Natürlich wäre auch die *Arztpraxis* ein geeigneter Ort für präventive Interventionen, ca. 84% der Bevölkerung suchen jährlich einen niedergelassenen Arzt auf. Unter anderem wegen der ungeklärten Bezahlung nichtärztlicher Versorgung sind die Kooperationsmöglichkeiten jedoch gering und bisher auf wenige Gesundheitszentren oder Gruppenpraxen beschränkt. Darüber hinaus ist derzeit augenfällig, daß die Ärzte selber die Gesundheitsberatung als neues honorierungsfähiges Betätigungsfeld entdecken. Dabei ist es nicht verwunderlich, daß sich die ärztliche Gesundheitsberatung im Rahmen des medizinischen Modells von Krankheit auf

Risikofaktoren und individuelle präventive Maßnahmen konzentriert. Diese Situation ist beispielsweise in England völlig anders: Etwa 25% aller niedergelassenen Ärzte (und das sind in England ausschließlich Allgemeinmediziner) arbeiten mit einem Sozialarbeiter in der Praxis zusammen. In einer Reihe von Untersuchungen ist diese Zusammenarbeit empirisch analysiert und evaluiert worden (s. z.B. die Arbeiten von Clare u. Corney 1982; über amerikanische Erfahrungen Hookey 1982; Erfahrungen aus Israel berichten Gross et al. 1983).

Beispiele für *Beratungsstellen* mit besonderen Möglichkeiten für eine präventive Sozialarbeit sind psychosoziale Beratungs- und Kontaktstellen, Erziehungsberatungsstellen, Beratungsstellen der pro familia etc. Beratungsarbeit in diesen Einrichtungen ist in dem Maße präventiv, in dem sie die psychosozialen Problemkonstellationen nicht als individuelles Versagen, mit sozialen und psychischen Belastungen umzugehen, definiert bzw. die Betroffenen nicht ausschließlich einer Psychotherapie zuführt. Die Gefahr der Therapeutisierung in diesem Bereich ist – wie der amerikanische Gemeindepsychologe Rappaport zutreffend bemerkt – besonders groß: „Je populärer das Konzept der Prävention unter Professionellen im psychosozialen Bereich wird, desto mehr wird es diesen selbsterzeugten Vorstellungen anheim fallen. Präventionsprogramme, die auf sogenannte Risikogruppen zielen – und vor allem Programme, die unter der Leitung etablierter sozialer Einrichtungen durchgeführt werden –, können leicht zu einem neuen Feld der Kolonialisierung werden, in dem die Menschen unsere Angebote und Dienstleistungen annehmen müssen und uns dabei Arbeitsplätze schaffen und Geld besorgen ... Präventionsprogramme fügen neue Programme zu den bereits bestehenden, um damit zum Ausbau des therapeutischen Staates beizutragen; und das noch ohne genauere Beweise dafür, daß diese Programme überhaupt etwas verändern" (Rappaport 1985).


## 2.2 Sozialarbeit außerhalb des Gesundheitswesens

Ich möchte auf diesen Bereich der Prävention in der Sozialarbeit ausführlicher eingehen. Jugendarbeit, Familienarbeit, Betriebssozialarbeit, Ausländerarbeit, Altenarbeit usw. beinhalten immer auch präventive Arbeit im Sinne der Vermeidung von Krankheit, entstanden aus sozialer und psychischer Benachteiligung und Belastung. Jede „gelungene Sozialarbeit" in den genannten Bereichen, die zur Aufhebung von Benachteiligung und Deklassierung oder zur Bewältigung von psychosozialer Überforderung führt, ist ein Stück praktizierter Prävention, die sich im Rahmen des ausführlich dargestellten sozialepidemiologischen Modells wissenschaftlich nachvollziehen läßt. Allerdings sind bislang explizite präventive Konzepte in den genannten Teilbereichen der Sozialarbeit außerhalb des Gesundheitswesens wenig entwickelt. In einer Arbeit von Abt und v. Ferber wurde untersucht, welche *Gemeindeeinrichtungen* einen Beitrag zur Gesundheitsförderung leisten. Die untersuchten Einrichtungen reichten vom öffentlichen Gesundheitsdienst über Krankenkassen, Erziehungs- und Bildungseinrichtungen, Wohlfahrtsverbänden bis hin zu Kirchengemeinden, Sportvereinen und anderen geselligen Zusammenschlüssen (Abt 1985). Anhand folgender Gesundheitsfunktionen wurde die Förderung des Gesundheitsverhaltens operationalisiert:

1. Bewegung,
2. Ernährung,
3. Umgang mit psychosozialen Problemen:
3.1 Umgang mit Suchtmitteln,
3.2 Umgang mit Streß,
3.3 Bewältigung bestimmter belastender Lebenssituationen.

Im Hinblick auf den Beitrag sozialer Dienste kommen die Autoren zu folgendem Ergebnis: „Die sozialen Dienste widmen sich trotz des formalen Auftrags nur sehr beschränkt der Gesundheitsvorsorge, nämlich fast nur über die Einzelberatungen. Wegen der Konkurrenz von Fallbehandlung und vorbeugenden Maßnahmen und mangels geeigneter Konzepte der Prävention bleibt ihr Beitrag hinter ihren Möglichkeiten zurück" (Abt 1985). In ihrer Schlußbetrachtung geben die Autoren noch einige weitere Hinweise zur Erklärung dieser Situation: „Nach den Ergebnissen gerät die Gesundheitsvorsorge, da sie über keine eigene Infrastruktur verfügt, in den Sog institutionalisierter Domänen und Kompetenzansprüche, die ihrerseits in den ordnungs- und finanzpolitischen Gegebenheiten begründet liegen. Denn es gibt auf Gemeindeebene keine Institution, die auf eine solche Aufgabe in ihrer Gesamtheit eingerichtet wäre, sondern eine Vielfalt von Trägern, die zur Förderung verschiedener Teilbereiche einer gesundheitsgerechten Lebensweise beitragen ... Den Trägern dient die Gesundheitsvorsorge zur Erweiterung ihres vorhandenen Aufgabenbereiches, den darin etablierten Berufsgruppen zur Ausdehnung ihrer fachlichen Kompetenz, d.h. ihrer aktiven Professionalisierung, ohne daß damit Veränderungen tradierter Berufsbilder oder Arbeitsweisen einhergingen. Umgekehrt werden diejenigen Aspekte der Gesundheitsvorsorge vernachlässigt, die nicht durch die bewährten Handlungsstrategien der Träger und Berufe abgedeckt werden." (Abt u. v. Ferber 1985).

In ihrer Untersuchung zur „gemeindebezogenen Netzwerkförderung" versuchen Trojan et al. ebenfalls die Gesamtheit gesundheitsfördernder Einrichtungen in einer Gemeinde zu erfassen. Unter *gemeindebezogener Netzwerkförderung* verstehen die Autoren folgendes: „Gemeindebezogene Netzwerkförderung ist kein ‚Defizit-Ansatz, der ‚Risikopersonen' mit Informations- oder Kompetenzdefiziten aufspüren will, sondern primär ein Versuch, diejenigen Strukturen und Fähigkeiten – des Einzelnen und der Gemeinde – zu stärken, die der Gesundheit im Sinne physischen, psychischen und sozialen Wohlbefindens dienen" (Trojan 1986). Die enge Beziehung von Netzwerkförderung und Sozialarbeit wird an einer anderen Stelle dieses Forschungsvorhabens besonders deutlich: „In der gesellschaftlichen Praxis der Bundesrepublik – so unsere Hypothese – vollziehen sich zahlreiche, weithin unbekannte Prozesse, die durchaus als Gesundheitsförderung zu bezeichnen wären. Unter der ‚Selbsthilfe'-Metapher, als ‚soziale Gruppenarbeit', ‚Gemeinwesenarbeit', ‚Umweltschutz', ‚Erwachsenenbildung' und unter ähnlichen Bezeichnungen sehen wir Ansätze von Gesundheitsförderung, so etwa in Altenarbeit, Jugendarbeit, Sozialarbeit, Freizeitpädagogik, Kulturarbeit und ähnlichen Arbeitsfeldern. Eine Sammlung vorfindbarer, zum Teil den Akteuren gar nicht unbedingt bewußter Elemente von Gesundheitsförderung und das Aufgreifen bereits laufender Praxis scheint uns der für die Bundesrepublik adäquate Forschungsschritt zu sein." (Trojan et al. 1985).

Der Beitrag der Gesundheitserziehung durch soziale Dienste kann nicht (nur) darin bestehen, daß traditionelle Methoden und Strategien der Gesundheitserziehung auf die Klienten sozialer Dienste ausgeweitet werden (z.B. durch den Bau von Trimm-Dich-Pfaden in Obdachlosensiedlungen, um mein Argument überdeutlich zu machen). Es geht vielmehr um eine neue Qualität von Gesundheitserziehung und Gesundheitsförderung, die aus einer Verknüpfung von Lebensweisenkonzept und Methoden der Sozialarbeit entwickelt werden kann.

Ich möchte im folgenden einige Beispiele nennen für gelungene gesundheitserzieherische Projekte, die im Rahmen sozialer Dienste entwickelt wurden:

Aus der *Jugendarbeit* ist ein Gesundheitsprojekt bekannt geworden, das mit finanzieller Unterstützung der Bundeszentrale für gesundheitliche Aufklärung und des Bundes Deutscher Pfadfinder in Frankfurt durchgeführt wurde (Hildebrandt & Schultz 1984). Das Projekt wurde auf einem Abenteuerspielplatz für Kinder und Jugendliche im Alter von 6-14 Jahren durchgeführt. Das Ziel dieses Projektes formuliert einer der Initiatoren wie folgt: „Wir stellen uns als Arbeit mit Kindern unter unserer Definition von Gesundheitsbildung einen Weg vor, der ... Kindern ihren Körper näher bringt, eine Einfühlung ermöglicht. So sollen die Kinder für körperliche Signale und Botschaften empfänglicher werden, in ihrem ganzheitlichen Verständnis bestärkt werden und die soziale Umwelt als beeinflußbar erfahren" (Hildebrandt 1984). Das Projekt entwickelte sich in folgenden Stufen: Sichtung und Auswertung der Literatur zur Gesundheitserziehung, Kontaktaufnahme zu diversen Institutionen und Initiativen im Stadtteil, Einrichtung einer Selbsterfahrungsgruppe mit mehreren Müttern zu Themen der eigenen Gesundheit und Krankheit etc. Den Kern der Projektarbeit skizziert Hildebrandt wie folgt: „Praktische Arbeit auf dem Abenteuerspielplatz, kennenlernen der Kinder, Bau eines ‚Urwaldkrankenhauses', Erprobung und Entwicklung von Spielen, Rollenspielen bezogen auf Gesundheit/Krankheit, Fotoaktionen zum Körperselbstbild, Interviews zu ihren Assoziationen mit Krankheit und den dahineingelegten Bedeutungen, vorsichtige Erprobung körperbezogener Spiele, Massage, Zeit- und Raumreisen, Theater, autogenes Training, Erkundungen im Stadtteil, Organisation von Festen, Veranstaltungen einer Herbstferienfreizeit..." (Hildebrandt 1984).

In der *Ausländerarbeit* sind eine Reihe innovativer Gesundheitsprojekte entwickelt worden, von denen hier stellvertretend das Hamburger Projekt „Neue Formen der Gesundheitsberatung für ausländische Familien in Begegnungsstätten" skizziert werden soll (s. die Darstellung weiterer Projekte in Geiger u. Hamburger 1984). In Ausländerberatungs- und Ausländerbegegnungsstellen derjenigen Hamburger Stadtteile, die einen hohen Ausländeranteil aufweisen, wurden Frauen als Gesundheitsberaterinnen (auf ABM-Basis) angestellt. Ziel der Gesundheitsberatung, die im wesentlichen als Einzelberatung durchgeführt wird, ist:

- daß die betroffenen Frauen lernen, ihre Rechte als Patientinnen selbst wahrzunehmen;
- daß sich die betroffenen Patientinnen über ihren Körper, ihre Beschwerden, ihre Gefühle sprachlich ausdrücken können und andere verstehen;
- daß sie über ihren Körper, seine Funktionsweisen, über Entstehung von Krankheiten und Prophylaxe aufgeklärt sind (s. Arbeitskreis Ausländische Frauen und Mädchen 1984).

Dieses Gesundheitsberatungsprojekt für ausländische Familien in Begegnungsstätten ist nur eine Aktivität des 1979 in Hamburg gegründeten Arbeitskreises
„Arbeit mit ausländischen Frauen und Mädchen". Andere Gesundheitsaktivitäten
sind die Herausgabe der in 6 Sprachen erschienenen Broschüre *Gesund und
krank*, die 1982 durchgeführte Untersuchung „Ausländerinnen in Hamburg – Ge-
sundheitswissen, Gesundheitsverhalten" und das ebenfalls im Rahmen von Ar-
beitsbeschaffungsmaßnahmen durchgeführte Projekt „Dolmetscherinnen an
Krankenhäusern".

Als letztes Beispiel für eine erfolgreiche gesundheitsbezogene Sozialarbeit
möchte ich ein *Stadtteilprojekt* vorstellen, nämlich den Gesundheitstreff im Mannheimer Stadtteil Neckarstadt, der im Rahmen der Deutschen Herz-Kreislauf-Präventionsstudie entstanden ist (Becker u. Laugsch 1985). Aufgrund einer aktivieren-
den Befragung von ca. 800 Familien wurden viele Probleme im Stadtteil deutlich:
der Mangel an Spielplätzen und Grünflächen, die Einsamkeit alter Menschen, die
besonderen Probleme ausländischer Mitbürger und alleinerziehender Eltern etc.,
psychosoziale Problemkonstellationen also, die mit vielfältigen Gesundheitsproblemen einhergehen können. Schritt für Schritt wurde eine Vielzahl von Aktivitäten entwickelt, die auf die Veränderung der sozialen Probleme und die Unterstützung der sozialen Kompetenz der Bewohner gerichtet waren und damit indirekt
auch auf die mit ihnen einhergehenden Gesundheitsprobleme: Bildungsmaßnah-
men zur Erlangung des Hauptschulabschlusses, der Aufbau einer Teestube, die
Einrichtung einer Telefonkette für ältere Mitbürger, die Initiierung von Selbsthilfegruppen, die Organisation von Stadtteilfesten zur Finanzierung von Kinderspiel-
plätzen etc.

Der Gesundheitstreff wird auch in der von der Bundeszentrale für gesundheitliche Aufklärung in Auftrag gegebenen Untersuchung von Fuß und Schubert zum
Thema „Wer bestimmt hier eigentlich, was gesund ist?" erwähnt. Die Autoren
stellen insgesamt 22 Einrichtungen und Initiativen vor, die als Gesundheitläden,
Gesundheitsprojekte, feministische Frauengesundheitszentren, berufsübergreifen-
de Gruppenpraxen oder Gesundheitsberatungsstellen in Gesundheitsämtern präventive, gemeindenahe Gesundheitsaufklärung praktizieren. Der Gesundheitstreff-
punkt ist auch ein Beispiel für die insbesondere in England ausgeprägte Bewegung
der *Gemeindegesundheitsinitiativen*, deren Umfang inzwischen auf mehrere Tausend geschätzt wird (Waller et al. 1989). Gemeindegesundheitsinitiativen sind Projekte der Gemeinwesenarbeit, die sich in vielfältiger Weise im Sinne des „empo-
werments" der Betroffenen zur Lösung von Gesundheitsproblemen bzw. gesundheitsrelevanten sozialen Problemen organisiert haben.


## 3 Wirklichkeit/Verwirklichung

Ich möchte an dieser Stelle nicht auf Hindernisse eingehen, die der Weiterentwicklung der Prävention im allgemeinen entgegenstehen, sondern ausschließlich
auf die *Hindernisse der Weiterentwicklung* präventiven Handelns im Rahmen sozialer Dienste. Hier sind einmal die grundsätzlichen Probleme der „Verortung der

Sozialarbeit im Gesundheitswesen" zu nennen, wie sie von Ferber (1983) formuliert hat. Von Ferber nennt:

1. das Prinzip der offenen Konkurrenz zu anderen Heilberufen,
2. das Prinzip der Ausgrenzung aus der medizinischen Versorgung bzw. das der Unterordnung unter die Ärzte und
3. das Prinzip der Sozialgüterverteilung.

Während die ersten beiden Prinzipien Aspekte der Konkurrenz zwischen sozialen und medizinischen Berufen beinhalten, wird mit dem 3. Prinzip die Tatsache angesprochen, daß soziale Dienstleistungen zu den nicht-marktfähigen Gütern gehören, d.h. zu den Gütern, die sich ausschließlich am Bedarf und an der Hilfsbedürftigkeit des Klienten orientieren, unabhängig davon, ob dieser zu einer Gegenleistung in der Lage ist oder nicht. Diese Nicht-Marktfähigkeit sozialer Hilfen bedeutet für die Verortung der Sozialarbeit im Gesundheitswesen, daß soziale Dienstleistungen auf andere Kostenträger abgewälzt werden und eine zahlenmäßig ausreichende Einbeziehung von Sozialarbeitern im Gesundheitswesen ausbleiben muß, so lang die Sozialversicherung ausschließlich ärztliche oder medizinische Leistungen vergütet.

Die *Schwierigkeiten*, gesundheitsbezogenes präventives Handeln durch soziale Dienste außerhalb des Gesundheitswesens zu propagieren, liegen auf der Hand: Der Arbeitstag der dort tätigen Sozialarbeiter und Sozialpädagogen ist ausgefüllt mit Dienstleistungen, die sich aus den genuinen Zielen der jeweiligen Einrichtungen ergeben. Deshalb scheint es wichtig, für das Verständnis der Grundthese einer gesundheitsbezogenen präventiven Sozialarbeit zu werben: Gesundheitsförderung und Gesundheitserziehung sind keine neuen Aufgabenfelder der Sozialarbeit, die zu den schon vorhandenen hinzukommen. Sie sind integrale Bestandteile einer umfassenden Sozialarbeit in dem Maße, in dem Gesundheit auch als soziales Wohlbefinden verstanden wird. Eine Verstärkung und Qualifizierung der Gesundheitsarbeit innerhalb der Sozialarbeit ist also keine zusätzliche (Sozial-) Arbeit, sie könnte – im Gegenteil – einen neuen Zugang zu bestimmten Problemen der Sozialarbeit eröffnen.

Ich möchte meinen Beitrag mit dem Hinweis auf einige, die Entwicklung präventiver Sozialarbeit besonders *fördende Momente* abschließen: Ich sehe insbesondere in den gesundheitspolitischen Aktivitäten der Weltgesundheitsorganisation Entwicklungen hin zu einem sozialen Gesundheitswesen, in dem auch die Möglichkeiten präventiver Sozialarbeit Verstärkung finden können. Ich meine das Programm der 30. Weltgesundheitsversammlung von 1977 unter dem Leitthema „Gesundheit für alle bis zum Jahr 2000", die Deklaration von Alma Ata aus dem Jahre 1978 zur primären Gesundheitsvorsorgung, das 1981 aufgelegte Regionalprogramm über Gesundheitserziehung und Lebensweisen, und insbesondere die Ottawa-Charta zur Gesundheitsförderung von 1986. Die in der Ottawa-Charta aufgeführten Handlungsstrategien zur Gesundheitsförderung sind mit den Zielen einer präventiven und gesundheitsfördernden Sozialarbeit weitgehend identisch:

– Entwicklung einer gesundheitsfördernden Gesamtpolitik,
– gesundheitsförderliche Lebenswelten schaffen,
– gesundheitsbezogene Gemeinschaftsaktionen unterstützen,
– persönliche Kompetenzen entwickeln,
– die Gesundheitsdienste neu orientieren.

Gesundheitsförderung wird dabei verstanden als ein „Prozeß, allen Menschen ein höheres Maß an Selbstbestimmung über ihre Gesundheit zu ermöglichen und sie damit zur Stärkung ihrer Gesundheit zu befähigen. Um ein umfassendes körperliches, seelisches und soziales Wohlbefinden zu erlangen, ist es notwendig, daß sowohl einzelne als auch Gruppen ihre Bedürfnisse befriedigen, ihre Wünsche und Hoffnungen wahrnehmen und verwirklichen sowie ihre Umwelt meistern bzw. sie verändern können. In diesem Sinne ist die Gesundheit als ein wesentlicher Bestandteil des alltäglichen Lebens zu verstehen und nicht als vorrangiges Lebensziel. Gesundheit steht für ein positives Konzept, das in gleicher Weise die Bedeutung sozialer und individueller Ressourcen für die Gesundheit ebenso betont wie die körperlichen Fähigkeiten. Die Verantwortung für Gesundheitsförderung liegt deshalb nicht nur bei dem Gesundheitssektor, sondern bei allen Politikbereichen und zielt über die Entwicklung gesünderer Lebensweisen hinaus auf die Förderung von umfassendem Wohlbefinden hin" (WHO 1986).

## Literatur

Abt HG (1985) Laienwissen und professionelles Wissen in der Gesundheitsvorsorge. Prävention 8:79–84

Abt HG, v Ferber C (1985) Gesundheitsvorsorge in der Gemeinde-Förderung einer gesundheitsgerechten Lebensweise. In: v. Bergmann, Hoeltz (Hrsg) Medizinsoziologie. München

Anderson R (1984) Health Promotion, an overview. WHO, Kopenhagen

Arbeitskreis „Ausländische Frauen und Mädchen" Hamburg (1984) Konzepte und Bemühungen zur Verbesserung der gesundheitlichen Versorgung und Aufklärung ausländischer Frauen und ihrer Familien in Hamburg. In: Geiger A, Hamburger F (Hrsg) Krankheit in der Fremde. Express, Berlin

Badura B (1983) Sozialepidemiologie in Theorie und Praxis. In: Europäische Monographien zur Forschung in Gesundheitserziehung, Bd 5. Köln

Becker K, Laugsch B (1985) Health work in a working-class district of Mannheim. In: Laaser U, Senault R, Niefhues H (eds) Primary health care in the making. Springer, Berlin Heidelberg New York

Bender C, Hart JP (1986) Rural health promotion: Bailiwick for social work. Health Soc Work 11:52–58

Berkman LF, Syme SL (1979) Social networks, host resistance, and mortality: a nine-year follow-up study of Alameda County residents. Am J Epidemiology 109:186–204

Bloom M (1980) Primary prevention: revolution in the helping professions? Soc Work Health Care 6:63–66

Clare A, Corney R (eds) (1982) Social work and primary health care. Academic Press, London

Ferber C v (1983) Sozialpolitische Grundlagen der Sozialarbeit. In: Silomon H (Hrsg) Sozialmedizin für Sozialarbeiter und -pädagogen. Sankt Augustin

Geiger A, Hamburger F (Hrsg) (1984) Krankheit in der Fremde. Express, Berlin

Gross A, et al. (1983) Defining the role of the social worker in primary health care. Health Soc Work 8:174–181

Härtig L (1984) Gesundheitserziehung – eine Dienstaufgabe des Gesundheitsamtes. Öff Gesundheitswes 46:273–276

Hildebrandt H (1984) Gesundheitsförderung integriert in Jugendverbandsarbeit. Prävention 7:80–82

Hildebrandt H, Schultz ML (1984) „Wenn ich traurig bin, dann bin ich auch krank". Kinder
  – Körper- Gesundheit, Jugend und Politik. Reinheim
Hookey P (1982) Social work in primary health care settings. In: Bracht N (ed) Social work
  in health care. Harworth Press, New York
Moritzen P (1984) Kooperation und Koordination der Gesundheitserziehung durch das
  Gesundheitsamt. Öff Gesundheitswes 46:118–121
Rappaport J (1985) Ein Plädoyer für die Widersprüchlichkeit: Ein sozialpolitisches Konzept
  des „empowerment" anstelle präventiver Ansätze. Verhaltensther Psychosoz Prax 2:257–
  278
Rehr H (1984) Health care and social work services; present concerns and future directions.
  Soc Work Health Care 10:71–83
Schinke SP, Gilchrist LD (1986) Preventing tobacco use among young people. Health Soc
  Work 11:59–65
Trojan A (1986) Gesundheitsförderung durch soziale Netzwerke in der Gemeinde. Blätter
  der Wohlfahrtspflege 2:29–33
Trojan A et al. (1985) Selbsthilfe, Netzwerkforschung und Gesundheitsförderung. Hamburg
Troschke J v (1985) Die soziostrukturelle Prozeßevaluation der Deutschen Herz-Kreislauf-
  Präventionsstudie (DHP). Prävention 8:35–41
Waller H (Hrsg) (1982) Sozialarbeit im Gesundheitswesen. Beltz, Weinheim
Waller H, Wendt G, Laaser U (1989) Gesundheitsförderung durch Gemeinwesenarbeit.
  Neue Prax 19:205–221
Waltz EM (1981) Soziale Faktoren bei der Entstehung und Bewältigung von Krankheit –
  ein Überblick über die empirische Literatur. In: Badura B (Hrsg) Soziale Unterstützung
  und chronische Krankheit. Suhrkamp, Frankfurt
Wenzel E (1983) Die Auswirkungen von Lebensbedingungen und Lebensweisen auf die
  Gesundheit – Synthese des Seminars. In: Europäische Monographien zur Forschung in
  Gesundheitserziehung, Bd 5. Köln
WHO (1981) Regionalprogramm über Gesundheitserziehung und Lebensweisen. Kopenha-
  gen
WHO (1986) Ottawa-Charta zur Gesundheitsförderung, Kopenhagen
Wittmann M (1977) Preventive social work. In: National Association of Social Workers
  (ed) Encyclopedia of social work. Washington/DC, pp 1049–1054

# Gesundheitsselbsthilfe

K. Jork und S. Wilm

## 1 Gesundheitsselbsthilfe als Bestandteil unseres Alltags

Der Begriff „Gesundheitsselbsthilfe" bezeichnet individuelle Eigenleistung und gegenseitige Hilfeleistungen, die im Alltag zur Gesunderhaltung und zur Krankheitsbewältigung erbracht werden. Gesundheitsselbsthilfe beruht auf der praktischen Erfahrung der Bevölkerung (und nicht auf spezieller Ausbildung) und wird unentgeltlich und informell (d.h. in der Regel ohne feste Organisationsformen) in der Familie, im Haushalt, im Freundes- und Bekanntenkreis, in der Nachbarschaft, am Arbeitsplatz oder in Selbsthilfegruppen erbracht (Grunow 1986b). Als Kontrastbegriff zum professionellen Medizinsystem wurde als ein weiterer Terminus aus theoretischen Erwägungen auch weitgehend synonym „gesundheitsbezogenes Laienhandeln" eingeführt (Forschungsverbund 1987).

Gesundheitsselbsthilfe ist so alt wie die Menschheit selbst. Immer schon bemühten sich die Menschen aus eigener Kraft um die Erhaltung und Wiederherstellung ihres körperlichen, seelischen und sozialen Wohlbefindens. Die Entwicklung eines professionellen Medizinsystems aus den Anfängen einer Schamanen- oder Priesterkultur bis zu unserem hochspezialisierten, arbeitsteiligen Gesundheitswesen verschob zwar den öffentlich-gesellschaftlichen, politischen und wissenschaftlichen Betrachtungsschwerpunkt im dualen System der Gesundheitssicherung vom Laienhandeln im Alltag weit hinüber zum professionellen System eines modernen Sozialstaats; das quantitativ und qualitativ größere Gewicht für die medizinische Versorgung einer Gesellschaft besitzen aber trotz aller Sog- und Verdrängungseffekte (Badura 1978) unverändert die gesundheits- und krankheitsbezogenen Aktivitäten der Bevölkerung selbst (Kickbusch 1979). Ihr Spektrum reicht von gesunder Ernährung, Unfallverhütung, sportlicher Aktivität im Verein zur Gesunderhaltung und Selbstmedikation über hygienische Maßnahmen, emotionale Hilfestellung bei psychischer Belastung, Teilnahme an Selbsthilfegruppen und Krankenhausbesuche bis zu Nachbarschaftshilfe im Krankheitsfall, Blutdruckselbstmessung, Erste Hilfe und Verwendung von Naturheilmitteln.

Verschiedene Studien (Alonzo 1979; Dean 1981; Dean 1986; Fry 1978; Kohn u. White 1976; Levin u. Idler 1981 u.a.) schätzen trotz aller methodischen Schwierigkeiten, daß ca. 75%, z.T. sogar 90% aller gesundheitlichen Problemsituationen im Alltag durch Gesundheitsselbsthilfe bewältigt werden. Dabei ist zusätzlich zu beachten, daß es sich bei den Laienaktivitäten nicht nur um ärztliche Hilfe ergänzende oder in Einzelbereichen auch im konkurrierende Formen der Problembewältigung handelt, sondern daß für einen großen Teilbereich alltäglicher gesundheitsbezogener Probleme die Leistungsfähigkeit und -bereitschaft des professionellen Medizinsystems erheblich in Zweifel gezogen werden müssen. Dies trifft vor allem für präventive Aktivitäten der Bevölkerung zu, für psychische Erkrankungen, wie z.B. Süchte, sowie psychosoziale Rahmenbedingungen somatischer Erkrankungen und besonders für die zunehmende Zahl chronisch-degenerativer Erkrankungen, die einerseits nicht geheilt werden können, zu deren alltäglicher Bewältigung aber das Medizinsystem wenig beitragen kann. Vor allem in diesen Bereichen müssen die Laienaktivitäten der Bevölkerung nicht nur als *erste Ebene der Versorgung*, sondern zugleich als *dominierende Hilfestellung* angesehen werden (Grunow et al. 1983). Trotzdem wird Gesundheitsselbsthilfe weithin noch ignoriert oder abschätzig als Restmenge und Anhängsel eines professionellen Systems mit Monopolanspruch gesehen, was sich angesichts des gewandelten Krankheitsspektrums zunehmend als Erschwernis einer bedarfsgerechten Versorgung auswirkt.

Seit Beginn der 70er Jahre entstand weltweit aus dem Unbehagen an einem fast ausschließlich biomedizinisch ausgerichteten, kurativen, unkontrolliert expandierenden, sich zunehmend spezialisierenden und verteuernden, anbieterzentrierten Gesundheitssystem nicht nur ein Trend zur Rück- oder Neubesinnung auf eine breiter verstandene, primäre gesundheitliche Versorgung und Betreuung, dessen wichtigste internationale Manifestation die Konferenz der Weltgesundheitsorganisation (WHO) in Alma-Ata, UDSSR, im September 1978 (WHO 1978) über *primäre Gesundheitsversorgung* („primary health care") als Instrument zur Erreichung des Ziels „Gesundheit für alle bis zum Jahr 2000" darstellte (WHO 1981). Verbunden damit war auch die Forderung nach einem politischen Perspektivenwechsel zu einer „konsumentenzentrierten Gesundheitspolitik" (Badura 1978), um den Stellenwert der aktiven Partizipation des Bürgers im vielfältig verknüpften System von ihm und für ihn erbrachter gesundheitsbezogener Leistungen zu betonen.

Konsequenterweise muß in Anbetracht ihres im Alltag dominierenden Charakters Gesundheitsselbsthilfe als das „Übliche, das "Normale„ angesehen werden, während die Inanspruchnahme des medizinischen Versorgungssystems (ambulant und stationär) als das "selten Vorkommende„ aufzufassen ist. Gesundheitsbezogenes und vielfach auch krankheitsbewältigendes Verhalten der Bevölkerung läuft in der Regel im Haushalts-, Familien- und Arbeitsalltag, im Freundeskreis, in der Nachbarschaft und anderen sozialen Netzwerken ab, nur in besonderen Fällen im die Gesundheitsselbsthilfe ergänzenden professionellen System (Breitkopf et al. 1980).

## 2 Untersuchungen zur Gesundheitsselbsthilfe

Eine solche konsumentenzentrierte Sichtweise in der Gesundheitspolitik erfordert aber auch einen *Perspektivenwechsel in der wissenschaftlichen Diskussion*. Gemeinhin werden Fragen der alltäglichen Erhaltung der Gesundheit und der Bewältigung von Krankheit aus der professionellen Perspektive des Medizinsystems analysiert. Gesundheitsselbsthilfe als ein sich auf Betroffenheit und Beteiligung (Kickbusch 1981) stützendes System muß aber konsequenterweise aus der Perspektive der Bürger definiert werden. Dabei weitet sich das medizinische zu einem *sozialen* Konzept von Gesundheit (Hatch u. Kickbusch 1983).

Breitkopf et al. haben 1980 eine detaillierte Aufarbeitung des internationalen Forschungsstandes zu Formen der Laienaktivierung im Gesundheitswesen vorgelegt, aus der sie drei summarische Feststellungen trafen:

- Es besteht ein krasses Mißverhältnis zwischen der großen Zahl von Studien, die sich dem medizinischen Versorgungssystem zuwenden, und den wenigen Studien, die sich mit den verschiedenen Laienaktivitäten beschäftigen;
- es besteht ein krasses Mißverhältnis zwischen der kleinen Zahl empirisch fundierter Studien und der großen Zahl sonstiger Diskussionsbeiträge, die aber auch theoretisch nur auf geringem Reflexionsniveau sind;
- es besteht ein krasses Mißverhältnis zwischen der großen Zahl angelsächsischer Studien und der kleinen Zahl deutscher bzw. deutschsprachiger Studien.

Der empirischen, präzisen und durch normative Vorgaben nicht verfälschten Beantwortung der Frage, wann Selbsthilfe in welcher Form und mit welchen Erfolgschancen von verschiedenen Bevölkerungsgruppen zur Gesundheitserhaltung und zur Bewältigung von krankheitsbezogenen Problemen aktiviert wird und werden kann, widmete sich der ressortübergreifende und interdisziplinäre Forschungsverbund "Laienpotential, Patientenaktivierung und Gesundheitsselbsthilfe„ der von 1979 bis 1983 vom Bundesministerium für Forschung und Technologie der Bundesrepublik Deutschland gefördert wurde. Als Teilprojekt untersuchte die Projektgruppe Verwaltung und Publikum an der Universität Bielefeld und an der GHS Kassel "Selbsthilfe im Gesundheitswesen„. Das Untersuchungsdesign sah sowohl eine repräsentative Bevölkerungsumfrage vor als auch eine Intensivuntersuchung ausgewählter einzelner Haushalte, wobei vor allem sog. qualitative Untersuchungsmethoden zur Anwendung kamen (Intensivinterview, Gruppendiskussion, Beobachtung) (Forschungsverbund 1987).

Auf die Ergebnisse dieser für den deutschsprachigen Raum bisher einmaligen systematischen Bestandsaufnahme von Selbsthilfeerfahrungen und -bereitschaften der Bevölkerung (Breitkopf et al. 1980; Grunow et al. 1983, 1984) wird in den folgenden Ausführungen wiederholt zurückgegriffen.


## 3 Der soziale Kontext von Gesundheitsselbsthilfe


Gesundheitsselbsthilfe findet im Alltag der Menschen in vielfältiger Weise statt. Gesundheitsbezogenes und krankheitsbewältigendes Handeln ist dabei losgelöst von der sozialen Gruppe, in deren Rahmen es als Eigenleistung und gegenseitige Unterstützung erbracht wird, kaum einzuordnen. Im folgenden soll daher, bevor wir Formen und Inhalte von gesundheitsbezogenem Laienhandeln genauer beleuchten, zuerst der *soziale Kontext von Gesundheitsselbsthilfe* als Raster aufgebaut werden, in den dann präventive, kurative und rehabilitative Aktivitäten der Bevölkerung einbettbar sind. Zur *Strukturierung* dieses Rasters können die theoretische Dimension (Konzepte von sozialer Unterstützung und sozialen Netzwerken), die personale Dimension (Gesundheitsselbsthilfe in der Familie, unter Haushaltsmitgliedern, Verwandten, Freunden, Bekannten, Nachbarn und Arbeitskollegen), die formale und strukturelle Dimension (Gesundheitsselbsthilfe in der Gemeinde) herangezogen werden.

## 3.1 Soziale Unterstützung und soziale Netzwerke

Im Rahmen des derzeit stattfindenden Paradigmawechsels in der Medizin (nach Kuhn 1976) hin zu einem umfassenderen bio-psycho-sozialen Verständnis von Gesundheit und Krankheit (Engel 1979) setzt sich schrittweise die Erkenntnis durch, daß es sich bei ihnen um multikausal und interaktiv bedingte, dynamische, nur systemisch zu verstehende Phänomene handelt. Es kann mittlerweile als gesichert gelten, daß *soziale Unterstützung* ("social support„) in diesem Geflecht von Faktoren einen wichtigen unabhängigen Einfluß auf die physische und psychische Gesundheit des Menschen hat (Badura 1981; Badura et al. 1986; Berkman u. Breslow 1983; Berkman u. Syme 1979; Blazer 1982; House et al. 1982, 1988; Schaefer et al. 1981; Schoenbach et al. 1986). Ein Individuum, das über eine ausreichende Zahl sozialer Beziehungen von entsprechender Intensität und Qualität verfügt, scheint gegen Krankheit, vorzeitigen Tod und negative Auswirkungen von belastenden Lebensereignissen besser geschützt zu sein und chronische Erkrankungen besser bewältigen zu können als ein Individuum ohne ausreichende Zahl und Qualität solcher Bindungen. Das persönliche *Netzwerk* beinhaltet in der Regel soziale Kontakte zu den Familienmitgliedern, zu Verwandten, Freunden, Bekannten, Nachbarn, Arbeitskollegen usw. Von Netzwerkforschern werden, um den Grad der sozialen Integration eines Individuums zu erfassen, folgende Dimensionen für wichtig gehalten: Umfang, Spannweite und Dichte sozialer Netze, die emotionale Qualität der Beziehungen sowie die Einstellung der Netzwerkangehörigen zu ihrem jeweiligen Netz (Franz 1988).

Unter sozialer Unterstützung können die Eigenschaften dieser sozialen Netzwerke, einzelner sozialer Beziehungen und konkreter zwischenmenschlicher Prozesse verstanden werden, die vom einzelnen als wertvoll, hilfreich oder erfreulich empfunden werden (Badura 1988), etwa bei vertrauensvollen Gesprächen, freundschaftlichem Beisammensein, Anerkennung in der Familie oder praktischen Hilfen zur Bewältigung von Trauer, Ängsten und Einsamkeit.

Entsprechend ihrer Mehrdimensionalität werden die Begriffe „soziale Netzwerke" und „soziale Unterstützung" oft unscharf verwendet; Beiträge zu ihrer Abgrenzung voneinander und zu ihren Beziehungen liefern u.a. Cohen u. Syme (1985) sowie Keupp u. Röhrle (1987).

Zusammen mit Persönlichkeitsfaktoren und Bewältigungsmustern („coping") wären soziale Bindungen, soziale Netzwerke und unterstützende soziale Interaktionen als ein „psychosoziales Immunsystem" (Badura 1983) beschreibbar, das den einzelnen vor seelischen und körperlichen Schäden schützt oder ihm hilft, derartige Schäden und ihre Folgen zu bewältigen. Für die Erbringung von Gesundheitsselbsthilfe im Alltag spielen soziale Unterstützung und soziale Netzwerke als Matrix eine tragende Rolle.

## 3.2 Familie, Haushaltsmitglieder und Verwandte

Individuelle und soziale Gesundheitsselbsthilfe sind auf dem Boden der sozialen Netzwerke ein selbstverständlicher Teil unseres Alltags, der von mehr als 90% der Bevölkerung zumindest in der einen oder anderen Hinsicht zur Bewältigung der eigenen Probleme aktiviert wird. Wie das Projekt „Selbsthilfe im Gesundheitswesen" (Grunow et al. 1983) zeigen konnte, verbergen sich hinter dieser Zahl aber erhebliche Unterschiede im Umfang der Aktivität von verschiedenen Bevölkerungsgruppen und im jeweiligen Grad der Einbeziehung von Teilen des sozialen Netzes.

Dominierend ist die *individuelle Selbsthilfe* (Hilfe für sich ohne Bezug auf andere). Sie wird als Maßnahme, gesund zu werden oder zu bleiben (z.B. Einnahme von Medikamenten, Veränderung von Lebensgewohnheiten, häufige Bettruhe), von 26% der Befragten häufig, von 51% gelegentlich ergriffen. 16% würden es tun, wenn sie in einer entsprechenden Situation wären, lediglich 6% würden es *nicht* tun (Bezugsjahr 1980). Individuelle Selbsthilfe wird etwas häufiger von Frauen und älteren Menschen durchgeführt.

Für die *soziale Selbsthilfe* (unter Beteiligung der primär-sozialen Bezugsgruppe) stehen Familie, Haushaltsmitglieder und Verwandte deutlich im Vordergrund. Informationen und Rat von Familien- oder Haushaltsmitgliedern holen sich 16% sehr häufig, 47% gelegentlich. 22% würden es in einer entsprechenden Situation tun, 15% würden es *nicht* tun. Praktische Hilfen (z.B. Verbandswechsel, Hilfestellung beim Waschen und Anziehen) nehmen 12% sehr häufig, 37% gelegentlich in Anspruch; 36% würden es in einer entsprechenden Situation tun, aber bereits 14% *nicht.*

Untersucht man, in welchem Umfang Personen aus dem Haushalt und der Verwandtschaft als Ansprechpartner der ersten Wahl für Unterstützung in Gesundheits- und Krankheitsfragen gelten, zeigen sich ebensolche Unterschiede:
- 89% der Befragten wählen ein oder mehrere Haushaltsmitglieder zur informatorischen Beratung; bei der praktischen Hilfe sind es sogar 91%.
- Demgegenüber werden nicht im Haushalt wohnende Verwandte nur von 74% der Befragten als Ratgeber gewünscht; zur praktischen Unterstützung sind es nur 71% (Grunow et al. 1983).

Aufgrund der familiären Arbeitsteilung werden die informatorischen und praktischen Hilfen weitaus am häufigsten der Ehefrau und Mutter abverlangt, was die Bedeutung der Familie für die Gesundheitsselbsthilfe noch unterstreicht. Andererseits wird durch diese zentrale familiäre Rolle die Ehefrau/Mutter am ehesten anfällig für Krankheiten und ist das Familienmitglied mit den häufigsten Arztkontakten (Litman 1971, 1974). Obwohl sie im Haushalt die primär Hilfegebende ist, kann sie bei eigenen Gesundheitsproblemen nur weniger mit Hilfen ihrer Familienmitglieder rechnen.

Darüber hinaus sind Fähigkeit der Familie zur und Art ihrer Gesundheitsselbsthilfe wesentlich von der jeweiligen Lebensphase beeinflußt (kinderlose Paare, Reproduktions- und Erziehungsphase, „leeres Nest"- und Involutionsphase (s.a. Abschnitt 5) (Engfer u. Grunow 1987; Grunow u. Engfer 1987).

## 3.3 Freunde und Bekannte

Gegenüber der individuellen und sozialen Selbsthilfe in der Familie, unter Haushaltsmitgliedern und Verwandten tritt Gesundheitsselbsthilfe unter Beteiligung anderer Bezugsgruppen in den Hintergrund (Grunow et al. 1983).

Freunde und Bekannte gefragt, wie sie die Gesundheitssituation des Interviewten beurteilen und was er am besten tun solle, haben lediglich 3% schon sehr häufig, 23% gelegentlich. 31% würden es in einer entsprechenden Situation tun, aber 42% würden es grundsätzlich *nicht* tun. Hingegen unterstützen 8% sehr häufig Freunde und gute Bekannte mit Informationen und Ratschlägen in schwierigen krankheitsbedingten Situationen, 35% zumindest gelegentlich. 37% würden bei Bedarf diese Hilfe geben, 20% würden es sich *nicht* zutrauen bzw. es grundsätzlich *nicht* machen. Ähnlich wie in der Rolle der Ehefrau und Mutter (3.2) wird hier eine Asymmetrie des Helfens und Geholfen-Werdens deutlich; im Vergleich zu dem Umfang der Hilfeinanspruchnahme von Freunden und Bekannten, aber auch Nachbarn und Arbeitskollegen sind Hilfeleistungen an sie durchweg häufiger. Frauen aktivieren Freunde und Bekannte bei Gesundheitsproblemen etwas öfter als Männer.

## 3.4 Nachbarn und Arbeitskollegen

1% der Befragten bittet Nachbarn sehr häufig um Unterstützung bei der alltäglichen Lebensbewältigung, 8% gelegentlich. 31% würden es in einer entsprechenden Situation tun, 59% grundsätzlich *nicht.* 29% würden auch Arbeitskollegen in einer entsprechenden Situation um Unterstützung am Arbeitsplatz bitten, aber wiederum 59% würden es grundsätzlich *nicht* tun. Demgegenüber wären 51% bzw. 45% bereit, ihre Nachbarn oder Arbeitskollegen zu unterstützen. Lediglich 35 bzw. 36% trauen es sich *nicht* zu oder würden es grundsätzlich *nicht* machen. Hier zeigt sich ein Potential an zusätzlicher Hilfsbereitschaft, mit dem die Nachbarschafts- und Arbeitsplatzhilfe erheblich ausgeweitet werden könnte, wenn entsprechende Bitten der betreffenden Personen vorlägen (s. auch Boesch et al. 1986, 1988a).

Demgegenüber haben nur 13% auch Nachbarn, mit denen sie keinen engeren Kontakt pflegen, bei krankheitsbedingten Schwierigkeiten im Alltag sehr häufig oder gelegentlich unterstützt, 16% ihre Arbeitskollegen am Arbeitsplatz. Man kann also von einer „sozialen Selektivität" (Grunow et al. 1983) sprechen, der Hilfegewährung und Hilfeinanspruchnahme unterliegen. Gesundheits- und krankheitsbezogene Hilfe nehmen und geben die Bürger am ehesten im Familien-, Haushalts- und Verwandschaftskreis mit entsprechend der wachsenden sozialen Distanz deutlich absteigender Häufigkeit unter Freunden, Bekannten, Nachbarn und Arbeitskollegen.

## 3.5 Selbsthilfegruppen

Die Selbsthilfegruppenbewegung begann in der Bundesrepublik Deutschland Ende der 60er Jahre. Als „neue soziale Bewegung" wird sie als Verbindung „subjektiver Emanzipationsbestrebungen mit dem politischen Kampf um gesellschaftliche Veränderungen" (Brand 1988) in inhaltlicher Kontinuität zu den Reformgedanken in den sechziger Jahren gesehen. Neben der Veränderung des Krankheitsspektrums hin zu chronischen und degenerativen Krankheiten, Suchterkrankungen und psychosomatischen Leiden, der im gesundheitlichen Versorgungssystem zu wenig Rechnung getragen wird, spielt der Zerfall traditioneller Lebensgemeinschaften eine wichtige Rolle bei der Entstehung und Entwicklung von Gesundheitsselbsthilfegruppen. Die durch die Industrialisation veränderten Lebensbedingungen, u.a. mit Zerfall der Großfamilien, Berufstätigkeit der Frauen, Konsumund Wohlstandsorientierung, vielfältigen Ausbildungs-, Berufs-und Freizeitmöglichkeiten, pluralistischen Wert- und Weltanschauungen, können zur erschwerten Identitätsfindung des Einzelnen führen. Außerfamiliäre Beziehungen zu Gleichaltrigen und Gleichgesinnten und die Entwicklung von Subkulturen gewinnen an Bedeutung; Selbsthilfegruppen können das zum Teil gerissene soziale Netzwerk aus Familie und lokaler Gemeinschaft ergänzen oder ersetzen.

Eine starre Definition und Einteilung von Selbsthilfegruppen erscheint in Anbetracht der Vielfalt ihrer Erscheinungsformen kaum noch möglich. Arbeitsweisen, Organisationsformen und Zielsetzungen variieren von Gruppe zu Gruppe beträchtlich, so daß Verallgemeinerungen und Kategorisierungen zur besseren Verständigung auf theoretisch-wissenschaftlicher und praktischer Ebene oft unumgänglich, der einzelnen Gruppe aber nicht immer gerecht werden können.

Verschiedene Autoren haben deshalb versucht, Klassifikationen für das Begriffsfeld „Selbsthilfe" zu erarbeiten, um bei der inflationären Verwendung des Begriffes „Selbsthilfegruppe" Abgrenzungsmöglichkeiten zu schaffen. Dabei wurde jedoch die Stellung des Begriffes „Selbsthilfegruppe" im Gesamtkontext von „Selbsthilfe" oft vernachlässigt (Hofmann-Wilm 1990).

Selbsthilfe (als Gegenbegriff zu „Fremdhilfe") kann in *individuelle* und *soziale Selbsthilfe* unterteilt werden. Soziale Selbsthilfe (als Selbsthilfe zusammen mit anderen) läßt sich in der formalen Dimension als ohne den oder mit dem Charakter eines Zusammenschlusses zu einer festen Gruppe definieren. Bei den Selbsthilfezusammenschlüssen können wiederum *Selbsthilfegruppen* und *Selbsthilfeorganisationen* unterschieden werden. Selbsthilfeorganisationen sind definiert als Zusammenschlüsse, die aus mehr als einer Gruppe bestehen oder sich seltener als ca. einmal im Monat zu kontinuierlicher gemeinsamer Arbeit treffen (Trojan et al. 1986). Sie sind meist charakterisiert durch hohe Mitgliederzahlen (Betroffene, Professionelle, Förderer), oft landesweite Verbreitung, bürokratische Strukturen, starke Einbeziehung von Fachkräften, einen hohen Anteil von Dienstleistungen und z.T. imponierende Etats (Matzat 1987). Für den verbleibenden Begriff der Selbsthilfegruppe sind unterschiedliche Klassifikationen vorgestellt worden, die allerdings nur wenig Bezug zueinander aufweisen und in der Diskussion um die Verortung des Begriffes Selbsthilfegruppe eher Verwirrung denn Klarheit geschaffen haben (DAGSHG 1985; Kickbusch 1980; Kickbusch u. Trojan 1981; Moeller 1978; Runge u. Vilmar 1988). Auf die Klassifikationsversuche in der angloamerikanischen Literatur sei hier nur verwiesen (Übersicht bei Katz u. Bender 1976).

Eine die Verständigung über Selbsthilfegruppen im Alltag erleichternde umfassende Definition geben Asam et al. (1987). Danach sind Selbsthilfegruppen gering organisierte Zusammenschlüsse von Menschen, deren Aktivitäten sich auf die gemeinsame Bewältigung von Krankheiten, psychischen oder sozialen Problemen richten, von denen sie – entweder selbst oder als Angehörige – betroffen sind. Sie wollen mit ihrer Arbeit keinen Gewinn erwirtschaften; ihr Ziel ist eine Veränderung ihrer persönlichen Lebensumstände und häufig auch ein Hineinwirken in ihr soziales und politisches Umfeld. In der regelmäßigen, oft wöchentlichen Gruppenarbeit betonen sie Gleichberechtigung, gemeinsames Gespräch und gegenseitige Hilfe. Die Ziele der Selbsthilfegruppen richten sich vor allem auf ihre Mitglieder und nicht auf Außenstehende; darin unterscheiden sie sich von anderen Formen des Bürgerengagements. Die Gruppen werden nicht von professionellen Helfern geleitet; manche ziehen aber auf eigenen Wunsch gelegentlich Experten hinzu.

Es gibt wohl kaum einen Bereich oder ein Problem, zu dem keine Selbsthilfegruppen existieren: Raucher, Diabetiker, Neurotiker, Rheumatiker, Neurodermitiker, Verwitwete, Arbeitslose, Transsexuelle, stillende Mütter, Behinderte, Angehörige Eßsüchtiger und viele andere treffen sich in vielen Orten regelmäßig.

In der Untersuchung von Grunow et al. (1983) gab 1% der Befragten an, schon sehr häufig an einer Gesundheitsselbsthilfegruppe teilgenommen zu haben, weitere 2% gelegentlich. 35% der befragten Einzelpersonen konnten sich vorstellen, daß Selbsthilfegruppen in bestimmten Situationen sinnvoll sein könnten. Als mögliche Beitrittsmotive wurden von ihnen vor allem spezifische Krankheiten oder Probleme, wie Alkohol, Krebs, Isolation etc., genannt. Häufig sprachen sie auch von allgemeinen Hilfserwartungen im psychosozialen Bereich, nannten die Chance der gegenseitigen Hilfsmöglichkeiten oder gaben ihre eigene Hilfsbereitschaft als Motiv an. Seltener wurde eine unzureichende Versorgung durch das medizinische System als Beitrittsgrund gesehen, ein Kritikpunkt, der von tatsächlichen Teilnehmern an Gesundheitsselbsthilfegruppen weitaus häufiger vorgetragen wird (Canaris 1987).

Über 60% der Befragten lehnten eine Teilnahme an einer Selbsthilfegruppe aber explizit ab.


## 3.6 Gemeinde

Familie und Haushalt, Freundeskreis, Nachbarschaft und Arbeitsplatz sind ebenso wie Selbsthilfegruppen Teile einer über die persönlichen sozialen Netzwerke hinausgehenden umfassenderen Struktur, der Gemeinde. Darunter wird die Gesamtheit einer seßhaften, lokal gebundenen Bevölkerung verstanden, deren Mitglieder aufgrund ökonomischer und sozialer Beziehungen sowie ihrer Identifikation mit der Gemeinde eine Einheit bilden. Es gibt keine der Gemeinde vergleichbare soziale Einheit, in der so viele Menschen alltäglich in verschiedenen Lebensbereichen angesprochen werden können (v. Troschke 1983). Initiativen zur gemeindenahen *Prävention* gibt es seit etwa Mitte der 70er Jahre in wachsender Vielfalt auch in der Bundesrepublik Deutschland (Übersicht bei Wilm u. Jork 1987b). Im Vordergrund stehen meist Institutionen oder Berufe aus dem Gesundheitswesen wie Gesundheitsämter, Ärzte, Krankenkassen, Geschäftsstellen oder Stadtverwaltungen; die Bürger sind entweder passive Konsumenten (*gemeindeorientierte* Prävention) oder z.T. aktiv einbezogen (*gemeindezentrierte* Prävention). In dieser strukturellen Dimension kann von Gesundheitsselbsthilfe nur gesprochen werden, wenn Auswahl, Durchführung und Evaluation der Maßnahmen von den Bürgern selbst getragen werden, die dabei ihre Sozial- und Gemeindestrukturen organisieren und weiterentwickeln. Aus dieser *gemeindegetragenen* Präven-

tion und Gesundheitsförderung entwickelt sich im Idealfall eine autarke Selbst-
hilfestruktur mit austauschbaren Rollen von Helfendem und Hilfeempfangendem.
Ansätze dieser Art sind noch sehr selten (Wilm et al. 1988).

# 4 Formen und Inhalte von Gesundheitsselbsthilfe

Bisher wurde Gesundheitsselbsthilfe als selbstverständlicher Teil unseres Alltags
in ihrem sozialen Kontext betrachtet. Soziale Gesundheitsselbsthilfe findet unter
Beteiligung besonders von Familie, Haushaltsmitgliedern und Verwandten, aber
auch von Freunden, Bekannten, Nachbarn und Arbeitskollegen statt; sie kann sich
in Selbsthilfegruppen ausdrücken und in der Struktur der Gemeinde umgesetzt
werden. Wie sehen nun aber die präventiven, kurativen und rehabilitativen Ei-
genaktivitäten der Menschen in diesem Kontext aus? Welche Konzepte, Entscheidungsprozesse und Themen bestimmen das gesundheitsbezogene Laienhandeln?

## 4.1 Gesundheitskonzepte von Laien

Das skizzierte biopsychosoziale, systemische Verständnis von Gesundheit und
Krankheit wird bislang nur in kleinen Schritten in praktische Gesundheitspolitik
umgesetzt. Vielfach herrscht noch die Rationalität des medizinisch-wissenschaft-
lichen Krankheitsmodells vor, das aufgrund epidemiologischer Studien bestimmte Verhaltensweisen für gesundheitsgefährdend erklärt; zur Prävention von spezifischen Erkrankungen werden dann diese Komplexe von *Risikofaktoren* (Rauchen, Bewegungsmangel, Hyperlipidämie, Übergewicht u.a.) auf der Ebene
individueller Verhaltensmuster bekämpft. Die darauf ausgerichteten Präventions-
und Interventionsprogramme haben freilich mit ihrer partiellen Folgelosigkeit
aufgezeigt, daß die soziale Dimension von Gesundheit, d.h. vor allem die Lebensbedingungen und Lebensweisen von Menschen einen erheblichen Einfluß auf die
Genese und Therapie von „Zivilisationskrankheiten" haben. Menschliches Verhalten wird in diesem Zusammenhang als der jeweils aktuelle Ausschnitt eines
lebenslangen Sozialisationsprozesses betrachtet; es gewinnt seinen Sinn und seine
Funktion vor allem auch auf dem Hintergrund der individuellen Lebensgeschichte
(Wenzel 1983). Das klassische epidemiologische Risikofaktorenmodell (Abholz et
al. 1982) erweitert sich also um die soziale Dimension zum Lebensweisenkonzept,
die Gesundheitsbildung zur Gesundheitsförderung.

Die Vorstellung, die Laien von ihrer alltäglichen Gesundheit und Krankheit
haben, hat geschlechtsspezifisch (Hörmann 1987) psychosoziale und Umweltein-
flüsse immer schon sehr viel stärker einbezogen als das institutionelle medizinische Konzept. Diese Diskrepanz zwischen subjektivem und medizinischem Mor-
biditätsbegriff (Pauli 1983) bestimmt überwiegend die kurzen Kontakte zwischen
Gesundheitsselbsthilfe und dem professionellen medizinischen System. Der Anteil
der „Krankheitsinformation", der sowohl der subjektiven Sicht des Patienten als
auch der professionellen Beurteilung des Arztes entspricht, stellt damit nur eine
Teilmenge des Gesundheitsproblems dar und ist u.a. stark vom Sprachrepertoire

der Beteiligten abhängig (v. Ferber 1979). Eine konsumentenzentrierte Sichtweise in der Gesundheitspolitik erfordert daher auch ein Umdenken in der bisher asymmetrischen Interaktion von Laien und Experten. Der Arzt muß verstehen lernen, daß das Wissen des Laien über seine Lebenswelt ebenso unverzichtbar wichtig und gleichwertig für dessen Lebensweise ist wie das professionelle Wissen, das der Arzt vertritt (Abt 1985; Wilm u. Jork 1987a). Der Bürger ist Experte für seine Lebenswelt.

## 4.2 Präventive Gesundheitsselbsthilfe

Mehr als 90% der Bevölkerung praktizieren in vielfältiger Weise individuelle und soziale Gesundheitsselbsthilfe. Form und Inhalt variieren dabei ganz erheblich, wie die Befragung von Grunow et al. (1983) zeigen konnte.

Dabei kommt präventiven Aktivitäten im Haushalt eine besondere Rolle zu (Tabelle 1). Im Hinblick auf 10 gezielt abgefragte, aus offenen Befragungen gewonnene Items läßt sich zunächst feststellen, daß nur 13% der befragten Haushalte mehr als die Hälfte der Aktivitäten schon einmal durchgeführt haben; es existieren also erhebliche Unterschiede im Erfahrungshorizont der Bevölkerung für präventive Maßnahmen. Besonders häufig erwähnt wurden:
- gezielte Aktivitäten zur Unfallverhütung im Haushalt (Reparatur und Sicherung defekter elektrischer Anlagen, sichere Aufbewahrung schädlicher Stoffe und Medikamente) mit 52%; Anlaß ist meist die Sorge um die im Haushalt lebenden Kinder;
- gezielte Einführung besonderer Ernährungs- und Eßgewohnheiten (bewußtes, langsames und regelmäßiges Essen, Fasten, Diät, geringere Verwendung von Fett beim Kochen, Ernährung mit Obst, Gemüse und Salat) mit 50%, besonders zur Gewichtsreduktion oder zum Halten des Körpergewichts;
- im Haushalt durchgeführte Selbstuntersuchungen (Kontrolle des Körpergewichts, Brustabtasten) mit 43%, ebenfalls vor dem Hintergrund einer Gewichtsproblematik oder zur Vermeidung spezifischer Krankheiten;
- Gespräche über gesundheitsschädigende Verhaltensweisen (Alkoholkonsum, Rauchen, riskantes Verhalten im Straßenverkehr, berufliche Überlastung) mit 40%; Anlaß ist meist der Wunsch nach Veränderung von Verhaltensweisen zur Verbesserung des Gesundheitszustands oder nach Einschränkung des Genußmittelkonsums;
- gezielte Sportaktivitäten zur Vermeidung spezifischer Krankheiten (Laufen, Wandern, Schwimmen, Gymnastik; Vereinssport oder Sauna werden nur selten bewußt als präventive Maßnahme definiert) mit 38%, wobei hierfür aber kaum konkrete Anlässe angegeben werden.

Aktivitäten mit haushaltsexternen Gruppen (Freunde, Bekannte, Nachbarn, Arbeitskollegen) haben gegenüber der Gesundheitsselbsthilfe im Haushalt weitaus geringere Bedeutung. Unter diesen anderen Bezugspersonen ergeben sich wiederum Unterschiede auch bezüglich der Anlässe und Arten von Aktivitäten zur Gesundheitsselbsthilfe. Freunde und Bekannte werden für gemeinsame Freizeitaktivitäten, die der Gesundheit dienen, bevorzugt; bei somatischen Beschwerden übernehmen sie eher eine Informations- und Verweisfunktion, praktische Maßnahmen bleiben Familie und Verwandten überlassen, in geringerem Umfang

**Tabelle 1.** Präventive Aktivitäten in der Gesundheitsselbsthilfe im Haushalt
(n = 2037; Grunow et al. 1983)

| Haben Sie oder andere Mitglieder in Ihrem Haushalt schon einmal folgende Aktivitäten durchgeführt? | Ja, auch 1980 (%) | Nicht 1980, aber früher (%) | Nein, noch nicht (%) |
|---|---|---|---|
| Gezielte Maßnahmen zur Verhütung von Unfällen im Haushalt; z.B. Steckdosensicherung oder Verschluß von schädlichen Putzmitteln | 25,7 | 26,0 | 48,1 |
| Gezielte Sportaktivitäten entwickeln, um bestimmte Krankheiten – wie z. B. Herzinfarkt zu vermeiden | 33,6 | 4,4 | 62,0 |
| Einführung besonderer hygienischer Maßnahmen zur Vermeidung spezifischer Krankheiten | 14,9 | 5,7 | 79,2 |
| Gezielte Einführung besonderer Ernährungs- und Eßgewohnheiten: z.B. um spezifische Krankheiten zu vermeiden oder um das Gewicht zu halten usw. | 44,4 | 5,2 | 50,3 |
| Verzicht oder begrenzter Genuß von Tabak oder Alkohol aus Angst vor Lungenkrebs oder Leberschäden usw. | 25,8 | 6,8 | 67,2 |
| Im Haushalt geführte Selbstuntersuchungen, um krankhafte Veränderungen an sich oder bei anderen Familienangehörigen feststellen zu können: z.B. Abtasten der Brust auf Knotenbildung oder Gewichtskontrolle des Partners usw. | 36,3 | 6,3 | 57,2 |
| Im Haushalt durchgeführte Kontrolle bzw. Überprüfung zentraler Körperfunktionen: z.B. Puls fühlen oder Blutdruck messen usw. | 18,1 | 7,0 | 74,4 |
| Bewußte Vermeidung von Situationen persönlicher oder privater Konflikte, die zu besonderen psychischen Belastungen führen, und Bemühungen um ein harmonisches Miteinander | 23,1 | 8,2 | 67,9 |
| Gespräche im Haushalt über gesundheitsschädigende Verhaltensweisen mit dem Ziel, diese positiv zu verändern: z.B. Gespräche über übermäßigen Alkoholkonsum oder über riskantes Fahrverhalten oder über zuviel Arbeit im Beruf usw. | 30,8 | 9,0 | 59,3 |
| Gegenseitige emotionale Hilfestellung und Unterstützung bei besonderer psychischer Belastung einzelner Haushaltsmitglieder | 20,6 | 9,0 | 69,4 |

auch Nachbarn. Arbeitskollegen führen besonders gesundheitsbezogene Gespräche miteinander und sind bei der Prävention gesundheitsschädigenden Verhaltens beteiligt.

Gesundheitsselbsthilfegruppen sind nur selten im Bereich der primären Prävention angesiedelt; wesentlichstes Kennzeichen der Arbeit ist ja die Betroffenheit dar, die in der Regel erst bei kurativen und rehabilitativen Gruppen gegeben ist. Angehörigenselbsthilfegruppen haben eine präventive Funktion durch den Versuch, die durch die Erkrankung eines Familienmitglieds drohende krankmachende Belastung der Angehörigen aufzufangen und Neuorientierung anzubieten.

## 4.3 Kurative Gesundheitsselbsthilfe

### 4.3.1 Entscheidungsprozesse des Laien

Schmerz, Angst und die Behinderung der Aktions-, Erlebnis- und Kontaktfähigkeit sind ebenso Anlaß für Maßnahmen der kurativen Gesundheitsselbsthilfe von Laien wie individueller Leistungsanspruch und Vorstellungen subjektiven Wohlbefindens. Die Problemlösungsschritte und Phasen der Entscheidungsfindung in der Gesundheitsselbsthilfe werden dabei durch subjektive Wahrnehmungen und deren Bewertung beeinflußt. Thurstone unterscheidet dabei sieben Einflußbereiche:
1. die Struktur der wahrnehmenden Persönlichkeit,
2. spezifische Erfahrungen und Vorprägungen des Individuums,
3. die Motivation zum Sammeln von Wahrnehmungsinhalten,
4. Informations- und Kommunikationsstrukturen,
5. soziale Rollen, Positionen und Statuslagen,
6. Vorurteile und ideologische Befangenheit,
7. das Gefüge institutionalisierter Orientierungsschemata, wie „images", Stereotypen und Modelle.

Für Wahrnehmung als Grundlage von Entscheidungsprozessen in der ärztlichen Tätigkeit existieren zahlreiche philosophische, d.h. systemtheoretische und erkenntnistheoretische, aber auch psychologische und soziologische Untersuchungen. Sie erscheinen um so wirklichkeitsgetreuer, je enger umschrieben die Tätigkeitsbereiche sind, auf die sie sich beziehen. Das erklärt andererseits die Schwierigkeit, allgemeingültige Aussagen über Entscheidungsprozesse von Laien im umfassenden Bereich möglicher Gesundheitsselbsthilfe zu erstellen. So hat Cranz (1985, 1986) das Verbraucherverhalten bei Beschwerden schematisch dargestellt und wesentliche Faktoren des bewußten und unbewußten Entscheidungsprozesses definiert. Dies geschieht eingedenk der Schwäche, die Maturana für die Biologie der Kognition formuliert: die apriorische Annahme, daß objektives Wissen eine Beschreibung dessen darstellt, was man weiß.

Gesundheitsbezogenes Laienhandeln manifestiert sich im sozialen Kontext, entsteht täglich neu und ist eingebettet in historisch ausdifferenzierte Sozialsituationen, die durch professionelles Handeln definiert, vorselektiert und organisiert sind (Forschungsverbund 1987). Das bedeutet also auch, daß wir von der Wissenschaft allgemein nur zwei Tätigkeiten erwarten können, nämlich das Liefern der Kenntnis von Fakten und die Erkenntnis von Zusammenhängen. Die Dynamik sozialer Prozesse läßt im Vergleich zum Wissenschaftsdenken jedoch deutlich werden, daß wir die Kenntnisse meist den Erkenntnissen vorziehen (Sachsse 1968).

Elemente subjektiver Krankheitstheorien als möglicher Ausdruck von Abwehrmechanismen (Verres 1989) sind zwar von wissenschaftlicher Relevanz und für Professionelle im Gesundheitswesen bedeutsam. Bei Entscheidungsprozessen des Laien spielen sie aber eine sekundäre Rolle, wenn sie unbewußt bleiben. Lebensweltliche Erfahrungen und eigene Betroffenheit können Anlaß sein, Verdrängungen zurückzunehmen.

Bereits das „health belief model" (Becker 1974) geht davon aus, daß für Entscheidungsprozesse des Laien angemessene Kenntnisse von Gesundheit und

Krankheit Voraussetzung sind (Strauss 1986) und Motivation besteht, gesund zu bleiben oder zu werden. Je nach Einschätzung der Bedrohung wägt er ab, welche kurativen Schritte und Maßnahmen bei welchem Aufwand den angestrebten Vorteil bringen. Wichtige Schritte der Laienentscheidung beim Krankheitsverhalten sind (Heim 1986):

1. das allgemeine *Gesundheitsverhalten,*
2. die Einschätzung der *Wahrscheinlichkeit,* an einer bestimmten Krankheit zu erkranken,
3. das Einschätzen der *Ernsthaftigkeit* der Krankheit,
4. das Abschätzen der momentanen *Bedrohung,*
5. das *Prüfen* von Vor- und Nachteilen erreichbarer Heilmöglichkeiten,
6. das Abschätzen des *Aufwandes* und der *Kosten* im Verhältnis zum erwarteten Nutzen.

Die Vielzahl der in verschiedenen Untersuchungen über die Entscheidungsprozesse des Laien nachgewiesenen Faktoren rechtfertigen es, aus pragmatischen Erwägungen ein Modell der Entscheidungsfindung des Patienten zu formulieren (Jork 1988). Aufbauend vor allem auf Befragungen und Interviews mit Patienten (Illy u. Jork 1983; Jork 1978; Jork u. Fobbe 1987) werden dabei zwei *Einflußbereiche* unterschieden, nämlich:

1. der individuelle intrapsychische und
2. der psychosoziale Einflußbereich.

*Patienten entscheiden und handeln beschwerdeorientiert und seltener diagnoseorientiert.* Der Patient kann nach dem Wahrnehmen von Schmerz, Angst oder Behinderung diese *verdrängen* und damit die Problemlösung aussetzen. Erst das Akzeptieren der Einschränkung oder Angst veranlaßt ihn zum Einschätzen des Beschwerdebildes aufgrund seiner Erfahrung und von Informationen aus seinem sozialen Netzwerk ebenso wie aufgrund seines Krankheits- und Leistungsverständnisses. Die Art seiner Informationsverarbeitung beeinflußt weiterführende Entscheidungen, welche die Möglichkeiten des Geflechts sozialer Sicherungen berücksichtigen und sein durch Wunschvorstellungen, Erwartungshaltungen, Anspruchsdenken und Verantwortungsgefühl geprägtes Verhalten bzw. Handeln bestimmen.

Die Selbstbehandlung steht dabei als eine Möglichkeit neben dem Kontakt zum professionellen medizinischen System oder zu alternativen Heilweisen. Die Erfahrungen aus diesen Entscheidungen gehen durch das Bewerten der Ergebnisse bereits getroffener Maßnahmen in einen Regelkreis bei erneuter Betroffenheit mit Entscheidungsnotwendigkeit ein.

### 4.3.2 Bewältigung von Krankheit

Unter Selbstbehandlung werden die selbständige Inanspruchnahme nicht-medizinischer Institutionen und die nicht vom Arzt verordneten, aber vom Patienten angewendeten Therapiemöglichkeiten verstanden. Selbstbehandlung als Ausdruck von Krankenverhalten im Laiensystem ist dabei zu unterscheiden vom Patientenverhalten im professionellen Gesundheitssystem. Kranken- und Patientenverhalten können unter dem Begriff des Krankheitsverhaltens zusammengefaßt werden (v. Troschke 1978).

Unter dem Begriff des Bewältigungsverhaltens werden in Anlehnung an Lazarus und Launier alle kognitiven, emotionalen und behavioralen Reaktionen und Aktivitäten zusammengefaßt, die Menschen unternehmen, um Belastungen und kritische Lebensereignisse zu meistern oder zu minimieren (Franz 1989).

Selbstbehandlung ist der letzte Schritt der Problemlösung des Kranken bei Gesundheitsstörungen und Ausdruck seiner Coping-Struktur (v. Engelhardt 1982). „To cope" bedeutet sich messen (können), gewachsen sein, es aufnehmen mit; etwas bewältigen, mit einer Sache fertig werden.

Selbsthilfe zur Bewältigung von Krankheit, d.h. außerhalb des medizinischen Versorgungssystems, wird vor allem geübt bei chronischen Krankheiten im individuellen sozialen Netzwerk. Viel häufiger, aber meist zeitlich begrenzt, erfolgt kurative Gesundheitsselbsthilfe zur Bewältigung von Befindensstörungen. Man versteht darunter Störungen des körperlichen oder psychischen Wohlbefindens, durch die sich der Mensch krank fühlt oder Krankheit befürchtet.

Zum Verständnis unterschiedlicher Bewältigungsstrategien im Alltag ist es notwendig, möglichst viele Anteile des komplexen Systems zu kennen, die an Entscheidungsprozessen beteiligt sind. Es bedarf einer Analyse der beteiligten Systeme und ihrer Interaktionsformen nach den Schritten der Problemlösung:

1. Problemdefinition bzw. -beschreibung,
2. Problemanalyse,
3. Erarbeiten von Problemlösungsschritten,
4. Erproben einzelner Problemlösungsschritte,
5. Bewerten der Problemlösungsergebnisse,
6. Umsetzen der Ergebnisse bzw. Erfahrungen bei weiterer Problemlösungsnotwendigkeit.

Die Wirklichkeit eines Menschen besteht aus körperlichen (somatischen), psychischen und sozialen (Umwelt-) Faktoren. Hinzu kommen Gesichtspunkte einer individuellen Wirklichkeit, die sich aus der Erfahrung des einzelnen im Umgang mit Lebenssituationen gebildet hat. Gemeint sind damit Ergebnisse von Lernprozessen, die sich aus Probehandeln gebildet haben (Wesiack 1984).

Das Coping-Konzept besagt, daß das Bewältigungsverhalten des einzelnen eine zentrale Dimension für die Vermeidung oder Bewältigung von Krankheit darstellt, und daß Personen sich darin unterscheiden, wie sie mit belastenden Situationen und Ereignissen umgehen (Franz 1989). Die Coping-Struktur von Kranken berücksichtigt zentral die Bereiche der Wahrnehmung, der Beurteilung und des Verhaltens. Die Wahrnehmung von Mißempfindungen, Befindensstörungen, von Schmerz, Angst oder Behinderung veranlaßt zur Beurteilung derselben in der individuellen Situation, d.h. unter soziokulturellen Voraussetzungen, und bewirkt das resultierende Verhalten in verschiedenen Reaktionsbereichen.

Mit einem Streßverarbeitungsfragebogen (Janke et al. 1978) werden Unterschiede in der Verwendung von Bewältigungs- bzw. Verarbeitungsmechanismen erfaßt. Nicht entscheidend berücksichtigt ist dabei die Einschätzung der Lebensqualität, bei der 3 Anteile unterschieden werden können:

1. Bewertungsaspekt: Nach welchen Kriterien bewerte ich eine Anzahl von Alternativen zur Krankheitsbewältigung, durch die ich mir Lebensqualität bzw. Gesundheit verspreche?

2. Entscheidungsaspekt: Nach welchen Kriterien entscheide ich mich zwischen den zur Wahl stehenden Alternativen?
3. Handlungsaspekt: Welche Strategien muß ich entwickeln, um die gewählte Alternative zu erreichen?

Die *Fähigkeit zur Bewältigung von Krankheit* wird getragen durch die Möglichkeit individueller Verhaltensmodifikation:
1. von Abhängigkeit zu Selbständigkeit, d.h. von Passivität zu Aktivität – *Autonomie;*
2. von narzißtischer Selbstbezogenheit zur Beziehungsfähigkeit – soziale *Integration;*
3. zu einer *Sinn- und Zielorientierung* im menschlichen Dasein.

Östliche Weisheit formuliert: Nicht die Umstände bestimmen des Menschen Glück oder Unglück, sondern seine geistigen Fähigkeiten zur Bewältigung der Umstände. Differenzierte Untersuchungen zum Prozeß der Krankheitsbewältigung, die deren Determinanten, die individuelle Interpretation der Bedeutung von Krankheit ebenso berücksichtigen wie die emotionalen Antworten, verdeutlichen den Einfluß biographischer Erlebnisse und Erfahrungen auf die Strategien, die Menschen zur Krankheitsbewältigung wählen (Friedrich 1986).

Florin (1985) stellt einerseits dar, welche Formen des Umgangs mit Belastungen in unserem Kulturkreis am ehesten die Krankheitsanfälligkeit erhöhen. Andererseits wird darauf hingewiesen, welche Strategien möglicherweise geeignet sind, die Resistenz gegenüber Krankheit zu vergrößern. Forschungsprobleme über den Umgang mit den Belastungen von Krankheit und Behinderung ergeben sich durch Leugnungsprozesse beim Kranken und durch die Bedeutung von Depression sowie Hilf- und Hoffnungslosigkeit. Mut und Optimismus sowie das Aufzeigen der Bedeutsamkeit von Abwehrmechanismen können hilfreich sein, zeitweilig innerlichen Abstand von Krankheitsbelastungen nehmen zu können.

Forster u. Pelikan (1977) differenzieren den Prozeß der Krankenkarriere in 8 Stufen, der durch vier Faktorenbündel beeinflußt wird:
1. persönliche Entstehungsbedingungen,
2. gesellschaftliche Entstehungsbedingungen,
3. persönliche Bewältigungsmöglichkeiten,
4. gesellschaftliche Bewältigungsmöglichkeiten.

Das Gefühls- und Entscheidungsstufenmodell in 5 Schritten von Coe (1970) definiert die jeweiligen Entscheidungen, Verhaltensweisen und Ergebnisse.

Infolge der demographischen Entwicklung mit ständiger Zunahme des älteren Bevölkerungsanteils in den europäischen Ländern und der damit verbundenen Häufigkeit chronischer und degenerativer Erkrankungen interessieren vor allem Fragen des Coping im Alter (Saup 1987). Der Organismus des älteren Menschen ist durch Vitalitätsreduzierung, körperliche Konditionsschwäche und Minderung der psychischen Belastbarkeit gekennzeichnet. Die verminderte Anpassungsfähigkeit bei exogenen Ereignissen wird mitbestimmt durch Prädiktoren als habituelle persönliche Charakteristika, wie genetische Konditionierung, Soziabilität, Kontaktfähigkeit, Interessen und Bedürfnisse. Andererseits sind Umgebungsprozesse bedeutsam, wie sozio-ökologische Aspekte, soziale Sicherheit und Unsicherheit, Führungs- und Serviceleistungen. Beim individuellen Lebenskonzept kann zwischen einem offensiven und einem defensiven Coping-Stil unterschieden werden.

Man geht heute davon aus, daß ein sog. Defizitmodell nicht generell auf ältere Menschen zutrifft. Zwar schwanken individuelle körperliche und geistige Fähigkeiten oft stark je nach der Tagesform. Doch ist ein großer Teil der Probleme in engem Zusammenhang zu sehen mit der Einstellung und Erwartungshaltung, die die Umwelt älteren Menschen und ihrer Leistungsfähigkeit entgegenbringt. Auftretende Schwierigkeiten älterer Menschen sind demnach in erster Linie im psychosozialen Bereich zu definieren. Frauen scheinen danach (Saup 1987) in belastenden Situationen häufiger als Männer bei der Problemlösung emotionale und soziale Unterstützung zu suchen. Männer hingegen versuchen eher problemverändernde Strategien. Allgemein wird beobachtet, daß bei Bewältigungskonzepten der Zusammenhang zwischen Situationswahrnehmung und Verhalten entscheidend ist.

### 4.3.3 Selbstbehandlung – Selbstmedikation

Krankheitsverhalten kann ohne oder nach Selbstdiagnose zur Selbstbehandlung führen. In der Befragung von Grunow et al. (1983) zeigen sich auch bei solchen Maßnahmen der kurativen Gesundheitsselbsthilfe erhebliche Unterschiede in der vorhandenen Erfahrung der Bevölkerung. Nur in 6% der Haushalte wurde mehr als die Hälfte der abgefragten Aktivitäten schon einmal realisiert. Besonders häufig wurden genannt:

- Besuch kranker Haushaltsangehörigen im Krankenhaus mit 60%;
- nichtmedikamentöse Selbstbehandlung (Verbände oder Pflaster anlegen, Einreibungen, Massagen) mit 57%; Anlässe sind kleinere Unfälle verschiedenster Art oder Rücken- und Gliederschmerzen;
- besondere emotionale Zuwendung und Verständnis für die im Haushalt erkrankten Personen (durch besondere Bereitschaft zu gemeinsamen Gesprächen bei jeder Art von Krankheit und Beschwerde) mit 48%;
- Einnahme von Medikamenten, die nicht vom Arzt verschrieben wurden (besonders Schmerz- und Grippemittel zur Linderung von Kopf-/Halsschmerzen und Erkältungen), mit 44%, und Einnahme von Naturheilmitteln oder Heilkräutern (diverse Teesorten mit allgemeiner (Kräuter-, Kamillentee) oder spezifischer Funktion (Blasen-, Gallentee), Schwedentrunk, Leinsamen, Weizenkleie etc., mit 38%; sie werden gegen Halsschmerzen und Erkältungen, Durchfall, Magen- und Bauchschmerzen genommen, aber als „gesündere Form der Behandlung" auch zur Gesunderhaltung.

Auch hier dominieren wieder individuelle und die soziale Selbsthilfe unter Einbeziehung von Haushaltsmitgliedern. Für konkrete und direkte Maßnahmen zur Krankheitsbewältigung, die psychische und emotionale Unterstützung Kranker und die Entlastung kranker Haushaltsangehöriger werden von den haushaltsexternen Gruppen am ehesten noch Verwandte und – wegen ihrer räumlichen Nähe – Nachbarn berücksichtigt.

Unterstützung bei der Bewältigung von Krankheit können dem Betroffenen Gesundheitsselbsthilfegruppen geben, die besonders für eine Vielzahl lang anhaltender oder chronischer Krankheiten existieren.

Unter Selbstmedikation wird im folgenden die Anwendung industriell herge-
stellter Arzneimittel durch Laien ohne vorherige Konsultation eines Arztes verstanden.

Die Risiken der Selbstmedikation können vielfältig sein:

1. Vor allem von Ärzten befürchtet wird die *Verzögerung des Erkennens* der
   Krankheit, wenn z.B. bei der Annahme eines grippalen Infekts eine Pneumonie vorliegt.
2. Ein *Verschlimmern* der Krankheit kann durch unzureichende Selbstmedikation bewirkt werden, wenn z.B. eine Hypertonie mit „Naturheilmitteln" therapiert wird und eine hypertone Krise die Folge ist.
3. Die *Verschlechterung* von Stoffwechselkrankheiten wird wiederholt beobachtet, wenn z.B. ein Diabetes mellitus vom Typ I mit Tees bzw. Kräutern behandelt zum Coma diabeticum führt.
4. *Unerwünschte Arzneimittelwirkungen* bleiben oft lange unentdeckt, z.B. bei
   Verstopfung durch Antazida oder Elektrolytverlust durch Laxanzien.
5. Schäden durch die *Verwendung minderwertiger Arzneimittel* treten z.B. auf,
   wenn Verfallsdaten von Arzneimitteln in der Hausapotheke nicht beachtet
   werden.
6. Hausärzte beobachten nicht selten die *falsche* bzw. *unkritische Anwendung*
   von Arzneimitteln bei der Selbstmedikation, wenn deren Indikationen nicht
   mit dem Beschwerdebild übereinstimmen.
7. *Wechselwirkungen* mit anderen ärztlich verordneten Arzneimitteln können
   z.B. auftreten bei der Kombination frei verkäuflicher „Kreislaufmittel" mit
   Digitaloiden und anderen Digitalispräparaten.
8. Die *Nichtbeachtung von Kontraindikationen,* z.B. in der Schwangerschaft,
9. die *Beeinträchtigung des Reaktionsvermögens,* z.B. durch Sedativa und Anti-
   histaminika, sowie
10. *Abhängigkeitsbildung* bzw. *Sucht,* z.B. bei Psychopharmaka, sind andere Ge-
    fahren der Selbstmedikation.

Werden Laien gefragt, welche vorgegebenen Beschwerden sie gelegentlich selbst
behandeln, dann werden vor allem Erkältungen, Kopfschmerzen, Verstopfung,
Glieder- und Gelenkschmerzen, Durchfall und Schlafstörungen angegeben (Jork
1988). Dabei zielt der Laie vor allem auf die Beseitigung seiner Beschwerden und
nicht etwa vordergründig auf eine Diagnose vor der Selbstmedikation. Werden
älteren Menschen und Studenten 14 Befindenstörungen und Krankheitssymptome
bei einer Befragung vorgegeben (Iburg u. Jork 1989), dann wird „Blut im Stuhl"
und „Bluthusten" jeweils nur von einem aus 100 Befragten, „Schwindel" und
„Brennen beim Wasserlassen" nur von 6 selbst behandelt. Andererseits zeigt die
Analyse von 150 Patienten, die die Praxis des Arztes unter der Annahme eines
„grippalen Infektes" oder wegen „Erkältung" aufsuchen (Jork u. Fobbe 1987),
zahlreiche Fehler der Selbstdiagnose. 65 von ihnen lassen bereits beim Erstkontakt
andere Diagnosen als „grippaler Infekt" stellen, meist chronische Erkrankungen
der Thoraxorgane oder akute Bronchitiden. Von den verbleibenden 85 Kranken
kann bei 69 von ihnen auch nach der Verlaufsbeobachtung die Selbstdiagnose
bestätigt werden. Bei 16 Patienten ist durch die Verlaufsbeobachtung eine Korrektur oder Ergänzung der Selbstdiagnose notwendig.

Als Voraussetzungen für eine verantwortungsvolle Selbstmedikation können gelten:

1. ein Mindestmaß an Sachwissen,
2. die Fähigkeit zum Erfahrungslernen und
3. die Kommunikationsbereitschaft zum Erfahrungsaustausch über beide im sozialen Netzwerk des Anwenders.

Als *Behandlungsziele* der Selbstmedikation nennen Laien:
1. die Beseitigung von Krankheiten und Symptomen, z.B. „Durchblutungsstörungen, Prellungen, Schmerzen, Verstopfung, Verspannungen",
2. die Besserung von Befindensstörungen oder Funktionsstörungen, z.B. „Schlafstörungen, Wetterfühligkeit, Blähungen, Allgemeinbefinden, Nervosität, Hauttrockenheit, Gedächtnisschwäche", und
3. das Annähern an Wunschvorstellungen, wenn z.B. angegeben wird „vorsorglich, vorbeugend, Blutreinigung, zur besseren Abwehr, Entschlackung, zum Aufbau, bessere Leistungsfähigkeit".

Selbstmedikation als kurative Gesundheitsselbsthilfe bedeutet Selbstverantwortung des Laien. Aus den Behandlungszielen wird jedoch deutlich, daß auch nichtrationale bzw. Wunschvorstellungen die Sicherheit der Selbstmedikation bei verschiedensten Symptomen gefährden können. Notwendige Kontaktperson des Laien im professionellen medizinischen System beim Kauf von Arzneimitteln ist der Apotheker. Jede Befindensstörung kann ein Hinweis auf das uncharakteristische Frühstadium einer Krankheit sein. Ob ein Symptom harmlos oder schwerwiegend ist, kann nur durch die Verlaufsbeobachtung entschieden werden.

Eine wirkungsvolle kurative Gesundheitsselbsthilfe kann gefördert werden, indem Arzt und Apotheker auf Regeln zur Selbstmedikation hinweisen (Jork 1986) und dadurch Risiken und Grenzen (Cranz 1986) aufzeigen:

1. Nicht immer gleich zur Tablette greifen. Die Natur heilt vieles von selbst.
2. Vor der Selbstmedikation versuchen, die Ursache der Beschwerden herauszufinden. Die richtige Einordnung der Beschwerden ist Voraussetzung sinnvoller Selbstmedikation.
3. Niemals ein „beliebiges Medikament" nehmen. Nur eine gezielte Therapie ist erfolgreich.
4. Nicht zur Selbstbehandlung mehrere Medikamente gleichzeitig nehmen. Wirksamkeit, Unwirksamkeit und Nebenwirkungen können sich überlagern.
5. Jede Beschwerde mit einer möglichst niedrigen Dosis eines Medikaments behandeln. „Viel hilft viel" ist ein falsches Prinzip. Es birgt durch Nebenwirkungen die Gefahr zusätzlicher und neuer Beschwerden in sich.
6. Selbstmedikation nur kurzfristig anwenden. Bei längerer Anwendung können Dauerschäden auftreten. Beginnende Krankheiten können unerkannt bleiben.
7. Nicht alles „Pflanzliche" und „Natürliche" ist unschädlich. Entscheidend sind immer Art des Wirkstoffes, Dosierung bzw. Konzentration und Dauer der Anwendung.
8. Bei erstmalig auftretenden Beschwerden Zurückhaltung mit der Selbstmedikation üben. Ungewohnte Befindensstörungen weisen häufig auf ernstere Erkrankungen hin.
9. Nicht mit Selbstmedikation behandeln:

- Bewußtseinstrübungen und Bewußtseinsstörungen,
- Lähmungen,
- erstmals auftretende Herzrhythmusstörungen,
- unklare Schmerzen im Brust- und Bauchraum,
- alle Beschwerden während der Schwangerschaft.
  Bei allen Beschwerden, deren Intensität über „Alltagsbeschwerden" hinausgeht, den Arzt aufsuchen.
10. Auch bei bekannten Beschwerden, die länger als drei Tage andauern, auf jeden Fall zum Arzt gehen. Erfolglosigkeit der Selbstmedikation kann verschiedene Ursachen haben. Wichtig ist es, chronische Schäden zu vermeiden.

Informationen zum Basiswissen über Selbstmedikation werden in der Laienpresse und im Buchhandel vielfach angeboten. Schwierigkeiten bereitet die kritische Auswahl. Mögliche Orientierungspunkte können sein:

1. Konzeptionelle systemische Abhandlungen über Gesundheit und Krankheit bieten eine Einführung in das Verständnis gesundheitsfördernder und krankheitsbegünstigender Faktoren (Borysenko 1989; Frederich 1985; Milz 1985; Schneider 1988; Weil 1988).
2. Sachbezogene medizinische Abhandlungen vermitteln Basiswissen, erläutern pathologische Zusammenhänge und Wirkungsweisen verschiedener Therapieformen (Beske et al. 1986; Strauss 1986).
3. Naturheilmittel und Heilmethoden der Erfahrungsmedizin werden in ihren Anwendungsmöglichkeiten bei der Selbstmedikation erläutert (Müller u. Sauer 1985; Zandanel et al. 1985).
4. Arzneimittel mit ihren Wirkungen, Nebenwirkungen und Indikationen sind in Zusammenstellungen aufgeführt (Hoffmann 1984; Langbein et al. 1983; Lüth 1976). Seltener wird gleichzeitig auf die Bedeutung der Lebensweise hingewiesen (Schneidrzik 1985).

## 4.4 Rehabilitative Gesundheitsselbsthilfe

Kolb bezeichnet mit Rehabilitation die „Maßnahmen und Leistungen zur Eingliederung und Wiederherstellung der Behinderten". Er faßt den Begriff zusammen „als die Gesamtheit der Bemühungen, einen durch Krankheit, ein angeborenes Leiden oder äußere Schädigungen körperlich, geistig oder seelisch behinderten Menschen durch umfassende Maßnahmen auf medizinischem, beruflichem oder allgemein-sozialem Gebiet in die Lage zu versetzen, eine angemessene und menschenwürdige Lebensform und Lebensstellung im Alltag, in der Gemeinschaft und im Beruf zu finden bzw. wiederzuerlangen." Nach dem Klassifikationsschema der WHO wird Behinderung in 3 Kategorien unterschieden:

- der Gesundheitsschaden („impairment"), daraus resultierend
- die funktionelle Einschränkung („disability"),
- die soziale Beeinträchtigung („handicap").

Unter rehabilitativer Gesundheitsselbsthilfe werden nichtprofessionelle, individuelle Maßnahmen von Behinderten und gegenseitige Hilfeleistungen von Familie, anderen Personen im sozialen Netzwerk oder innerhalb von Selbsthilfegruppen verstanden, die geeignet sind, Gesundheitsschäden, funktionelle Einschränkung oder soziale Beeinträchtigung vor allem von chronischem Kranksein zu bessern oder zu beheben.

Individuelle Krankheitsfolgen (Sturm 1987) chronischer Krankheit verändern die Identität des Betroffenen durch Behinderung mit Einschränkung der Aktions-, Erlebnis- und Kontaktfähigkeit. Sie fordern Problemlösungsverhalten mit der Entwicklung von Bewältigungsstrategien, vor allem durch Aufzeigen von Perspektiven im Netz sozialer Sicherung. Die getroffenen Maßnahmen implizieren eine Umstellung durch die Entscheidung zwischen verschiedenen Alternativen und führen zur Neuorientierung von Lebensinhalten und zur Veränderung der Biographie. Der medizinische Diagnosebegriff erfährt eine Erweiterung durch den individuellen Hilfsbedarf.

Durch den Langzeitkontakt des Hausarztes von mindestens 5 Jahren zu ca. 60% seiner Patienten (Seebohm u. Jork 1987) wird die Kooperation in der rehabilitativen Gesundheitsselbsthilfe erleichtert. Er vermag zur Selbsthilfe anzuleiten, wenn es z.B. bei der häuslichen Pflege chronisch bettlägeriger Kranker gilt, Dekubitus, Exsikkose, Harnwegsinfekte und Kontrakturen der Extremitäten zu vermeiden bzw. notwendige Therapien zu sichern und die Belastbarkeit der Pflegenden einzuschätzen. Anleitung zur rehabilitativen Selbsthilfe bietet z.B. auch der *Leitfaden Sozialhilfe für Behinderte* (AG Tuwas 1987).

Die Durchführung von Maßnahmen rehabilitativer Gesundheitsselbsthilfe von und bei chronisch Kranken ist abhängig von:

1. der *Binnenstruktur der Familie*, d.h. der Altersverteilung und den Problemlösungsfähigkeiten der Einzelpersonen,
2. der *Belastbarkeit des Pflegenden*, die z.B. abhängig ist von seiner Zuverlässigkeit, Verzichtbereitschaft, Sozialisation und seinem Verantwortungsgefühl,
3. den ergänzenden Möglichkeiten im *Netz sozialer Sicherung*, d.h. Erkenntnis über Nachbarschaftshilfe, gemeindegetragenen Institutionen wie Gemeindezentren bzw. Gemeindeschwestern, und Anwendung von Krankengymnastik, Beschäftigungs- und Logotherapie, Diätberatung usw.

Bei Untersuchungen zu Belastung und Entlastungsmöglichkeiten pflegender Angehöriger an 70 Bezugspersonen von pflegebedürftigen älteren Menschen (Bösch et al. 1988b), also bei kurativer bzw. rehabilitativer Gesundheitsselbsthilfe, sind häufigste Aufgaben der Pflegenden (Mehrfachnennungen):

| | |
|---|---|
| Alltagsverrichtungen (Haushalt, Kochen) | 65%, |
| geistige Aktivierung, Zuspruch | 51%, |
| Tätigkeiten der Grundpflege | 47%, |
| Präsenzpflicht, Überwachung | 34%, |
| Tätigkeiten der Behandlungspflege | 26%. |

Je näher das Verwandtschaftsverhältnis ist, um so mehr wird für den Betreuten getan. Häufigste Belastungen der Pflegenden (Mehrfachnennungen) sind dabei:

| | |
|---|---|
| Gesundheitszustand des Gepflegten | 60%, |
| Unwissenheit über weitere Entwicklung | 53%, |
| Gemütszustand des Gepflegten | 51%, |
| geistiger Zustand des Gepflegten | 41%, |
| ständige Nähe zum Gepflegten | 41%, |
| Pflegetätigkeit insgesamt | 40%, |
| Unsicherheit, wie lange man selbst pflegen kann | 39%, |
| körperliche Belastung | 37%. |

Die meistgenannten Beeinträchtigungen infolge der Pflegetätigkeit (Mehrfachnennungen) sind:

| | |
|---|---|
| zu wenig eigene Freizeit | 77%, |
| zu wenig Kontakt zu Freunden und Bekannten | 51%, |
| eigene Gesundheit durch Pflege verschlechtert | 37%, |
| zu wenig Zeit für eigenen Haushalt | 31%, |
| einen Teil der Pflegekosten übernehmen müssen | 23%, |
| Zeit für die Familie zu knapp | 20%. |

Hingegen bestehen regelmäßige Unterstützungsmöglichkeiten durch Nachbarn (Mehrfachnennungen) bei:

| | |
|---|---|
| Vertretung/Ablösung für Besorgungen | 57%, |
| Hilfe im Haushalt | 36%, |
| Freizeitgestaltung, Aktivierung der Gepflegten | 35%, |
| moralische Unterstützung für Betreuer | 19%, |
| Tätigkeiten in der Grundpflege | 16%, |
| Nachtwache | 13%, |
| Urlaubsvertretung | 13%. |

Familien sehen besonders dann wenig Hilfemöglichkeiten, wenn es sich primär um psychische Erkrankungen handelt, die eine längerfristige Pflegetätigkeit erfordern (Grunow-Lutter u. Grunow 1985). Zum einen werden die Erfahrungen und Fähigkeiten im Umgang mit psychischen Problemen deutlich geringer eingeschätzt als im Hinblick auf somatische Krankheiten. Zum anderen wird durchaus wahrgenommen, daß die soziale Situation im Haushalt ein wichtiger Verursachungsfaktor für die psychischen Schwierigkeiten einzelner Personen darstellen kann.

Bei der rehabilitativen Gesundheitsselbsthilfe chronisch Kranker besteht die Gefahr von chronischem Krankheitsverhalten (Sturm u. Zielke 1988), wenn das subjektive Krankheitsgefühl des Patienten und sein daraus resultierendes Verhalten in keiner angemessenen Relation zu den medizinischen Befunden stehen. Chronisches Krankheitsverhalten ist gekennzeichnet durch ausgeprägte Passivität und häufig demonstrierte Hilflosigkeit sowie durch den Wunsch nach ständigen medizinischen Interventionen ohne eigenständige Veränderungsbemühungen. Das Persistieren von Aufmerksamkeit und Fürsorge durch die Umgebung für die Krankenrolle fördert die Übertragung der Verantwortung für die eigene Gesundheit bzw. deren Wiedererlangung an Vertreter des professionellen Gesundheitssystems mit Einschränkung der Leistungsfähigkeit und weitgehendem sozialem Rückzug.

## 5 Gesundheitsselbsthilfe älterer Menschen

Gesundheitsselbsthilfe findet mit einem breiten Spektrum präventiver, kurativer und rehabilitativer Aktivitäten in einem sozialen Kontext statt. Gesundheitskonzepte, Entscheidungsprozesse und Coping-Struktur der Bürger beeinflussen dieses Handeln wesentlich. In bezug auf jeden einzelnen Haushalt variieren die Anlässe, Formen, Möglichkeiten, Ressourcen, Erfahrungen und Kompetenzen aber erheblich. Diese Unterschiede in der Gesundheitsselbsthilfe hängen auch von der Phase im Lebenszyklus ab, in der sich die Menschen jeweils befinden.

### 5.1 Ziele und psychosoziale Einflüsse

Seit Simone de Beauvoir (1972) ihre Gedanken, Überlegungen und Untersuchungsergebnisse zum Alter veröffentlichte, wurden viele der von ihr gestellten Fragen durch aktuelle Daten und Projekte beantwortet: Was ist an der Lage des alten Menschen unvermeidlich? In welchem Maße ist die Gesellschaft dafür verantwortlich? Wie müßte eine Gesellschaft beschaffen sein, damit ein Mensch auch im Alter Mensch bleiben kann? Vorrangige Ziele der Gesundheitsselbsthilfe älterer Menschen werden definiert als:
1. Erhalten von Autonomie,
2. sozialer Integration und
3. Prävention somatischer Fixierung.

Auf die Frage nach ihrem Verständnis vom Sinn des Lebens formulieren die 97 Teilnehmer einer Veranstaltung der „Universität des 3. Lebensalters" mit einem Durchschnittsalter von 64,5 Jahren frei assoziativ am Ende des Sommersemesters 1989: „Erhalten der Art und Natur; seine Fähigkeiten umsetzen; Anlagen fördern; Selbstverwirklichung; Zufriedenheit erlangen und erhalten; Verantwortung übernehmen; seine Seele entwickeln; das Leben genießen; der Welt weitergeben, was man bekommen hat; am Fortschritt arbeiten; Mitgefühl entwickeln; individuell wachsen; Demut und Verzeihen üben; Liebe, Güte und Gerechtigkeit; Freude bereiten; Askese; Leiden annehmen und ertragen lernen".
Alle genannten Sinngebungen setzen Autonomie, d.h. die Möglichkeit der Selbstbestimmung und Selbstverwirklichung, ebenso voraus wie die soziale Integration, d.h. die Möglichkeit, sich als ein Teil der sozialen Gemeinschaft zu fühlen. Oder anders formuliert: mit der Aufnahme in ein Alten- und Pflegeheim endet weitgehend die Möglichkeit, am individuellen Verständnis vom Sinn des Lebens weiter zu arbeiten.

Noch wenig werden bisher bei der sozialen Selbsthilfe innerhalb des individuellen Netzwerkes älterer Menschen lernpsychologische Verhaltenskonzepte zur Erhaltung ihrer Autonomie genutzt. Positive Verstärkung kann individuelles Problemlösungsverhalten erlernen lassen, wenn beim Signalisieren von Schmerz oder Hilflosigkeit angenehme oder erwünschte Reaktionen auftreten oder regelmäßig Zuwendung erfolgt. Negative Verstärkung bedeutet, daß negative Ereignisse, z.B. Ablehnung, nicht auftreten, wenn der Betreffende lernen kann, mit seiner Hilflosigkeit umzugehen. Soziale Belohnung bei gelungenen Bewältigungsstrategien kann sich in der Übertragung von Verantwortung und Aufgaben, in Anerkennung oder der Förderung bestimmter Aktivitäten ausdrücken. Häufig wird die Autonomie älterer Menschen durch ein Entmündigungsverhalten der Betreuer in Frage gestellt; Familien müssen ihre erstarrten Strukturen erkennen und hinterfragen.

Das Erhalten der sozialen Integration zielt auf die Leistungserhaltung bzw. Wiederherstellung durch Hilfe zur Selbsthilfe im sozialen Netzwerk, vor allem in der Familie und in der Lebensgemeinschaft. Diese vom professionellen Gesundheitssystem angebotenen wohnortnahen, konsumentengerechten Maßnahmen schließen vor allem auch bessere Information über Gesundheit, Gesundheitssystem und soziale Hilfen ein und sind abhängig vom kulturellen und ökonomischen Kontext (Hickey et al. 1986). Die Teilnehmerrolle älterer Menschen ist zu fördern, einem Zu-wenig und Zu-viel professioneller Maßnahmen vorzubeugen. Die soziale Unterstützung hilft Gesundheit erhalten und läßt die Krankheitsdisposition vermindern (Minkler 1985). Beispielhaftes Informationsmaterial zur Selbsthilfe führt regionale Kontaktadressen auf und kann so zum Gesundheitswegweiser werden (Klesse 1986).

Der Prävention somatischer Fixierung (Grol 1985) mit der Präsentation wechselnder körperlicher Symptomatik wird bei älteren Menschen eine umso größere Bedeutung beigemessen, als tatsächlich auftretende Schwierigkeiten in erster Linie im psychosozialen Bereich zu lokalisieren sind (Saup 1987); Patienten akzeptieren ihre Beschwerden oft selbst nur auf somatischer Ebene, da Zuwendung und Belohnung eher für körperliche als für psychische Behinderung erfolgt. Vom Gesetzgeber geradezu gefördert wird in der Bundesrepublik Deutschland die somatische Fixierung im „Antrag auf Feststellung einer Behinderung und des Grades der Behinderung nach § 4 des Schwerbehindertengesetzes"; ein „Sammeln von Prozenten" ist die Realität des hausärztlichen Alltags.


## 5.2 Wohlbefinden und Lebensqualität im Alter

Trotz zunehmendem Durchschnittsalter bei Frauen und Männern, also steigender Lebenserwartung, wird eine wachsende Unzufriedenheit älterer Bürger mit ihrem Befinden verzeichnet (Barsky 1988). Es bieten sich 4 Erklärungen für die Diskrepanz zwischen objektiv meßbarem und subjektiv empfundenem Gesundheitsstatus an:

1. Bei verlängerter Lebenserwartung nehmen chronisch degenerative Erkrankungen zu.
2. Durch Ausbau der Prävention in den letzten Jahren wurde das Gesundheitsbewußtsein stärker entwickelt und beobachteten Symptomen mehr Aufmerksamkeit gewidmet.
3. Durch Gesundheitsaufklärung, Medien und Werbung werden vermeintliche und tatsächliche Krankheiten eher wahrgenommen, Unsicherheit und bestehende Ängste verstärkt.

4. Die Entwicklung von Medizin und Pharmakotherapie hat die Erwartungen auf
   Heilung in unrealistischer Weise überhöht und läßt unheilbare Krankheiten
   und unvermeidbare Leiden schwerer ertragen bzw. individuelle Bewältigungsstrategien verkümmern.

Notwendig sind deswegen um so mehr Überlegungen und Strategien zur Förderung von Gesundheitsselbsthilfe im fortgeschrittenen Lebensalter (Dean et al.
1986). Die Vorbereitung auf das Alter beginnt in Kindheit und Jugend, indem
Bedingungen geschaffen werden, die eine günstige Entwicklung ermöglichen
(Kirk-Dreistadt u. Lang 1989). Frühzeitig sind zum Beispiel musische und künst-
lerische Neigungen zu wecken. Die erlernten Aktivitäten müssen in die Er-
werbsphase mit hinübergenommen werden, um später einem negativen Altersste-
reotyp entgegenzuwirken. Ein positives Selbstbild ist weniger angstbesetzt und
weniger abwehrend gegenüber dem eigenen Älterwerden. Dominierende Interes-
senbereiche sind Reisen, sinnvolle Freizeitgestaltung, gesunde Ernährung, Bemühungen um geistige Fitneß, die Erhaltung der seelischen Gesundheit, Gesundheitsbildung und Sport.

Damit ist die Frage nach der „Sinnerfüllung" keine Altersfrage, sondern eine
Lebensfrage (Lehr 1989), „nichts Statisches, sondern etwas Dynamisches, sich stets
Änderndes." Möglichkeiten der Selbsthilfe bieten sich an durch die Verwirklichung
lang gehegter Wünsche, durch soziales Engagement, die Nutzung gesammelter
Erfahrung und nicht zuletzt durch das Annehmen des Alters.

Viele Gesundheitsprobleme älterer Menschen haben ihre Ursachen in den Ge-
wohnheiten und der Gestaltung vorangehender Lebensabschnitte (Meye u. Flatten
1988). Zentral bedeutsam für das Selbsthilfepotential ist die Unterstützung bei
einer aktiven und befriedigenden Lebensgestaltung auch bei herabgesetzter Adaptation des älteren Organismus zur Vermeidung der Pflegebedürftigkeit (Platt u.
Summa 1989).

Kurative Selbsthilfemaßnahmen von älteren Menschen berühren auch Fragen
nach der Lebensqualität. Unscharfe Definitionen und operationalisierbare Forschungsansätze orientieren sich im wesentlichen an 3 Gesichtspunkten (Bullinger
u. Pöppel 1988):

1. die Suche nach Kriterien, die die häufig gleichwertigen Maßnahmen nach psychosozialen Effekten zu differenzieren gestatten; sie betreffen den *Bewertungsaspekt;*
2. das Abwägen zwischen Nutzen (Symptombeeinflussung) und Risiko (unerwünschte Wirkungen) der Intervention; sie betreffen den *Entscheidungsaspekt;*
3. das Bestreben, Handlungen so durchzuführen, daß auch hinsichtlich ihrer psychosozialen Konsequenzen die bestmöglichen Erfolge erzielt werden; sie betreffen den *Handlungsaspekt.*

Lebensqualität bezieht sich auf die emotionalen, funktionalen, sozialen und physischen Aspekte menschlicher Existenz. Lebensqualität ist nicht direkt beobachtbar, sondern nur erschließbar aus verschiedenen Komponenten. Diese umfassen
im wesentlichen:

1. das *psychische Befinden,* so zum Beispiel auch Angst oder Depression und Erlebnisfähigkeit;
2. die *Funktions- und Leistungsfähigkeit* in verschiedenen Lebensbereichen, zum
   Beispiel in Beruf, Haushalt und Freizeit;

3. die Anzahl und Güte der *Beziehungen* zu anderen Menschen, zum Beispiel zum Ehepartner, in der Familie, zu Freunden, Bekannten, Nachbarn und Arbeitskollegen;
4. die *körperliche Verfassung* des Individuums, zum Beispiel seinen Gesundheitszustand und seine Beschwerden.

In der Literatur werden verschiedene standardisierte Instrumente angeführt, welche die individuelle Einschätzung der Gesundheit von Patienten erlauben (Folstein et al. 1975; Yesavage et al. 1983).

## 5.3 Beschwerden und Krankheiten älterer Menschen – Ansätze zur Prävention durch Gesundheitsselbsthilfe

Trotz semantischer Unterschiede werden von verschiedenen Autoren (Rowe 1985; Six 1988; Staehelin 1988; Thompson 1989) bei über 60% aller Patienten im fortgeschrittenen Alter 4 dominierende Geriatriesyndrome genannt:
1. Inkontinenz,
2. Immobilität,
3. Demenz,
4. Syndrom des Sturzes.

Diese Syndrome sind praktisch immer multifaktoriell bedingt, wobei Funktionsstörungen ebenso bedeutsam sind wie diagnostizierbare Krankheiten. Davison bezeichnet sie als die vier „I" des geriatrischen Patienten: intellektueller Abbau, Immobilität, Instabilität und Inkontinenz. „Thompsons Octad" besagt, daß 86% der über 70jährigen Patienten an 8 Krankheiten leiden: Adipositas, Atherosklerose, arterieller Hochdruck, Diabetes mellitus Typ II, Krebs, Autoimmunkrankheit, immunologische Erkrankungen, Depression.

Diese Angaben in der medizinischen Terminologie drücken jedoch nur unzureichend die Selbsteinschätzung betroffener, älterer Patienten aus.

Bei den häufigsten als „alterstypisch" angegebenen Beschwerden finden sich zunehmend solche, die Ansatz für Hilfe zur Selbsthilfe bieten können, zum Beispiel „Gefühl, überflüssig zu sein", „Gefühl der Einsamkeit" (Tabelle 2) (Kühne et al. 1989). Ein „Mini Mental Status" von Folstein et al. (1975) (Meier-Ruge 1988; Wettstein 1988) kann als Orientierungshilfe bei neurologischen Syndromen pflegebedürftiger Alterspatienten für den Hausarzt dienen, vor allem, wenn er in den Bereichen Aphasie, Apraxie und Agnosie ergänzt wird. Six empfiehlt die Anwendung der Geriatric Functional Rating Scale.

Sind die individuellen Selbsthilfemöglichkeiten durch die Schwere des Krankheitsbildes erschöpft, dann übernehmen zuerst die Tochter und die Gattin bzw. der Gatte die häusliche Langzeitpflege (Staehelin 1988).

Bisher wird der Selbsthilfe älterer Menschen wenig Aufmerksamkeit geschenkt. So bleiben bei der Analyse der Lebenslage älterer Menschen in der Bundesrepublik Deutschland mit dem Aufzeigen von Mängeln und Vorschlägen zur Verbesserung Möglichkeiten zur Selbsthilfe praktisch unerwähnt (Kiesau 1976). Um individuelles Problemlösungsverhalten und damit Selbsthilfe zu fördern, sollte ein grundlegendes Verständnis vermittelt werden, das Zusammenhänge verdeutlicht, Lebenswei-

**Tabelle 2.** Rangfolge der angegebenen „alterstypischen" Beschwerden bei Frauen (n = 235) Kühne et al. 1989)

| Beschwerden | Absolut | Relativ (5%) |
| --- | --- | --- |
| 1. Schlafstörungen | 173 | 73,6 |
| 2. Abnehmende Merkfähigkeit/Vergeßlichkeit | 150 | 63,8 |
| 3. Leichte Ermüdbarkeit, Kraftlosigkeit | 137 | 58,3 |
| 4. Verminderte Seh- und/oder Hörfähigkeit | 136 | 57,9 |
| 5. Kurzatmigkeit, Atemnot | 64 | 27,2 |
| 6. Niedergeschlagenheit, Depression | 57 | 24,3 |
| 7. Energie- und Antriebslosigkeit | 56 | 23,8 |
| 8. Gefühl der Einsamkeit | 39 | 16,6 |
| 9. Häufiges Kranksein | 30 | 12,8 |
| 10. Probleme bei der Toilettenbenutzung | 22 | 9,4 |
| 11. Gefühl, überflüssig zu sein | 6 | 2,6 |

senkonzepte erläutert und die Bedeutung von Regelkreisen bei der Lebensführung und Gesundheitsbildung aufzeigt (Gioiella 1983; Schipperges et al. 1988).

Ergänzend zu diesen mehr theoretischen Ausführungen und Anleitungen existieren bereits praxisbezogene Selbsthilfeprogramme für Laien ab dem 50. Lebensjahr, die erprobt und bewertet sind (z.B. Darby et al. 1983). Ein Kurshandbuch leitet an zum Umgang mit Altern, dem Einschätzen von Körperfunktionen und Krankheiten, zu Selbsthilfe bei Unfällen, zur Entspannung und Streßbewältigung, Selbstmedikation, zu kreativen Fähigkeiten, individuellen Entwicklungsmöglichkeiten und Sexualität im Alter. Auftretende Schwierigkeiten werden durch gegenseitige Hilfe gelöst. Ein Fragebogen vor Kursbeginn und bei Kursabschluß berücksichtigt auch eine modifizierte Form der Multidimensional Health Locus of Control Scale (MHLC). Bei der Evaluation konnte eine Zunahme des Selbstvertrauens der Teilnehmer und der Fähigkeit, mit Gesundheitsmaßnahmen umzugehen, nachgewiesen werden.

## 6 Förderung von Gesundheitsselbsthilfe

Es ist deutlich geworden, daß Gesundheitsselbsthilfe einen selbstverständlichen Teil unseres Alltags ausmacht. Deutlich wurden aber auch zum Teil erhebliche Unterschiede in der Bereitschaft zu, in der Fähigkeit in und der Erfahrung mit dem Umgang mit Gesundheitsselbsthilfe und im Umfang der verfügbaren Unterstützung durch soziale Netzwerke. Nur etwa 30% der Bürger weist durchgängig „erfolgversprechende" Merkmale auf (Grunow 1982):

1. Sie sind dadurch gekennzeichnet, daß sie sehr aktiv gesundheitsbezogene Selbsthilfe in der Familie durchführen;
2. mit der Eigenaktivität ist auch eine positive Einschätzung der eigenen Kompetenz verbunden;
3. diese positive Kompetenzeinschätzung führt auch zu einer kritischen Einstellung und Umgehensweise mit medizinischen Leistungsangeboten;

4. schließlich gehört zu ihrem generellen Umgang mit Gesundheit auch die Auffassung, daß Gesundheit aktiv von der Person bzw. ihrer sozialen Umgebung beeinflußbar ist, also nicht einfach als Schicksal oder Gottesgeschenk behandelt werden kann.

Trotz der weiten Verbreitung und großen Intensität alltäglicher Gesundheitsselbsthilfe können andererseits etwa 20% der Haushalte als „Risikogruppe" klassifiziert werden, da sie überproportional wenig Erfahrung mit Gesundheitsselbsthilfe haben, wenig Unterstützung durch andere soziale Netzwerke erhalten und wenig Bereitschaft zeigen, sich bei entsprechenden Anlässen zu engagieren. Betroffen von den Risikokonstellationen sind besonders Einpersonenhaushalte/Alleinlebende, aber zum Teil auch Zweipersonenhaushalte/Paare ohne Kinder und unvollständige Familien. Mit Blick auf die Berufsausbildung des Haushaltsvorstandes sind vor allem diejenigen ohne einen Abschluß und diejenigen mit technischen Berufen hervorzuheben. Bei den Einkommensstrukturen zeigt sich keine solche deutliche Tendenz. Obwohl durchweg die unteren Einkommensgruppen leicht überrepräsentiert sind, kann man nicht von einem expliziten „Risikofaktor Niedrigeinkommen" sprechen (Forschungsverbund 1987).

Die Wirkung von Gesundheitsselbsthilfe auf die Förderung von Wissen etwa durch Massenmedien, Gesundheitsbücher oder Gesundheitsinformationszentren, von Kompetenz zur Selbstdiagnose und -behandlung, z.B. durch Gesundheitsberatung durch Ärzte/Apotheker oder durch Kurse, von Gesundheitsbewußtsein und individueller Selbstverantwortung zu beschränken, wie es Projekte der Gesundheitsbildung tun, um gesundheitsgefährdendes Risikoverhalten zu modifizieren und Inanspruchnahme und Kosten des Gesundheitssystems zu senken (z.B. Roberts et al. 1983; Vickery et al. 1983), greift daher bei weitem zu kurz.

Betrachtet man die Laienkompetenz in der Gesundheitsselbsthilfe als Fähigkeit und Bereitschaft zu wirksamen und alltäglichen Beeinflussungen von Gesundheit und zur Bewältigung von Beschwerden und Krankheiten, so kommt es bei der Förderung des Kompetenzerwerbs vor allem auf die Sicherung von Erfahrungsbildung und sozialen Lernprozessen an, für die individuell und anlaßbezogen unterschiedliche Voraussetzungen nötig sind (Grunow et al. 1984). Hier wird erneut die zentrale Rolle der sozialen Netzwerke deutlich, deren Unterstützung der genannten Risikogruppe unter den Haushalten nur wenig zur Verfügung steht. Eine Förderung von Gesundheitsselbsthilfe muß daher auf allen Ebenen des sozialen Kontextes immer über die notwendige Gesundheitsbildung hinaus auch eine Förderung sozialer Netzwerke sein durch:

1. Entlastung der weitgehend aktivierten individuellen und haushaltsinternen Selbsthilfe, besonders der häufig überforderten Ehefrau/Mutter, durch Umverteilung innerhalb des Haushaltes (etwa Veränderung im geschlechtsrollenspezifischen Verhalten) und Einbeziehung anderer sozialer Bezugspersonen und professioneller Fremdhilfe (etwa von ambulanten Pflegediensten, finanziellen Hilfen oder Angehörigenselbsthilfegruppen);

2. besondere Beachtung der oben identifizierten Risikohaushalte, zumal z.B. die Single-Haushalte und kinderlosen Ehepaare besonders in Großstädten der Bundesrepublik Deutschland weiter zunehmen;

3. Mobilisierung vorhandener, bisher nicht ausgeschöpfter Selbsthilfepotentiale in haushaltsexternen Netzwerken, etwa Nachbarschaft, Arbeitskollegium oder

Selbsthilfegruppen, allerdings eher als Helfer denn als Hilfenachfrager; hier sind äußere Anstöße und eine Legitimierung von Selbsthilfe als Hilfeleisten und Hilfeinanspruchnehmen zur Verringerung der sozialen Distanz notwendig (etwa durch Erhaltung gewachsener Strukturen in der Nachbarschaft, Förderung von Arbeitsplatzinitiativen oder Jugendzentren; z.T. aber auch die Bereitstellung entsprechender Räume und Ressourcen);

4. Initiierung neuer sozialer Netzwerke, im Rahmen einer realistischen Nachfrage z.B. von Gesundheitsselbsthilfegruppen (etwa durch Förderung von Selbsthilfezentren und -kontaktstellen) oder durch Sommerzeltlager für Jugendliche;

5. Motivation der Bürger zum Aufbau von Initiativen gemeindegetragener Gesundheitsförderung und zur Schaffung neuer Kontakt- und Kommunikationsmöglichkeiten in ihrer Gemeinde (etwa Vereine, selbstorganisierte Weiterbildungseinrichtungen, Kirchengruppen, Umwelt- oder Kulturinitiativen).

## 7  Gesundheit für alle bis zum Jahr 2000: Folgerungen für die aktuelle Diskussion

„Gesundheit für alle bis zum Jahr 2000" heißt das 1977 beschlossene Ziel der Weltgesundheitsorganisation, zu dessen Erreichung 1980 eine europäische Regionalstrategie (WHO/EURO 1982) verabschiedet und seitdem weiter ausgebaut wurde (WHO/EURO 1985). Zu ihren zentralen Prinzipien zählen die Orientierung der Gesundheitsversorgung an den Bedürfnissen der Bevölkerung, die Mitwirkung der Bürger an der Planung und Verwirklichung dieser Gesundheitsversorgung unter Betonung der Eigenverantwortlichkeit, der hohe Stellenwert präventiver Maßnahmen und die optimale Nutzung der verfügbaren Ressourcen.

Gesundheitsselbsthilfe als selbstverständlicher Teil des Alltags der meisten Menschen stellt eine solche wesentliche, bisher in ihrem sozialen Kontext, in Formen und Inhalten, Intensitäten und Leistungsfähigkeiten aber kaum systematisch zur Kenntnis genommene Ressource dar. Um der „Gesundheit 2000" auch in der Bundesrepublik Deutschland näher zu kommen, müssen daher:

1. ein Perspektivenwechsel in der wissenschaftlichen Diskussion hin zu einer konsumentenzentrierten Sichtweise vorangetrieben werden;

2. aus dieser veränderten Sichtweise heraus empirische Forschungsansätze verstärkt werden, um Gesundheitsselbsthilfe im Alltag in ihrem sozialen Kontext zu erfassen, zu beschreiben und ihre Entwicklung zu beobachten;

3. mit Hilfe der empirischen Forschung Mängel und Schwierigkeiten in der Gesundheitsselbsthilfe beschrieben und Risikogruppen identifiziert werden, die Selbsthilfedefizite aufweisen;

4. zur Verbesserung der Selbsthilfekompetenz dieser Risikogruppen und zur Fortentwicklung bisher ungenutzter Potentiale Konzepte zur Förderung von Gesundheitsselbsthilfe entworfen werden, die über die notwendige Gesundheitsbildung hinaus auch eine Förderung sozialer Netzwerke umfassen;

5. die neuen Konzepte zur Förderung von Gesundheitsselbsthilfe in Gesundheitspolitik umgesetzt werden, die u.a. eine Rahmengesetzgebung als Grund-

stein für eine gemeindebezogene und bürgernahe Gesundheits- und Netzwerkförderung ohne direktes finanzielles oder administratives Eingreifen in den Laienbereich (Forschungsverbund 1987; Grunow 1986b) oder Ansätze zur Verbesserung der Kooperationsmöglichkeiten zwischen Konsumenten und professionellem Gesundheitssystem enthalten kann;

das professionelle Gesundheitssystem so schrittweise in die Lage versetzt werden, seine Angebote zur Unterstützung der im Alltag dominierenden Gesundheitsselbsthilfe der Menschen deren Erfahrungen, Bedürfnissen und Handlungskompetenzen hinsichtlich Gesunderhaltung und Krankheitsbewältigung anzupassen.

Diese Forderungen haben besondere Bedeutung in ihrem Bezug zur Prävention. Präventive Gesundheitsselbsthilfe im Haushalt gehört zum selbstverständlichen Erfahrungsbestand des alltäglichen Lebens, dessen allergrößter Teil nicht durch professionelle Fremdhilfe ersetzt werden kann. Auf dem Weg zur Gesundheit für alle bis zum Jahr 2000 bedeutet Ausbau der Prävention damit immer auch Förderung von Gesundheitsselbsthilfe.

# Literatur


Abholz H-H, Borgers D, Karmaus W, Korporal J (Hrsg) (1982) Risikofaktorenmedizin - Konzept und Kontroverse. de Gruyter, Berlin New York

Abt HG (1985) Laienwissen und professionelles Wissen in der Gesundheitsvorsorge. Prävention 8:79–84

AG Tuwas (1987) Leitfaden Sozialhilfe für Behinderte. AG TUWAS, Frankfurt

Alonzo AA (1979) Everyday illness behavior: a situational approach to health status deviations. Soc Sci Med 13A:397–404

Asam W, Wetendorf H-W, Stötzer K, Stark W, Bobzien M (1987) Selbsthilfe- und Initiativgruppen von innen gesehen. In: Jarre J, Krebs H (Hrsg) Soziale Selbsthilfe- und Initiativgruppen in kommunalen Aktionsfeldern. Evangelische Akademie Loccum, Rehburg-Loccum (Loccumer Protokolle 53/1986), S 74–114

Badura B (1978) Volksmedizin und Gesundheitsvorsorge. WSI Mitteilungen 10:542–548

Badura B (Hrsg) (1981) Soziale Unterstützung und chronische Krankheit. Zum Stand sozialepidemiologischer Forschung. Suhrkamp, Frankfurt

Badura B (1983) Sozialepidemiologie in Theorie und Praxis. In: Bundeszentrale für gesundheitliche Aufklärung (Hrsg) Europäische Monographien zur Forschung in Gesundheitserziehung 5. BZgA, Köln, S 29–48

Badura B (1988) Soziale Unterstützung und gemeindenahe Versorgung. Soz Präventivmed 33:79–85

Badura B, Kaufhold G, Lehmann H, Pfaff H, Schott T, Waltz M (1986) Leben mit dem Herzinfarkt. Eine sozialepidemiologische Studie. Springer, Berlin Heidelberg New York Tokyo

Barsky AJ (1988) The paradox of health. New Engl J Med 318:414–418

Becker MH (1974) The health belief model and personal health behaviour. Health Educ Monographs 2:324–473

Berkman LF, Breslow L (1983) Health and ways of living. The Alameda County Study. Oxford University Press, New York Oxford

Berkman LF, Syme SL (1979) Social networks, host resistance, and mortality: A nine-year follow-up study of Alameda County residents. Am J Epidemiol 109:186–204

Beske F, Cranz H, Jork K (1986) Krank – was tun? Bibliographisches Institut Mannheim. Mayers Lexikonverlag, Mannheim

Blazer DG (1982) Social support and mortality in an elderly community population. Am J Epidemiol 115:684–694

Bösch J, Meyer-Fehr P (1986) Stress, soziale Unterstützung und Gesundheit. In: Klingemann, H (Hrsg) Selbsthilfe und Laienhilfe. Alternativen einer Gesundheitspolitik der Zukunft? ISPA-Press, Lausanne, S 42–56

Bösch J, Meyer-Fehr P, Frei R, Truellinger E (1988a) Freiwillige Nachbarschaftshilfe als psychosoziale Prävention. Ergebnisse einer Querschnittsstudie. Soz Präventivmed 33:292

Bösch J, Rothlin S, Truellinger E (1988b) Belastungen und Entlastungsmöglichkeiten pflegender Angehöriger. Soz Präventivmed 33:210–216

Borysenko J (1989) Gesundheit ist lernbar – Hilfe zur Selbsthilfe. Scherz, Bern München

Brand K-W (1988) Selbsthilfe und neue soziale Bewegung. Historische und internationale Vergleichsaspekte. In: Selbsthilfezentrum München (Hrsg) Zurück in der Zukunft. Selbsthilfe und gesellschaftliche Entwicklung. Profil, München, S 72–88

Breitkopf H, Grunow D, Grunow-Lutter V, Paulus W (1980) Selbsthilfe im Gesundheitswesen: Einstellungen, Verhalten und strukturelle Rahmenbedingungen. Kleine, Bielefeld

Bullinger M, Pöppel E (1988) Lebensqualität in der Medizin: Schlagwort oder Forschungsansatz. Dtsch Ärztebl 85:679–680

Canaris U (1987) Gesundheitliche Selbsthilfegruppen und ihre Zusammenarbeit mit Ärzten. In: Jork K (Hrsg) Gesundheitsberatung. Springer, Berlin Heidelberg New York Tokyo, S 226–260

Coe R (1970) Sociology of medicine. McGraw Hill, New York

Cohen S, Syme SL (eds) (1985) Social support and health. Academic Press, Orlando

Cranz H (1985) Situationsanalyse, Beurteilung, Determinanten und Entwicklungstendenzen der Selbstmedikation. Institut für Gesundheits-System-Forschung. Schmidt & Klaunig, Kiel

Cranz H (1986) Nutzen und Risiken der Selbstbedienung bei freiverkäuflichen Arzneimitteln. Institut für Gesundheits-System-Forschung. Schmidt & Klaunig, Kiel

Darby DN, Cullen J, Egger G, Newman J, Webster IW (1983) Health craft: A self-care program for the mature ages, its development and evaluation. Community Health Stud 7:296–302

Davison W (1984) Grundlagen der Therapie im Alter. In: Bergener M, Kark B (Hrsg) Therapie im Alter. Steinkopff, Darmstadt

Dean K (1981) Self-care responses to illness: a selected review. Soc Sci Med 15A:673–687

Dean K (1986) Lay care in illness. Soc Sci Med 22:275–284

Dean K, Hickey T, Holstein BE (eds) (1986) Self-care and health in old age. Croom Helm, London Sydney

De Beauvoir S (1972) Das Alter. Rowohlt, Reinbek

Deutsche Arbeitsgemeinschaft Selbsthilfegruppen (DAGSHG) (Hrsg) (1985) Selbsthilfe – Kontrovers. Selbsthilfegruppen und Unterstützung, 2. Aufl. Deutsche Arbeitsgemeinschaft Selbsthilfegruppen, Gießen

Engel GL (1979) Die Notwendigkeit eines neuen medizinischen Modells: Eine Herausforderung der Biomedizin. In: Keupp H (Hrsg) Normalität und Abweichung. Urban & Schwarzenberg, München Wien, S 63–85

Engelhardt D v (1982) Zur Coping-Struktur – Vom Umgang des Kranken mit seiner Umwelt. Erfahrungsheilkunde 31:765–773

Engfer R, Grunow D (1987) Nichtorganisierte Gesundheitsselbsthilfe im Lebenslauf. In: Kaufmann F-X (Hrsg) Staat, intermediäre Instanzen und Selbsthilfe. Bedingungsanalysen sozialpolitischer Intervention. Oldenbourg, München Wien, S 119–142

Ferber L v (1979) Sozialdialekte in der Medizin. Das Sprachverhalten von Laien, Praktikern und Wissenschaftlern. In: Böhme G, Engelhardt M v (Hrsg) Entfremdete Wissenschaft. Suhrkamp, Frankfurt, S 29–55

Florin I (1985) Körperliche Krankheit und medizinische Behandlung als Herausforderung. In: Basler H-D, Florin I (Hrsg) Klinische Psychologie und körperliche Krankheit. Kohlhammer, Stuttgart

Folstein MF, Folstein SE, McHugh PR (1975) Mini mental state – a practical method for grading the cognitive state of patients for the clinician. J Psychiatr Res 12:189–198

Forschungsverbund Laienpotential, Patientenaktivierung und Gesundheitsselbsthilfe (Hrsg) (1987) Gesundheitsselbsthilfe und professionelle Dienstleistungen. Springer, Berlin Heidelberg New York Tokyo

Forster R, Pelikan JM (1977) Krankheit als Karriereprozeß: zur Entstehung, Verteilung und Versorgung psychischer Störungen. Österr Z Soz 3/4:29–42

Franz H-J (1988) Gesundheitsförderung durch soziale Unterstützung. Anmerkungen zu einem neuen Konzept in der Gesundheitsforschung. Prävention 11:46–49

Franz H-J (1989) Psychosoziale Belastungen, Bewältigungsverhalten und Gesundheit. Prävention 12:10–15

Frederich B (1985) Krankheit oder die Angst vor dem Partner. Kösel, München

Friedrich H (1986) Bewältigung von chronischer Krankheit. In: Schaefer H, Sturm E (Hrsg) Der kranke Mensch. Springer, Berlin Heidelberg New York Tokyo, S 184–193

Fry J (1978) A new approach to medicine. Principles and priorities in health care. MTP, Lancaster

Gioiella EC (1983) Healthy aging through knowledge and self-care. Prev Hum Serv 3:39–51

Grol RPTM (1985) Die Prävention somatischer Fixierung. Springer, Berlin Heidelberg New York

Grunow D (1982) Die Rolle der Familie in der primären Gesundheitsversorgung: Gesundheitserziehung, Krankheitsbewältigung, Entscheidungsinstanz für die Inanspruchnahme professioneller Dienste. In: Deutsche Zentrale für Volksgesundheitspflege (Hrsg) Gesundheit für alle bis zum Jahr 2000. Primäre Gesundheitsversorgung als Gemeinschaftsaufgabe. Kongreßbericht. Deutsche Zentrale für Volksgesundheitspflege, Frankfurt, S 201–217

Grunow D (1986a) Selbst- und Laienhilfe in der prämedizinischen Phase. In: Schaefer H, Sturm E (Hrsg) Der kranke Mensch. Springer, Berlin Heidelberg New York Tokyo, S 194–208

Grunow D (1986b) Lebensphasen, soziale Netze und Gesundheitsselbsthilfe: Ansatzpunkte der Gesundheitspolitik. In: Klingemann H (Hrsg) Selbsthilfe und Laienhilfe. Alternativen einer Gesundheitspolitik der Zukunft? ISPA, Lausanne, S 22–41

Grunow D, Engfer R (1987) Gesundheitsbezogenes Alltagshandeln im Lebenslauf. Kleine, Bielefeld

Grunow D, Breitkopf H, Dahme H-J, Engfer R, Grunow-Lutter V, Paulus W (1983) Gesundheitsselbsthilfe im Alltag. Ergebnisse einer repräsentativen Haushaltsbefragung über gesundheitsbezogene Selbsthilfeerfahrungen und -potentiale. Enke, Stuttgart

Grunow D, Breitkopf H, Grunow-Lutter V (1984) Gesundheitsselbsthilfe durch Laien: Erfahrungen, Motive, Kompetenzen. Ergebnisse einer qualitativen Intensivstudie. Kleine, Bielefeld

Grunow-Lutter, V, Grunow D (1985) Gesundheitsselbsthilfe und Krankheitsbewältigung im Familienalltag. Ein figurationsanalytischer Forschungsansatz. Forschungsgruppe Systemanalyse für Verwaltung und Politik, Duisburg (Preprint PVP 5a/1985)

Hatch S, Kickbusch I (eds) (1983) Self-help and health in Europe. New approaches in health care. WHO, Regional Office for Europe, Kopenhagen

Heim E (1986) Medizinsoziologische Aspekte der Krankheit. In: Heim E, Willi J (Hrsg) Psychosoziale Medizin. Springer, Berlin Heidelberg New York Tokyo, S 278–342

Herder-Dorneich P, Schuller A (Hrsg) (1982) Spontanität oder Ordnung. Laienmedizin gegen professionelle Systeme. Kohlhammer, Stuttgart Berlin

Hickey T, Dean K, Holstein BE (1986) Emerging trends in gerontology and geriatrics: Implications for the self-care of the elderly. Soc Sci Med 23:1363–1369

Hörmann G (1987) Laienkonzepte von Gesundheit und Krankheit. In: Laaser U, Sassen G, Murza G, Sabo P (Hrsg) Prävention und Gesundheitserziehung. Springer, Berlin Heidelberg New York Tokyo, S 21–33

Hoffmann P (1984) Handbuch zur Selbstmedikation. Pmi, Frankfurt

Hofmann-Wilm U (1990) Wissen und Einstellung zu Eßstörungen und zur Kooperation mit Selbsthilfegruppen. Umfrage zur Ausbildung von Medizinstudenten vor Abschluß ihres Studiums. Med. Dissertation, München

House JS, Robbins C, Metzner HL (1982) The association of social relationship and activities with mortality: prospective evidence from the Tecumseh Community Health Study. Am J Epidemiol 116:123–140

House JS, Landis KR, Umberson D (1988) Social relationship and health. Science 241:540–545

Iburg E, Jork K (1989) Möglichkeiten, Risiken und Grenzen der Selbstmedikation. Informationstagung Selbstmedikation, Arbeitsgemeinschaft für Pharmazeutische Information, München

Illy H, Jork K (1983) Über Krankheitsverständnis von Patienten und Selbsttherapie. Prakt Arzt 20:578–588

Janke W, Erdmann G, Boucsein W (1978) Der Streßverarbeitungsfragebogen. Ärztl Prax 38:1208–1210

Jork K (1978) Multimorbide Patienten und Pharmakotherapie. Therapiewoche 28:3359–3363

Jork K (1986) 10 Regeln zur Selbstmedikation. In: Beske F, Cranz H, Jork K (Hrsg) Krank – was tun? Bibliographisches Institut Mannheim. Meyers Lexikonverlag, Mannheim

Jork K (1988) Selbstmedikation und Entscheidungsfindung des Patienten. Münch Med Wochenschr 130:431–434

Jork K, Fobbe M (1987) Erkältungskrankheiten – Diagnostik und Entscheidungsfindung. Münch Med Wochenschr 129:863–866

Kaplan BH, Cassel JC, Gore S (1977) Social support and health. Med Care Supplement 15:47–58

Katz AH, Bender EJ (1976) The strength in us. Self-help groups in the modern world. New Viewpoints, New York

Keupp H, Röhrle B (Hrsg) (1987) Soziale Netzwerke. Campus, Frankfurt New York

Kickbusch I (1979) Laiensysteme und Krankheit. MMG 4:2–8

Kickbusch I (1980) Selbsthilfe im Gesundheitswesen: Autonomie oder Partizipation. In: Nelles W, Oppermann R (Hrsg) Partizipation und Politik. Schwartz, Göttingen, S 381–409

Kickbusch I (1981) Betroffenheit und Beteiligung: ein soziales Konzept der Gesundheitserziehung. Int J Gesundheitser 24:2–16

Kickbusch I, Trojan A (Hrsg) (1981) Gemeinsam sind wir stärker. Selbsthilfegruppen und Gesundheit. Fischer, Frankfurt

Kiesau G (1976) Die Lebenslage älterer Menschen in der Bundesrepublik Deutschland. WSI-Studie 31. Band, Köln

Kirk-Dreistadt D, Lang E (1989) Vorbereitung auf das Alter: Lebensplanung. Münch Med Wochenschr 131:413–416

Klesse R (1986) Gesundheitswegweiser für Bremen. Bremer Institut für Präventionsforschung und Sozialmedizin (BIPS), Bremen

Kohn R, White KL (eds) (1976) Health care – An international study. Oxford University Press, London New York

Kolb R (1988) Rehabilitationsrecht. In: Mayden B v, Ruland F (Hrsg) Sozialrechtshandbuch. Luchterhand, Darmstadt Neuwied

Kühne KD, Paul W, Schmidt UJ, Haase J (1989) Bestimmung des biologischen Alters unter besonderer Berücksichtigung der Bedeutung für die Früherkennung gesundheitlicher Risiken und praxisrelevanter therapeutischer Ansatzpunkte. Geriatr Rehabil 2:13–21

Kuhn TS (1976) Die Struktur wissenschaftlicher Revolutionen, 2. Aufl. Suhrkamp, Frankfurt

Langbein K, Martin H-P, Sichrovsky P, Weiss H (1983) Bittere Pillen. Kiepenheuer & Witsch, Köln

Lazarus RS, Launier RL (1978) Stress-related transactions between person and environment. In: Pervin LA, Lewis M (eds) Perspectives in interactional psychology. Plenum, New York

Lehr U (1989) Sinnerfülltes Leben nach Beendigung der aktiven Berufs- und Familienphase. Münch Med Wochenschr 131:48–50

Levin LS, Idler EL (1981) The hidden health care system. Mediating structures and medicine. Ballinger, Cambridge

Levin LS, Idler EL (1983) Self-care in health. Ann Rev Public Health 4:181–201

Levin LS, Katz AH, Holst E (1977) Self-care: Lay initiatives in health. Croom Helm, London

Litman TJ (1971) Health care and the family: a three-generation analysis. Med Care 9:67

Litman TJ (1974) The family as a basic unit in health and medical care: a social behavioral overview. Soc Sci Med 8:495–519

Lüth P (1976) Das Medikamentenbuch. Luchterhand, Darmstadt-Neuwied

Maturana HF (1985) Erkennen: Die Organisation und Verkörperung von Wirklichkeit. Vieweg, Braunschweig

Matzat J (1987) Zur Bedeutung von Selbsthilfegruppen in der Gesundheitsvor- und -nachsorge. Prävention 10:75–79

Meier-Ruge W (1988) Der ältere Patient in der Allgemeinpraxis. Karger, Basel

Meye MR, Flatten G (1988) Alter und Prävention – ein Gegensatz? Prakt Arzt 25:18–24

Milz H (1985) Ganzheitliche Medizin. Athenäum, Königstein

Minkler M (1985) Social support and health of the elderly. In: Cohen S, Syme SL (eds) Social support and health. Academic Press, Orlando, pp 198–215

Moeller ML (1978) Selbsthilfegruppen – Selbstbehandlung und Selbsterkenntnis in eigenverantwortlichen Kleingruppen. Rowohlt, Reinbek

Müller E, Sauer H (1985) Hausbuch der Naturmedizin. Volksmedizinischer Buchvertrieb, Mühltal-Traisa

Pauli HG (1983) Begriffe von Gesundheit und Krankheit als Grundlagen der ärztlichen Versorgung und Ausbildung sowie der medizinischen Wissenschaft und Forschung. MMG 8:223–233

Platt D, Summa J-D (1989) Rehabilitation im Alter – andere Ziele als bei Jüngeren. Dtsch Ärztebl 86:1678–1683

Roberts CR, Imrey PB, Turner JD, Hosokawa MC, Alster JM (1983) Reducing physician visits for colds through consumer education. JAMA 250:1986–1989

Rowe JW (1985) Health care of the elderly. New Engl J Med 312:827–835

Runge B, Vilmar F (1988) Handbuch Selbsthilfe. Zweitausendeins, Frankfurt

Sachsse H (1968) Die Erkenntnis des Lebendigen. Vieweg, Braunschweig

Saup W (1987) Coping im Alter – Ergebnisse und Probleme psychologischer Studien zum Bewältigungsverhalten älterer Menschen. Z Gerontol 20:345–354

Schaefer C, Coyne JC, Lazarus RS (1981) The health-related functions of social support. J Behav Med 4:381–406

Schipperges H, Vescovi G, Geue B, Schlemmer J (1988) Die Regelkreise der Lebensführung. Deutscher Ärzte-Verlag, Köln

Schoenbach VJ, Kaplan BH, Fredman L, Kleinbaum DG (1986) Social ties and mortality in Evans County, Georgia. Am J Epidemiol 123:577–591

Schneider KW (1988) Stell dir vor, es geht.... Herder, Freiburg

Schneidrzik WEJ (1985) Die richtige Arznei. Lübbe, Bergisch Gladbach

Seebohm D, Jork K (1987) Kennen Sie Ihre Hypertoniker-Klientel? Zur Epidemiologie der Hypertonie in der Allgemeinpraxis. Allgemeinarzt 9:506–513

Six P (1988) Medizinische Beurteilung des älteren Menschen. Med Generalis Helv 8:20–27

Staehelin HB (1988) Voraussetzungen der Pflege zuhause – Basler Erfahrungen. Geriatr Rehabil 1:108–113

Strauss VE (1986) Selbstdiagnose-Handbuch der Gesundheit. Mosaik, München

Sturm E (1987) Vermeidung von Fehldiagnosen. In: Schrömbgens HH (Hrsg) Die Fehldiagnose in der Praxis. Hippokrates, Stuttgart

Sturm J, Zielke M (1988) „Chronisches Krankheitsverhalten": Die klinische Entwicklung eines neuen Krankheitsparadigmas. Prax Klin Verhaltensmed Rehabil 1:17–27

Thompson K (1989) Ageing and human development. Allgemeinmedizin 18:41–45

Thurstone LL (1944) A factorial study of perception. Chicago

Trojan A, Deneke C, Behrendt J-U, Itzwerth R (1986) Die Ohnmacht ist nicht total. In: Trojan A (Hrsg) Wissen ist Macht. Eigenständig durch Selbsthilfe in Gruppen. Fischer, Frankfurt, S 12–85

Troschke J v (1978) Krankheitsverhalten und Selbstmedikation. Öffentl Gesundheitswes 40:1973–1979

Troschke J v (1983) Können gemeindezentrierte Interventionsstudien zur Verbesserung der Gesundheit beitragen? In: Ferber C v, Badura B (Hrsg) Laienpotential, Patientenaktivierung und Gesundheitsselbsthilfe. Oldenbourg, München Wien, S 119–139

Verres R (1989) Zur Kontextabhängigkeit subjektiver Krankheitstheorien. In: Bischoff C, Zenz H (Hrsg) Patientenkonzepte von Körper und Krankheit. Huber, Bern

Vickery DM, Kalmer H, Lowry D, Constantine M, Wright E, Loren W (1983) Effect of a self-care education program on medical visits. JAMA 250:2952–2956

Weil A (1988) Heilung und Selbstheilung. Beltz, Weinheim

Wenzel E (1983) Die Auswirkungen von Lebensbedingungen und Lebensweisen auf die Gesundheit. In: Bundeszentrale für gesundheitliche Aufklärung (Hrsg) Europäische Monographien zur Forschung in Gesundheitserziehung 5. BZgA, Köln, S 1–18

Wesiack W (1984) Psychosomatische Medizin in der ärztlichen Praxis. Urban & Schwarzenberg, München Wien

Wettstein A (1988) Wichtigste neurologische Syndrome pflegebedürftiger Alterspatienten. Med Generalis Helv 8:14–19

Williamson JD, Danaher K (1978) Self-care in health. Croom Helm, London

Wilm S, Jork K (1987a) Mangelnde Kooperationsfähigkeit der Ärzte in der Gesundheitserziehung – ein Resultat ihrer Ausbildung? In: Laaser U, Sassen G, Murza G, Sabo P (Hrsg) Prävention und Gesundheitserziehung. Springer, Berlin Heidelberg New York Tokyo, S 453–460

Wilm S, Jork K (1987b) Gemeindenahe Prävention. Modelle und Interventionsstrategien am Beispiel einer südhessischen Kleinstadt. In: Jork K (Hrsg) Gesundheitsberatung. Springer, Berlin Heidelberg New York Tokyo, S 191–213

Wilm S, Augstein A, Jork K (1988) Gemeindegetragene, partizipative Evaluation von Programmen in Gesundheitsförderung und Prävention. Prävention 11:99–104

World Health Organization (1978) Primary health care. Report of the International Conference on Primary Health Care, Alma-Ata, USSR, 6-12 September 1978. WHO, Genf

World Health Organization (1981) Global strategy for health for all by the year 2000. WHO, Genf

World Health Organization, Regional Office for Europe (1982) Regionale Strategie zum Erreichen des Ziels „Gesundheit für alle bis zum Jahr 2000". WHO/EURO, Kopenhagen

World Health Organization, Regional Office for Europe (1985) Einzelziele für „Gesundheit 2000". Einzelziele zur Unterstützung der europäischen Regionalstrategie für „Gesundheit 2000". Deutsche Zentrale für Volksgesundheitspflege, Frankfurt

Yesavage JA et al. (1983) Development and validation of a geriatric depression screening scale. J Psychiatr Res 17:37–49

Zandanel I, Mauser B, Schönberger M, Allgeier F, Allgeier K (1985) Die besseren Pillen. Mosaik, München

# Anhang

# Ausgewählte Institutionen im Bereich der Prävention

M.R. MEYE

Prävention ist eine gesamtgesellschaftliche Aufgabe. Dementsprechend bekennen sich dazu inzwischen eine fast unüberschaubare Vielzahl von Institutionen und Berufsgruppen. Da alle Prävention ein wenig anders definieren, weist die Präventionsdebatte eine große begriffliche Spannweite und Komplexität auf. Dies wird auch aus den Beiträgen in diesem Buch deutlich.

Die im folgenden zusammengestellte Liste von Institutionen spiegelt diese Bandbreite präventiven Engagements wider, allerdings ohne einen Anspruch auf Vollständigkeit zu erheben. Angesichts der Vielzahl möglicher Ansprechpartner wird versucht, sich auf diejenigen zu beschränken, deren Schwerpunkt auf der gesundheitlichen Prävention liegt und/oder die sich als bundesweite Anlaufstelle für informationssuchende Multiplikatoren und als Kooperationsvermittler verstehen.

## 1 Institutionen im Bereich des öffentlichen Gesundheitswesens

### 1.1 Bundeszentrale für gesundheitliche Aufkärung (BZgA)

Die BZgA ist eine nachgeordnete Behörde des Bundesministeriums für Jugend, Familie, Frauen und Gesundheit. Durch gesundheitliche Aufklärung und Gesundheitserziehung will mit sie dazu beitragen, den Gesundheitszustand der Bevölkerung zu verbessern. Ihre Angebote, z.B. Broschüren, Merkblätter, Dia-Reihen, Filme und Unterrichtsmaterialien, sollen dem Bürger „Hilfe zur Selbsthilfe" geben. Das Nachschlagewerk „Gesundheitswegweiser" beschreibt ca. 230 überregional tätige Fachinstitutionen, die in Gesundheitsfragen Unterstützung anbieten (2. Aufl. 1994, 30,- DM).

Bundeszentrale für gesundheitliche Aufklärung (BZgA)
Ostmerheimer Straße 200, 51109 Köln
Telefon 02 21/ 89 92-1
AIDS-Telefon: 02 21/89 20 31

## 1.2 Akademie für öffentliches Gesundheitswesen in Düsseldorf

Die Akademie wird als gemeinsame Einrichtung von 7 Bundesländern getragen. Sie hat die Aufgabe, Mitarbeiter in den Berufen des Öffentlichen Gesundheitswesens aus- und fortzubilden sowie wissenschaftliche Untersuchungen auf diesem Gebiet durchzuführen. Diese Arbeit wird in der eigenen Schriftenreihe dokumentiert.

Akademie für öffentliches Gesundheitswesen
Auf'm Hennekamp 70, 40225 Düsseldorf
Telefon 02 11/31 09 60

## 1.3 Institut für Dokumentation und Information, Sozialmedizin und öffentliches Gesundheitswesen (IDIS)

Das IDIS ist eine Einrichtung des Landes Nordrhein-Westfalen und gehört zum Geschäftsbereich des Ministers für Arbeit, Gesundheit und Soziales. Die Arbeitsschwerpunkte sind: medizinische Dokumentation, Epidemiologie und Gesundheitsförderung. Das IDIS bietet zahlreiche Medien und Methoden für Multiplikatoren in der Gesundheitserziehung und einen umfangreichen Literaturinformationsdienst an.

Institut für Dokumentation und Information,
Sozialmedizin und öffentliches Gesundheitswesen (IDIS)
Westerfeldstraße 35-37, 33611 Bielefeld
Telefon 05 21/80 07-0

# 2 Institutionen für Gesundheitserziehung und -bildung

## 2.1 Bundesvereinigung für Gesundheit e.V. (BfGe)

Der BfGe gehören z.Z. rund 160 Organisationen und Institutionen aus dem Gesundheits- und Sozialbereich an. Die BfGe möchte durch Aktionen und Veröffentlichungen (Broschüren, Artikel, Faltblätter usw.) dazu beitragen, daß durch individuelle Verhaltensänderungen und verbesserte Rahmenbedingungen mehr Gesundheit realisiert wird. Sie versteht sich als ein Informations- und Kooperationszentrum sowohl für ihre Mitglieder als auch für andere an Gesundheitsfragen interessierte Organisationen, Initiativen und Einzelpersonen.

Bundesvereinigung für Gesundheit e.V.
Heilsbachstraße 30, 53123 Bonn
Telefon 02 28/9 87 27-0

## 2.2 Die Landesinstitutionen
### für Gesundheitsförderung/-erziehung/-bildung/-pflege

Mit gleicher Ausrichtung, allerdings mit wechselnden Schwerpunkten und unterschiedlichen Fortbildungsangeboten arbeiten auch die Landesvereinigungen:

Hamburgische Landesvereinigung für Gesundheitsförderung e.V.
Fuhlsbütteler Straße 401, 22309 Hamburg
Telefon 0 40/63 22 22 0, Fax 6 32 58 48

Hessische Arbeitsgemeinschaft für Gesundheitserziehung
Heinrich-Heine-Straße 44-46, 35039 Marburg
Telefon 0 64 21/6 00 70, Fax 60 07 11

Landesarbeitsgemeinschaft für Gesundheitsförderung Saarland e.V.
Talstraße 30, 66119 Saarbrücken
Telefon 06 81/ 5 84 70 93, Fax 5 84 82 01

Landesvereinigung für Gesundheitsförderung Mecklenburg-Vorpommern e.V.
Anne-Frank-Straße 29, 19061 Schwerin
Telefon 03 85/34 10 81, Fax 3 41 08 02

Landesvereinigung für Gesundheitsförderung e.V.
Flämische Straße 6-10, 24103 Kiel
Telefon 04 31/9 42 94, Fax 9 48 71

Landesvereinigung für Gesundheitsförderung
und Gesundheitserziehung Thüringen e.V.
August-Baudert-Platz 4, 99423 Weimar
Telefon 03 6 43/5 92 23, Fax 50 18 99

Landeszentrale für Gesundheitsbildung in Bayern e.V.
Rotkreuzplatz 2a, 80634 München
Telefon 0 89/16 33 03, Fax 16 93 84

Landesverein für Gesundheitspflege Niedersachsen e.V.
Fenskeweg 2, 30165 Hannover
Telefon 05 11/3 50 00 52, Fax 3 50 55 95

Landesvereinigung für Gesundheitsförderung Sachsen-Anhalt e. V.
Schillerstraße 54, 39108 Magdeburg
Telefon 0391/3 50 40, Fax 3 50 40

Landeszentrale für Gesundheitsförderung in Rheinland-Pfalz e.V.
Karmeliterplatz 3, 55116 Mainz
Telefon 06131/23 37 11, Fax 22 11 67

Landesarbeitsgemeinschaft für Gesundheitsförderung Brandenburg e.V.
Stubenrauchstraße 2
14482 Potsdam

Sächsische Landesvereinigung für Gesundheitsförderung e.V.
Lingnerplatz 1, 01069 Dresden
Telefon 03 51/4 84 63 48, Fax 4 84 65 96

Institut für Dokumentation und Information,
Sozialmedizin und öffentl. Gesundheitswesen
Westerfeldstraße 35-37, 33611 Bielefeld
Telefon 05 21/8 00 70, Fax 8 00 72 00

„Gesundheit Berlin e.V."
c/o Senatsverwaltung für Gesundheit - Ges Plan
Märkisches Ufer 54, 10179 Berlin
Telefon 0 30/27 58 27 24

## 2.3 Sozial- und arbeitsmedizinische Akademie Baden-Württemberg e.V. in Verbindung mit der Universität Ulm (SAMA)

Die SAMA hat neben der ärztlichen Fort- und Weiterbildung im Rahmen der sozial- und arbeitsmedizinischen Lehrgänge einen Fortbildungsauftrag für Multiplikatoren im Bereich der Gesundheitserziehung. Sie bietet Lehrgänge in „Methodik der Gesundheitserziehung" an, die medizinisches Wissen zum Risikofaktorenmodell sowie didaktische und kommunikative Fertigkeiten vermitteln.

Sozial- und arbeitsmedizinische Akademie Baden-Württemberg e.V.
Rotebühlstraße 131, 70197 Stuttgart
Telefon 07 11/61 70 11

# 3  Wissenschaftliche Institute der Ärzte bzw. Krankenkassen

## 3.1  Institut Deutscher Zahnärzte (IDZ)

Das IDZ (vormals „Forschungsinstitut für die zahnärztliche Versorgung") erfüllt die Aufgabe, praxisrelevante Forschung, Entwicklung und Beratung im Rahmen der Aufgabenbereiche der Bundeszahnärztekammer und der Kassenzahnärztlichen Bundesvereinigung zu betreiben. Die Ergebnisse dieser Arbeit werden in einer institutseigenen Broschüren- und Materialienreihe publiziert.

Institut Deutscher Zahnärzte
Universitätsstraße 73, 50931 Köln
Telefon 02 21/40 01-0

## 3.2  Wissenschaftliches Institut der Ärzte Deutschlands e.V. (WIAD)

Als Forschungsinstitut des Hartmannbundes beschäftigt sich das WIAD in der Hauptsache mit gesundheitspolitischen und sozialmedizinischen Fragestellungen und hat für den Präventionsbereich Schwerpunktprogramme entwickelt (z.B. Deutsche Herz-Kreislauf-Präventionsstudie, Öffentlicher Gesundheitsdienst-Studie).

Wissenschaftliches Institut der Ärzte Deutschlands e.V.
Godesberger Allee 54, 53175 Bonn
Telefon 02 28/81 04-0

## 3.3  Wissenschaftliches Institut der Ortskrankenkassen (WIdO)

Ziel des WIdO ist es, Forschung und Lehre auf dem Gebiet der Gesetzlichen Krankenversicherung zu verstärken. Im Rahmen des Präventionsbereiches entwickelt das WIdO Orientierungshilfen für Gesundheitsförderungsmaßnahmen und -programme und informiert über das Spektrum der Präventionsangebote der AOK.

Wissenschaftliches Institut der Ortskrankenkassen
Kortrijkerstraße 1, 53177 Bonn
Telefon 02 28/8 43-0

## 3.4 Zentralinstitut für die kassenärztliche Versorgung in der Bundesrepublik Deutschland (ZI)

Das ZI ist eine Forschungseinrichtung der kassenärztlichen Vereinigungen der Länder und der Kassenärztlichen Bundesvereinigung mit dem Auftrag, bestehende Lücken in der wissenschaftlichen Forschung zum ambulanten Gesundheitswesen zu schließen und gleichermaßen Kassenärztlichen Vereinigungen, Kassenärzten und Patienten Hilfestellung zu bieten. Neben der permanenten Evaluation der Mutterschaftsvorsorge-, Kinderfrüherkennungs- und Krebsfrüherkennungsprogramme wurden zwischenzeitlich verschiedene Projekte zur Prävention durchgeführt. Arbeitsergebnisse werden in den verschiedenen eigenen Schriftenreihen dokumentiert.

Zentralinstitut für die kassenärztliche Versorgung
in der Bundesrepublik Deutschland, Herbert-Lewin-Straße 5,
50931 Köln, Telefon 02 21/40 05-0

## 4 Wohlfahrtsverbände

Die Wohlfahrtsverbände sind mit unterschiedlichen Schwerpunkten in allen Bereichen sozialer Arbeit tätig, wo sie vielfältige gesundheitsfördernde Hilfen bieten. Zu einem breitgefächerten Angebot an Einrichtungen, Maßnahmen und Diensten (z.B. Heime, Tages- und Begegnungsstätten, Beratungsstellen, ambulante Dienste, Fortbildungen, Gesundheitskurse) kommt eine Vielzahl an Publikationen und Handreichungen.

Bundesarbeitsgemeinschaft der freien Wohlfahrtspflege e.V.
Franz-Lohe-Straße 17, 53129 Bonn
Telefon 02 28/2 26-1

Arbeiterwohlfahrt-Bundesverband e.V.
Oppelner Straße 130, 53119 Bonn
Telefon 02 28/6 68 50

Diakonisches Werk der EKD e.V.
Stafflenbergstraße 76, 70184 Stuttgart
Telefon 07 11/21 59-0

Deutscher Caritasverband e.V.
Karlstraße 40, 79104 Freiburg
Telefon 07 61/2 00-0

Deutscher Päritätischer Wohlfahrtsverband e.V.
- Gesamtverband -
Heinrich-Hoffmann-Straße 3, 60528 Frankfurt/Main
Telefon 0 69/67 06-0

Deutsches Rotes Kreuz e.V.
Friedrich-Ebert-Allee 71, 53113 Bonn
Telefon 0228/54 11

Zentralwohlfahrtsstelle der Juden in Deutschland e.V.
Hebelstraße 6, 60318 Frankfurt/Main
Telefon 0 69/94 43 71-0

## 4.1 Deutsches Zentralinstitut für soziale Fragen (DZI)

Die öffentlich geförderte Stiftung unterhält auf der Grundlage einer Fachbibliothek eine computergestützte Dokumentation und fungiert als Sammlungs-Auskunfts- und Forschungsstelle für alle Gebiete der sozialen Arbeit.

Deutsches Zentralinstitut für soziale Fragen
Bernadottestr. 94, 14195 Berlin
Telefon 030/83 90 01-0

# 5 Sonstige Vereinigungen

## 5.1 Bundesarbeitsgemeinschaft Hilfe für Behinderte (BAGH)

Die Bundesarbeitsgemeinschaft will die Bedingungen für eine bestmögliche Rehabilitation bestimmter Behindertengruppen verbessern, u.a. durch ihre Einzelberatung und -betreuung Behinderter sowie die Hilfsangebote zur Selbsthilfe in örtlichen Gruppen.

Bundesarbeitsgemeinschaft Hilfe für Behinderte
Kirchfeldstraße 149, 40215 Düsseldorf
02 11/31 00 60

## 5.2 Nationale Kontakt- und Informationsstelle zur Anregung und Unterstützung von Selbsthilfegruppen (NAKOS)

Die NAKOS ist ein Projekt der Deutschen Arbeitsgemeinschaft Selbsthilfe e.V. in Berlin und wird dort vom Senator für Gesundheit und Soziales finanziert; u.a. bietet sie allgemeine Informationen über Existenz und Arbeitsweise von Selbsthilfegruppen im ganzen Bundesgebiet und erstellt Faltblätter, Broschüren etc., die Selbsthilfegruppen, Interessierten und Professionellen spezifische Hinweise vermitteln.

Nationale Kontakt- und Informationsstelle zur Anregung
und Unterstützung von Selbsthilfegruppen (NAKOS)
Albrecht-Achilles-Straße 65, 10709 Berlin
Telefon 0 30/8 91 40 19

## 5.3 Deutsche Hauptstelle gegen die Suchtgefahren (DHS)

Als Dachverband der Vereinigungen der freien Wohlfahrtspflege, die in der Suchthilfe tätig sind, koordiniert die DHS die Aktivitäten ihrer Mitglieder und fördert die Zusammenarbeit mit interessierten anderen Organisationen. Neben Fachkonferenzen und Fortbildungsseminaren werden verschiedene Printmedien angeboten.

Deutsche Hauptstelle gegen die Suchtgefahren
Westring 2, 59065 Hamm
Telefon 0 23 81/90 15-0

## 5.4 Deutsche Gesellschaft für Ernährung (DGE)

Die DGE fördert die Ernährungsforschung und Ernährungslehre mit dem Ziel, zur Gesunderhaltung der Bevölkerung beizutragen. Durch Herausgabe von wissenschaftlichen Schriften, Broschüren und Informationsdiensten sowie durch die Veranstaltung von Tagungen und Fortbildungen soll ein wissenschaftlich fundiertes Ernährungswissen im Sinne von Gesundheitsvorsorge, Therapie und Rehabilitation in der Öffentlichkeit verbreitet werden.

Deutsche Gesellschaft für Ernährung e.V.
Im Vogelsgesang 40, 60488 Frankfurt/Main
Telefon 0 69/97 68 03-0

## 5.5 Hauptverband der gewerblichen Berufsgenossenschaften e.V.

Die gewerblichen Berufsgenossenschaften haben u.a. den gesetzlichen Auftrag, vor Gesundheitsgefahren und Unfällen am Arbeitsplatz zu bewahren und Verletzte/Erkrankte gesundheitlich wiederherzustellen. Um auf die zu beachtenden Gefahren aufmerksam zu machen, wurde eine Reihe von schriftlichen und visuellen Aufklärungsmitteln entwickelt.

Hauptverband der gewerblichen Berufsgenossenschaften e.V.
Alte Heerstr. 111, 53754 St. Augustin
Telefon 0 22 41/231-01

## Literatur

Eine ausführliche Beschreibung der Mehrzahl der oben genannten Institute findet sich in:

Bundesvereinigung für Gesundheitserziehung (Hrsg) (1988) Gesundheit für alle – alles für die Gesundheit. Selbstdarstellungen von Mitgliedsverbänden der Bundesvereinigung für Gesundheitserziehung e.V., Bonn

# Springer und Umwelt



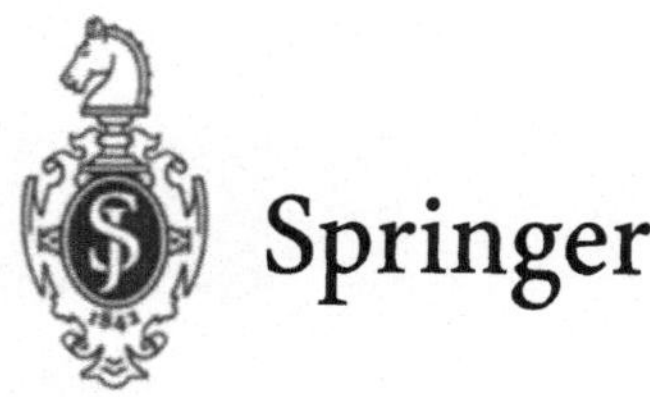